影像学核心复习系列丛书

Prachi Dubey / Sathish Kumar Dundamadappa
Daniel Thomas Ginat / Rafeeque Bhadelia / Gul Moonis

NEURORADIOLOGY *A Core Review*

神经影像学

核心复习

主 编 〔美〕普拉杰·杜贝 等

主 审 高培毅

主 译 薛蕴菁 陈 英

天津出版传媒集团
天津科技翻译出版有限公司

著作权合同登记号：图字：02-2019-97

图书在版编目(CIP)数据

神经影像学：核心复习 /（美）普拉杰·杜贝（Prachi Dubey）等主编；薛蕴菁，陈英主译. —天津：天津科技翻译出版有限公司，2021.7
（影像学核心复习系列丛书）
书名原文：Neuroradiology：A Core Review
ISBN 978-7-5433-4119-7

Ⅰ. ①神… Ⅱ. ①普… ②薛… ③陈… Ⅲ. ①神经系统疾病-影像诊断 Ⅳ. ①R741.04

中国版本图书馆 CIP 数据核字(2021)第 083972 号

Prachi Dubey, Sathish Kumar Dundamadappa, Daniel Thomas Ginat, Rafeeque Bhadelia, Gul Moonis: Neuroradiology: A Core Review. ISBN: 978-1-4963-7250-5

授权单位：Wolters Kluwer Health, Inc.
出　　版：天津科技翻译出版有限公司
出 版 人：刘子媛
地　　址：天津市南开区白堤路 244 号
邮政编码：300192
电　　话：(022)87894896
传　　真：(022)87895650
网　　址：www.tsttpc.com
印　　刷：天津海顺印业包装有限公司分公司
发　　行：全国新华书店
版本记录：889mm×1194mm　16 开本　30.75 印张　600 千字
2021 年 7 月第 1 版　2021 年 7 月第 1 次印刷
定价：180.00 元

（如发现印装问题，可与出版社调换）

译者名单

主　审

高培毅　首都医科大学附属北京天坛医院

主　译

薛蕴菁　福建医科大学附属协和医院

陈　英　福建省肿瘤医院

译　者　(按姓氏汉语拼音排序)

蔡林峰　福建省肿瘤医院

陈丽红　福建医科大学附属协和医院

陈晓丹　福建省肿瘤医院

邓莎莎　福建医科大学附属协和医院

杜晓强　福建医科大学附属协和医院

蒋日烽　福建医科大学附属协和医院

刘向一　福建省肿瘤医院

罗竹人　厦门大学附属第一医院

肖　慧　中国人民解放军联勤保障部队第九〇〇医院

肖友平　福建省肿瘤医院

曾　芳　福建医科大学附属协和医院

曾政玲　福建医科大学附属协和医院

郑德春　福建省肿瘤医院

编者名单

Aly H. Abayazeed, MD
Department of Radiology
University of Massachusetts Medical School
Worcester, Massachusetts

Syed Adil Aftab, MD
Department of Radiology
University of Chicago
Chicago, Illinois

Rafeeque Bhadelia, MD
Department of Radiology
Beth Israel Deaconess Medical Center
Harvard Medical School
Boston, Massachusetts

Yu-Ming Chang, MD, PhD
Department of Radiology
Beth Israel Deaconess Medical Center
Harvard Medical School
Boston, Massachusetts

David Choi, MD
Department of Radiology
University of Massachusetts Medical School
Worcester, Massachusetts

Daniel Chow, MD
Department of Radiology
University of California Irvine
Irvine, California

Hisham M. Dahmoush, MBBCh, FRCR
Department of Radiology
Stanford University
Stanford, California

Robert Darflinger, MD
Department of Radiology
UCSF School of Medicine
San Francisco, California

Prachi Dubey, MBBS, MPH
Department of Radiology
Columbia University Medical Center
New York-Presbyterian/Columbia Hospital
New York, New York

Sathish Kumar Dundamadappa, MBBS
Department of Radiology
University of Massachusetts Medical School
Worcester, Massachusetts

Lee Finkelstone, MD
Department of Radiology
Columbia University Medical Center
New York-Presbyterian/Columbia Hospital
New York, New York

Ernst Garcon, MD
Department of Radiology
Columbia University Medical Center
New York-Presbyterian/Columbia Hospital
New York, New York

Daniel Thomas Ginat, MD, MS
Department of Radiology
University of Chicago
Pritzker School of Medicine
Chicago, Illinois

Gaurav Jindal, MD
Department of Radiology
Brown University
Providence, Rhode Island

David B. Khatami, MD, PhD
Department of Radiology
Beth Israel Deaconess Medical Center
Harvard Medical School
Boston, Massachusetts

Jonathan Youngsuk Kim, MD
Department of Radiology
Beth Israel Deaconess Medical Center
Harvard Medical School
Boston, Massachusetts

Pritesh Mehta, MD
Department of Radiology
Beth Israel Deaconess Medical Center
Harvard Medical School
Boston, Massachusetts

Gul Moonis, MD
Department of Radiology
Columbia University Medical Center
New York-Presbyterian/Columbia Hospital
New York, New York

Lidia Mayumi Nagae, MD, PhD
Department of Radiology
University of Colorado, School of Medicine
Denver, Colorado

Pamela H. Nguyen, DO
Department of Radiology
Columbia University Medical Center
New York-Presbyterian/Columbia Hospital
New York, New York

Andrea Poretti, MD
Department of Radiology
Johns Hopkins School of Medicine
Baltimore, Maryland

Rafael Rojas, MD
Department of Radiology
Beth Israel Deaconess Medical Center
Harvard Medical School
Boston, Massachusetts

Shyam Sabat, MD
Department of Radiology
Penn State Health
Hershey, Pennsylvania

Archana Siddalingappa, MD
Department of Radiology
Beth Israel Deaconess Medical Center
Harvard Medical School
Boston, Massachusetts

Scott Sorenson, MD
Department of Radiology
University of Chicago
Chicago, Illinois

中文版序言

随着医学影像学的飞速发展,临床神经影像学领域的进展也极为迅速。神经影像学医师需要掌握相关的影像成像基础、专业解剖学概念和疾病的进程,这就要求他们不但具有坚实的神经影像学诊断技能,还要有扎实的临床相关理论和知识,并将其融会贯通,熟练地运用于临床实践。此外,还要求神经影像学医师在临床实践中根据患者的症状、体格检查和实验室检查结果选择合适的影像学检查方法,准确解释影像学征象,给出确切的诊断或者可能的诊断列表。如果最初的影像学检查仍存有疑问,就需要影像科医师决定是否进行其他影像检查或必要的干预。如何合理地运用这些技术,更好地为临床和患者服务是我们不得不面临的一个重要问题。

从书本上以"疾病为中心"的学习转变到临床以"患者为中心"的实践是每一个年轻医师必须经历的过程。《神经影像学:核心复习》一书恰合需求,应运而生。本书的主要目的旨在整合资源,通过提供练习题以及相关的学习材料来帮助读者弥补知识缺漏。本书针对美国放射学会的认证考试,涵盖的内容广泛且详尽,基于病例设计了实用性非常强的问题,并附有高清图像,读者在学习的过程中,能够不断强化关键概念和基本专业知识。该书既可作为一本参考书指导临床实践,亦可协助读者准备神经影像学相关的认证考试。本书的主编和编者们都长期工作在临床第一线,具有丰富的临床诊断经验和教学经验。书中所有内容均是编者在多年积累的大量资料和宝贵的实践经验基础之上,并参阅了最新资料编写而成。本书从病例分析入手,立足于临床应用,内容丰富,图文并茂,直观明了,在形式和内容上有明显的创新,是中枢神经系统疾病影像分析、诊断和鉴别诊断方面难得的临床实战学习范本。

本书语言精练,文字流畅,编排体例新颖、层次分明、重点突出。作者本着有话则长,无话则短的原则,从临床诊断思维的视角出发,通过系统的病例分析,重点介绍了中枢神经系统疾病影像鉴别诊断分析方法和诊断思路。相信本书的问世,必将促进国内各级医院年轻医师提高中枢神经系统疾病影像学检查和鉴别诊断水平,同时丰富医学文库。

感谢全体参与翻译的医师们将这本有价值的参考书推荐给国内的同道们!

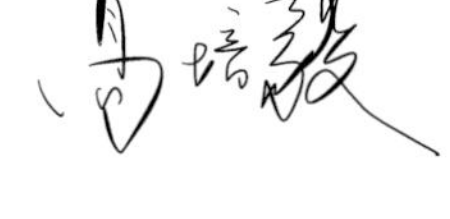

中文版前言

《神经影像学:核心复习》是《影像学核心复习系列丛书》中的一本,该系列是美国放射学委员会(ABR)针对时限性计算机化的影像专业认证考试而编写的复习参考用书。《神经影像学:核心复习》一书共有20章,主要分为4大部分,涉及颅脑、脊柱和头颈部等神经影像学相关领域。本书的特色在于以多项选择题以及相关拓展阅读材料的形式来帮助读者复习神经系统常见疾病的影像学表现、相关的临床特征、病理学表现、诊断依据及鉴别诊断等。该书文字精练、内容翔实,书中每个病例均附有关键影像图片,每个答案无论正确与否均给出具体的解析,具有系统性、实用性和可读性。相信本书会为影像学专业医学生、研究生、规范化培训住院医师、影像科医师与神经科医师的工作和备考带来很大的帮助。

本书的翻译与校对工作历时一年有余。在翻译过程中,各位译者反复斟酌考量,查阅大量相关资料,付出了艰辛的努力,以期尽量忠于原著、力求精准,从而体现原著本意,在此表示衷心的感谢。同时感谢本书的主审专家高培毅教授在百忙中给予的指导。

由于中英文表达习惯差异、部分医学专业名词缺乏对应的标准中文名称、译者个人认识不同等原因,部分译文可能存在表述不当或疏漏之处,敬请读者给予批评指正,不吝赐教。

最后希望《神经影像学:核心复习》一书能够让读者有所收获,并得到大家的喜爱!

薛蕴菁

福建医科大学附属协和医院

2021年6月于福州

丛书序言

《神经影像学:核心复习》涵盖了神经影像学的各个领域,我相信它将成为住院医师的一本实用指南,用于评估相关知识掌握情况,并且能够以类似于美国放射学委员会(ABR)核心考试的模式来进行复习。

普拉杰·杜贝博士、萨斯什·库姆·旦达玛德帕博士、丹尼尔·托马·吉娜塔博士、拉费克·哈德利亚博士和盖尔·穆尼斯博士成功地完成了一个非常具有挑战性的工作,以例证分析的模式撰写《影像学核心复习系列丛书》。他们在归纳神经影像学的知识点与概念等方面做了大量的工作,以简明的方式提炼出包含多个子问题的临床实例,完美地涵盖神经影像学的各个领域。多项选择题按照类别分为数个章节,与ABR核心考试模式一致,以便读者根据需要学习特定的内容。对于希望更深入探讨相关领域内容的读者,本书涉及的每种临床实例均附有相应的参考文献。

《影像学核心复习系列丛书》的目的是通过类似于ABR核心考试的模式,提供300道多项选择题,旨在指导住院医师、研究员或执业医师对该学科的重要概念、病例和临床实践方面进行复习。《影像学核心复习系列丛书》并非详尽无遗,而是提供在ABR核心考试中可能出现并且是临床实践中所需要的内容。

作为《影像学核心复习系列丛书》的主编,我非常荣幸不仅成为其中一本书的编者,而且还与全国影像学领域的众多杰出人士合作,共同参与本系列丛书的编写工作。为了完成本系列丛书,许多编者废寝忘食、精诚合作。《影像学核心复习系列丛书》越来越受欢迎,编者们收到了许多评论和正面反馈,这是非常令人欣慰的。

普拉杰·杜贝博士、萨斯什·库姆·旦达玛德帕博士、丹尼尔·托马·吉娜塔博士、拉费克·哈德利亚博士、盖尔·穆尼斯博士以及编者们的杰出工作值得赞赏。我相信《神经影像学:核心复习》将成为住院医师在专业认证考试备考期间最佳的学习资料,对于研究者和影像科医师来说,本书也是一本有价值的参考书籍。

比伦·A.沙哈

丛书主编

前　言

美国放射学委员会(ABR)的认证考试要求我们针对时限性计算机化的影像专业多项选择题测试模式进行充分的准备。本书的主要目的在于整合资源,通过提供练习题以及相关的学习材料来帮助读者弥补知识缺漏。此外,本书涵盖的内容广泛且详尽,既可作为一本参考书指导临床实践,亦可协助读者准备神经影像学相关的认证考试。

本书主要分为4部分,分别涉及颅脑、脊柱和头颈部等神经影像学相关领域。这些部分的章节以ABR蓝图为指南,涵盖了所有相关的内容。某些病例设有多个子问题,旨在通过突出细微差别的问题来明确关键概念、纠正偏差及阐明歧义。题后的讨论部分附有带注释的图像,既可作为独立的参考资料,又有助于在考试前快速修正概念。本书作为学习材料着眼于认证考试的需求,促进重要内容的概念性理解,并根据读者的兴趣附加了额外的参考文献。

在此向Wolters Kluwer出版社、比伦·A.沙哈博士(丛书主编)以及来自全国各地学术机构的众多编者表示衷心感谢,感谢他们致力于本书的编撰以及对培训优秀影像医师这一共同目标的热情。他们推动影像学领域进一步发展,并成为下一代医师的榜样。

另外,也要感谢我们的家人在这个漫长而乏味、需要工作无数个小时的创作过程中给予的坚定支持与鼓励。我们衷心希望本书能为将来的影像科医师及神经影像专业医师提供实用的综合性学习资源。

普拉杰·杜贝
萨斯什·库姆·旦达玛德帕
丹尼尔·托马·吉娜塔
拉费克·哈德利亚
盖尔·穆尼斯

致　谢

感谢安吉拉·利涅利博士对本书编撰提供的支持与鼓励,感谢扎娜·努尔·里兹维女士与我们一起编辑图像。我们更需要感谢患者们,在他们的激励下,我们全力以赴。还要感谢全国的放射技师和护士,他们的奉献精神和辛勤工作成就了本次力作。

致我亲爱的家人,你们是我的精神支柱。

致所有优秀的影像科住院医师,你们是我的灵感来源。

——普拉杰·杜贝

致我的家人以及教过我影像学的老师和患者。

——萨斯什·库姆·旦达玛德帕

致我的父母,Roselyne 和 Jonathan。

——丹尼尔·托马·吉娜塔

致我的妻子和孩子们,感谢你们在我生命中给予我的坚定支持。

——拉费克·哈德利亚

致我的父母,Shehla 和 Moonis Raza, 感谢你们激励我不仅成为一名终身教育工作者,也成为一名学生。

致 Jafar 和 Zohran,感谢你们在本书漫长的编撰过程中给予我的支持和鼓励。

——盖尔·穆尼斯

目 录

第 1 部分　颅脑

第 1 章　肿瘤性病变

Sathish Kumar Dundamadappa, Lidia Mayumi Nagae, Prachi Dubey

问题

1　患者男,55 岁,因精神状态异常行 CT 检查,偶然发现右侧额叶钙化肿块,进一步行 MRI 检查。

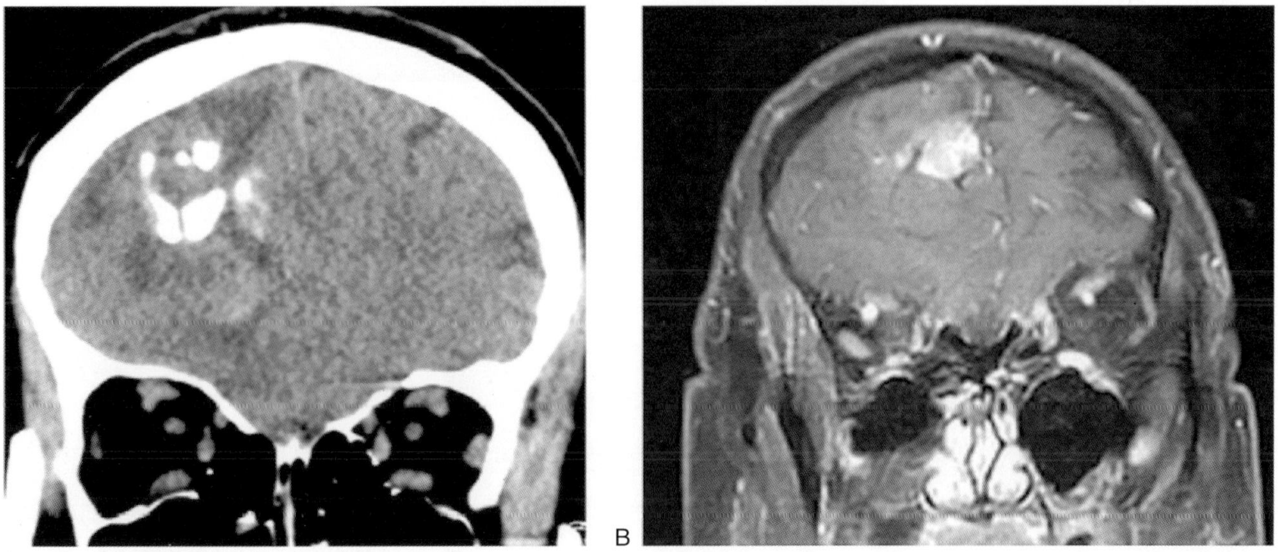

A　B

1a　最可能的诊断是:

A.脑膜瘤　B.少突胶质细胞瘤

C.转移瘤　D.原始神经外胚层肿瘤

1b　下列哪项是少突胶质细胞瘤的罕见征象?

A.累及大脑皮质/皮质下白质　B.肿瘤内可见粗大钙化

C.增强 MRI 无强化或轻微强化　D.位于脑室内

2 患者男，67 岁，高血压患者，以癫痫初次发作就诊急诊科，行颅脑 CT 平扫以评估有无颅内出血。

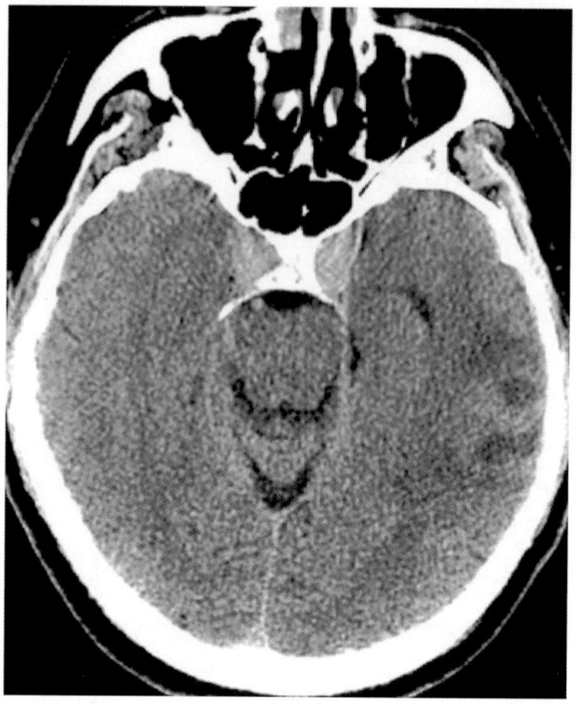

2a 下一步应做什么检查？

A.CT 检查正常，无须进一步影像检查。
B.头颈血管 CTA 成像。
C.颅脑 MRI 平扫和增强扫描。
D.FDG PET/CT 检查。

2b 最可能的诊断是：

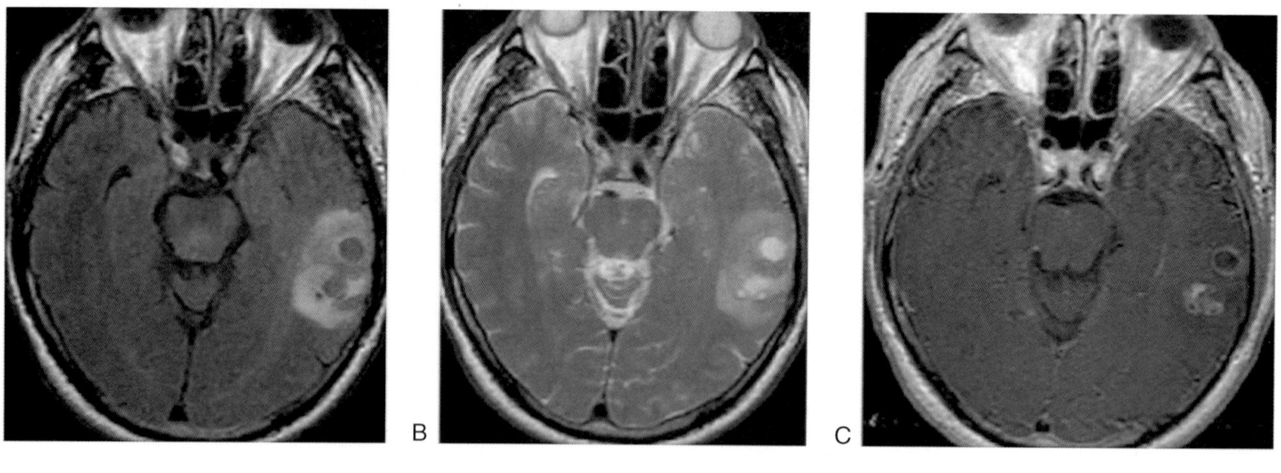

A B C

A.胶质瘤（如胶质母细胞瘤）
B.原发性中枢神经系统淋巴瘤
C.转移瘤
D.疱疹病毒性脑炎

3　某患者随访复查颅脑 MRI,关键图像如下所示。

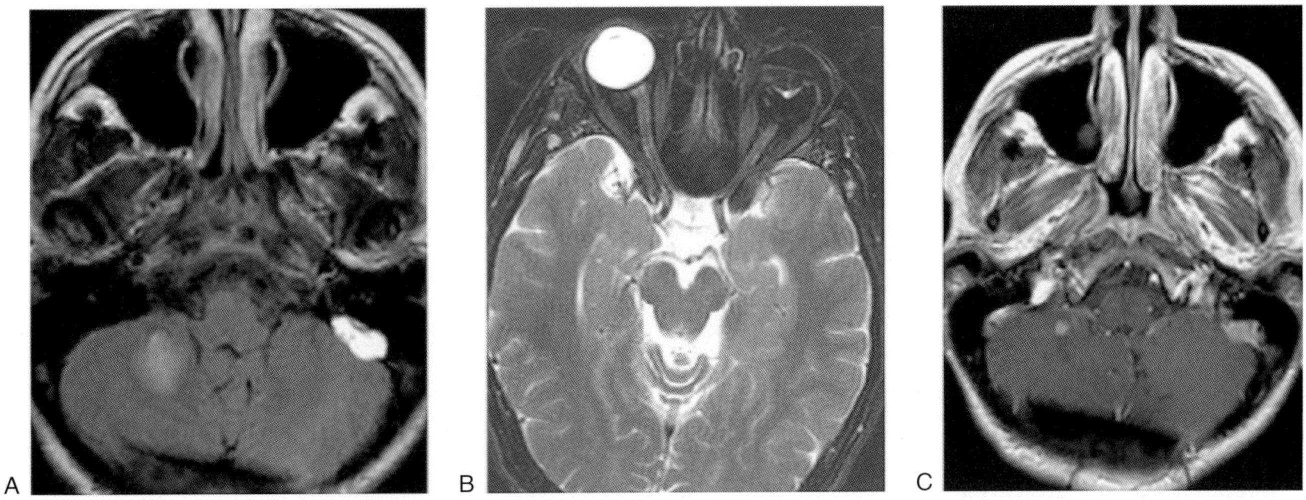

该患者可能存在的疾病:

A.胰腺神经内分泌肿瘤　　B.丛状神经纤维瘤

C.葡萄酒色斑　　D.肾脏血管平滑肌脂肪瘤

4　患者女,40岁,有眩晕病史。

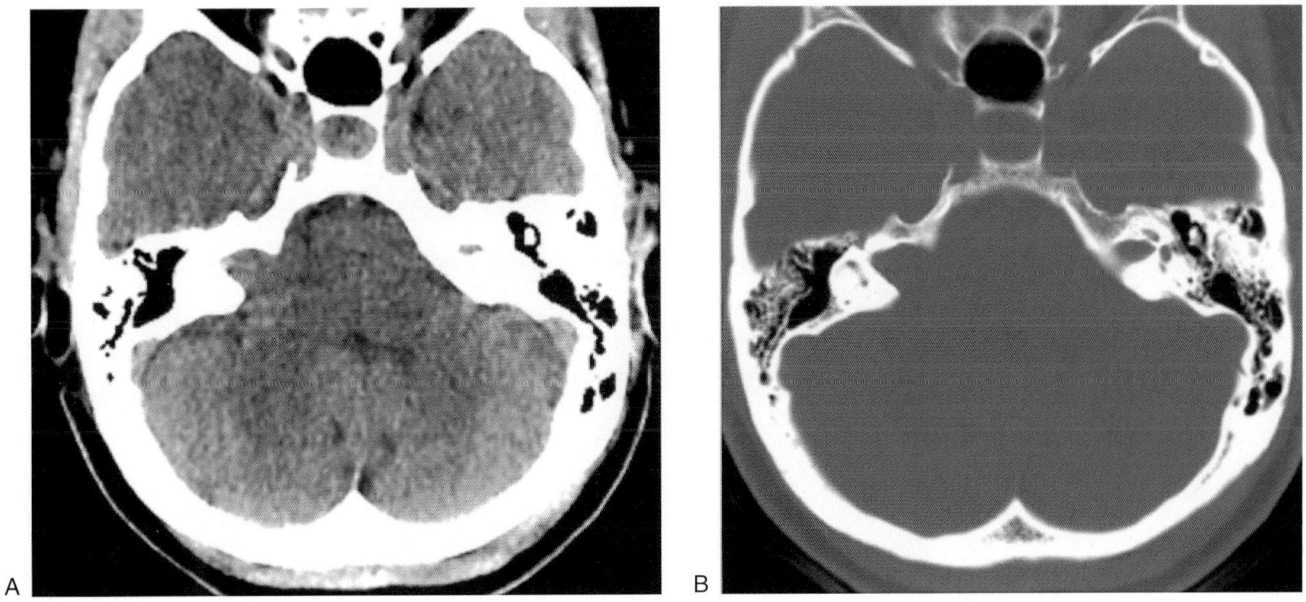

4a 下一步最佳检查方法是：

A.增强 CT　　B.增强 MRI

C.颅脑 CTA　　D.无须进一步检查

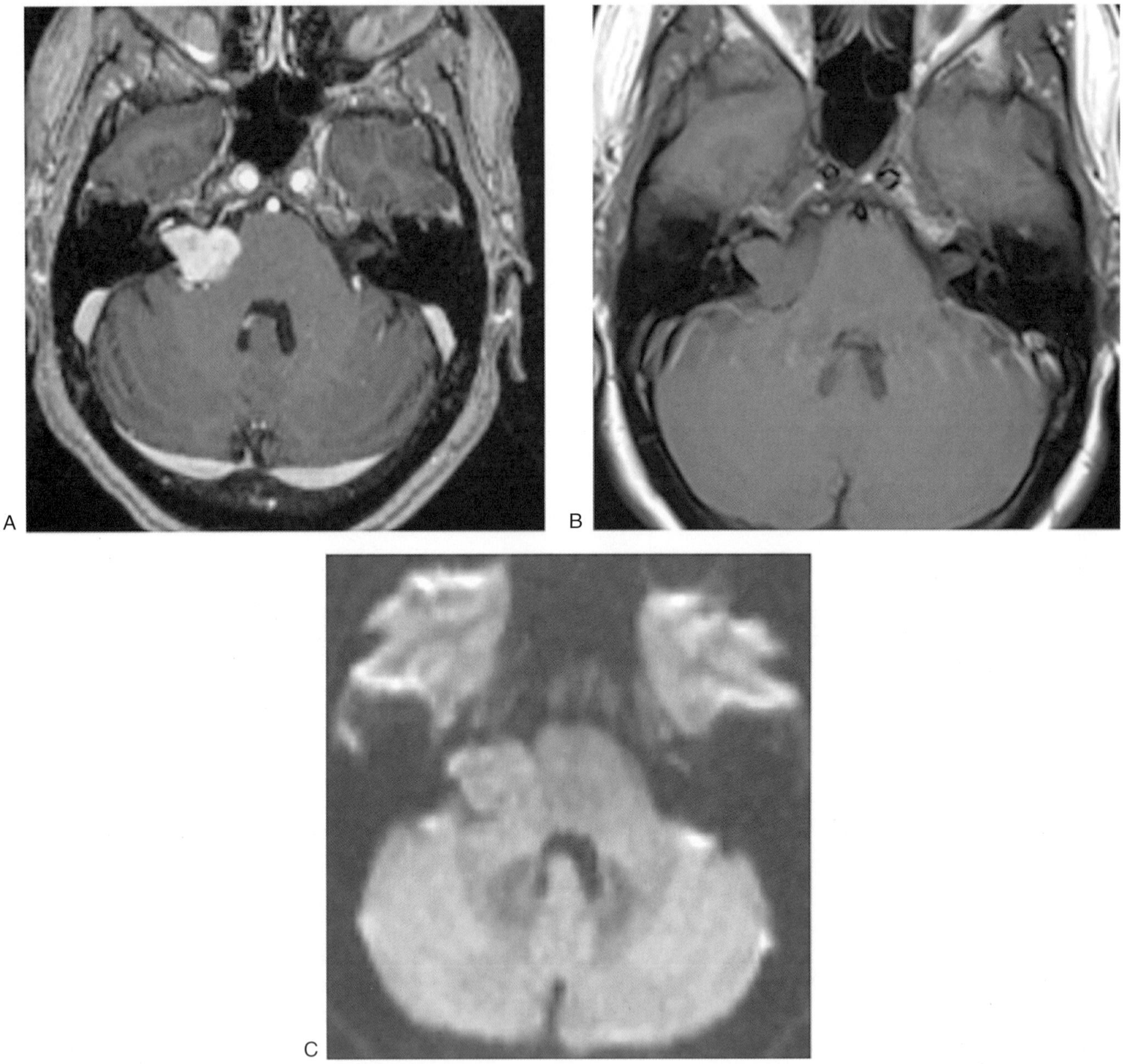

4b 基于该患者的增强 MRI 表现，最可能的诊断是：

A.前庭神经鞘瘤　　B.桥小脑角脑膜瘤

C.神经纤维瘤　　D.表皮样囊肿

5　患者男，20 岁，以步态不稳为主诉，CT 平扫异常，进一步行 MRI 平扫和增强检查，关键图像如下所示。

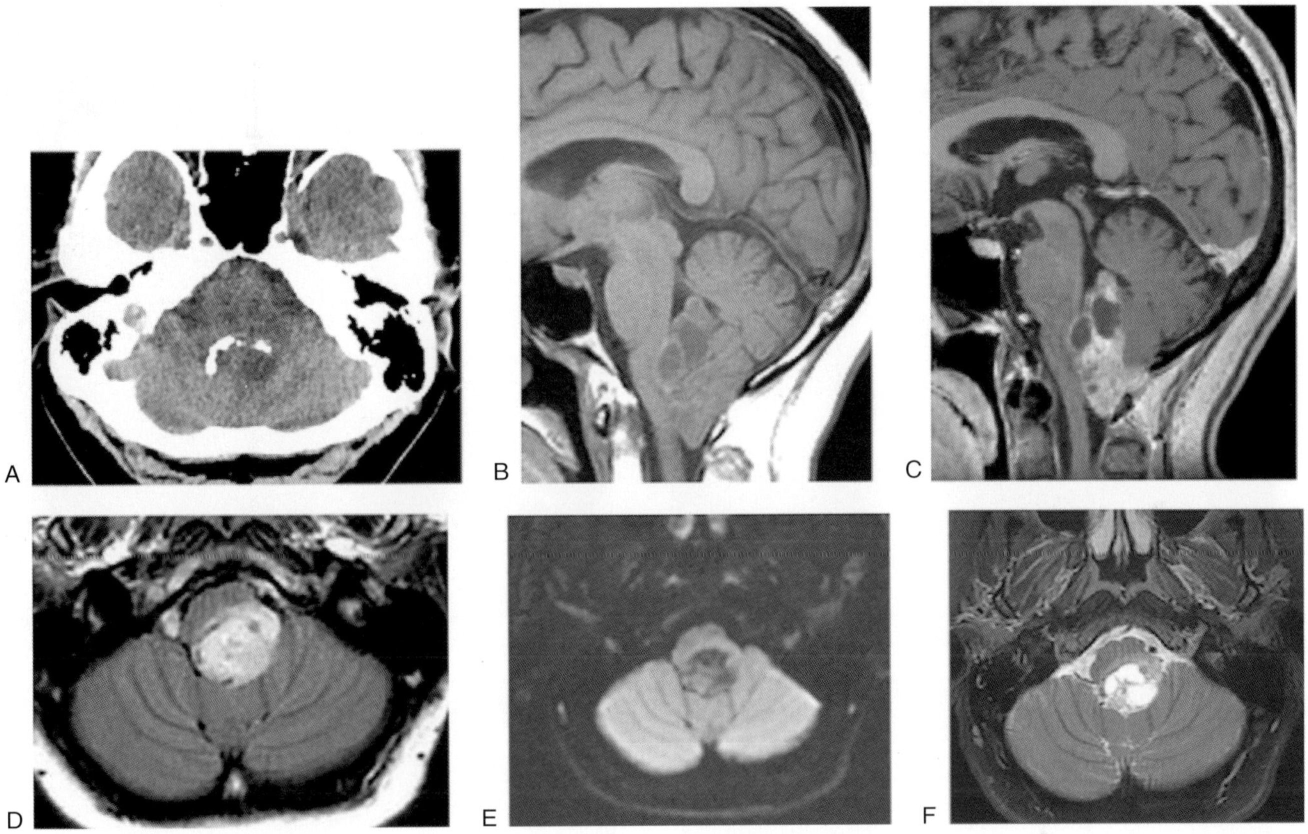

5a　最可能的诊断是：

A.室管膜瘤　　B.室管膜下瘤

C.少突胶质细胞瘤　　D.转移瘤

5b　这些肿瘤起源于下列哪种细胞类型？

A.室管膜细胞　　B.星形胶质细胞

C.少突胶质细胞　　D.中枢神经系统外的细胞类型

6　CT 检查发现脑室内占位，进一步行 MRI 检查，关键图像如下所示。

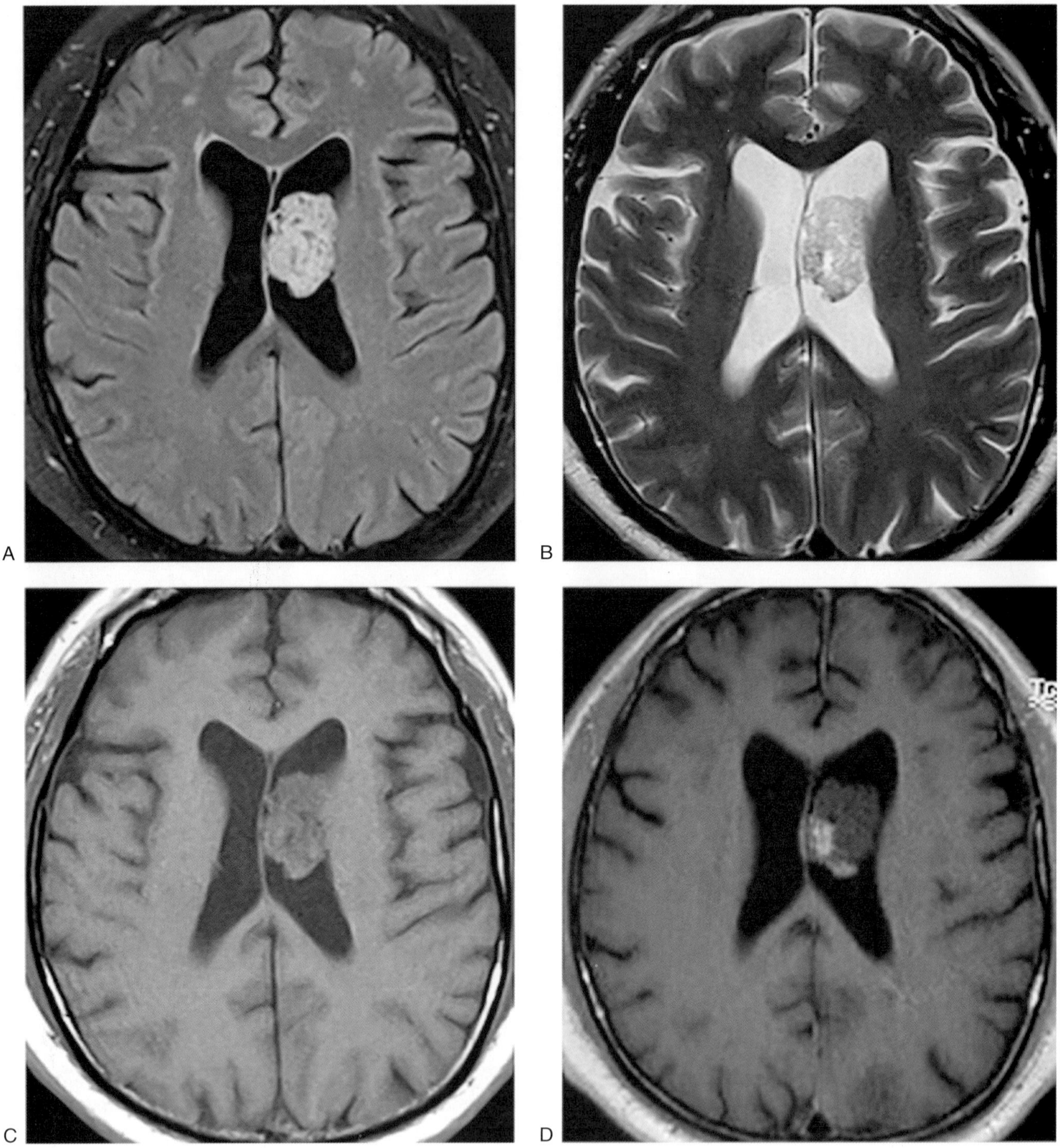

6a　最可能的诊断是：

A.中枢神经细胞瘤　　B.室管膜瘤

C.室管膜下巨细胞星形细胞瘤　　D.脑室内转移瘤

6b　该肿瘤好发于下列哪个部位？

A.侧脑室紧邻透明隔处或脑室壁　　B.第四脑室脉络丛

C.第三脑室　　D.通常位于脑室外

7　患儿男，10 岁，进行性吞咽困难、面肌无力和视觉异常，颅脑 CT 检查发现异常。进一步行 MRI 评估，关键图像如下所示。

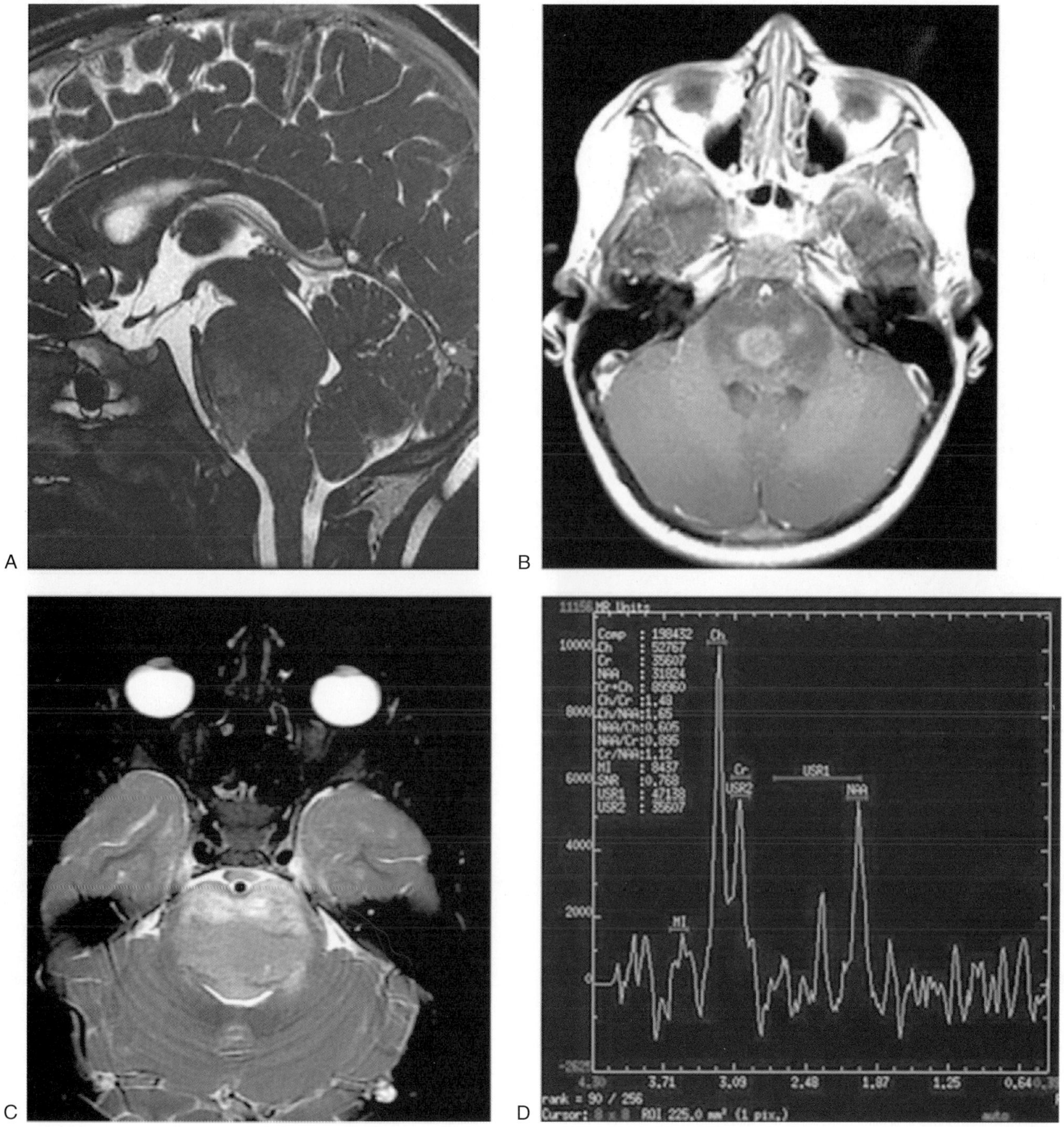

7a　基于以上影像，最可能的病变是：

A.原发性中枢神经系统胶质瘤　　B.转移瘤

C.渗透性脱髓鞘　　D.神经白塞综合征

7b　MRS 检测到哪些代谢异常？

A.Cho 峰升高和 NAA 峰下降。　　B.Lac 峰升高。

C.Cho 峰下降和 NAA 峰升高。　　D.正常生理状态，未发现任何异常波峰。

8 左侧三叉神经痛,进行 CT 和 MRI 检查,关键图像如下所示。

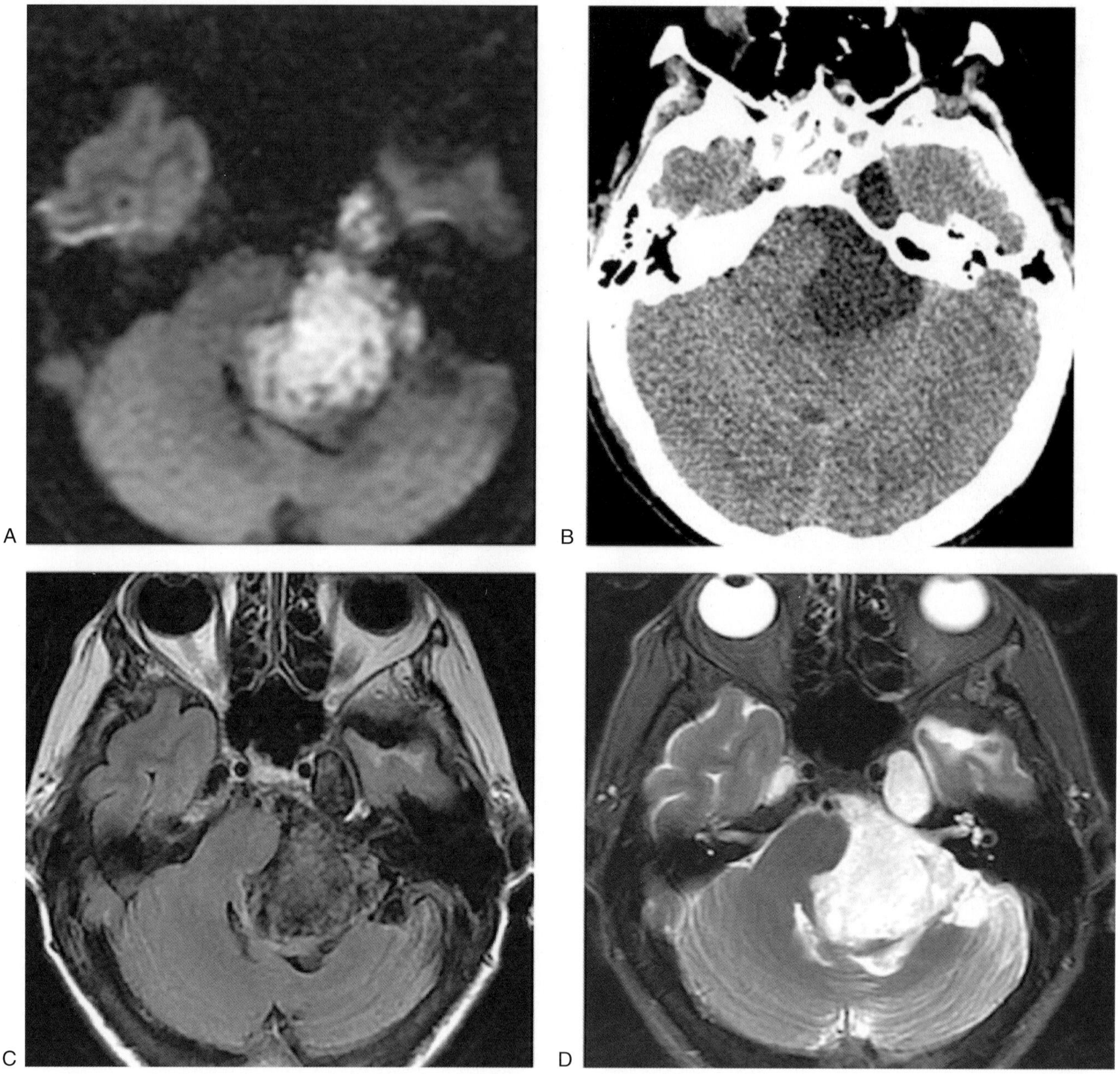

8a 下列哪些影像表现是该病变的主要特征?

A.病变位于脑外,DWI 呈 T2 穿透效应,CT 图像上呈低密度。

B.病变位于脑外,弥散受限,CT 图像上呈低密度,FLAIR 呈不完全水抑制。

C.病变位于脑内,DWI 呈 T2 穿透效应,CT 图像上呈低密度。

D.病变位于脑外,DWI 呈 T2 穿透效应,FLAIR 呈完全水抑制。

8b 下列哪个征象有助于该病与蛛网膜囊肿鉴别?

A.DWI 呈 T2 穿透效应　　B.DWI 弥散受限

C.CT 图像上呈低密度　　D.CT 图像上呈高密度

9　患者男，55 岁，出现精神状态异常，既往健康，CT 和 MRI 检查的关键图像如下所示。

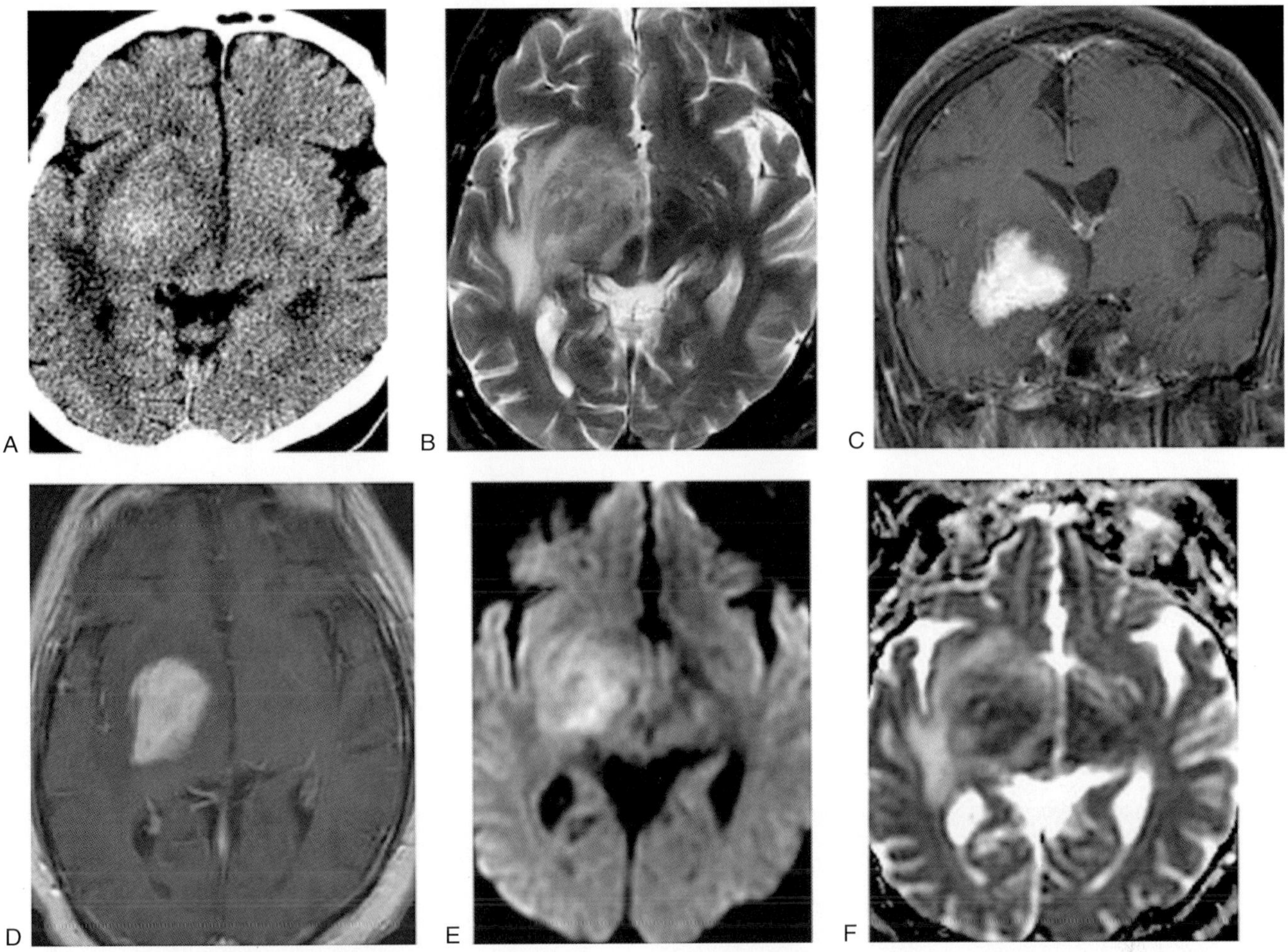

根据以上影像表现，对于免疫功能正常的成人患者来说，最可能的诊断是：

A.原发性中枢神经系统淋巴瘤　　B.亚急性脑梗死

C.脑脓肿　　D.肿瘤样脱髓鞘病变

10　患者男，35 岁，长期患有难治性癫痫，初次行 MRI 检查发现异常，无其他并发症。

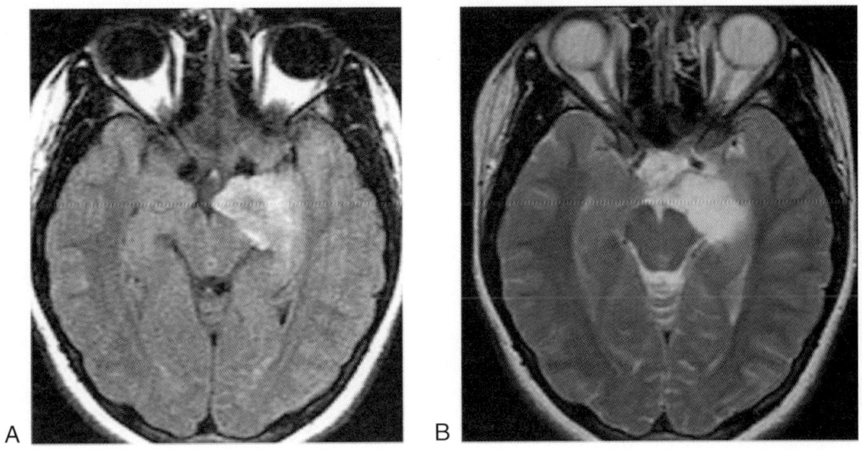

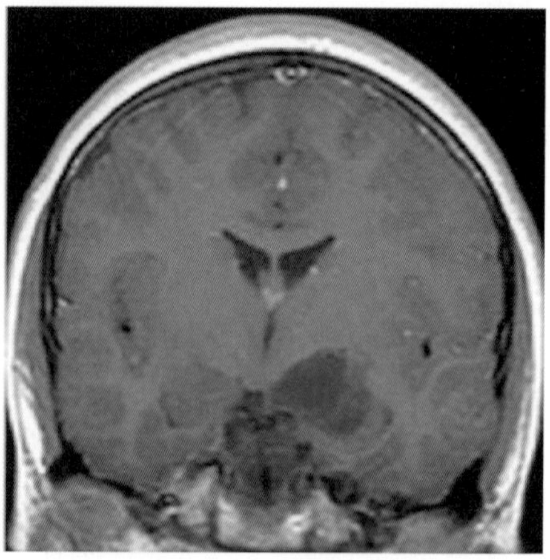
C

10a 下一步的最佳诊疗方案是：

A.神经外科会诊　　B.抗病毒治疗

C.无须进一步干预　　D.每年常规随访

10b 关于以上病变，下列哪项描述是正确的？

A.该病变(DNET)好发于颞叶皮质内　　B.侵袭性恶性病程

C.好发于脑白质　　D.好发于>70 岁的人群

11 患者男，13 岁，以持续性枕后部疼痛为主诉；体检：视物模糊和躯干性共济失调。行 MRI 平扫和增强检查，图像如下。

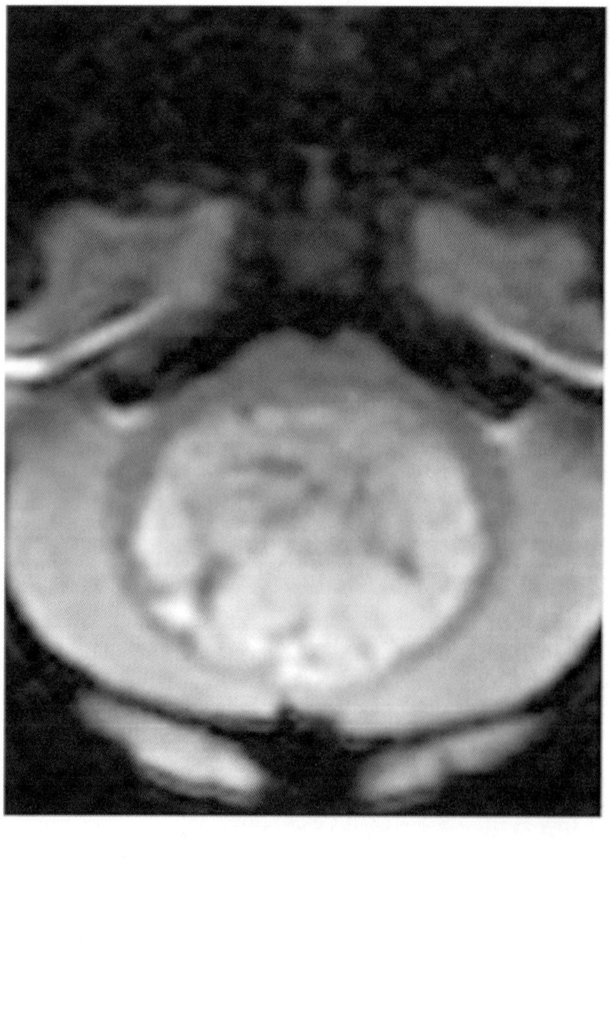
A

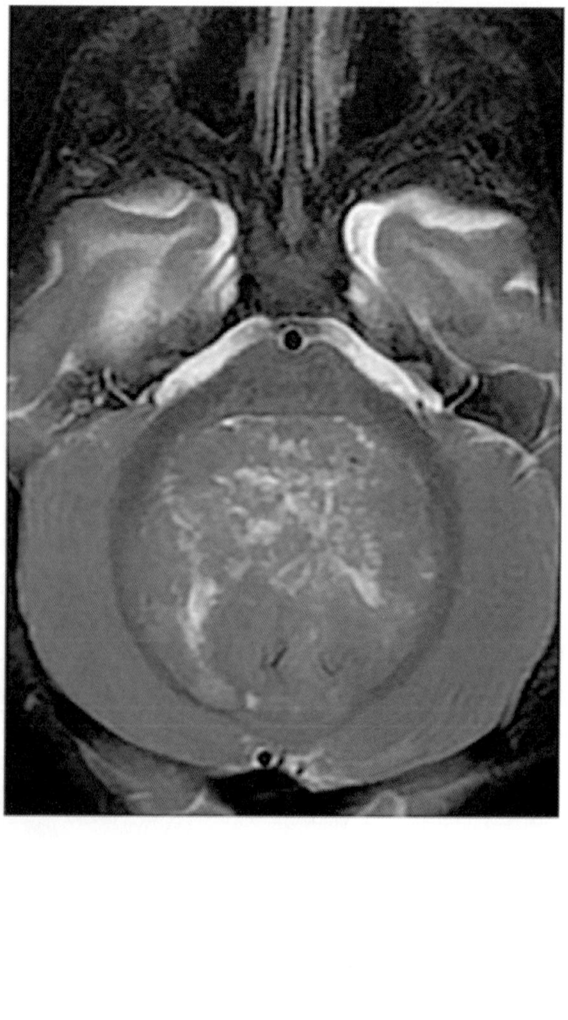
B

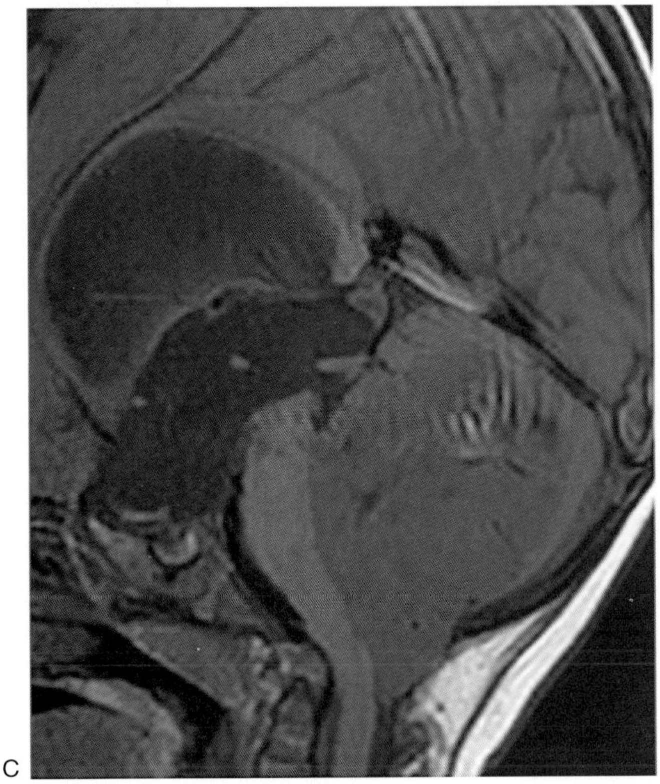

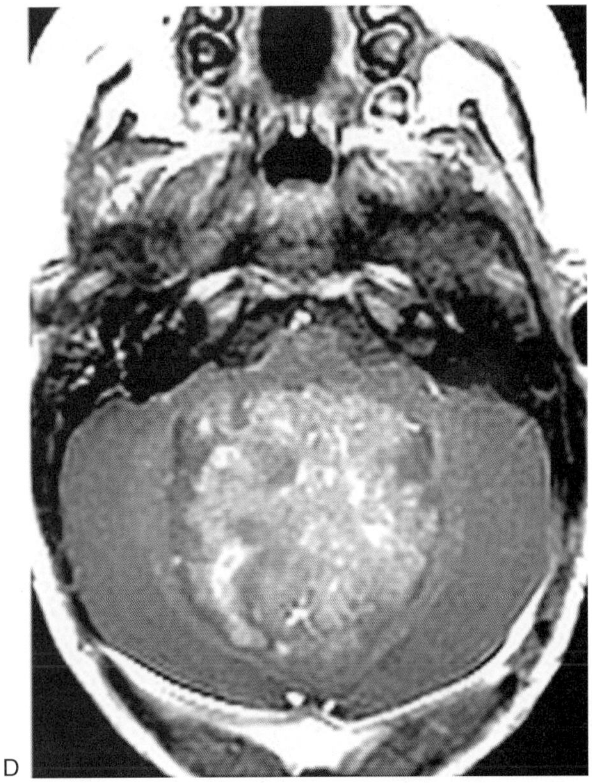

11a 根据以上 MRI 图像表现,病变主要位于后颅窝的哪个部位?

A.小脑蚓部　　B.脑干

C.小脑半球　　D.小脑幕

11b 根据患者的年龄和病变部位,最常见的肿瘤是:

A.髓母细胞瘤　　B.青少年毛细胞型星形细胞瘤

C.转移瘤　　D.血管网状细胞瘤

12 患者男,10 岁,以头痛和视物模糊为主诉,MRI 检查异常,如图所示。

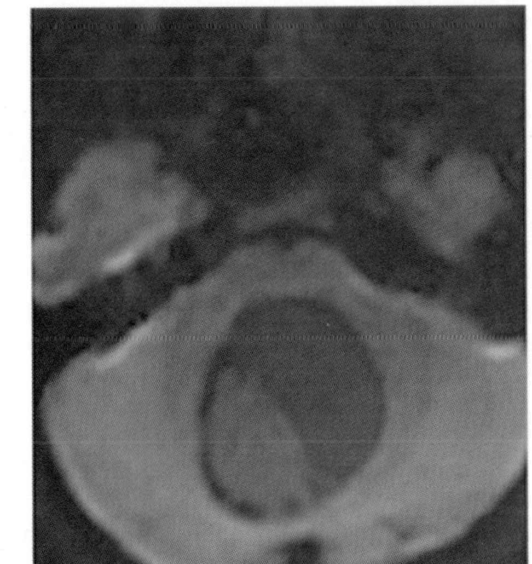

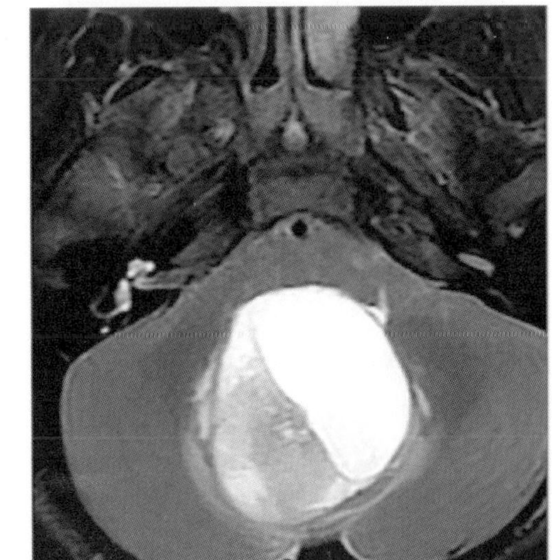

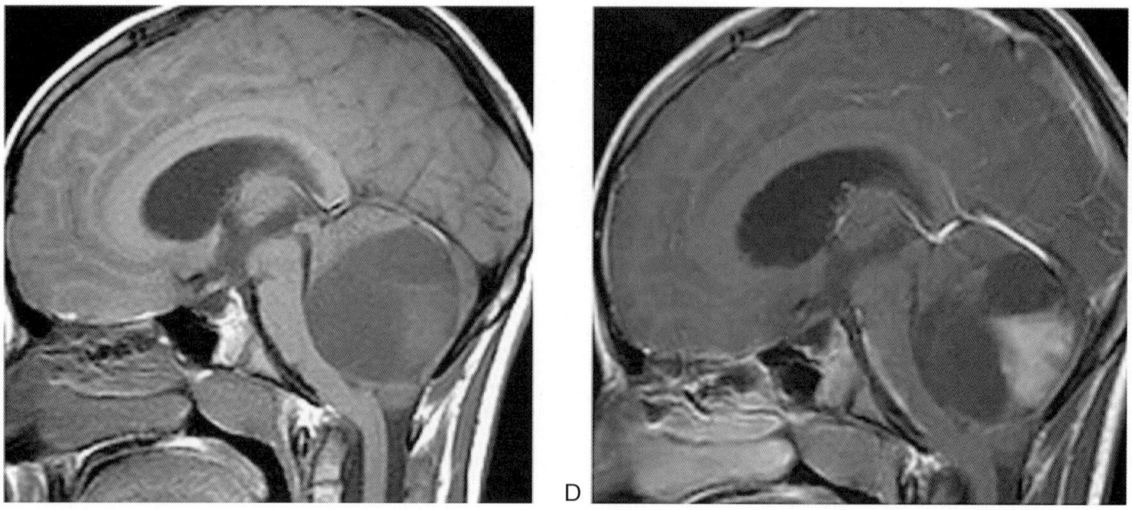
C D

12a 根据以上影像表现,下列哪项是最可能的诊断?

A.毛细胞型星形细胞瘤　　B.血管网状细胞瘤

C.节细胞胶质瘤　　D.室管膜瘤

12b 关于上述病灶,下列哪项描述是正确的?

A.根据不同的发病部位,可能表现为不同的形态学特征。

B.对于<5 岁的患儿来说,放射治疗是该小脑肿瘤的主要治疗手段。

C.总体预后差,10 年生存率较低。

D.该病变与神经纤维瘤病Ⅱ型相关。

13 结节性硬化患者复查 MRI,如图所示。

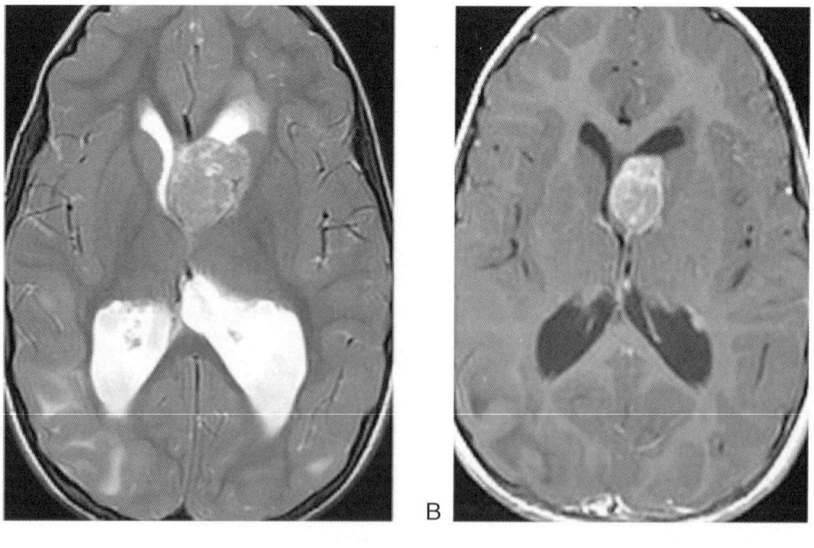
A B

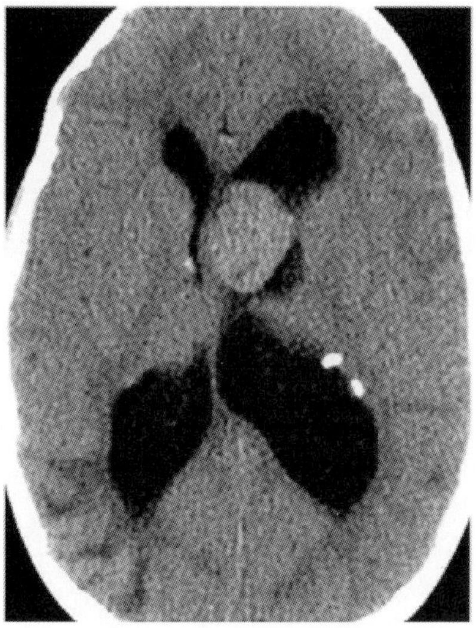

C

13a　下列哪项最能准确描述该病灶的解剖位置?

A.室间孔　　B.侧脑室三角区

C.第三脑室顶部　　D.穹隆柱

13b　下列哪项最有助于鉴别该病灶与结节性硬化症的室管膜下结节?

A.随访复查 MRI 显示病灶增大　　B.结节内钙化

C.病灶直径 <1cm　　D.增强后可见结节强化

14　该患者术前行 CT 评估,发现一结节,关键图像如下所示。

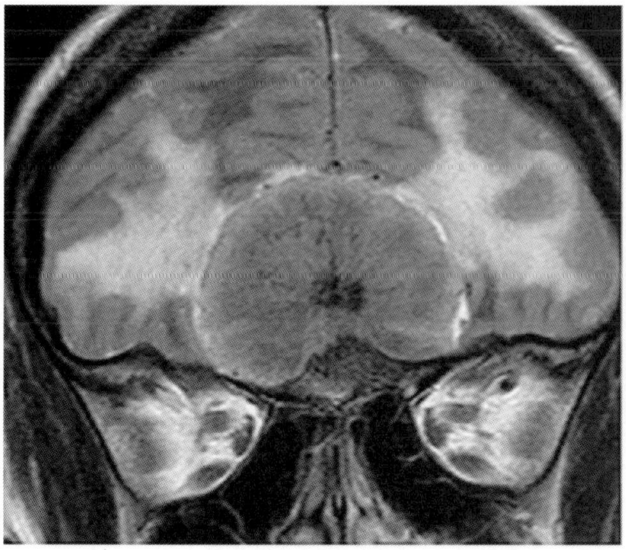

A

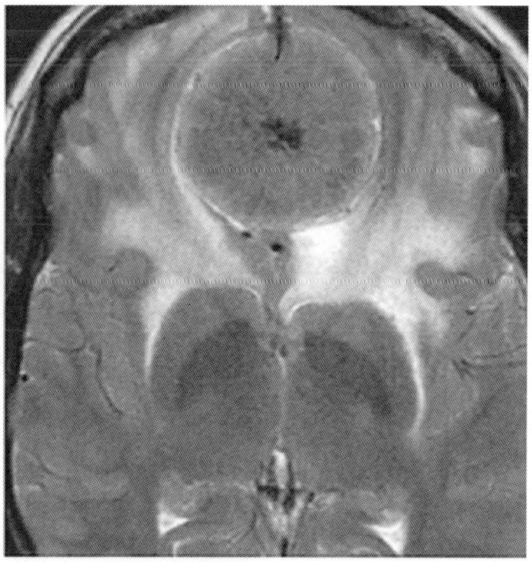

B

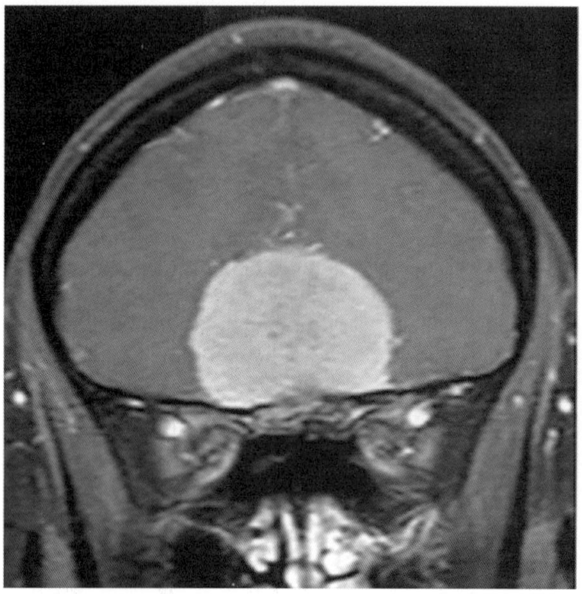
C

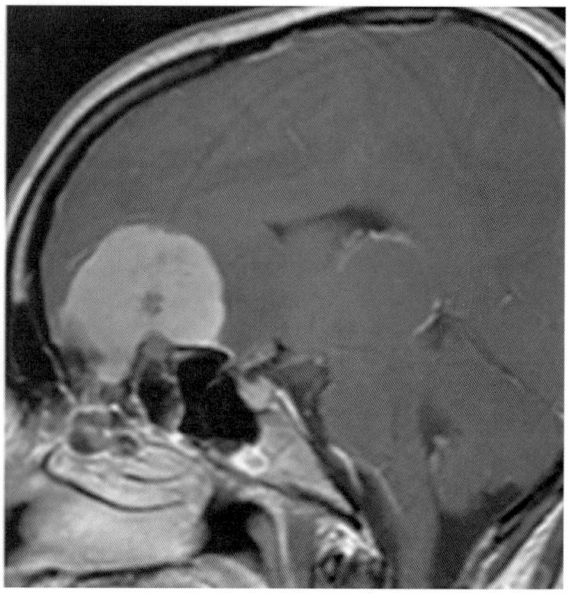
D

14a 根据以上冠状位和轴位 T2W 图像表现,下列哪项是该病灶最可能的定位? 定位依据是什么?

A.病灶位于脑内,因为缺乏脑脊液裂隙。　　B.病灶位于脑外,因为存在脑脊液裂隙。

C.病灶位于脑内,因为呈外生性生长。　　D.病灶位于脑外,因为存在皮质侵犯。

14b 下列哪项能最准确地描述上述病灶的特征?

A.前颅窝,蝶骨平台脑膜瘤。　　B.中颅窝,蝶骨嵴脑膜瘤。

C.颅骨内脑膜瘤。　　D.鞍结节脑膜瘤。

15 患者男,42 岁,突发左侧面部和手部麻木,行颅脑 MRI 检查。

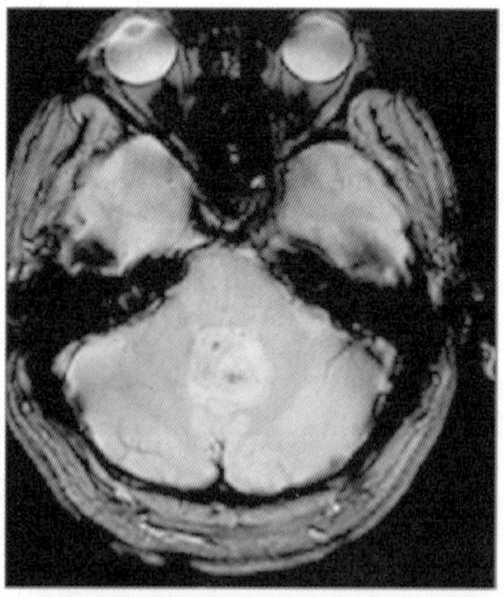
A

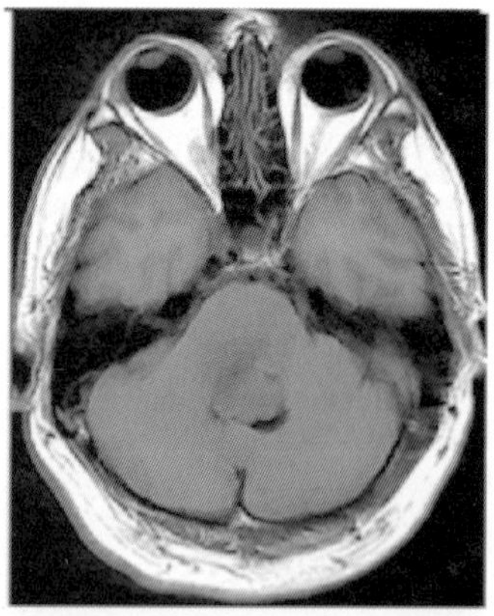
B

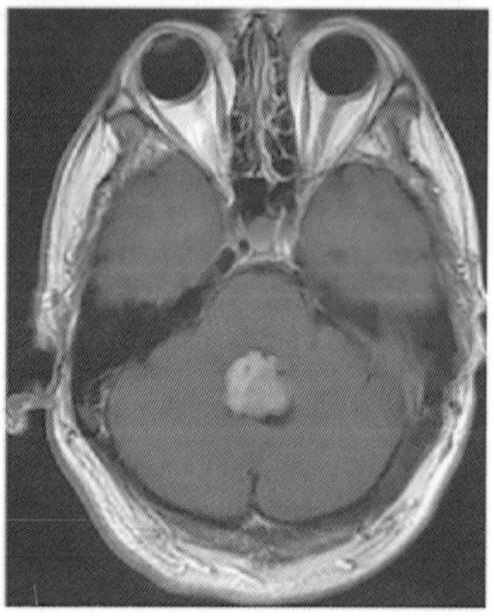
C

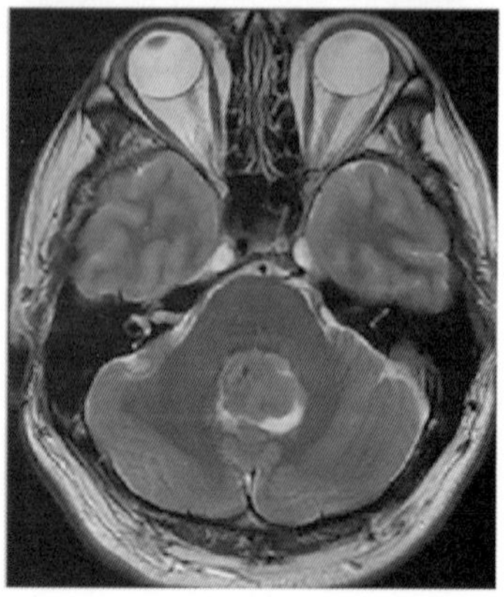
D

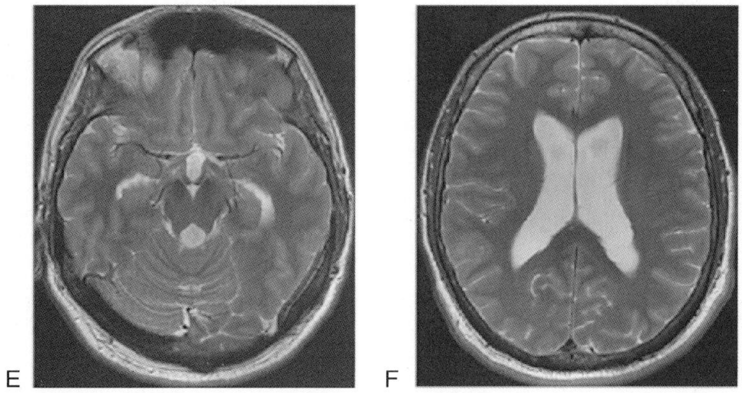

15a 上图所示的哪种影像表现对于该患者的急诊处理决策最为关键？

A.小脑幕切迹上疝 B.存在继发性病变

C.梗阻性脑积水 D.肿瘤沿脑脊液播散

15b 在这个年龄段，下列哪种肿瘤更可能发生于幕上？

A.脉络丛乳头状瘤 B.髓母细胞瘤

C.室管膜下巨细胞星形细胞瘤 D.血管网状细胞瘤

16 患者男，15岁，既往健康，左侧单发脑神经麻痹引起左眼复视2周，行颅脑MRI检查。

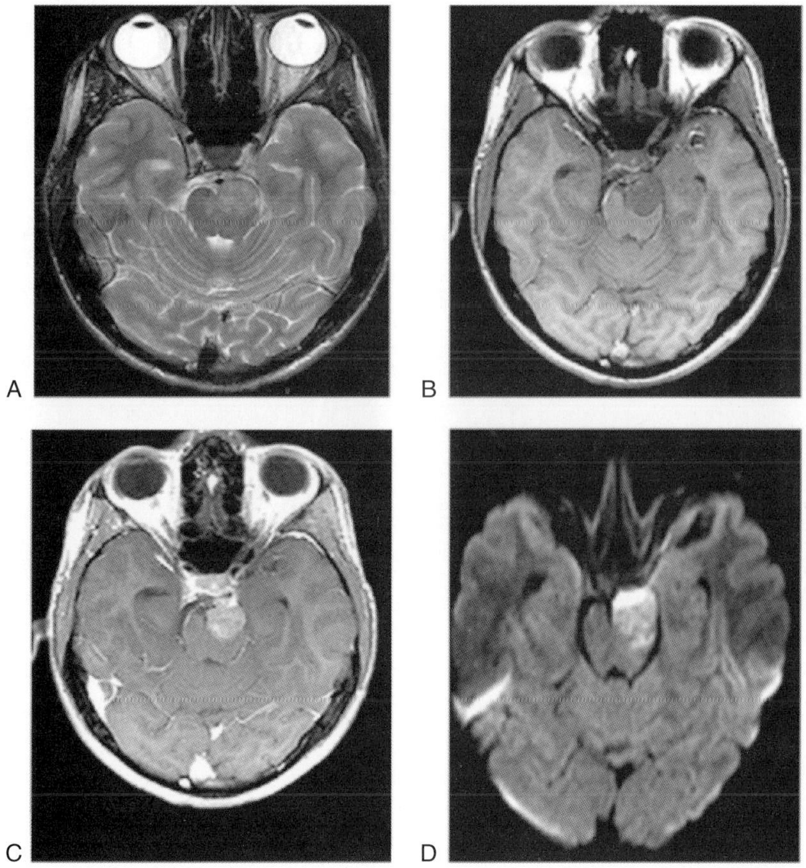

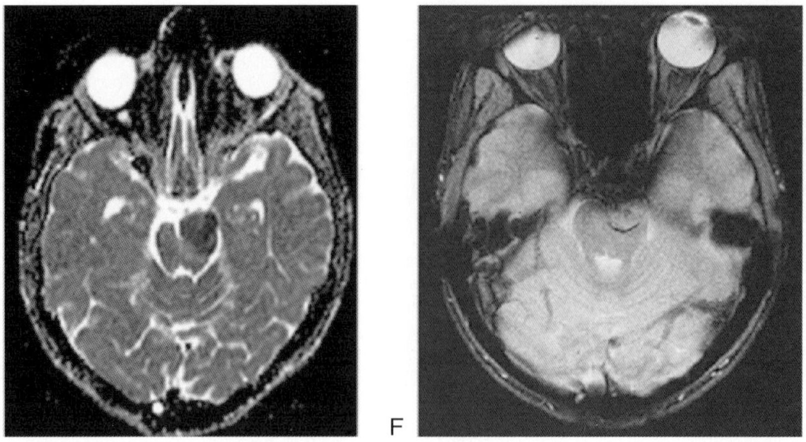
E　F

16a　下列哪种病变表现为 CT 高信号和 DWI 弥散受限？

A.少突胶质细胞瘤　　B.间变性星形细胞瘤

C.毛细胞型星形细胞瘤　　D.非典型畸胎样/横纹肌样瘤

16b　该患者最可能存在下列哪一脑神经麻痹？

A.CN Ⅴ　　B.CN Ⅱ

C.CN Ⅳ　　D.CN Ⅲ

17　患者男，60 岁，进行性头痛、恶心、呕吐、眩晕和共济失调 3 周。行颅脑 MRI 检查，关键图像如下所示。

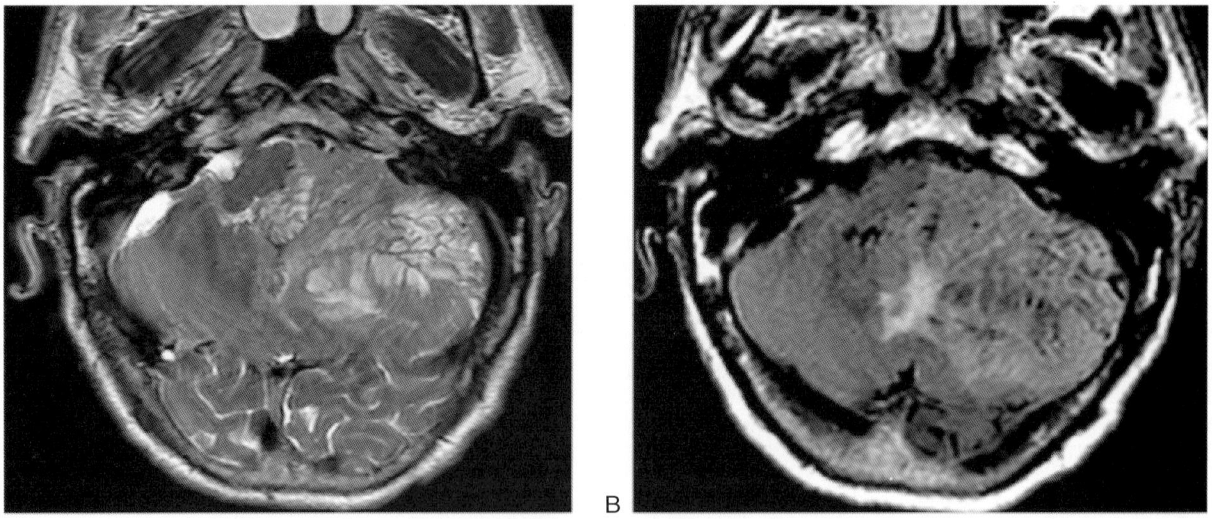
A　B

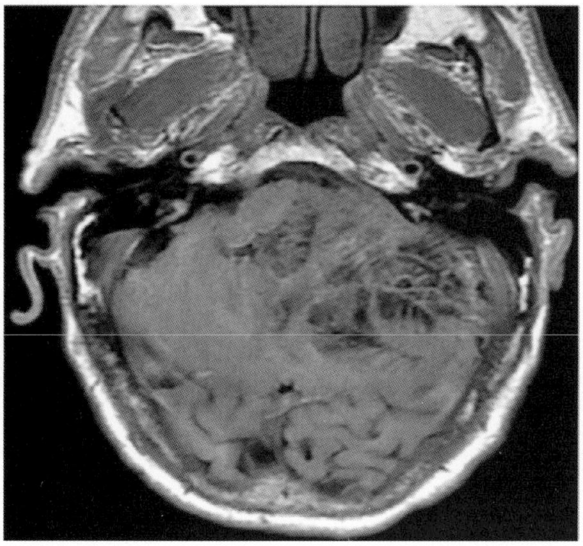

C

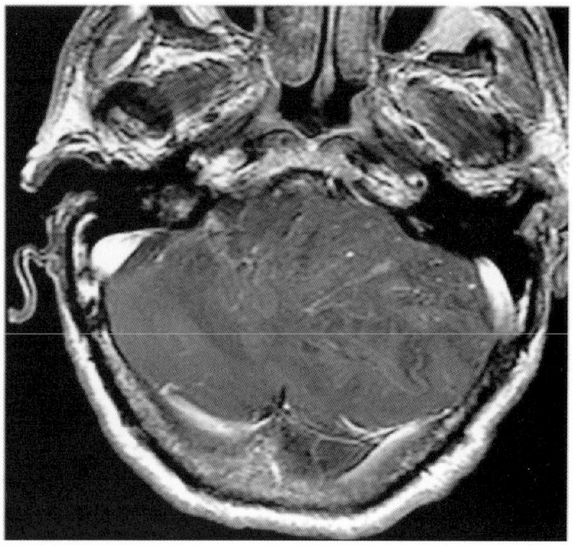

D

17a　下列哪一影像特征与该病变相关？

A.虎斑征　　B.不均匀结节样强化

C.坏死和囊变　　D.脑膜浸润

17b　最可能的诊断是：

A.急性左侧大脑后动脉梗死

B.左侧小脑机化性出血伴有占位效应

C.小脑发育不良性神经节细胞瘤(Lhermitte-Duclos 病)

D.小脑胶质母细胞瘤

18　患者男，51 岁，以头痛和共济失调为主诉。行 MRI 检查，关键图像如下所示。

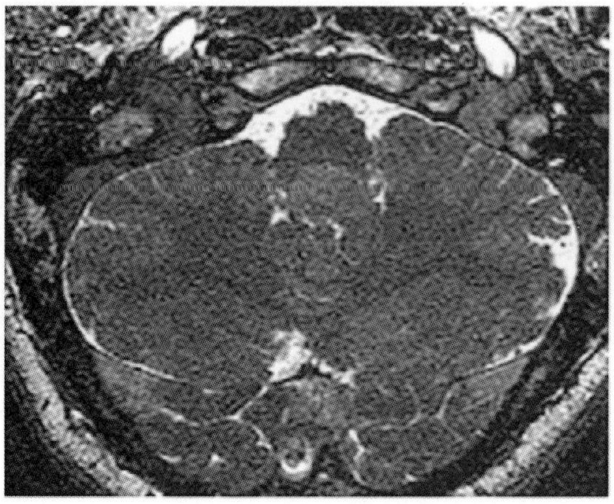

A

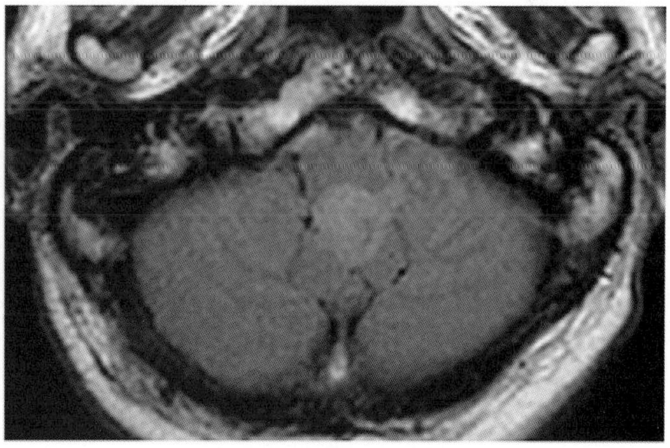

B

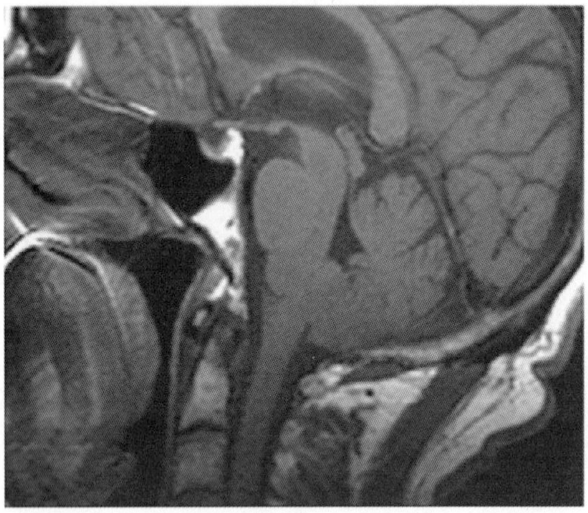
C

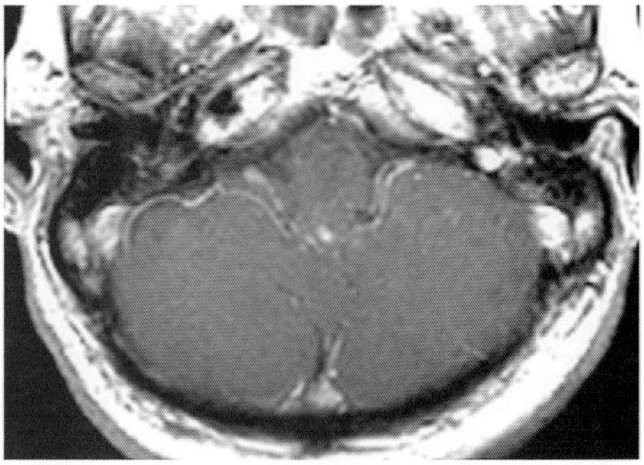
D

18a 上述病灶最可能的诊断是：

A.室管膜瘤　　B.室管膜下瘤

C.脉络丛乳头状瘤　　D.转移瘤

18b 根据上述病变的部位，下列哪项最易导致神经系统损害？

A.脑脊液梗阻。　　B.颈髓侵犯。

C.小脑扁桃体疝。　　D.没有可预见的风险，故采取保守治疗。

19 患者女，26岁，患有难治性复杂性部分癫痫，行MRI检查。增强MRI的关键图像如下所示。

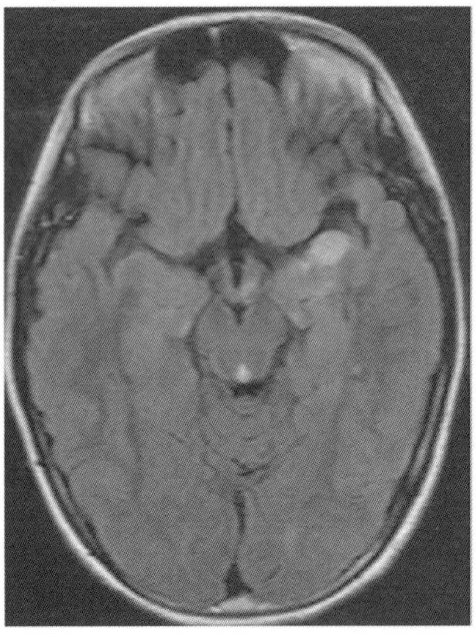
A

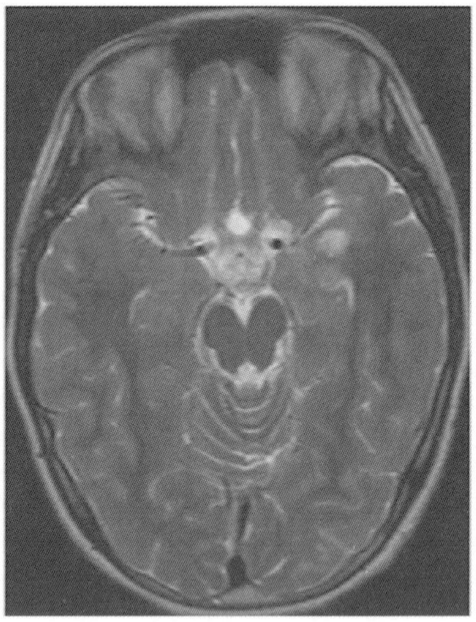
B

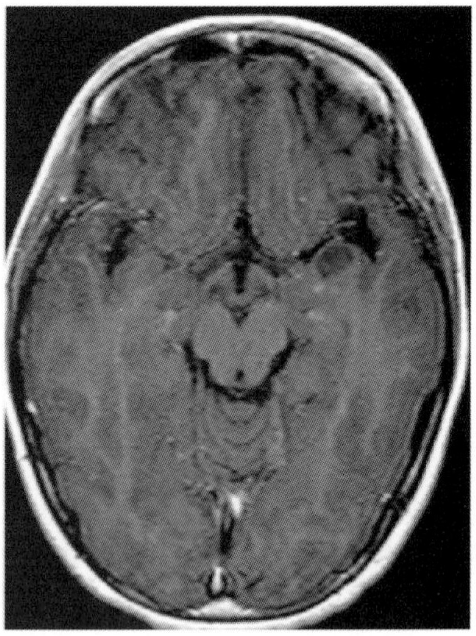
C

19a 下列哪项是最常见的与慢性难治性癫痫相关的肿瘤？

A.多形性黄色星形细胞瘤　　B.胚胎发育不良性神经上皮肿瘤

C.节细胞胶质瘤　　D.血管中心性胶质瘤

19b 下列哪项影像表现最能准确体现该病变的生长缓慢和非侵袭性特征？

A.无血管源性水肿　　B.位于外周浅皮质

C.局灶性坏死　　D.骨质侵袭

答案与解析

1a　答案 B。少突胶质细胞瘤。最准确的选择应该是少突胶质细胞瘤。脑膜瘤通常是以硬脑膜为基底的脑外肿瘤。该病也需要与转移瘤鉴别，但是若如本例这种大小和部位的转移瘤可引起更明显的血管源性水肿（值得注意的是，转移瘤也可能不伴有大范围的血管源性水肿，尤其当病灶位于皮质内或近皮质时）。

1b　答案 D。位于脑室内。少突胶质细胞瘤可发生于脑室内，但是极罕见，发病率为 3%~8%。与脑实质内的少突胶质细胞瘤相比，脑室内少突胶质细胞瘤通常具有不同的影像表现，如增强后强化、肿瘤染色和 CT 高密度（与脑实质组织相比），而脑实质少突胶质细胞瘤无上述影像征象。常见的脑室内肿瘤包括脑膜瘤、中枢神经细胞瘤、室管膜瘤/室管膜下瘤和脉络丛乳头状瘤。

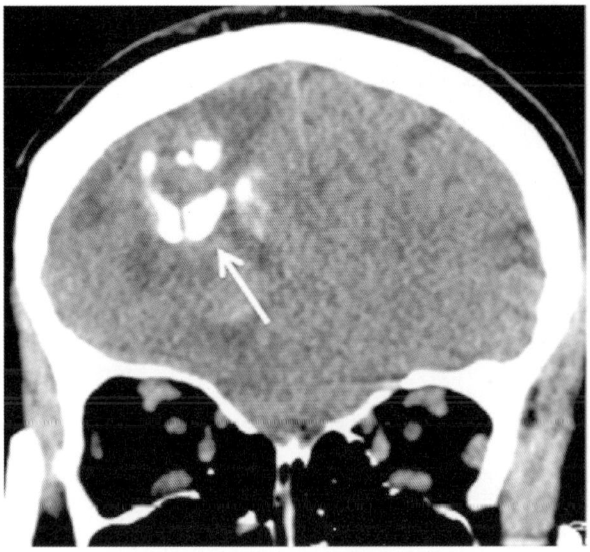
A

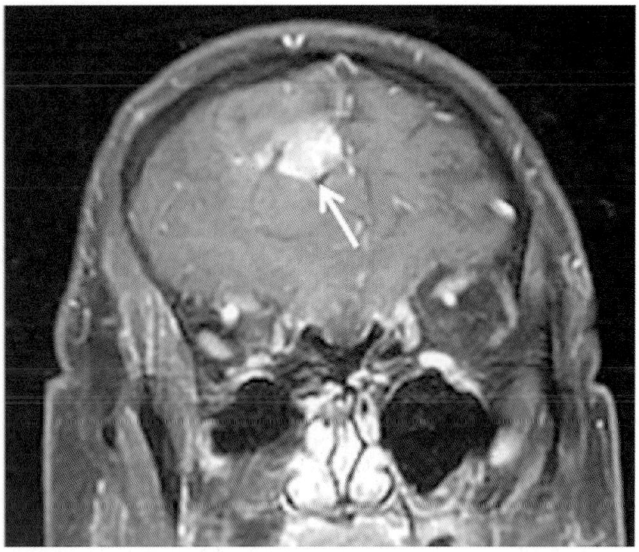
B

影像表现：颅脑 CT 平扫显示以右侧额叶皮质为基底的肿块，伴有钙化（图 A）；冠状位 MRI 增强 T1W 图像显示病灶呈不均匀强化（图 B）。该发病部位和钙化是少突胶质细胞瘤的典型表现。

讨论：少突胶质细胞瘤是一种起源于神经胶质细胞的肿瘤，预后多变，生物学行为从相对低侵袭性（低于同级别星形细胞瘤）到高侵袭性（类似于更高级别的胶质瘤）。它是第三常见的胶质瘤，占全部胶质瘤的 5%~18%。

少突胶质细胞瘤的钙化发生率为 20%~90%，也可见囊变和出血。在 MRI 图像上，最常表现为信号不均匀；血管源性水肿通常不如高级别星形细胞瘤显著或常见，DWI 的 ADC 值可能较低，类似于其他高级别胶质瘤，这可能是由于细胞外透明质酸降低所致。

鉴别诊断：需与其他的原发性中枢神经系统胶质瘤、转移瘤鉴别，有时也需要与脑膜瘤鉴别。虽然不能完全排除其他原发性中枢神经系统胶质瘤和转移瘤，但是伴有钙化、病灶位于外周皮质以及无明显的血管源性水肿都是少突胶质细胞瘤的典型影像特征。脑膜瘤可能性不大，因为病灶是位于脑皮质的脑内病变而非脑外病变。

参考文献：Koeller KK, Rushing EJ. From the archives of the AFIP: oligodendroglioma and its variants:

radiologic-pathologic correlation. *Radiographics* 2005;25(6):1669–1688.

Smith AB, Smimioto Poulos JG, Horkanyne-Szakaly I. From the radiologic pathology archives: intraventricular neoplasms:radiologic-pathologic correlation. *Radiographics* 2013;33(1):21–43.

2a 答案 C。颅脑 MRI 平扫和增强扫描。本例为左侧颞叶不均质肿块,其最佳的影像学评估方法是 MRI 增强扫描,因为 MRI 的软组织分辨率高,而 FDG–PET 和 CTA 均不适用于本例。

2b 答案 A。胶质瘤(如胶质母细胞瘤)。病灶的部位、不均匀强化和局灶性坏死均支持胶质母细胞瘤的诊断。

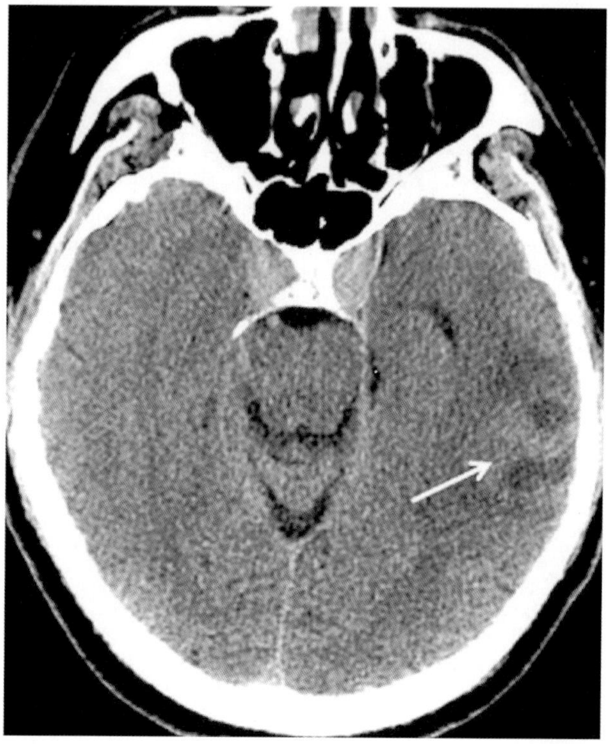

图 1

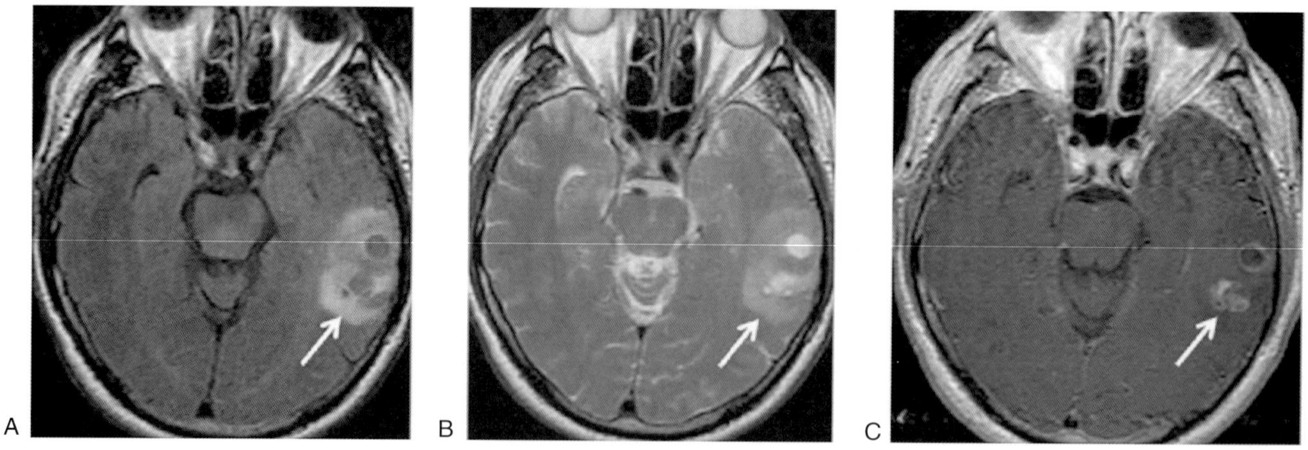

图 2

影像表现:图 1 颅脑 CT 平扫显示左侧颞叶肿块,以脑皮质为基底,伴有局灶性坏死/囊变。

图 2 同一病灶的 FLAIR(图 A)、T2W(图 B)和增强 T1W 图像(图 C),伴病灶呈不

均匀强化，局灶性囊变/坏死，平扫 T2/FLAIR 呈高信号。这些影像特征最符合伴有不均匀强化和坏死（提示具有侵袭性）的胶质瘤。

讨论：本例是具有侵袭性的原发性中枢神经系统胶质瘤，即胶质母细胞瘤。胶质母细胞瘤是最常见的原发性中枢神经系统肿瘤（约占所有颅内肿瘤的 15%）。

通常位于幕上，好发年龄为 40~70 岁。与成人相比，儿童少见且多位于幕下。

多数胶质母细胞瘤的临床进展迅速，发病时即为高级别而没有从低级别演变为高级别的过程。少数胶质母细胞瘤可能由原先存在的更低级别的胶质瘤去分化演变而来，这种情况多见于较年轻的患者（平均年龄为 40 岁）且病程较长。

胶质母细胞瘤的 MR 波谱典型表现为胆碱峰（3.2ppm）升高和乳酸峰（1.3ppm）下降，MR 灌注成像（DSC 或 DCE）显示肿瘤的 CBV 升高，其他侵袭性脑肿瘤以及极少的进展期脱髓鞘/炎症也可出现类似表现。然而，值得注意的是，MR 灌注成像和 MR 波谱成像的上述表现是非特异性的，应结合其他序列上病灶的形态学特征和临床表现进行综合诊断。

鉴别诊断：需与转移瘤、原发性中枢神经系统淋巴瘤、疱疹病毒性脑炎进行鉴别；如上所述，本例最可能的诊断是原发性中枢神经系统胶质瘤。

2016 年 6 月最新更新的神经胶质瘤分类纳入了特定的分子类型。由于单纯的组织病理学分型不能准确预测临床病程或治疗疗效，因此根据分子类型分类是很有必要的，如 IDH 突变和 ATRX 基因缺失的肿瘤具有良好的预后。

参考文献：Altman DA, Atkinson DS Jr, Brat DJ. Best cases from the AFIP: glioblastoma multiforme. *Radiographics* 2007;27(3):883–888.

Brat DJ, Verhaak RG, Aldape KD, et al. Comprehensive, integrative genomic analysis of diffuse lower-grade gliomas. *N Engl J Med* 2015;372(26):2481–2498.

Louis DN, Perry A, Reifenberger G, et al. The 2016 World Health Organization Classification of Tumors of the Central Nervous System: a summary. *Acta Neuropathol* 2016;131(6):803–820.

3　答案 A。胰腺神经内分泌肿瘤。本例患者为 von Hippel-Lindau 综合征患者，因视网膜母细胞瘤而行全眼球摘除术，伴有左侧内淋巴囊肿瘤和右侧小脑血管网状细胞瘤。该综合征累及多个系统，其表现之一即为胰腺神经内分泌肿瘤（或胰岛细胞瘤），见于 5%~17%的 von Hippel-Lindau 综合征患者。

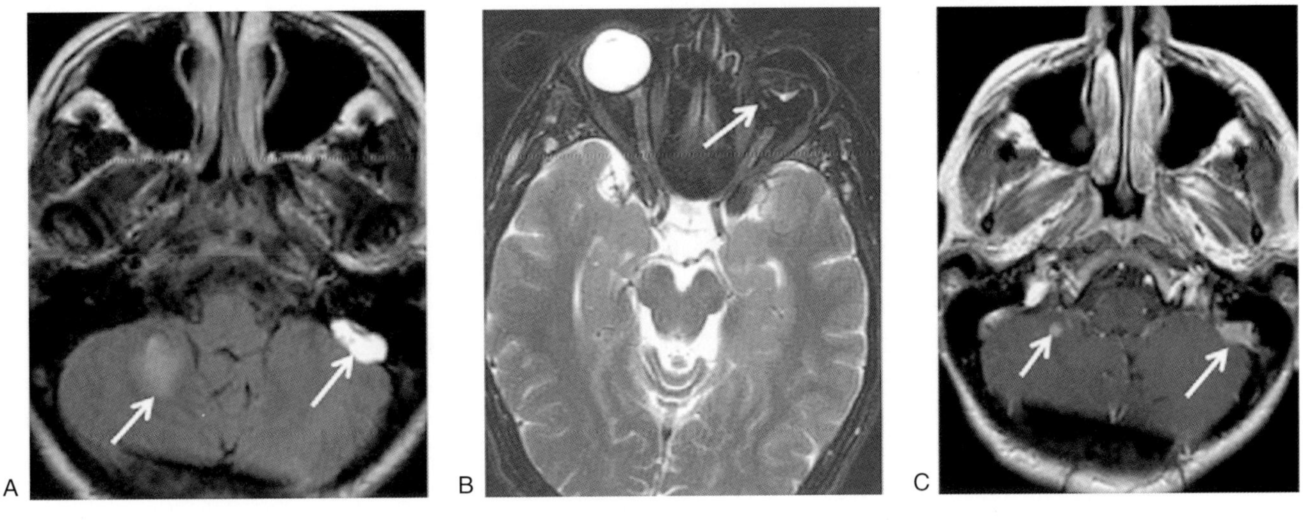

影像表现：轴位 FLAIR 序列显示右侧小脑半球前部高信号灶（图 A），增强 T1W 图像上病灶呈点状强化（图 C）；左侧乳突后方可见椭圆形的 FLAIR 高信号灶（图 A）；T2W 图像显示左侧眼球已被摘除（图 B）；上述影像表现提示为右侧小脑半球血管网状细胞瘤、左侧内淋巴囊肿瘤以及因之前的左侧视网膜母细胞瘤而行左侧眼球摘除，其符合 von Hippel–Lindau 综合征。

讨论：血管网状细胞瘤是一种生长缓慢的良性血管源性肿瘤，其发病机制和细胞起源尚未明确。约 2/3 的病例是散发的，其余均与 von Hippel-Lindau（VHL）综合征相关。多发性血管网状细胞瘤几乎都与 VHL 相关。曾报道一种罕见的与 VHL 不相关的多发性血管网状细胞瘤，称为神经外胚胎血管网状细胞瘤病。转移极为罕见，但也有文献报道。

血管网状细胞瘤好发于 30~50 岁患者，而 VHL 相关的血管网状细胞瘤的发病年龄要早 10 岁。血管网状细胞瘤约占颅内肿瘤的 2%，约占后颅窝肿瘤的 10%，是成人最常见的后颅窝原发性脑肿瘤。大多数病灶位于后颅窝（依次为小脑半球、蚓部和延髓），其次是脊髓。罕见发生于幕上，占 5%~10%。血管网状细胞瘤呈“阶梯状”生长，表现为缓慢生长与静止交替。

最常见的肿瘤形态是瘤周囊腔伴有显著强化的肿瘤结节，可见于约 60%的病例。约 30%的肿瘤为单纯实性。实性肿瘤、瘤内囊变、兼有瘤内和瘤周囊腔的肿瘤均为罕见表现。

在 CT 图像上，囊腔呈低密度，结节几乎与脑实质呈等密度。在 MRI 图像上，囊腔呈 T2W 高信号（液体信号）；实性结节呈 T2W 中等高信号、T1W 低信号。实性结节显著强化是典型征象。在平扫、增强及 CTA/MRA 图像上，肿瘤周边可见迂曲的血管。瘤周水肿的范围不一，可表现为与结节大小不成比例的大范围水肿。较大的结节和实性肿块可呈不均匀强化，囊壁不强化或呈轻微薄壁强化。

鉴别诊断：小脑血管网状细胞瘤。在儿童中，需与毛细胞型星形细胞瘤鉴别；在成人中，需与转移瘤鉴别。当伴有 VHL 时，源于肾细胞癌的小脑转移瘤可表现为富血供而致诊断困难。

参考文献：Naidich TP, Castillo M, Cha S, et al. *Imaging of the brain. Expert radiology series.* Philadelphia, PA：Saunders/Elsevier，2013.

Osborn AG. *Osborn's brain：imaging，pathology，and anatomy*，1st ed. Salt Lake City，UT：Amirsys Pub.，2013.

4a 答案 B。增强 MRI。由于右侧内听道异常，骨窗上显示右侧内听道显著扩大（图 1B），因此，最佳的影像评价方法是增强 MRI。

4b 答案 A。前庭神经鞘瘤。本例中，无弥散受限的强化肿块最可能的诊断是前庭神经鞘瘤。神经纤维瘤，也是一种神经鞘膜肿瘤，具有较高的恶性转化潜能，但它是非常罕见的原发性颅内肿瘤，即使是神经纤维瘤病Ⅰ型的桥小脑角肿块也几乎不可能诊断为神经纤维瘤。需与桥小脑角脑膜瘤鉴别，虽然不能仅依据影像表现而完全排除，但是典型的脑膜瘤常伴有硬脑膜尾征和邻近骨质反应性增生。另外，脑膜瘤由于具有较高的细胞密度也可呈弥散受限，但本例并没有上述表现。典型的表皮样囊肿在 CT 和 MRI 上呈脑脊液密度/信号，弥散受限，囊壁可强化。

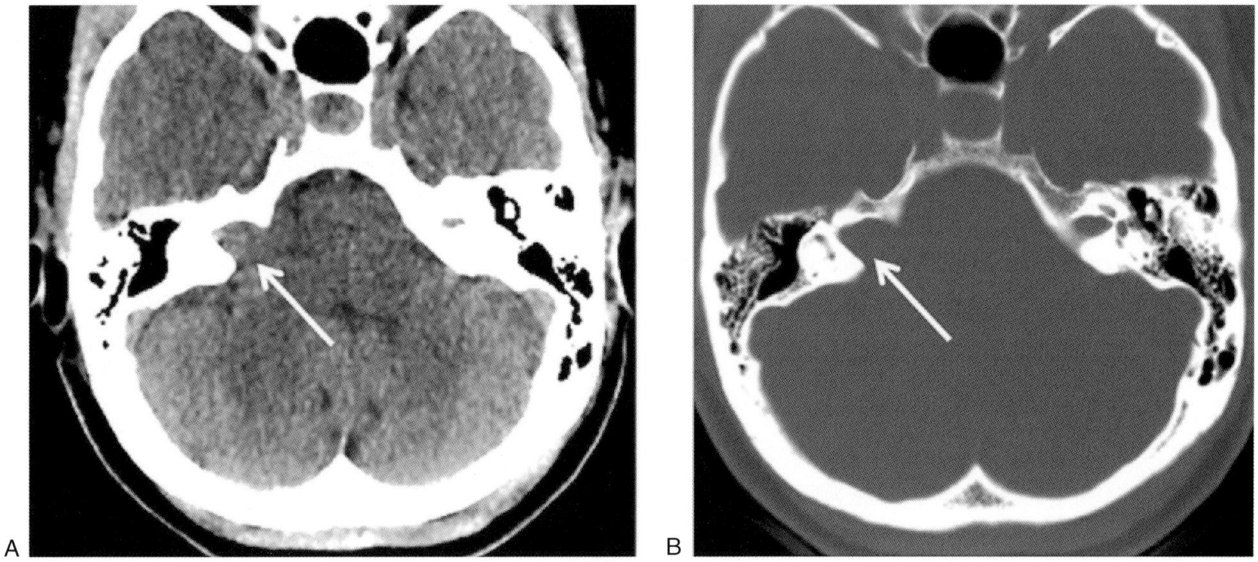

图 1

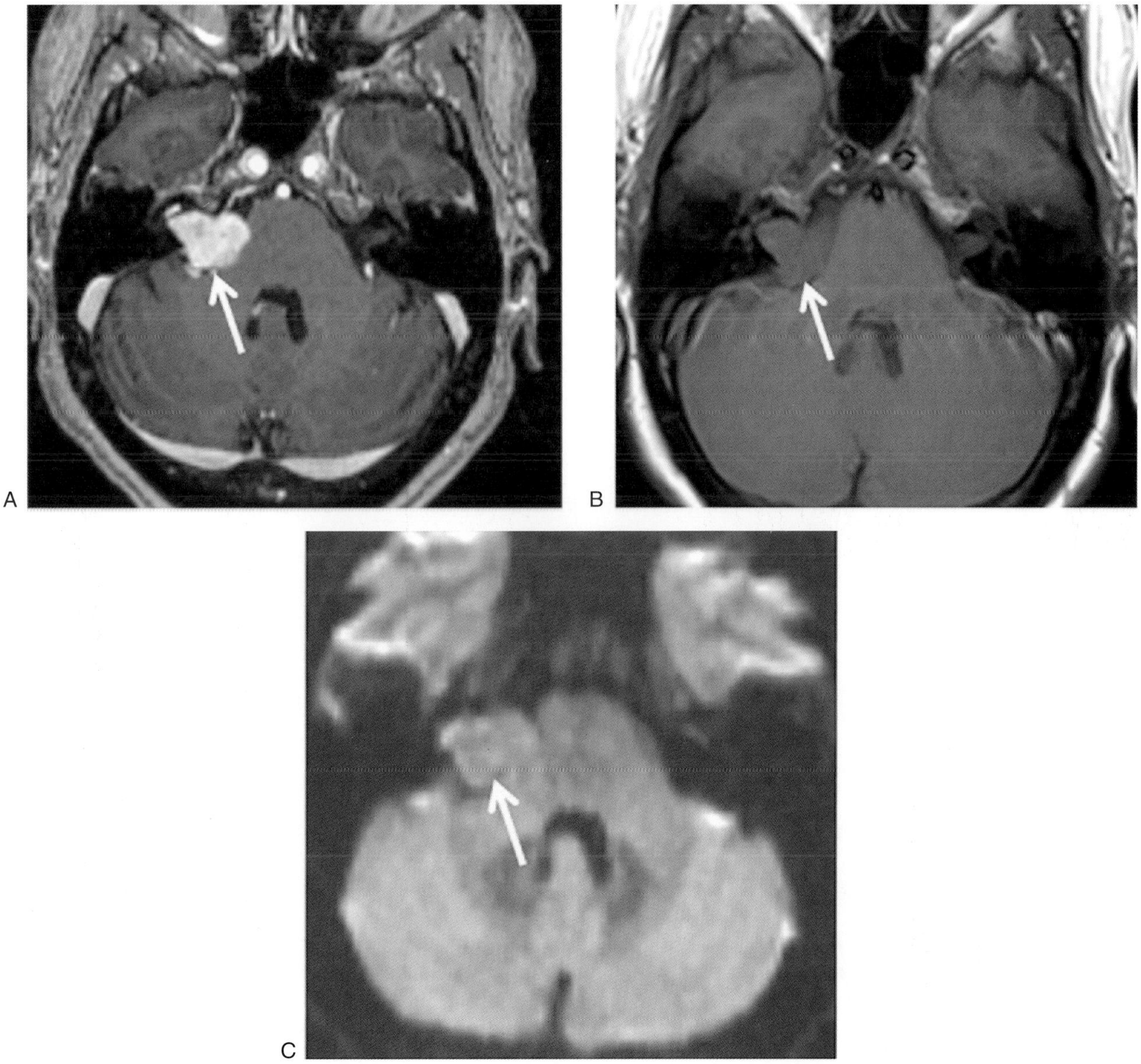

图 2

影像表现:图 1 轴位平扫 CT 显示右侧桥小脑角肿块向内伸入右侧内听道。骨窗(图 B)清楚显示右侧内听道扩大(需注意的是:应在骨窗上仔细观察内听道是否存在肿块或占位性病变,因为在软组织窗上可能显示不清)。

图 2 随后进行增强 MRI 检查,证实右侧内听道和桥小脑角的强化肿块(图 A),没有提示高细胞密度的弥散受限(图 C)。

讨论:前庭神经鞘瘤是桥小脑角最常见的肿瘤,约占桥小脑角肿瘤的 85%。神经鞘瘤是一类生长缓慢的良性肿瘤。桥小脑角神经鞘瘤最常累及前庭神经下支(第Ⅷ对脑神经的前庭支)。大多数颅内神经鞘瘤是散发性的,与神经纤维瘤病Ⅱ型相关的神经鞘瘤<20%。颅内神经鞘瘤最常发生在感觉神经纤维,以第Ⅷ对脑神经最常见,其次是三叉神经。

患者通常表现为听力下降,少数表现为眩晕和步态不稳。治疗方案包括随访观察、γ 刀治疗或显微外科手术切除。多种因素可影响治疗方案的选择,因此,有必要进一步行亚专科会诊以便更好地了解治疗方案。

鉴别诊断:脑膜瘤(硬脑膜尾征、邻近颅骨的反应性增生、由于富细胞性而表现为弥散受限均可以作为鉴别诊断依据;然而,有时仍难以准确鉴别,尤其当脑膜瘤延伸至内听道和内耳迷路);表皮样囊肿(呈脑脊液信号,表现为弥散受限);转移瘤(单发少见,通常可见软脑膜受累,并有原发肿瘤病史)。

参考文献:Fisher JL, Pettersson D, Palmisano S, et al. Loud noise exposure and acoustic neuroma. *Am J Epidemiol* 2014;180(1):58-67.

Silk PS, Lane JI, Driscoll CL. Surgical approaches to vestibular schwannomas:what the radiologist needs to know. *Radiographics* 2009;29(7):1955-1970.

Smirniotopoulos JG, Yue NC, Rushing EJ. Cerebellopontine angle masses:radiologic-pathologic correlation. *Radiographics* 1993;13:1131-1147.

5a 答案 A。室管膜瘤。

5b 答案 A。室管膜细胞。起源于脑室和脊髓中央管室管膜的肿瘤,称为“室管膜瘤”;然而,需要注意的是,也有脑室外室管膜瘤的相关报道。

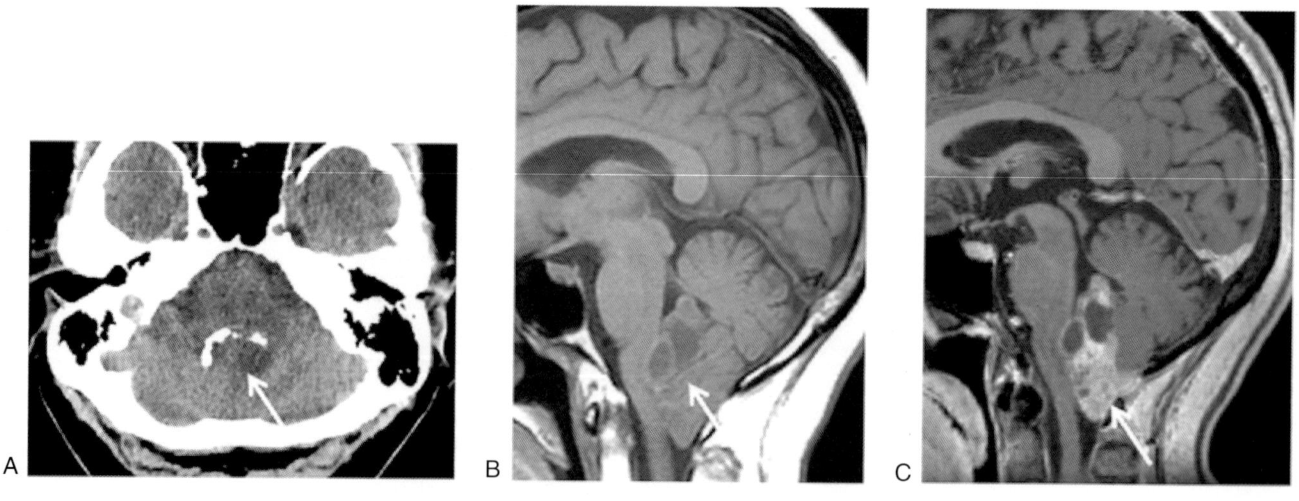

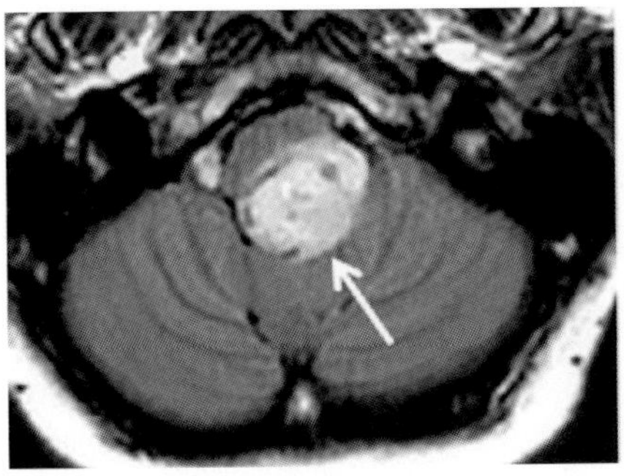
D
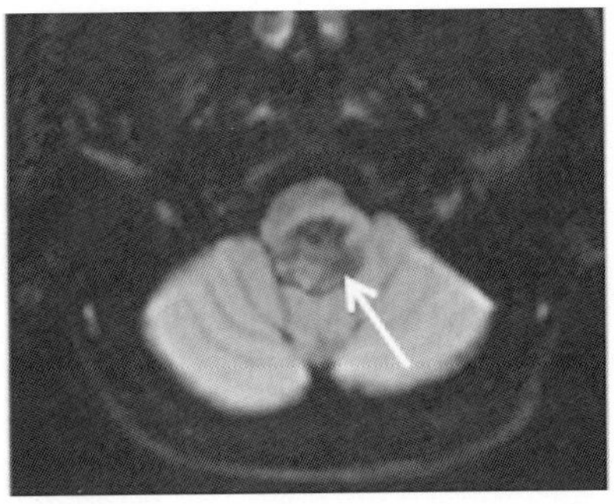
E
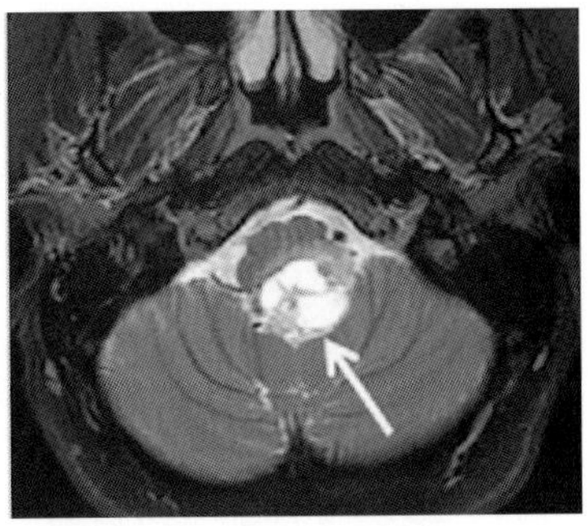
F

影像表现：CT 平扫显示第四脑室内钙化性病灶（图 A），T2W 显示局灶性囊变（图 F）。FLAIR 未见明显的血管源性水肿（图 D），DWI 无弥散受限（图 E）。MR 平扫和增强（分别为图 B 和图 C）显示病灶呈不均匀强化，矢状位可见病灶呈纵向生长并经枕骨大孔向下推挤，压迫延颈髓交界处背侧。

讨论：室管膜瘤是一种起源于室管膜的原发性中枢神经系统肿瘤。与星形细胞瘤不同，室管膜瘤是神经上皮肿瘤的亚型，而星形细胞瘤是原发性神经胶质肿瘤的亚型。

室管膜瘤可发生于任何年龄。一般来说，年轻患者好发于后颅窝，而老年患者好发于幕上。常见于第四脑室、侧脑室和第三脑室。也可发生于脑室外，尤其是儿童的幕上室管膜瘤更多见于脑室外。室管膜瘤通常为 WHO Ⅱ级，但也有报道更高级别或间变性室管膜瘤（WHO Ⅲ级）。

MRI 图像的典型表现为 T2W 高信号，T1W 等信号，肿瘤实性组织呈显著强化。常见钙化、出血和囊变，其导致肿瘤内部的形态学异质性。室管膜瘤通常质地较软或呈塑形性生长。当位于第四脑室时，可见肿瘤塑形性生长通过 Luschka 孔（第四脑室外侧孔）、Magendie 孔（马氏孔）和枕骨大孔。

术后影像学表现是确定患者生存率的关键，术后肿瘤残留与患者的整体生存率较低相关。

参考文献：Cage TA, Clark AJ, Aranda D, et al. A systematic review of treatment outcomes in pediatric patients with intracranial ependymomas. *J Neurosurg Pediatr* 2013;11(6):673–681.

Smith AB, Smirniotopoulos JG, Horkanyne-Szakaly I. From the radiologic pathology archives: intraventricular neoplasms: radiologic-pathologic correlation. *Radiographics* 2013;33(1):21–43.

6a 答案 A。中枢神经细胞瘤。

6b 答案 A。侧脑室紧邻透明隔处或脑室壁。

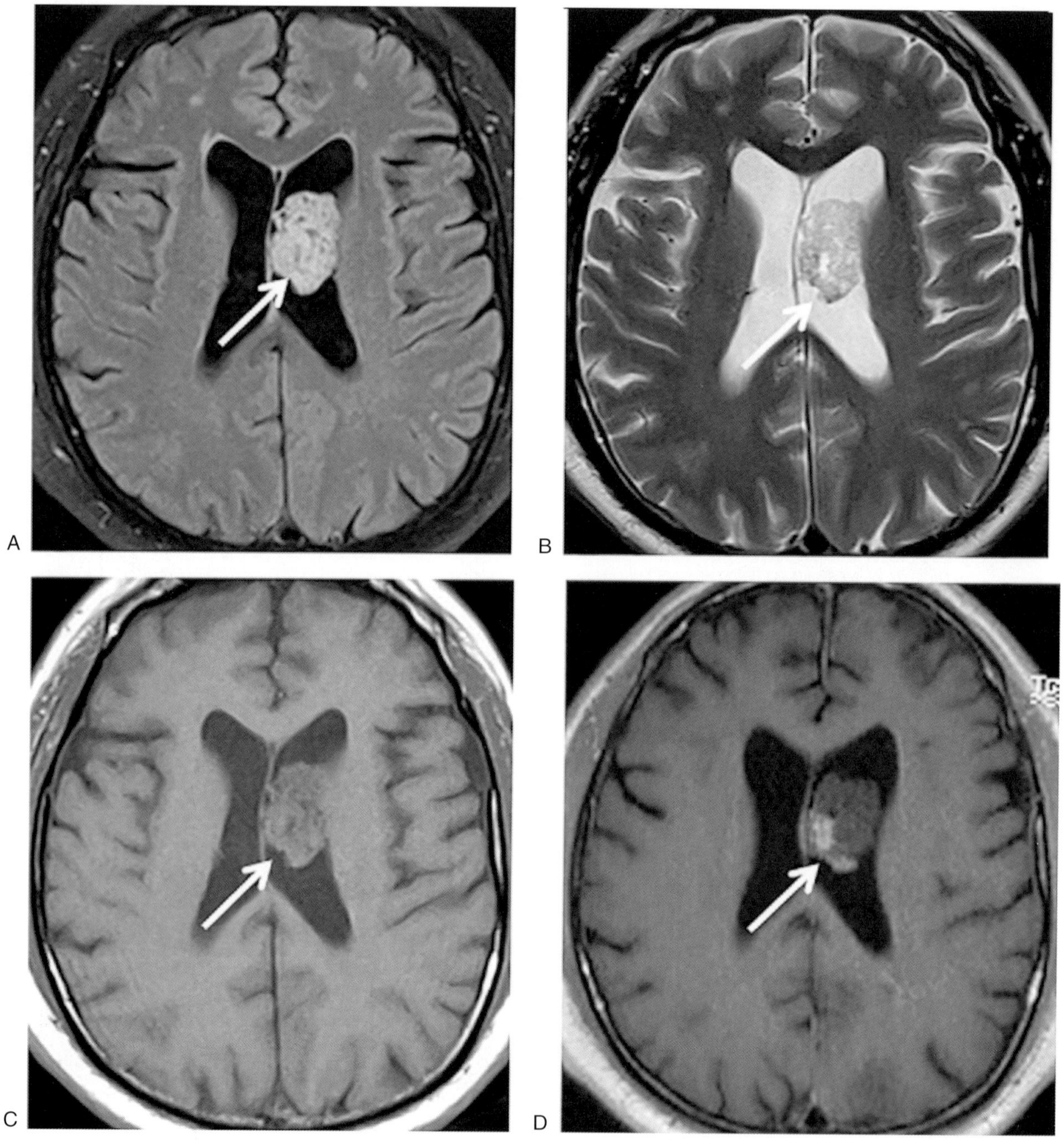

影像表现： 轴位增强 MRI 显示以室间隔为基底的脑室内肿块，FLAIR/T2 呈高信号，伴有局灶性囊变（图 A 和图 B），平扫时病灶内无 T1W 高信号（图 C），病灶内缘可见少许结节状强化（图 D）。由于肿瘤内有很多小囊，使病灶呈皂泡状外观，该病灶的整体形态特征高度符合中枢神经细胞瘤。

讨论： 中枢神经细胞瘤为 WHO Ⅱ级，常见于年轻人与青少年，位于脑室内，主要好发于侧脑室紧邻透明隔处或脑室壁。发生于脑室外的中枢神经细胞瘤罕见报道。然而，“中枢”神经细胞瘤一词是为前者（脑室内的中枢神经细胞瘤）而保留的。手术完全切除是标准的治疗方案，在某些特定的病例中，如不完全切除，可采用术后放射治疗。鉴于这类肿瘤通常附着于透明隔近室间孔处，导致梗阻性脑积水，一般需要行脑脊液的脑室外引流进行减压，并同时行肿瘤完全切除术。中枢神经细胞瘤也可作为一种原发性髓内肿瘤而发生于脊髓，但是非常罕见。

影像表现为伴有多发囊变的分叶状肿块，呈皂泡状外观，约 50%伴有钙化。肿瘤呈 T1W 等信号、T2W 高信号。增强后，肿瘤呈中等至显著的不均匀强化。T2W 图像也可见脑室周围高信号和明显的血管流空信号。

参考文献：Chen CL，Shen CC，Wang J，et al. Central neurocytoma：a clinical，radiological and pathological study of nine cases. *Clin Neurol Neurosurg* 2008；110(2)：129-136.

7a **答案 A**。原发性中枢神经系统胶质瘤。矢状位 FIESTA 和轴位 T2W 图像显示 T2 高信号的脑干肿块，呈浸润性生长且边界不清，脑干膨胀变形，增强后病灶呈不均匀强化。这是脑干胶质瘤的典型表现。

7b **答案 A**。Cho 峰升高和 NAA 峰下降。MR 波谱显示 Cho 峰升高和 NAA 峰下降。正常生理状态下应为 Cho 峰低于 NAA 峰，而本病例的 MR 波谱表现恰恰相反。

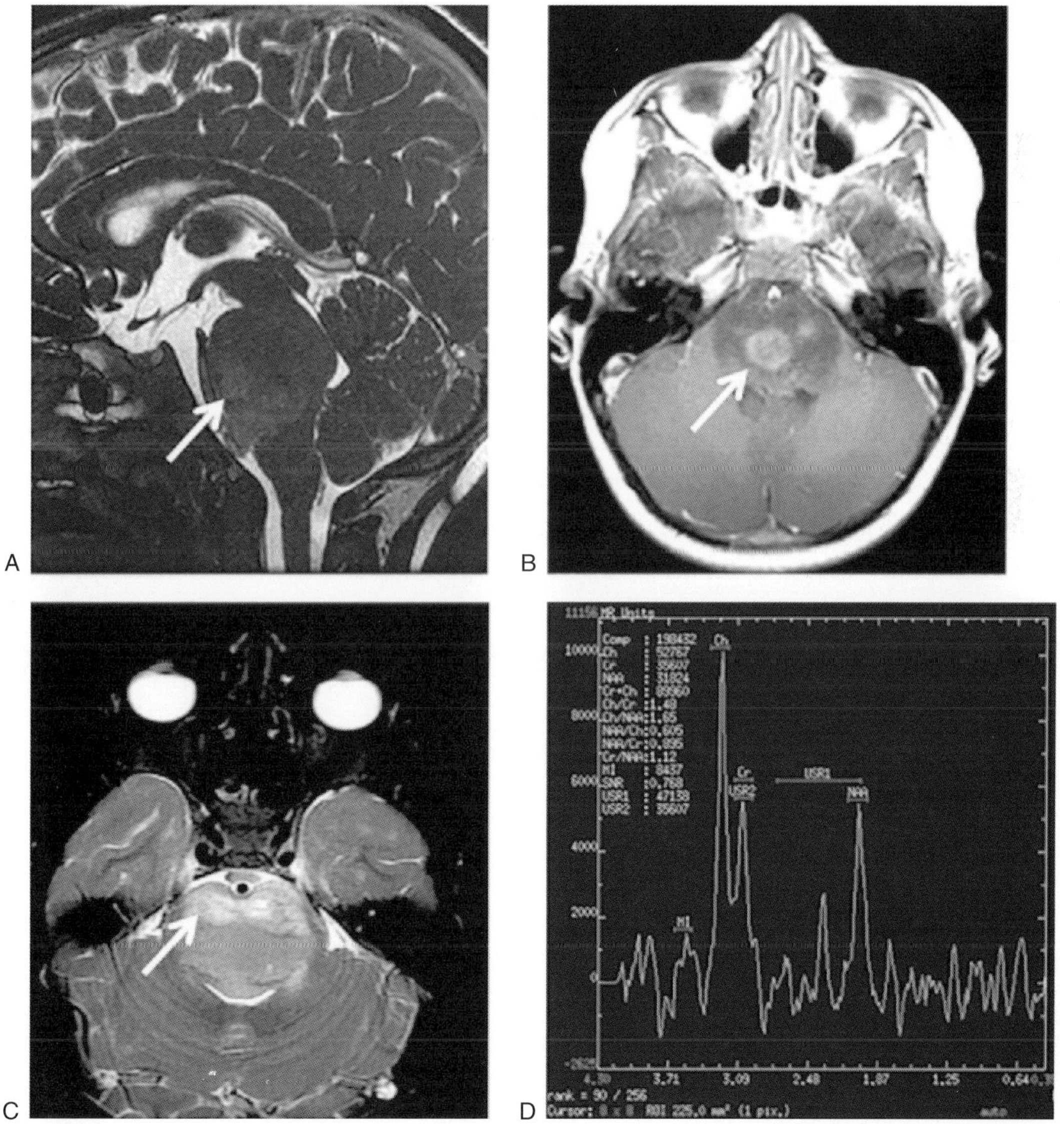

影像表现：矢状位高分辨 FIESTA 显示以脑桥为中心的部分外生性膨胀性病变(图 A)，T2W 高信号(图 C)，增强 T1W 可见强化(图 B)。单体素 MR 波谱：病灶的谱线表现为 Cho 峰异常升高和 NAA 峰下降。未见明确的 Lac(乳酸)峰。

讨论：脑干胶质瘤是一类异质性肿瘤，亚型不同，预后各异。占所有儿童颅内肿瘤的10%~20%。很少见于成人(中位年龄为30~35岁)。成人脑干胶质瘤的生物学行为和预后均类似于幕上胶质瘤。以下重点讨论儿童脑干胶质瘤。

广义上，脑干胶质瘤分为弥漫浸润型胶质瘤(约占80%)和局限型胶质瘤。其预后在很大程度上取决于肿瘤的原发部位。与神经纤维瘤病Ⅰ型(NF1)相关的脑干胶质瘤的预后较好。

中脑胶质瘤(顶盖胶质瘤或被盖胶质瘤)通常为低级别(毛细胞型/Ⅱ级星形细胞瘤或节细胞胶质瘤)且趋于惰性。治疗方法通常是分流和影像学随访复查。仅在肿瘤生长期(较少发生)才进行肿瘤特异性治疗。

脑桥胶质瘤大多数为浸润型纤维性星形细胞瘤，预后较差。不论组织学分级如何，它们均具有侵袭性进展病程，平均生存时间为4~15个月。脑桥胶质瘤易于向上浸润中脑、向下侵犯延髓，并通过小脑中脚延及小脑半球。

局限性胶质瘤较少发生于脑桥，预后良好。延髓胶质瘤通常级别较低，预后较好，其外生性生长的发生率高于脑桥胶质瘤。

在CT图像上，1/3的脑桥胶质瘤呈低密度，1/3呈等密度，其余1/3呈混杂密度。当合并出血时，肿瘤可呈高密度。较小的中脑胶质瘤在CT图像上可能显示不清。在MRI图像上，脑干胶质瘤T1W呈低信号，T2W/FLAIR呈高信号。脑桥胶质瘤常见斑片状、局灶性或环状强化(在发病初期或在疾病的发展过程中)，也常见出血，这些征象提示肿瘤具有侵袭性。但是，局限性胶质瘤和延髓胶质瘤的强化并不意味着预后不良。脑干肿胀导致的桥前池消失、第四脑室受压和肿瘤包绕基底动脉等征象强烈提示脑干胶质瘤。梗阻性脑积水常见于中脑胶质瘤和延髓胶质瘤，少见于脑桥胶质瘤。当患有中脑导水管型脑积水时，MRI是评估中脑肿瘤的首选影像学检查方法，因为CT难以发现较小的肿瘤，患者很可能仅仅被诊断为“导水管狭窄”。最好采用薄层扫描序列显示中脑肿瘤，尤其是矢状位的3D T2序列或稳态序列最合适。

鉴别诊断：

- 脱髓鞘病变：临床表现常为多相发作，与脑干胶质瘤不同；通常为累及幕上和幕下的多发病灶。
- 感染(脓肿和脑炎)：结核。
- 神经白塞综合征：一般发生于年轻人群。

参考文献：Atlas SW. *Magnetic resonance imaging of the brain and spine*, 4th ed. Philadelphia，PA：Lippincott Williams & Wilkins, 2008.

Gupta N, Banerjee A, Haas-Kogan D. *Pediatric CNS tumors*, 2nd ed. Berlin, Germany：Springer, 2010.

8a 答案B。病变位于脑外，弥散受限，CT图像上呈低密度，FLAIR呈不完全水抑制。

8b 答案B。DWI弥散受限。表皮样囊肿和蛛网膜囊肿均呈CT低密度。

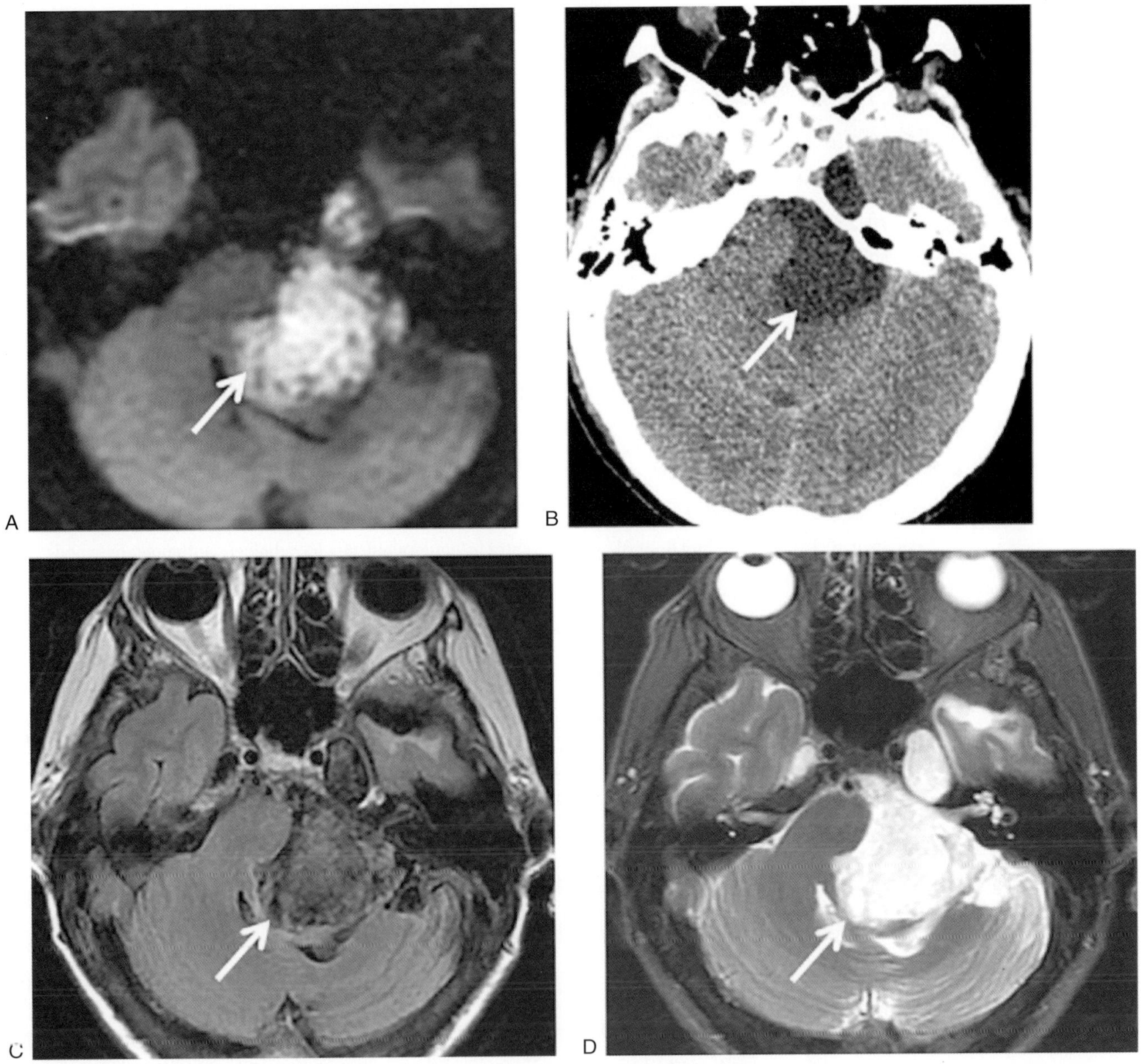

影像表现:轴位 DWI 显示左侧桥小脑角弥散受限的脑外肿块(图 A)。CT 图像上呈低密度,T2W 呈高信号 (图 B 和图 D), 类似于水样密度/信号; 伴有左侧 Meckel 腔扩大, FLAIR 呈不完全水抑制(图 C),与右侧 Meckel 腔的脑脊液信号相比,提示病灶内的水抑制不完全。

讨论:颅内表皮样囊肿是先天性的肿瘤样包涵囊肿,约占颅内肿瘤的 1%。在胚胎发育第 3~5 周时,由神经管的外胚层不完全分裂所致。颅内罕见获得性表皮样囊肿。

表皮样囊肿边界清楚,表面呈不规则的结节状,囊肿壁由内层角质化的鳞状上皮和外层环绕的结缔组织组成。囊肿内容物主要来源于脱落的上皮细胞,包括碎屑、角蛋白、水和胆固醇。表皮样囊肿不包含皮肤附属物。

临床表现取决于肿瘤的部位以及对邻近神经结构的占位效应,也可由囊肿内容物漏入蛛网膜下隙而引起化学性脑膜炎。好发于桥小脑角(占 40%~50%)、第四脑室、鞍区,较少见于脑实质。约 10%的表皮样囊肿位于硬膜外。

影像表现为形态不规则的薄壁囊肿，潜入脑脊液间隙包绕邻近的血管和神经。10%~25%的病例伴有钙化，囊内出血少见。CT表现为边界清楚的低密度病灶，常近似于脑脊液密度，外观与蛛网膜囊肿相似。MRI是首选的影像评估手段。病灶在T1W和T2W上类似于蛛网膜囊肿，与脑脊液信号相似或稍高。在FLAIR图像上，因不完全的水抑制而呈不均匀信号。DWI表现为弥散受限，这是诊断表皮样囊肿最有用的MR特征。多数病灶无强化，但约1/4病例呈边缘轻微强化。

由于出血或含蛋白内容物(白色表皮样)，表皮样囊肿可表现为CT高密度、T1高信号、T2W信号多变，弥散受限是典型征象。表皮样囊肿的恶变极为罕见，偶有见报道。

鉴别诊断：蛛网膜囊肿。尤其在CT图像上需与蛛网膜囊肿鉴别。在MRI上，表皮样囊肿表现为FLAIR不完全水抑制和弥散受限，与蛛网膜囊肿不同(FLAIR完全水抑制和弥散不受限)，易于鉴别。

参考文献：Chen CY, Wong JS, Hsieh SC, et al. Intracranial epidermoid cyst with hemorrhage: MR imaging findings. *AJNR Am J Neuroradiol* 2006;27(2):427–429.

Forghani R, Farb RI, Kiehl TR, et al. Fourth ventricle epidermoid tumor: radiologic, intraoperative, and pathologic findings. *Radiographics* 2007;27(5):1489–94. doi:10.1148/ rg.275075011.

9 答案A。原发性中枢神经系统淋巴瘤。该病灶具有原发性中枢神经系统淋巴瘤的典型特征。

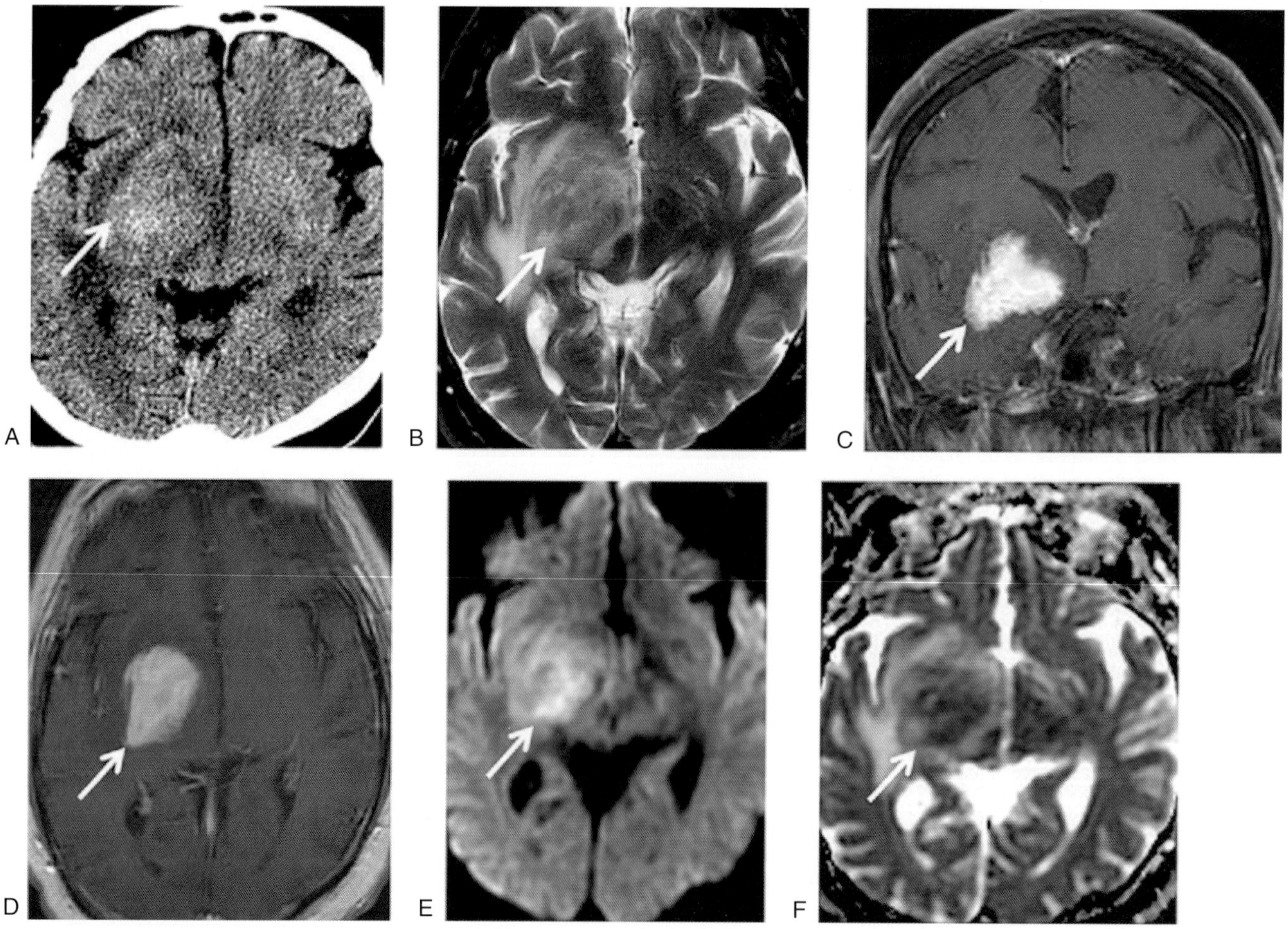

影像表现:右侧基底节/丘脑肿块,CT 图像上呈高密度(图 A),T2W 呈不均匀低信号(图 B),增强 T1W 呈显著均匀强化(图 C 和图 D),弥散受限(图 E 和图 F)。上述均为原发性中枢神经系统淋巴瘤的典型征象。

讨论:原发性中枢神经系统淋巴瘤(PCNSL)是一种结外非霍奇金淋巴瘤,主要累及颅脑,单发于脊髓、脑膜和视神经少见。通常为弥漫性大 B 细胞淋巴瘤,占所有原发性脑肿瘤的 5%~7%。根据定义,诊断时不能同时存在中枢神经系统以外的其他部位的淋巴瘤。

最常见的发病部位是大脑半球,尤其好发于脑室周围和胼胝体,其次是基底节、丘脑,后颅窝少见。PCNSL 是"蝶翼状"肿瘤的鉴别诊断之一。12%的 PCNSL 累及软脑膜,硬脑膜受累少见。PCNSL 通常倾向于以血管为中心的生长方式。大多数 PCNSL 毗邻脑脊液表面(脑室边缘或软脑膜)并有室管膜下播散的倾向。相对于淋巴瘤的大小,其占位效应不明显。超过半数的 PCNSL 为单发。

淋巴瘤内部的影像特征取决于机体的免疫状态。

在免疫功能正常的患者中,PCNSL 通常发生于老年人群,平均年龄约为 60 岁。最常表现为均匀强化的实性肿瘤(提示肿瘤富细胞性)和显著的瘤周水肿。由于 PCNSL 的富细胞性而使病灶呈 CT 高密度,T1W 呈等至稍低信号,T2W 呈中等至低信号,弥散受限。治疗前的淋巴瘤通常无钙化。少数情况下,PCNSL 可呈浸润性生长,罕见坏死、出血,甚至无强化。

在免疫功能低下的患者中,PCNSL 好发于较年轻患者 (平均年龄约为 40 岁),坏死、出血和不均匀强化的发生率较高。

继发性淋巴瘤通常累及硬脑膜和软脑膜,很少表现为孤立的脑实质肿块。

PCNSL 在灌注成像中表现为 CBV 升高,但升高程度低于胶质母细胞瘤。ADC 值降低比肿瘤样脱髓鞘病变更为显著。MR 波谱显示肿瘤的谱线特点。可表现为 FDG 浓聚。

鉴别诊断:

- 胶质母细胞瘤:出血和坏死是胶质母细胞瘤的特征,而罕见于免疫功能正常的 PCNSL,PCNSL 更常侵犯邻近脑脊液的脑实质。均匀地弥散受限少见于胶质母细胞瘤。
- 转移瘤:原发肿瘤病史和多发病灶有助于诊断转移瘤。转移瘤较少表现为弥散受限,转移瘤通常位于灰质与白质的交界处而不像淋巴瘤多邻近脑脊液表面。淋巴瘤的占位效应较轻,而转移瘤则相反。
- 肿瘤样脱髓鞘病变:更常见外周强化、不完全的环形强化或逗号样强化,T2W 不同信号的同心圆提示脱髓鞘的诊断。急性脱髓鞘偶见弥散受限,而淋巴瘤常见明显的弥散受限。对于鉴别诊断困难的病例,随访非常关键。
- 弓形虫病:对于免疫功能低下的患者,还需与弓形虫病进行鉴别。偏心性靶征提示弓形虫病。与淋巴瘤相反,弓形虫病在 PET 和铊扫描上表现为不浓聚。

参考文献: Lu SS, Kim SJ, Kim N, et al. Histogram analysis of apparent diffusion coefficient maps for differentiating primary CNS lymphomas from tumefactive demyelinating lesions. *AJR Am J Roentgenol* 2015;204(4):827-834. doi:10.2214/AJR.14.12677.

Naidich TP, Castillo M, Cha S, et al. *Imaging of the brain*. Expert Radiology Series. Philadelphia, PA:

Saunders/ Elsevier,2013.

Tsiouris AJ,Sanelli PC,Comunale J. *Case-based brain imaging*,2nd ed. New York,NY:Thieme,2013.

10a 答案 A。神经外科会诊。鉴于本例患者患有慢性难治性癫痫,在影像上显示异常的区域内仍可辨识相应的解剖结构,因此应考虑神经外科会诊及进一步相关检查。本例的病变可能是胚胎发育不良性神经上皮肿瘤(DNET)。

10b 答案 A。该病变(DNET)好发于颞叶皮质内。其他选项关于本病的描述是不正确的,该病通常发生于皮质,好发于较年轻患者,通常表现为相对良性的临床病程。

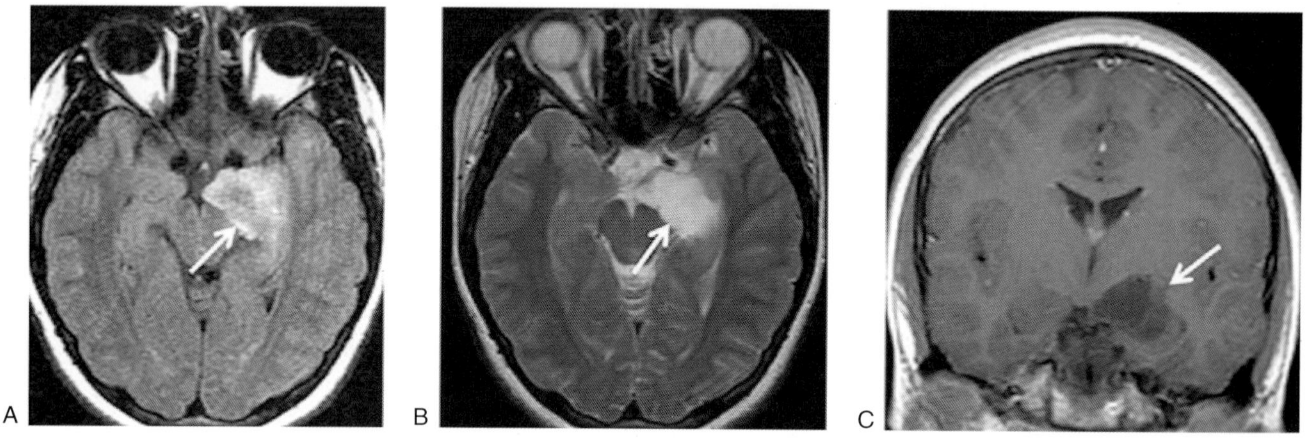

图 1

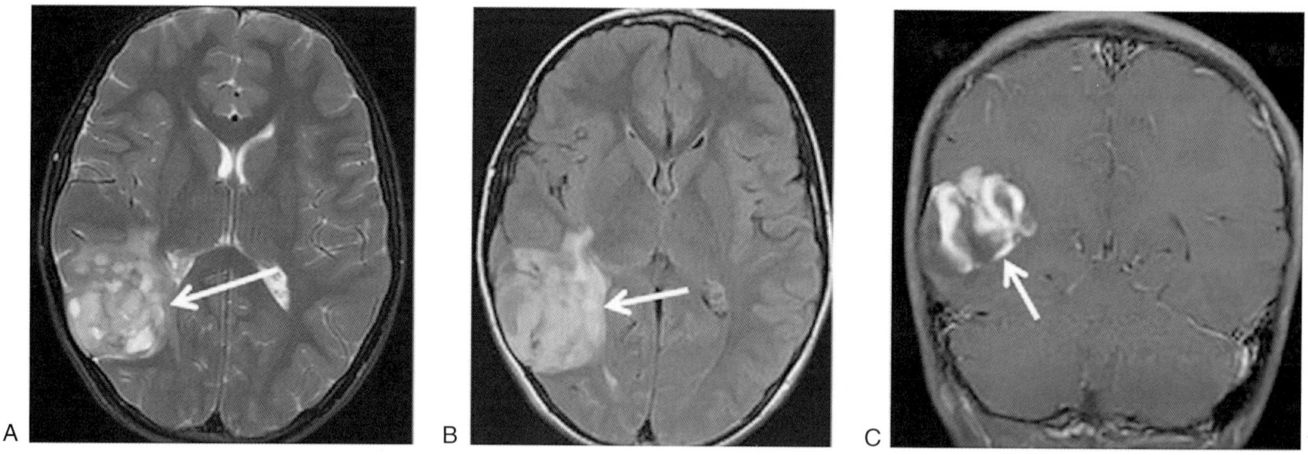

图 2

影像表现:图 1 左侧颞叶内侧肿块致皮质肿胀,FLAIR 呈不均匀高信号(图 A),T2W 呈高信号(图 B),增强后病灶无强化(图 C),上述影像特征最符合 DNET。节细胞胶质瘤是鉴别诊断之一,但是更常见强化。

图 2 同类病例。右侧颞顶叶可见 T2W 高信号且伴有部分囊变的"泡状"病灶(图 A);值得注意的是,病灶内的小泡状囊性灶在 FLAIR 上不被抑制(图 B)。增强后病灶呈不均匀强化(图 C)。

讨论:DNET 是一种良性的 Ⅰ 级胶质神经元肿瘤,常见于 10~30 岁患者,好发于男性患者,临床表现为难治性癫痫。

DNET 通常位于外周皮质伴脑回肿胀，常累及皮质下白质。最常见于颞叶，其次是额叶。较少发生于脑深部，并包括基底节、丘脑、脑桥和小脑等。临床放射学诊断标准包括在 20 岁之前癫痫发作、无神经系统功能缺失、病灶位于皮质以及无占位效应/瘤周水肿。典型的影像学特征包括以皮质为基底、尖端指向脑室的边界清楚的楔形肿块，内可见分隔，增强后不强化，邻近的颅骨内面呈扇贝样改变。在 CT 图像上，病变呈低至等密度。在 MRI 图像上，病变呈 T2W 高信号，T1W 低信号，并呈“泡状”外观。多达 1/3 的病变可出现强化，通常呈结节状强化。FLAIR 显示的薄层高信号环（见于约 3/4 的病例）和高 ADC 值也是具有诊断价值的影像特征。偶见囊变。罕见钙化。常见相关的皮质发育不良。

一般 DNET 近乎无生长。手术切除是为了控制和治疗癫痫。偶尔组织学切片难以诊断，根据术前的影像表现来提示本病是很重要的。

鉴别诊断：

- 节细胞胶质瘤：典型表现为囊性病灶伴强化结节。与 DNET 不同，节细胞胶质瘤常见钙化，也更常见强化。
- 皮质发育不良：相对呈非肿块样外观，局灶性囊变不常见。
- 低级别星形细胞瘤：病变往往以白质为中心，可表现为边界不清，少见颅骨内面骨质改变。

参考文献：Fernandez C，Girard N，Paz Paredes A，et al. The usefulness of MR imaging in the diagnosis of dysembryoplastic neuroepithelial tumor in children：a study of 14 cases. *AJNR Am J Neuroradiol* 2003；24（5）：829–834.

Gupta N，Banerjee A，Haas-Kogan D. *Pediatric CNS tumors*，2nd ed. Berlin，Germany：Springer，2010.

Koeller KK，Henry JM. From the archives of the AFIP：superficial gliomas：radiologic-pathologic correlation. Armed Forces Institute of Pathology. *Radiographics* 2001；21（6）：1533–1556. doi：10.1148/radiographics.21.6.g01nv051533.

Raz E，Kapilamoorthy TR，Gupta AK，et al. Case 186：dysembrioplastic neuroepithelial tumor. *Radiology* 2012；265（1）：317–320. doi：10.1148/radiol.12100118.

11a 答案 A。小脑蚓部。

11b 答案 A。髓母细胞瘤。髓母细胞瘤是儿童最常见的恶性肿瘤，最常发生于后颅窝。

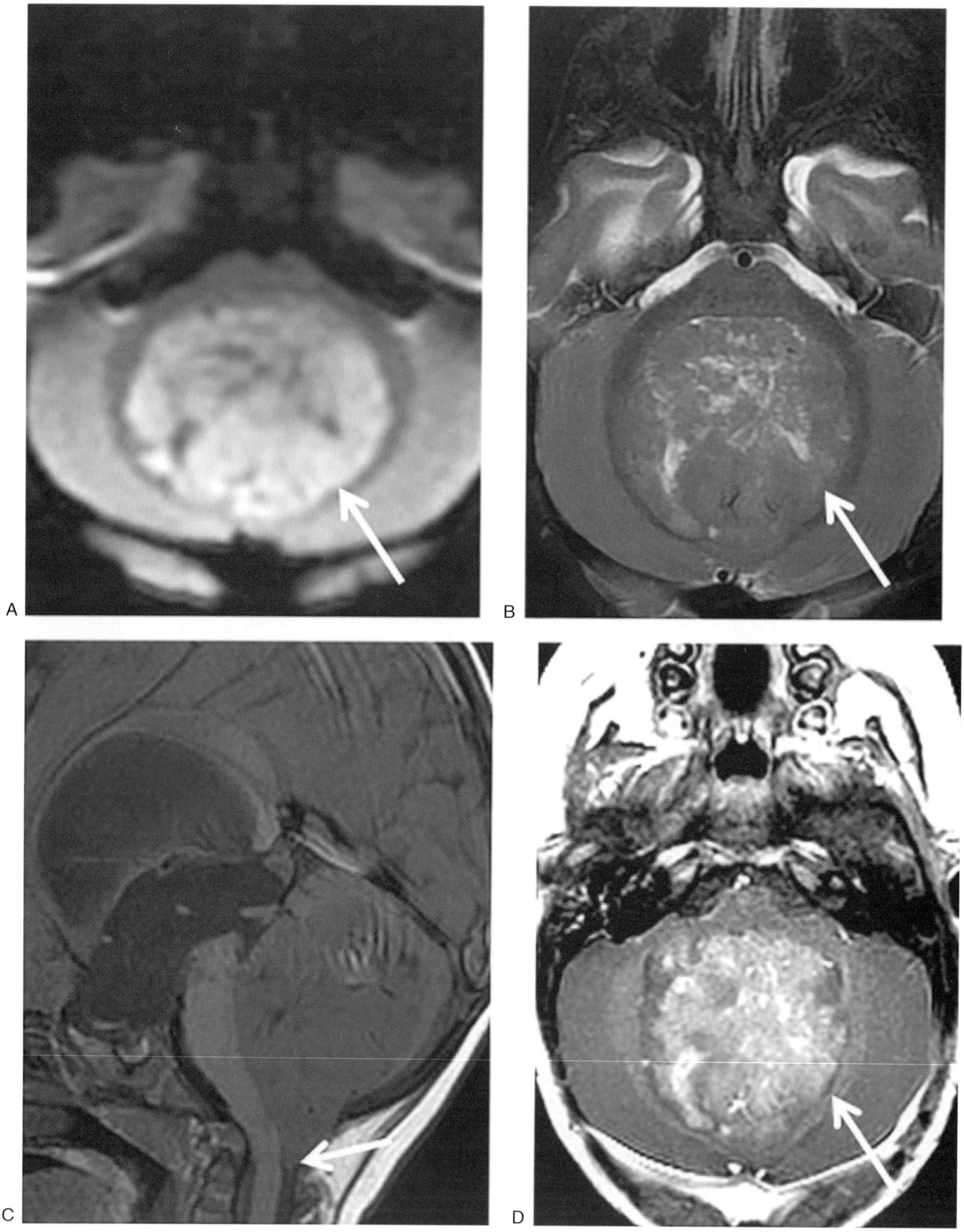

影像表现:可见以第四脑室为中心的巨大肿块,伴有弥散受限(图 A),T2W 局灶性小囊变(图 B),伴有梗阻性脑积水(图 C)。矢状位平扫 T1W 病灶呈稍低信号(图 C),轴位增强 T1W 病灶呈明显不均匀强化(图 D)。结合患儿年龄,上述影像征象最符合髓母细胞瘤。

讨论：髓母细胞瘤是最常见的儿童恶性脑瘤，但也可发生于成人。它是后颅窝的原始神经外胚层肿瘤。与毛细胞型星形细胞瘤一起，构成大多数的儿童后颅窝肿瘤。大部分髓母细胞瘤的发生年龄<10 岁，高峰年龄为 5~7 岁。小部分髓母细胞瘤可见于遗传性肿瘤综合征（Gorlin 综合征、Turcot 综合征、Li-Fraumeni 综合征、共济失调毛细血管扩张症以及 Coffin-Siris 综合征）。

髓母细胞瘤的几种组织学亚型均已确定，最常见的类型是经典型髓母细胞瘤。其他亚型包括促结缔组织增生/结节型髓母细胞瘤、弥散结节型髓母细胞瘤、大细胞型髓母细胞瘤、间变型髓母细胞瘤，以及更罕见的变异的髓母肌细胞瘤和黑色素型髓母细胞瘤。

大多数髓母细胞瘤发生于中线小脑蚓部。下髓帆是髓母细胞瘤的主要起源部位。小脑半球的髓母细胞瘤好发于年龄较大的患者，且以促结缔组织增生型髓母细胞瘤的发生率更高。肿瘤仅位于脑室内较少见。大部分髓母细胞瘤伴有相应的瘤周水肿。脑积水是常见征象。

在 CT 图像上，肿瘤由于富细胞性而表现为高密度。在 MRI 图像上，病变 T1W 呈等信号，T2W 通常呈中等至低信号。弥散受限是一个关键特征，约见于 95%的肿瘤。如果肿瘤存在囊变，通常也较小，与毛细胞型星形细胞瘤相反。约 2/3 髓母细胞瘤呈中等至显著强化。此外，强化可呈花环状强化、边缘强化或轻微强化。

超过 1/3 的患者在初诊时就存在脑脊液播散。增强 MRI 与 DWI 是首选的影像评估方法。在初诊时应常规行脊髓扫描。

如果存在明显的硬脑膜钙化，应进一步检查以确定是否患有 Gorlin 综合征。该综合征对治疗有指导意义，可以避免不必要的放射治疗。MR 波谱显示 Cho/NAA 的比值升高；在短 TE 波谱中，偶见升高的脂质峰/乳酸峰以及位于 3.35 ppm 处的特征性牛磺酸峰。

手术结合放疗是常见的治疗方法。患者因放疗/化疗而导致发生继发性恶性肿瘤（如脑膜瘤、基底细胞癌、胶质母细胞瘤、甲状腺癌、宫颈癌、子宫内膜癌和急性白血病等）的风险增加。

参考文献：Koeller KK，Rushing EJ. From the archives of the AFIP：medulloblastoma：a comprehensive review with radiologic-pathologic correlation. *Radiographics* 2003；23（6）：1613–1637.

Perreault S, Ramaswamy V, Achrol AS，et al. MRI surrogates for molecular subgroups of medulloblastoma. *AJNR Am J Neuroradiol* 2014；35（7）：1263–1269.

Osborn, Anne G. *Osborn's brain：imaging, pathology, and anatomy*, 1st ed. Salt Lake City, Utah：Amirsys Publishing, Inc.，2013.

12a 答案 A。毛细胞型星形细胞瘤。在本例的年龄组中，毛细胞型星形细胞瘤是最常见的小脑肿瘤（而髓母细胞瘤是同年龄组中最常见的恶性肿瘤）。另外，囊性肿块伴壁结节是小脑毛细胞型星形细胞瘤的典型特征。

12b 答案 A。根据不同的发病部位，可能表现为不同的形态学特征。准确地说，毛细胞型星形细胞瘤的发病部位不同，可表现为不同的形态学外观（如下文讨论部分所述）。发生于小脑和大脑半球的毛细胞型星形细胞瘤常表现为囊性肿块伴壁结节，而发生于下丘脑和视通路的毛细胞型星形细胞瘤则表现为实性浸润性肿瘤。

其余选项的描述均为错误的，由于辐射对年龄<5 岁的患儿损害较大，应避免行放射治疗，因此手术切除是小脑毛细胞型星形细胞瘤的主要治疗方法。该肿瘤的 10 年生存率高达 94%。与神经纤维瘤病 Ⅰ 型(而不是神经纤维瘤病 Ⅱ 型)相关。

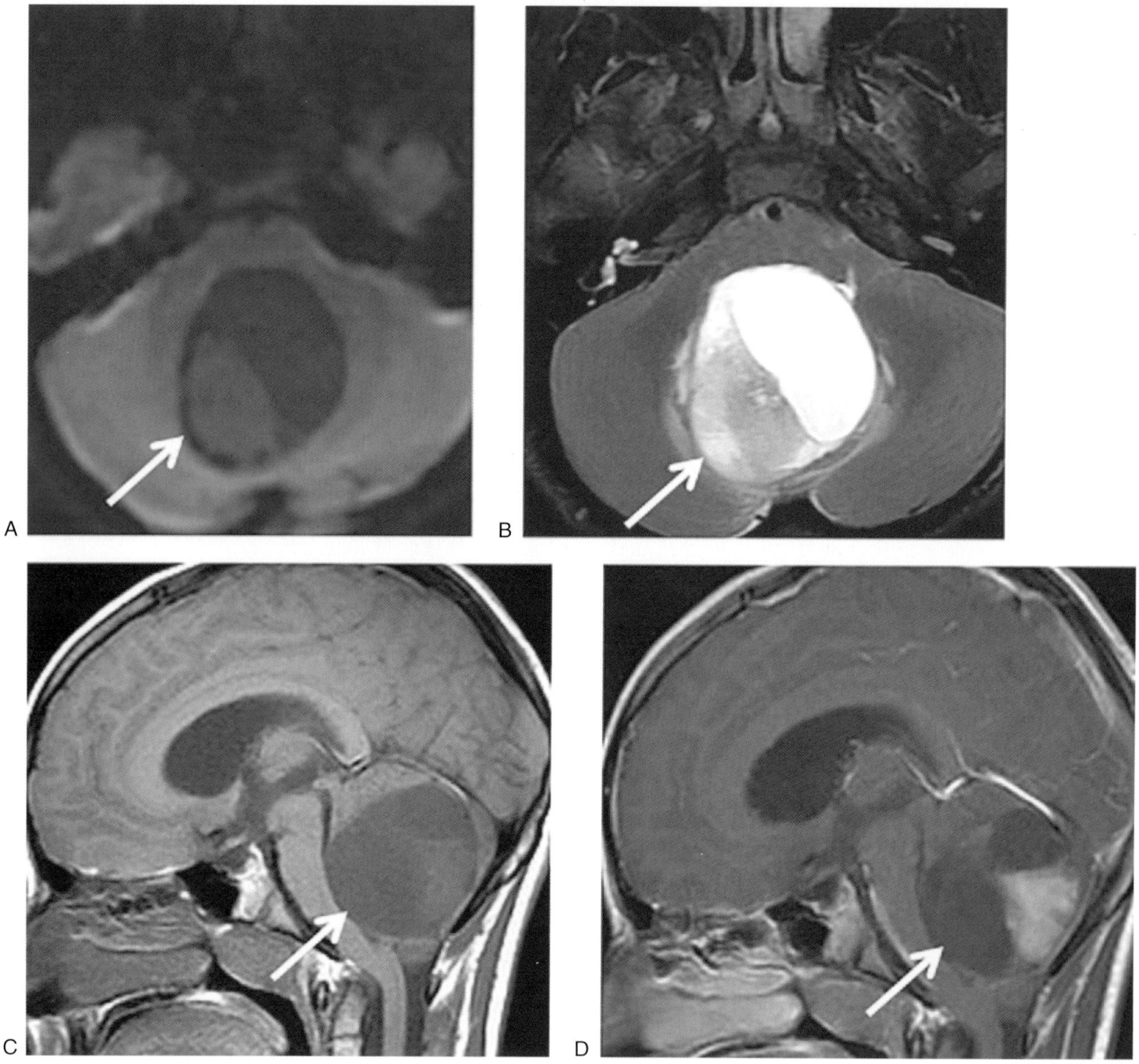

影像表现：囊-实性混杂肿块累及第四脑室(图 B)，弥散不受限(图 A)，第四脑室完全阻塞导致梗阻性脑积水(图 C 和图 D)。肿瘤周边的实性成分可见强化(图 D)。在本例的年龄组中，该病灶最符合毛细胞型星形细胞瘤。

讨论：毛细胞型星形细胞瘤(PA)是小儿最常见的原发性脑肿瘤。它是 WHO Ⅰ级肿瘤，预后良好，主要发生于年龄<20 岁的青年。儿童最常见的发病部位依次是小脑、视交叉和下丘脑区域。成人更常见于大脑半球。

发生于视神经-下丘脑的 PA 与神经纤维瘤病 Ⅰ 型相关。

影像特征因肿瘤部位不同而异。

后颅窝的 PA 通常起源于蚓部或小脑半球，典型的形态学特征为囊性肿块伴有强化的实性成分(实性成分的大小不一，从小的壁结节到肿瘤以实性成分为主)。通常边界清晰，强化的壁结节通常远离软脑膜侧(与血管网状细胞瘤不同)，一般无瘤周水肿或仅有轻度的瘤周水肿。结节呈 T1W 低信号及 T2W 高信号，CT 图像上呈稍低密度，增强后结节强化显著。囊壁强化程度不一，从无强化到中度强化。

视神经-下丘脑和顶盖部的 PA 通常是实性的，呈浸润性生长，边缘欠清，强化程度不一。视交叉前的肿瘤多呈 T2W 等信号或稍高信号，增强后无强化或轻微强化，而视交叉和后视路的肿瘤多为 T2W 高信号，并呈显著强化，且好发生于青少年和年轻人。顶盖部的 PA 通常不强化。

PA 是 WHO Ⅰ级肿瘤，手术切除即可治愈，虽然有时其影像表现不典型，但仍然是良性的。

鉴别诊断：

1.后颅窝 PA

- 髓母细胞瘤：一般是实性肿瘤，弥散受限是其主要特征。
- 室管膜瘤：位于第四脑室，肿瘤经过脑室孔道呈“挤牙膏”外观，常见钙化和出血。
- 血管网状细胞瘤：强化结节通常以软脑膜为基底，好发于成人，该肿瘤与 von Hippel-Lindau 综合征相关。

2.下丘脑 PA

毛状黏液样星形细胞瘤：多发生于较小的儿童，常见出血，更具有侵袭性。

3.小脑半球 PA

需与其他囊-实性肿瘤(节细胞胶质瘤、多形性黄色星形细胞瘤)鉴别。

参考文献：Koeller KK，Rushing EJ. From the archives of the AFIP：pilocytic astrocytoma：radiologic-pathologic correlation. *Radiographics* 2004；24(6)：1693-1708.

Osborn AG. *Osborn's brain：imaging，pathology，and anatomy*，1st ed. Salt Lake City，UT：Amirsys Pub.，2013.

13a 答案 A。室间孔。本病最正确的发病部位为室间孔(孟氏孔)。

13b 答案 A。随访复查 MRI 显示病灶增大。在所有选项中，病灶增大是室管膜下巨细胞星形细胞瘤最可靠的诊断征象。>1cm 的结节提示室管膜下巨细胞星形细胞瘤。该肿瘤可见钙化和强化。

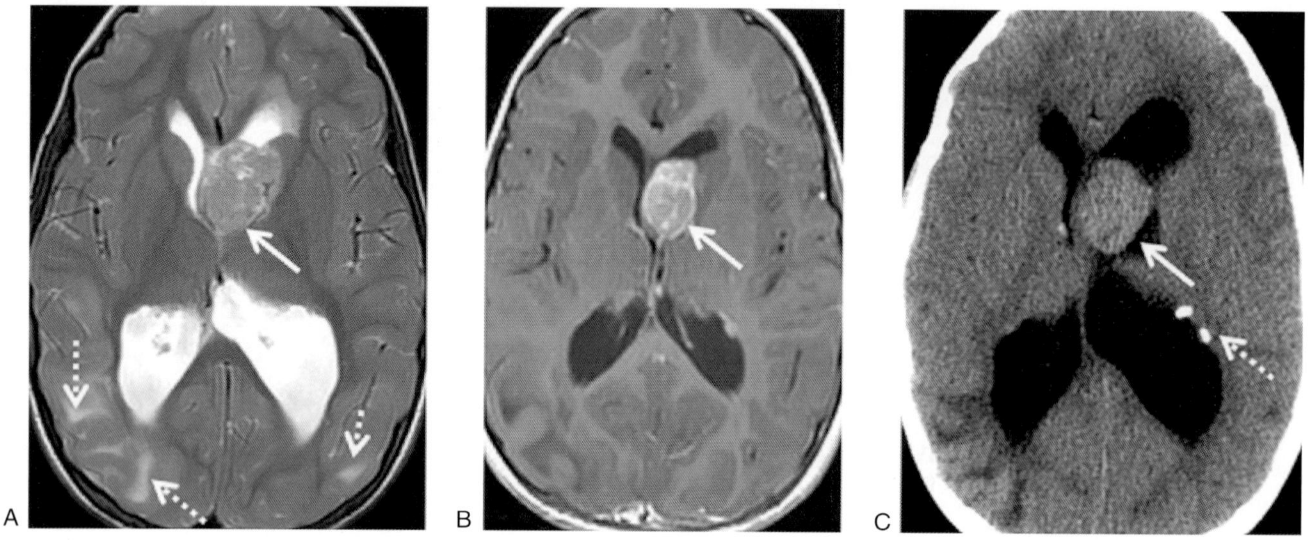

影像表现： 左侧侧脑室额角毗邻室间孔处可见 T2W 等至高信号的肿块，伴有小囊变(图 A)，增强 T1W 病灶呈明显强化(图 B)，CT 图像上呈高密度(图 C)。沿左侧侧脑室三角区可见钙化的室管膜下结节，左侧室间孔阻塞引起侧脑室扩大(图 C，虚箭头)。另外，沿着右侧顶枕叶皮质下可见 T2W 高信号，提示皮质结节(图 A，虚箭头)。

结合上述影像表现最符合结节性硬化，室间孔的病灶为室管膜下巨细胞星形细胞瘤的可能性大。

讨论：室管膜下巨细胞星形细胞瘤(SEGA)是 WHO Ⅰ级的局限性肿瘤，发生于约 15%的结节性硬化症(TSC)患者，罕见于非 TSC 患者。室管膜下巨细胞瘤可能是一个更好的术语，因为它们属于混合性神经胶质-神经元谱系。

SEGA 的典型发生部位是位于室间孔处的丘脑尾状核沟，该肿瘤源于 TSC 的室管膜下结节。SEGA 可无症状或表现为梗阻性脑积水。发病年龄较广，平均为 11 岁。肿瘤生长缓慢。由于具有完整的室管膜包绕，因此不太可能发生脑脊液播种。

鉴别诊断：主要是 TSC 的室管膜下错构性结节。直径>1cm 的结节更倾向于室管膜下巨细胞星形细胞瘤。两者均可见强化和钙化。病灶生长是诊断 SEGA 的依据。需要随访位于室间孔的强化结节以评估其生长情况，如果病灶增大，提示为 SEGA。

SEGA 在 CT 图像上呈等至低密度，T1W 呈低信号，T2W 呈高信号。钙化常见。增强后显著强化。通常情况下，肿瘤的边界清楚，很少侵犯邻近结构。梯度回波序列有助于观察钙化的室管膜下结节，而 FLAIR 序列对于显示结节性硬化的其他结节灶具有非常高的价值。

参考文献：Osborn AG. *Osborn's brain: imaging, pathology, and anatomy*, 1st ed. Salt Lake City, UT: Amirsys Pub., 2013.

Smith AB, Smirniotopoulos JG, Horkanyne-Szakaly I. From the radiologic pathology archives: intraventricular neoplasms: radiologic-pathologic correlation. *Radiographics* 2013;33(1):21-43. doi: 10.1148/rg.331125192.

14a 答案 B。病灶位于脑外，因为存在脑脊液裂隙。本例为脑外病变，由于在病灶与覆盖于病灶之上的脑皮质之间存在脑脊液裂隙。

14b 答案 A。前颅窝,蝶骨平台脑膜瘤。前颅窝可见以硬脑膜为基底的脑外肿块,蝶骨平台脑膜瘤(与蝶骨体相关)的可能性大,而中颅窝的脑膜瘤通常与蝶骨大翼相关。

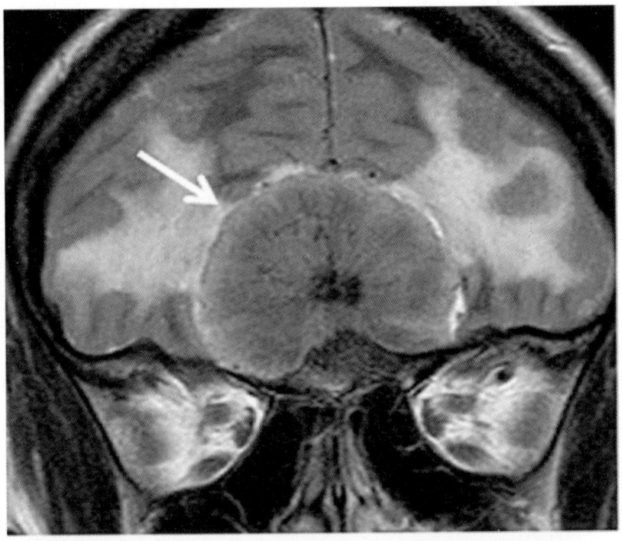
A

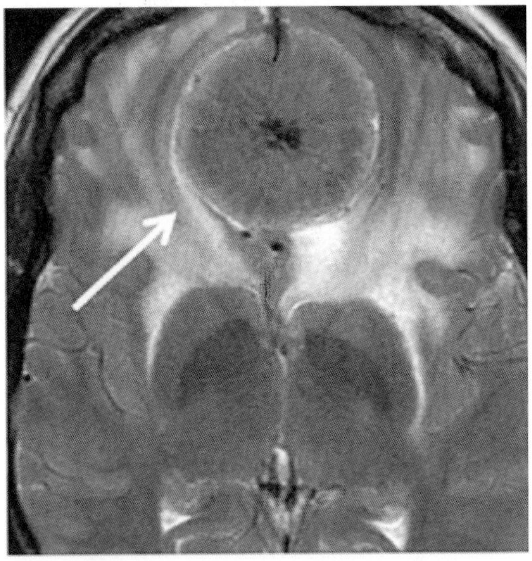
B

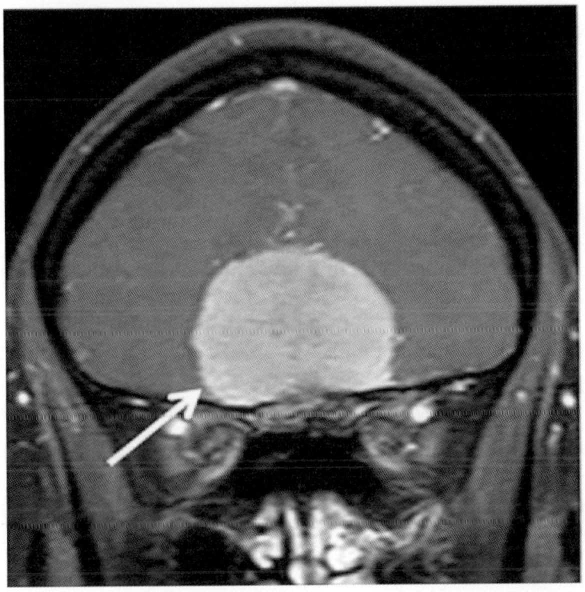
C

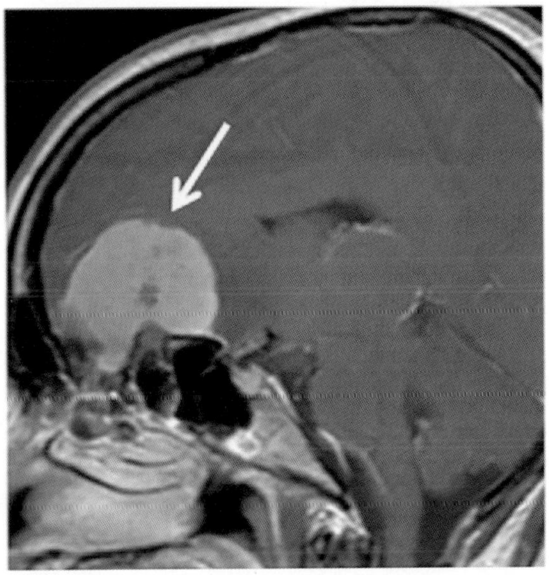
D

影像表现:前颅窝可见以硬脑膜为基底的巨大肿块,在肿瘤周围可见 T2 高信号的裂隙(图 A 和图 B),提示肿瘤位于脑外,增强后明显强化(图 C 和图 D),高度提示为蝶骨平台脑膜瘤。

讨论:肿瘤影像检查的首要目的是确定病变定位于脑内还是脑外。

MRI 是病变定位的首选影像学检查方法。

定位于脑外的影像征象为:

- 肿块与脑实质之间存在脑脊液裂隙。
- 肿块与脑实质之间存在浅表血管。
- 肿块和脑实质之间存在硬脑膜。
- 多平面成像或 3D T2W 对上述征象的显示具有极高的价值。

提示性征象如下:

- 以广基底贴近颅骨/硬脑膜。
- 邻近颅骨的骨质改变。
- 硬脑膜尾征。
- 脑实质背离颅骨/硬脑膜移位。
- 仅仅基于这些提示性征象进行鉴别诊断时需要格外小心，因为许多位于脑表面的脑内肿块也可表现为上述征象。

15a　答案 C。梗阻性脑积水。当第四脑室有任何病变时，都应评估是否存在脑积水。本例可见幕上脑室系统轻度扩张伴侧脑室颞角形态饱满，提示脑积水。本例未见明显的间质性脑水肿。由于梗阻性脑积水具有潜在致命性，因此应将检查结果及时告知主治医师。

15b　答案 C。室管膜下巨细胞星形细胞瘤。该病变起源于室间孔的室管膜下结节，为 WHO Ⅰ级肿瘤，病变位于幕上，通常与结节性硬化相关。其他选项的病变均为该病灶需考虑的鉴别诊断。需要注意的是，成人的脉络丛乳头状瘤更常见于第四脑室，而儿童的脉络丛乳头状瘤更常见于侧脑室。

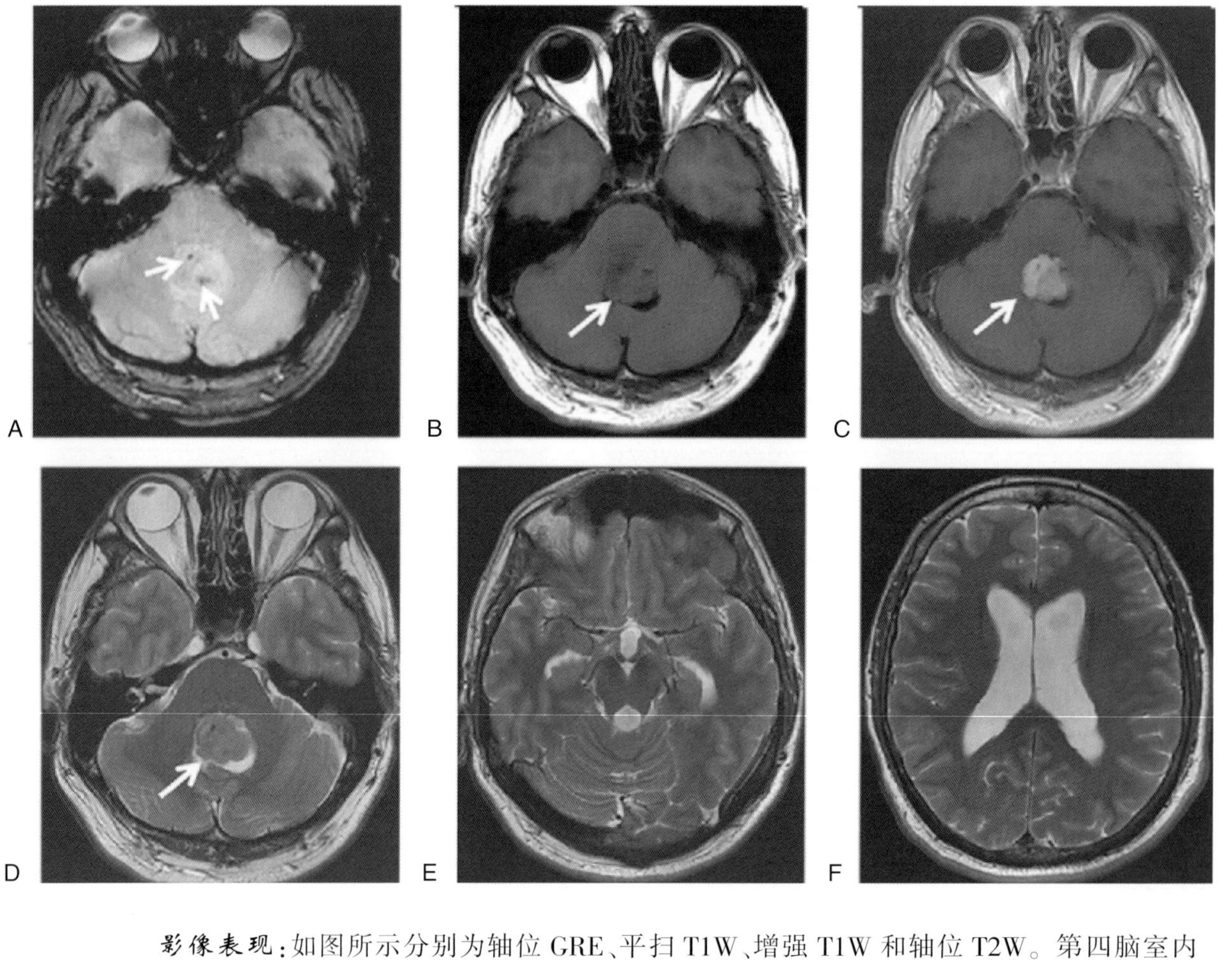

影像表现：如图所示分别为轴位 GRE、平扫 T1W、增强 T1W 和轴位 T2W。第四脑室内可见显著强化的分叶状实性肿块（图 B 至图 D），GRE 可见斑点状低信号灶（图 A，箭头），提示可能为钙化或出血。肿块引起第四脑室部分梗阻，伴有轻度幕上脑积水（图 E 和图 F）。本例提示为第四脑室脉络丛乳头状瘤。

讨论:脉络丛乳头状瘤(CPP)和脉络丛乳头状癌(CPC)占所有颅内肿瘤的 0.4%~0.6%,最常见于儿童。CPP 和 CPC 的好发部位依次为侧脑室(50%)、第四脑室(40%)和第三脑室(5%),约 5%发生于≥2 个的部位。CPP 和 CPC 少见于脑室外。第四脑室脉络丛肿瘤的患者年龄跨度较大,可为 0~50 岁,更常见于男性。与其他部位的脉络丛乳头状肿瘤相似,通常表现为明显强化的分叶状肿块,呈花菜状外观,伴有囊变和出血。脑实质侵犯和坏死提示 CPC 可能性更大;然而,即使在组织学上,有时也很难诊断。有报道认为,当 MR 波谱显示胆碱峰升高、N-乙酰天门冬氨酸(NAA)峰下降和乳酸峰升高时,支持 CPC 的诊断。CPP 和 CPC 均可产生脑脊液,从而导致脑积水。

鉴别诊断:室管膜瘤通常起源于第四脑室顶壁或底壁,平均发病年龄为 6 岁。室管膜瘤常穿过 Luschka 孔和 Magendie 孔蔓延,呈"挤牙膏"样外观。常伴有出血和钙化。该肿瘤可为 WHO Ⅱ~Ⅲ级,有复发倾向。大多数室管膜下瘤为 WHO Ⅰ级,好发于第四脑室,多见于>15 岁的男性患者,通常无临床症状。室管膜下瘤是生长缓慢的乏血供肿瘤,手术完全切除通常可治愈,可伴有囊变、钙化或出血,强化程度不同,从无强化、轻度强化到显著强化。脉络丛转移瘤很少见,发生率为 0.9%~4.6%,最常见于肾细胞癌和肺癌的转移,其次是黑色素瘤、胃癌、结肠癌和淋巴瘤。脑室内脑膜瘤少见,第四脑室的脑膜瘤更少见。在 MR 波谱上,可见 NAA 峰和肌酸酐峰降低,胆碱峰升高,并可见乳酸峰和脂质峰,一般认为丙氨酸峰更具有特征性。

参考文献:Koeller KK,Sandberg GD. Cerebral intraventricular neoplasms. *Radiographics* 2002;22:1473-1505.

16a　答案 D。非典型畸胎样/横纹肌样瘤。非典型畸胎样/横纹肌样瘤是一类小圆细胞肿瘤,呈弥散受限。

16b　答案 D。CN Ⅲ。该病灶位于左侧中脑脑桥交界处,呈外生性生长并部分占据脚间池。左侧第Ⅲ对脑神经(动眼神经)走行于此。该病变是非典型畸胎样/横纹肌样瘤。据报道,发生在中脑脑桥交界处的非典型畸胎样/横纹肌样瘤是发生于婴幼儿的具有明确临床影像特征的肿瘤。鉴于此,其常被误诊为神经鞘瘤或周围神经鞘膜肿瘤。但是非典型畸胎样/横纹肌样瘤更多见于后颅窝。

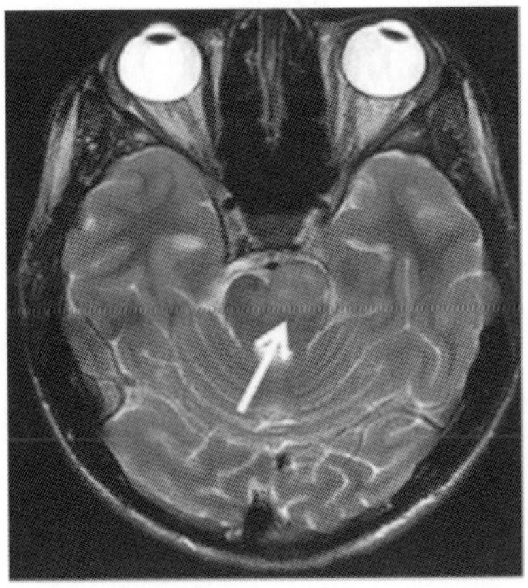
A

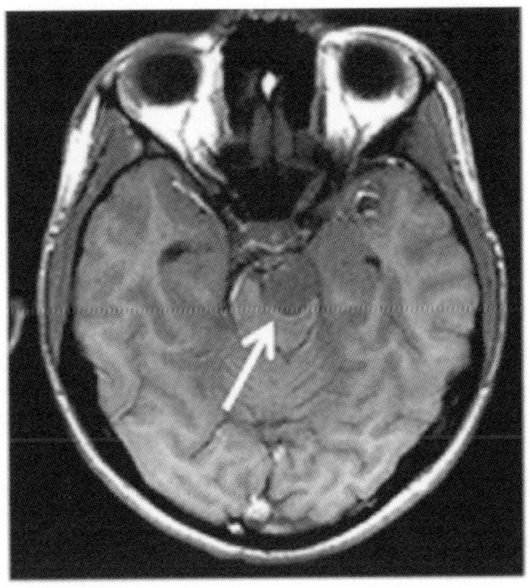
B

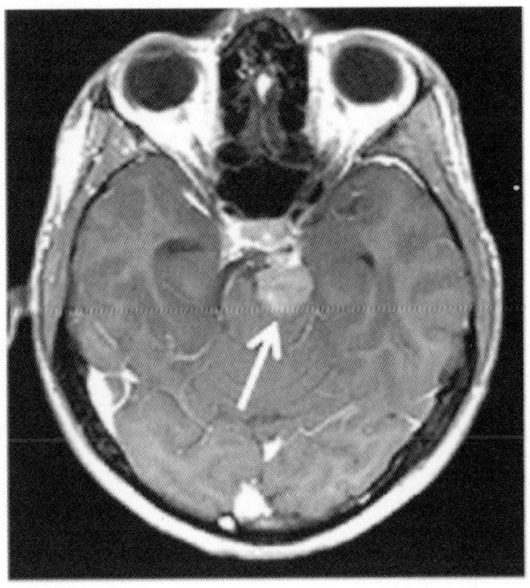
C

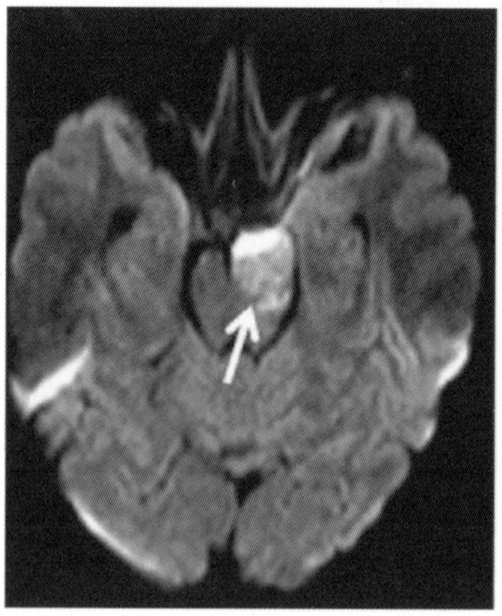
D

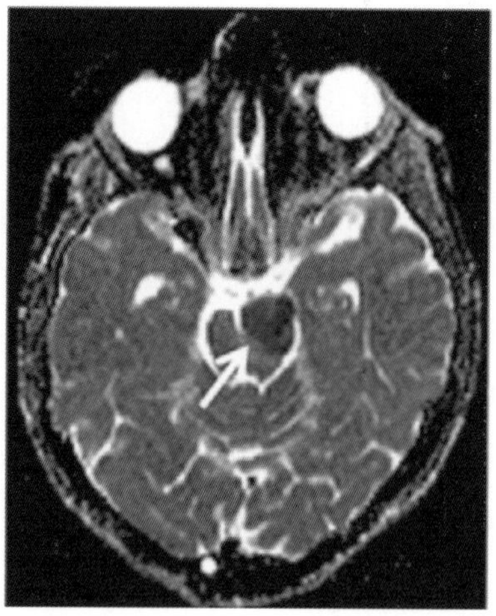
E

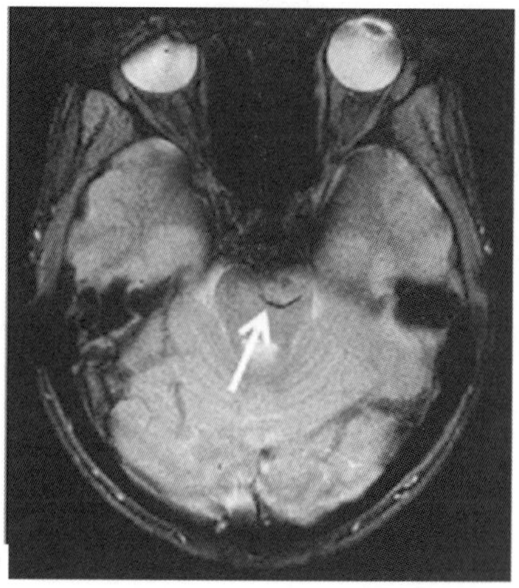
F

影像表现：左侧脑桥中脑交界处肿块，呈 T2W 高信号（图 A）、T1W 低信号（图 B）、增强后明显强化（图 C），弥散受限（图 D 和图 E）。GRE 显示病灶外周低信号，提示伴有出血。结合患者年幼，上述影像特征提示为小圆细胞肿瘤。

讨论：小圆细胞肿瘤：非典型畸胎样/横纹肌样瘤（ATRT）。

CT 图像上呈高密度肿块且 MR 呈弥散受限应考虑小圆细胞肿瘤的诊断，原因是肿瘤的富细胞性、肿瘤细胞核大而细胞质过少导致高核浆比。同样的原因，肿瘤呈 T2W 低信号。具有类似表现的肿瘤包括淋巴瘤、生殖细胞瘤、髓母细胞瘤、尤文肉瘤、横纹肌肉瘤、神经母细胞瘤和 ATRT。小细胞肺癌和脑膜瘤也可表现为弥散受限。胶质母细胞瘤的细胞致密区也呈弥散受限。

ATRT 是典型的儿童肿瘤，起源于胚胎，确诊时患者年龄通常<5 岁。它是一种具有高度侵袭性的恶性肿瘤，成人罕见。约 95%的 ATRT 发生在儿童的后颅窝；尽管如此，ATRT 也可发生于颅脑和脊髓的任何部位。当幕上 ATRT 体积较大时，多表现为囊性肿块被覆波浪状不均匀强化的较厚囊壁。当 ATRT 体积较小时，边界较清楚。MR 波谱表现为胆碱峰升高和 NAA 峰下降。文献报道通常为个案或小宗病例，并发现这种具有明确临床影像特征的肿瘤累及婴幼儿第Ⅲ对脑神经。

尽管经过合理、可行的放射治疗和化学治疗，但患者的预后仍然较差。

鉴别诊断：淋巴瘤在治疗前很少出现出血。发生于第Ⅲ对脑神经的神经鞘瘤通常边界清楚且生长缓慢。

参考文献：Oh CC, Orr BA, Bernardi B, et al. Atypical teratoid/rhabdoid tumor (ATRT) arising from the 3rd cranial nerve in infants：a clinical-radiologic entity? *J Neurooncol* 2015；124：175–183.

Wu WW, Bi WL, Kang YL, et al. Adult atypical teratoid/rhabdoid tumors. *World Neurosurg* 2014；85：197–204.

Yong KJU, Jaremko JL, Jans L, et al. How specific is the MRI appearance of supratentorial atypical teratoid/rhabdoid tumor? *Pediatr Radiol* 2013；43：347–354.

17a 答案 A。虎斑征。虎斑征是该病变的典型表现。

17b 答案 C。小脑发育不良性神经节细胞瘤（Lhermitte-Duclos 病）。上述影像特征提示最可能的诊断是 Lhermitte-Duclos 病（LDD）。

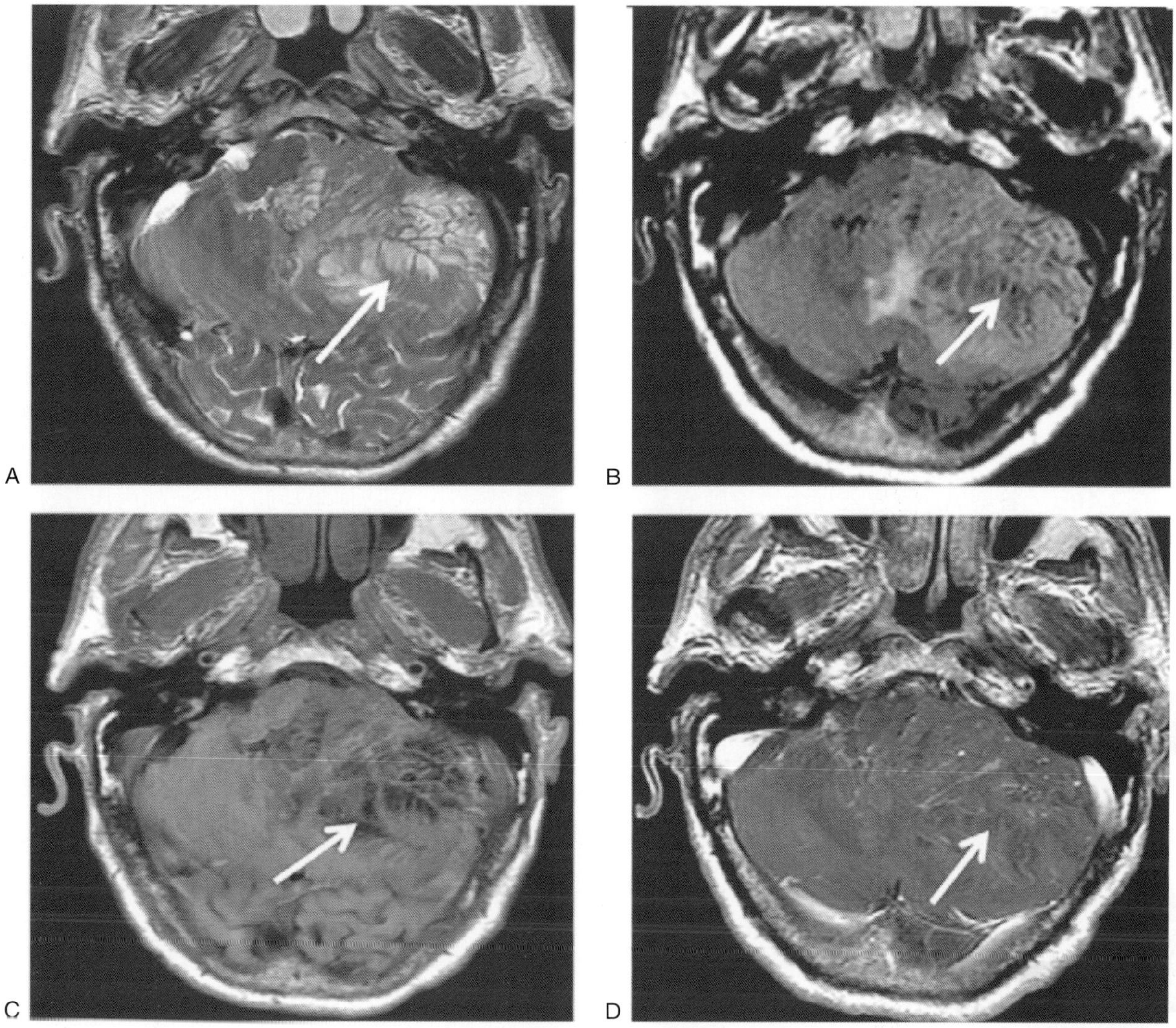

影像表现：如图所示分别为轴位T2W、FLAIR、平扫TW和增强T1W图像。左侧小脑半球不均匀，无强化病灶，呈膨胀性生长，伴有占位效应，延髓受压移位。该病灶外观奇特，呈“虎斑纹”或条纹状，提示为LDD。

讨论：LDD或小脑发育不良性神经节细胞瘤为WHO Ⅰ级，可能是多发性错构瘤综合征(Cowden综合征)的一部分。Cowden综合征是一种常染色体显性遗传的肿瘤综合征，与皮肤黏膜病变、系统性错构瘤以及乳腺、甲状腺、泌尿生殖系统和胃肠道恶性肿瘤相关，并与斑痣性错构瘤病、先天性多系统畸形包括颅脑或体部错构瘤、皮质发育畸形以及脑膜瘤等相关。1920年首次描述了LDD，此后它被冠以不同的名称，如小脑皮质的神经节细胞瘤、浦肯野瘤和小脑错构瘤。常见于年轻人，但也可发生于任何年龄。

临床表现包括共济失调、恶心、呕吐和脑积水。病灶表现为T1W低信号、T2W高信号的无强化膨胀性肿块，可浸润脑干，伴有占位效应、压迫第四脑室导致脑积水。“虎斑征”是典型征象，可提示诊断。

鉴别诊断：低级别胶质瘤，虽然其很少表现为条纹状外观，但应注意鉴别。此外，还需考虑与假瘤性小脑半球脑炎(PTHC)鉴别，PTHC是一种急性炎症，影像表现为T1W低信号、T2W高信号，累及单侧小脑半球，伴有占位效应。特征性的小脑“虎斑征”、累及脑干、并存其他脑皮质发育异常、颅脑或体部错构瘤等，提示为 LDD。勾勒出小脑叶轮廓的软脑膜强化支持 PTHC 的诊断，LDD 可见小脑叶间的血管强化影。PTHC 的胆碱峰升高，而 LDD 的胆碱峰正常或下降。乳酸峰可见于 LDD。随访数周或数月后，PTHC 可见 T2 高信号消退和脑萎缩。

参考文献：Bosemani T, Steinlin M, Toelle S, et al. Pseudotumoral hemicerebellitis as a mimicker of Lhermitte-Duclos disease in children: does neuroimaging help to differentiate them? *Childs Nerv Syst* 2016;32:865–871.

Thomas B, Krishnamoorthy T, Radhakrishnan VV, et al. Advanced MR imaging in Lhermitte-Duclos disease: moving closer to pathology and pathophysiology. *Neuroradiology* 2007;49:733–738.

18a 答案 B。室管膜下瘤。该病变很可能是室管膜下瘤。其他选项均需进行鉴别。发病年龄较大和轻度强化（通常其他肿瘤的强化更明显）是室管膜下瘤的最典型特征。

18b 答案 A。脑脊液梗阻。该肿瘤最易导致脑脊液梗阻，包括梗阻性脑积水和颅内压升高。因此，必须请神经外科会诊。室管膜下瘤是生长缓慢的良性肿瘤，通常不侵犯颈髓。当肿瘤较小且不伴占位效应时，发生小脑扁桃体疝的风险较小。

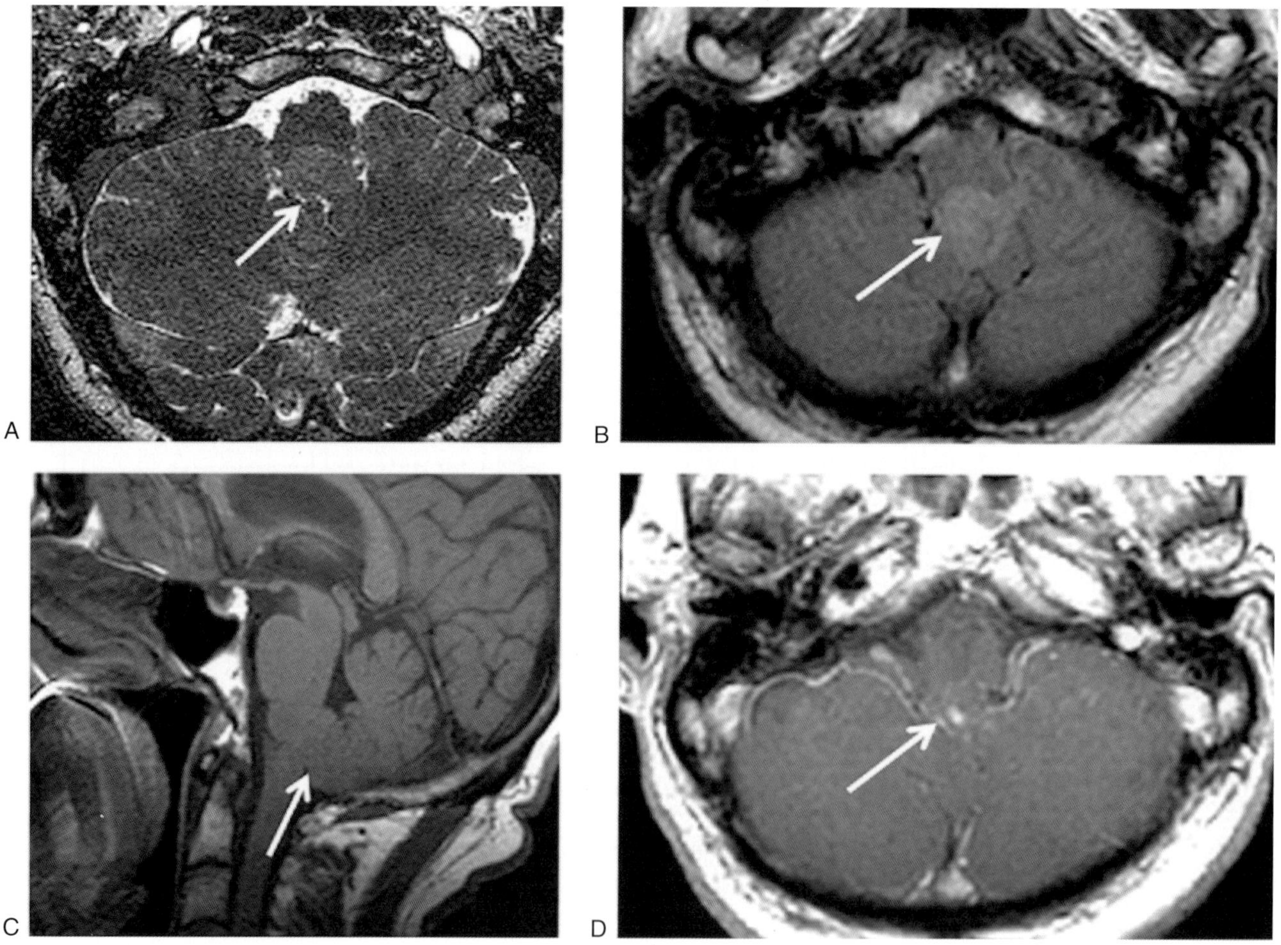

影像表现：第四脑室底部可见边界清楚的肿块（图 A），脑干或小脑均未见瘤周血管源性水肿（图 B）。肿块呈 T1W 等信号（图 C），增强后呈轻微强化（图 D）。

讨论：室管膜下瘤是起源于室管膜的生长缓慢的良性肿瘤，为 WHO Ⅰ级。大多位于脑室内，常见于>15 岁的患者。患者或无症状，于偶然检查时发现肿瘤，或者表现为脑脊液梗阻的临床症状。

室管膜下瘤的 CT 表现为等至低密度，边界清楚，大多伴有囊变。也可见钙化或出血，但不如囊变（微囊变）常见。增强后呈不同程度的强化，MRI 的典型表现为轻度强化或不强化。偶尔可见中度不均匀强化。

发生于脑室外脑实质的室管膜下瘤罕见，与低级别星形细胞瘤鉴别困难而常致误诊。

对于室管膜下瘤，一般采用显微外科手术行全部或部分切除治疗，患者预后良好。由于室管膜下瘤本身不具有侵袭性或浸润性，通常手术目的是改善脑脊液循环。

鉴别诊断：

- 室管膜瘤：虽然两者均可见囊变，但室管膜瘤更多表现为显著的不均匀强化和粗大钙化。与室管膜下瘤不同，室管膜瘤可侵犯邻近脑实质，易发生脑脊液播散，并可伴有邻近脑实质的血管源性水肿。
- 中枢神经细胞瘤：通常好发于室间孔附近，更倾向于表现为边界相对不清、皂泡状分叶状外观和中等度强化。
- 低级别胶质瘤：强化程度与室管膜下瘤相似，表现为无强化或轻微强化；但是，低级别胶质瘤少见微囊变。
- 髓母细胞瘤：当病变位于第四脑室时，应与髓母细胞瘤鉴别；但是，髓母细胞瘤通常强化更显著且弥散受限。

参考文献：Amit J, Amin AG, Jain P, et al. Subependymoma: clinical features and surgical outcomes. *Neurol Res* 2012;34(7):677–684.

Smith AB, Smirniotopoulos JG, Horkanyne-Szakaly I. From the radiologic pathology archives: intraventricular neoplasms: radiologic-pathologic correlation. *Radiographics* 2013;33(1):21–43.

19a　答案 C。节细胞胶质瘤。节细胞胶质瘤是与慢性难治性癫痫相关的最常见肿瘤。它也可发生于浅表皮质，呈实性/囊性或囊实性混合形态，大多数位于颞叶。在弥散加权成像中，多形性黄色瘤型星形细胞瘤（PXA）的 ADC 值低于节细胞胶质瘤。本例中这两者都是需要考虑的诊断。

19b　答案 A。无血管源性水肿。无血管源性水肿提示肿瘤生长缓慢且为相对不具侵袭性的低级别肿瘤。

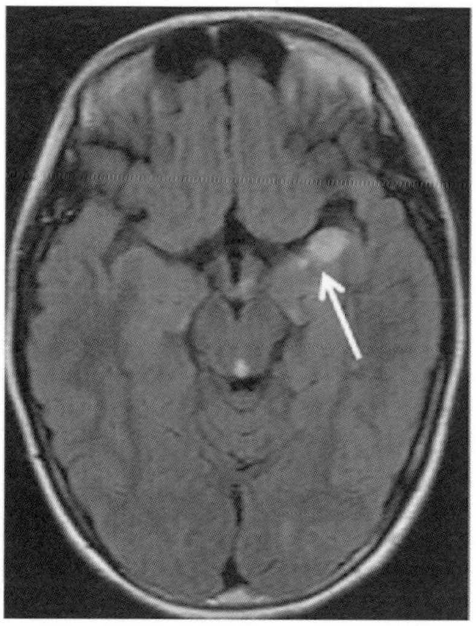
A

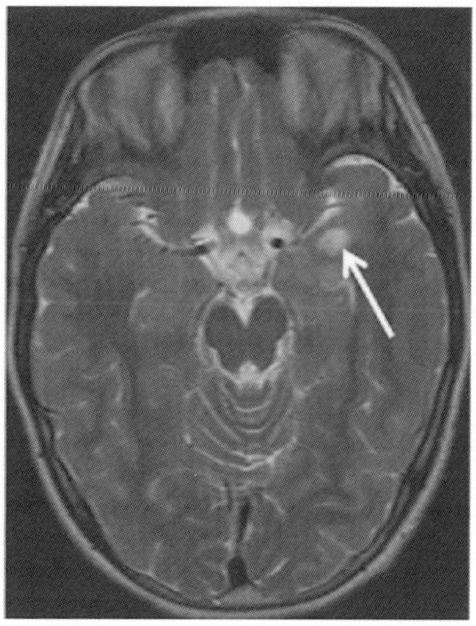
B

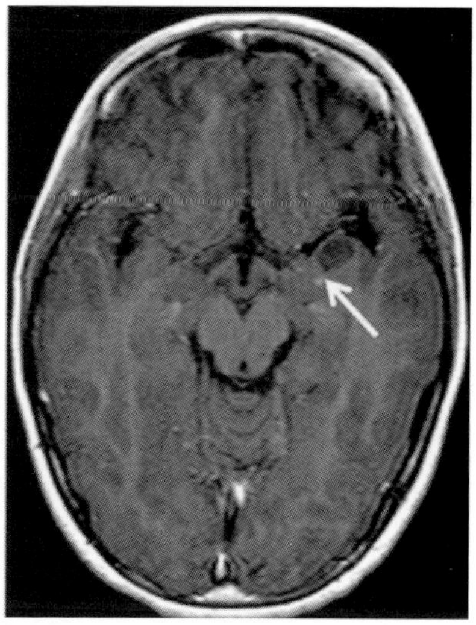
C

影像表现：FLAIR 和 T2W 显示左侧颞前叶浅表皮质囊性病灶，无血管源性水肿（图 A 和图 B）。增强 T1W 病灶未见强化，也未见软脑膜强化（图 C）。

讨论：PXA；本病例的病变为 PXA，它是一种少见的 WHO Ⅱ级肿瘤，肿瘤细胞主要以星形细胞分化为主，伴少许神经元分化。预后较好，常见于儿童和年轻人。通常位于幕上的浅表皮质（位于软脑膜下，通常紧邻软脑膜），最常见于颞叶。在 MRI 上，PXA 可呈囊性、实性或囊实性混合形态，增强后 T1W 可见肿瘤的实性部分呈显著强化。可伴有不同程度的瘤周水肿，大多数生长缓慢的 PXA 无或仅有轻微的瘤周水肿。值得注意的是，仅凭瘤周水肿并不能提示肿瘤本身具有侵袭性。

鉴别诊断：包括节细胞胶质瘤、神经节细胞瘤、DNET 和毛细胞型星形细胞瘤。

与 PXA 相比，节细胞胶质瘤/神经节细胞瘤几乎没有或仅有轻微的瘤周水肿，并且更多见肉眼可见的钙化。

与 PXA 不同，毛细胞型星形细胞瘤除了位于视交叉以外，大多数发生于幕下，而 PXA 最常见于幕上和大脑半球。

DNET 也可有相似的表现，存在相关的皮质发育不良有助于与 PXA 进行鉴别。

手术完全切除是主要的治疗方法，患者预后良好，术后复发率低。对于次全切除或部分切除的患者，可考虑行术后辅助化疗。

参考文献：Moore W，Mathis D，Gargan L，et al. Pleomorphic xanthoastrocytoma of childhood：MR imaging and diffusion MR imaging features. *AJNR Am J Neuroradiol* 2014；35（11）：2192–2196.

Yu S，He L，Zhuang X，et al. Pleomorphic xanthoastrocytoma：MR imaging findings in 19 patients. *Acta Radiol* 2011；52（2）：223–228.

第 2 章 炎症与脱髓鞘病变

Sathish Kumar Dundamadappa, Aly H. Abayazeed, Shyam Sabat, Prachi Dubey

问题

1 患者女,40 岁,既往健康,突发右下肢无力。颅脑 CT 平扫显示左侧围中央区肿物,建议行 MRI 检查,关键 MRI 图像如下所示。

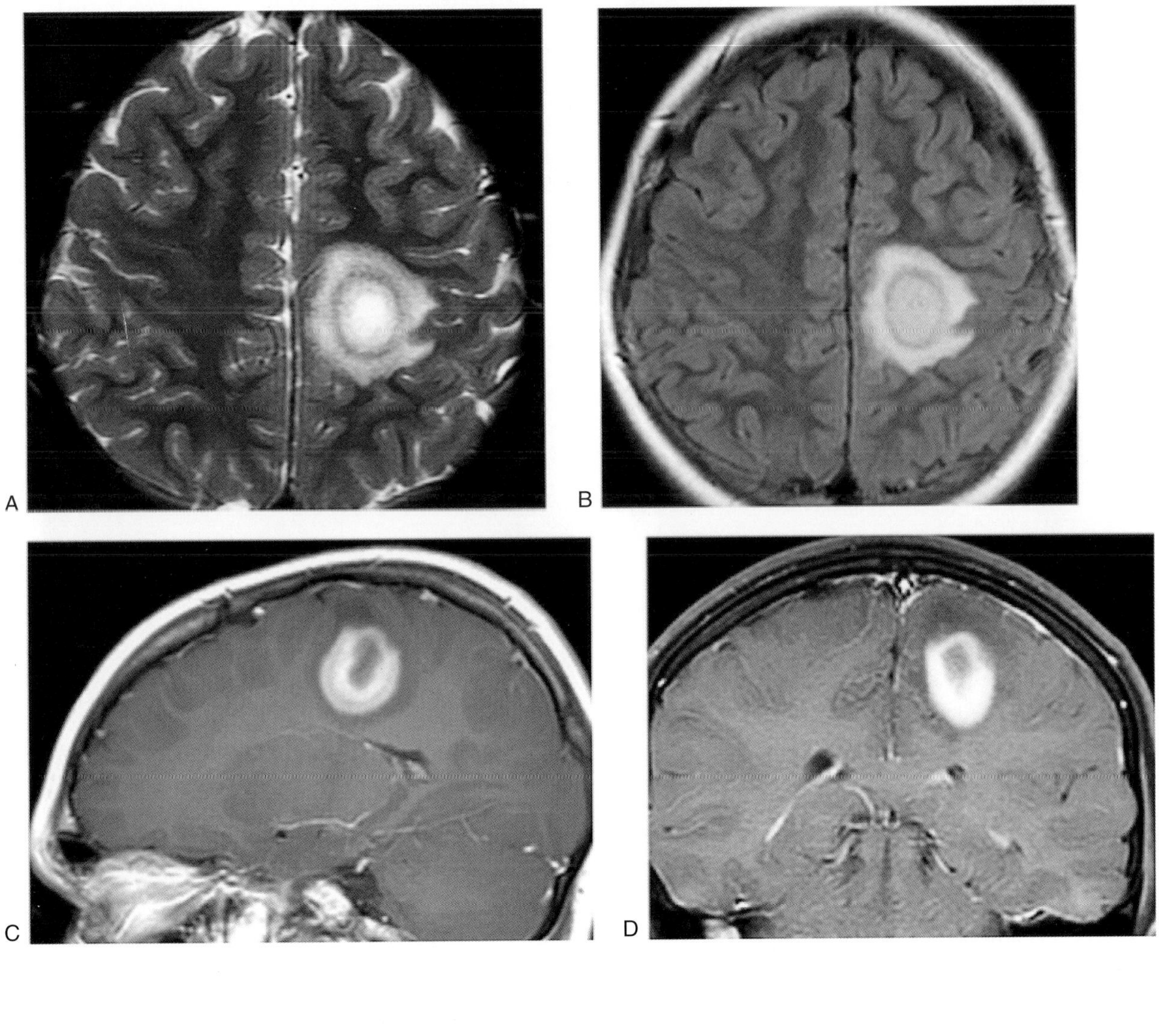

1a 最可能的诊断是：

A.胶质母细胞瘤　　B.原发性中枢神经系统淋巴瘤

C.Balo 同心圆性硬化（BCS）　　D.转移瘤

1b 下列影像表现中哪项是该病的典型征象？

A.同心圆层状脱髓鞘　　B.马蹄形强化

C.中央坏死和出血　　D.位于灰质-白质交界处

2 患者女，18 岁，因脑病、辨距不良、感觉异常和阵挛而就诊急诊科行初次评估，关键 MRI 图像如下所示。

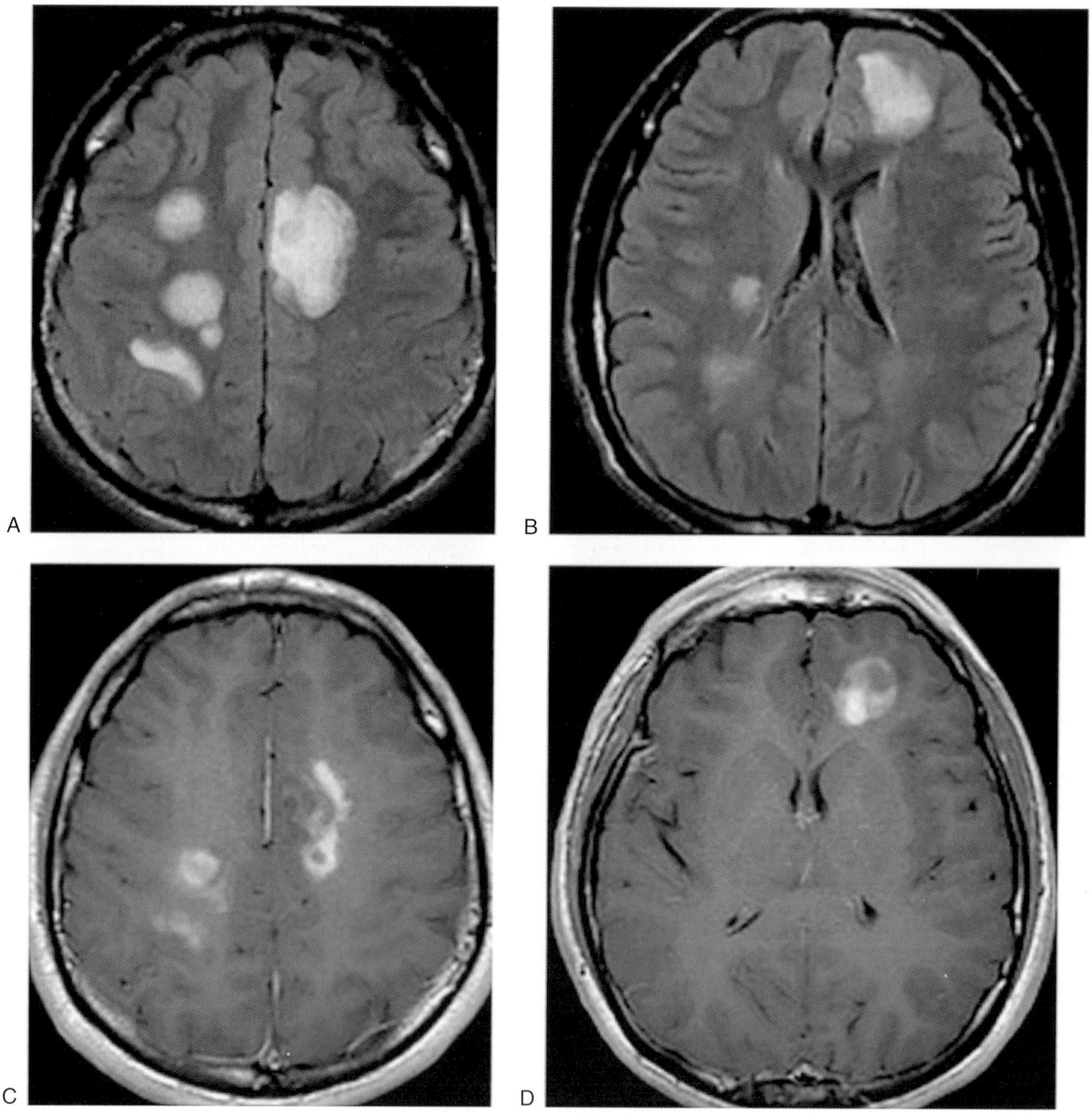

2a 下列哪项是与本病相关的既往史？

A.近期病毒感染、发热或免疫接种史　　B.静脉用药

C.近期交通事故　　D.免疫功能不全

2b 患者近期患有上呼吸道感染，最可能的诊断是：

A.多发性硬化　　B.脑膜脑炎

C.急性播散性脑脊髓炎　　D.多发性胶质母细胞瘤

3 患者女，22 岁，长期患有耐药性复杂部分性癫痫和渐进性认知功能障碍，关键 MRI 图像如下所示。

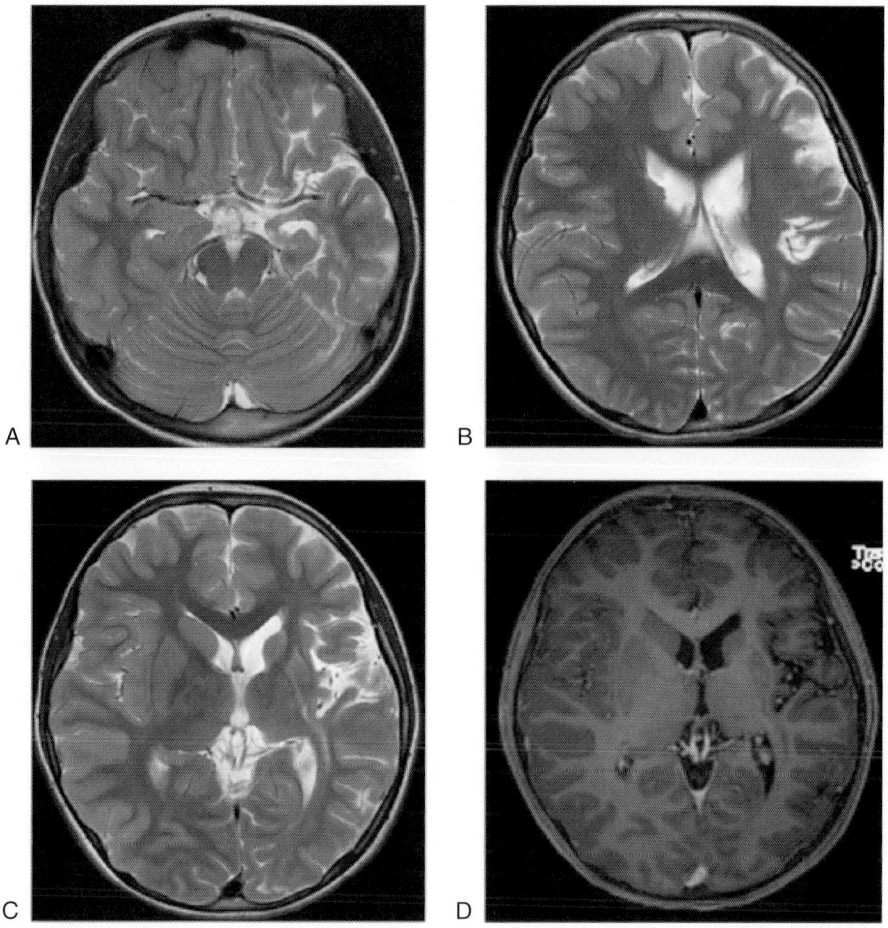

3a 最可能的诊断是：

A.Sturge-Weber 综合征　　B.Rasmussen 脑炎

C.Dyke-Davidoff-Masson 综合征　　D.局灶性脑皮质发育不良

3b 在本病的前驱期，最常见的 MRI 表现是：

A.颅脑 MRI 正常　　B.脑皮质水肿和强化

C.脑皮质弥散受限　　D.脑实质斑点状微出血

4 患者男，19 岁，淋巴瘤，表现为急性精神状态改变。

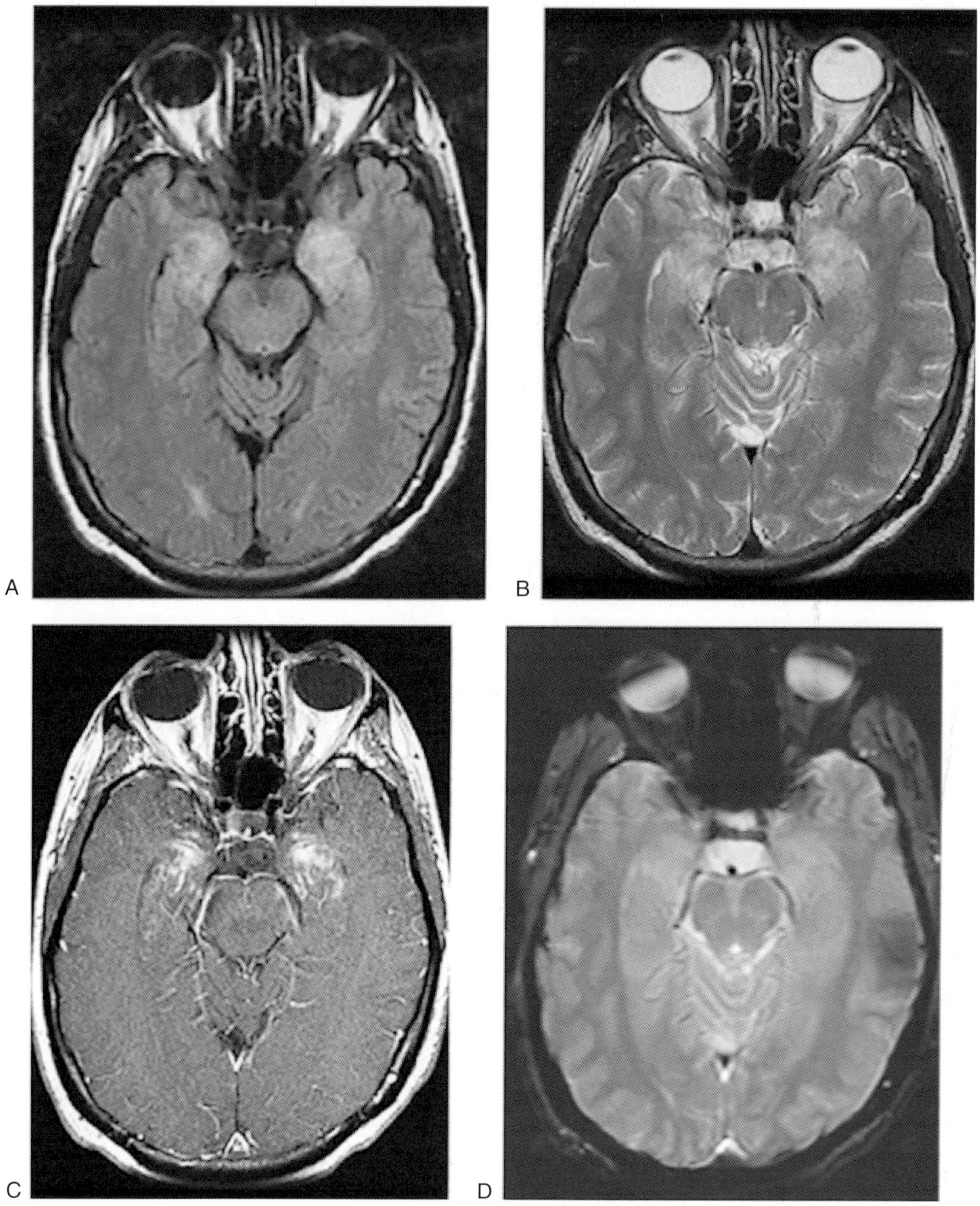

4a 最可能的诊断是：

A.癫痫持续状态　　B.低级别胶质瘤

C.疱疹病毒性脑炎　　D.自身免疫性副肿瘤性边缘系统脑炎

4b 下列哪项可导致非肿瘤性自身免疫性边缘系统脑炎？

A.抗谷氨酸脱羧酶(GAD)抗体　　B.抗 Hu 抗体

C.抗 Yo 抗体　　D.抗 Ri 抗体

5 患者男,55 岁,HIV 阳性,未接受抗反转录病毒治疗,临床表现为定向障碍,关键 MRI 图像如下所示。

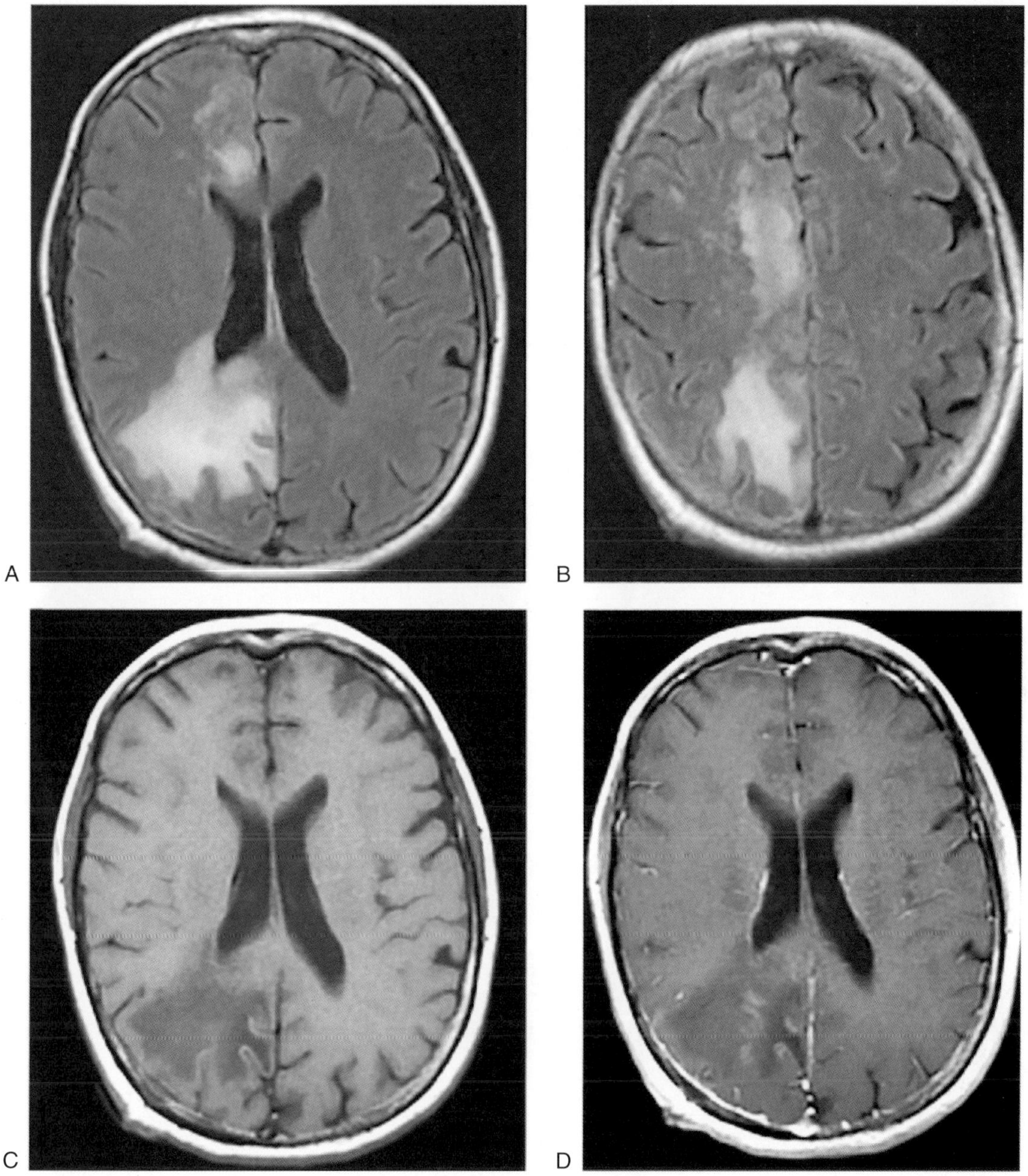

5a 最可能的诊断是:

A.淋巴瘤

B.进行性多灶性白质脑病(PML)

C.HIV 脑炎

D.弓形体病

患者行腰椎穿刺检查并开始抗反转录病毒治疗和其他相应治疗。治疗后,CD4 细胞计数升高;然而,患者的临床情况却进一步恶化。复查 MRI,关键图像如下所示。

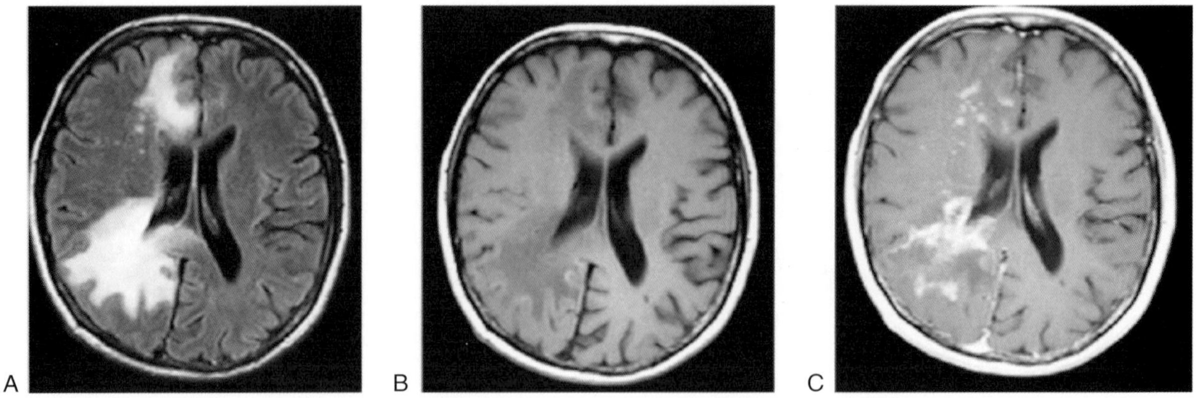

5b 根据以上情况，最可能的诊断是：

A.淋巴瘤

B.进行性多灶性白质脑病(PML)

C.卡波西肉瘤

D.免疫重建炎症综合征(IRIS)

6 患者女，37岁，既往健康，近来出现记忆丧失和头痛，关键MRI图像如下所示。

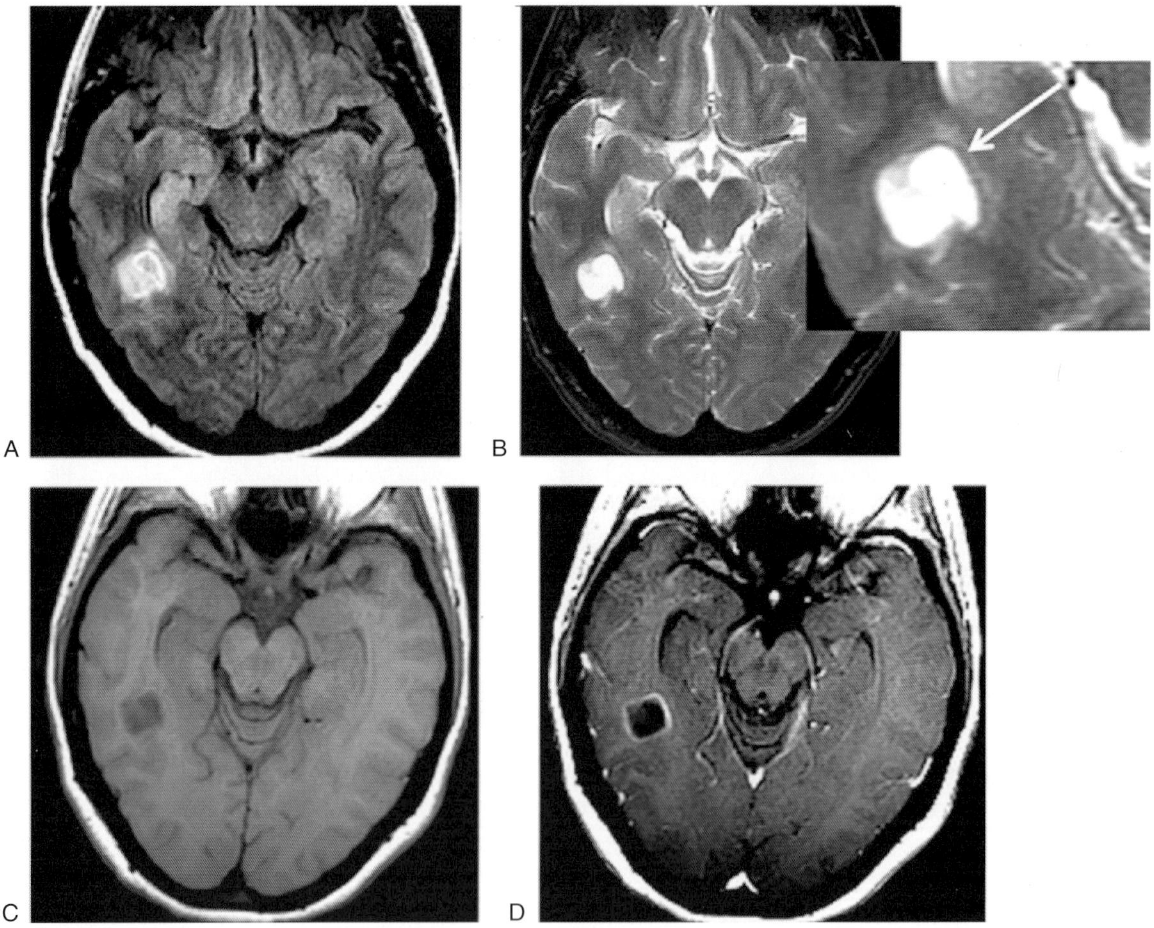

6a 右侧颞叶后部脑室旁可见环形强化病灶，弥散不受限(DWI图像未显示)，最可能的诊断是：

A.脓肿

B.肿瘤样脱髓鞘病变

C.低级别星形细胞瘤

D.原发性中枢神经系统淋巴瘤

6b 行腰穿，CSF 化验正常。静脉注射类固醇，治疗效果良好。下一步最佳诊疗方案是：

A.无须进一步随访。　　B.FDG-PET。

C.常规临床随访，6~8 周复查 MRI。　　D.手术活检。

7 患者女，40 岁，糖尿病患者，增强 MRI 的关键图像如下所示。

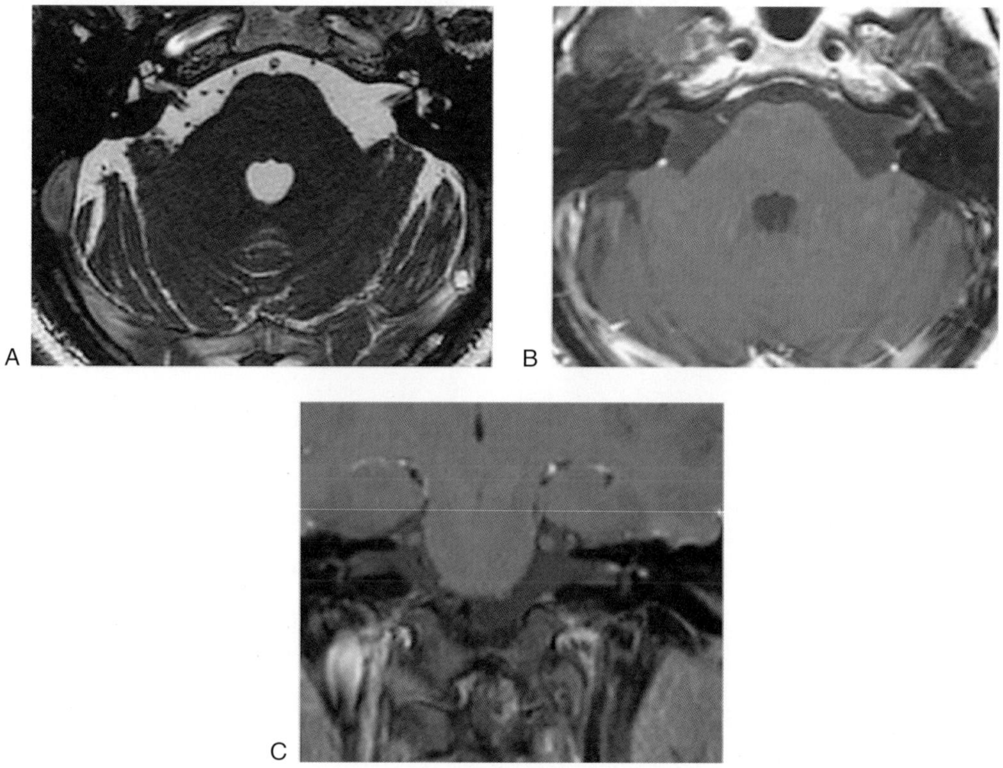

7a 根据以上图像，下列哪项是该患者最可能的症状？

A.左侧面部麻木　　B.右侧面部疼痛和感觉异常

C.左耳感觉神经性耳聋　　D.发热、颈部僵硬、左耳分泌物

7b 面神经的哪一段最常见生理性强化？

A.脑池段　　B.内听道段或迷路段

C.鼓室段　　D.腮腺段

8 患者女，36 岁，因头痛及左侧上肢感觉异常就诊，行 MRI 检查，关键 MR 图像如下所示。

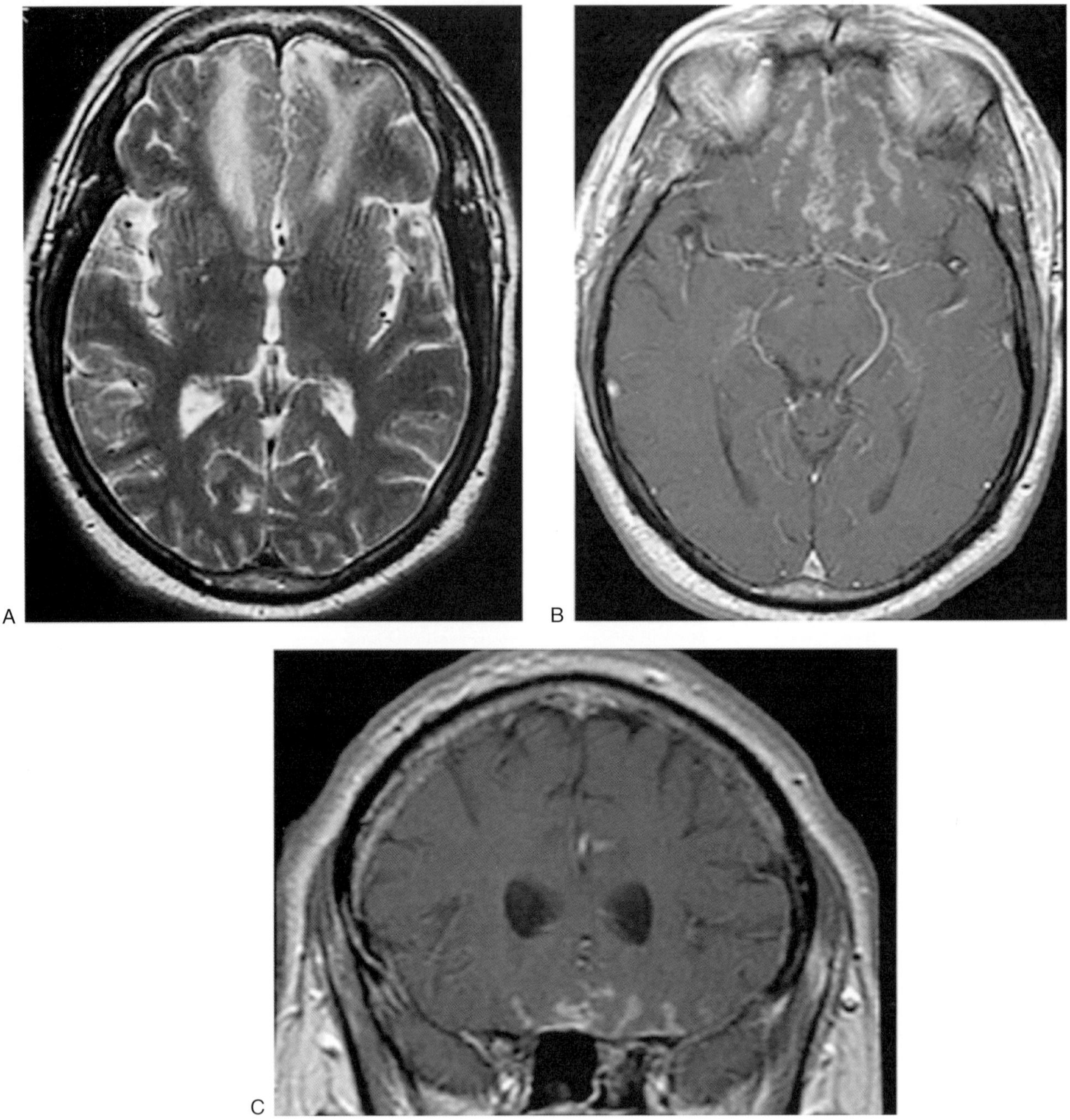

8a 初步检查发现 X 线胸片异常，血清血管紧张素转换酶(ACE)升高，而腰椎穿刺结果正常，最可能的诊断是：

A.多发性硬化　　B.亚急性脑梗死

C.转移瘤　　D.神经系统结节病

8b 孤立性神经系统结节病而没有其他系统受累的发生率是：

A.<1%　　B.25%~50%

C.50%~75%　　D.>75%

9　患者女，45 岁，患有多发性硬化，随访 MRI 图像如下所示。

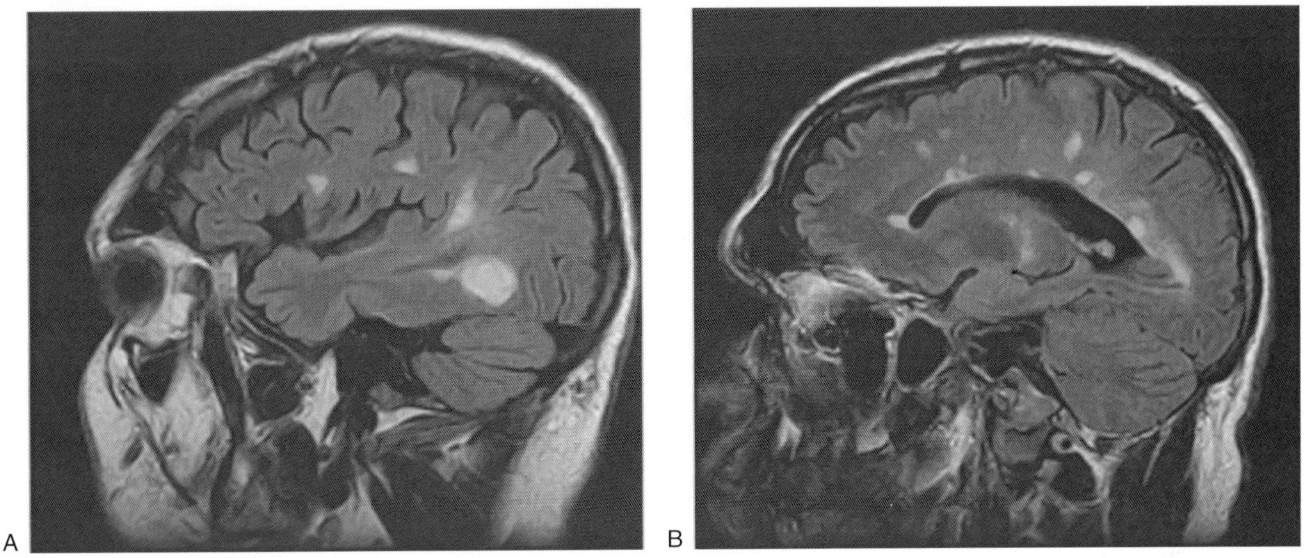

9a　根据《多发性硬化诊断标准：McDonald 标准(2010 修订)》，下列哪项符合“空间多发”？

A.脑室周边多发病灶且垂直于脑室(Dawson 手指征)

B.强化的 T2 高信号病灶

C.4 个 CNS 典型病灶区域中至少有 2 个区域有单发或多发病灶

D.胼胝体间隔交界面可见 T1 低信号病灶

9b　那他珠单抗治疗多发性硬化的潜在致命性并发症是：

A.药物诱发的血小板减少症　　B.进行性多灶性白质脑病

C.暴发性肾衰竭　　D.严重的耳毒性

10　下列图像是哪一种潜在致命性脱髓鞘病变的典型表现？

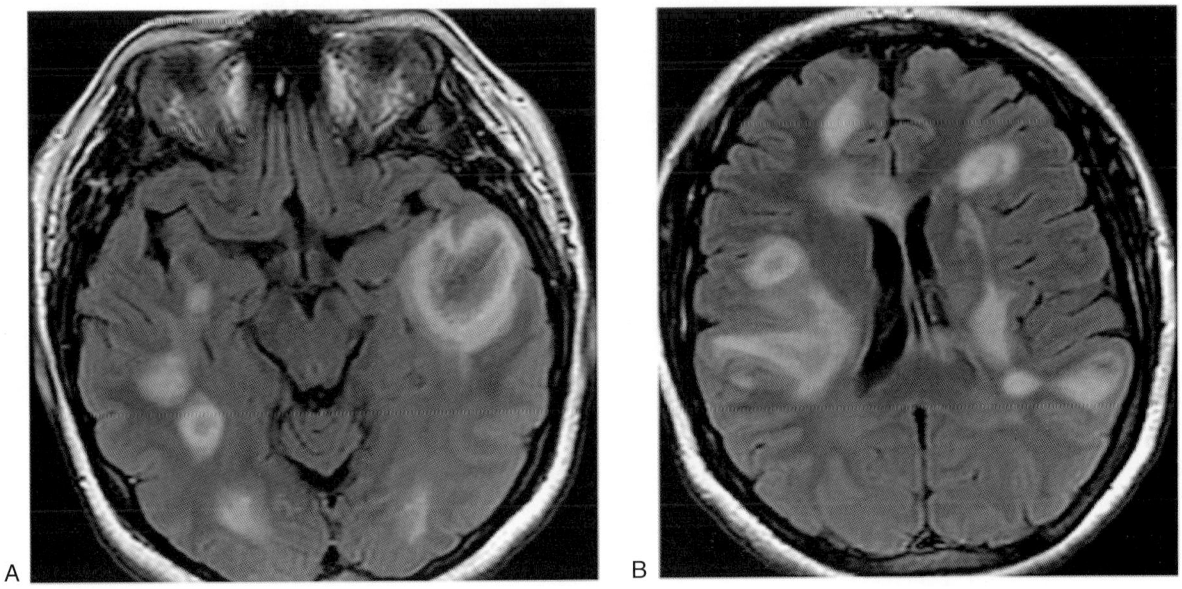

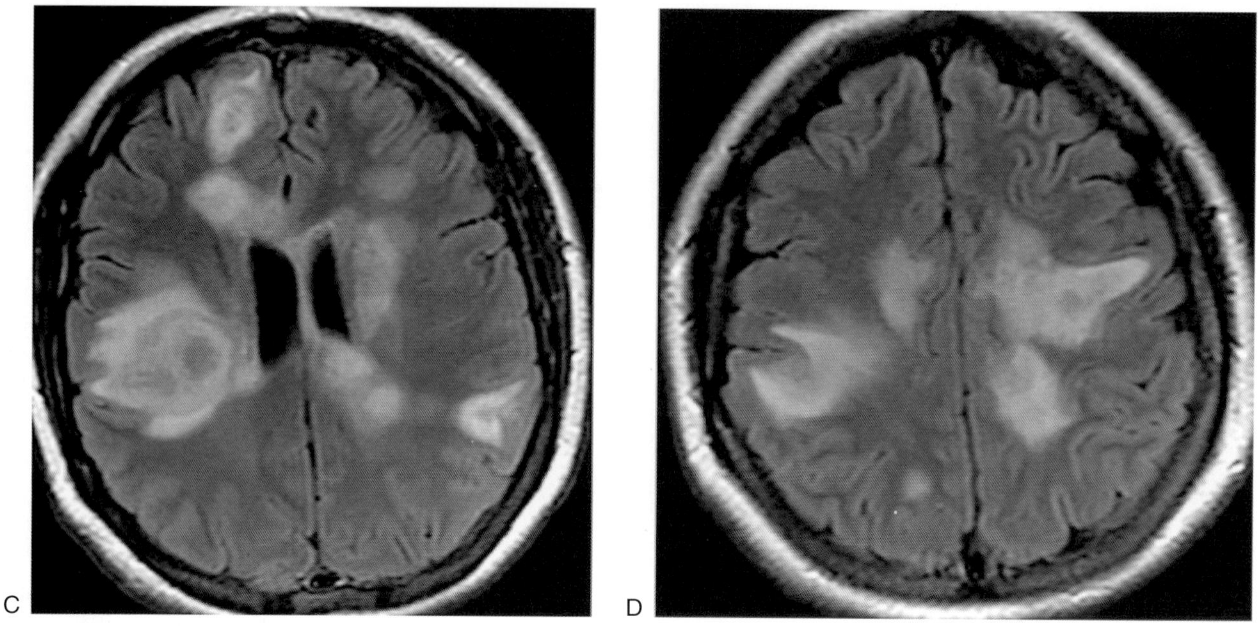

A.Balo 同心圆性硬化(BCS)

B.视神经脊髓炎(NMO)

C.Marburg 型多发性硬化

D.Susac 综合征

11 患者男,35 岁,急性发作性脑病,关键 MRI 图像如下所示。

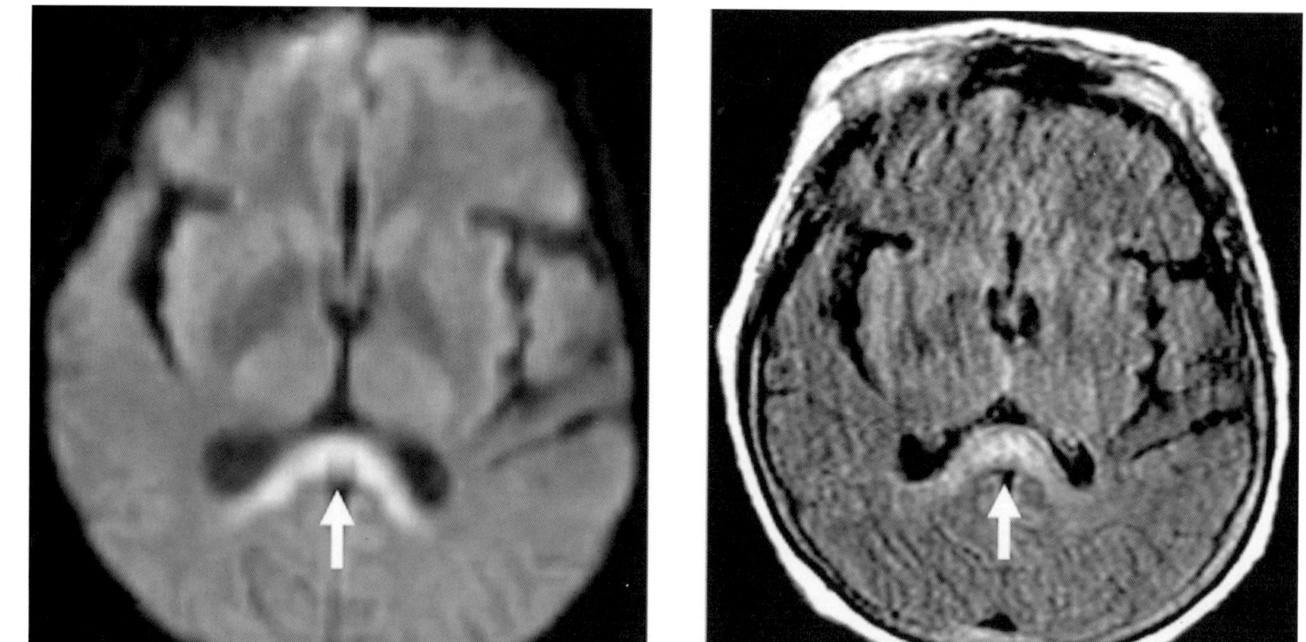

11a 下列哪项描述最符合图像中箭头所示的异常表现?

A.胼胝体压部弥散受限

B.胼胝体压部血管源性水肿

C.胼胝体压部坏死

D.胼胝体压部细胞增多

11b 在患有神志改变、慢性酒精(乙醇)中毒、营养不良以及肝硬化的前提下,最可能的诊断是:

A.Wernicke 脑病

B.高氨血症性肝性脑病

C.Korsakoff 精神病(柯萨科夫精神病)

D.胼胝体变性(MBD)

12 患者女,37 岁,癫痫发作,初次行 MRI 检查,关键图像如下所示。

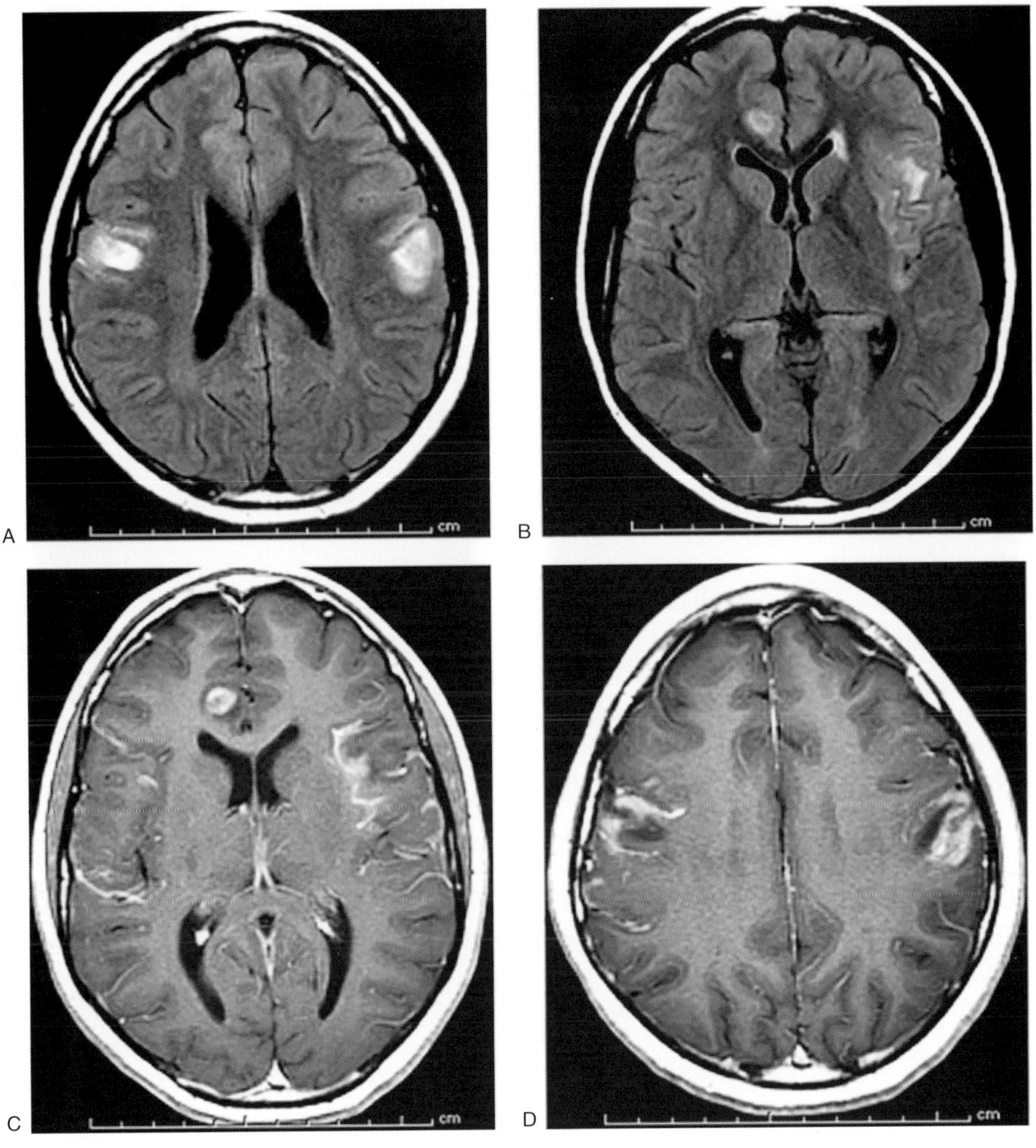

12a 进一步检查显示 ANA 和 dsDNA 滴度阳性,下列哪项是最可能的诊断?

A.中枢神经系统狼疮 B.神经系统结节病

C.脑膜脑炎 D.原发性中枢神经系统血管炎

12b 患者经激素治疗及免疫抑制治疗后疗效良好,下列哪项并发症的发生风险升高?

A.脑脓肿 B.脑卒中

C.梗阻性脑积水 D.恶性肿瘤

13

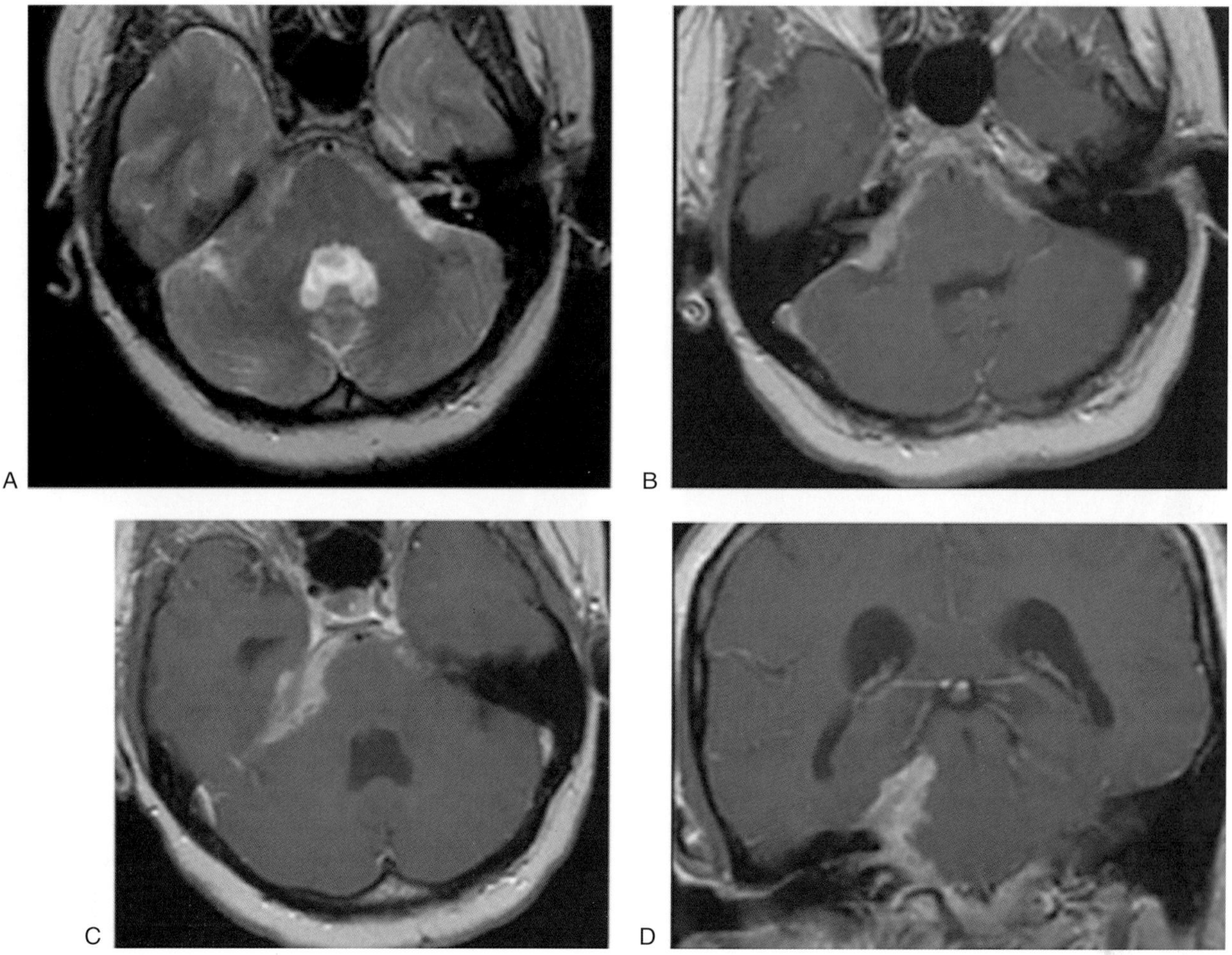

13a 根据以上图像，下列哪项是该患者的临床特征？

A.偏瘫　　B.多发性脑神经病变

C.孤立性动眼神经麻痹　　D.霍纳综合征

13b 基底脑膜强化最常见于下列哪种病变？

A.结核性脑膜炎　　B.癌性脑膜炎

C.低颅压　　D.中枢神经系统淋巴瘤

13c 下列哪种病变是基底脑膜受累的非感染性原因？

A.癌性脑膜炎　　B.低颅压

C.中枢神经系统淋巴瘤　　D.神经系统结节病

14 患者男，60 岁，体重减轻、腹痛和发热，腹部 CT 提示胰腺炎。患者随后出现癫痫发作，关键的 MRI 图像如下所示。

最可能的诊断是：

A.化脓性脑膜炎　　B.IgG4 相关性疾病

C.转移性腺癌　　D.中枢神经系统淋巴瘤

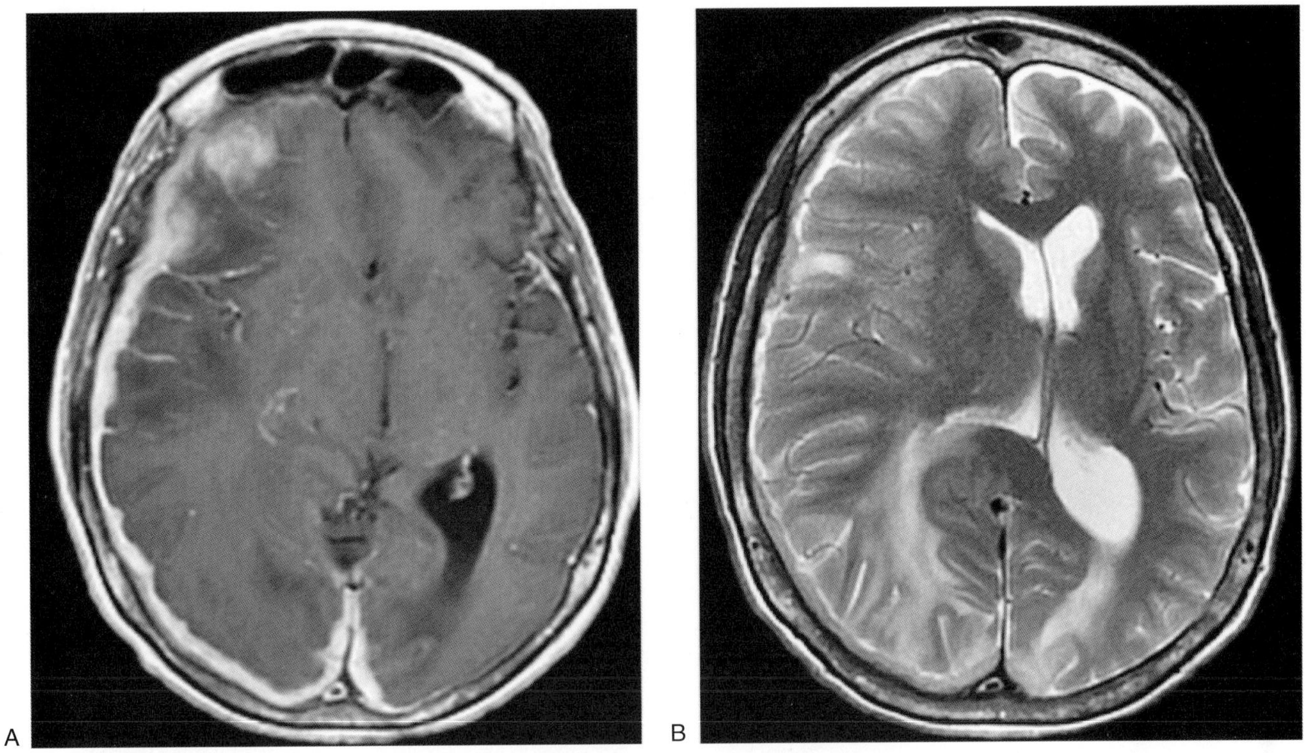

15　患者男,52 岁,头痛、乏力和进行性步态异常,行增强 MRI 检查,关键图像如下所示。

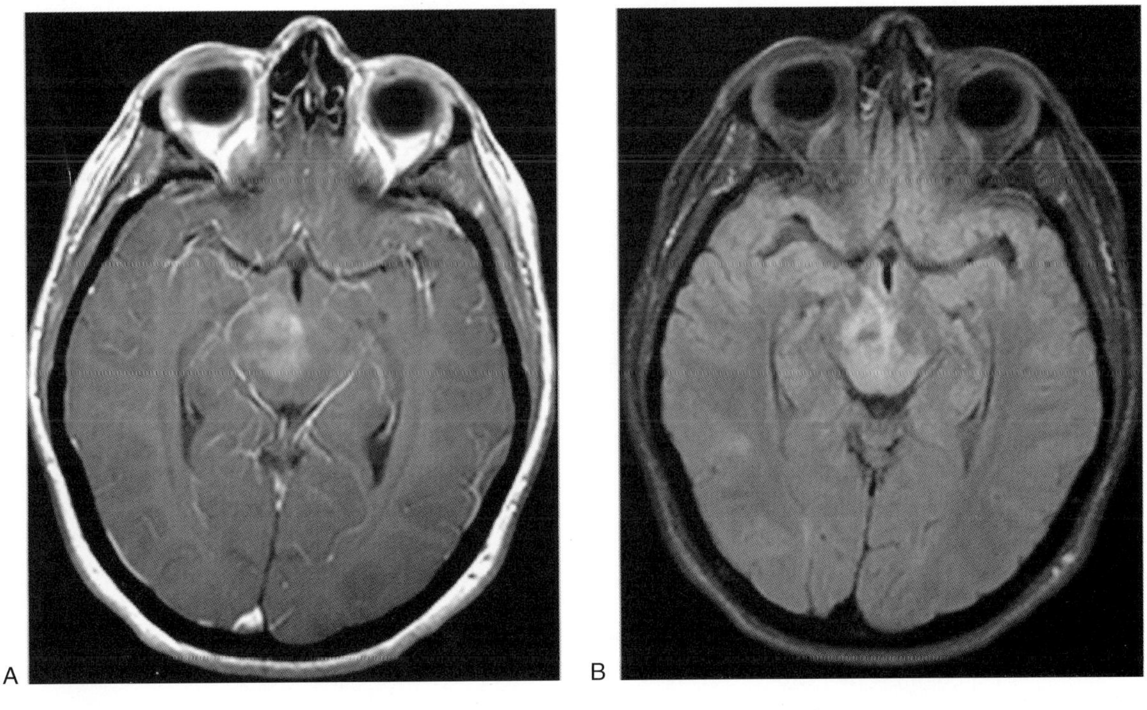

15a　哪种无创性检查能更好地显示该病变的特征?

A.MR 波谱成像

B.短期 MRI 复查

C.MRA

D.CT 灌注成像

对中脑异常信号区行单体素 MR 波谱成像，其谱线如下：

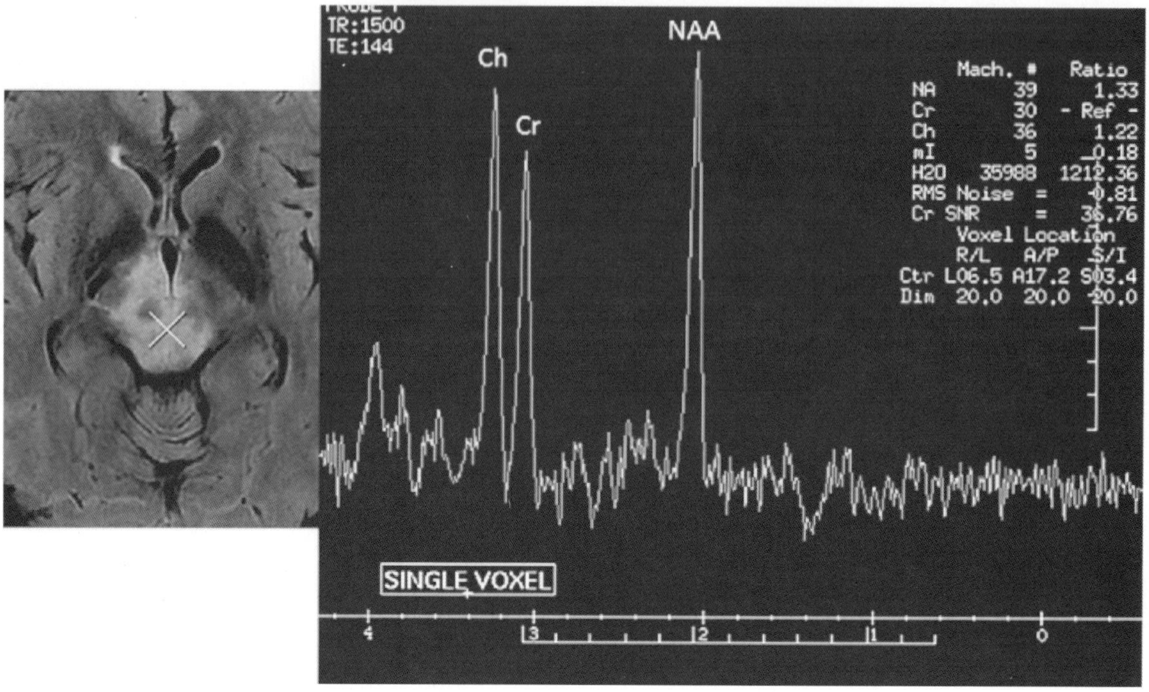

15b　下列哪项代谢物异常与高级别原发性中枢神经系统胶质瘤有关？

A.胆碱峰明显升高　　　　B.NAA 峰明显升高

C.肌酸峰下降　　　　D.胆碱峰下降

16　患者女，38 岁，严重偏头痛、轻度记忆力下降、听觉丧失和明显的外周视野缺损。右眼视力为 20/25，左眼为 20/30。关键 MRI 图像如下所示。MRI 显示视神经正常(图片未展示)。

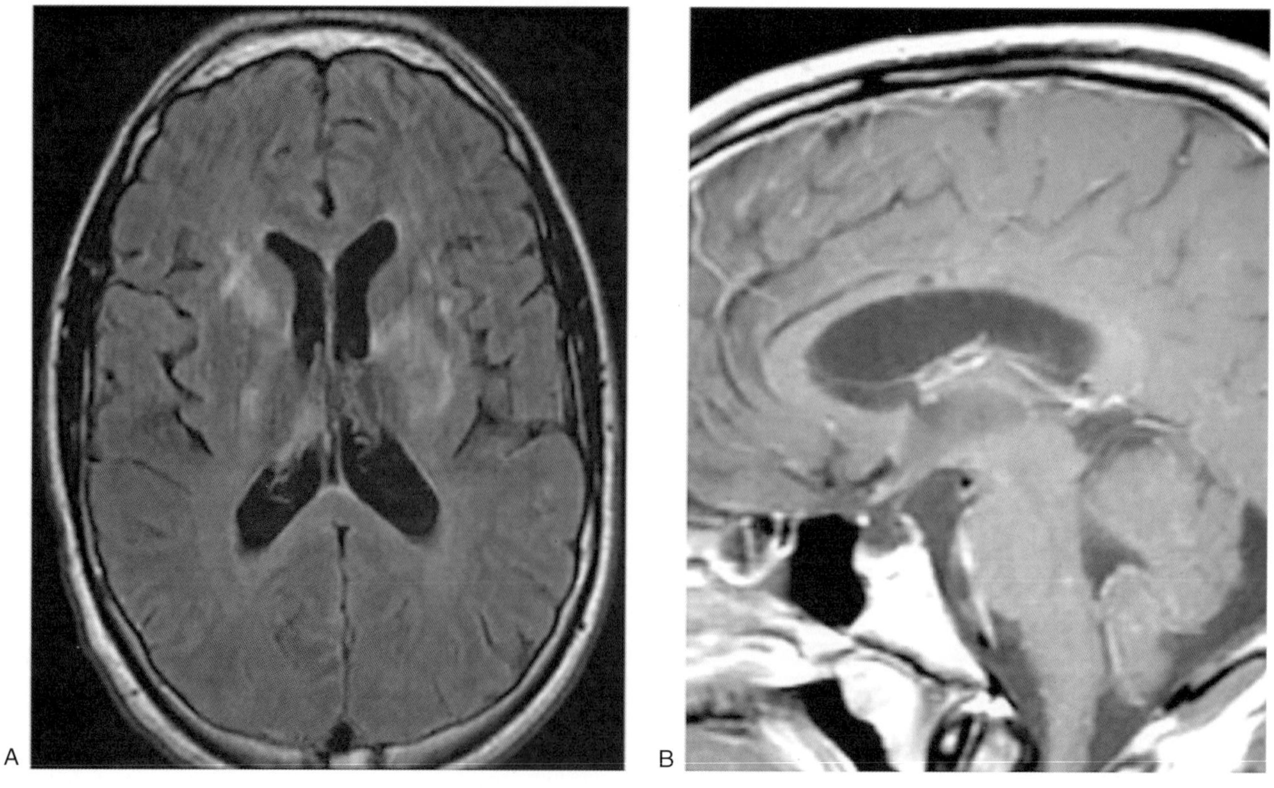

16a 根据上述病史和影像表现，最可能的诊断是：

A.莱姆病　　B.Susac 综合征

C.多发性硬化　　D.眼性偏头痛

16b 下列哪项检查有助于进一步明确诊断？

A.颅脑增强 CT　　B.MRI

C.脑组织活检　　D.眼底荧光素血管造影

16c 上述图像中，该病变在颅脑 MRI 的常见特征性表现是：

A.图 A，深部灰质 FLAIR 高信号。　　B.图 A，脑室周围脑白质高信号。

C.图 B，胼胝体中部的病灶。　　D.图 A，右内侧丘脑病灶。

17 患者女，33 岁，急性发作的疼痛性单侧视力模糊。

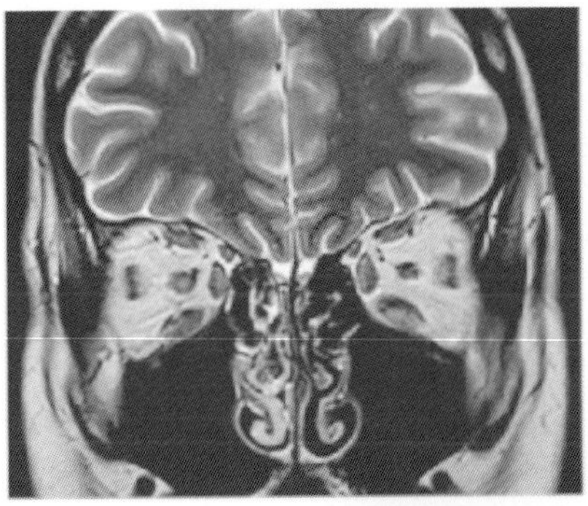

A

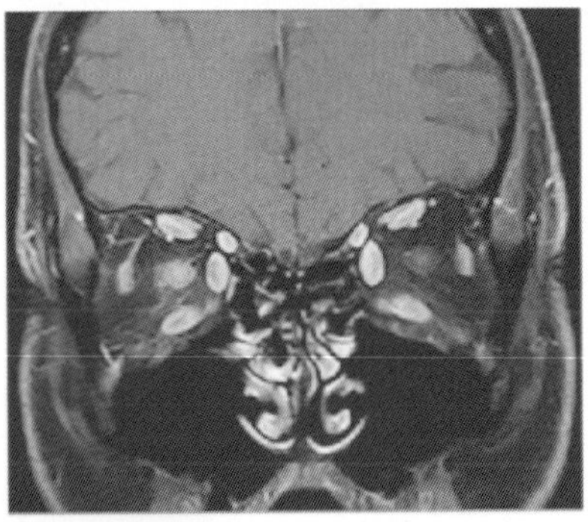

B

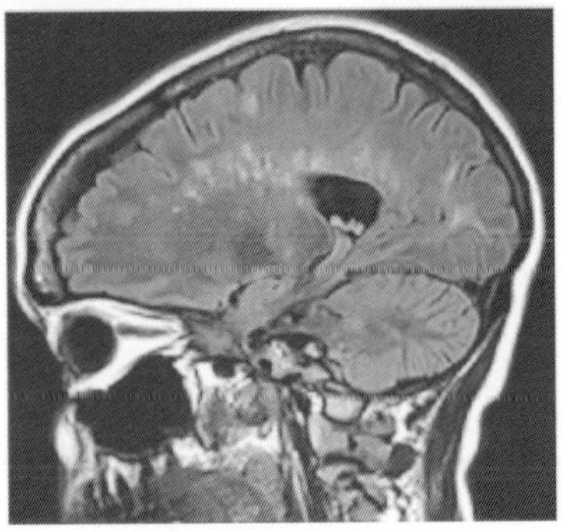

C

患者行腰椎穿刺，相关的 CSF 异常可能是：

A.脑脊液的中性粒细胞增多　　B.寡克隆区带

C.HSV IgM　　D.蛋白细胞分离

18 患者女,25 岁,双眼无痛性视力下降 2 周,体检发现患者四肢无力和中度步态共济失调。颅脑 MRI 基本正常。

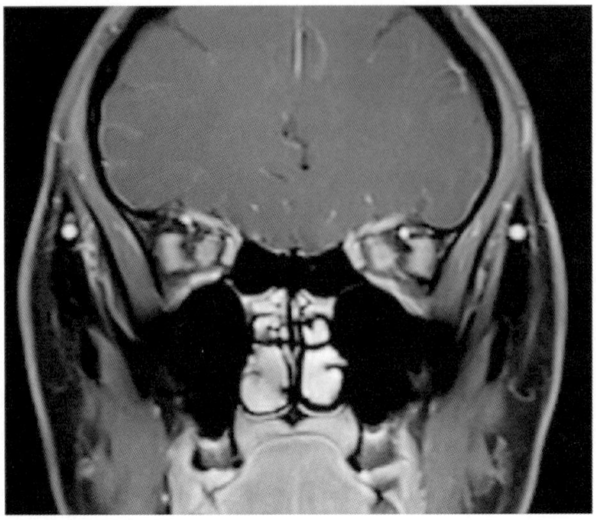

还必须进行下列哪项影像检查?

A.腹部 CT,以确认是否有恶性肿瘤。

B.颈部 MRA,评估颈部血管。

C.颈椎 MRI,评估脊髓。

D.腰椎 MRI,评估马尾神经。

答案与解析

1a 答案 C。Balo 同心圆性硬化(BCS)。由于本例的脱髓鞘病变呈环形交替排列,表现为经典的同心圆形态,因此最可能的诊断是 BCS。

1b 答案 A。同心圆层状脱髓鞘。同心圆层状脱髓鞘是该病的特征性表现,选项 B 的马蹄形强化是多种脱髓鞘病变的特征(包括多发性硬化)。

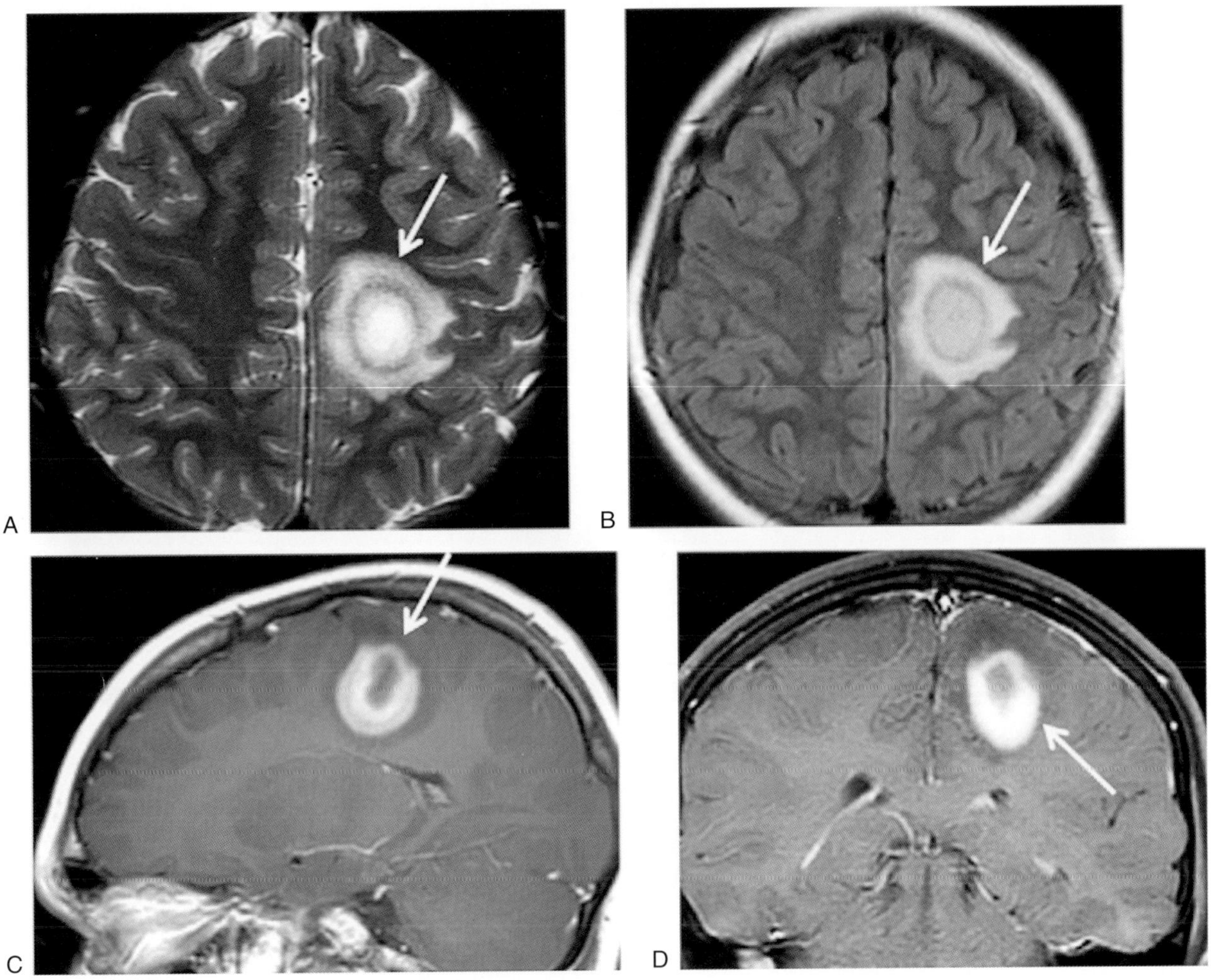
A B C D

影像表现: 左侧额叶后部以中央前回为中心可见边界清楚的实性肿块,T2W/FLAIR 图像上呈同心环状高、低信号交替(图 A 和图 B),增强 T1W 图像上病灶呈偏心性明显强化(图 C 和图 D),符合 BCS。

讨论: BCS 是少见的脱髓鞘病变,为多发性硬化的一种变异型。其同心圆状的特征表现是由于髓鞘脱失与残存的髓鞘呈交替环状排列而成。脱髓鞘由病灶中心以同心圆方式向外扩展。与急性播散性脑脊髓炎(ADEM)不同,BCS 不一定是单相病程,它既可表现为单纯的自限性单相病程,也可以类似于多发性硬化,表现为病情复发与缓解交替,最终呈进行性加重的病程。急性期激素治疗的效果良好,尤其是早期治疗效果好。

鉴别诊断：需与急性播散性脑脊髓炎、多发性硬化、脑脓肿和肿瘤鉴别。由于具有特征性的环状同心圆外观，因此本病最可能的诊断是 BCS。脑脓肿可有类似的影像表现，但其临床症状不同，并且通常表现为无强化的中央坏死区在 DWI 上呈明显弥散受限，而 BCS 的 DWI 表现为与 T2W 相似的交替环形弥散受限。

参考文献：Darke M，Bahador FM，Miller DC，et al. Baló's concentric sclerosis：imaging findings and pathological correlation. *J Radiol Case Rep* 2013；7(6)：1–8.

Karaarslan E，Altintas A，Senol U，et al. Baló's concentric sclerosis：clinical and radiologic features of five cases. *AJNR Am J Neuroradiol* 2001；22(7)：1362–1327.

2a　答案 A。近期病毒感染、发热或免疫接种史。在过去的 2~4 周患者有病毒感染、发热或免疫接种史。

2b　答案 C。急性播散性脑脊髓炎。

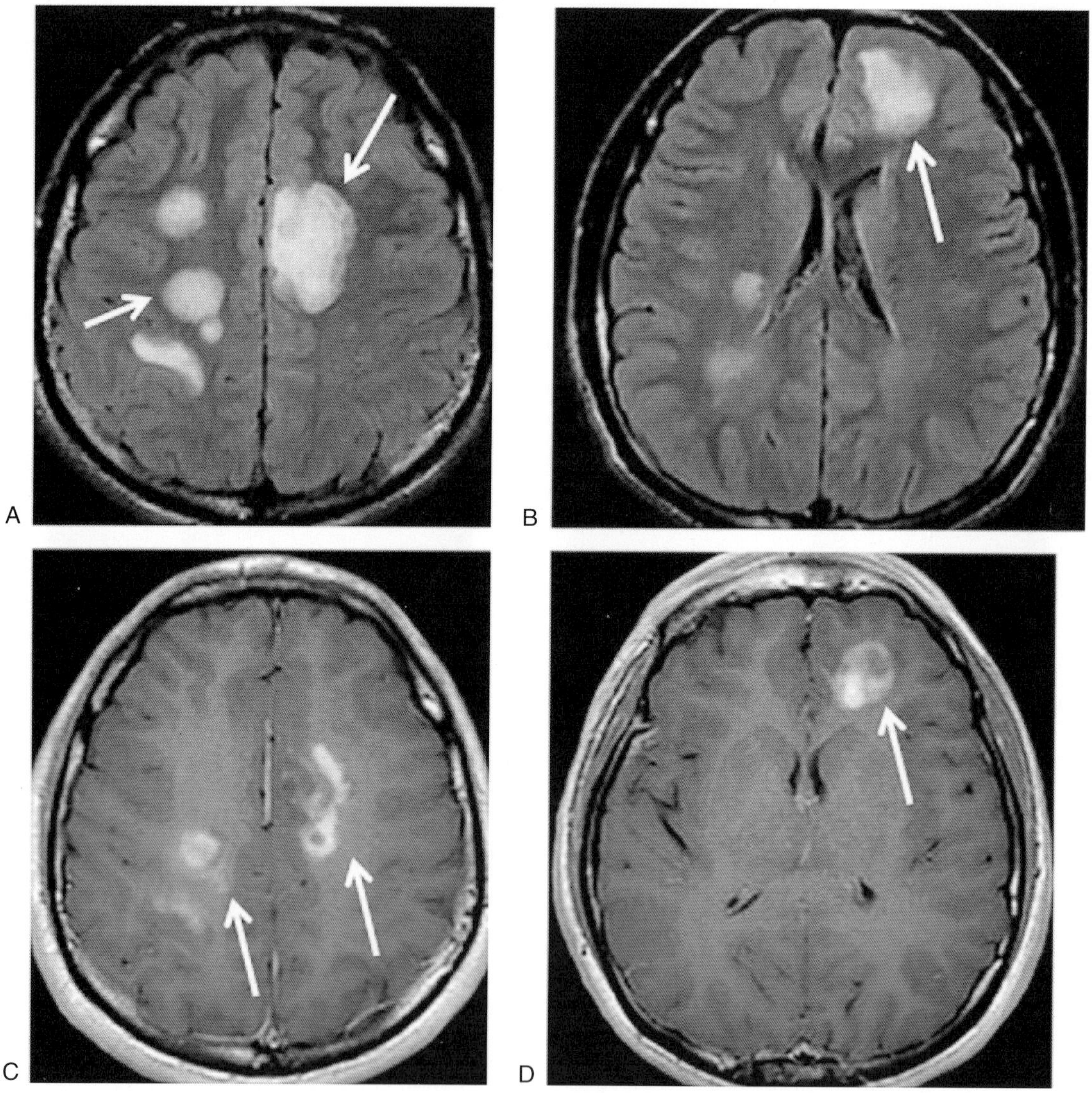

影像表现：双侧皮质/皮质下和深部脑白质可见大面积 FLAIR 高信号(图 A 和图 B)，增强后病灶可见强化(图 C 和图 D)。

讨论：急性播散性脑脊髓炎(ADEM)是一种免疫介导的神经系统多灶性炎性病变，起病前常有病毒感染史，少数患者有疫苗接种史（5%~12%）。发病前通常无诱因。任何年龄均可发病，但更常见于儿童，中位年龄约为 8 岁。

确切的发病机制尚不明确。“分子拟态”理论认为是由针对病原体的抗体与髓鞘抗原发生了交叉反应。“炎症级联”理论认为或者是由感染诱发的自身抗原释放入血直接损害神经组织，或者是由产生多种细胞因子/趋化因子所致。

影像表现为双侧广泛分布的不对称病灶，最常累及皮质下和深部白质，也可累及外周皮质。与多发性硬化相比，较少累及脑室周围和胼胝体。约 50%的患者可见深部灰质受累，30%~50%的患者可见小脑、脑干及脊髓受累。病灶大小不一，小至几毫米，大至呈肿瘤样改变。病灶强化程度不一，发生强化时，可表现为不同的强化形式，可呈结节状、环状、弥漫不均匀强化。CT 图像上病灶呈低密度，但 CT 的诊断敏感性较低。MR T2W 序列的诊断敏感性最高，病灶呈边界不清的高信号。

ADEM 通常为单相病程。最初 3 个月内出现的病灶为原发病灶。小部分患者呈复发型或多相型。复发型 ADEM 是指病变在同一部位复发；多相型是指病变发生于不同的脑区。

大部分患者在数月内临床症状与影像表现消退。高达 25%的患者表现为轻微的神经认知障碍。暴发型的 ADEM 包括急性出血性白质脑炎、急性出血性脑脊髓炎和急性坏死出血性白质脑炎。

鉴别诊断：

- 多发性硬化：病灶通常较小，边界较清。T1W 图像上可见“黑洞征”。好发于脑室周围和胼胝体。脑脊液分析可见寡克隆区带。
- 血管炎：一般发病年龄较大，出血更常见，血管成像有助于鉴别诊断。

参考文献：Barkovich AJ，Raybaud C. *Pediatric neuroimaging*，5th ed. Philadelphia，PA：Lippincott Williams & Wilkins，2011.

Marin SE，Callen DJ. The magnetic resonance imaging appearance of monophasic acute disseminated encephalomyelitis. *Neuroimaging Clin N Am* 2013；23(2)：245-266. doi：10.1016/j. nic.2012.12.005.

3a 答案 B。Rasmussen 脑炎。右侧颞岛叶区可见明显脑萎缩，结合既往脑炎病史，最符合 Rasmussen 脑炎。

3b 答案 A。颅脑 MRI 正常。在本病的前驱期，颅脑 MRI 和 CT 表现通常是正常的。

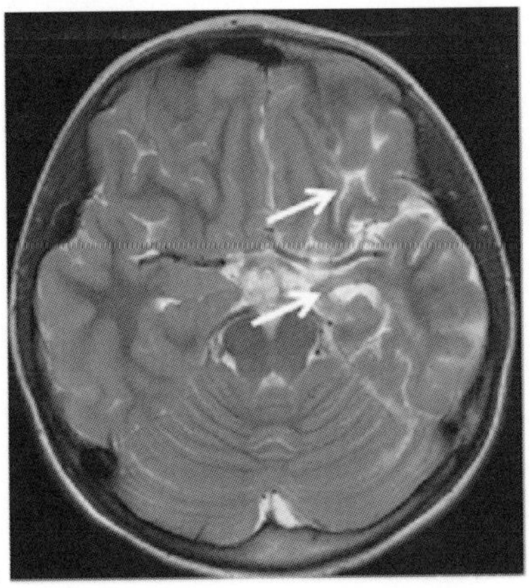

A

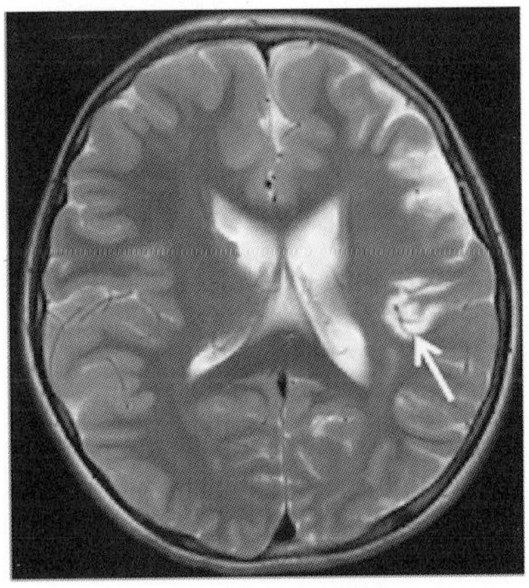

B

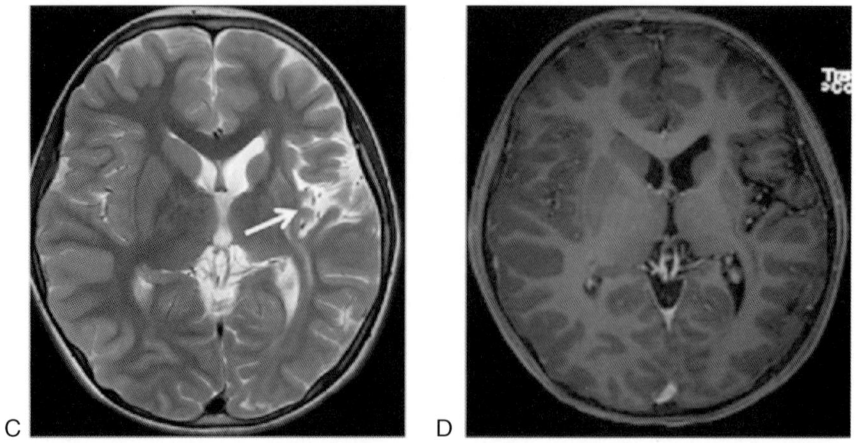

影像表现:左侧内侧颞叶、额眶回(图 A)及外侧裂周区脑回(图 B 和图 C)萎缩,无强化。

讨论:Rasmussen 脑炎是一种无明确病因(可能与病毒诱发的遗传易感性免疫功能异常有关)的进行性单侧局灶性脑炎,好发年龄为 1~15 岁。

疾病的 3 个阶段:

- 前驱期:癫痫发作频率较低,可表现为轻偏瘫,影像检查可正常。
- 急性期:癫痫发作(复杂部分性发作)、进行性偏瘫和认知功能障碍。影像表现为受累脑实质肿胀,额叶-岛叶-颞叶肿胀常见,也可见顶叶肿胀,CT 表现为皮质和皮质下低密度,MRI 表现为皮质和白质的 T2W 和 FLAIR 高信号。有时可见继发于脑实质炎症的软脑膜或皮质强化。
- 后遗症期或慢性期:长期存在神经功能缺损和难治性癫痫发作。影像表现为受累脑实质萎缩。

鉴别诊断:

- Sturge-Weber 综合征:典型表现为面部葡萄酒色血管痣和软脑膜血管强化,也可见皮质钙化和脑实质体积缩小。
- Dyke-Davidoff-Masson 综合征:表现为单侧脑萎缩、代偿性颅盖骨增厚和鼻窦过度发育,该病变源于宫内或围生期时的大脑半球梗死。
- 局灶性脑皮质发育不良:灰质-白质分界模糊、皮层下白质异常信号、皮质增厚且信号改变、脑沟/脑回排列异常。其特征性表现为白质内异常信号从皮质下区向侧脑室缘延伸,并逐渐变细。

参考文献:Faingold R, Onyekwelu O. MRI appearance of Rasmussen encephalitis. *Pediatr Radiol* 2009;39(7):756.

Fiorella DJ, Pro Venzale JM, Coleman RE, et al. (18)F-fluorodeoxyglucose positron emission tomography and MR imaging findings in Rasmussen encephalitis. *AJNR Am J Neuroradiol* 2001;22(7):1291-1299.

Misra UK, Kalita J, Srivastav A, et al. The prognostic role of magnetic resonance imaging and single-photon emission computed tomography in viral encephalitis. *Acta Radiol* 2008;49(7):827-832.

Varadkar S, Bien CG, Kruse CA, et al. Rasmussen's encephalitis:clinical features,pathobiology,and treatment advances. *Lancet Neurol* 2014;13(2):195-205.

4a 答案 D。自身免疫性副肿瘤性边缘系统脑炎。根据病史,双侧内侧颞叶 T2W/FLAIR 高信号(图 A 和图 B),增强后明显强化(图 C),最可能的诊断是自身免疫性副肿瘤性边缘系统脑炎。

4b **答案 A**。抗谷氨酸脱羧酶(GAD)抗体。抗谷氨酸脱羧酶抗体与自身免疫性边缘系统脑炎的非肿瘤性病因相关,其他选项提及的抗体与副肿瘤性脑炎有关。

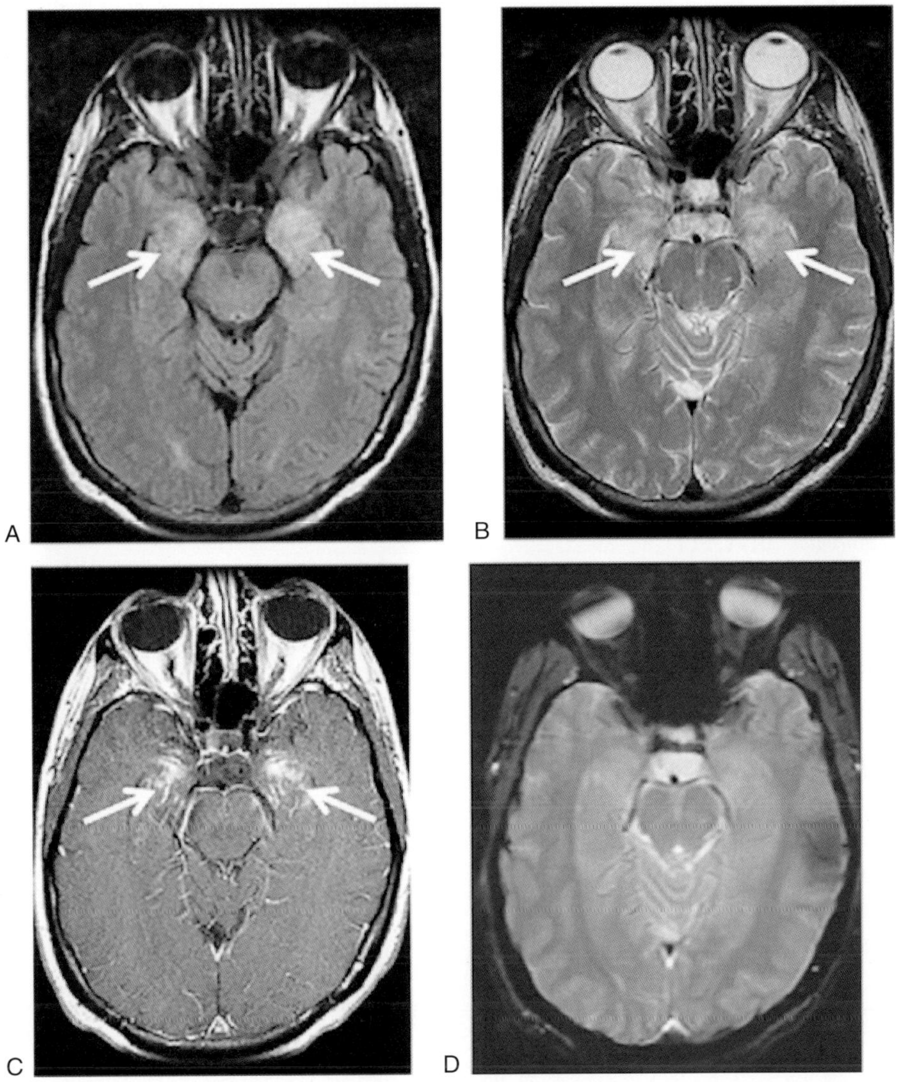

影像表现:MRI 表现为双侧内侧颞叶(海马和杏仁核)对称性 T2W/FLAIR 高信号(图 A 和图 B),增强后病灶呈明显强化(图 C),未见出血(图 D)。

讨论:边缘系统脑炎是临床最常见的副肿瘤综合征,常见于小细胞肺癌患者,并由抗 Hu 自身抗体(见于大约 60%的患者)免疫介导。其他细胞表面抗原,例如,电压门控性钾通道(VGKC)、N-甲基-D-天冬氨酸型受体(NMDAR)和 α-氨基-3-羟基-5-甲基-4-异唑丙酸受体(AMPAR)也可见于边缘系统脑炎。

MRI 是最敏感的影像学检查(CT 通常表现为正常),病变位于内侧颞叶(海马和杏仁核)、岛叶、扣带回、额叶下部皮质和额下回白质,呈 T1W 低信号、T2W/FLAIR 高信号,无弥散受限,无出血,偶见斑片状强化。

FDG-PET 显示内侧颞叶葡萄糖代谢增高。其他较少见的副肿瘤综合征:

- 脑干脑炎:见于睾丸生殖细胞肿瘤,MRI 表现为位于中脑、脑桥、小脑脚和基底节的 T2W 高信号。

- 副肿瘤性小脑变性：见于乳腺癌、卵巢癌和霍奇金淋巴瘤。MRI 表现为小脑萎缩。

鉴别诊断：

- 癫痫持续状态：常有癫痫发作的临床病史，MRI 常表现为单侧的 T2W/FLAIR 异常信号，与癫痫的临床症状相对应。弥散受限和皮质强化是典型表现。
- 低级别胶质瘤：单侧 T2W 高信号肿块，伴轻度占位效应，通常无强化，可能不易与边缘系统脑炎相鉴别。
- 疱疹性脑炎：常见 DWI 弥散受限、占位效应、强化和出血。临床特征为急性发作的发热性疾病。

参考文献：Darnell RB, Posner JB. Paraneoplastic syndromes affecting the nervous system. *Semin Oncol* 2006;33(3):270–298.

Khan NL, Jeffree MA, Good C, et al. Histopathology of VGKC antibody-associated limbic encephalitis. *Neurology* 2009;72(19):1703–1705.

Kotsenas AL, Watson RE, Pittock SJ, et al. MRI findings in autoimmune voltage-gated potassium channel complex encephalitis with seizures: one potential etiology for mesial temporal sclerosis. *AJNR Am J Neuroradiol* 2014;35(1):84–89.

Voltz R, Gultekin SH, Rosenfeld MR, et al. A serologic marker of paraneoplastic limbic and brain-stem encephalitis in patients with testicular cancer. *N Engl J Med* 1999;340(23):1788–1795.

5a 答案 B。进行性多灶性白质脑病(PML)。PML 的典型影像表现为位于脑室周围白质和皮层下白质的非对称性融合性病灶，增强后无强化。

5b 答案 D。免疫重建炎症综合征(IRIS)。在免疫重建后，可见 PML 病灶强化且 FLAIR 高信号加重，高度符合 IRIS。

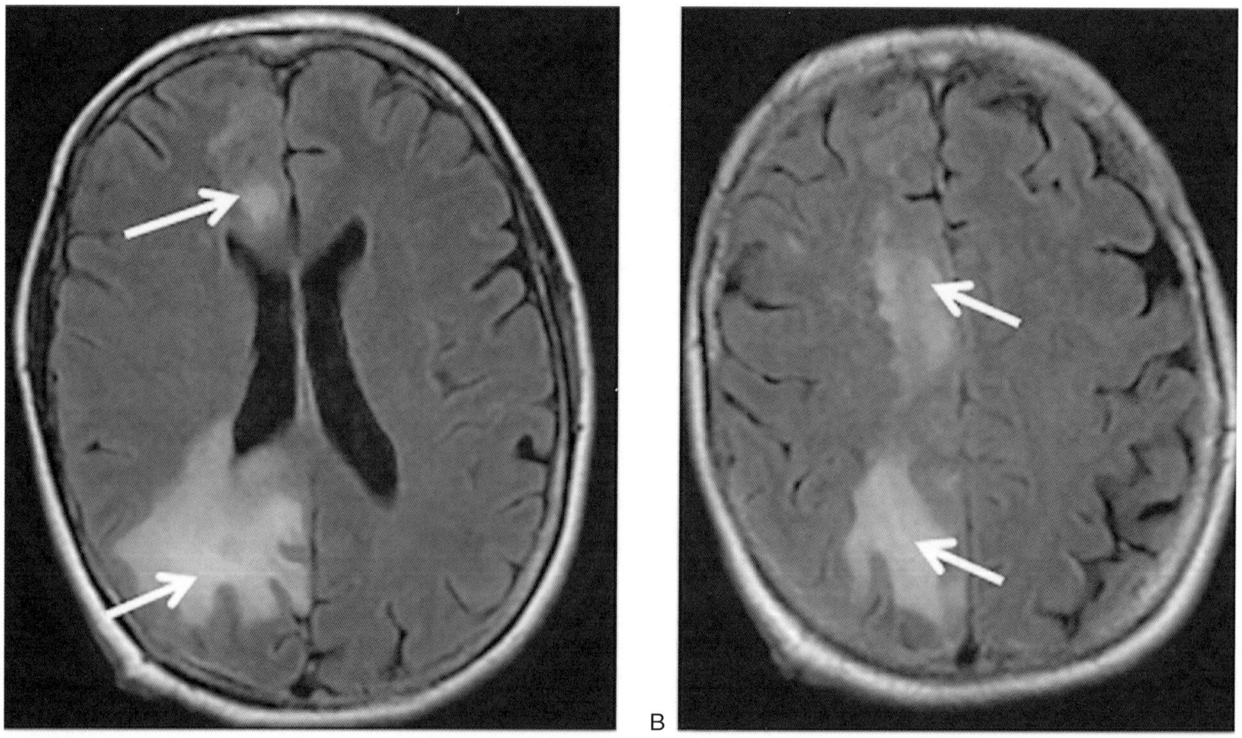

A B

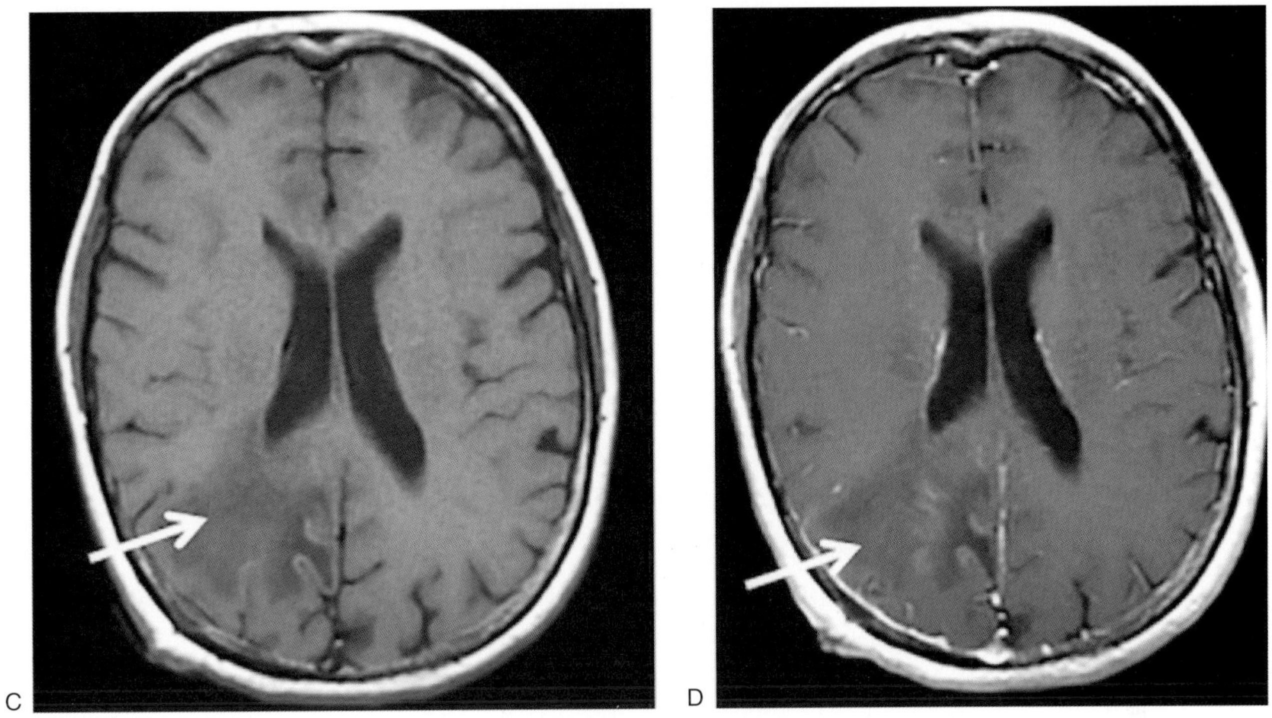

图 1

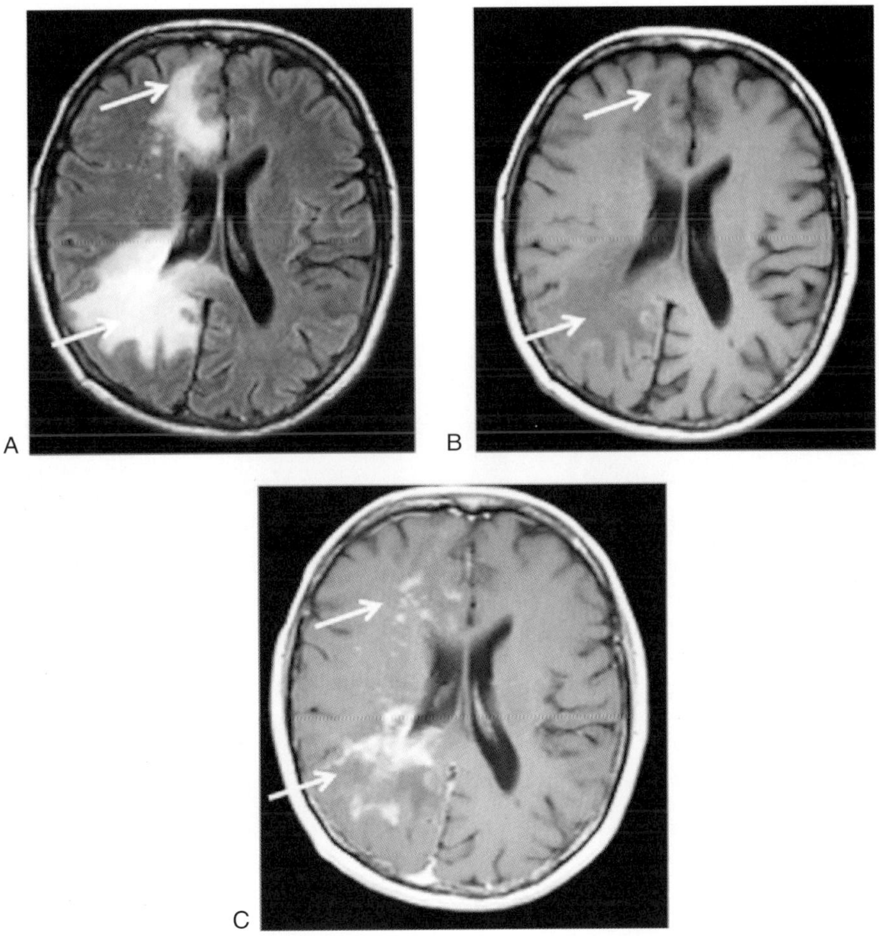

图 2

影像表现:图1右侧额叶和顶枕叶脑白质可见大片融合的病灶,FLAIR呈高信号,累及皮质下U纤维,无占位效应(图A和图B)。增强后无明显强化(图C和图D)。结合临床资料,最可能为进行性多灶性白质脑病。

图2随后复查可见FLAIR高信号加重(图A)且病灶呈明显强化(图B和图C),与IRIS高度相符。

讨论:PML是一种由于JC病毒在免疫抑制状态下再激活而引起的快速进行性并具有潜在致命性的中枢神经系统感染性疾病。主要见于HIV/AIDS患者、器官移植受者或接受单克隆抗体治疗的患者(例如,多发性硬化患者接受那他珠单抗治疗)。影像表现为脑白质广泛的融合性病变,部分呈弥散受限、边缘模糊或结节状斑点状强化。

IRIS具有明显的占位效应,常累及深部灰质结构,强化更显著。PML-IRIS常出现在治疗后免疫功能恢复时,导致由JC病毒抗原介导的剧烈的炎性反应。临床特征、MRI表现和腰椎穿刺后PCR检测脑脊液中存在JC病毒等有助于PML的临床诊断。

参考文献:Carruthers RL, Berger J. Progressive multifocal leukoencephalopathy and JC virus-related disease in modern neurology practice. *Mult Scler Relat Disord* 2014;3(4):419-430.

6a 答案B。肿瘤样脱髓鞘病变。本例弥散不受限,因此不符合脑脓肿的特征;病灶中心无强化,因此不符合淋巴瘤的强化特征;虽然低级别星形细胞瘤为可能的诊断,但是本例患者的年龄、病灶边缘清晰、病灶外周可见T2W环状低信号和薄壁强化均提示肿瘤样脱髓鞘病变的诊断。

6b 答案C。常规临床随访,6~8周复查MRI。由于影像征象存在重叠,短期内复查对于明确诊断很有必要。此外,该类患者有可能复发并发展为临床明确的多发性硬化或视神经脊髓炎,因此也必须进行密切的临床随访。文献报道,与肿瘤相比,肿瘤样脱髓鞘的FDG-PET呈相对低代谢,但对于本例患者来说,如果经验治疗有效,可不必进行FDG-PET检查。

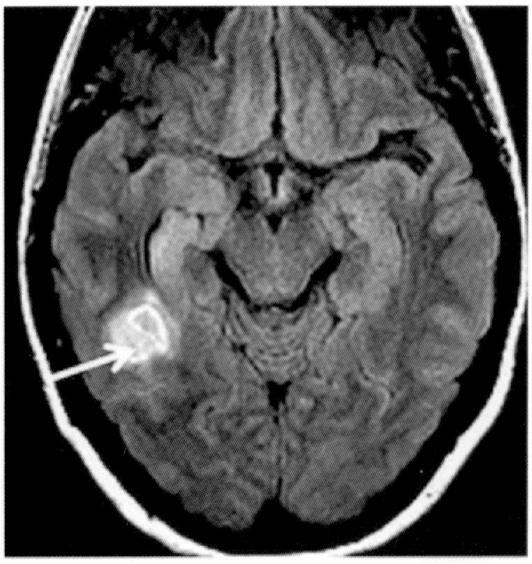
A

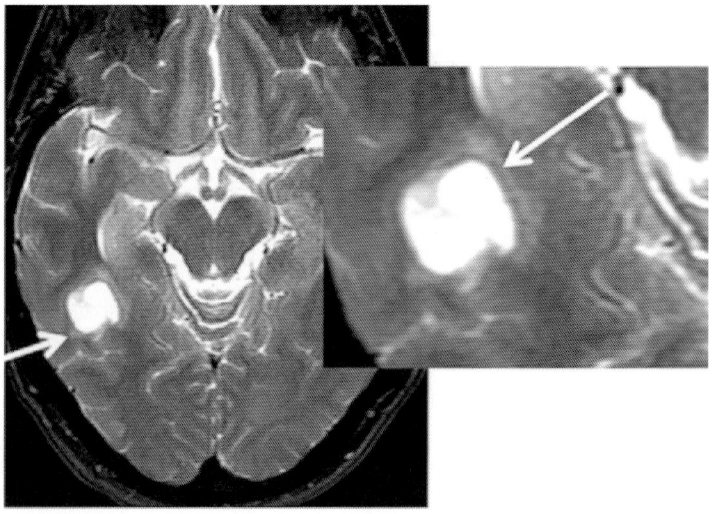
B

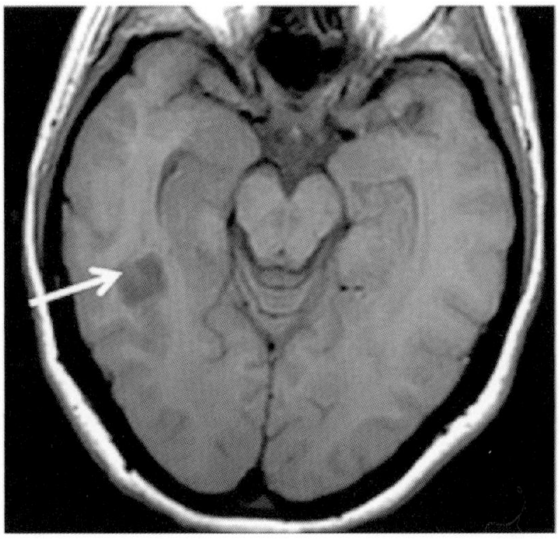

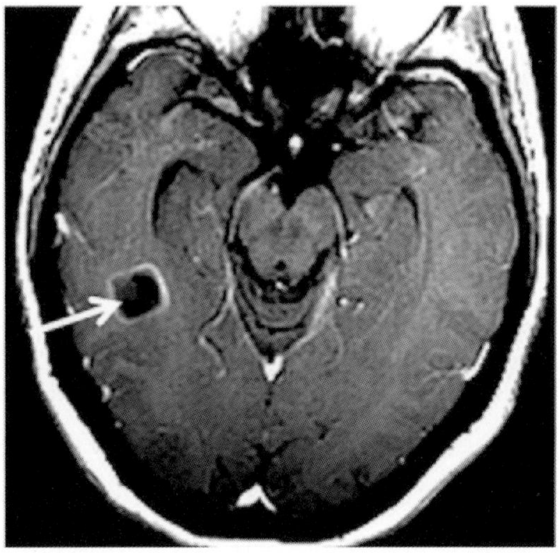

影像表现：T2W 显示病灶外周环状低信号、弥散不受限、增强后病灶呈环形强化，提示肿瘤样脱髓鞘病变的可能性大。

讨论：肿瘤样脱髓鞘病变。

肿瘤样脱髓鞘病变通常呈直径>2cm 的肿块样病变，有占位效应和(或)水肿。大多数病变表现为幕上的局灶性肿块，诊断有一定困难，尤其当患者没有已知的脱髓鞘病史时。与肿瘤或感染相比，病灶外周的 T2W 环状低信号、开环样强化(环口朝向灰质)、CT 图像上的低密度灶在 MRI 上可见强化等影像特征更常见于脱髓鞘病变，肿瘤样脱髓鞘病变的中心或边缘可见弥散受限。肿瘤样多发性硬化病灶的弥散受限程度不如脓肿明显。

在适当的临床条件下，可在活检前先行经验治疗。但是高度怀疑淋巴瘤时除外，因为激素治疗可降低中枢神经系统淋巴瘤的活检可信度。即便是活检，也存在 31%的误诊率，因此常建议重复活检。

短期静脉注射激素治疗的疗效显著，应考虑在 6~8 周内行 MRI 随访复查，尤其是对于那些尚不能完全确诊为肿瘤样脱髓鞘病变的患者，更应注重随访复查。

参考文献：Frederick MC，Cameron MH. Tumefactive demyelinating lesions in multiple sclerosis and associated disorders. *Curr Neurol Neurosci Rep* 2016；16(3)：26.

Pilz G，Harrer A，Wipfler P，et al. Tumefactive MS lesions under fingolimod：a case report and literature review. *Neurology* 2013；81(19)：1654-1658.

7a　答案 A。左侧面部麻木。

7b　答案 C。鼓室段。由于存在神经周围静脉丛，鼓室段近端常可见强化。

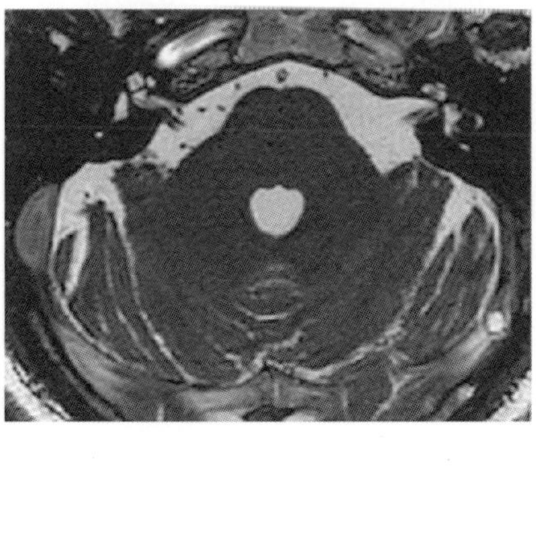

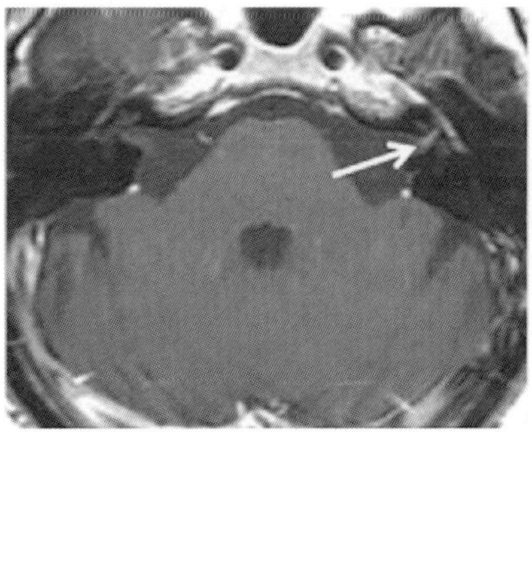

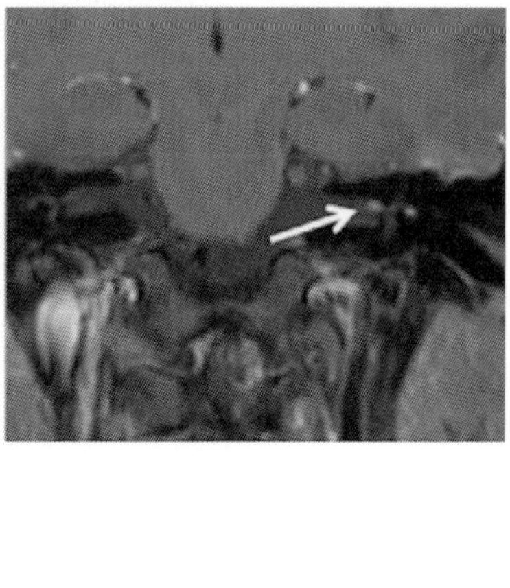

影像表现:左侧面神经的内耳道段和迷路段可见强化(图 B 和图 C),轴位三维 CISS 显示相应部位未见结节或肿块(图 A)。

讨论:Bell 面瘫是一种起因不明的急性周围性面神经麻痹, 单纯疱疹病毒感染可能是 Bell 面瘫的常见病因。当临床出现异常表现时,进行影像学检查的目的是排除其他的潜在病因。

虽然面神经的乳突段、迷路段及内耳道段可呈轻度强化,但是由于存在神经周围静脉丛,因此,面神经膝状神经节和鼓室段近端强化最常见。

Bell 面瘫的特征性影像表现为面神经的异常强化, 通常从内耳道经鼓室段延至面神经膝状神经节(面神经轻度膨大)。临床症状改善后,面神经异常强化仍可持续数月。

其他面神经炎也有类似的表现。Ramsay Hunt 综合征(耳带状疱疹)通常表现为面神经、前庭蜗神经、内耳道及内耳迷路的异常强化,外耳道可见小水疱。在中枢神经系统 Lyme 病累及脑神经的病例中,可见多根脑神经异常强化,其中最常累及第Ⅶ对脑神经。虽然单侧神经受累更常见,但是双侧神经受累具有特征性。

当面神经呈结节状增粗时,需要考虑其他病因,例如,转移、淋巴组织增生性疾病、恶性肿瘤累及周围神经等。

参考文献:Gebarski SS, Telian SA, Niparko JK. Enhancement along the normal facial nerve in the facial canal: MR imaging and anatomic correlation. *Radiology* 1992;183(2):391–394. doi:10.1148/radiology.183.2.1561339.

8a 答案 D。神经系统结节病。根据本例患者的年龄、X 线胸片表现和 ACE 升高,神经系统结节病是最可能的诊断。

8b 答案 A。<1%。孤立性神经系统结节病而没有其他系统受累非常罕见,发生率<1%。

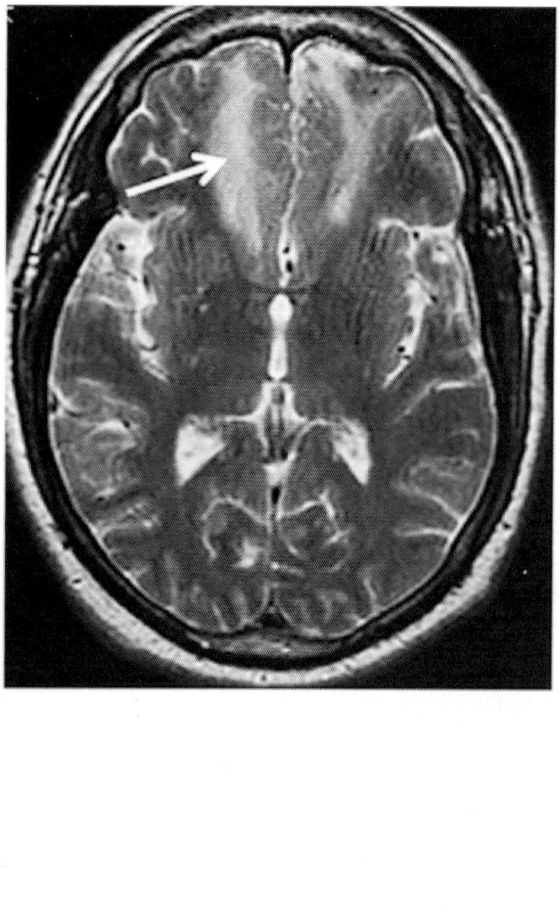
A

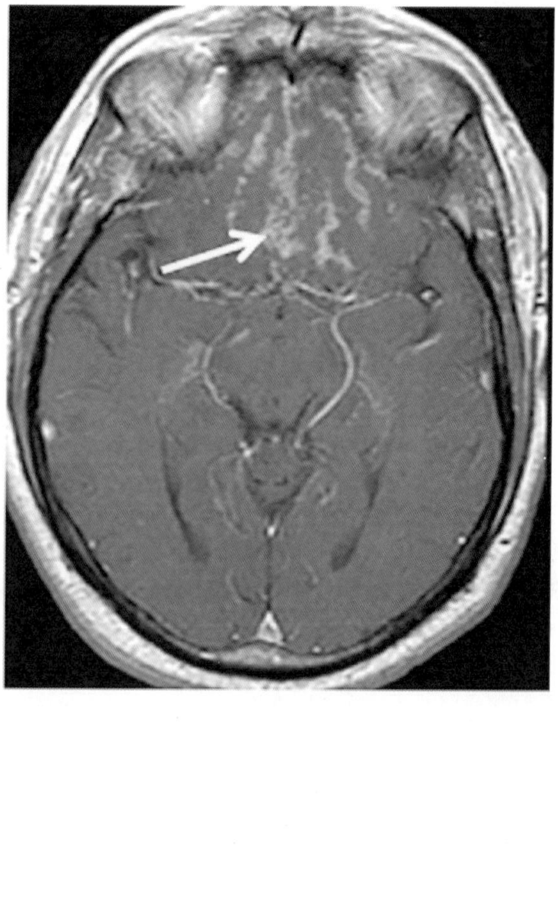
B

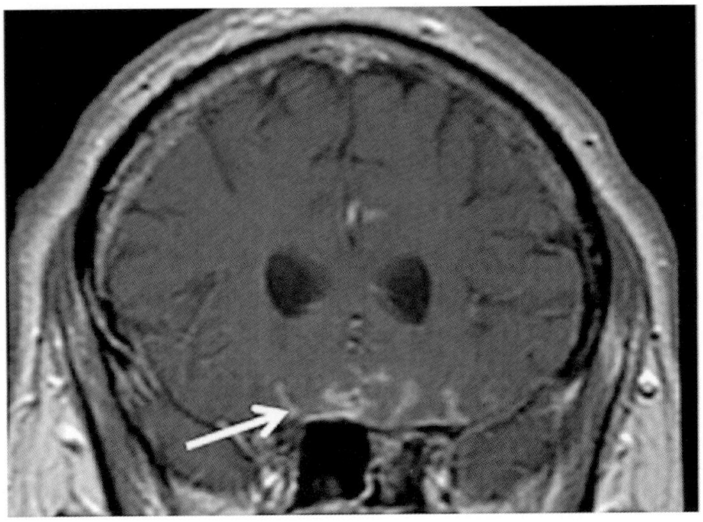

C

影像表现：双侧额下回脑实质可见 T2W 高信号（图 A），沿脑沟可见软脑膜强化（图 B 和图 C）。

讨论：结节病是一种以非干酪样肉芽肿为特征的特发性系统性疾病，其活动期可见血清血管紧张素转换酶（ACE）水平升高，有助于该病的诊断和监测。神经系统结节病的影像表现是非特异性的，因此在没有系统性疾病的情况下，诊断较困难。神经系统结节病易累及脑基底部软脑膜，但也可累及颅内任意部位的脑实质、软脑膜及硬脑膜。虽然激素作为一线治疗，但是治疗方案不完善。

参考文献：Smith AB，Horkanyne-Szakaly I，Schroeder JW，et al. From the radiologic pathology archives：mass lesions of the dura：beyond meningioma-radiologic-pathologic correlation. *Radiographics* 2014；34（2）：295–312.

Smith JK，Matheus MG，Castillo M. Imaging manifestations of neurosarcoidosis. *AJR Am J Roentgenol* 2004；182（2）：289–295.

9a　答案 C。4 个 CNS 典型病灶区域中至少有 2 个区域有单发或多发病灶。4 个 CNS 典型病灶区域（脑室周围、近皮质、幕下或脊髓）中至少有 2 个区域有单发或多发病灶。

9b　答案 B。进行性多灶性白质脑病。进行性多灶性白质脑病是由于 JC 病毒在免疫功能抑制时被再激活，是那他珠单抗治疗的潜在致命性并发症，需要密切的临床监测。

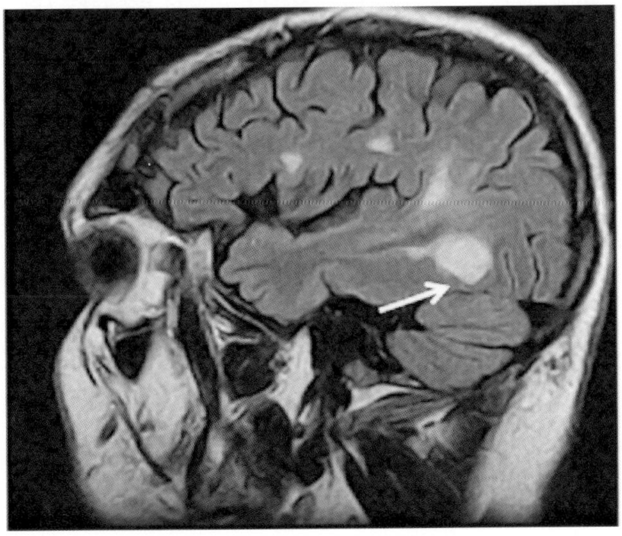

A

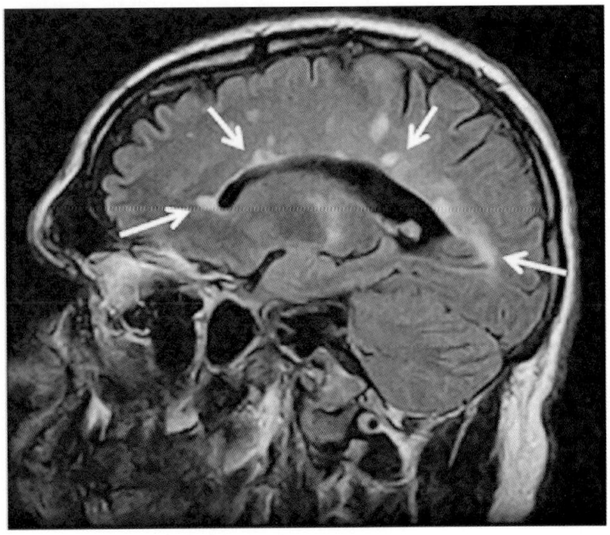

B

影像表现:可见多发性硬化(MS)特征性地位于皮质/皮质下和胼胝体周围的散在卵圆形病灶(图 A 和图 B)。注意:颞叶后部近皮质的较大病灶累及部分皮质(图 A,箭头)。上述影像表现符合 MS 的"空间多发"诊断标准,即病灶分布于脑室周围和皮质下两个区域。

讨论:MS 是一种没有明确病因的中枢神经系统慢性脱髓鞘性疾病,女性好发(约 2:1),多见于高加索人。

MS 有四种主要的临床亚型:

- 复发缓解型 MS(RRMS)(约为 85%)。
- 继发进展型 MS(SPMS)。大部分 RRMS 数年后转变为此型。
- 原发进展型 MS(PPMS)。5%~10%的 MS 患者最初即表现为本型。与临床症状相比,MRI 表现相对较轻。
- 进展复发型 MS(PRMS),包括 PPMS 的复发,该型最少见。

MRI 是评价 MS 的"时间多发"和"空间多发"的关键成像手段,有助于 MS 的明确诊断。

根据《多发性硬化诊断标准:McDonald 标准(2010 修订)》,"空间多发"定义为在特定的中枢神经系统区域,即脑室周围、近皮质、幕下和脊髓出现一个或多个病灶。然而最近的专家共识(MAGNIMS consensus guidelines,*Lancet Neurology*. 2016)提议对 2010 年的诊断标准做进一步修改,例如,三个或以上的脑室周围病灶、纳入视神经作为另一个特定脑区、将皮质病灶(而不仅仅是近皮质病灶)纳入诊断标准。"时间多发"定义为与基线 MRI 相比,MRI 随访出现至少 1 个新的 T2W 高信号或强化病灶,或在任一时间点同时出现强化和不强化病灶。

在 MRI 上,大部分 MS 病灶位于幕上,<10%的病灶位于幕下,病灶通常位于脑室周围沿小静脉走行分布。它们通常呈卵圆形、圆形或条状而平行于侧脑室("Dawson 手指征")。矢状位 FLAIR 可见沿着室管膜交替出现的线条状等信号与高信号,称为"室管膜点线征",是 MS 的早期征象。在 T1W 图像上,约 30%的 MS 斑块呈低信号("黑洞征"),急性期的 T1W 低信号最可能与水肿相关,大部分病灶约在 3 个月内转变为等信号。慢性期的"黑洞征"提示进展性的轴突缺失、细胞外液增多,与神经功能缺失相关。进行性脑萎缩提示不可逆的神经组织损伤,也与神经功能缺失相对应。活动期的 MS 病灶由于血脑屏障被破坏而呈强化,<30%的患者可见强化病灶。典型的非闭合边缘环形强化(马蹄形)见于较大的 MS 病灶。活动期病灶强化是短期表现,通常在 4 周左右消失,一般多发性硬化的病灶在 3 个月之后呈无强化表现。小部分活动期病灶可见弥散受限。

参考文献:Filippi M,Rocca MA,Ciccarelli O,et al. MAGNIMS Study Group. MRI criteria for the diagnosis of multiple sclerosis:MAGNIMS consensus guidelines. *Lancet Neurol* 2016;15(3):292-303.

Lassmann H. The pathologic substrate of magnetic resonance alterations in multiple sclerosis. *Neuroimaging Clin N Am* 2008;18(4):563-576. doi:10.1016/j.nic.2008.06.005.

Osborn AG. *Osborn's brain:imaging,pathology,and anatomy*,1st ed. Salt Lake City,UT:Amirsys Publishing,2013.

Polman CH,Reingold SC,Banwell B,et al. Diagnostic criteria for multiple sclerosis:2010 revisions to the McDonald criteria. *Ann Neurol* 2011;69(2):292-302.

Traboulsee A,Li DK. Conventional MR imaging. *Neuroimaging Clin N Am* 2008;18 (4):651-673.

doi:10.1016/j.nic.2008.07.001.

10 答案 C。Marburg 型多发性硬化。本病典型表现为融合的肿瘤样病变。视神经脊髓炎(NMO)一般不侵犯或仅轻微累及颅脑。Balo 同心圆性硬化(BCS)表现为典型的层样同心圆改变。Susac 综合征的病灶较小,典型表现为胼胝体中央病灶,与本病不符。

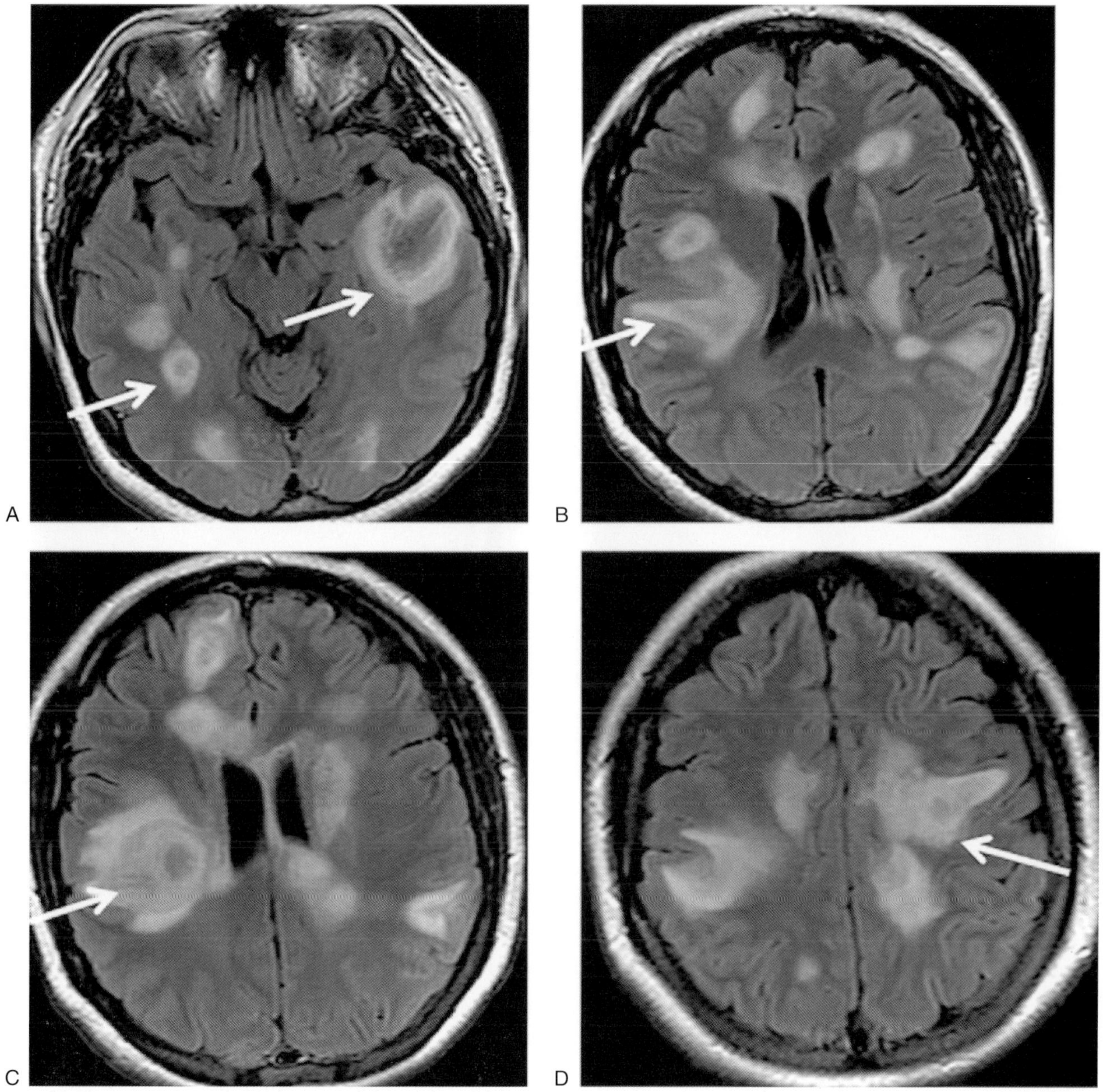

影像表现:FLAIR 显示多发融合的肿瘤样高信号,伴明显的水肿和占位效应(图 A 至图 D)。

讨论:Marburg 型多发性硬化是一种罕见的疾病, 表现为广泛多发的肿瘤样脱髓鞘,伴有明显的炎症和水肿,可见强化和占位效应。严重的急性播散性脑脊髓炎(ADEM)可有极为相似的表现,但是 ADEM 通常见于较年轻患者。Marburg 型多发性硬化的临床病程凶险且具有致命性,治疗主要依靠大剂量激素、血浆置换、免疫球蛋白治疗以及其他缓解病情的药物,预后差,可致严重的神经功能障碍,甚至死亡。

参考文献：Sarbu N, Shih RY, Jones RV, et al. White matter diseases with radiologic-pathologic correlation. *Radiographics* 2016;36(5):1426–1447.

11a　答案 A。胼胝体压部弥散受限。胼胝体压部的 DWI 高信号与 FLAIR 高信号相对应。DWI 高信号的程度不能用 T2 穿透效应解释（在临床实践中，可在 ADC 图上得到确认，题中未提供 ADC 图）。

11b　答案 D。胼胝体变性（MBD）。根据所提供的临床病史，MBD 的可能性大。虽然其他选项也与慢性酒精中毒和肝硬化相关，但根据本例的影像表现，最符合 MBD 的诊断。需要注意的是，MBD 也可与其他选项中的病变共存。

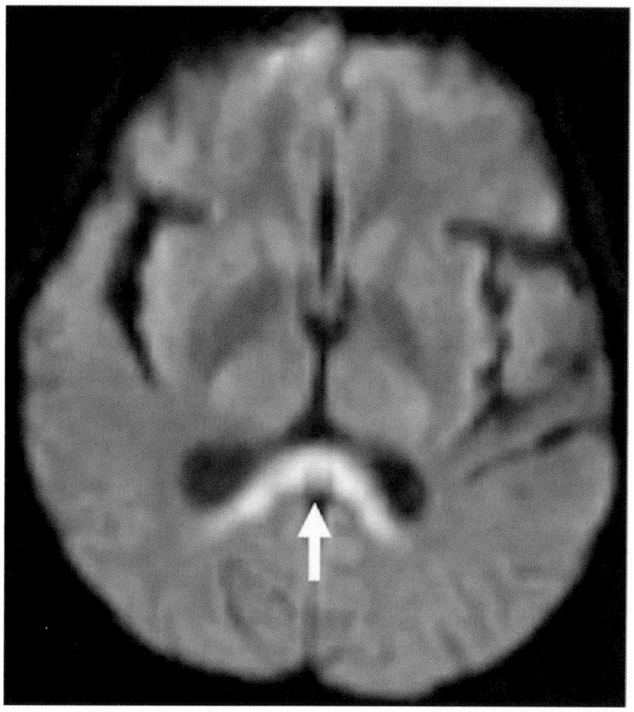
A

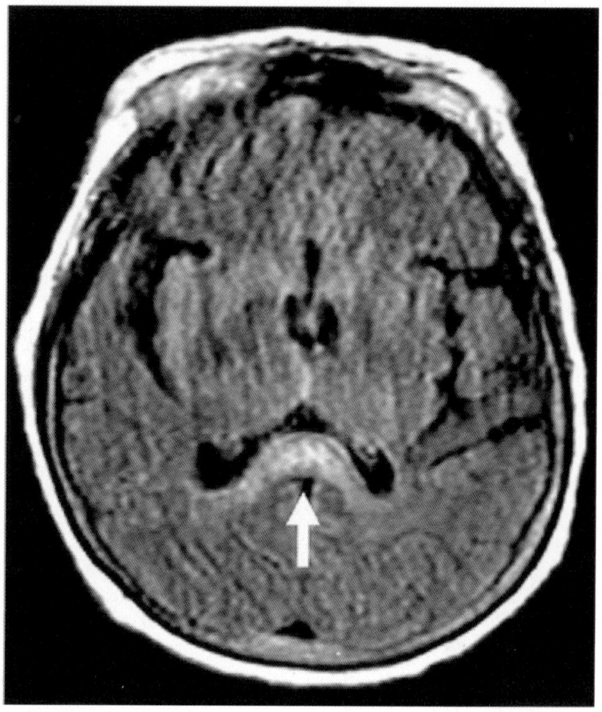
B

影像表现：胼胝体压部弥散受限，表现为 DWI 高信号，与 FLAIR 高信号相对应。需要注意的是，在临床实践中，若 DWI 的高信号与 ADC 图（该例未提供）的低信号相对应，则可证实为弥散受限。

讨论：MBD 是一种罕见的胼胝体坏死性退行性疾病，常见于慢性酗酒者。发病机制尚不明确，慢性酒精中毒和营养不良相关的 B 族维生素缺乏是可能的病因。病变通常累及胼胝体体部并延及胼胝体膝部和压部。需结合临床表现进行综合诊断。在急性期，患者表现为定向障碍和意识混乱，也可有癫痫发作。预后不尽相同，既可出现昏迷、死亡，也可能完全康复。目前，早发现、早诊断使该病的预后得到改善。治疗方案与 Wernicke-Korsakoff 综合征相似，以补充硫胺素、叶酸和 B 族维生素为主。

参考文献：Arbelaez A, Pajon A, Castillo M. Acute Marchiafava-Bignami disease: MR findings in two patients. *AJNR Am J Neuroradiol* 2003;24(10):1955–1957.

Mirsattari SM, Lee DH, Jones MW, et al. Transient lesion in the splenium of the corpus callosum in an epileptic patient. *Neurology* 2003;60(11):1838–1841.

12a　答案 A。中枢神经系统狼疮。在自身抗体阳性的情况下，本例所见的位于皮质/皮质-皮质下交界区的强化病灶，与狼疮的神经精神症状高度符合。其他选项可有类似的影像学表现，但是不伴有自身抗体阳性。

12b 答案 B。脑卒中。中枢神经系统狼疮也可伴有大血管闭塞性疾病(LVOD)，可表现为脑卒中。因此，对于年轻的 LVOD 患者来说，需要考虑中枢神经系统狼疮的可能。

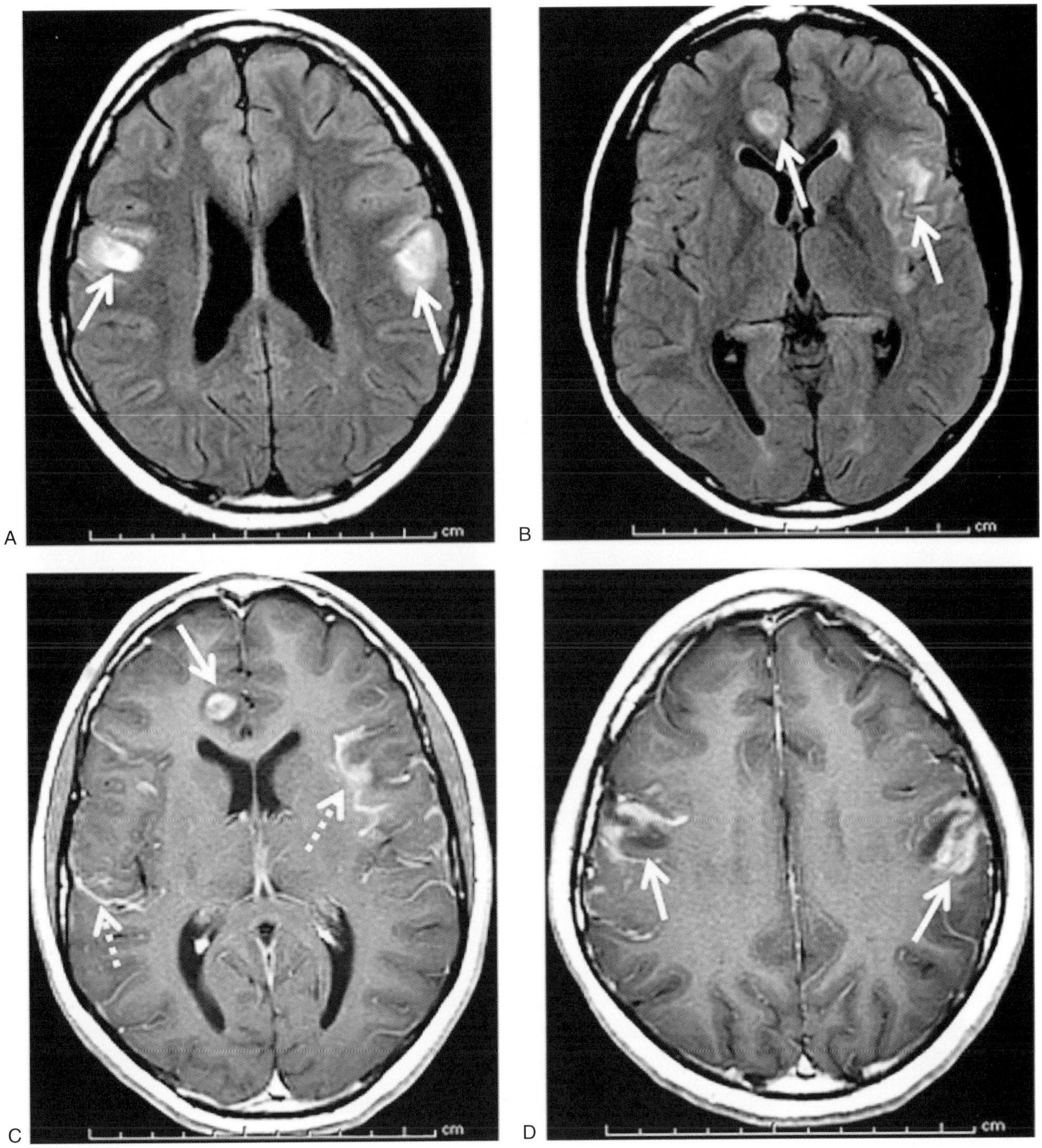

影像表现：双侧皮质/皮质下病灶多发的 FLAIR 高信号(图 A 和图 B)，增强 T1W 病灶可见强化(图 C 和图 D)。注意：部分病灶可见软脑膜强化(图 C，虚箭头)。

讨论:系统性红斑狼疮是一种慢性多系统受累的自身免疫性系统性疾病。好发于女性[女:男为(7~15):1],尤其以育龄期女性为主。神经精神症状包括脑血管疾病、认知功能障碍、癫痫、精神病和周围神经系统疾病。患者可有其他系统病变,例如,伴有持续性蛋白尿的肾炎、白细胞减少症、关节炎、抗核抗体和抗 dsDNA 抗体等血清学标志物阳性。癫痫是早期的症状之一。此外,血液的高凝状态或心源性栓子可导致大血管闭塞性疾病或脑卒中。需要与其他类型的血管炎、原发性中枢神经系统血管炎或神经系统结节病相鉴别。临床表现是鉴别诊断的关键。

参考文献:Joseph V,Anil R,Aristy S. Neuropsychiatric systemic lupus erythematosus:a diagnostic conundrum. *J Clin Med Res* 2016;8(10):757-759.

Mitsias P,Levine SR. Large cerebral vessel occlusive disease in systemic lupus erythematosus. *Neurology* 1994;44:385-393.

Pomper MG,Miller TJ,Stone JH,et al. CNS vasculitis in autoimmune disease:MR imaging findings and correlation with angiography. *AJNR Am J Neuroradiol* 1999;20(1):75-85.

13a 答案 B。多发性脑神经病变。基底池强化,以右侧显著,包括病灶延至右侧第Ⅶ、第Ⅷ对脑神经的脑池段,并扩展至右侧 Meckel 腔(图 A),提示患者多发性脑神经病变。多发性脑神经病变可与其他多种硬脑膜-蛛网膜(硬脑膜)及软脑膜-蛛网膜(软脑膜)病变并存。

13b 答案 A。结核性脑膜炎。结核性脑膜炎通常表现为基底池渗出和基底脑膜强化。虽然其他选项(选项 B~D)也有脑膜强化,但不以基底脑膜强化为特征。

13c 答案 D。神经系统结节病。神经系统结节病是最适当的答案,理由如上题所述,其他选项虽然可见脑膜强化,但不以基底脑膜强化为特征。表现为基底脑膜强化的其他疾病还包括韦氏肉芽肿和真菌感染。

14 答案 B。IgG4 相关性疾病。临床资料提示患者合并自身免疫性胰腺炎,结合影像表现,高度提示为 IgG4 相关性肥厚性硬脑膜炎。

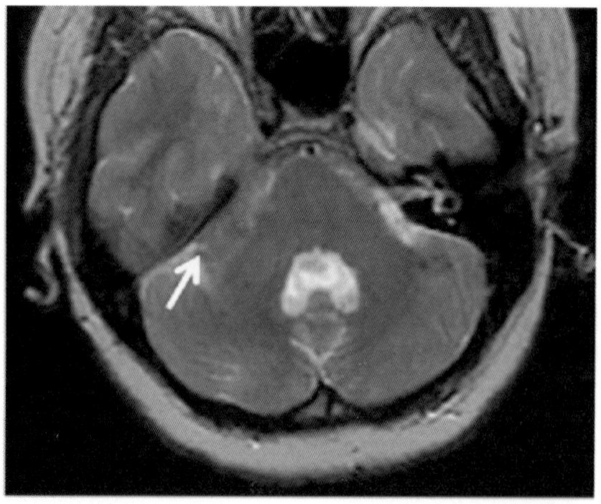
A

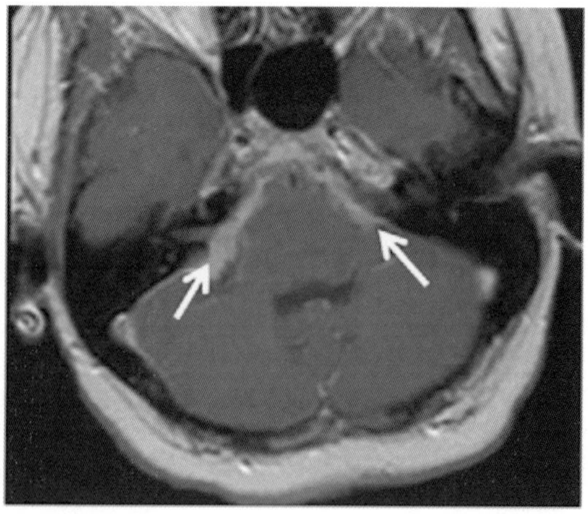
B

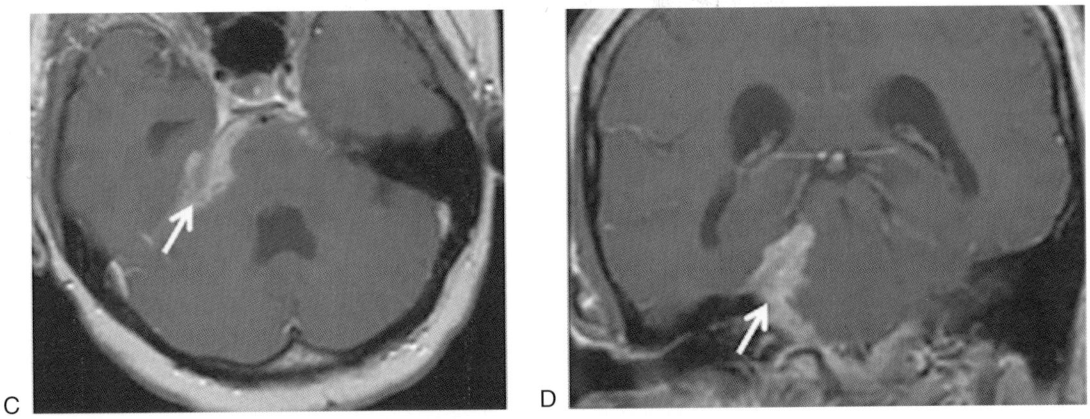

图 1

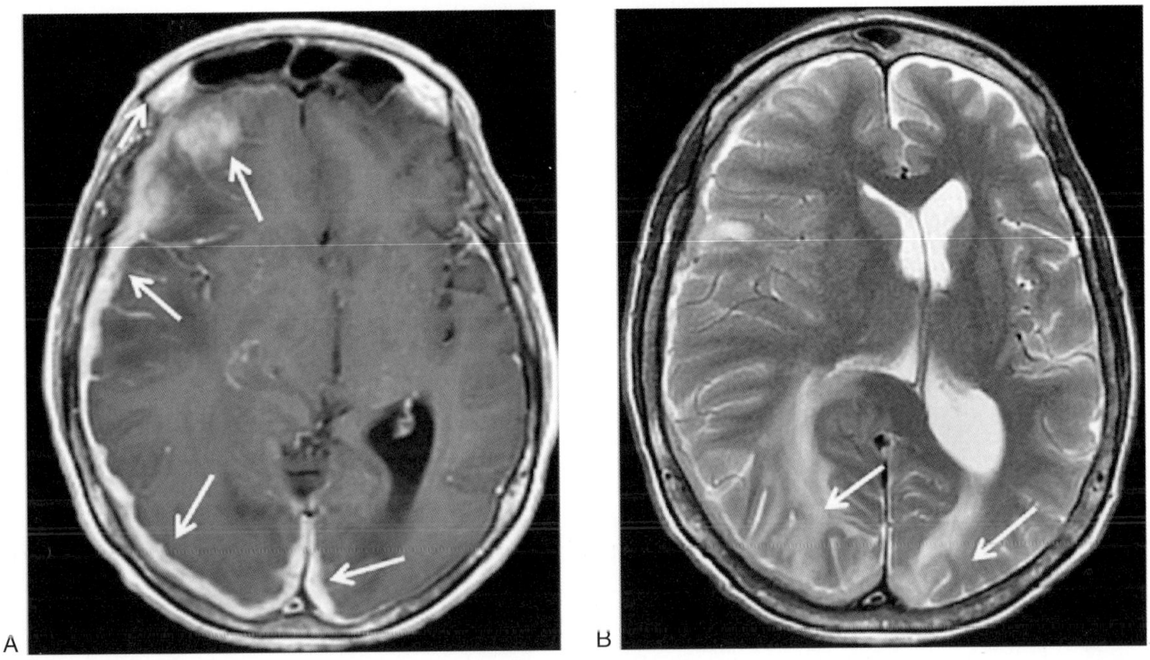

图 2

影像表现：图 1 桥前池、桥小脑角不规则强化的软组织密度影，且沿右侧第Ⅶ、第Ⅷ对脑神经复合体及三叉神经蔓延。

图 2 右侧大脑半球和左侧枕叶内侧硬脑膜弥漫性强化（图 A），伴有双侧枕叶内侧脑实质 T2W 高信号（图 B），结合提供的临床资料，高度符合 IgG4 相关性肥厚性硬脑膜炎。

讨论：基底池渗出/脑膜强化具有宽泛的鉴别诊断范畴。真菌感染和其他肉芽肿性疾病，例如，结节病、结核、韦氏肉芽肿都有该表现。重点需要注意的是，这些病变不但累及基底脑膜，也可表现为更广泛的脑膜，甚至脑实质受累。

脑膜强化方式可表现为硬脑膜（硬脑膜-蛛网膜）强化，见于脑膜瘤或低颅压；或表现为软脑膜（软脑膜-蛛网膜）强化，见于脑膜癌病或脑膜脑炎；或硬脑膜和软脑膜均强化。脑膜强化表明病变有脑脊液播散的风险，尤其当怀疑转移性病变时，应尽早进行脑脊液检查。

本题第二例 IgG4 相关性肥厚性硬脑膜炎是表现为硬脑膜强化伴有脑实质受累的另一个病例。IgG4 相关性疾病（IgG-RD）是一种免疫介导的纤维炎性疾病，可累及多系统，包括颅内和颅外病变，例如，胰腺炎、涎腺炎、泪囊炎、淋巴结病、甲状腺炎、胆管炎和肺部病变。

颅内受累既可累及硬脑膜，也可累及脑实质，但并不总是累及脑实质。另外，垂体炎和眼眶炎性假瘤也与 IgG4 相关性疾病有关。值得注意的是，许多先前认为是特发性肥厚性硬脑膜炎的病例也可能是 IgG4 相关性疾病。

鉴别诊断：需与结核、结节病、真菌感染、韦氏肉芽肿、转移瘤、不典型脑膜瘤、继发性中枢神经系统淋巴瘤等进行鉴别，临床特征是鉴别诊断的关键。

参考文献：Lu LX, Della-Torre E, Stone JH, et al. IgG4-related hypertrophic pachymeningitis: clinical features, diagnostic criteria, and treatment. *JAMA Neurol* 2014; 71(6): 785-793.

Smirniotopoulos JG, Murphy FM, Rushing EJ, et al. Patterns of contrast enhancement in the brain and meninges. *Radiographics* 2007; 27(2): 525-551.

Toyoda K, Oba H, Kutomi K, et al. MR imaging of IgG4-related disease in the head and neck and brain. *AJNR Am J Neuroradiol* 2012; 33(11): 2136-2139.

15a 答案 A。MR 波谱成像。MR 波谱成像是进一步诊断本例病变的最佳无创性检查方法，因为某些高级别肿瘤，例如，高级别胶质瘤，可表现为胆碱峰升高。MR 灌注成像可能有一定诊断价值，但是 CT 灌注成像因其软组织分辨率低而难以进行明确诊断。MRA 和短期 MR 复查都不是评估脑干异常信号的最佳方法。

15b 答案 A。胆碱峰明显升高。由于快速细胞更新和正常神经胶质组织缺失，肿瘤可表现为胆碱峰明显升高和 NAA 峰下降。脂质峰可见于伴有坏死的较高级别肿瘤。

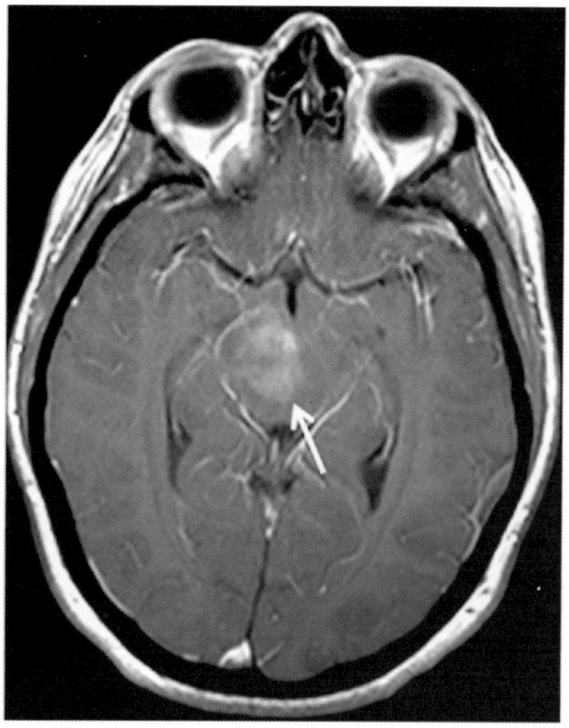
A

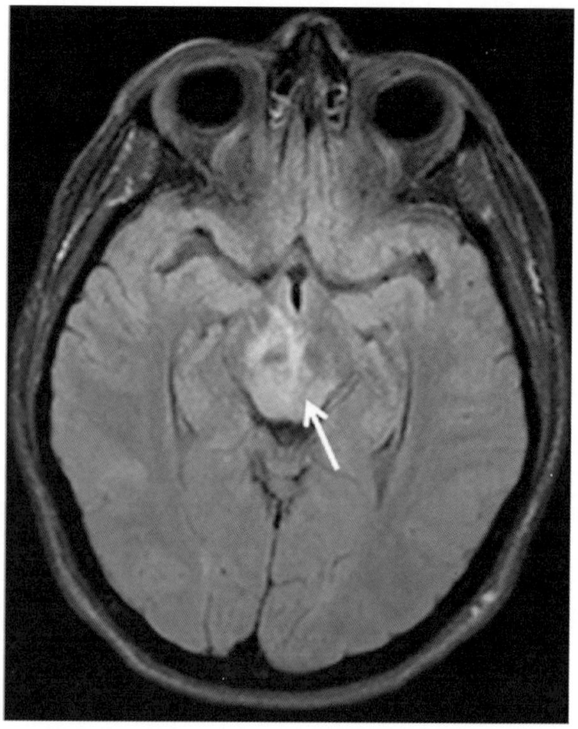
B

图 1

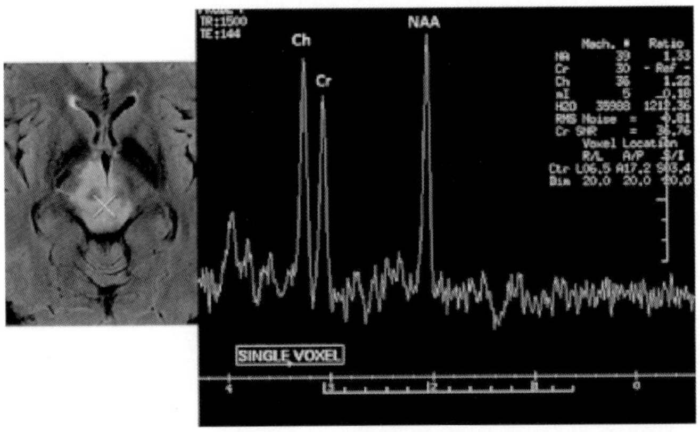

图 2

影像表现：图 1 累及中脑-间脑结合部(MDJ)的病变呈不均匀强化(图 A)，FLAIR 呈高信号且表现为膨胀性浸润(图 B)。

图 2 单体素波谱在 TE 为 144ms 时，显示 3.22ppm 胆碱峰轻度升高。正常的波谱表现为胆碱峰略低于 3.03ppm 的肌酸峰，2.01ppm 的 NAA 峰最高，无明显的乳酸峰（当 TE 为 144ms 时，位于 1.3ppm 呈倒置峰）或脂质峰(位于 1.2~1.4ppm)。

讨论：白塞病是一种病因不明的多系统炎性疾病，可有多种中枢神经系统侵犯表现，最常累及中脑-间脑结合部(MDJ)(如本例所示)，其次是脑干、端脑、小脑和基底节。血管炎是该病的特征性表现，最常发生于静脉系统。很少有脊髓受累的报道。主要为非出血性病变，出血罕见。少数情况下，大脑半球病变可位于皮质下白质。急性期使用激素作为一线治疗，疗效良好；对于复发或病程进展的部分患者，需使用咪唑硫嘌呤等对症治疗方案。

鉴别诊断：需与浸润性脑干星形细胞瘤、SLE 或非白塞病性血管炎、结节病等鉴别。仅根据影像表现无法排除低级别/间变性的浸润性星形细胞瘤，因为它们也可表现为胆碱峰轻度升高、强化和灌注异常。结节病表现为脑室周围的融合性白质病变和脑膜强化，这两者在神经白塞综合征均少见。SLE 和非白塞病性血管炎表现为皮质下病变，脑干受累相对少见。

参考文献：Kalra S，Silman A，Akman-Demir G，et al. Diagnosis and management of Neuro-Behçet's disease：international consensus recommendations. *J Neurol* 2014；261(9)：1662-1676.

Koçer N，Islak C，Siva A，et al. CNS involvement in neuro-Behçet syndrome：an MR study. *AJNR Am J Neuroradiol* 1999；20(6)：1015-1024.

Yeo M，Lee HL，Cha M，et al. Neuro-Behçet disease presenting as a solitary cerebellar hemorrhagic lesion：a case report and review of the literature. *J Med Case Rep* 2016；10(1)：360.

16a 答案 B。Susac 综合征。Susac 综合征的典型三联征为脑病、视网膜分支动脉阻塞所致的视野异常、耳聋。Lyme 病和多发性硬化有类似的白质异常，但通常不影响听力。眼性偏头痛可致短暂性单眼失明，但是没有固定的双侧视野缺损。本题所有选项均可导致 FLAIR 信号异常，只有结合病史和临床检查才能进一步缩小鉴别诊断范围。

16b 答案 D。眼底荧光素血管造影。眼底荧光素血管造影是评估视网膜动脉阻塞的最佳方法，是明确诊断的必要手段。

16c 答案 C。图 B,胼胝体中部病灶。

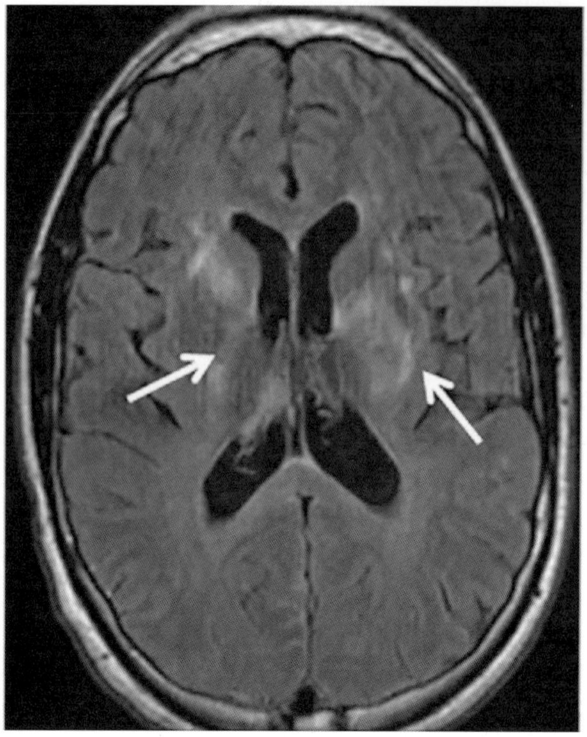

A

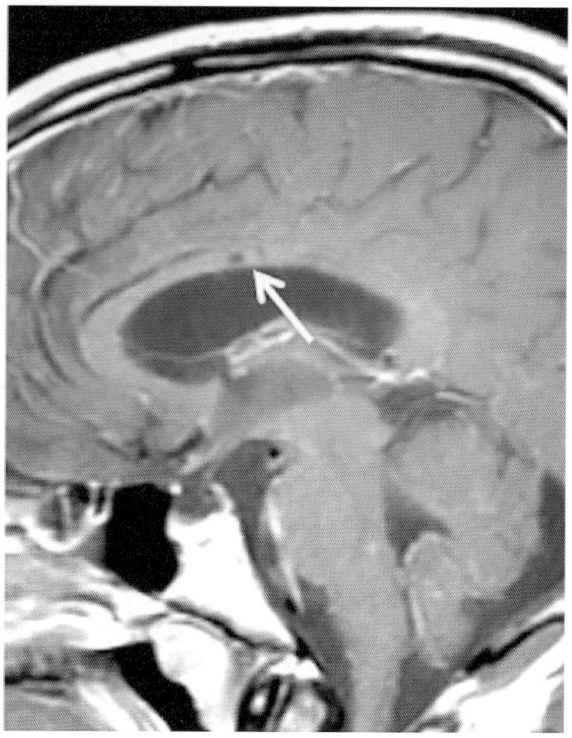

B

影像表现:双侧基底节、丘脑多发 FLAIR 高信号(图 A),胼胝体中部可见病灶(图 B),结合本例的临床表现,后者为 Susac 综合征的特征性表现(与多发性硬化的病灶分布于胼胝体间隔交界面不同)。

讨论:Susac 综合征是一种微血管病变,表现为脑病、视网膜分支动脉阻塞所致的视觉异常和耳聋三联征。该病更多见于女性(男女比例为 1:3),好发年龄为 20~40 岁。病因不明,但是免疫介导的血管内皮细胞病可导致大脑、视网膜及耳蜗动脉阻塞,从而出现微梗死灶。因此,Susac 综合也称为 SICRET 综合征,即耳蜗视网膜脑组织的小梗死。

影像表现为多发的白质病变并累及胼胝体,与多发性硬化很相似。Susac 综合征的特征是胼胝体中部受累,而多发性硬化则累及胼胝体间隔交界面。急性期病灶可见强化,30%的患者可见软脑膜强化,70%的患者可见深部灰质受累(基底节/丘脑)。随着脑病的症状缓解,脑白质病变逐渐消退,可见明显的脑萎缩。

常见的临床症状包括头痛、性格改变、记忆障碍、构音障碍、眩晕、感音神经性耳聋(通常为中低频率,伴有耳鸣)、单眼或双眼的部分视力受损和暗点。眼底荧光素血管造影可明确有无视网膜分支动脉阻塞。鉴于影像表现为相对非特异性,详细的临床病史和检查是明确诊断的关键。该病为自限性疾病,病程可持续 2~4 年。治疗方法包括激素、多价免疫球蛋白、免疫抑制剂治疗和人工耳蜗植入。

鉴别诊断:多发性硬化(深部脑灰质相对不受累);需特别注意与急性播散性脑脊髓炎(ADEM)鉴别,这是由于 Susac 综合征、Lyme 病或年龄相关的微血管病变(无眼或耳蜗受累)经常累及深部灰质。Susac 综合征的特征是胼胝体中部受累,而多发性硬化和急性播散性脑脊髓炎主要累及胼胝体间隔交界面。

参考文献:Demir MK. Case 142:Susac syndrome. *Radiology* 2009;250(2):598-602.

Saenz R, Quan AW, Magalhaes A, et al. MRI of Susac's syndrome. *AJR Am J Roentgenol* 2005;184(5):1688-1690.

Susac JO. Susac's syndrome. *AJNR Am J Neuroradiol* 2004;25(3):351-352.

17　答案 B。寡克隆区带。本例诊断为右侧视神经炎伴多发性硬化。脑脊液检查可见寡克隆区带。蛋白细胞分离见于 Guillain-Barré 综合征。

18　答案 C。颈椎 MRI，评估脊髓。年轻患者出现双侧视神经强化和四肢无力，应高度怀疑视神经脊髓炎(MO)。与多发性硬化不同，NMO 通常累及双侧视神经。NMO 常可见脊髓的长节段病变，颈髓病变较胸髓更常见，增强后病变可强化，也可不强化。

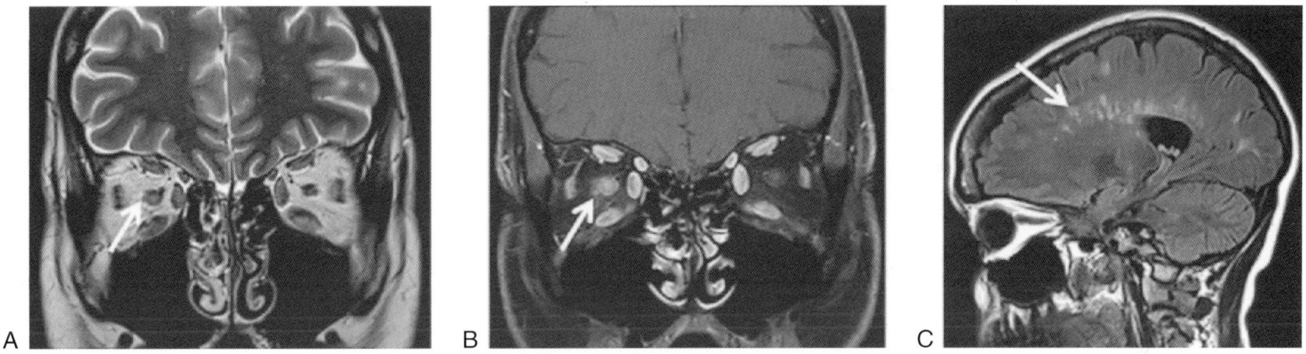

图 1

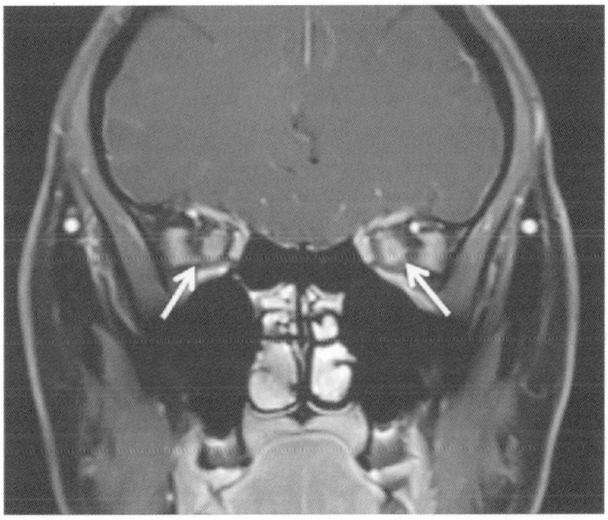

图 2

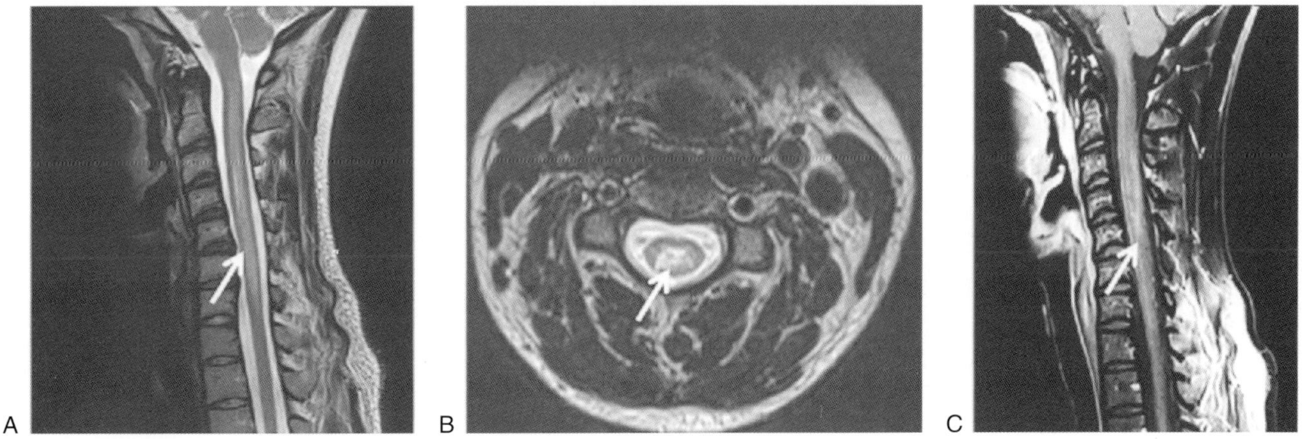

图 3

影像表现：图 1 冠状位 T2 和冠状位增强脂肪饱和 T1 图像显示右眼球后视神经增粗，呈高信号，并可见强化。矢状位 FLAIR 图像显示胼胝体和半卵圆中心多发卵圆形高信号。

图 2 冠状位增强脂肪饱和 T1 图像显示双侧视神经强化(图 A)。

图 3 矢状位 T2 和轴位 T2 图像显示颈髓轻度膨胀伴长节段高信号(图 A 和图 B)。矢状位增强脂肪饱和 T1W 图像显示脊髓呈条带状强化(图 C)。

讨论：视神经炎(ON)是视神经的炎症性病变。视神经是大脑的延伸部分，其髓鞘形成是独特的。与其他脑神经不同，视神经是由少突胶质细胞髓鞘化，而不是由施万细胞髓鞘化，而施万细胞髓鞘化是周围神经系统的特征。此外，视神经鞘膜是颅内硬脑膜的延续。

视神经炎的典型三联征为视力下降、眶周疼痛和色觉障碍。最常见的病因是多发性硬化，因此视神经炎的发生率也反映了多发性硬化的发生率。

视神经炎的其他病因包括脱髓鞘病变(例如，视神经脊髓炎)或其他较少见的病因，例如，自身免疫性疾病(例如，结节病、系统性红斑狼疮等)、感染和类感染病变(例如，梅毒、结核等)、炎症性病变(例如，鼻窦炎等)和接种后免疫性疾病(例如，接种麻疹和风疹疫苗等)。

MRI 是首选的检查方法，视神经表现为 T2W、FLAIR 高信号，强化或无强化。多发性硬化的视神经炎通常为单侧发病，而视神经脊髓炎为双侧发病。视神经鞘膜炎症(神经束膜炎)表现为平行的硬脑膜强化，呈轨道征。严重的多发性硬化可伴有神经鞘膜炎和视神经炎。神经鞘膜炎的其他病因在下文的鉴别诊断中阐述。

激素治疗是主要治疗方法。

鉴别诊断：需与多发性硬化(通常为单侧视神经炎、脊髓的短节段病变、病程呈多期相、脑内存在脱髓鞘斑块)、视神经脊髓炎(双侧视神经炎、脊髓的长节段病变、脑内受累时病变分布在室管膜周围)、缺血(无痛，可见视神经弥散受限)、感染(通常伴有筛窦或蝶窦感染)、视神经胶质瘤(病灶较大、视神经常见扭曲和强化、呈长节段病变、与神经纤维瘤病Ⅰ型相关)相鉴别。高达 75%的女性患者和 35%的男性患者最初表现为视神经炎，最终发展为多发性硬化。

参考文献：Atkins EJ，Biousse V，Newman NJ. The natural history of optic neuritis. *Rev Neurol Dis* 2006；3(2)：45–56.

Cornblath WT，Quint DJ. MRI of optic nerve enlargement in optic neuritis. *Neurology* 1997；48(4)：821–825.

Kupersmith MJ，Alban T，Zeiffer B，et al. Contrast-enhanced MRI in acute optic neuritis：relationship to visual performance. *Brain* 2002；125(4)：812–822.

第 3 章　颅骨、脑室病变与发育异常

Hisham M. Dahmoush, Shyam Sabat, Sathish Kumar Dundamadappa, Prachi Dubey

问题

1　患者男，40 岁，头部轻微钝器伤后，急性头痛伴意识状态改变，关键图像如下所示。

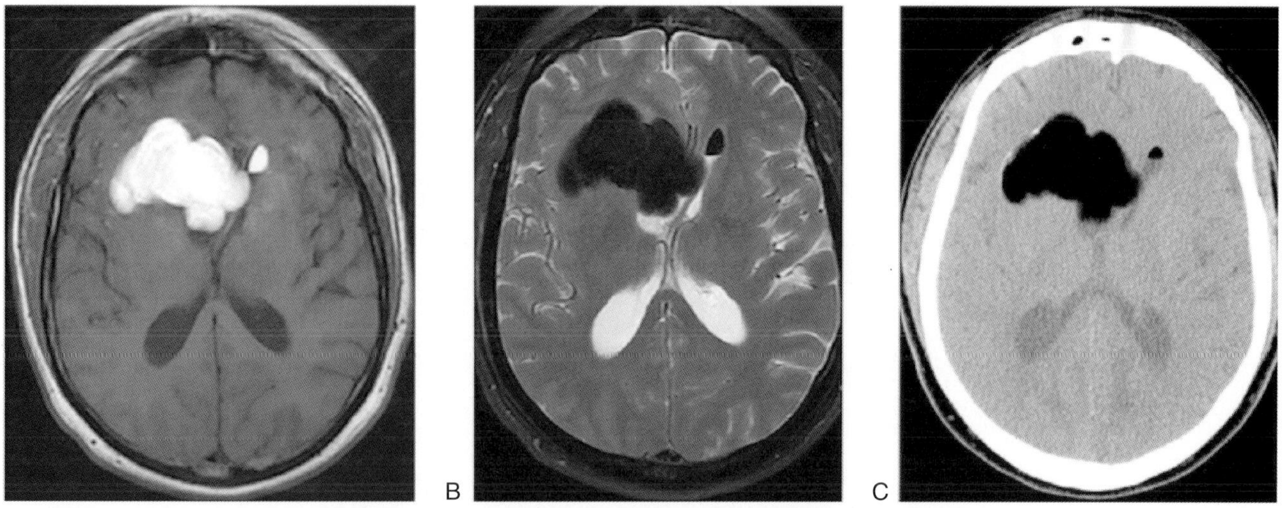

A　B　C

1a　最可能的诊断是：

A.胶样囊肿脑室内破裂　B.皮样囊肿脑室内破裂

C.脑室积气　D.亚急性脑室内血肿

1b　如图 A 所示，关于平扫 T1W 病灶内高信号的最合理的解释是：

A.脂肪　B.脂质的/蛋白质的成分

C.出血成分　D.钙化

2 患者男,40 岁,慢性头痛,近来恶心、呕吐加剧。初次检查的关键图像如下所示。

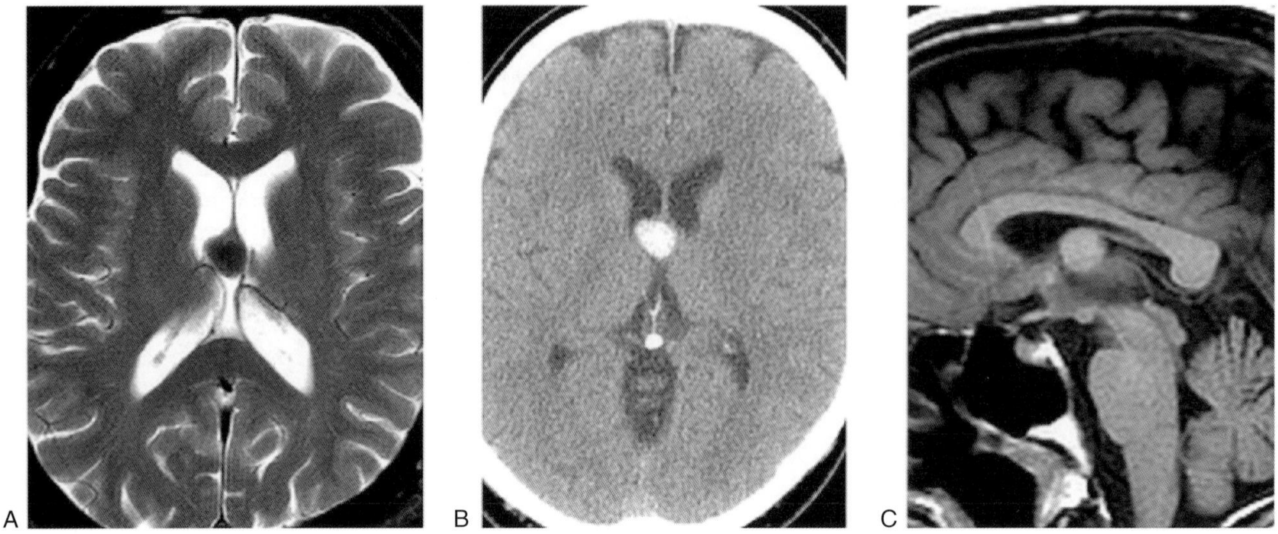

2a 根据以上图像,最可能的诊断是:

A.脑室内脑膜瘤　　B.胶样囊肿

C.室管膜下巨细胞星形细胞瘤　　D.中枢神经细胞瘤

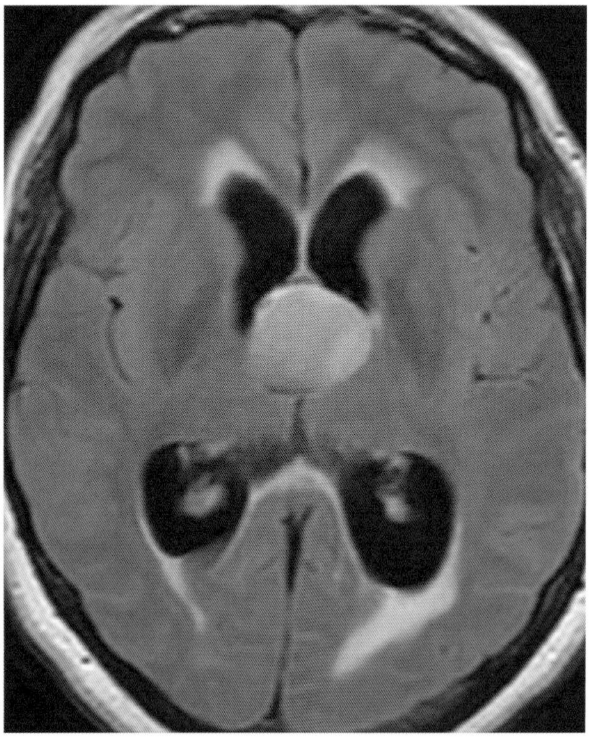

2b 上图中,关于脑室周围脑白质 FLAIR 高信号的最合理的解释是:

A.脑室周围脑白质软化症(PVL)　　B.颗粒性室管膜炎

C.间质性脑水肿　　D.慢性脑微血管病

3　患者男，70 岁，进行性认识功能障碍和步态异常，行 MRI 检查进一步评估病情，关键图像如下所示。

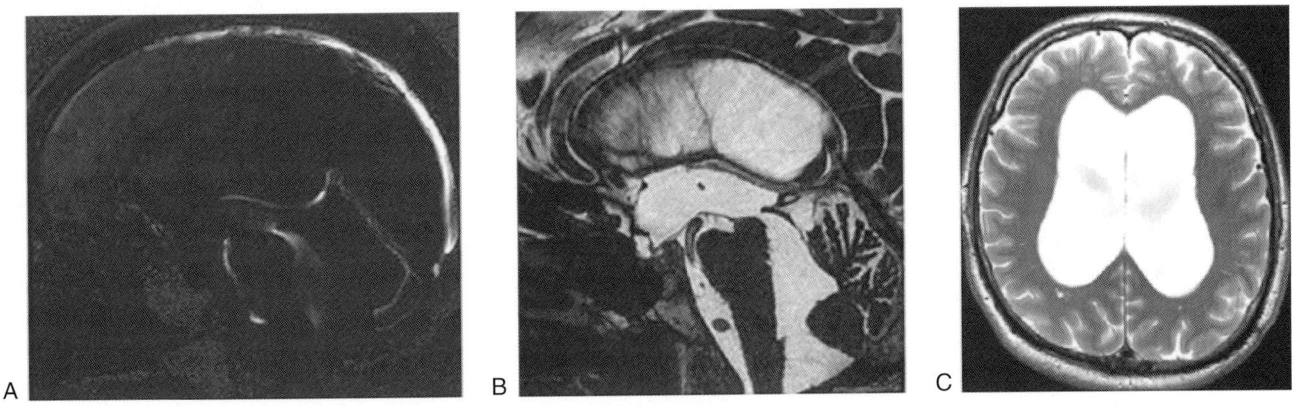

3a　根据以上影像表现和临床症状，最可能的诊断是：

A.中脑导水管狭窄　　B.顶盖胶质瘤

C.特发性正常压力性脑积水(iNPH)　　D.老年性脑白质萎缩

3b　下列哪项检查有助于诊断特发性正常压力性脑积水？

A.粗针腰椎穿刺　　B.CT 脊髓造影

C.经颅多普勒超声检查　　D.Florbetapir 淀粉样蛋白成像

4　以下是 1 例新生儿先天性畸形的关键 MRI 图像。

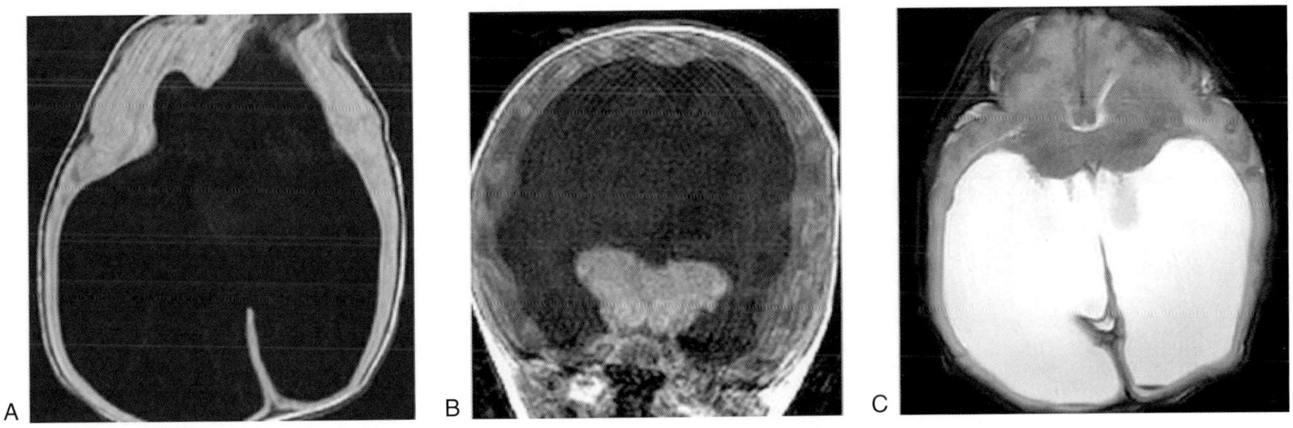

根据以上图像，最可能的诊断是：

A.轻微型前脑无裂畸形　　B.半脑叶型前脑无裂畸形

C.无脑叶型前脑无裂畸形　　D.脑叶型前脑无裂畸形

5 CT图像显示脑室系统重度扩大,行MRI检查进一步评估病情,关键图像如下所示。

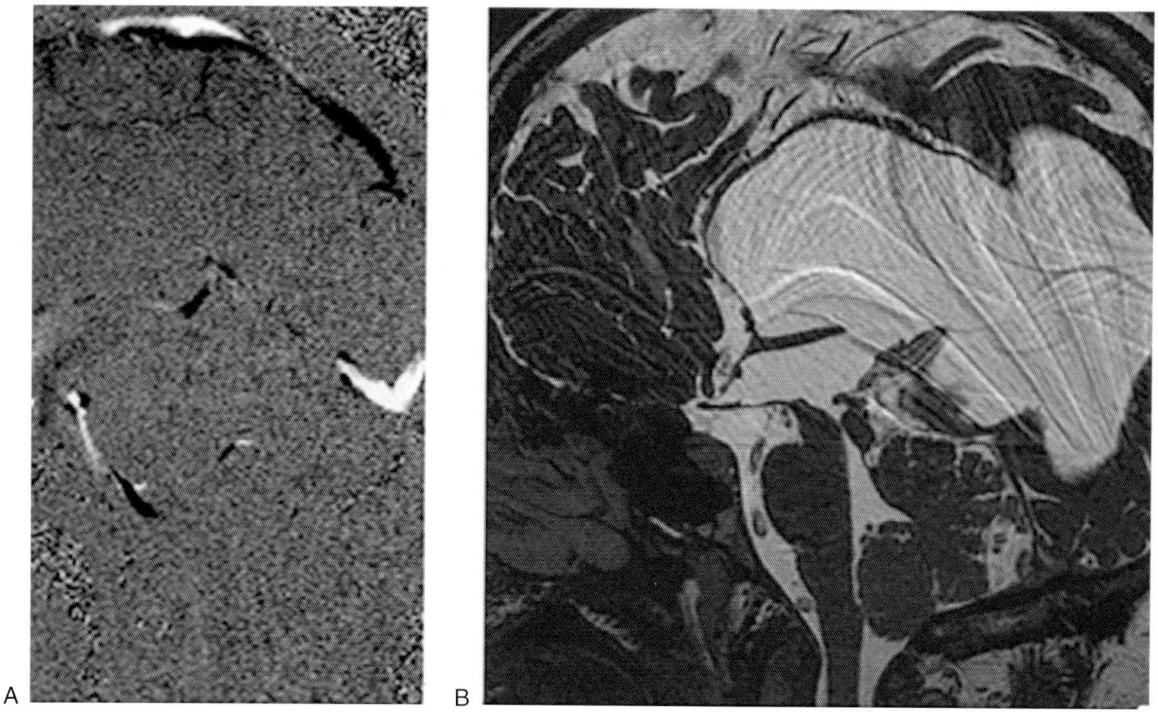

根据以上图像,最可能的诊断是:

A.特发性正常压力性脑积水

B.中脑导水管狭窄

C.交通性脑积水

D.胼胝体发育不全

6 婴幼儿反复窒息,临床考虑可能为癫痫。MRI检查发现脑内异常,关键图像如下所示。

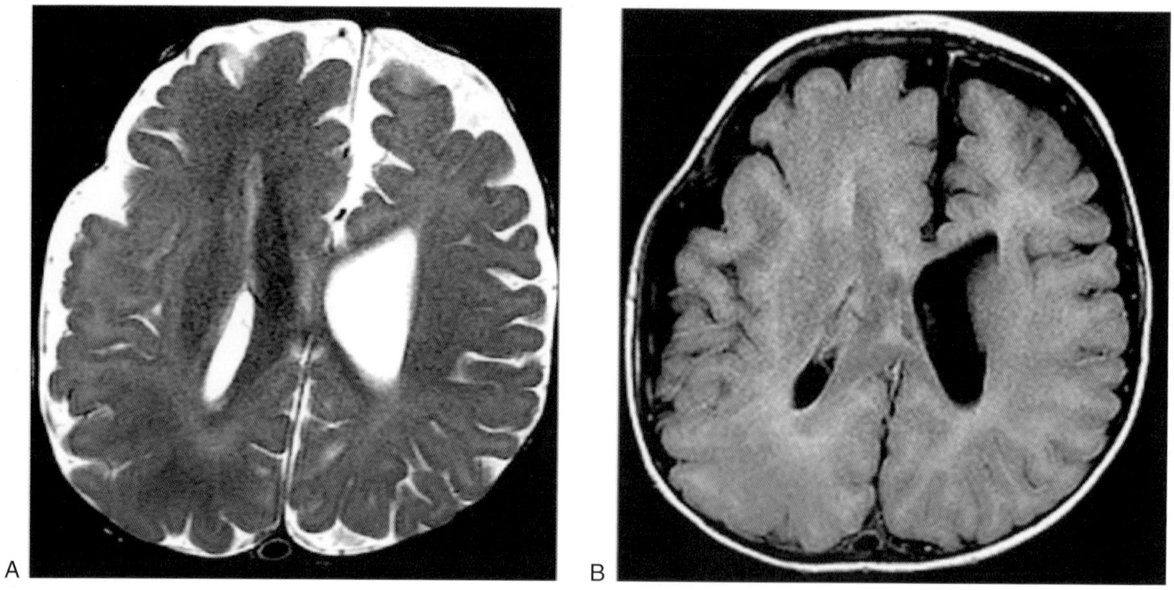

6a 最可能的诊断是:

A.无脑回畸形

B.半侧巨脑畸形

C.脑裂畸形

D.达-戴-马三氏综合征(脑性偏身萎缩综合征)

6b 该病的特征性异常是：

A.偏侧脑萎缩 B.错构瘤性过度生长

C.无脑回 D.同侧小脑室

7 MRI 评估脑先天性发育畸形的影像特征，关键图像如下所示。

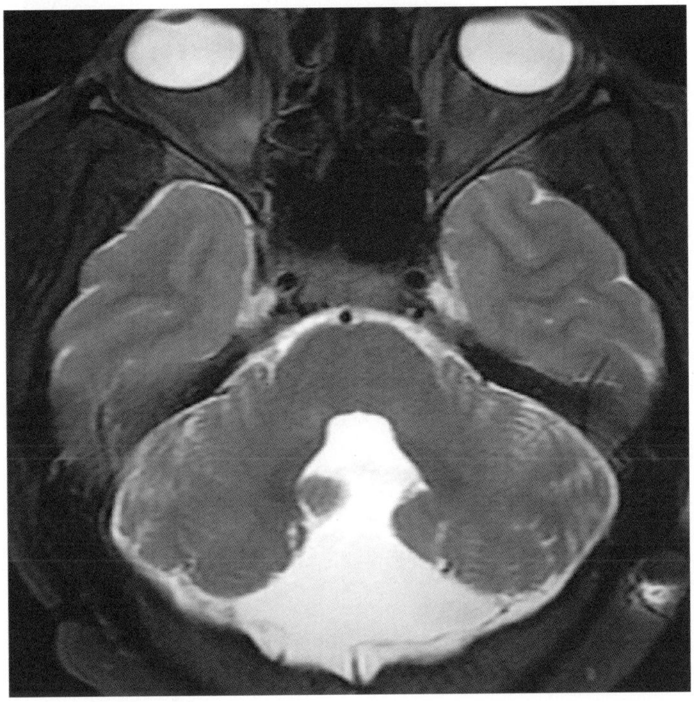

7a 上图所示的脑先天性发育畸形是由下列哪种胚胎发育异常所致？

A.小脑蚓部不发育或发育不全 B.小脑半球部分融合

C.小脑裂形成 D.小脑后方囊肿形成

7b 下列哪项是本病最常见的临床特征？

A.小颌畸形 B.小头畸形

C.颅面畸形 D.巨头畸形

8 MRI 评估难治性癫痫，关键图像如下所示。

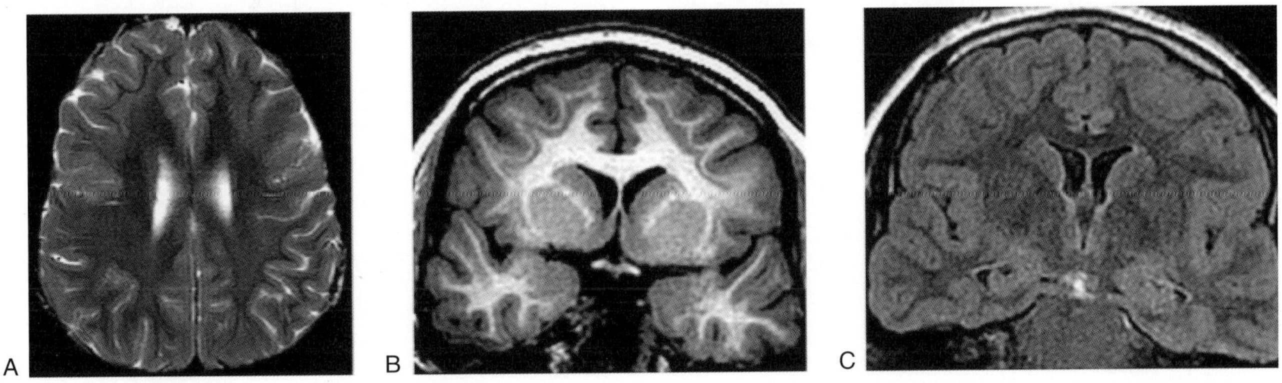

该患者的脑电图异常，MRI 最显著的异常是：

A.室管膜下结节状灰质异位(SNH) B.皮质下髓鞘形成障碍

C.皮质下带状灰质异位 D.双侧额叶局灶性皮质发育不良

9 根据以下图像，最可能的诊断是哪项？

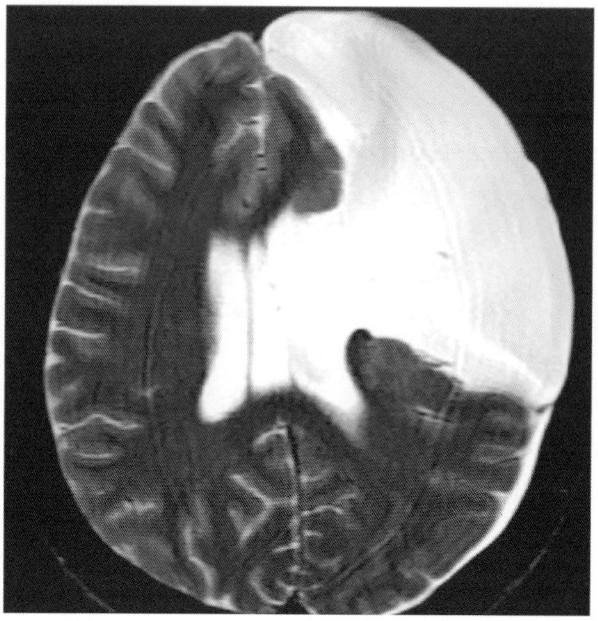

9a 最可能的诊断是：

A.脑穿通性囊肿　　B.开唇型脑裂畸形

C.闭唇型脑裂畸形　　D.囊性脑软化

9b 下列哪项是支持本病诊断的关键特征？

A.内衬灰质的裂隙　　B.内衬白质的裂隙

C.裂隙不与室管膜相通　　D.存在囊肿壁

10

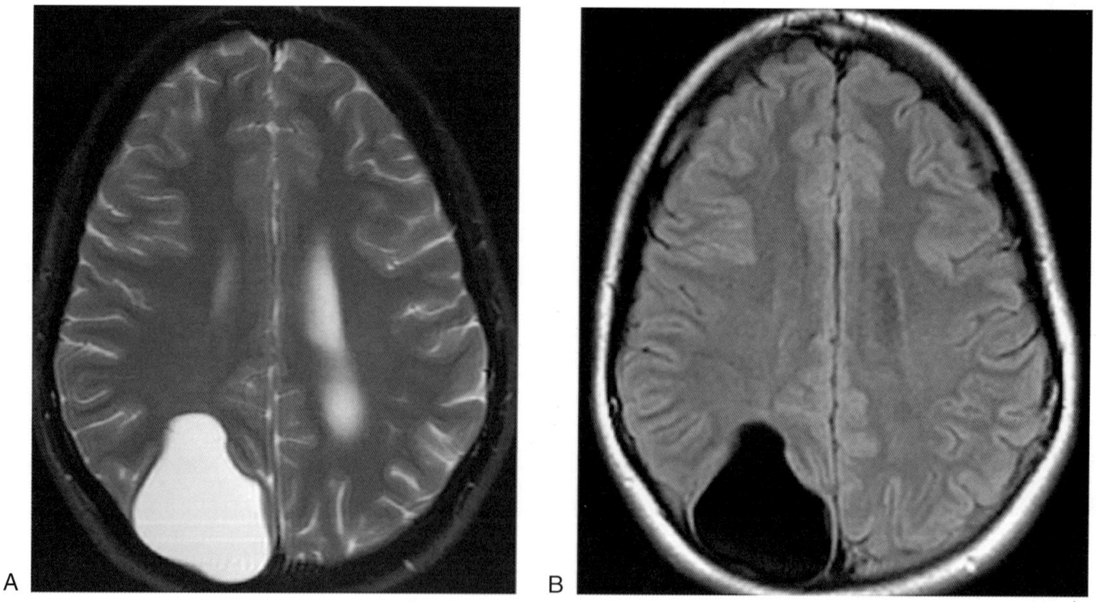

10a 图中哪项是区别本病与其他形态学相似疾病的关键特征？

A.位于周围皮质　　B.紧贴软脑膜

C.脑白质内衬的囊肿壁　　D.颅骨扇贝形压迹

10b　最可能的诊断是：

A.脑穿通性囊肿　　B.开唇型脑裂畸形

C.闭唇型脑裂畸形　　D.脑发育不全性脑积水

11　患者女，35 岁，左侧枕后部头痛、畏光，MRI 关键图像如下所示。

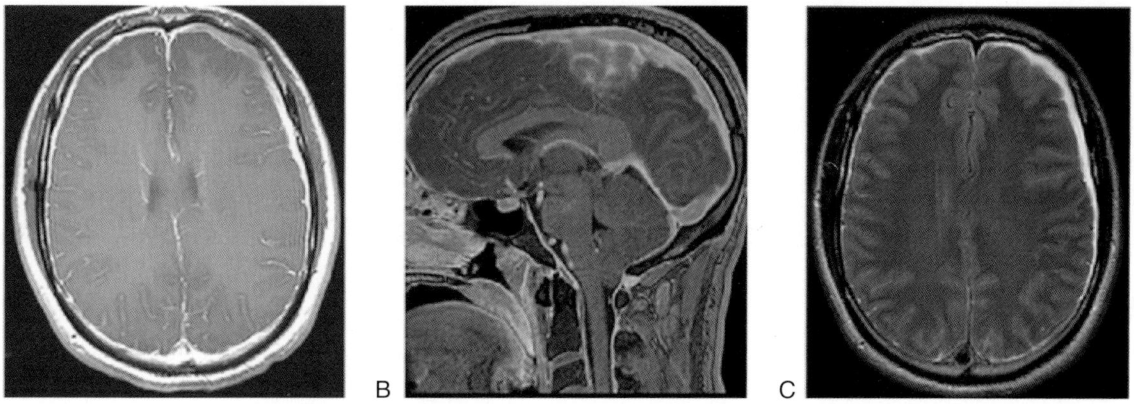
A　B　C

11a　根据现有的临床资料，最可能的诊断是：

A.脑膜脑炎　　B.双侧额叶硬膜下积液

C.Chiari 畸形Ⅰ型　　D.低颅压

11b　关于本病的硬脑膜强化，最可能的解释是：

A.先天性发育异常　　B.硬脑膜静脉充血

C.非无菌性穿刺导致的细菌感染　　D.慢性硬膜下血肿的反应性增生

12　1 例早产儿，发现其患有脑瘫和先天性心脏病，关键 MRI 图像如下所示。

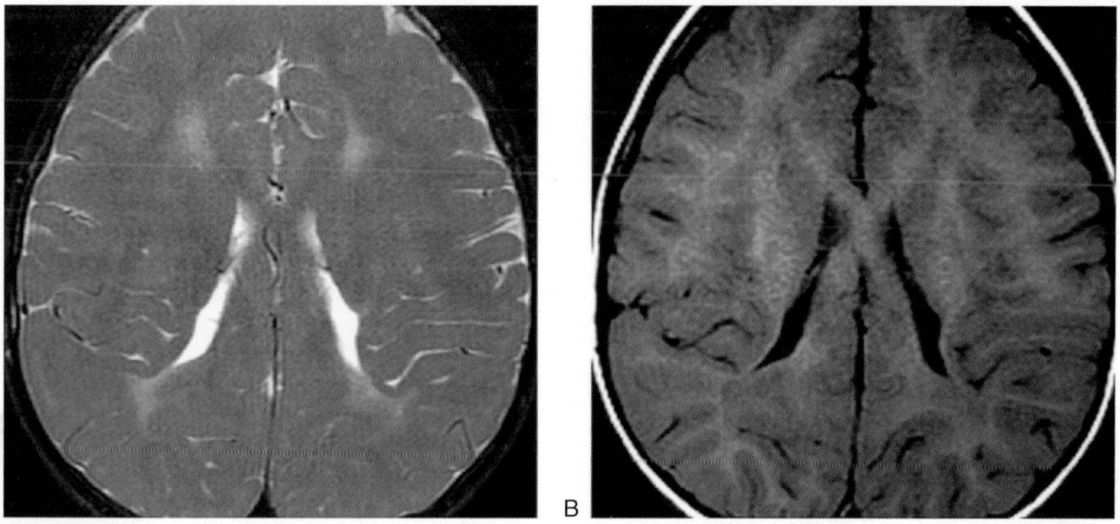
A　B

12a　最可能的诊断是：

A.未见明显异常　　B.脑室周围白质软化

C.空洞脑　　D.结节性硬化

12b　根据上述临床表现和影像特征，最可能的病因是：

A.缺氧缺血性脑白质损伤　　B.先天性神经元迁移异常

C.产前感染巨细胞病毒　　D.妊娠糖尿病

13 患者男，19岁，癫痫发作。

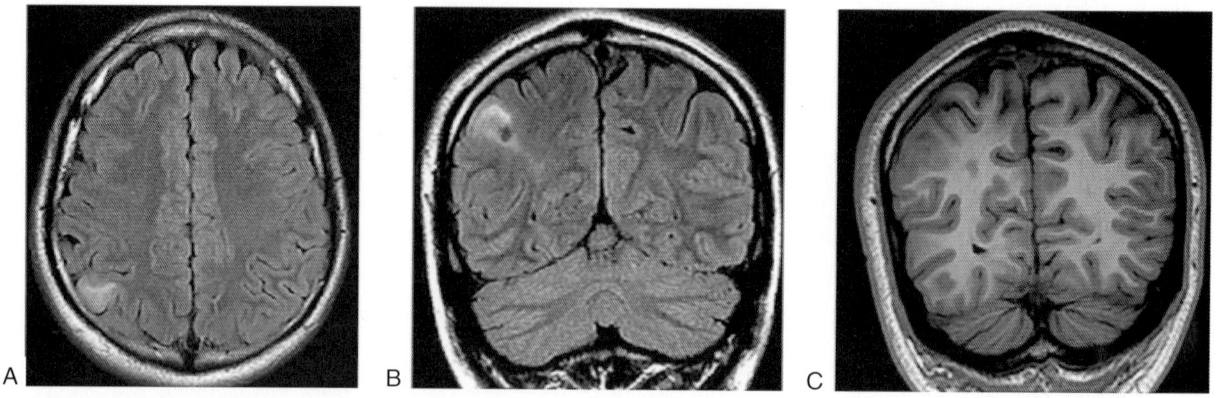

A B C

13a 最可能的诊断是：

A.多小脑回 B.室管膜瘤

C.局灶性皮质发育不良(FCD) D.灰质异位

13b 下列哪项是本病的特征性影像表现？

A.灰质-白质交界模糊 B.病灶在所有脉冲序列均呈灰质信号强度

C.占位效应和血管源性水肿 D.皮质变薄

14 患者男，75岁，摔倒后急诊就医，颅脑CT扫描偶然发现异常，关键图像如下所示。

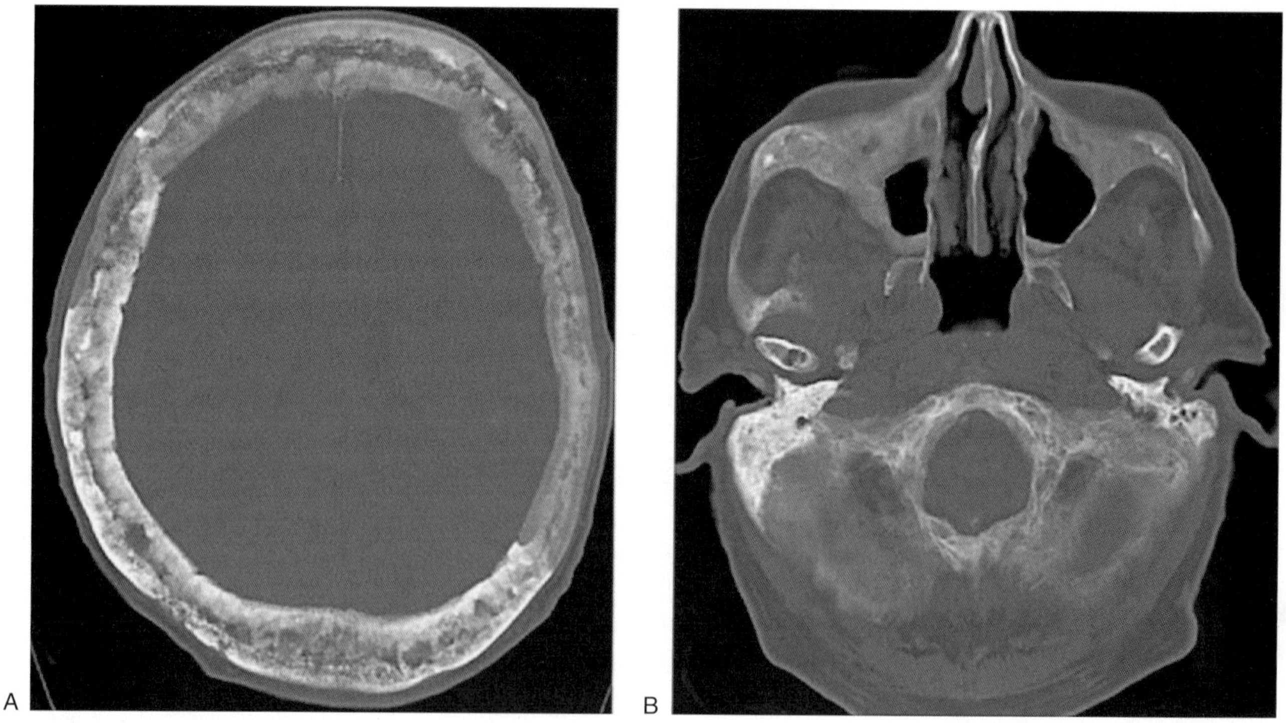

A B

14a 与本病病程相关的潜在神经系统并发症是：

A.步态异常 B.进行性认知功能障碍

C.多发性脑神经病变 D.难治性癫痫

14b 有多少比例的患者可转化为肉瘤而加重上述疾病的病程？

A.<10%　　B.30%~40%

C.>90%　　D.0

15 患者女，19 岁，严重学习障碍，初诊时行 MRI 评估，关键图像如下所示。

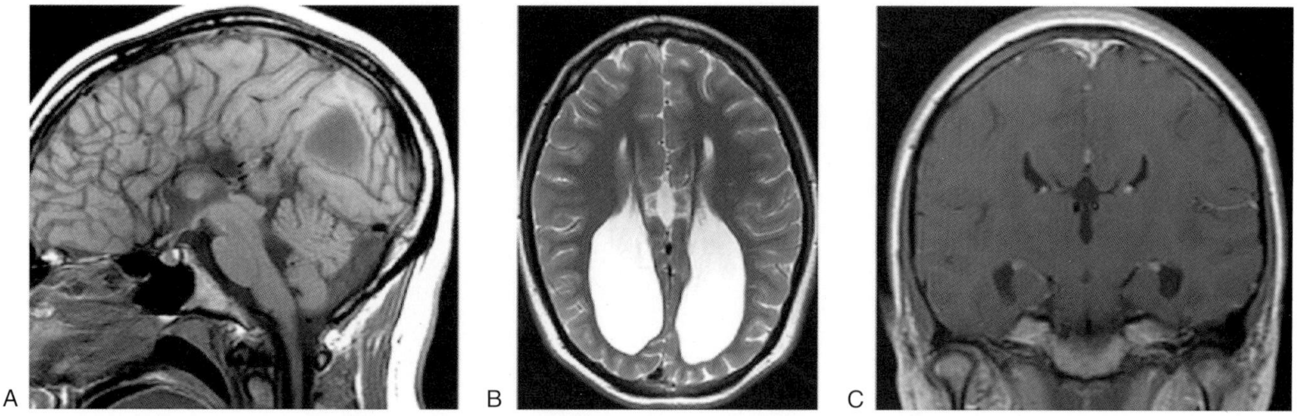

15a 最可能的诊断是：

A.脑穿通畸形　　B.前脑无裂畸形

C.胼胝体发育不全　　D.交通性脑积水

15b 关于本例病变，下列哪项描述正确？

A.与其他中枢神经系统异常高度相关　　B.与基因突变无关

C.产前超声检查易于诊断　　D.妊娠 17 周时，行胎儿 MRI 检查可准确诊断

16 患者女，33 岁，慢性头痛，MRI 检查异常，图像如下所示。

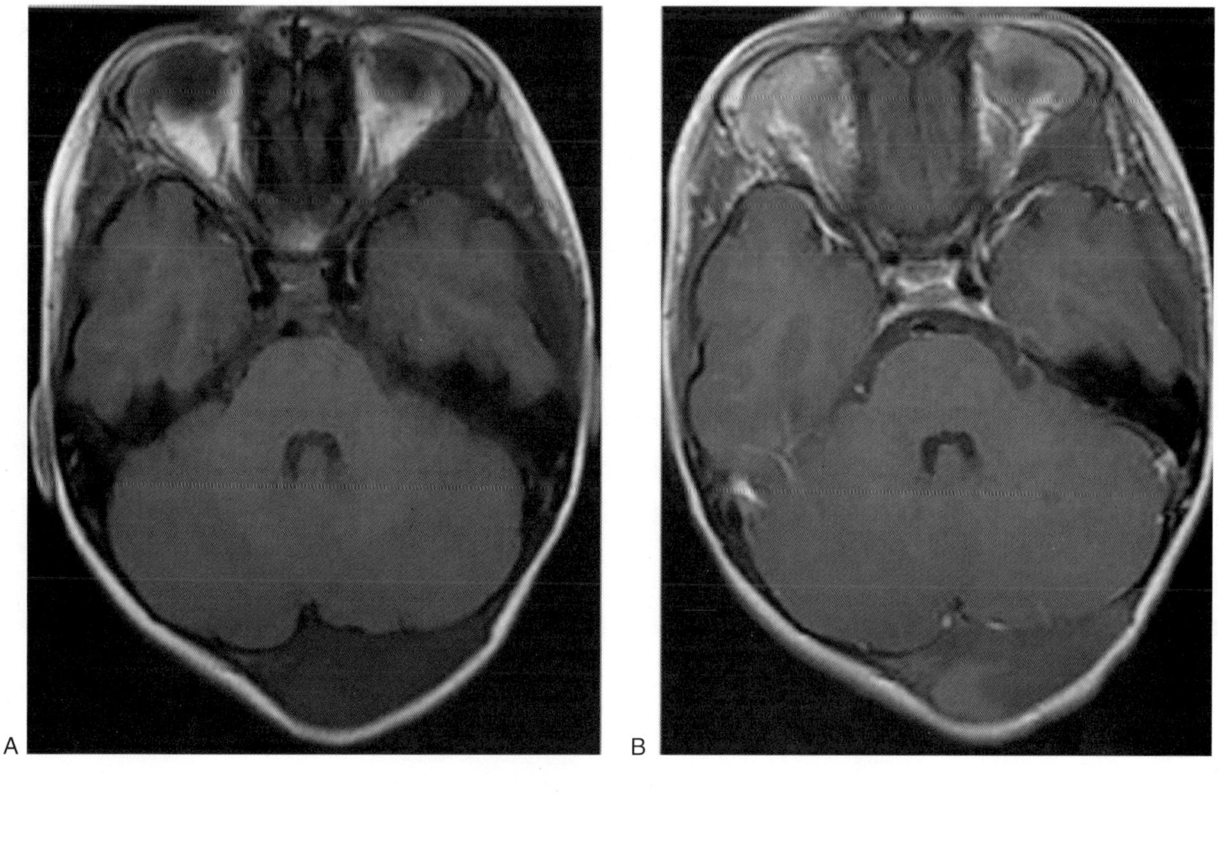

16a 下一步最适合的检查方法是：

A.增强 MRI 随访复查　　B.颅脑 CT 平扫

C.建议行骨扫描　　D.建议行 FDG-PET 检查

随访复查行 CT 平扫，图像如下所示。

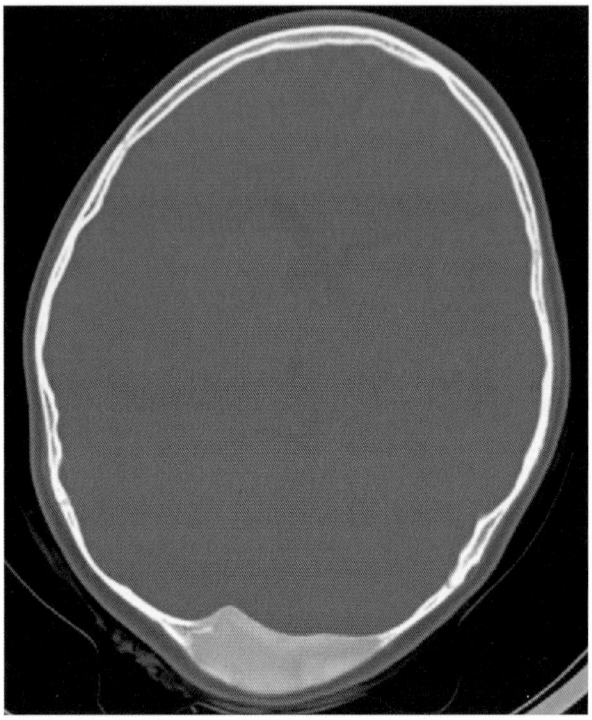

16b 最可能的诊断是：

A.Paget 病　　B.蝶骨转移

C.骨纤维结构发育不良　　D.浆细胞瘤

17 相同诊断的 2 例患者：患者 1(图 A 和图 B)为 19 月龄男婴，表现为肌张力减退、发育迟缓和眼球运动异常；患者 2(图 C)为 13 岁女孩，表现为共济失调、肌张力减退和反射亢进。

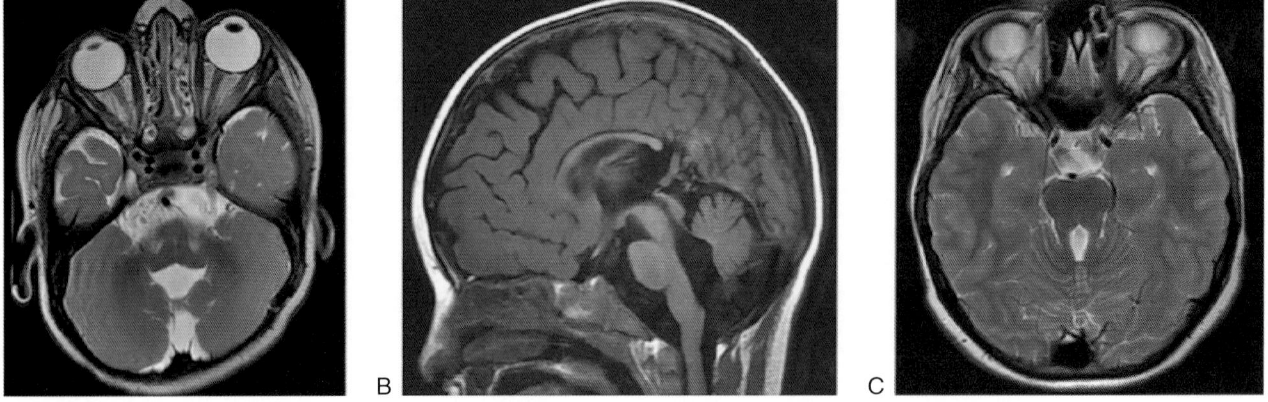

A　B　C

17a 最可能的诊断是：

A.Dandy-Walker 畸形　　B.脑桥被盖“帽状”发育不良

C.菱脑融合　　D.Joubert 综合征

17b 下述关于“臼齿征”的描述，下列哪项最贴切？

A.Joubert 综合征的特异性征象

B.预示肌张力减低、共济失调和发育迟缓的先兆性征象

C.因小脑下脚无十字交叉所致

D.小脑蚓部的形态学描述

18 患者 1(图 A)是出生 1 天的女婴，产前 MRI 发现异常。患者 2(图 B)是 9 岁男孩，既往有先天性脑积水和喂养不良史。

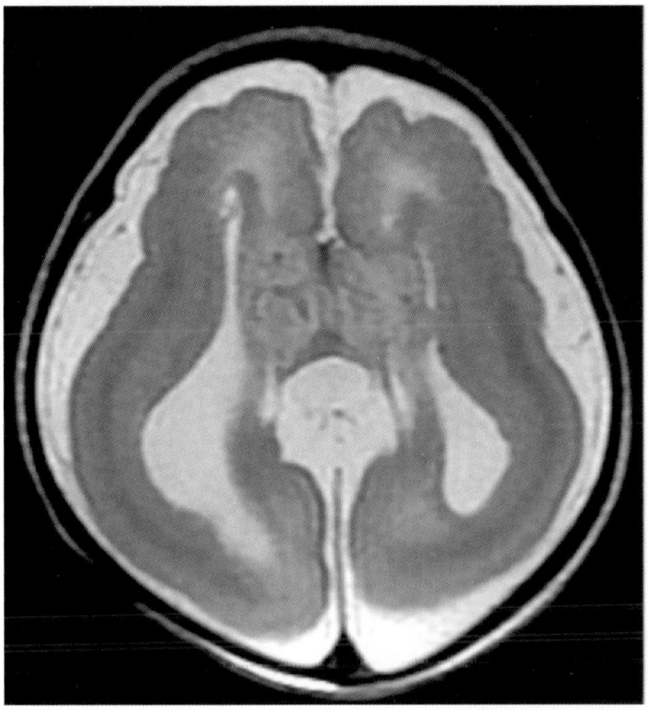
A

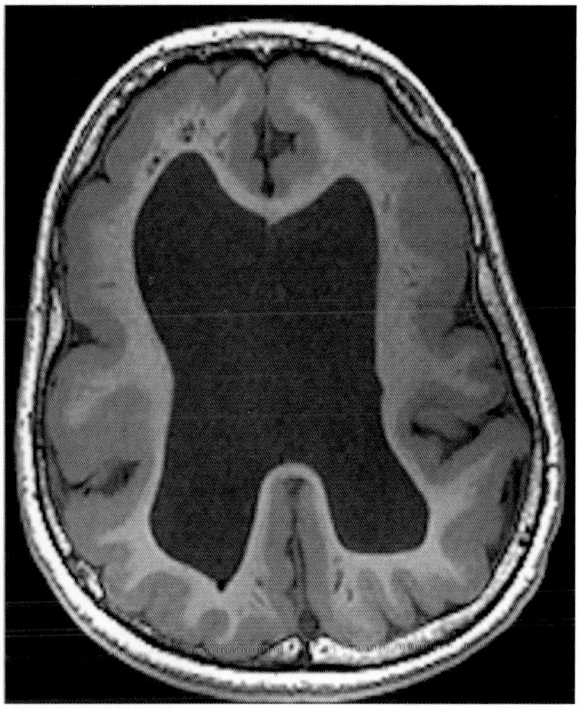
B

18a 最可能的诊断是：

A.正常的尚未发育成熟的大脑 B.无脑回畸形

C.局灶性皮质发育不良 D.皮质下灰质异位

18b 下述哪项最有助于预测潜在的基因突变？

A.皮质的厚度 B.好发的脑叶

C.其他相关的异常 D.临床表型的严重程度

19 患者女，25 岁，头痛伴视物模糊。MRI 检查的关键图像如下所示。

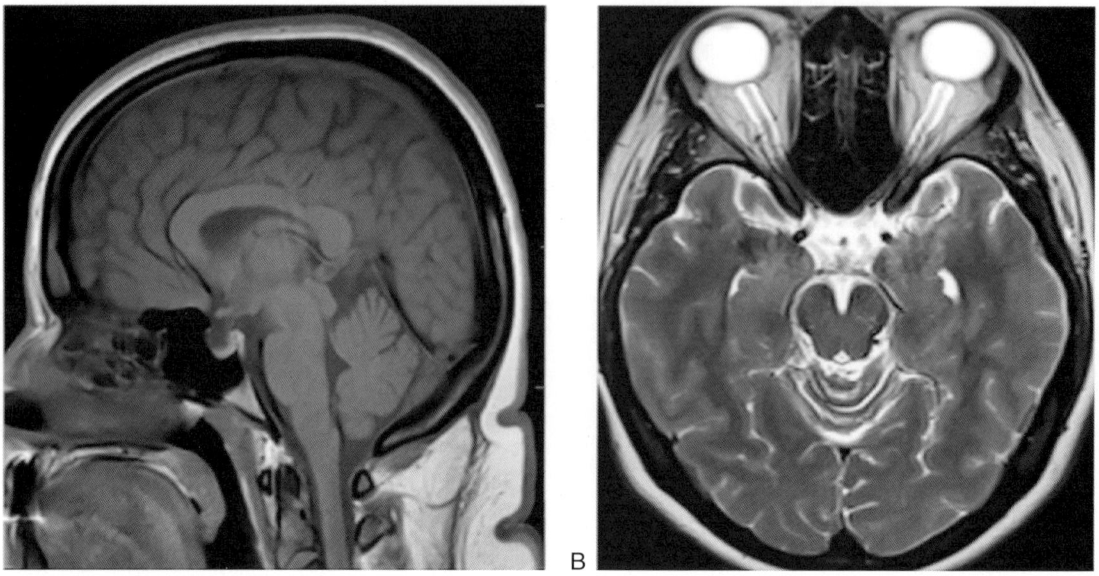

A B

19a 根据现有的临床资料，最可能的诊断是：

A.低颅压　　B.假性脑瘤

C.牵牛花综合征合并双侧视神经缺损　　D.过度分流

19b 为了增加诊断信心，应推荐哪项影像检查？

A.彩色多普勒　　B.眼球 B 超检查

C.MR 静脉成像　　D.CT 静脉成像

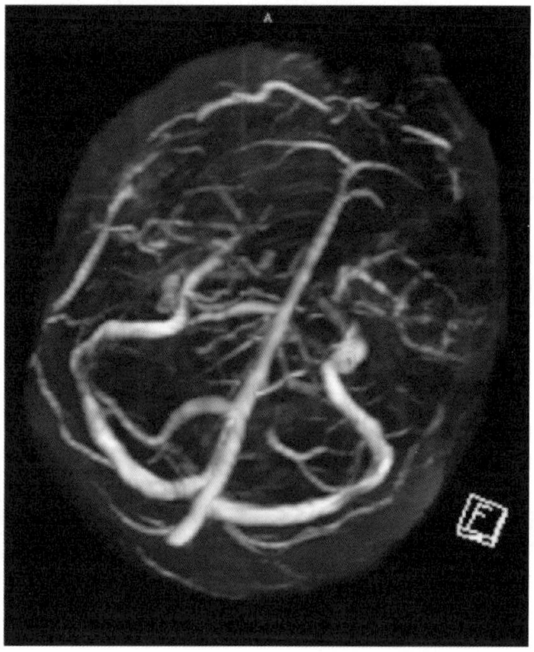

19c 患者行 MR 静脉成像，关键图像如上所示。下一步考虑做什么检查？

A.经导管脑血管造影　　B.核素脑池造影

C.腰椎穿刺　　D.CT 脊髓造影

20 男婴,9 月龄,眼球震颤,眼科检查异常,MRI 检查的关键图像如下所示。

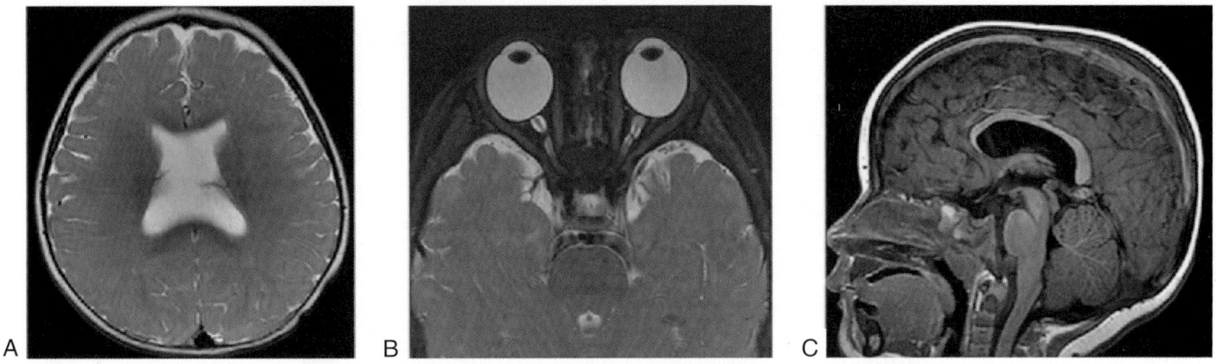

20a 最可能的诊断是:

A.脑积水　　B.胼胝体发育不全

C.视隔发育不良　　D.垂体柄阻断综合征

20b 与本病相关的最常见的发育畸形是:

A.局灶性脑皮质发育不良　　B.脑肿瘤

C.脑裂畸形　　D.多小脑回

21 女婴,5 周龄,颅脑外形异常,CT 检查的关键图像如下所示。

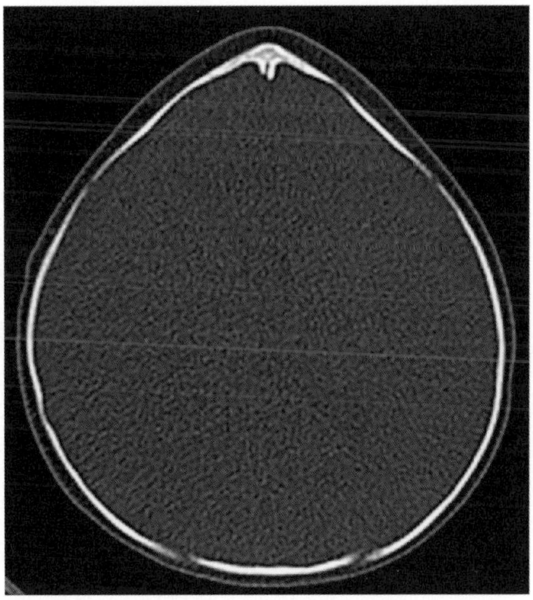

21a 哪个颅缝出现颅缝早闭?

A.矢状缝　　B.人字缝

C.冠状缝　　D.额缝

患儿女,2 岁,颅脑外形异常伴有并指畸形,CT 检查后 3D 容积再现(VR)重建图像如下所示。

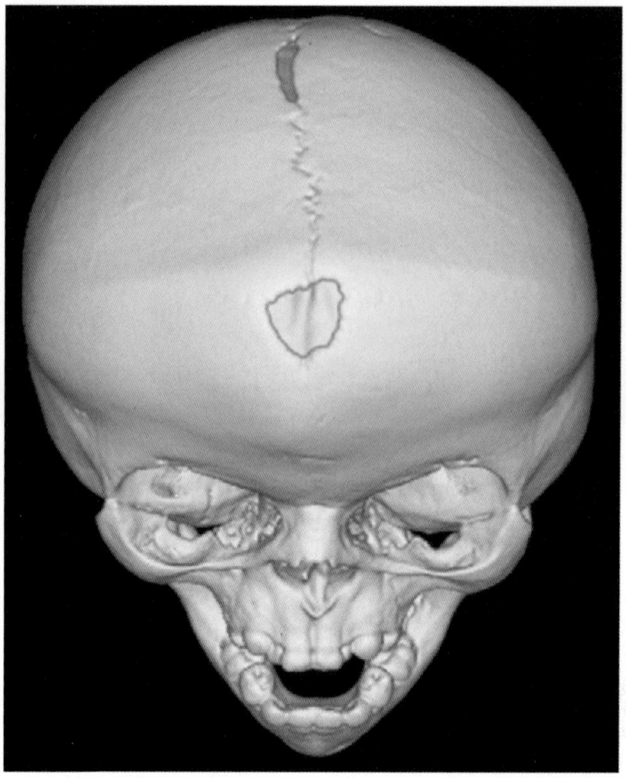

21b 上图所示的颅缝早闭将导致下列哪种颅骨形态?

A.短头畸形

B.舟状头畸形

C.三角头畸形

D.三叶草颅脑畸形

答案与解析

1a 答案 B。皮样囊肿脑室内破裂。

1b 答案 A。脂肪。蛋白质、钙化和出血在 CT 图像上呈不同程度的高信号，与本例的 CT 低信号不符。

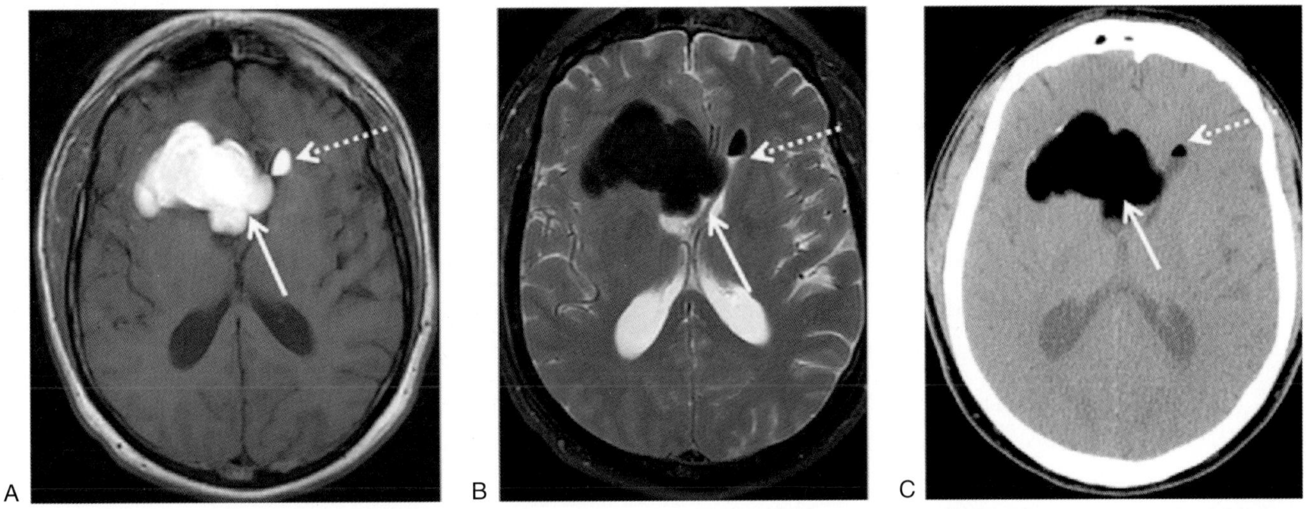

影像表现：脑室内分叶状肿物，T1W 呈高信号（图 A），脂肪饱和 T2W 呈低信号（图 B），CT 呈低密度，符合脂肪密度/信号。注意：左侧侧脑室额角可见脂-液平，提示为含脂肪的病变（如皮样囊肿）破入脑室内。

讨论：皮样囊肿破裂伴脑室内脂-液平。皮样囊肿是一种罕见的先天性包涵性囊肿，在胚胎发育的第 3~5 周内，将胚胎外胚层包入神经管而形成；通常发生在中线，例如，鞍区、额鼻区和后颅窝。囊肿壁以层状鳞状上皮包膜为特征，包含皮脂腺、汗腺和毛囊等真皮结构。囊肿内容物包括脱落的上皮、皮脂腺分泌物、脂肪和毛发。有时可见钙化，牙齿罕见。

未破裂的皮样囊肿大多是无症状的。皮样囊肿的临床症状取决于其位置和大小，主要与占位效应有关。皮样囊肿可以增大，与脱落的上皮细胞和附属腺分泌导致囊肿内容物增多有关。皮样囊肿破裂少见，但有文献报道。皮样囊肿破裂通常是自发性的，但也可发生在闭合性颅脑外伤后。据推测，与年龄相关的激素水平改变而引起的腺体分泌物增多可能是导致皮样囊肿快速增大进而破裂的主要原因。破裂时，患者可出现不同的临床症状，包括头痛、癫痫发作、局灶性神经功能障碍、无菌性脑膜炎、脑积水、血管痉挛和脑缺血。由破裂溢出的囊肿内容物引起的无菌性脑膜炎症和导水管阻塞可能是引起临床症状的原因。

影像学上，皮样囊肿主要表现为脂肪性肿块，其次是胆固醇液体。在 CT 图像上，病灶呈脂肪密度。在 MRI 图像上表现为 T1W 高信号、T2W 信号多样。当存在钙化时，皮样囊肿可表现为信号不均匀。增强后无强化。皮样囊肿发生破裂后，在蛛网膜下隙和脑室系统内可见脂肪滴，并可引起化学性脑膜炎，表现为软脑膜强化。

鉴别诊断：

- 表皮样囊肿：是另一种包涵性囊肿，MRI 呈近似脑脊液信号而不是脂肪信号。
- 脂肪瘤：呈均匀的脂肪密度。

参考文献：Koh YC，Choi JW，Moon WJ，et al. Intracranial dermoid cyst ruptured into the membranous labyrinth causing sudden sensorineural hearing loss：CT and MR imaging findings. *Am J Neuroradiol* 2012；33(5)：E69–E71. doi：10.3174/ajnr.A2627.

Liu JK，Gottfried ON，Salzman KL，et al. Ruptured intracranial dermoid cysts：clinical，radiographic，and surgical features. *Neurosurgery* 2008；62 (2)：377–384；discussion 384. doi：10.1227/01.neu.0000316004.88517.29.

Osborn AG，Preece MT. Intracranial cysts：radiologic-pathologic correlation and imaging approach. *Radiology* 2006；239(3)：650–664. doi：10.1148/radiol.2393050823.

2a 答案 B。胶样囊肿。

2b 答案 C。间质性脑水肿。由于较大的胶样囊肿阻塞室间孔而导致脑积水，因此脑室周围融合性 FLAIR 高信号的最可能原因是间质性脑水肿。颗粒性室管膜炎是一种正常变异，表现为与侧脑室额角紧邻的小三角形 FLAIR 高信号灶。由于本例未见其他皮质下或深部脑白质异常改变，因此慢性微血管病变的诊断可能性不大。PVL 好发于儿童，是由于早产相关的白质损伤导致坏死和囊肿形成，与本例不符。

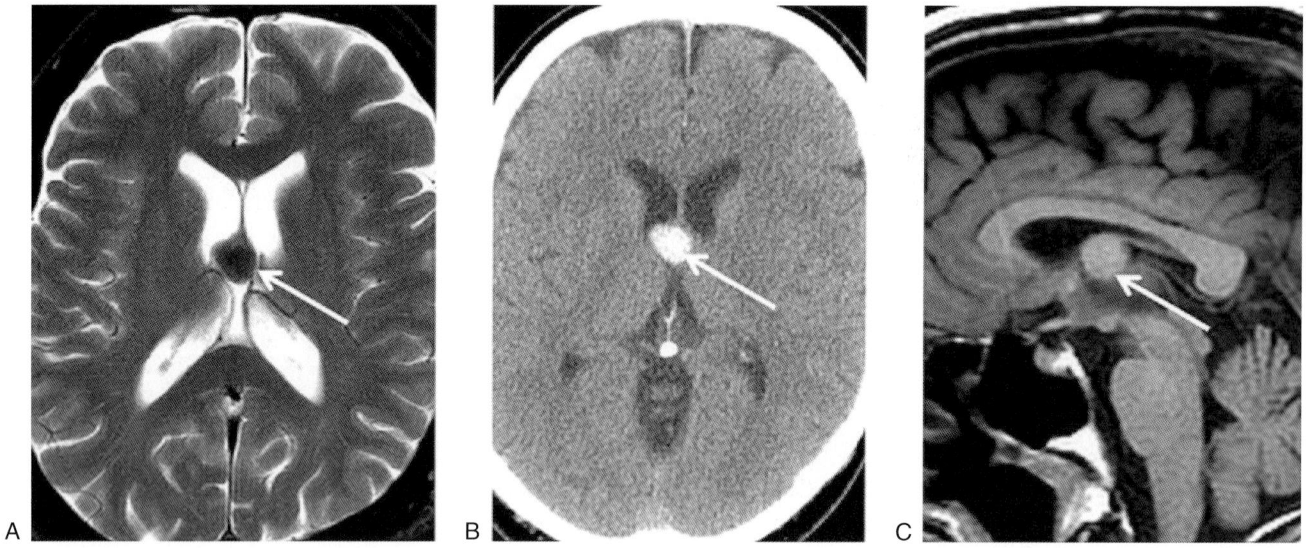

图 1

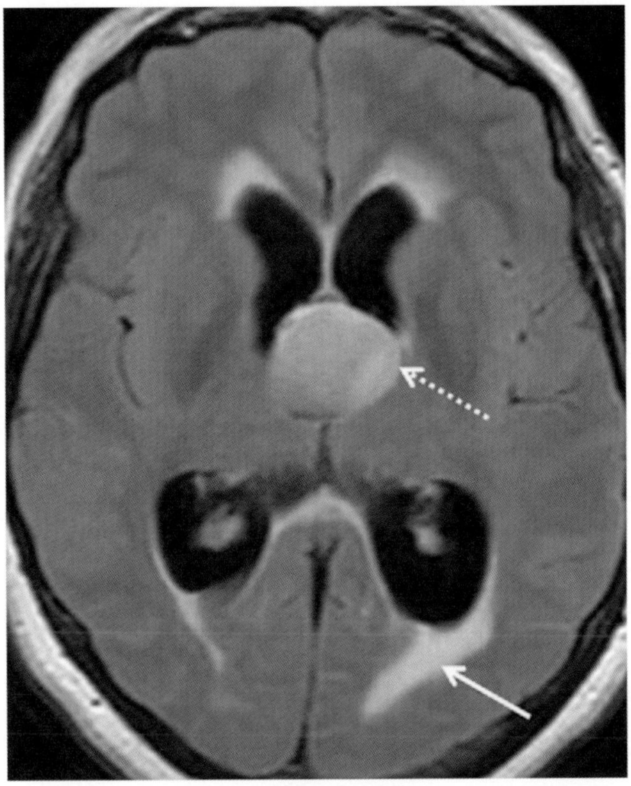

图 2

影像表现：图 1 室间孔区圆形肿块，T2W 呈低信号（图 A），CT 呈高密度（图 B），矢状位 T1W 图像上与脑白质呈等信号（图 C）。

图 2 由于胶样囊肿阻塞室间孔而导致梗阻性脑积水，因此在脑室周围可见 FLAIR 高信号。

讨论：胶样囊肿是罕见的第三脑室前部病变，通常位于穹隆下。除第三脑室前部外，也可发生于其他部位（如其他脑室，甚至可位于脑室系统外），但是非常罕见。胶样囊肿为边缘光滑的球形囊肿，大小不一，从数毫米到数厘米不等。

囊肿内衬单层或假复层上皮，可间插少量杯状细胞和纤毛细胞。囊肿内容物可能来自上皮细胞的分泌物和分解产物。

胶样囊肿通常发生于 30~50 岁的成人，头痛是最常见的临床症状。在 CT 图像上，约 2/3 的病变呈高密度，另外 1/3 呈等密度，极少数为低密度。MRI 表现多种多样。在 T1W 图像上，50%的病变呈高信号，其余的呈等或低信号。在 T2W 图像上，大多数病灶呈低信号。偶尔可见出血和液-液平面。增强后，病变或不强化或呈薄壁强化。较小病灶通常在 CT 图像上显示较好。由于病灶的信号特征和相对较厚的扫描层厚，有时 MRI不易显示小病灶。继发于室间孔阻塞的双侧侧脑室积水是胶样囊肿的严重并发症。胶样囊肿可部分下垂附着于第三脑室顶壁而引起间歇性脑积水。胶样囊肿可引起急性脑积水和猝死，但是在临床实践中，小病灶引起上述情况很罕见。胶样囊肿通常采用外科手术治疗。CT 低密度和 T2W 等至高信号提示病灶内容物以水样液体为主，仅含有少许黏液成分，易于行立体定向抽取术。如果胶样囊肿壁切除不完整，术后复发率约为 10%。

参考文献:Armao D,Castillo M,Chen H,et al. Colloid cyst of the third ventricle:imaging-pathologic correlation. *Am J Neuroradiol* 2000;21(8):1470–1477.

Marshman LA,Chawda SJ,David KM. Change in CT radiodensity of a colloid cyst of the third ventricle:case report and literature review. *Neuroradiology* 2004;46 (12):984–987. doi:10.1007/s00234-004-1303-2.

3a 答案 C。特发性正常压力性脑积水(iNPH)。鉴于本例患者在影像上表现为与脑沟扩大不成比例的显著的脑室扩大，并结合其具有认知功能障碍和步态异常的临床表现,最可能的诊断是 iNPH。图 A 为相位对比法 CSF 流速成像,可见通过中脑导水管的脑脊液显著增加。图 B 显示中脑导水管明显扩张,未见中脑导水管狭窄。顶盖胶质瘤也可在中脑导水管水平引起阻塞,而在本例未见。本例脑沟未见明显扩大,与老年性脑萎缩不相符。

3b 答案 A。粗针腰椎穿刺。腰椎穿刺放液试验是 iNPH 的一种有效辅助诊断方法,腰椎穿刺抽取 30~40mL 脑脊液,在穿刺前与穿刺后分别进行相关的功能评估。其他选项并不适于评估 iNPH。

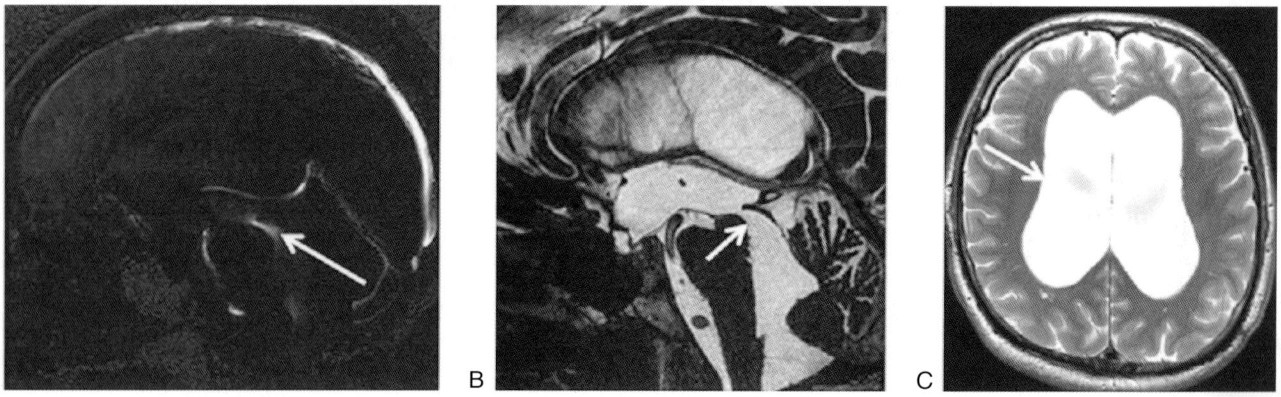
A B C

影像表现:矢状位 MRI 相位对比法 CSF 流速成像显示通过中脑导水管的高流速脑脊液(图 A)。矢状位三维 CISS 序列显示扩大的中脑导水管,并伴有侧脑室、第三脑室和第四脑室的明显扩大(图 B)。轴位 T2W 图像显示扩大的侧脑室与脑沟的增宽程度不成比例。未见间质性脑水肿表现(图 C)。结合上述影像征象与临床表现,最符合正常压力性脑积水。

讨论:iNPH 是一种无阻塞性病因的脑室扩大综合征，与临床的 Hakim-Adams 三联征(尿失禁、痴呆、步态异常)相关。

一般认为,iNPH 与 CSF 再吸收的非阻塞性障碍有关。脑室沟不相称主要表现为:脑室系统和外侧裂扩大，侧裂水平以上的蛛网膜下隙和大脑半球内侧的蛛网膜下隙变窄。

Evans 指数(EI)可用于评估脑室扩大的程度,即测量额角最大直径与颅骨内径的比值,EI>0.3 即为异常。然而,最近研究表明,超过 1/5 的人群样本的 EI > 0.3,≥ 80 岁的老年男性的平均 EI≥0.3,提示不能仅根据 EI 的大小来诊断 iNPH,必须结合患者的临床特征以及其他诊断性测试数据进行综合判断。

MRI 相位对比法可用于测量中脑导水管的搏出量,粗针腰椎穿刺(引流抽取 30~

40mL 的 CSF,穿刺前后分别评估功能状态)和同位素脑池图均是用于 iNPH 诊断的其他诊断性检查。

采用保守观察或外科手术治疗,例如,脑室-腹腔分流(V-P 分流)或新兴的内镜下第三脑室造口术。V-P 分流对于导水管的高流速脑脊液的治疗效果良好。MRI 相位对比法可用于定量测量中脑导水管的脑脊液搏出量。当 iNPH 患者的中脑导水管的脑脊液搏出量为年龄匹配对照组的 2 倍时,V-P 分流最为有效。

参考文献:Bradley WG Jr. Magnetic resonance imaging of normal pressure hydrocephalus. *Semin Ultrasound CT MR* 2016;37(2):120-128.

Jaraj D,Rabiei K,Marlow T,et al. Estimated ventricle size using Evans index:reference values from a population-based sample. *Eur J Neurol* 2017;24(3):468-474.

Tudor KI,Tudor M,McCleery J,et al. Endoscopic third ventriculostomy (ETV)for idiopathic normal pressure hydrocephalus(iNPH). *Cochrane Database Syst Rev* 2015;29(7):CD010033.

4　答案 B。半脑叶型前脑无裂畸形。大脑后部可见半球间裂,丘脑部分融合,透明隔缺失,>50%的额叶未分离。

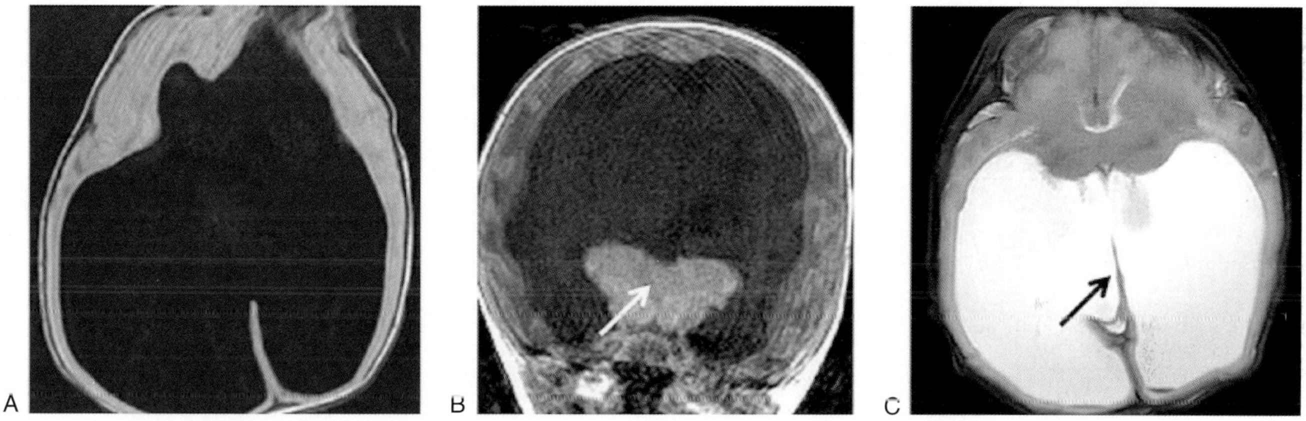

影像表现:巨大的侧脑室伴有透明隔缺失(图 A)、丘脑部分融合(图 B,箭头)、大脑后部可见半球间裂(图 A 和图 C),上述影像表现提示为半脑叶型前脑无裂畸形。

讨论:前脑无裂畸形(HPE)是中枢神经系统最常见的发育畸形,其病因学是多因素的,包括染色体/遗传因素、综合征相关性因素、接触致畸原、妊娠期糖尿病、酒精和吸烟等。HPE 有多种亚型,从轻微型或轻型(MRI 表现为无或仅有轻微的解剖结构异常)至最严重的、致命的无脑叶型。HPE 的主要形态学亚型分类如下:

- 无脑叶型 HPE:半球间裂完全缺失,以原始的单一扩大的脑室和丘脑融合为特征。
- 半脑叶型 HPE:在大脑后部可见部分半球间裂或大脑镰,额叶融合> 50%,丘脑部分融合,大脑前部为连续的脑实质覆盖。
- 脑叶型 HPE:大脑半球间裂几近完整,双侧丘脑完全或近全分裂;可见第三脑室和胼胝体压部/胼胝体后部形成;透明隔缺失,下额叶可融合。
- 中线变异型 HPE:额叶后部和顶叶分裂缺失,以外侧裂呈垂直走行为特征。

背囊通常见于无脑叶型 HPE。半脑叶型 HPE 与脑叶型 HPE 的鉴别有时是困难的,若有第三脑室形成和部分额角形成,则更倾向于脑叶型 HPE。HPE 的预后不良。HPE 谱系的严重程度决定了患儿的存活率，最严重的类型在儿童早期/婴儿期即可致死，而轻型患者能存活更长时间，但伴有明显的发育迟缓和更高的发病率。

鉴别诊断：主要与重度脑积水和积水性无脑畸形进行鉴别。评估丘脑和半球的分裂程度以及是否存在透明隔有助于与 HPE 鉴别。

参考文献：Winter TC，Kennedy AM，Woodward PJ. Holoprosencephaly：a survey of the entity，with embryology and fetal imaging. *Radiographics* 2015；35（1）：275–290.

5 答案 B。中脑导水管狭窄。明显的脑积水，以侧脑室积水最为严重，第四脑室相对未受累。根据中脑导水管缺乏脑脊液流动（图 A）和导水管可见解剖性梗阻（图 B），最合适的诊断是中脑导水管狭窄。

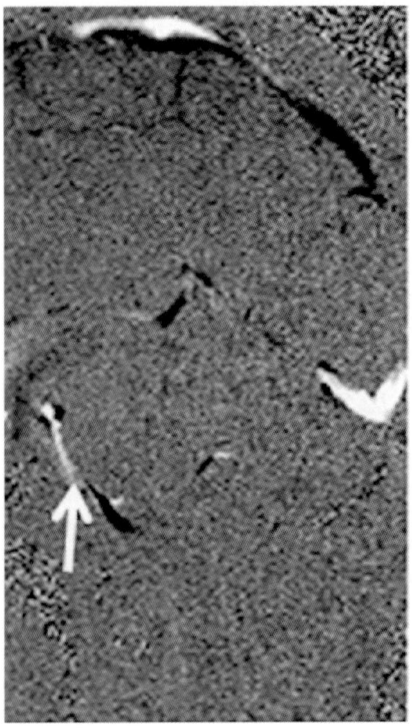
A

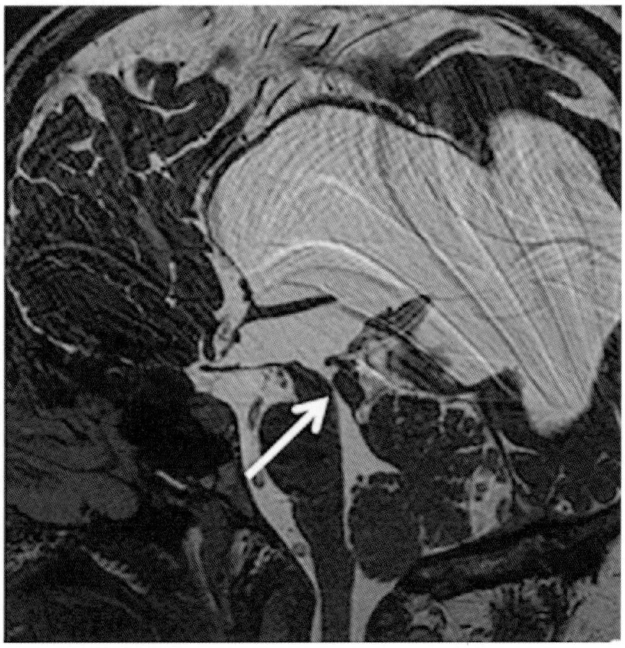
B

影像表现：矢状位相位对比法脑脊液流动成像显示在中脑导水管未见脑脊液流动（图 A），同时可见第三脑室和侧脑室显著扩大（图 B）。三维 CISS 矢状位图像显示中脑导水管内可见软组织灶（图 B）。

讨论：导水管狭窄（AS）是非交通性脑积水的原因之一，表现为第三脑室和双侧侧脑室扩张的三室脑积水，而第四脑室相对较小。AS 可由中脑导水管水平的先天性或获得性梗阻所致。

1.先天性原因

- AS：狭窄通常是局限性的，可发生于导水管近端或远端，更常见发生于上丘或丘间沟水平的近端导水管。也可表现为导水管的弥漫性狭窄（导水管闭锁）。在大多数导水管狭窄的病例中，可将中脑导水管分为腹侧部和背侧部，在背侧部可见数个小导管，称为"餐叉"征。
- 导水管网/膜。
- 导水管胶质增生：继发于围生期出血或感染所致的炎症后狭窄。

2.获得性原因

- 导水管内部梗阻：因出血、脑膜炎、脑室炎引起的粘连性梗阻。

- 导水管外部压迫：顶盖胶质瘤、松果体肿瘤压迫所致。

影像特征包括三室扩张，即双侧侧脑室和第三脑室扩张，以及相对较小的/正常大小的第四脑室。在薄层/3D 流动敏感序列上可见较小的/闭塞的导水管，常采用矢状位三维稳态（FIESTA/CISS）序列进行显示和评估。导水管内可见脑脊液梗阻（T2W 图像上无脑脊液流动相关伪影）。心电门控相位对比法脑脊液流动成像有助于诊断导水管狭窄。MRI 也可显示中脑导水管周围的肿块，而 CT 对中脑顶盖肿块不敏感。脑室周围脑水肿轻重不一，一般见于有症状的患者。

鉴别诊断：鉴别诊断包括正常压力性脑积水，因为在 NPH 中，较小的第四脑室也较常见。脑脊液流动成像可以显示跨中脑导水管的脑脊液流动，从而有助于疑难病例的诊断。

内镜下第三脑室造口术和 V-P 分流术是脑积水的治疗方案。

参考文献：Aqueduct Stenosis | Radiology Reference Article | Radiopaedia.org. Available at http://radiopaedia.org/articles/aqueduct-stenosis. Accessed on June 10,2016.

Barkovich AJ,Raybaud C. *Pediatric neuroimaging*,5th ed. Philadelphia,PA:Lippincott Williams & Wilkins,2011.

Harrison MJ,Robert CM,Uttley D. Benign aqueduct stenosis in adults. *J Neurol Neurosurg Psychiaty* 1974;37(12):1322–1328.

Rumboldt Z, Castillo M, Huang B, et al. *Brain imaging with MRI and CT:an image pattern approach.* Cambridge,UK:Cambridge University Press,2012.

Stoquart-El Sankari S,Lehmann P,Gondry-Jouet C,et al. Phase-contrast MR imaging support for the diagnosis of aqueductal stenosis. *AJNR Am J Neuroradiol* 2009;30(1):209–214. doi:10.3174/ajnr.A1308.

6a　答案 B。半侧巨脑畸形。右侧大脑半球增大伴右侧侧脑室变形、区域性脑皮质异常增厚和脑回排列畸形。

6b　答案 B。错构瘤性过度生长。一侧或者部分大脑半球错构瘤性过度生长伴神经元迁移异常是半侧巨脑畸形的特征性表现。脑偏侧萎缩与达-戴-马三氏综合征相关。皮质脑回缺失见于无脑回畸形（光滑的皮质表面）。该病可见同侧脑室扩大，但是，有些病例可表现为同侧脑室较小。

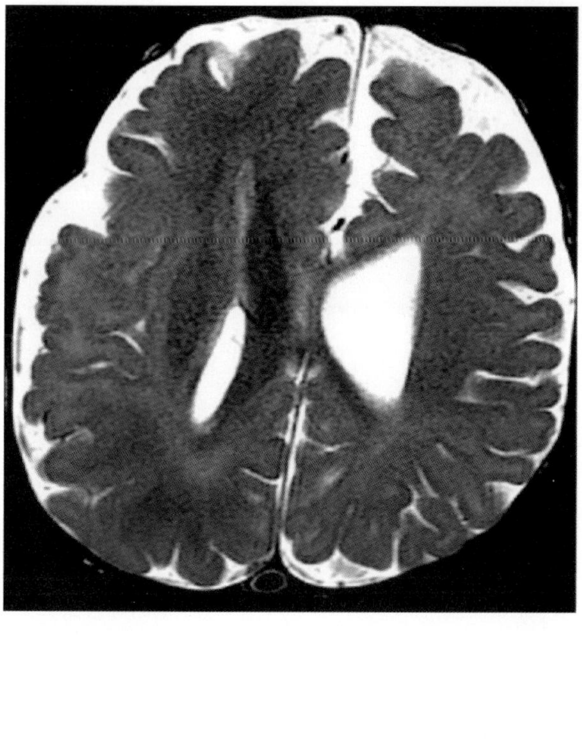

A

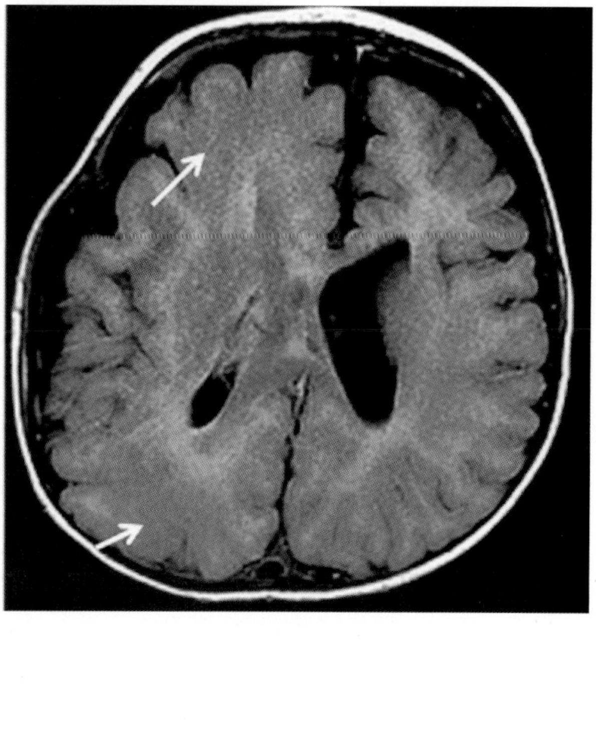

B

影像表现:右侧大脑半球增大伴右侧侧脑室变形。右侧额叶和顶枕叶皮质可见脑回增宽和皮质增厚(图 B,箭头),上述表现高度符合半侧巨脑畸形。

讨论:半侧巨脑畸形是一种先天性发育畸形,以一侧或者部分大脑半球的错构瘤性过度生长伴神经元迁移异常为特征,可表现为单侧半球增大伴巨脑回和多小脑回。

半侧巨脑畸形无性别差异,既可为孤立性的,也可为某些综合征(如结节性硬化、神经纤维瘤病Ⅰ型)的一部分。典型的半球畸形很少见,表现为完全的半侧巨脑畸形累及单侧大脑半球、同侧脑干和小脑。侧脑室额角可表现为特征性增大,虽然与受累半球的其他表现相比,同侧侧脑室增大不那么明显。有些患者甚至可能表现为同侧侧脑室较小。也可伴有无脑回、巨脑回和多小脑回。

临床表现为严重的发育迟缓、难治性癫痫和偏瘫/偏盲。由于存在严重的神经功能障碍,预后差。临床治疗的主要目的是使用药物控制癫痫发作。对于难治性癫痫患者可以进行解剖性或功能性大脑半球切除术。

参考文献: Broumandi DD,Hayward UM,Benzian JM,et al. Best cases from the AFIP:hemimegalencephaly. *Radiographics* 2004;24(3):843-848.

7a　答案 A。小脑蚓部不发育或发育不全。本例的 MRI 图像显示第四脑室宽开口和小脑蚓部缺失,这是 Dandy-Walker 畸形的特征性表现。

7b　答案 D。巨头畸形。巨头畸形是与 Dandy-Walker 畸形相关的最常见的临床特征,见于 >90%的 Dandy-Walker 畸形患儿。

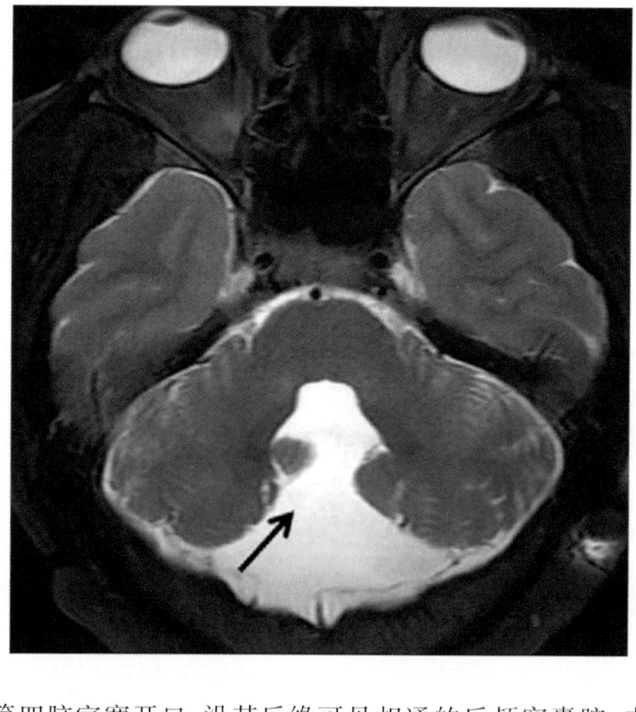

影像表现:第四脑室宽开口,沿其后缘可见相通的后颅窝囊腔,未见小脑蚓部,小脑半球未见发育不良或融合的征象,这是 Dandy-Walker 畸形的特征性表现。

讨论: Dandy-Walker 畸形的特点是小脑蚓部发育异常,表现为小脑蚓部缺失或严重发育不全。本例表现为第四脑室扩大,以宽口与后颅窝囊腔相通。由于后颅窝增大,因此可导致小脑幕抬高。患者可伴脑积水,早期引流可缓解。发育迟缓、癫痫发作、智力低下和巨头畸形是常见的临床表现。巨头畸形是 Dandy-Walker 畸形最常见的临床表现，在婴儿早期即可发现。

参考文献：Abdel Razek AA, Castillo M. Magnetic resonance imaging of malformations of midbrain-hindbrain. *J Comput Assist Tomogr* 2016；40(1)：14-25.

8　答案 C。皮质下带状灰质异位(SNH)。

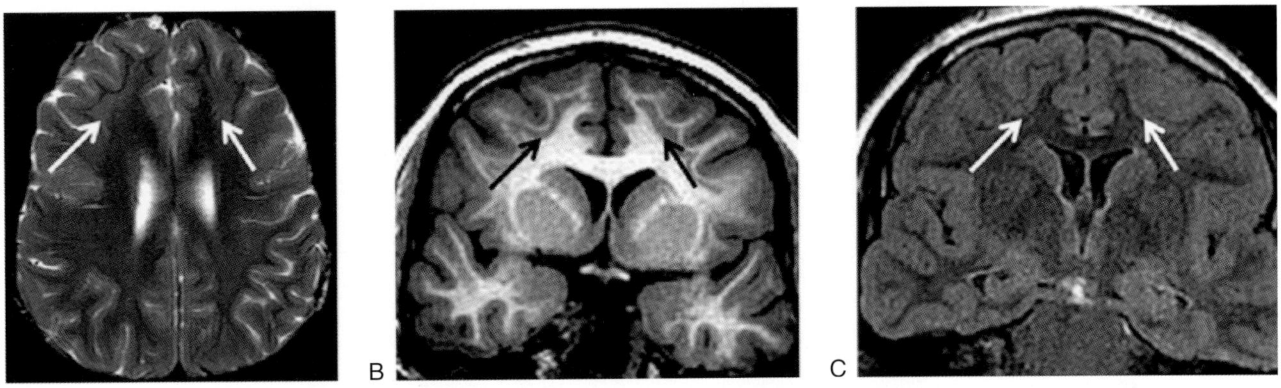

A　B　C

影像表现：在所有的 MRI 序列中，皮质下均可见条带状异常信号，与邻近的灰质呈等信号，最符合 SBH。

讨论：SBH 也称为"双皮质"，是一种先天性的神经元迁移障碍，表现为异常的灰质位于皮质之下并由薄层脑白质将之与皮质分隔。异常的皮质下灰质的厚度不一，从细线状到厚带状。SBH 属于无脑回畸形复合体(无脑回-巨脑回畸形)而不属于其他灰质异位症。SBH 可能是由于 DSX 或 LIS1 基因发生了不太严重的突变。另外，在某些病例中发现 X 染色体上存在编码肾上腺皮质激素的基因缺陷。根据疾病谱异常程度的不同，患者或无症状，或表现为癫痫和智力低下。

最常见的灰质异位是室管膜下或脑室周围灰质异位，典型呈结节状。由于异常神经元迁移所导致的灰质异位可分为以下几种：

- 室管膜下(脑室周围)灰质异位。
- 皮质下结节状灰质异位(注意：不是带状类型，SBH 属于无脑回畸形并且是经典的无脑回畸形谱系的一部分)。
- 边缘神经胶质细胞异位(有时称为软脑膜灰质异位)，极为罕见，由神经胶质细胞增生而覆于皮质层之上并突入蛛网膜下隙。

参考文献：Barkovich AJ, Kuzniecky RI, Jackson GD, et al. Classification system for malformations of cortical development：update 2001. *Neurology* 2001；57(12)：2168-2178.

Guerrini R, Parrini E. Neuronal migration disorders. *Neurobiol Dis* 2010；38：154-166.

Nalbantoglu M, Erturk-Cetin O, Gozubatik-Celik G, et al. The diagnosis of band heterotopia. *Pediatr Neurol* 2014；51(1)：178-180.

9a　答案 B。开唇型脑裂畸形。

9b　答案 A。内衬灰质的裂隙。其是诊断本病的关键特征。

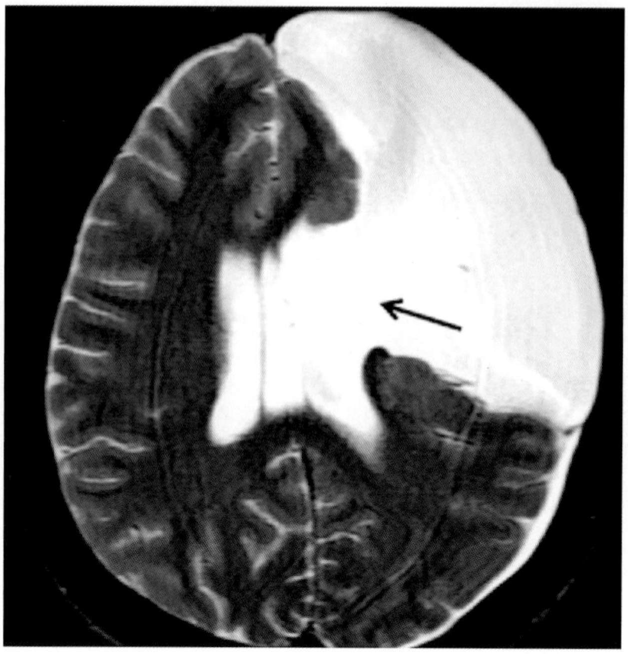

影像特征：大的开放性裂隙样缺损沟通脑室（箭头）和软脑膜表面，内衬有灰质，最符合开唇型脑裂畸形。如果脑组织缺损轻微伴裂隙壁彼此贴合，则称为闭唇型脑裂畸形。

讨论：脑裂畸形是一种皮质畸形，其特征是灰质内衬的裂隙与软脑膜和室管膜衬里相通。根据神经组织的缺损程度，裂隙可以很宽，如本例所示，称为开唇型脑裂畸形；裂隙也可以很窄伴裂隙壁相互贴合，称为闭唇型脑裂畸形。对于后者，观察软脑膜-室管膜的相通具有一定困难，通常在脑室外壁可见一个向外突的浅凹，可伴有室管膜下灰质异位（通常与室管膜相毗邻）和发育不良且呈并列排列的皮质脑回。脑裂畸形通常是单侧的，但是1/3的病例为双侧的。最常见于额叶或额顶叶。脑裂畸形是一种罕见的发育性异常，常与多小脑回并存。根据缺损的严重程度，患者的临床表现不一，从无神经系统症状到严重的神经系统缺陷、智力低下和发育迟缓。几乎所有患者都患有癫痫。

参考文献：Barkovich AJ，Guerrini R，Kuzniecky RI，et al. A developmental and genetic classification for malformations of cortical development：update 2012. *Brain* 2012；135（Pt 5）：1348–1369. doi：10.1093/brain/aws019.

Barkovich AJ，Raybaud CA. Neuroimaging in disorders of cortical development. *Neuroimaging Clin N Am* 2004；14（2）：231–254.

Hayashi N，Tsutsumi Y，Barkovich AJ. Morphological features and associated anomalies of schizencephaly in the clinical population：detailed analysis of MR images. *Neuroradiology* 2002；44（5）：418–427.

10a　答案C。脑白质内衬的囊肿壁。如本例所示，脑穿通性囊肿的囊壁由脑白质内衬，根据这一特征可与脑裂畸形鉴别。

10b　答案A。脑穿通性囊肿。囊壁无灰质覆盖，根据这一特征可将本病与脑裂畸形鉴别。而积水性无脑畸形则更为严重且伴有明显的脑组织缺失和巨大的充满液体的囊腔。

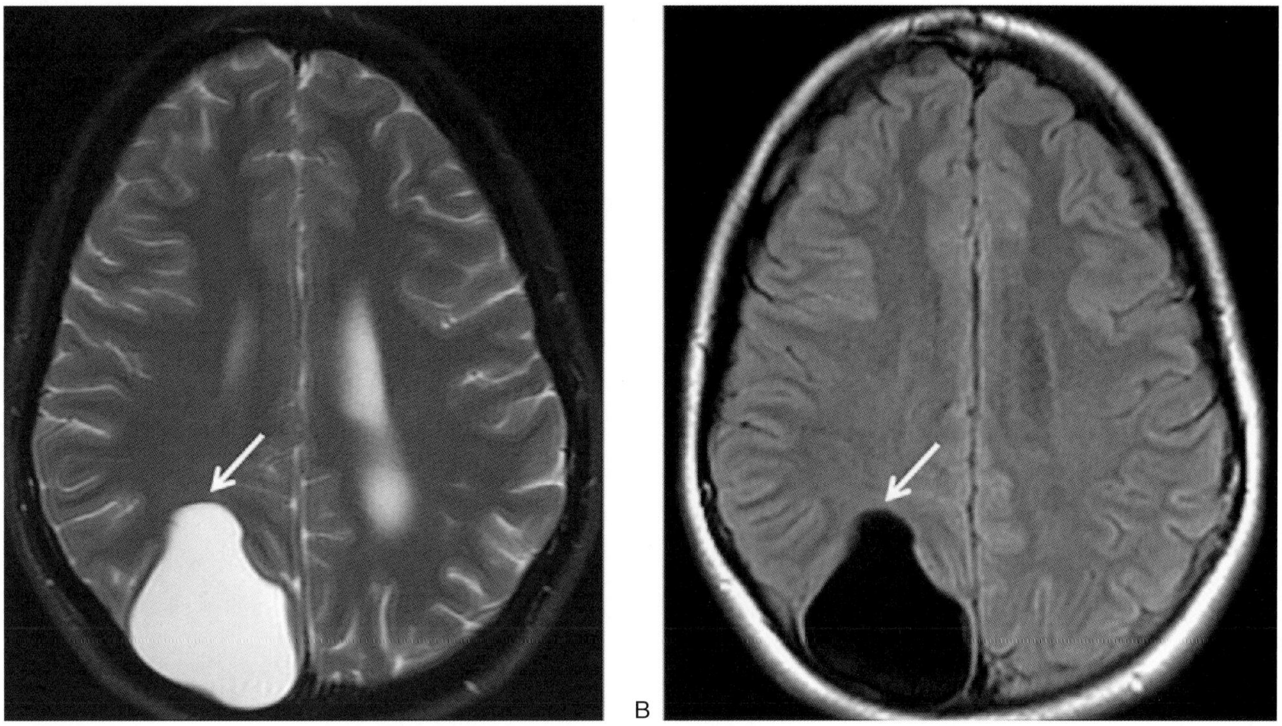
A　B

影像表现：右侧顶叶矢状窦旁可见信号均匀的囊腔，无分隔，内衬脑白质(箭头)，无胶质增生，覆于囊肿之上的皮质变薄。

讨论：脑穿通畸形是指含有脑脊液的囊腔取代正常的脑实质。

脑穿通畸形、多囊性脑软化和积水性无脑畸形是相关的一组病变，主要区别在于发病时患者的年龄和损害程度。罕见家族易感性，由于编码Ⅳ型胶原(基底膜的组成成分)的 COL4A1 基因突变，从而导致脑穿通性囊肿、颅内出血和动脉瘤。

典型的脑穿通性囊肿，又称为脑损害型孔洞脑或Ⅰ型脑穿通畸形，起因于妊娠晚期的神经损害。囊壁光滑，囊肿的周围无或仅有轻微胶质增生。

积水性无脑畸形是双侧脑穿通畸形的一种特殊类型，是由于胎儿前循环障碍和发育的大脑半球破坏所致。每侧大脑半球均被一个覆有薄层脑膜的充满液体的大囊腔取代。

当脑损害发生于妊娠晚期或围生期时，通常存在更明显的星形胶质细胞增生反应，并且充满脑脊液的囊腔为多发性，伴粗糙的囊壁和间隔，因此称为多囊性脑软化症。

脑穿通性囊肿通常是由血管损伤或感染性病因所致。成人的脑损伤也可导致获得性囊肿，通常继发于创伤、手术、缺血或梗死。最常见的病因是脑室周围的动脉性或静脉性出血性梗死。病灶的发生部位因损伤性质而异。若是继发于血管性损伤，则病变沿血管走行分布。轻度到中度的低血压导致的脑损害往往发生于分水岭区域。当低血压严重时，只有紧邻脑室的白质可以幸免受损。若发生应激性低血糖时，脑损伤倾向于发生在顶叶和枕叶。若为感染所致时，脑损伤的部位则无特异性，取决于大脑受感染的区域。

脑组织受损 7~30 天后形成影像上可见的囊性病灶；囊腔可为单侧或双侧、位于皮质或皮质下，虽然不是一成不变但通常与脑室系统直接相通。囊壁光滑，囊腔的周围无或仅有轻微的神经胶质增生。在所有的 MRI 序列中，囊腔内部呈脑脊液信号。在病灶以远的白质纤维束中可见明显的沃勒变性。

鉴别诊断:鉴别诊断包括蛛网膜囊肿(轴外,邻近脑实质未见异常)、室管膜囊肿(脑室内,邻近脑实质未见异常)、神经胶质囊肿(轴内,通常邻近脑实质未见异常,不伴有远处白质纤维束的沃勒变性,与脑室系统不相通)。偶尔,小的脑穿通畸形很难与神经胶质囊肿相鉴别。

参考文献:Barkovich AJ,Raybaud C. *Pediatric neuroimaging*,5th ed. Philadelphia,PA:Lippincott Williams & Wilkins,2011.

Durrani-Kolarik S,Manickam K,Chen B. COL4A1 mutation in a neonate with intrauterine stroke and anterior segment dysgenesis. *Pediatr Neurol* 2017;66:100–103.

Naidich TP, Castillo M, Cha S. *Imaging of the brain. Expert radiology series*. Philadelphia,PA:Saunders/Elsevier,2013.

Osborn AG,Preece MT. Intracranial cysts:radiologic-pathologic correlation and imaging approach. *Radiology* 2006;239(3):650–664. doi:10.1148/radiol.2393050823.

11a 答案 D。低颅压。全脑和扫及的上颈髓可见弥漫性硬脑膜强化。注意到,双侧硬膜下积液,左侧较右侧更明显;小脑扁桃体轻度向下移位;第三脑室底受压和第四脑室变窄。结合本例的临床表现,符合低颅压的诊断。

11b 答案 B。硬脑膜静脉充血。低颅压患者的硬脑膜强化是由于静脉充血而非感染、外伤或先天性异常所致。

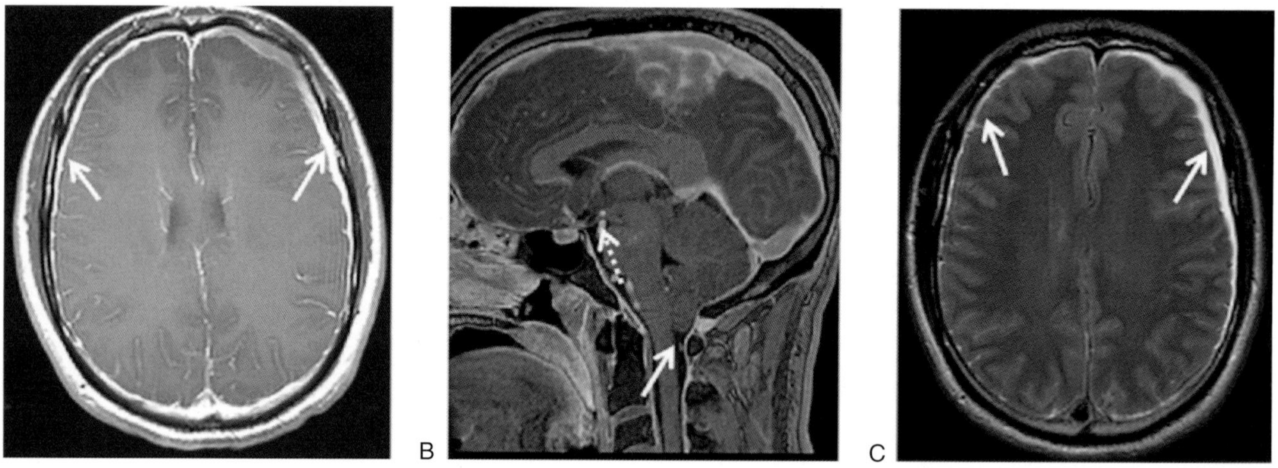

A B C

影像表现:轴位增强 T1W 图像显示弥漫性硬脑膜强化(图 A,箭头),矢状位 T1W 图像显示第三脑室底部受压(图 B,虚箭头)和扁桃体轻度向下移位(图 B,箭头),T2W 图像显示双侧硬膜下积液,左侧较右侧显著(图 C)。结合患者的临床表现,符合低颅压的诊断。

讨论:低颅压可以是自发性的,也可以是继发性的,常见的原因有腰椎穿刺、手术和外伤。低颅压通常表现为直立性头痛,尽管也有非体位性和劳累性头痛的报道。除了头痛,其他症状还包括颈部僵硬、耳鸣、听觉过敏/减退、畏光、恶心以及各种脑神经症状。很少数情况下,症状可能很严重,甚至导致昏迷。

自发性低颅压的常见病因是脊椎的脑脊液漏,以颈胸椎最常见。神经根囊肿/硬脑膜憩室是脑脊液漏的常见部位。结缔组织疾病也易导致自发性脑脊液漏。

开放性脑脊液压力<60mmH_2O 即为低颅压。然而对于低颅压患者来说,开放性脑脊液压力并不是总能测得,也不是绝对可靠的。由于缺乏参考基线,某些患者的脑脊液压力可能在正常范围内。影像学检查是诊断的主要手段。

许多影像特征可以用 Monro-Kelly 假说来解释。该假说认为颅内容积是恒定的，当脑脊液体积减少时，将导致静脉和动脉结构的代偿性扩张和硬膜下积液。虽然每一种影像特征都是非特异性的(可以在其他颅内病变中见到)，但是综合分析各种影像表现能够可靠地诊断低颅压。少数情况下，影像学检查也可能是阴性的。

CT 平扫的异常表现可能很轻微，硬膜下积液是最显著的特征，还可以观察到基底池、小的脑沟和脑室消失。

MRI 是诊断低颅压的首选方法。弥漫性硬脑膜增厚伴明显强化是最常见的影像特征，见于 80%以上的病例，并继发于硬脑膜静脉充血。颈椎管内的椎静脉丛充血也是常见的异常表现。可见硬膜下积液(常为积液，血肿少见)，通常是双侧的。常见硬脑膜静脉窦扩张和垂体充血。在更严重的病例中，可见脑干下垂、中脑下移至鞍背水平以下、乳头体脑桥间距变窄、脑桥紧贴斜坡变平直。还可见扁桃体移位，外观类似于 Chiari 畸形。可见视交叉和下丘脑拉伸并蜷缩于鞍上。

可行进一步的影像学检查以确定脑脊液漏的确切发生部位，特别是对于那些经过保守治疗(液体置换、卧床休息、硬膜外自体血充填法)而症状仍然无明显改善的患者。全脊柱 MRI 增强检查和动态 CT 脊髓造影是确定脑脊液漏发生部位的常用检查方法。

参考文献：Cauley KA，Fulwadhva U，Dundmadappa SK. Apparent diffusion coefficient measurements to support a diagnosis of intracranial hypotension. *Br J Radiol* 2014;87 (1040):20140131. doi:10.1259/bjr.20140131.

Osborn AG. *Osborn's brain:imaging,pathology,and anatomy*, 1st ed. Salt Lake City,UT:Amirsys Pub,2013.

Rumboldt Z, Castillo M, Huang B, et al. *Brain imaging with MRI and CT:an image pattern approach*. Cambridge,UK:Cambridge University Press,2012.

12a 答案 B。脑室周围白质软化。

12b 答案 A。缺氧缺血性脑白质损伤。

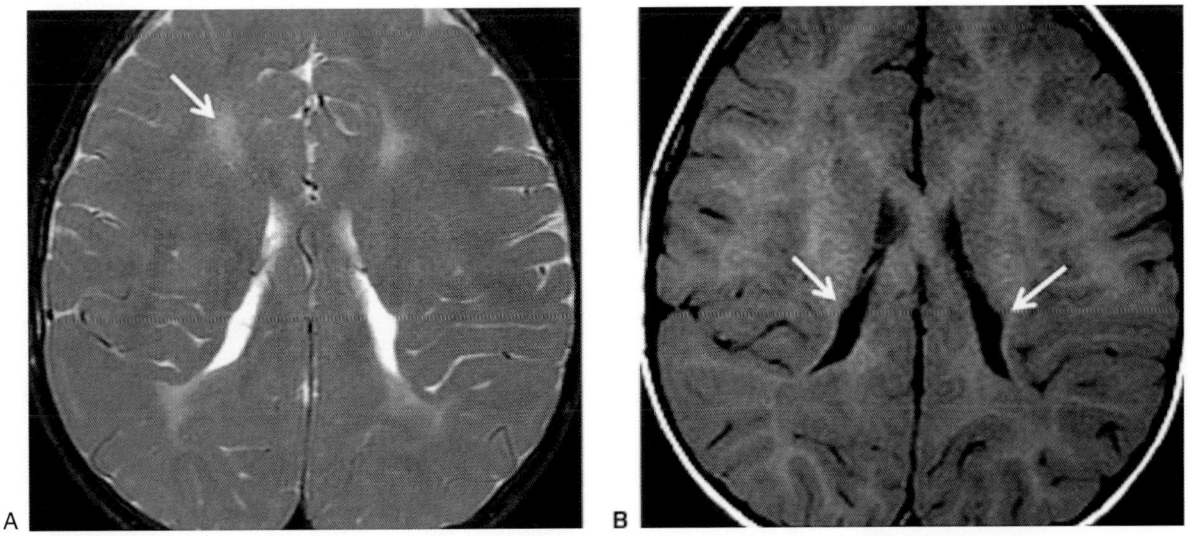

影像表现：T1W 和 FLAIR 序列图像显示脑室周围白质体积减小和信号改变，提示胶质增生伴波浪状侧脑室壁。结合本例的临床表现，符合脑室周围白质软化。

讨论:脑室周围白质软化是指由于轻度到中度的缺氧缺血性损伤导致的脑白质损害,通常发生于早产儿。

这可能是由于缺氧缺血性损伤后,少突胶质细胞的前体细胞对氧化应激的易感性增加所致。在受累的脑室周围白质区域出现脑血供减少。运动障碍和视力障碍是典型的临床表现。

病程早期表现为脑室周围白质弥散受限,随着病程的进展,T2W 呈高信号,随后出现空腔、坏死和囊肿形成,最终表现为脑白质体积减小。脑室可见扩大,侧脑室壁呈波浪状,最常见于毗邻侧脑室三角和室间孔区域。这种表现与髓鞘化终末区(TZM)的影像表现相重叠。但是,TZM 的 T2W 高信号与侧脑室的室管膜边缘之间存在薄层条带状 T2W 低信号分隔,这与 PVL 不同,后者 T2W 高信号延伸至侧脑室的室管膜缘。

在超声图像上,PVL 可分为四期(第 1 期,在发病 48 小时内探测到球形区域的回声增强,随后在第 2~4 周出现短暂的正常表现),在 3~6 个月内形成脑室周围囊肿,最后在终末期囊肿消退、脑室周围脑白质体积减小和脑室扩大。

在 MRI 图像上,发病 3~4 天内,脑室周围的脑白质病灶呈 T1W 高信号,其外周可见 T2W 高信号。随后,某些病例因出血灶而在 T2W 图像上呈低信号。终末期 PVL 表现为脑室周围和半卵圆中心的脑白质体积减小、侧脑室三角区扩大伴侧脑室轮廓不规则,也可见胼胝体后部和压部变薄。

参考文献: Back SA. Perinatal white matter injury:the changing spectrum of pathology and emerging insights into pathogenetic mechanisms. *Ment Retard Dev Disabil Res Rev* 2006;12(2):129–140.

Chao CP,Zaleski CG,Patton AC. Neonatal hypoxic-ischemic encephalopathy:multimodality imaging findings. *Radiographics* 2006;26(Suppl 1):S159–S172.

de Vries LS,Benders MJ,Groenendaal F. Progress in neonatal neurology with a focus on neuroimaging in the preterm infant. *Neuropediatrics* 2015;46(4):234–241.

Huang BY,Castillo M. Hypoxic-ischemic brain injury:imaging findings from birth to adulthood. *Radiographics* 2008;28(2):417–439.

Varghese B,Xavier R,Manoj VC,et al. Magnetic resonance imaging spectrum of perinatal hypoxic-ischemic brain injury. *Indian J Radiol Imaging* 2016;26(3):316–327.

13a 答案 C。局灶性皮质发育不良(FCD)。本例的影像表现最符合 FCD ⅡB 型。

13b 答案 A。灰质–白质交界模糊。灰质–白质交界模糊可见于 FCD。

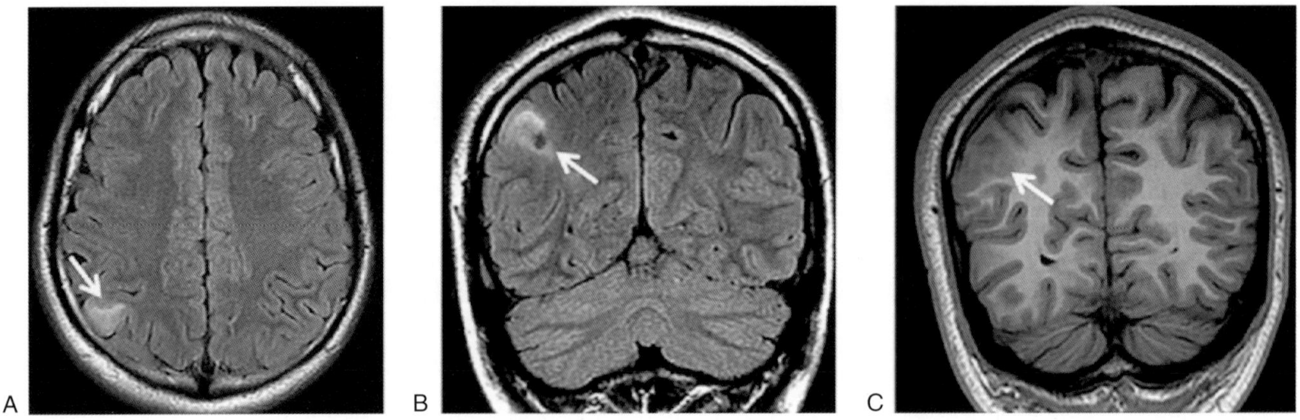

影像表现:轴位(图 A)、冠状位(图 B)FLAIR 和冠状位 T1W 图像(图 C)显示如上。FLAIR 显示右侧顶叶皮质及皮质下白质呈局灶性异常高信号,并呈尖端指向侧脑室的漏斗状。T1W 图像显示右侧顶叶原本清晰的灰质-白质交界局灶性消失而呈灰质-白质交界模糊。

讨论:FCD 是一组与神经元紊乱相关的异质性病变,病因是多因素的,可能是由于宫内损伤累及大脑皮质的第五层所致。通常在儿童期或成年早期就出现难治性癫痫发作。组织学上,在脑白质中可能存在异位神经元、皮质分层紊乱、巨大畸变的神经元和气泡状细胞(包含大细胞质的大型细胞)。

国际抗癫痫联盟(ILAE)的诊断方法委员会提出了一种分类方法。FCD Ⅰ型以皮质异常分层为特征;FCD Ⅱ型以不含(ⅡA)或含有(ⅡB)气泡状细胞的畸变神经元为特征;FCD Ⅲ型伴有主要病变,例如,海马硬化(ⅢA)、胶质瘤或神经胶质细胞瘤(ⅢB)、血管畸形(ⅢC)或创伤后遗症、缺血和感染(ⅢD)。

在影像上,伴有气泡状细胞的 FCD(ⅡB 型)具有特征性。受累的病变区域通常较小,主要表现为脑皮质局灶性增厚、皮质 T2W 信号增高、脑回结构局灶性缺失、脑沟较对侧加深、灰质-白质交界模糊、皮质下白质的 T2 延长。在多数患者中,可见呈线状、曲线状或漏斗状的异常信号从灰质-白质交界区延伸至侧脑室表面的上外侧缘("拖尾状"发育不良),这实际上是 FCD ⅡB 型具有诊断价值的特异性征象。

在 FCD ⅡB 型中具有特征性的"拖尾状"发育不良不存在于 FCD Ⅰ型。20%~25%的 FCD Ⅰ型和 FCD ⅡA 型患者的脑部表现正常,因此,重要的是,要认识到颅脑 MRI 正常并不能排除 FCD。其他的影像学检查,例如,发作间歇期和发作期的单光子发射计算机断层扫描(SPECT)、正电子发射断层扫描(PET)或脑磁图(MEC),有助于在 MRI 为阴性结果时检出致痫灶。

鉴别诊断:鉴别诊断包括多小脑回畸形,它是一种以皮质轮廓不规则为特征的皮质组织紊乱;脑沟变浅;脑皮质或正常厚度,或明显增厚,但其信号与正常脑皮质相等;灰质与白质交界区呈不规则结节状。缓慢生长的以皮质为基底的惰性肿瘤,例如,神经节瘤和胚胎发育不良性神经上皮肿瘤(DNET)也表现为癫痫发作,影像表现与 FCD 相似或与 FCD 有关。灰质异位是指灰质结节异常聚集于大脑皮质和深部灰质结构之外,并与癫痫发作相关,在所有脉冲序列中均与脑灰质呈等信号。

参考文献:Blümcke I, Thom M, Aronica E, et al. The clinicopathologic spectrum of focal cortical dysplasias:a consensus classification proposed by an ad hoc Task Force of the ILAE Diagnostic Methods Commission. *Epilepsia* 2011;52(1):158-174.

Colombo N, Tassi L, Galli C, et al. Focal cortical dysplasias:MR imaging,histopathologic,and clinical correlations in surgically treated patients with epilepsy. *AJNR Am J Neuroradiol* 2003;24(4):724-733.

14a 答案 C。多发性脑神经病变。本例为颅骨 Paget 病,患者的颅盖骨增厚,并可同时导致多根脑神经受压。

14b 答案 A。<10%。罕见肉瘤样转化,但可见于<10%的患者。若骨骼广泛受累,则肉瘤样转化的风险更高(5%~10%),而局限性骨骼受累的转化风险<1%。

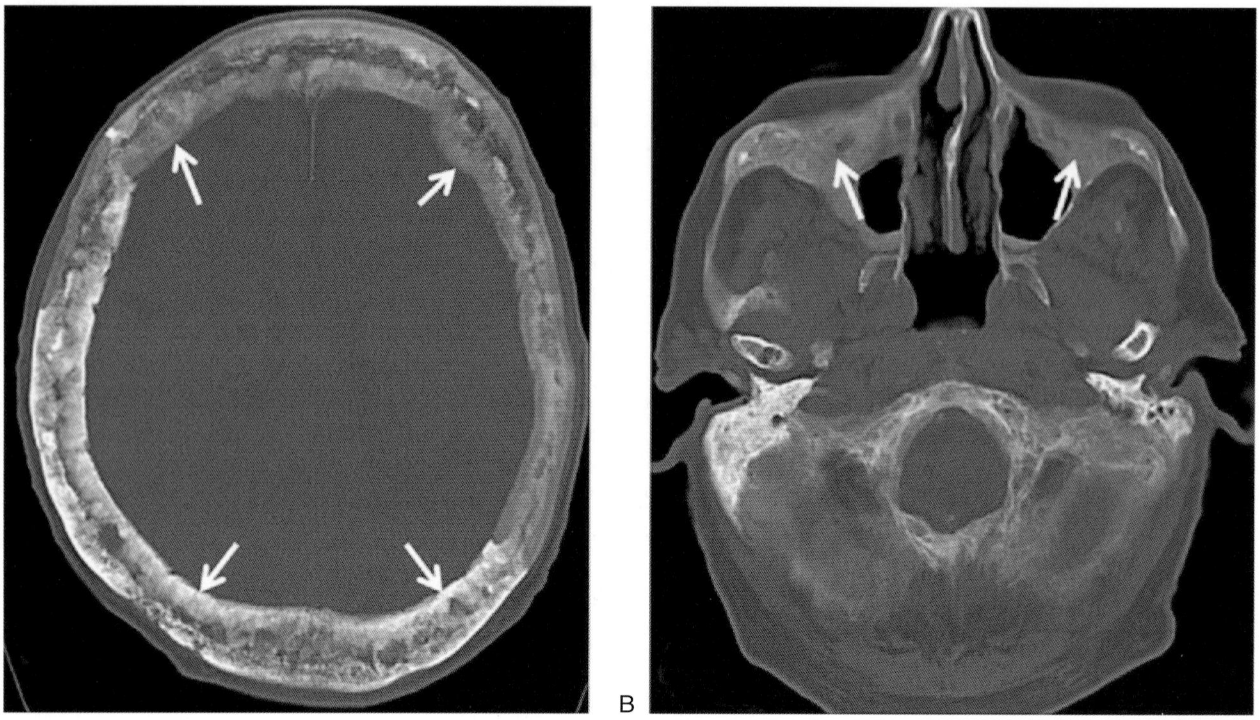
A B

影像表现:轴位 CT 骨窗显示颅骨增厚、增大,可见弥漫性不均质的骨硬化区,术语“棉絮状”用于形容上述影像表现,这一征象高度符合 Paget 病。

讨论:Paget 病是一种病因不明的慢性骨骼疾病,常见于老年人。该病由进行性骨质吸收和异常重塑所致,病程可分为 3 个阶段。首先是破骨,以溶骨为主(初期),其次是混合阶段,即溶骨与成骨同时存在(活动期),最后是成骨阶段(晚期非活动期)。混合阶段通常可见 Paget 病的典型影像特征,例如,骨皮质增厚、骨小梁增粗、骨膨胀和局灶性骨溶解。晚期非活动期以骨硬化为主。

Paget 病可累及任何骨骼,但通常累及腰椎和骨盆。骶骨、长骨和颅盖骨也可受累。Paget 病通常是多骨受累,少数情况下也可以是单骨发病。临床上,颅盖骨受累表现为多发脑神经病变、头形增大和骨性狮面(由于下颌骨/面部骨骼受累而导致的面部畸形)。患者也可表现为颅底凹陷、颅颈短缩和脑积水。颅骨的骨质溶解在 X 线上表现为大片透光区,称为“局限性骨质稀疏”。在生化检验中,Paget 病患者的血清碱性磷酸酶升高,该指标可用于监测 Paget 病的活动性。Paget 病也可伴发肿瘤,例如,肉瘤样转化和骨巨细胞瘤,但较罕见。

鉴别诊断:

- 骨纤维异常增殖症:通常呈磨玻璃密度,并特征性累及面骨。
- 弥漫性成骨性转移:与 Paget 病较难鉴别,在骨扫描中两者均显示放射性核素的高摄取。如果有原发性恶性肿瘤病史(如前列腺癌),则有助于两者的鉴别。
- 骨髓纤维化:存在相关的骨髓改变,肝脾大。
- 肾性骨营养不良:临床病史,并存在骨膜下骨吸收。

目前 Paget 病的治疗方案依赖于骨吸收抑制剂,例如,第二代双磷酸盐和降钙素。近来随着第二代双磷酸盐的使用,Paget 病的预后有所改善。

参考文献:Theodorou DJ,Theodorou SJ,Kakitsubata Y. Imaging of Paget disease of bone and its musculoskeletal complications:review. *AJR Am J Roentgenol* 2011;196(6 Suppl):S64–S75.

15a 答案 C。胼胝体发育不全。本例图像显示了胼胝体发育不全的典型影像表现。

15b 答案 A。与其他中枢神经系统异常高度相关。

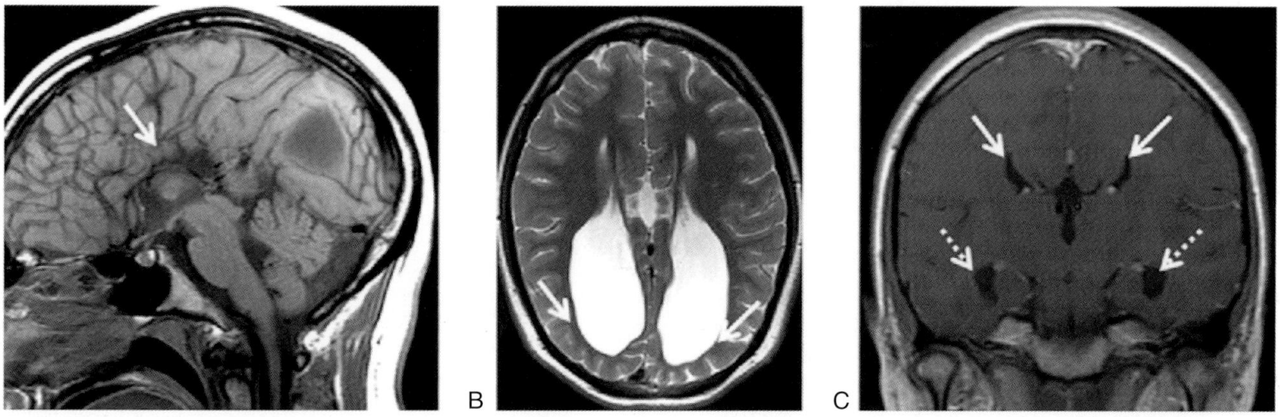

A B C

影像表现:矢状位 T1W、轴位 T2W 和冠状位增强 T1W 图像。正中矢状位 T1W 图像(图 A)显示胼胝体缺如,伴内侧脑沟呈辐射状排列和扣带回缺如。轴位 T2W 图像显示双侧侧脑室呈平行走向,伴侧脑室三角区和枕角扩大,称为空洞脑(图 B)。冠状位增强 T1W 图像显示额角和颞角的特征性形态。

讨论:胼胝体的完全不发育和部分不发育(发育不全)可由多种遗传性、感染性、血管性或毒性原因引起。无临床症状的孤立性胼胝体发育不全是非常罕见的。胼胝体发育不全的常见临床表现包括癫痫发作、巨头畸形、发育迟缓、学习障碍和下丘脑功能障碍。

胼胝体异常与其他中枢神经系统异常密切相关,例如,前连合与海马连合异常、Chiari 畸形Ⅱ型、Dandy–Walker 畸形、皮质发育畸形、X 连锁脑积水、脑膨出和面部中线畸形。胼胝体异常也与特定的综合征相关,其中最常见的是 Aicardi 综合征(胼胝体发育不全合并脑室周围或皮质下灰质异位、多小脑回、小脑发育不全、后颅窝囊肿和小眼畸形),Aicardi 综合征只发生于女孩。

正常胼胝体的解剖结构从前到后包括嘴部、膝部、体部、峡部和压部。它是依次形成的,始于膝部后份,依次为体部前份、体部后份、膝部前份、压部,最后是胼胝体嘴部。若这种发育模式出现偏差,则可提示存在前脑无裂畸形(只形成胼胝体后部)。

如果产前超声检查发现透明隔腔缺失、侧脑室三角和枕角扩大以及第三脑室抬高,则胼胝体发育不全的可能性大。正中矢状位超声图像很难直接显示胼胝体全貌。胎龄 20 周后行胎儿 MRI 有助于评估可疑的胼胝体异常。

胼胝体发育不全的 MRI 表现包括:彼此平行的双侧侧脑室扩大而呈空洞脑(由于脑白质缺失导致侧脑室的三角区和枕角不成比例的扩大)、第三脑室抬高、不典型纤维束表现为大脑半球间裂外侧的前后方向走行的纤维束(Probst 束)。矢状位图像是评价胼胝体异常程度的最佳序列。胼胝体完全不发育伴有扣带回缺如,导致脑沟呈放射状或“日射”状排列。在冠状位图像上,可见侧脑室呈新月形(由于位于中线上的 Probst 束压迫侧脑室内侧壁所致),侧脑室的额角形态异常而呈“牛角”状,海马反转不完全以及由于扣带回腹侧白质形成不良而导致的颞叶向内侧延伸。

由于胼胝体发育不全的影像表现具有特征性，因此需鉴别的病变很少。

参考文献：Hetts SW, Sherr EH, Chao S, et al. Anomalies of the corpus callosum：an MR analysis of the phenotypic spectrum of associated malformations. *AJR Am J Roentgenol* 2006；187(5)：1343–1348.

Schell-Apacik CC, Wagner K, Bihler M, et al. Agenesis and dysgenesis of the corpus callosum：clinical，genetic and neuroimaging findings in a series of 41 patients. *Am J Med Genet A* 2008；146A(19)：2501–2511.

Tang PH, Bartha AI, Norton ME, et al. Agenesis of the corpus callosum：an MR imaging analysis of associated abnormalities in the fetus. *AJNR Am J Neuroradiol* 2009；30(2)：257–263.

16a 答案 B。颅脑 CT 平扫。通常，当 MRI 发现骨性异常时，最好采用 X 线平片或 CT 进行评估。与 MRI 相比，X 线平片或 CT 对于骨性细节的显示更为敏感。本例中，虽然 MRI 表现相对没有特异性，但是 CT 图像上可见骨纤维结构发育不良的典型表现。

16b 答案 C。骨纤维结构发育不良。

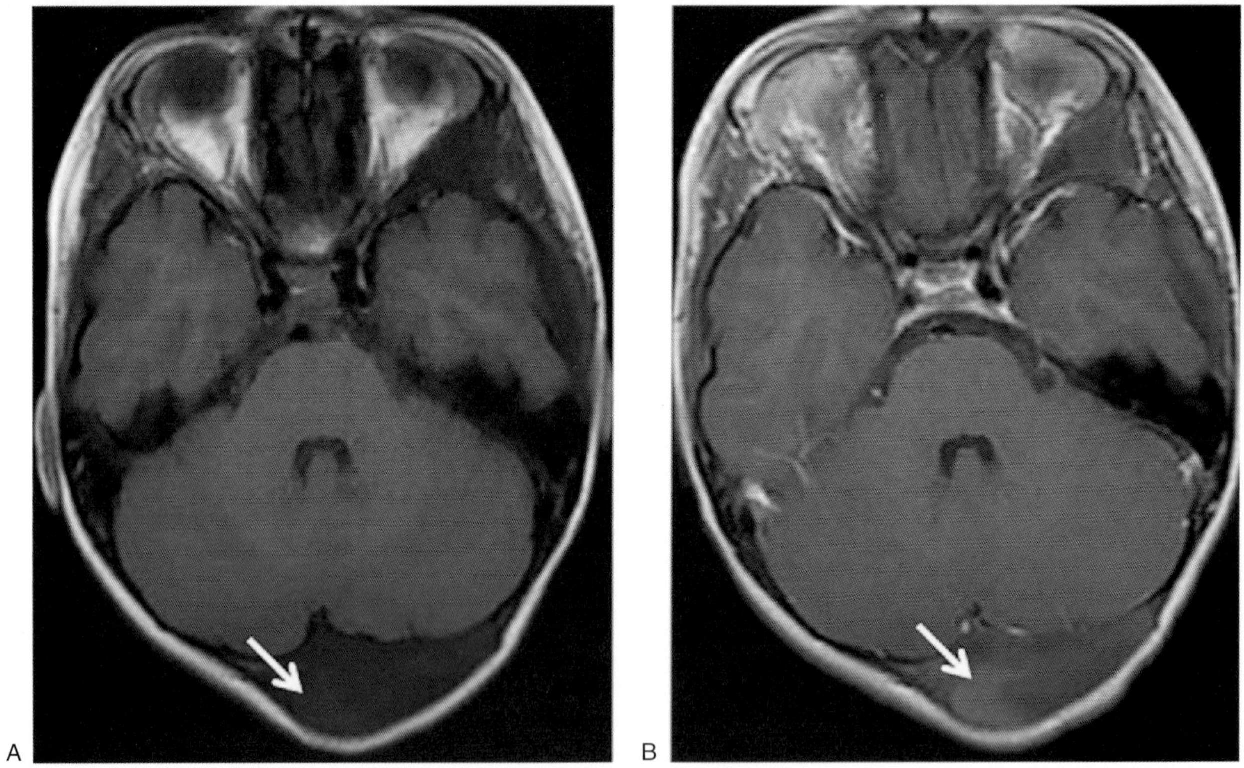

图 1

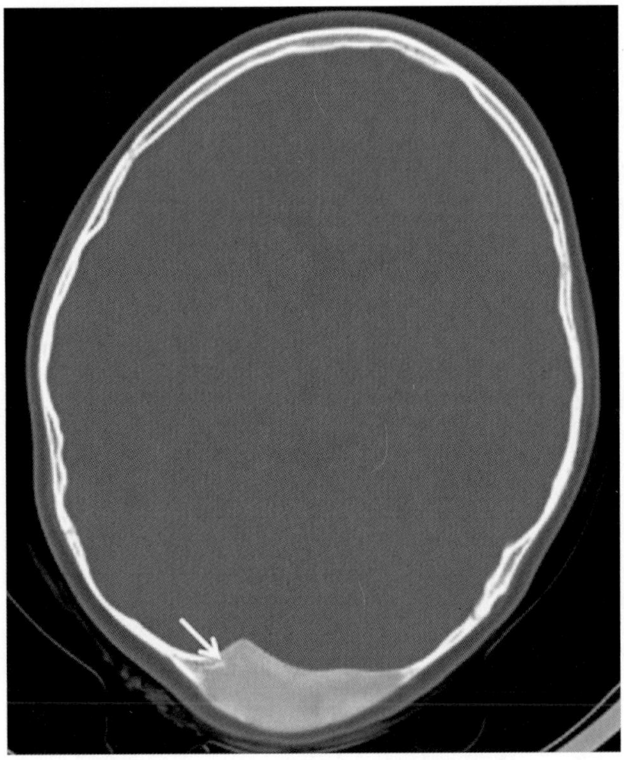

图 2

影像表现：图 1 MRI 轴位 T1W 平扫和增强图像(图 A 和图 B)显示以枕骨为中心的膨胀性肿块，呈轻度强化。

图 2 随后 CT 骨窗显示枕骨膨胀，呈磨玻璃密度，不伴有软组织成分或骨质溶解。上述影像特征高度符合骨纤维结构发育不良。

讨论：骨纤维结构发育不良是一种先天性、非遗传性、缓慢进展的疾病，表现为正常骨逐渐被未成熟的编织骨和纤维组织所取代。病因尚不明确。可能的病因包括间充质分化异常、成骨细胞增生异常、成骨发育过早停止于未成熟编织骨阶段、正常骨的层状松质骨由异常的纤维组织所取代。

由于骨纤维结构发育不良常累及单骨且无症状，所以通常在 20~30 岁才确诊。骨纤维结构发育不良也可累及颅面多骨，多骨性受累亚型的发病年龄较早，且伴有更严重的骨骼畸形。广泛的多发性颅面骨纤维结构发育不良由于骨质膨胀的占位效应、神经血管压迫和牙齿咬合不正等而导致面部畸形(“骨性狮面”)及临床症状。多骨性骨纤维结构发育不良可能与内分泌疾病和皮肤“牛奶咖啡斑”相关，三者在 McCune-Albright 综合征中可见到。骨纤维结构发育不良的最初特征表现为 X 线上的透光病灶和骨皮质变薄，随着疾病进展，病灶逐渐呈磨玻璃密度。根据疾病的发展阶段，受累骨骼可主要表现为透光病灶、斑驳状病灶或磨玻璃骨硬化。典型的骨纤维结构发育不良是良性的，偶尔可恶变为骨肉瘤、纤维肉瘤和恶性纤维组织细胞瘤。

参考文献：Chong VF. Fibrous dysplasia involving the base of the skull. *AJR Am J Roentgenol* 2002;178(3):717-720.

Lustig L. Fibrous dysplasia involving the skull base and temporal bone. *Arch Otolaryngol Head Neck Surg* 2001;127(10):1239-1247.

17a 答案D。Joubert综合征。本例的图像显示了Joubert综合征及其相关疾病的典型影像表现。

17b 答案B。预示肌张力减低共济失调和发育迟缓的先兆性征象。本例的影像表现符合Joubert综合征的典型特征，但也可见于其他疾病，例如，口面指综合征Ⅵ型、COACH综合征以及Dekaban-Arima综合征。因此，这种影像表现并不是特异性的。患者通常表现为肌张力减低、共济失调和发育迟缓。"臼齿征"是由于小脑上脚内交叉纤维缺失所致。小脑蚓部发育不良。

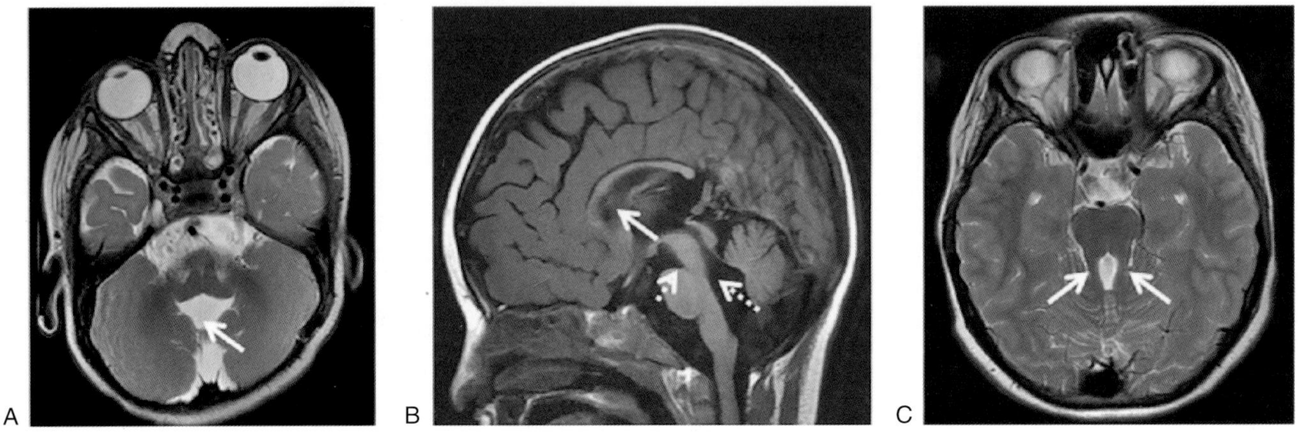

影像表现：患者1的轴位T2W和矢状位T1W图像(图A和图B)，患者2的轴位T2W图像(图C)。图A显示第四脑室呈蝙蝠翼外观，图B显示发育不良的小脑下蚓部，伴脑桥与中脑交界处以及脑桥背侧(虚箭头)变薄，以及胼胝体(实箭头)变薄。图C清晰显示典型的臼齿畸形，表现为小脑上脚增厚、拉长和水平走行。

讨论：1969年，Joubert及其同事首次在4个兄弟姐妹中发现了臼齿畸形。Joubert综合征是一种常染色体隐性遗传病，以间歇性呼吸暂停、共济失调、眼球运动异常和智力障碍为特征。虽然臼齿畸形是Joubert综合征的特征性影像表现，但也可见于其他疾病中，统称为Joubert综合征及其相关疾病。几乎所有的臼齿畸形患者在临床上都有肌张力减低、共济失调、发育迟缓和眼球运动异常的表现，也可伴有肾脏疾病(肾结核或多囊性肾发育不良)、肝纤维化、肝囊肿、眼部疾病(眼组织缺损、视网膜发育不良)。

"臼齿征"是指中脑-后脑的异常形态，在轴位图像上类似臼齿。由于小脑上脚缺乏交叉纤维，导致小脑上脚增粗、延长、呈水平走行，从而呈现臼齿状的形态改变；可见脚间窝加深，皮质脊髓束的纤维交叉缺如。弥散张量成像(DTI)可显示小脑上脚交叉纤维缺如。小脑蚓部有不同程度的发育不全，从细薄的裂隙到很大的缺损，并且小脑半球间裂明显扩大类似于Dandy-Walker囊肿。第四脑室的位置较高，在第四脑室较高水平的轴位图像上可见第四脑室呈蝙蝠翼外观，在第四脑室中部水平的轴位图像上可见第四脑室呈三角形外观。脑桥可变小，在矢状位图像上可见脑桥与中脑连接处变薄。小脑上蚓部的中线裂隙在冠状位图像上观察最佳。胼胝体发育不良、胼胝体变薄和迁移异常也与臼齿畸形相关。

参考文献：Poretti A, Huisman TAGM, Scheer I, et al. Joubert syndrome and related disorders: spectrum of neuroimaging findings in 75 patients. *AJNR Am J Neuroradiol* 2011;32(8):1459-1463.

Poretti A, Snow J, Summers AC, et al. Joubert syndrome: neuroimaging findings in 110 patients in correlation with cognitive function and genetic cause. *J Med Genet* 2017. [Epub ahead of print].

18a 答案 B。无脑回畸形。皮质平滑增厚是无脑回畸形的典型影像表现。

18b 答案 B。好发的脑叶。

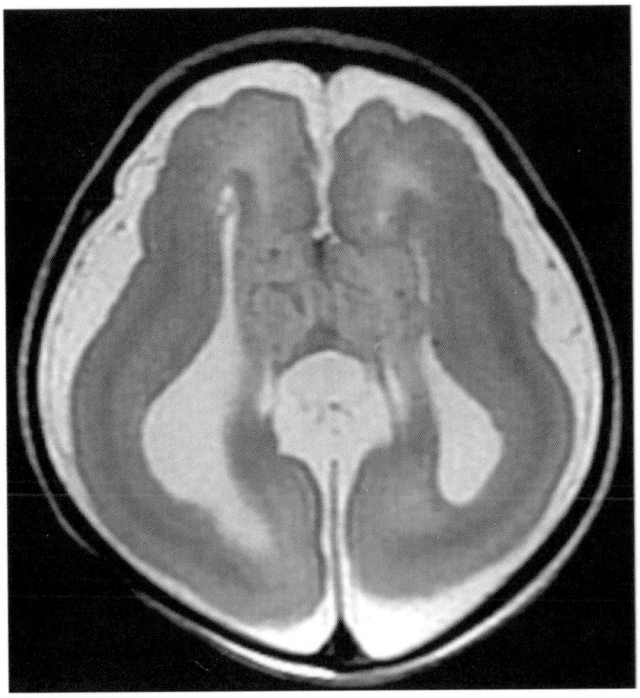

A

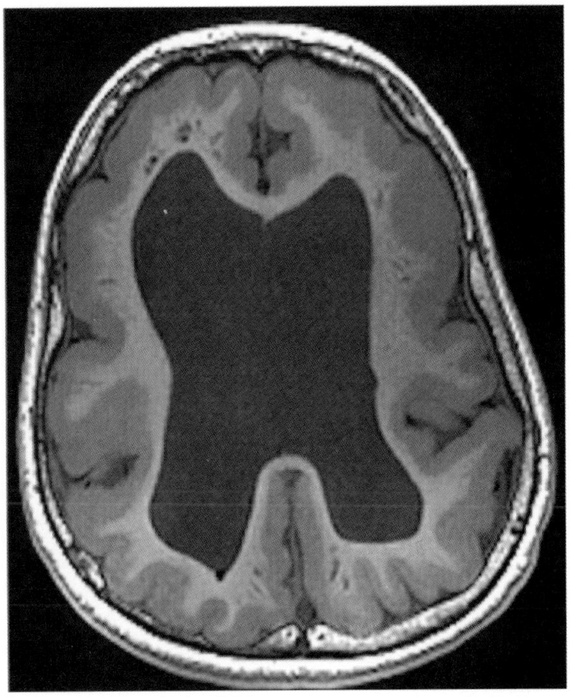

B

影像表现：轴位 T2W 图像（图 A）和轴位 T1W 图像（图 B）来自两例不同的患者。图 A 显示大脑后部无脑回形成伴脑皮质平滑增厚（薄而暗的外皮层、高信号的细胞稀疏区和厚的内皮层）和额叶巨脑回。图 B 显示巨脑回主要位于额叶，而大脑后部相对未累及。也可见脑室系统扩大，这是由于需行长期分流的脑积水所致。

讨论：无脑回畸形是指大脑表面光滑的外观。无脑回定义为完全没有脑回（完全型无脑回畸形），而巨脑回是指有一些宽而平的脑回（不完全型无脑回畸形），无脑回和巨脑回都具有较厚的大脑皮质。无脑回畸形通常分为两种亚型：经典型（Ⅰ型）和鹅卵石形（Ⅱ型）。经典型无脑回畸形是由于神经元迁移而阻滞形成四层皮质，而鹅卵石形无脑回畸形是由于神经元过度迁移而超越软脑膜表面并突入覆于其上的蛛网膜下隙。鹅卵石形无脑回畸形最常见，并伴有先天性肌营养不良，这里不再讨论。

患有经典型无脑回畸形的儿童，其临床表现为喂养不良、肌张力减低、角弓反张、发育迟缓和癫痫发作。发病年龄取决于发育畸形的严重程度。虽然有多种基因可能与该病有关，但 40%~80%的病例源于 LIS1 或 DCX（XLIS）基因突变。在 LIS1 突变的无脑回畸形病例中，脑回异常往往在大脑半球后部更为显著。与此相反，在 DCX 突变的无脑回畸形病例中，皮质异常在额叶更明显。在女性患儿中，DCX 突变也可导致带状灰质异位。

无脑回-巨脑回畸形的影像表现为厚的大脑皮层伴薄的外皮质层、细胞稀疏区、厚的内皮质层。此外，还有与之垂直的浅外侧裂，使大脑呈“8”字形或“沙漏形”。细胞稀疏区呈异常的 T1W 低信号和 T2W 高信号。灰质-白质交界面平滑。带状灰质异位(双皮质层)则表现为双侧对称的带状异位灰质，并与皮质层分离。外皮质层不光滑且厚度通常不如无脑回-巨脑回畸形的外皮质层那样薄。

注意：在妊娠期的前 26 周内，大脑表面平滑无脑回是正常的。因此，在胎儿 MRI 和极早产时，应谨慎诊断。

鉴别诊断：需与多小脑回畸形进行鉴别。多小脑回畸形的 MRI 也可表现为皮质明显增厚，与巨脑回畸形相似，但是多小脑回畸形的灰质-白质交界面是不规则的，而无脑回畸形的灰质-白质交界面是平滑的。此外，多小脑回的浅脑沟是异常的、不规则的，而无脑回畸形的浅脑沟是解剖学上可识别的脑沟。皮质下灰质异位表现为位于脑白质内的旋涡状的灰质信号肿块，可引起脑室系统变形。局灶性皮质发育不良也表现为皮质层较厚，但累及的区域通常较小，而且灰质-白质交界模糊。

参考文献：Desikan RS, Barkovich AJ. Malformations of cortical development. *Neuroimaging Clin N Am* 2004;14(3):401-423.

Gaitanis JN, Walsh CA. Genetics of disorders of cortical development. *Neuroimaging Clin N Am* 2004;14(2):219-229.

19a　答案 B。假性脑瘤。假性脑瘤，或特发性颅内高压(IIH)。老年人出现部分空蝶鞍可为正常表现，但是年轻人，尤其是年轻女性，若出现部分空蝶鞍，则应引起警惕，因为年轻人的垂体功能活性是很高的。

19b　答案 C。MR 静脉成像。在 90%的病例中，MR 静脉成像可显示双侧横窦外 1/3 处的狭窄。

19c　答案 C。腰椎穿刺。床边或影像引导下行腰椎穿刺测量脑脊液压力升高即可确诊假性脑瘤。它也可作为腰-腹腔分流术前的一种临时治疗措施。

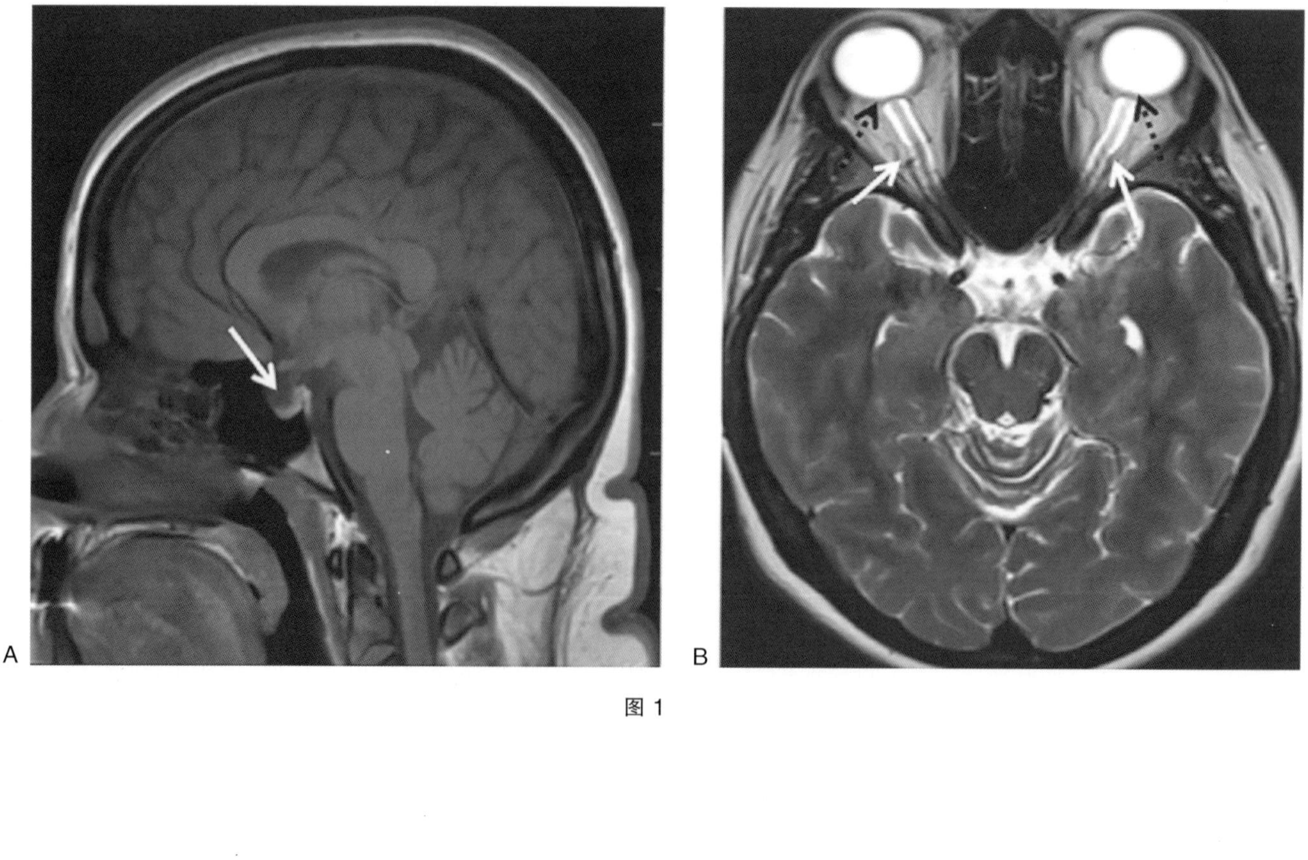

图 1

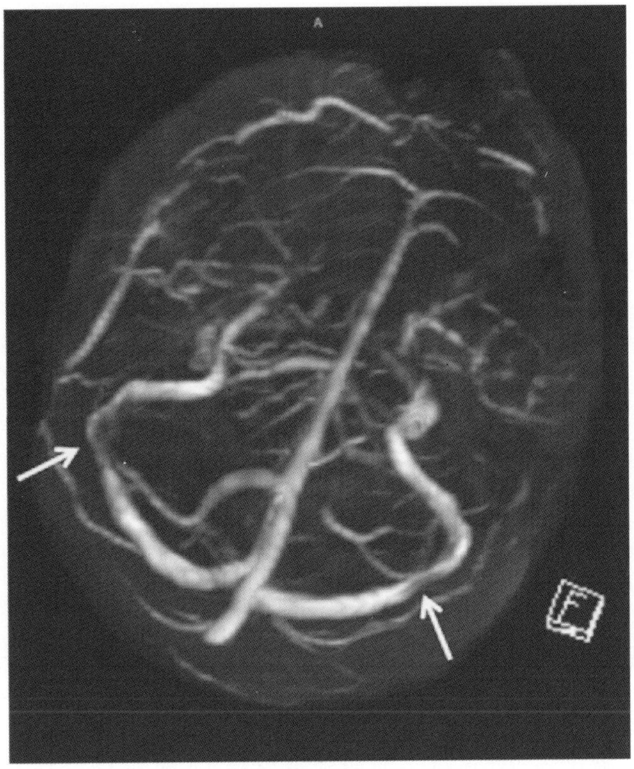

图 2

影像表现：图 1 矢状位 T1W(图 A)和轴位 T2W(图 B)图像显示部分空蝶鞍(图 A)和双侧视神经周围脑脊液间隙明显扩大(图 B，实箭头)，伴有后巩膜变平、视神经乳头凸入眼球(图 B，虚箭头)。

图 2 TOF 法 MRV 成像(非增强)，MIP 图像显示双侧横窦外侧段的狭窄。

讨论：假性脑瘤(特发性颅内高压，IIH)是一种颅内压升高而无颅内肿块或脑积水的临床综合征。它通常发生在育龄期女性，没有明确的病因。

典型的临床表现为头痛、暂时性或渐进性视力丧失、光幻视、水平复视和搏动性耳鸣。如果不治疗，可导致永久性视力丧失。常见视乳头水肿，但可为单侧性。腰椎穿刺时脑脊液压力升高(平均约 25mmH_2O)是临床诊断依据之一。

影像表现包括部分空蝶鞍、视神经周围的蛛网膜下隙明显扩大、视神经扭曲、视乳头水肿、后巩膜扁平、视神经乳头凸向眼球内、眼内段视神经强化；也可见蛛网膜增大膨出的其他证据，例如，Meckel 腔增大、颞骨和蝶骨翼上方可见蛛网膜颗粒凹陷/脑膜膨出，后者可导致脑脊液漏，表现为脑脊液鼻漏或耳漏，甚至为脑脊液性低颅压。约有 90%的患者可见双侧横窦狭窄，通常发生于横窦的外侧段。

治疗应根据具体的临床情况，采用乙酰唑胺、治疗性腰椎穿刺、腰-腹腔分流术和视神经开窗术等治疗方法。

参考文献：Ahmed RM，Wilkinson M，Parker GD，et al. Transverse sinus stenting for idiopathic intracranial hypertension：a review of 52 patients and of model predictions. *AJNR Am J Neuroradiol* 2011；32(8)：1408-1414.

Degnan AJ，Levy LM. Pseudotumor cerebri：brief review of clinical syndrome and imaging findings. *AJNR Am J Neuroradiol* 2011；32：1986-1993.

Leach J, Fortuna R, Jones B, et al. Imaging of cerebral venous thrombosis: current techniques, spectrum of findings, and diagnostic pitfalls. *Radiographics* 2006;26(Suppl 1):S19–S41.

Scoffings DJ, Pickard JD, Higgins JN. Resolution of transverse sinus stenoses immediately after CSF withdrawal in idiopathic intracranial hypertension. *J Neurol Neurosurg Psychiatry* 2007;78:8:911–912.

20a 答案 C。视隔发育不良。本例的影像表现符合视隔发育不良。

20b 答案 C。脑裂畸形。

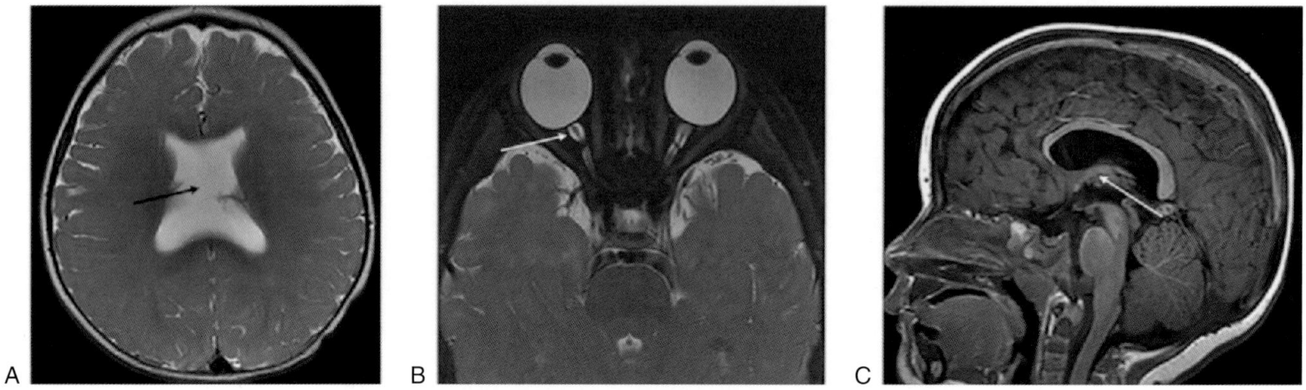

影像表现：轴位 T2W(图 A 和图 B)和矢状位 T1W(图 C)图像如上所示。图 A 显示透明隔缺如，侧脑室扩大；图 B 显示双侧视神经细小；图 C 显示穹隆低位(白箭头)、视觉通路细小、青春期前脑垂体正常。

讨论：1956 年，de Morsier 首次报道了视隔发育不良(de Morsier 综合征)。虽然临床表现各异，但是诊断视隔发育不良主要依据以下两项或两项以上特征：①脑部中线发育异常[包括透明隔和(或)胼胝体缺如]；②视神经发育不全，通常为双侧；③下丘脑–垂体功能障碍。大多数病例是散发的，但也有家族性病例的相关报道。视隔发育不良与同源框基因(Hesx1)缺失相关。有学者认为它是前脑无裂畸形的轻型，尽管在胚胎学上它可能更适合被归类为中线发育障碍。

冠状位图像显示侧脑室额角外形呈盒状方形，与前脑无裂畸形的表现相似。矢状位图像显示穹隆低位，在胼胝体压部下缘水平毗邻胼胝体，并且穹隆前柱可在中线融合。视隔发育不良与皮质发育畸形相关，其中脑裂畸形是最常见的，见于 50%的患者并且典型表现为癫痫发作。嗅球也可发育不全。

一旦发现透明隔缺如，应仔细观察大脑、垂体和视觉通路以寻找细微异常是十分重要的。同样重要的是，MRI 显示视神经通路正常并不能排除轻度视神经发育不全，因此每位患者都应该进行眼科检查。

鉴别诊断：视隔发育不良通常表现为侧脑室扩大，这是由于潜在的发育异常所致而不是由于脑积水所致。胼胝体异常也可伴有透明隔缺如，并且这些异常可共存。垂体柄阻断是一种发育异常，T1W 图像可见异位的垂体后叶呈高信号亮斑，垂体柄菲薄，这些表现也可见于视隔发育不良。

参考文献：Barkovich J, Norman D. Absence of the septum pellucidum: a useful sign in the diagnosis of congenital brain malformations. *AJR Am J Roentgenol* 1989;152(2):353–360.

Kuban KC, Teele RL, Wallman J. Septo-optic-dysplasia-schizencephaly. Radiographic and clinical features. *Pediatr Radiol* 1989;19(3):145–150.

21a 答案 D。额缝。图像显示颅脑呈龙骨状外观或三角头状,这是额缝早闭的典型表现。

21b 答案 A。短头畸形。图像显示双侧冠状缝骨性闭合,导致颅骨横径增大(短头畸形)。

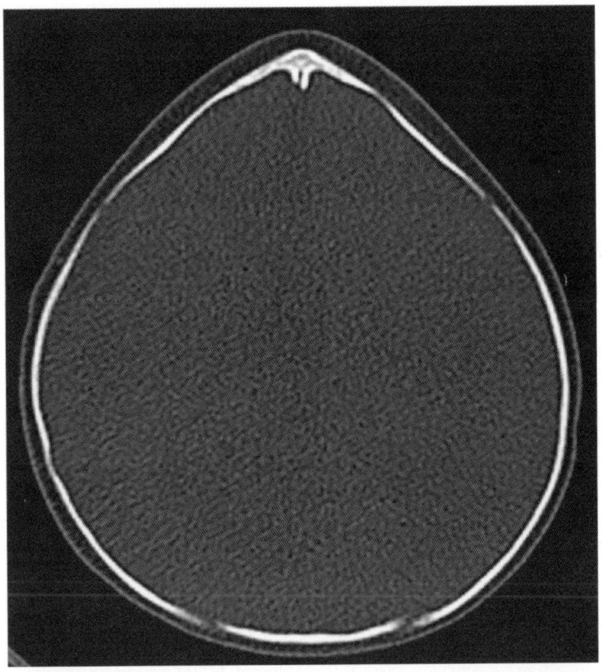

A

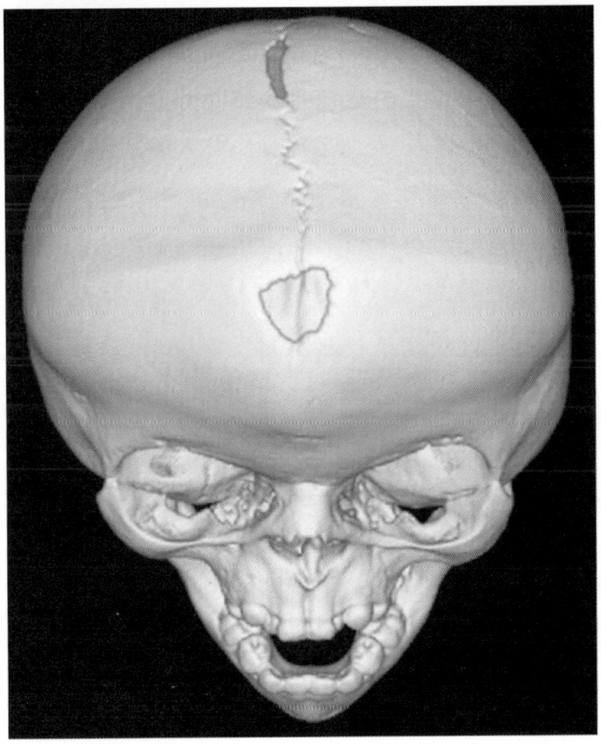

B

影像表现:颅脑 CT 轴位骨窗(图 A)显示颅骨呈三角状外观,尖端向前指向中线,符合三角头畸形,是早产儿额缝早闭的特殊征象。这位 Apert 综合征患者的颅骨三维表面重建图像(图 B)显示双侧额缝骨性闭合,额部扁平。这种畸形与颅骨横径增大有关(短头畸形)。

讨论：颅缝早闭是一个或多个颅缝的过早融合。颅缝的正常闭合时间是各不一样的。

额缝最早在出生3个月后开始闭合，通常在9个月后闭合，但额缝也可能持续到成年期才闭合。矢状缝、冠状缝和人字缝线在出生后1周岁内不应闭合。绝大多数的颅缝早闭（85%）是非综合征型，仅累及一种颅缝；其余的颅缝早闭（15%）是综合征型的，伴随其他异常，通常累及两种或更多的颅缝。矢状缝早闭最常见，其次是冠状缝和额缝，人字缝最少见。Apert综合征（颅缝早闭、并指、面中部发育不良、腭裂）和Crouzon综合征（颅缝早闭、面中部发育不良、眼球突出）是最常见的颅缝早闭综合征，而双侧冠状缝早闭是这些综合征中最常见的颅缝融合。FGFR家族基因突变是颅缝早闭的最常见病因，TWIST和MSX2基因突变也与之有关。

特定的颅缝早闭表现为特征性的颅骨形态。一般情况下，垂直于受累颅缝的颅骨生长受限，而在开放的颅缝处呈代偿性过度生长。因此，矢状缝早闭导致颅脑前后径延长（舟状头或长头畸形），而双侧冠状缝早闭导致颅脑的横径增长（短头畸形）。额缝早闭导致前额呈三角形（三角头畸形）。

斜头畸形是指颅骨的不对称扁平，这可能是由于单侧冠状缝或人字缝早闭，也可能是由于儿童仰卧时头部长期偏向一侧所致的变形或移位。位置性斜头畸形是婴儿最常见的颅骨外形异常，其特征是在轴位图像上呈平行四边形外观，反映了同侧前额突出合并单侧的人字缝扁平。颅缝早闭的其他间接表现包括额缝早闭的眼距缩短（两眼球间的距离缩小），双侧冠状缝早闭的眼距增大（两眼球间的距离增大），冠状缝早闭可出现小丑样眼睛（由于蝶骨小翼抬高导致骨性眼眶变浅、眼球突出），单侧冠状缝早闭出现前额部扁平，单侧人字缝早闭出现单侧枕骨扁平。

颅缝早闭的诊断主要基于临床特征，包括沿着融合骨缝的颅骨隆起。然而，CT成像和三维重建技术对确诊起着至关重要的作用，它能界定颅缝早闭的范围、评估潜在的脑部异常和协助制订手术计划。在现代影像学时代，颅骨X线平片对于评估颅缝早闭的价值是非常有限的。

影像学检查对于评估颅缝早闭的并发症或颅缝早闭相关的综合征也很重要，可见颅底和颅颈交界的发育异常、颈静脉窝狭小伴明显的静脉侧支、脑积水。可与Chiari畸形Ⅰ型鉴别，Chiari畸形Ⅰ型是由于颅骨容量减少所致。也可见颈椎融合和分节异常。

参考文献：Blaser S, Padfield N, Chitayat D. Abnormal skull shape. *Pediatr Radiol* 2008；38 (Suppl 3)：S488–S496.

Blaser S, Harris GJ, Padwa BL. Skull base development and craniosynostosis. *Pediatr Radiol* 2015；45 (Suppl 3)：S485–S496.

Caruso PA, Harris GJ, Padwa BL. CT imaging of craniofacial malformations. *Neuroimaging Clin N Am* 2003；13(3)：541–572.

第 4 章 外伤

Sathish Kumar Dundamadappa, David Choi, Aly H. Abayazeed, Shyam Sabat, Prachi Dubey

问题

1 患者男,45 岁,在高速行驶的机动车上未系安全带,发生车祸后被送至急诊科。

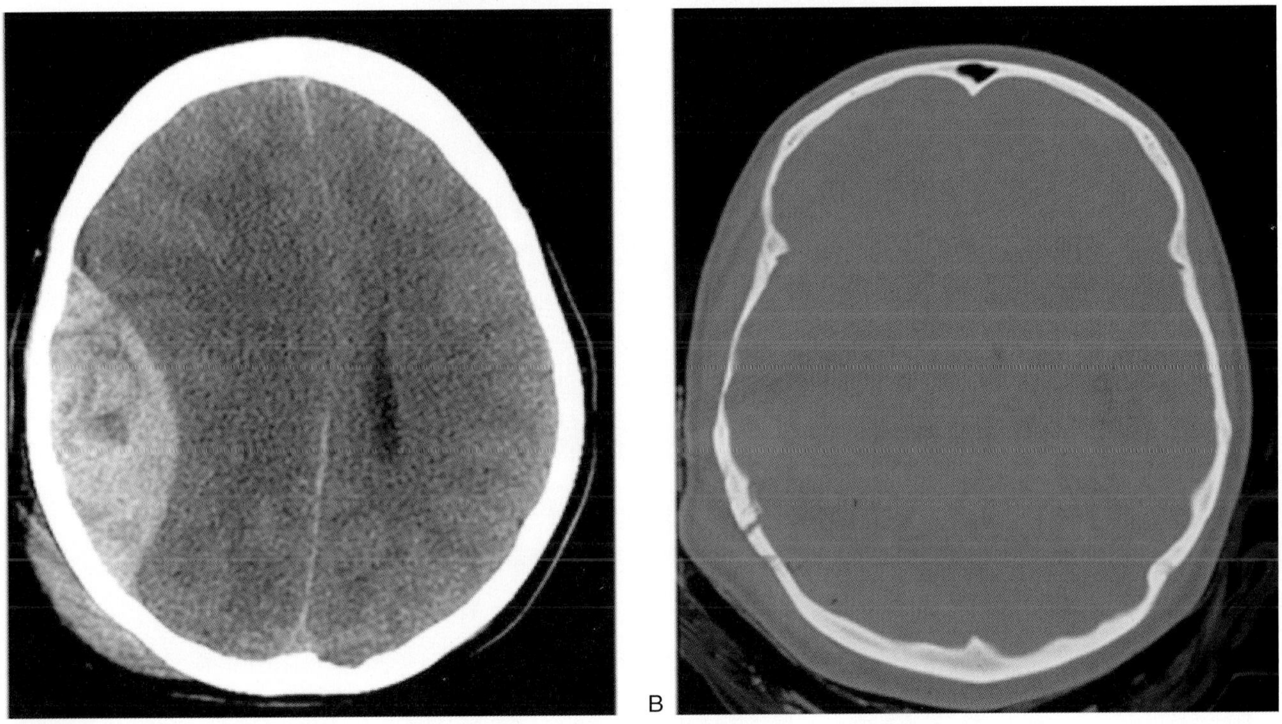

A B

1a 最可能的诊断是:

A.硬膜下血肿　B.硬膜下积肿

C.硬膜外血肿　D.硬膜外转移瘤

1b 静脉源性硬膜外血肿最常伴有下列哪种静脉损伤?

A.硬脑膜静脉窦　B.脑膜中静脉

C.大脑深静脉　D.导静脉

2 患者男,38 岁,车祸后送至急诊科,CT 图像显示双侧翼板骨折。

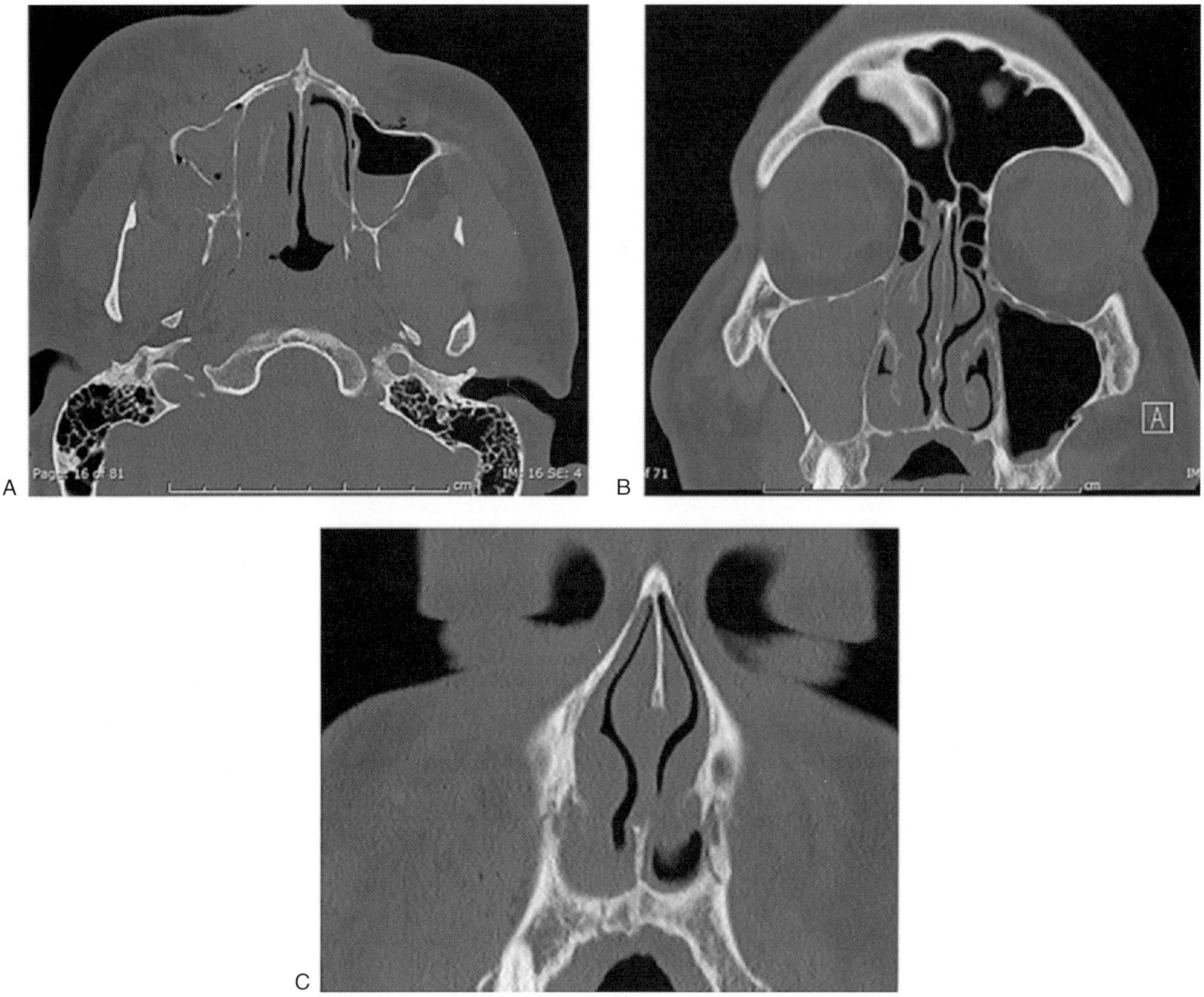

基于以上影像表现,该损伤属于哪种类型的骨折?

A.Le Fort Ⅰ型骨折　　B.Le Fort Ⅱ型骨折

C.Le Fort Ⅲ型骨折　　D.Le Fort Ⅵ型骨折

3 一位近期行颅脑术后的患者行多次 CT 扫描,图像如下所示,最可能的诊断是哪一项?

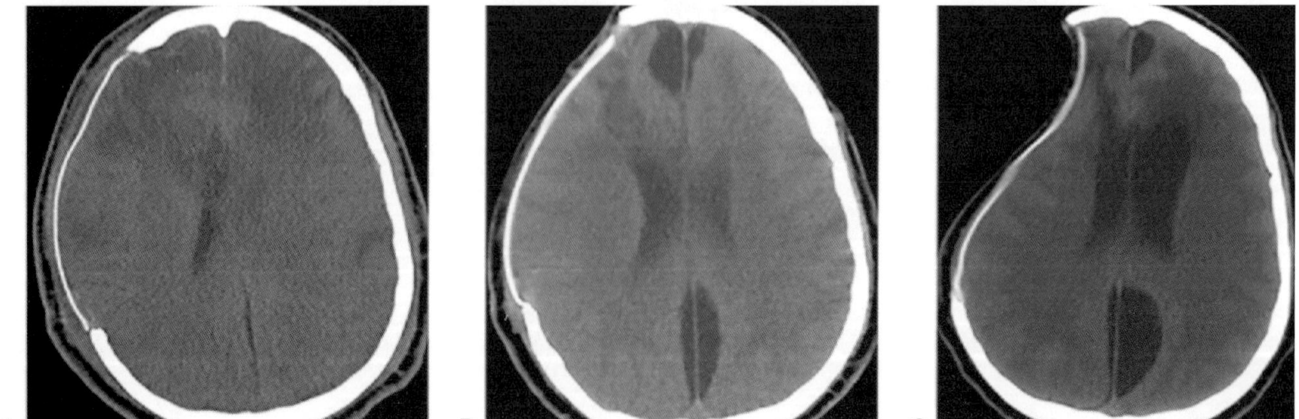

A.颅骨切除术后脑外疝　　B.皮瓣塌陷综合征

C.术后渐进性脑软化　　D.张力性颅内积气

4 患儿女,4 岁,摔倒后发现右侧颈内动脉夹层,行颅脑 CT 和 MRI 检查,关键图像如下所示。

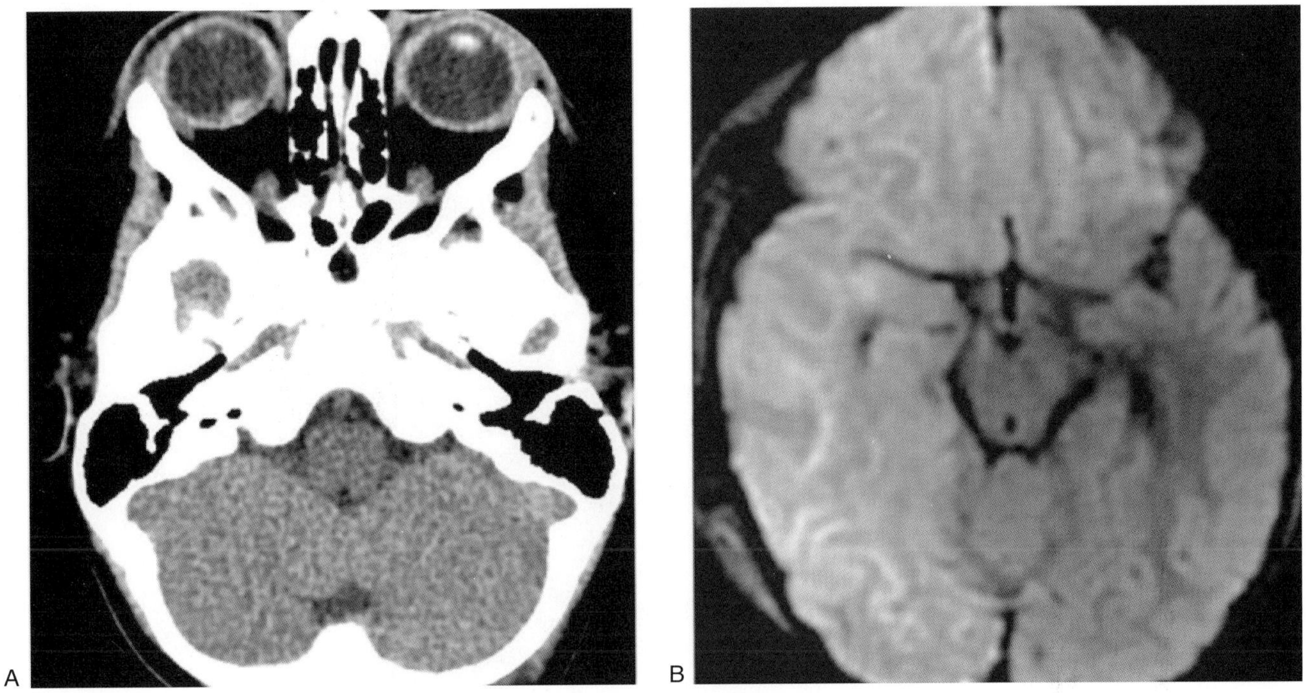

4a 另外,正在进行 X 线平片检查。基于以上临床资料,还应再做哪项评估?

A.散瞳后行间接检眼镜检查　　B.24h 脑电图监测

C.线粒体疾病的肌肉活检　　D.颅脑 MRI 增强扫描

4b 有颅脑外伤和视网膜出血的儿童被虐待的可能性是:

A.90%　　B.10%~15%

C.30%　　D.<10%

5 颅脑 CT 检查发现异常后,行 MRI 检查进一步评估,关键图像如下所示。

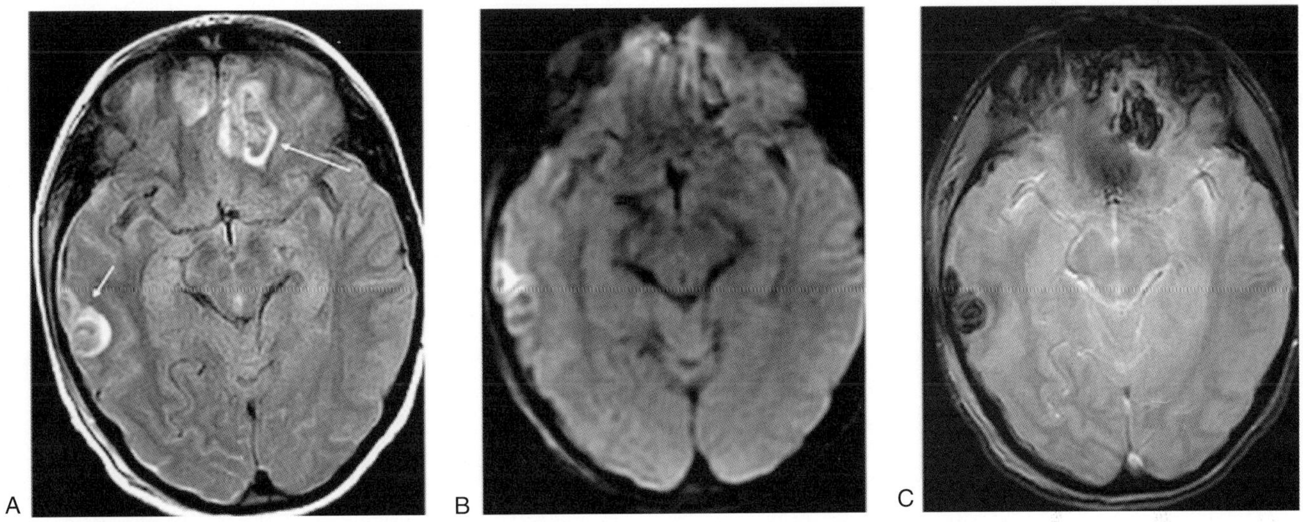

5a 图 A 中箭头所指的病灶是：

A.转移灶　　B.出血性挫伤

C.多发性栓塞性梗死　　D.脓毒性栓子伴脓肿

5b 关于外伤性脑挫裂伤的描述，下列哪项正确？

A.一般在外伤后 2 天内增大　　B.外伤后即刻的影像表现持续不变

C.由剪切伤引起　　D.CT 对外伤所致异常的检测比 MRI 更敏感

5c 同一患者的 T2-FLAIR 关键图像如下所示。

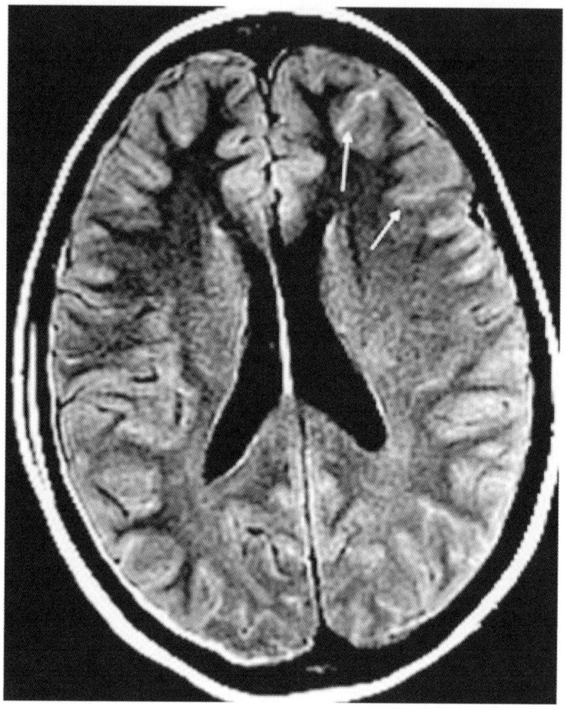

D

上图中箭头所指的是下列哪种异常？

A.蛛网膜下隙出血　　B.软脑膜侧支血管，提示存在脑血管闭塞

C.软脑膜癌病　　D.皮质浅静脉，正常表现

6 患者 40 岁，面部钝伤，关键 CT 图像如下所示。

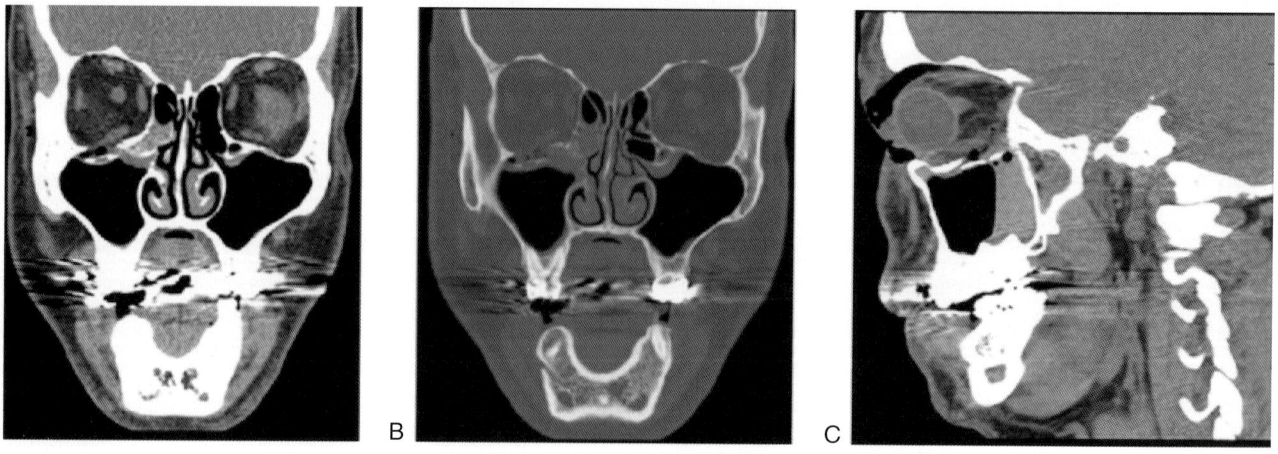

A　B　C

最可能的诊断是：

A.Le Fort Ⅲ型骨折　　B.颧上颌复合体骨折

C.眼眶爆裂性骨折　　D.鼻眶筛(NOE)骨折

7 患者男，30岁，车祸后送至急诊科，行CT和MRI检查，关键图像如下所示。

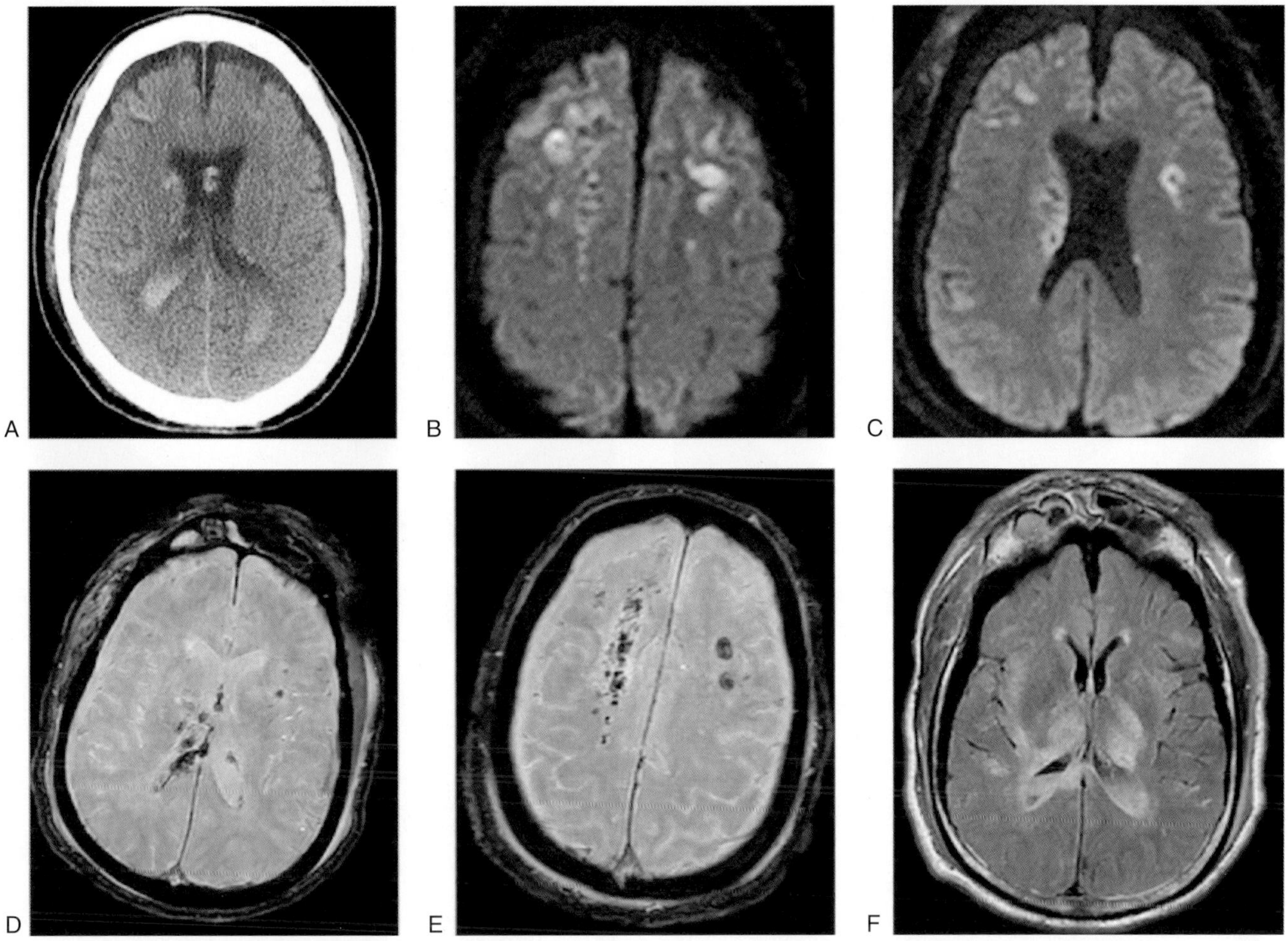

7a 最可能的诊断是：

A.缺血缺氧性脑病　　B.弥漫性轴索损伤

C.脂肪栓塞所致的多发性栓塞性脑梗死　　D.高血压性脑出血

7b 轻型弥漫性轴索损伤最常见的微出血部位是：

A.灰质-白质交界处　　B.脉络丛

C.丘脑　　D.脑干背外侧

8 患者临床表现为剧烈头痛和意识混乱，行颅脑 CT 平扫，关键图像如下所示。

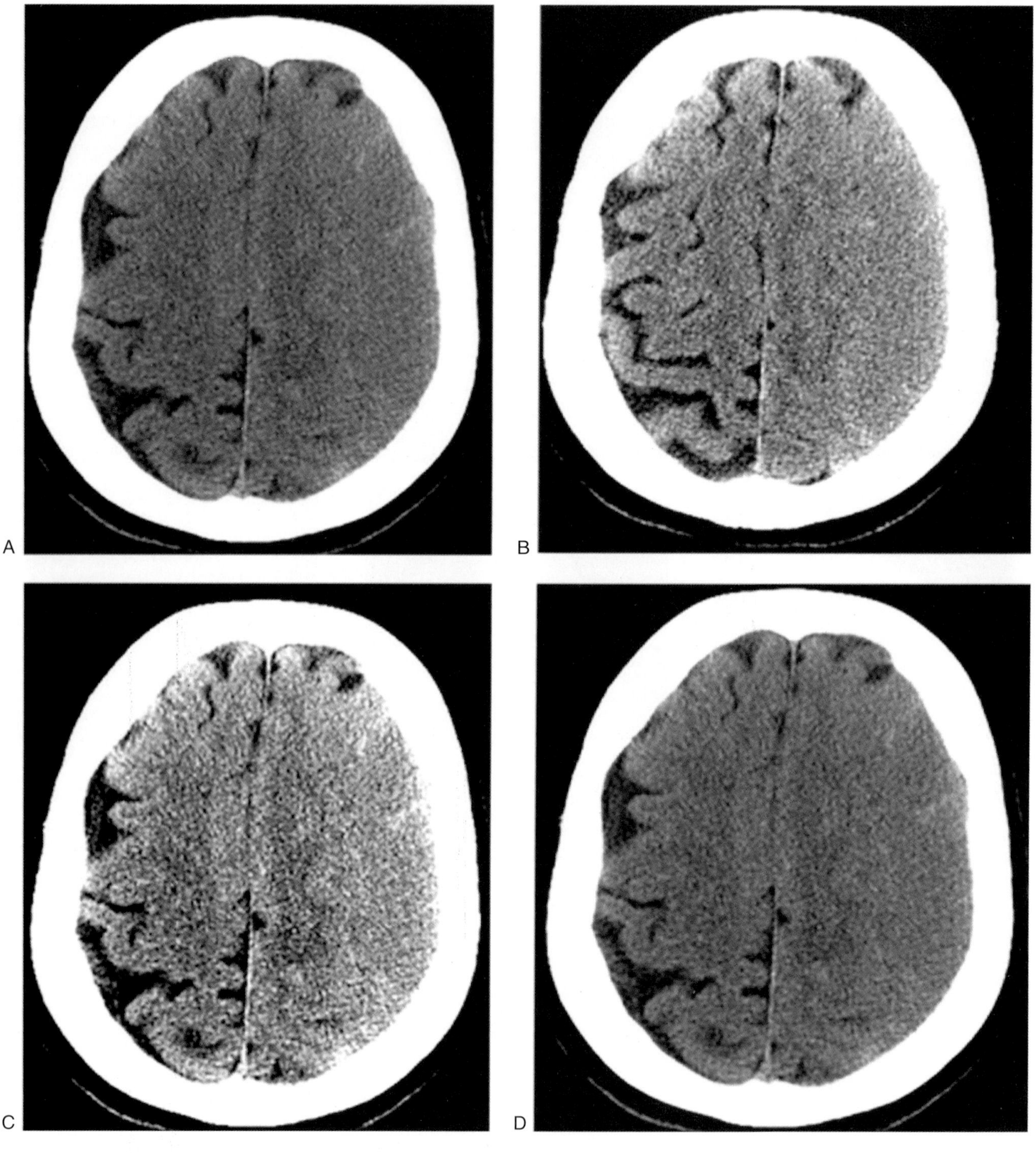

最可能的诊断是：

A.所示图像未见明显异常

B.静脉源性硬膜外血肿

C.特发性颅内高压

D.硬膜下出血

9 面部钝伤的患者。

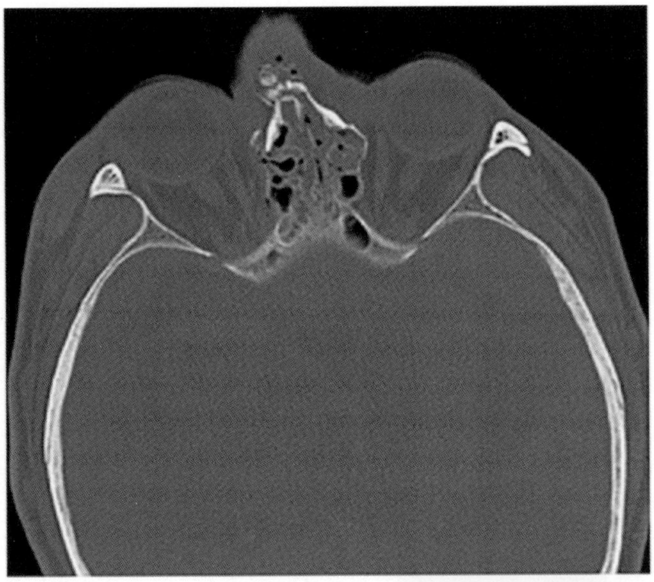

A

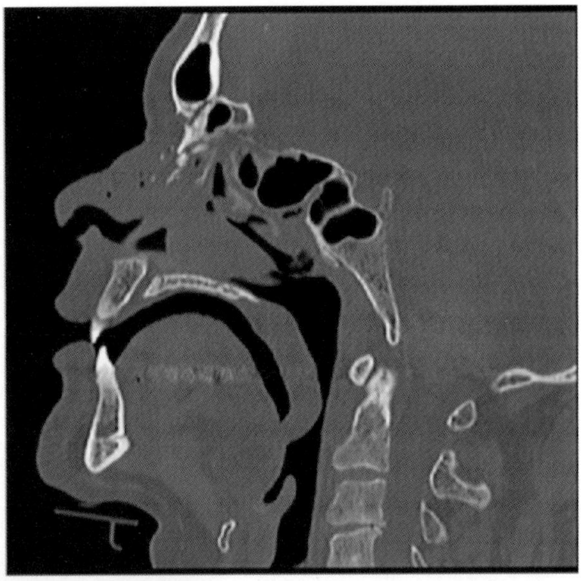

B

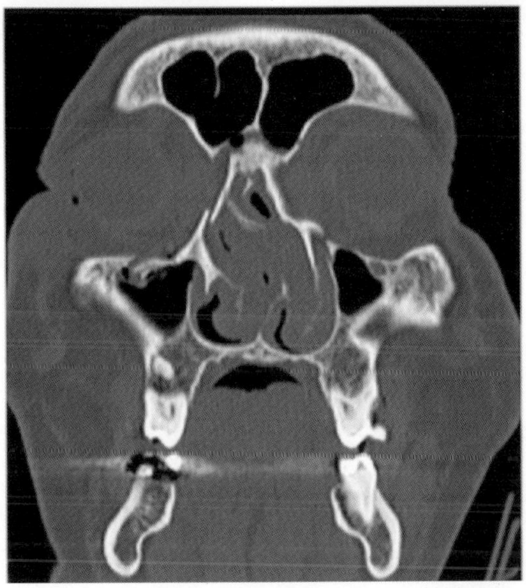

C

9a 最可能的诊断是:

A.鼻骨粉碎性骨折

B.鼻眶筛(NOE)骨折

C.Le Fort Ⅲ型骨折(经面部)

D.双侧眼眶内侧壁爆裂骨折

9b 以下哪项临床体征有助于与双侧眼眶内侧壁爆裂骨折进行鉴别?

A.眼前房出血

B.单眼视力丧失

C.内眦距增宽

D.眶周的捻发音

10 面部钝伤的患者。

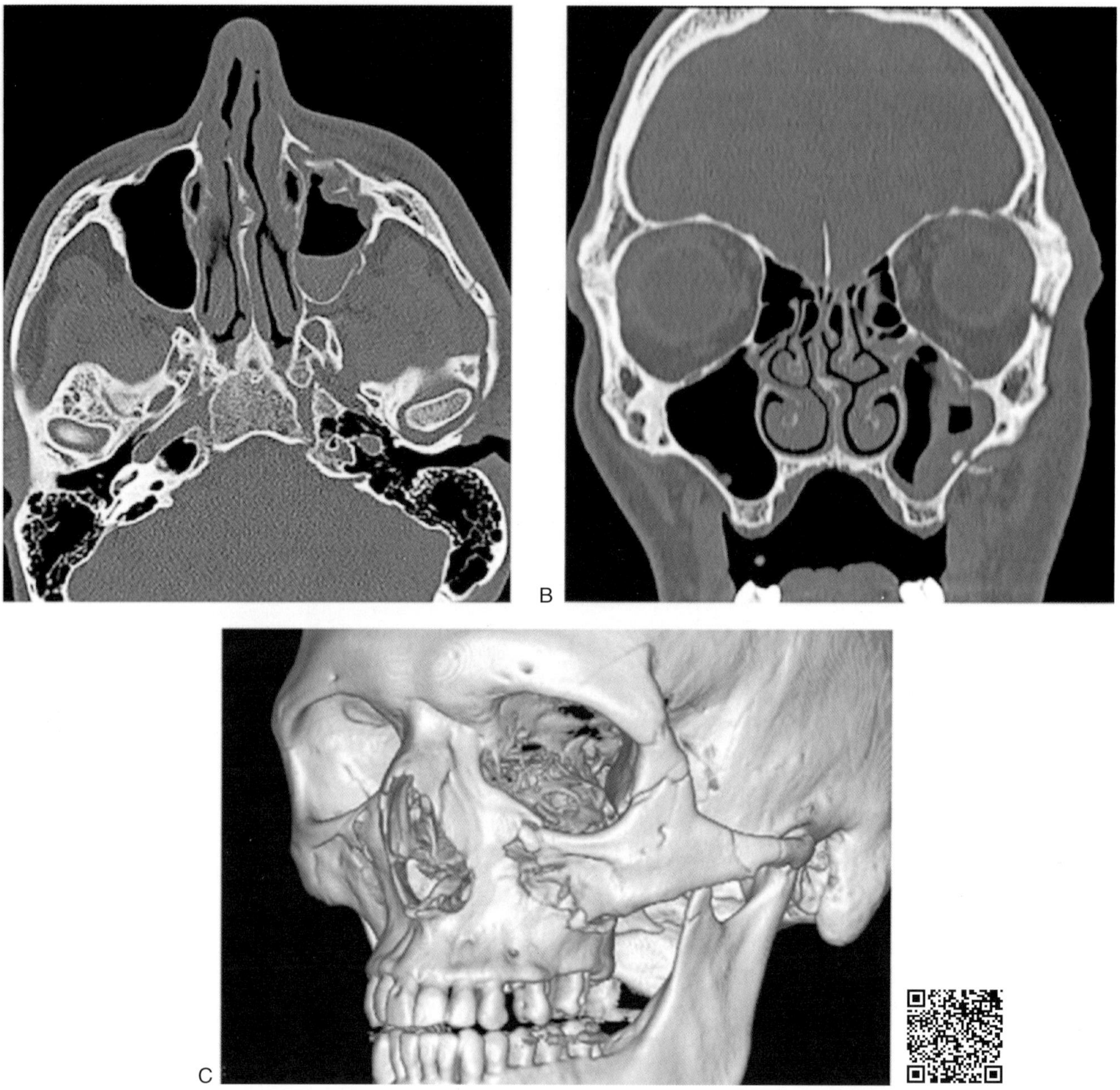

A B C

10a 最可能的诊断是:

A.颧弓骨折 B.眶底爆裂骨折

C.Le Fort Ⅱ型骨折 D.颧上颌复合体骨折

10b 该骨折最具特异性的神经系统体征是:

A.复视 B.面颊/上唇麻痹

C.单眼视力丧失 D.同侧的感音神经性耳聋

11　车祸后，下颌软组织肿胀。

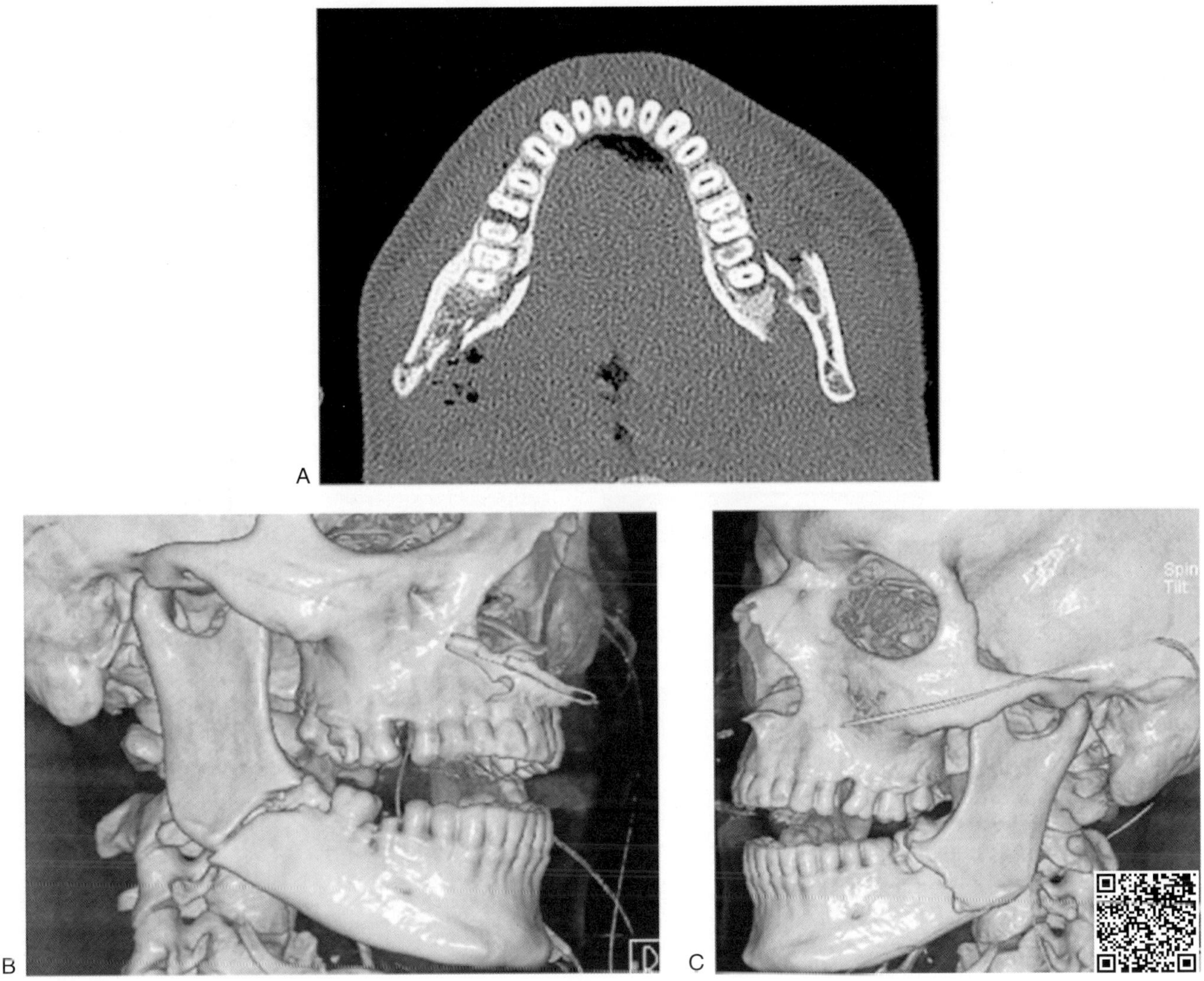

11a　关于下颌骨骨折，下列哪项描述是最确切的？

A.下颌骨是一个“环状结构”，>90%的外伤病例都存在 1 处以上的骨折。

B.下颌骨是面部骨折最常见的部位。

C.最佳的影像评估方法包括多平面重组和三维容积再现。

D.“连枷下颌骨”是指髁突骨折移位。

11b　下列哪种类型的下颌骨骨折对下牙槽神经损伤的风险最大？

A.下颌角　　B.下颌联合

C.冠状突　　D.髁突

12　小儿头皮肿胀，行 MRI 检查，关键图像如下所示。

最可能的诊断是：

A.脑膜膨出　　B.硬膜外血肿

C.骨膜下血肿　　D.颅骨膜血窦

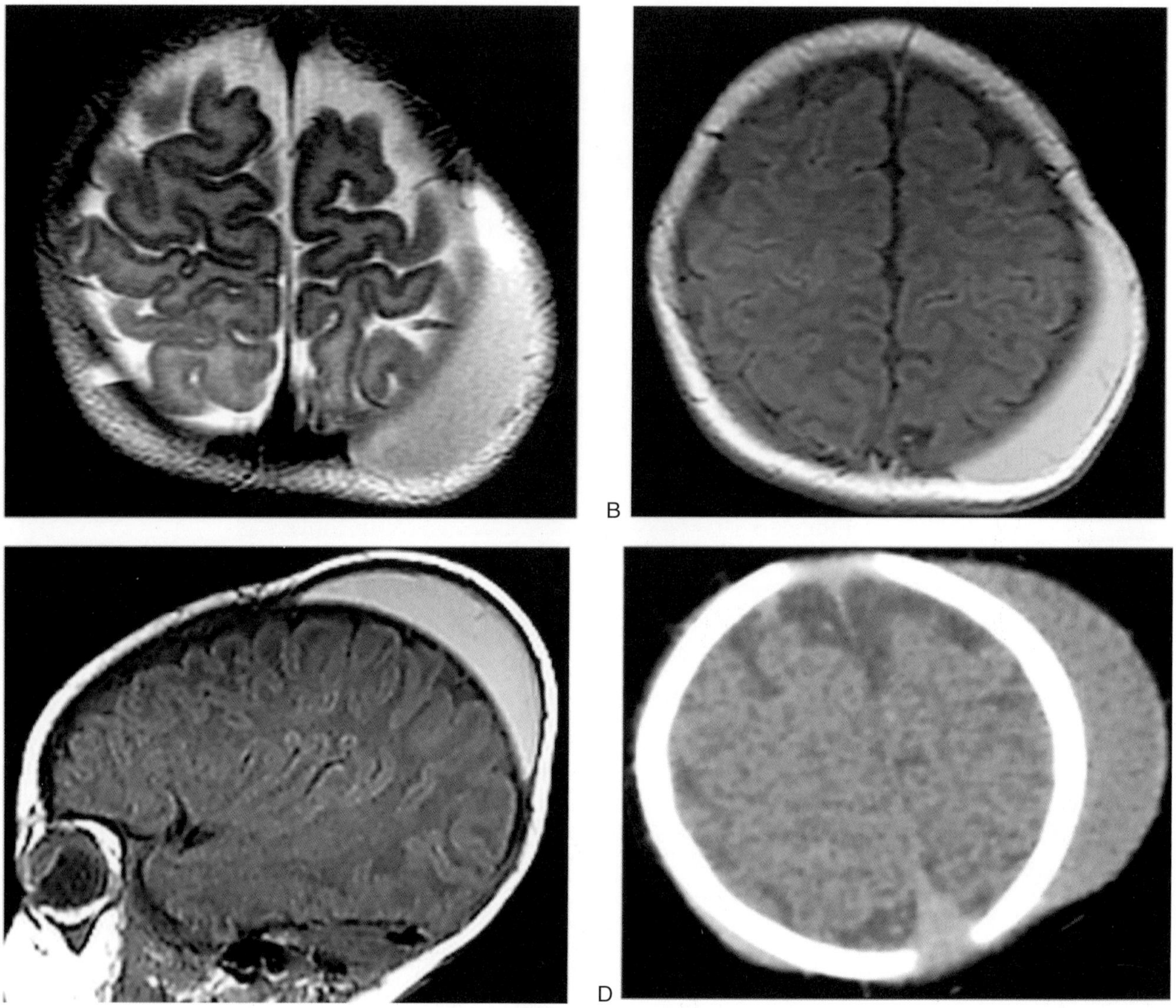

A B C D

13 左侧面部摔伤后伴局部软组织肿胀、疼痛。

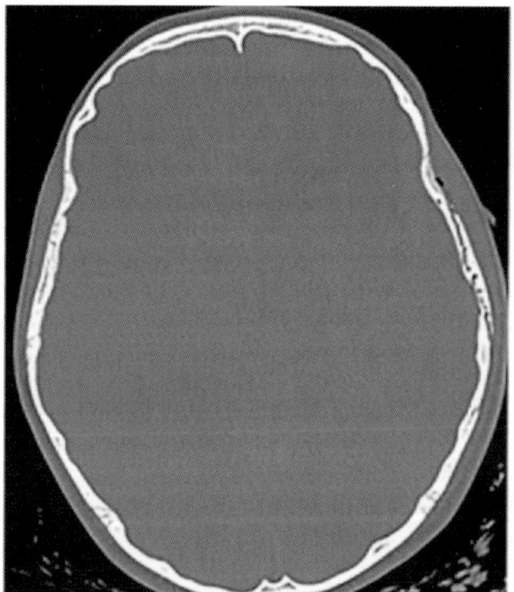

A

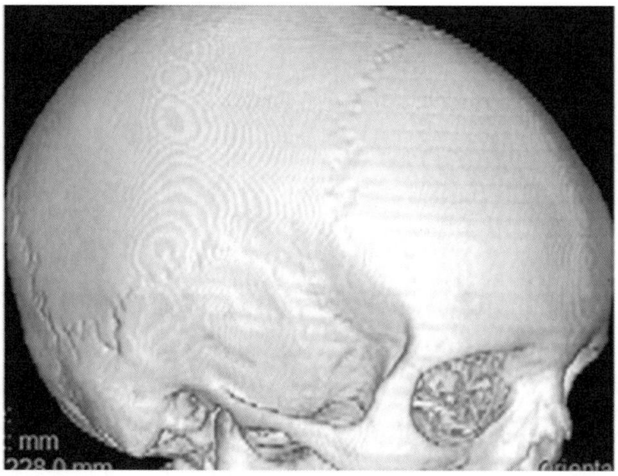

B

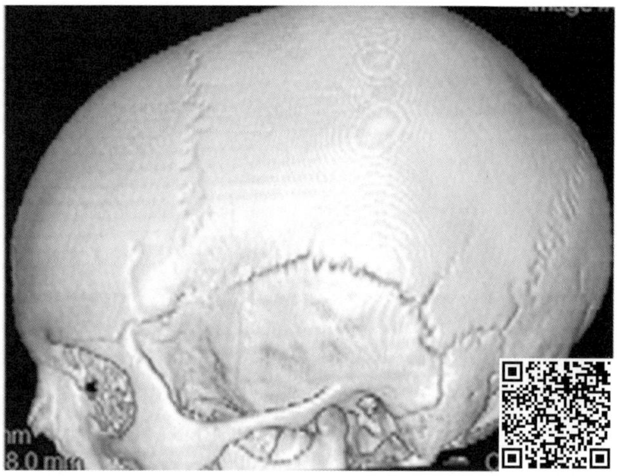

C

13a　本例的诊断是：

A.右侧鳞状缝早闭　　B.左侧鳞状缝分离

C.正常变异　　D.软脑膜囊肿

13b　成人外伤性骨缝分离最可能出现下列哪种并发症？

A.易引起静脉血栓形成　　B.蛛网膜下隙出血

C.软脑膜囊肿　　D.低颅压

14　图 A 是外伤后即刻的图像。图 B 是外伤 3 天后随访复查的图像。

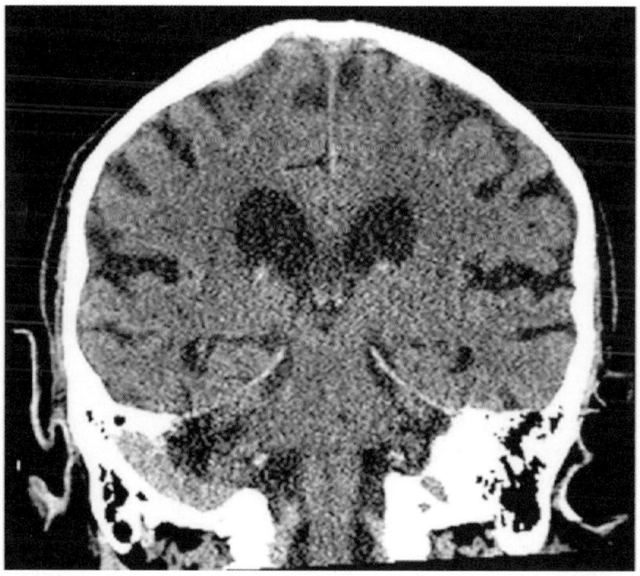

A

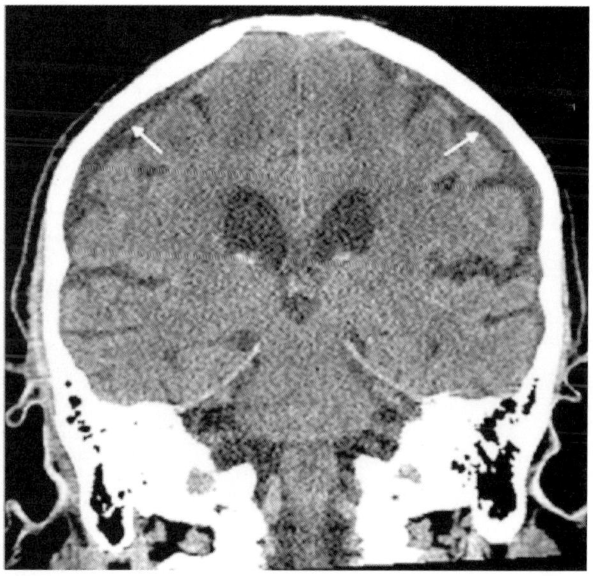

B

下列哪项是图 B 箭头所示的异常？

A.慢性硬膜下血肿　　B.外伤后硬膜下积液

C.急性硬膜下血肿　　D.皮质萎缩

15　年轻患者男，车祸后送至急诊科，行 CT 平扫，关键图像如下所示（该患者 2 个月前的颅脑 CT 图像未见明显异常）。

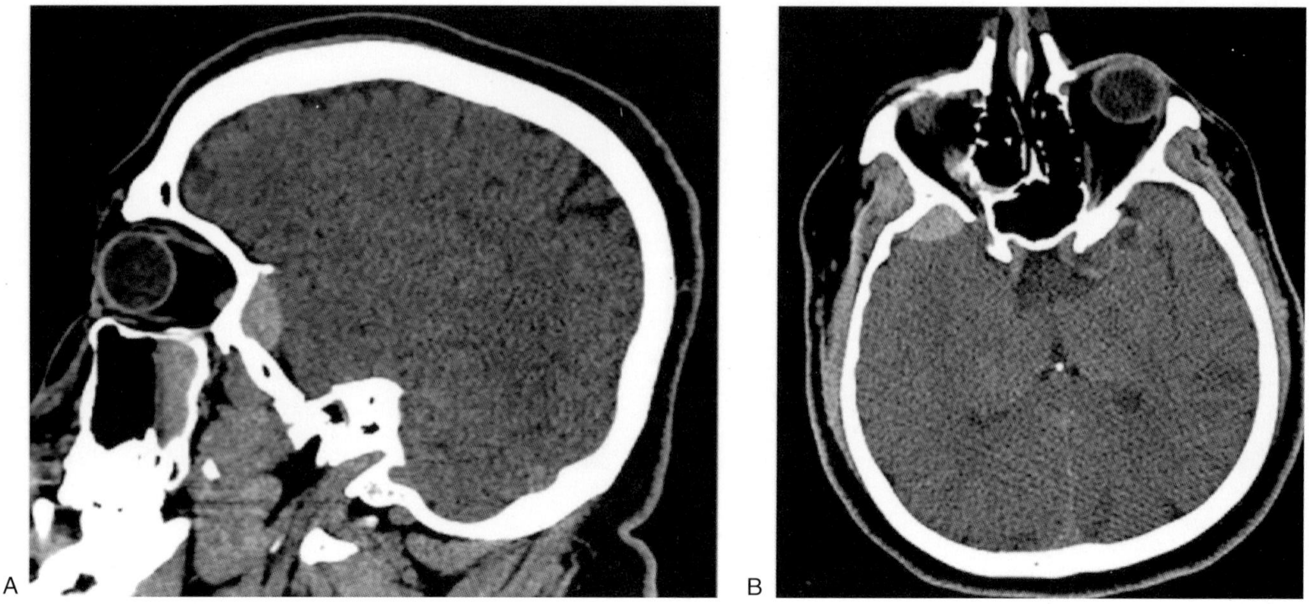

15a 根据病变的部位和形态，最可能的诊断是下列哪种疾病？

A.硬膜外血肿　　B.蝶骨翼硬膜下血肿

C.蝶骨翼脑膜瘤　　D.出血性脑挫裂伤

15b 下一步最佳的诊疗方案是下列哪项？

A.由于存在快速增大的风险，应短期 CT 随访复查。

B.由于存在脑疝的风险，应立即进行手术减压。

C.由于是典型的良性病变，仅需保守观察。

D.CTA 成像评估活动性出血。

16 患儿女，10 岁，在高速行驶的机动车上发生车祸。CT 和 MRI 的关键图像如下所示。

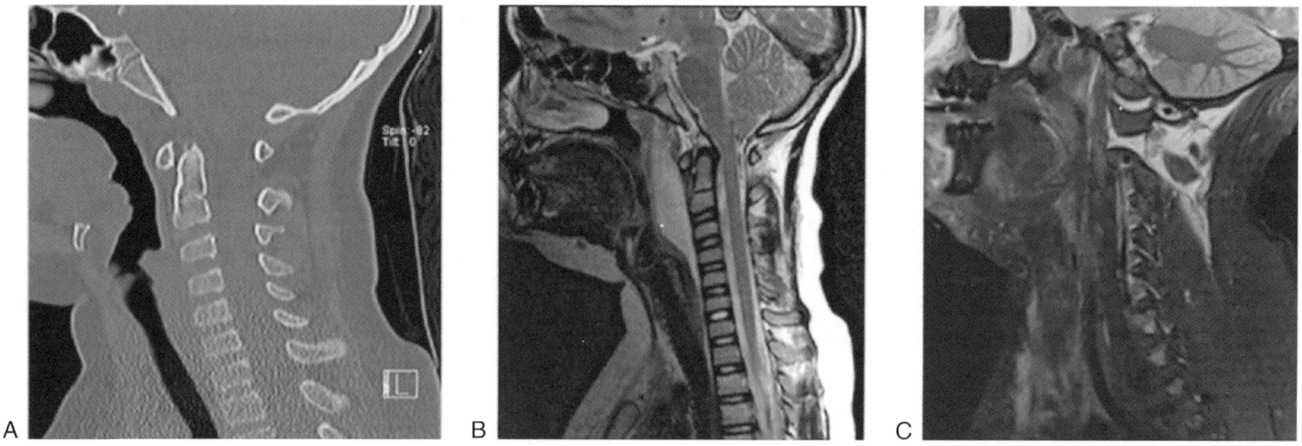

最可能的诊断是：

A.颅颈分离（CCD）　　B.斜坡骨折

C.屈曲泪滴样骨折　　D.枢椎椎弓骨折

答案与解析

1a　答案 C。硬膜外血肿。

1b　答案 A。硬脑膜静脉窦。

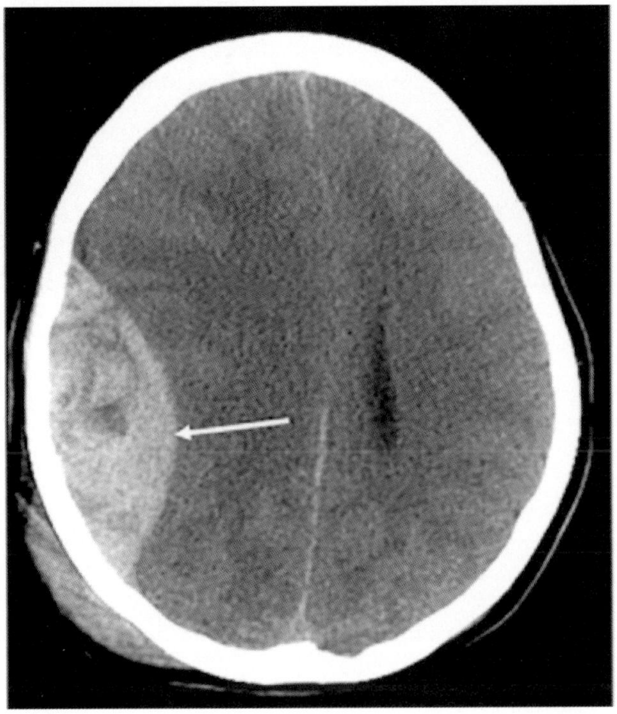

A

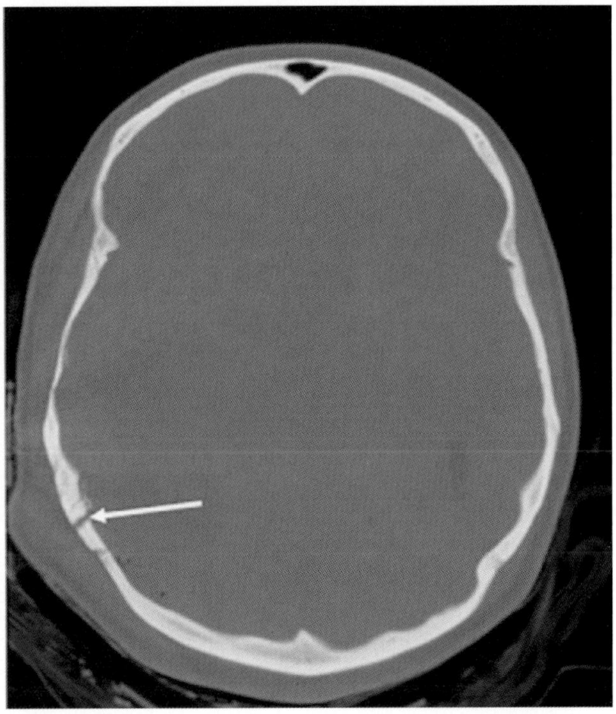

B

影像表现：脑外可见凸透镜样病灶，以高密度影为主，脑内可见少许旋涡状等至低密度影。骨窗上可见右侧顶骨骨折，未见移位，骨折位于人字缝前方。上述影像表现符合急性硬膜外血肿。

讨论：硬膜外血肿最常为动脉源性，由脑膜动脉（通常为脑膜中动脉）损伤所致。硬膜外血肿受限于附着在颅缝的硬脑膜，大部分（>80%）伴有颅骨骨折。不伴有颅骨骨折的硬膜外血肿少见，通常发生于儿童，由于剪切力或拉伸使脑膜血管受损所致。静脉源性硬膜外血肿相对少见，通常见于硬脑膜静脉窦损伤。

参考文献：Atlas SW. Head Trauma. In：*Magnetic resonance imaging of the brain and spine*，4th ed. Vol. 1. Chap. 17. Lippincott Williams & Wilkins，917–918.

2　答案 A。Le Fort Ⅰ型骨折。

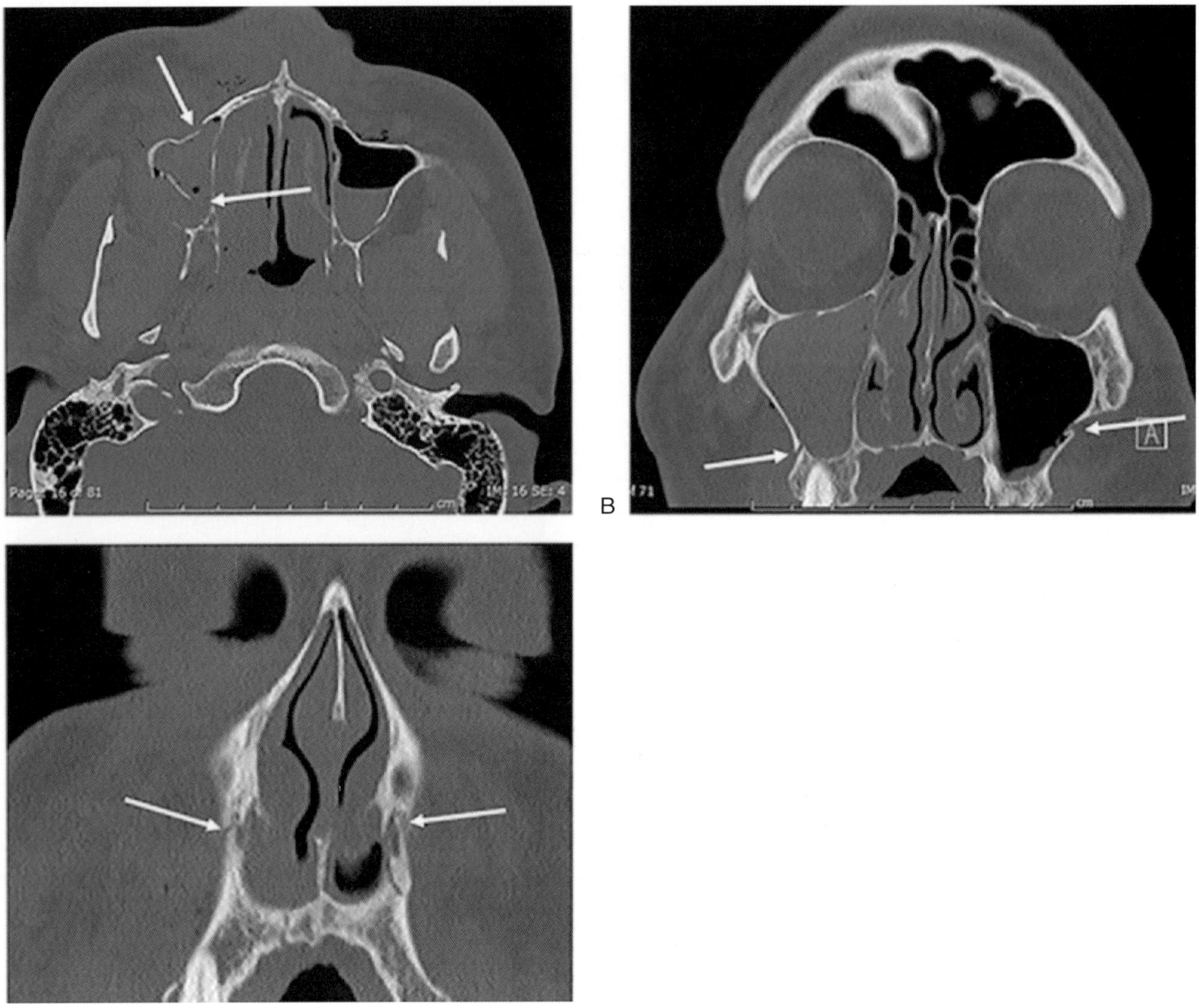

A B C

影像表现：轴位和冠状位 CT 平扫显示翼上颌骨连接板、上颌内下侧支柱和外侧支柱多发骨折。

讨论：Le Fort Ⅰ型骨折。多层螺旋 CT 扫描有助于准确识别骨折及其特征，是评估面部创伤的首选影像学检查手段。尤其能清晰显示构成面部结构的 8 个骨性支架或支柱的临床相关骨折。分析复杂骨折中的特定的面部骨性支柱有助于判定那些可能需要紧急处理或手术的骨折类型以及相关的软组织损伤。

Le Fort 骨折是复杂的面部骨折，由于暴力冲击中面部所致，以跨越面部多个骨性支柱的、不同程度的颅面分离为特征。由法国外科医生 René Le Fort 在 20 世纪初首次报道，他通过对尸体的中面部进行钝力击打实验对这类骨折进行探究。

Le Fort Ⅰ型骨折也称为“浮动腭”，导致硬腭与面部其余部分及颅底的分离（上颌骨内侧和外侧水平支柱骨折以及上颌骨下部横向支柱分离）。Le Fort Ⅰ型骨折呈水平走行，贯穿上颌骨的前壁、外侧壁和内侧壁，横穿梨状孔和鼻中隔的下缘并向后延伸穿过翼板。Le Fort Ⅰ型骨折通常在冠状位和三维图像上显示最佳。

Le Fort Ⅰ型骨折的长期并发症包括咬合不良、咀嚼问题、面部畸形和呼吸困难等。

参考文献:Chung KJ, Kim YH, Kim TG, et al. Treatment of complex facial fractures:clinical experience of different timing and order. *J Craniofac Surg* 2013;24(1):216-220.

Lo Casto A, Priolo GD, Garufi A, et al. Imaging evaluation of facial complex strut fractures. *Semin Ultrasound CT MR* 2012;33(5):396-409.

Winegar BA, Murillo H, Tantiwongkosi B. Spectrum of critical imaging findings in complex facial skeletal trauma. *Radiographics* 2003;33(1):3-19.

3 答案 B。皮瓣塌陷综合征。本例为右侧颅骨切除术伴局部皮瓣向内塌陷,所示图像上未见术后脑软化或张力性气颅。

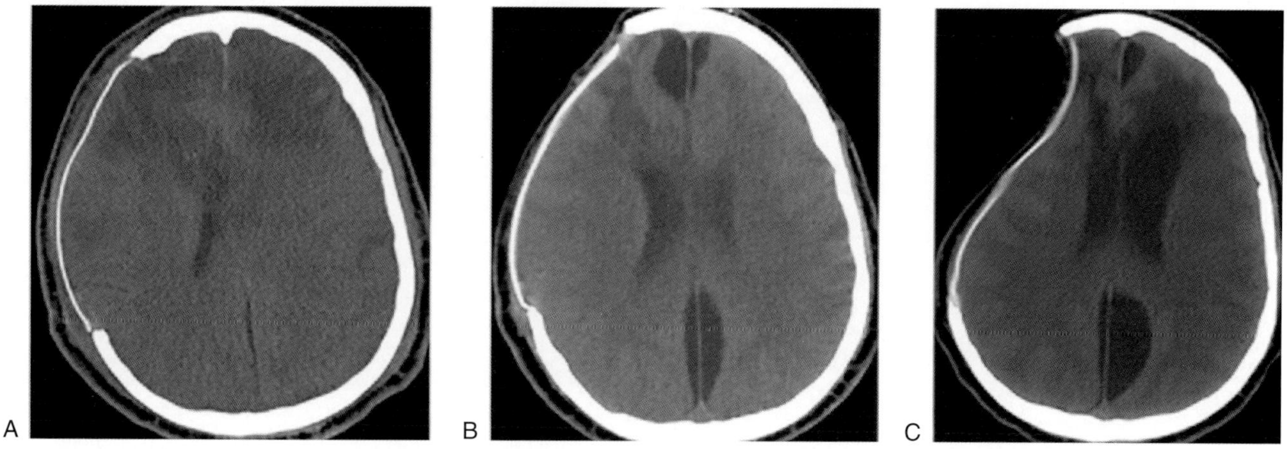

影像表现:右侧颅骨切除术后(图 A)伴进行性皮瓣塌陷(图 B 和图 C),右侧侧脑室受压(图 C)。

讨论:皮瓣塌陷综合征或 Trephined 综合征是一种少见的颅骨切除术后的迟发性并发症,伴有神经系统功能退化,在颅骨成形术后可缓解。这是一种"矛盾"的疝,由于大气压超过颅内压所致,而不是颅外疝(颅外疝是为减轻颅内压而行的减压颅骨切除术所致)。皮瓣塌陷综合征的潜在病因尚不清楚,可能与脑脊液的生理学改变有关。

影像表现为皮瓣塌陷、中线结构移位、第三脑室下移和相应的颅内脑脊液容量减少。临床上,这些患者可有头痛、易疲劳、耳鸣、颅骨缺如部位的不适、抑郁、不耐受振动和认知障碍等临床症状。如本例所示,塌陷皮瓣是与 Trephined 综合征相关的最常见的放射学征象,但不是该病症发生的先决条件。第二个最常见的征象是"矛盾疝",即中线结构背向颅骨切除缺陷区移位。及时诊断对于指导临床早期干预至关重要,有助于明显改善患者预后。

参考文献:Annan M,De Toffol B,Hommet C,et al. Sinking skin flap syndrome (or syndrome of the trephined):a review. *Br J Neurosurg* 2015;29(3):314-318.

Vasung L,Hamard M,Soto MC,et al. Radiological signs of the syndrome of the trephined. *Neuroradiology* 2016;58(6):557-568.

4a 答案 A。散瞳后行间接检眼镜检查。本例为右侧大脑半球梗死、右眼视网膜旁出现高密度影,提示出血。这引起了人们对非意外创伤的关注,确诊需要专用检眼镜对双眼进行检查,详细评估视网膜出血及其类型和范围。需要注意的是,CT 对视网膜出血的敏感性较低,因此,虽然 CT 图像显示左眼未见明显异常,但是仍需要仔细评估。大多数非意外创伤累及双侧眼球,范围较广泛,延伸至眼球外周。

4b 答案 A。90%。根据已发表的文献资料，受虐者发生颅脑创伤和视网膜出血的可能性为91%（Maguire 等，2013，参考文献见后文）；其他报道的发生率为 50%~100%。所以，在所有选项中，最佳答案是 A。

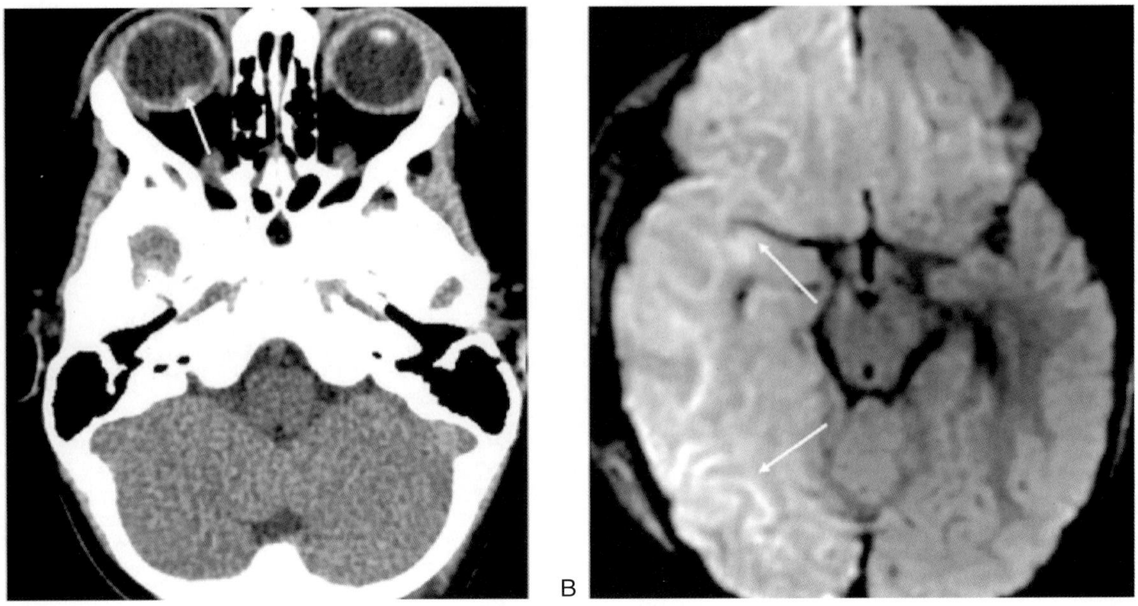

A　B

影像表现：右眼紧邻视网膜可见高密度影，疑似视网膜出血（图 A），图 B 显示由于右侧颈内动脉夹层引起右侧颈内动脉梗塞所导致的右侧大脑半球弥散受限。

讨论：视网膜出血（RH）与非意外创伤（NAI）密切相关。受虐儿童发生颅脑创伤和视网膜出血的可能性高达 91%。当怀疑有虐待行为时，必须对患者进行散瞳和全面的眼科检查，以便更好地评估病情。非意外创伤的视网膜出血通常是双侧的、多层的、广泛的且累及外周。其他非人为创伤，例如，严重挤压伤或高空坠落很少有上述的影像表现。因此，在多学科专家会诊时，必须仔细评估病史、临床特征和其他创伤的征象。

需要鉴别的疾病包括颅内高压导致相对浅表的视网膜内出血。与蛛网膜下隙出血（例如，动脉瘤破裂）相关的 Terson 综合征，其特征为视网膜前和玻璃体积血，与 NAI 的视网膜内出血不同。

参考文献：Binenbaum G，Forbes BJ. The eye in child abuse：key points on retinal hemorrhages and abusive head trauma. *Pediatr Radiol* 2014；44（Suppl 4）：S571–S577.

Maguire SA，Watts PO，Shaw AD，et al. Retinal haemorrhages and related findings in abusive and non-abusive head trauma：a systematic review. *Eye（Lond）* 2013；27（1）：28–36.

5a 答案 B。出血性挫伤。外伤性出血性挫伤具有典型的发生部位（额叶前下部和颞叶外侧部）和伴发出血。

5b 答案 A。一般在外伤后 2 天内增大。虽然挫伤是主要的原发性创伤，但通常在创伤后 48h 内出现病灶数量增多和体积增大，这类“脑瘀伤”是由于运动中的大脑组织冲击到固定的颅骨/硬脑膜所造成的。MRI 比 CT 更敏感，特别是小病灶的检出。

5c 答案 A。蛛网膜下隙出血。其他选项也可在 FLAIR 上表现为蛛网膜下隙异常信号，但鉴于本例患者存在脑挫裂伤，应考虑为蛛网膜下隙出血。

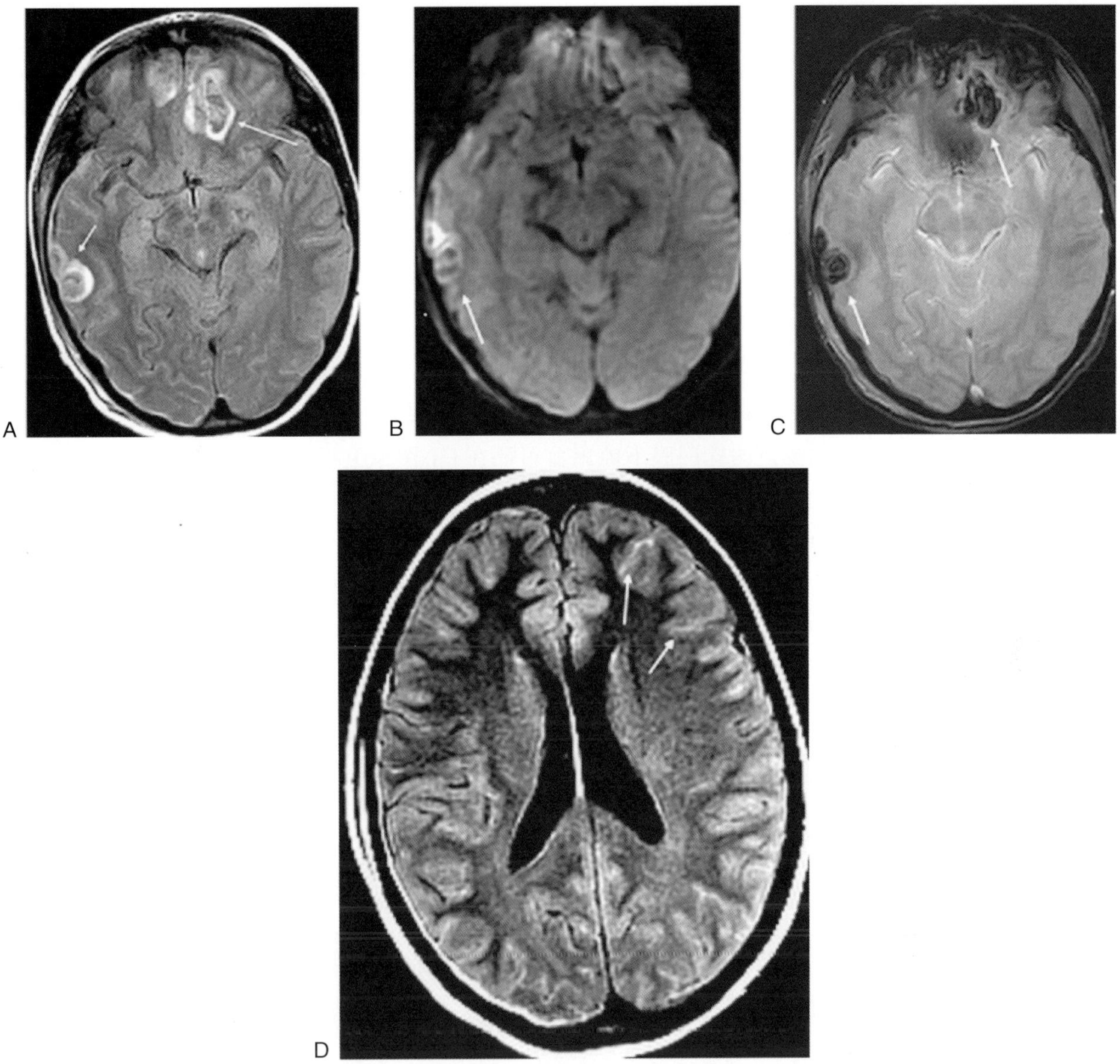

影像表现：额叶内下部和右侧颞叶外侧部可见出血灶，呈弥散受限，符合出血性挫伤(图 A 至图 C)。在蛛网膜下隙可见散在的 FLAIR 高信号，左侧多于右侧，符合蛛网膜下隙出血(图 D)。

讨论：外伤性挫伤和蛛网膜下隙出血。

1.挫伤

挫伤是颅脑创伤中最常见的脑实质损伤。

根据发生机制，挫伤可分为冲击伤(损伤发生在直接碰撞区域)和对冲伤(损伤发生在远离直接碰撞的区域)。

大脑镰旁脑挫裂伤被称为“滑动性挫伤”，是由于脑实质冲击大脑镰和颅骨引起的角加速度所致，发生于大脑镰旁。较少见的“骨折挫伤”是由于骨折碎片直接损伤脑实质所致。

鉴于发病机制，脑挫裂伤的典型好发部位是额叶内下部、额叶尖部、颞叶前部、颞叶外侧部和大脑镰旁。通常是双侧的。虽然挫伤是原发性损伤，但是约 50%的患者在创伤48h后才有影像学表现。

在CT图像上,挫伤表现为高密度的出血和周围水肿。创伤后的即刻CT图像上可能看不到小挫伤。随访复查CT可以发现高密度的出血和加重的周围水肿,表现为特征性的“胡椒盐”外观。

对于脑挫裂伤的检出,MRI较CT更为敏感。GRE和SWI对出血很敏感,FLAIR/T2W序列易于识别出血周围的水肿。与挫伤伴发的水肿可能在1周内加重。偶尔,挫伤可为非出血性的。

2.蛛网膜下隙出血

蛛网膜下隙出血是创伤最常见的脑外出血。

CT是评估创伤的首选检查方法,对于急性蛛网膜下隙出血高度敏感。由于脑脊液的稀释和流动,少量的蛛网膜下隙出血可能在CT图像上很快变得不明显。CT对于亚急性蛛网膜下隙出血不是很敏感。

对于急性蛛网膜下隙出血,MRI FLAIR序列可能具有与CT相同或比CT更高的敏感性。但是,其影像表现是非特异性的,需要排除导致脑沟FLAIR高信号的其他病因。对于亚急性蛛网膜下隙出血,FLAIR和SWI比CT更为敏感。在慢性期,GRE或SWI可见含铁血黄素沉积于脑膜。

参考文献:Gean AD, Fischbein NJ. Head trauma. *Neuroimaging Clin N Am* 2010;20(4):527–556.

Naidich TP, Castillo M, Cha S, et al. *Imaging of the brain*. Expert Radiology Series. Philadelphia, PA: Saunders/Elsevier, 2013.

van Gijn J, Kerr RS, Rinkel GJ. Subarachnoid haemorrhage. *Lancet* 2007;369(9558):306–318.

6 答案C。眼眶爆裂性骨折。

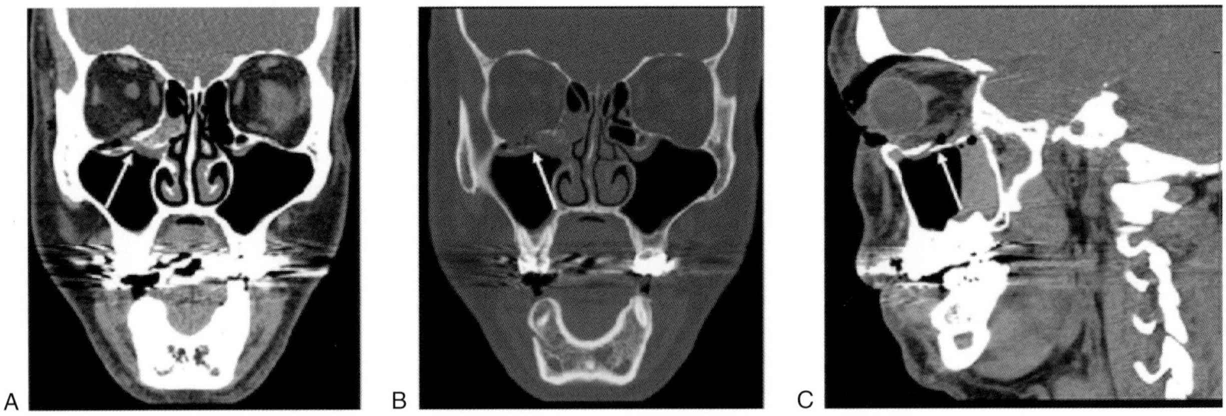

影像表现:眶底的孤立骨折块移位至上颌窦内,伴有眼眶内容物疝出,符合眶底爆裂性骨折。

讨论:眼眶爆裂性骨折,是由钝力作用(如拳头)导致眶内压突然增高而引起的,好发于眶底或眼眶内侧壁。Le Fort骨折是部分面骨与颅骨分离,翼板断裂是所有Le Fort骨折的共同特征。颧上颌骨折包括颧额缝、颧上颌缝、颧蝶缝和颧颞缝的分离。鼻眶筛骨折包括鼻骨、上颌骨内侧支柱(包括眼眶内侧壁和筛窦)的凹陷性骨折。

虽然可以根据影像表现怀疑眼外肌嵌顿,但是眼外肌嵌顿必须通过临床检测证实。眼外肌嵌顿是临床诊断而不是影像诊断。

参考文献：Oppenheimer AJ，Monson LA，Buchman SR. Pediatric orbital fractures. *Craniomaxillofac Trauma Reconstr* 2013；6（1）：9–20.

Winegar BA，Murillo H，Tantiwongkosi B. Spectrum of critical imaging findings in complex facial skeletal trauma. *Radiographics* 2013；33（1）：3–19.

7a 答案 B。弥漫性轴索损伤。

7b 答案 A。灰质–白质交界处。

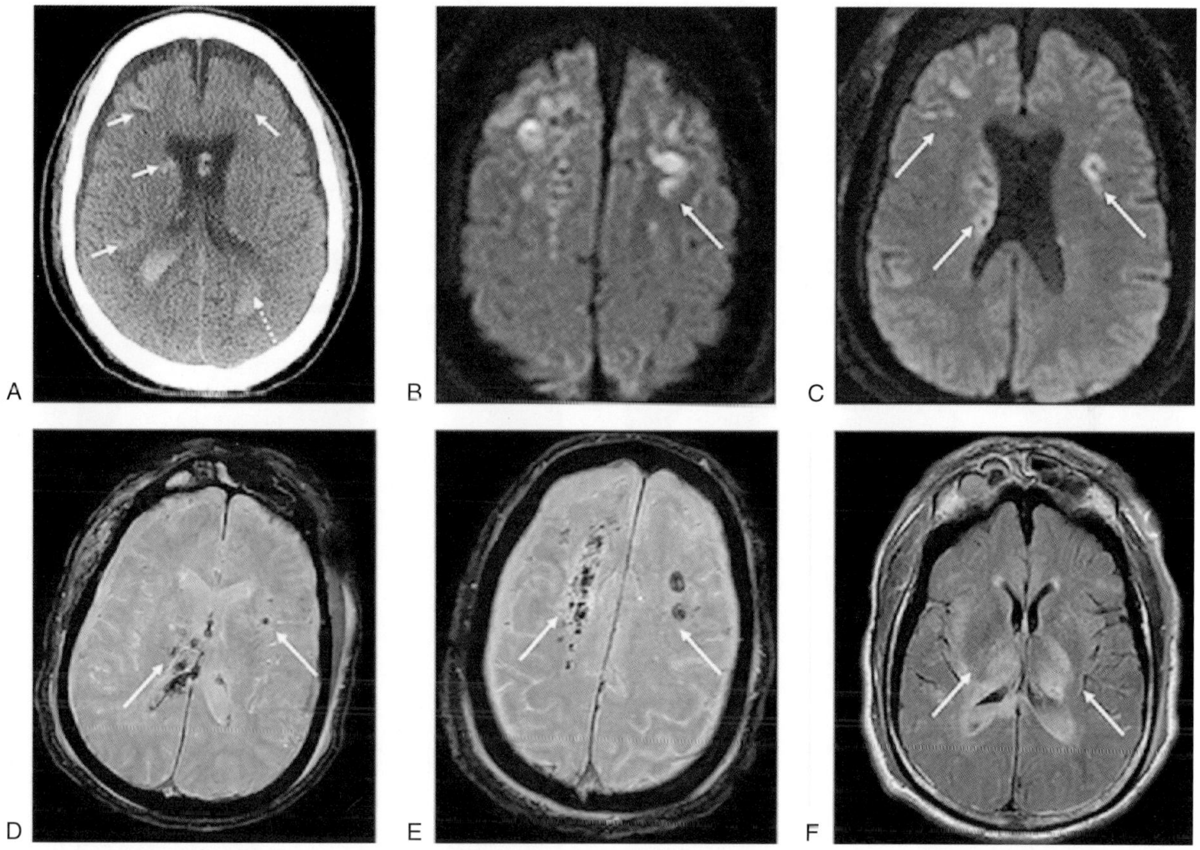

影像表现：CT、FLAIR 和 SWI 图像显示脑室内出血（图 A，虚箭头），以及分布于皮质下和深部脑白质、基底节和胼胝体（图 D 至图 F，箭头）的多发脑实质小出血灶和水肿，这些点状出血灶大多与 DWI 的高信号相关（图 B 和图 C，箭头）。上述影像表现最符合弥漫性轴索损伤。

讨论：弥漫性轴索损伤主要反映了轴索的剪切伤，常规 MRI 图像通常难以显示。轻度弥漫性轴索损伤好发于灰质–白质交界处。重度的弥漫性轴索损伤更多累及深部脑结构，包括基底节、丘脑、脑干、脑室内和脉络丛。

参考文献：Koerte IK，Hufschmidt J，Muehlmann M，et al. Advanced neuroimaging of mild traumatic brain injury. In：Laskowitz D，Grant G.（eds）. *Translational research in traumatic brain injury*. Boca Raton，FL：CRC Press/Taylor and Francis Group，2016. Chapter 13. Frontiers in Neuroscience.

Provenzale JM. Imaging of traumatic brain injury：a review of the recent medical literature. *AJR Am J Roentgenol* 2010；194（1）：16–19.

8 答案 D。硬膜下出血。本例为左侧大脑半球的硬膜下出血，其密度接近于灰质密度。

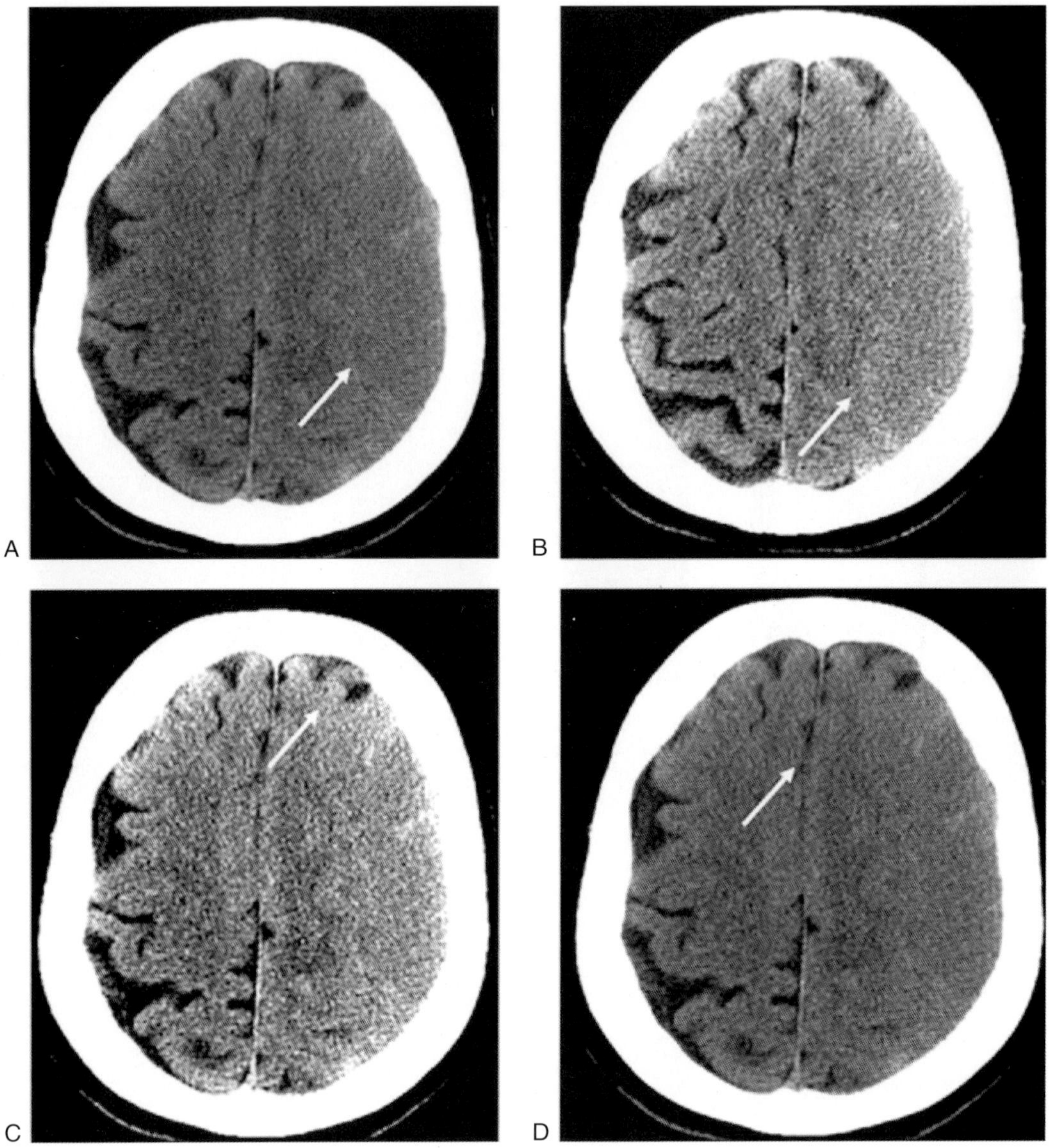

影像表现:左侧大脑半球的脑沟消失。仔细观察可见巨大的新月形脑外病变,并近乎与左侧额顶叶等密度。该病变跨越冠状缝。基于上述表现,最可能的诊断是等密度的硬膜下出血。

讨论:硬膜下出血在以下几种情况可表现为弥漫性等密度(与脑实质相比):亚急性期、血液与脑脊液混合、贫血状态以及弥散性血管内凝血(DIC)。

在亚急性早期,硬膜下出血的主要成分是细胞内高铁血红蛋白,它具有短 T1 和短 T2 效应,表现为 T1W 高信号、T2W 低信号和 FLAIR 低信号。在亚急性晚期,红细胞溶解出现细胞外高铁血红蛋白,它具有长 T2 和短 T1 效应,在 T1W、T2W 和 FLAIR 图像上均表现为高信号。

急性硬膜下出血通常呈高密度,但在贫血、弥散性血管内凝血(DIC)或血液与脑脊液混合时,可表现为等密度。当发生活动性出血(超急性期出血呈等信号)、血液与脑脊液混合或凝血块回缩时,急性硬膜下出血可表现为混合密度。

参考文献:Gandhoke GS, Kaif M, Choi L, et al. Histopathological features of the outer membrane of chronic subdural hematoma and correlation with clinical and radiological features. *J Clin Neurosci* 2013;20(10):1398-1401.

Wilms G, Marchal G, Geusens E, et al. Isodense subdural haematomas on CT: MRI findings. *Neuroradiology* 1992;34(6):497–499.

9a 答案 B。鼻眶筛(NOE)骨折。

9b 答案 C。内眦距增宽。

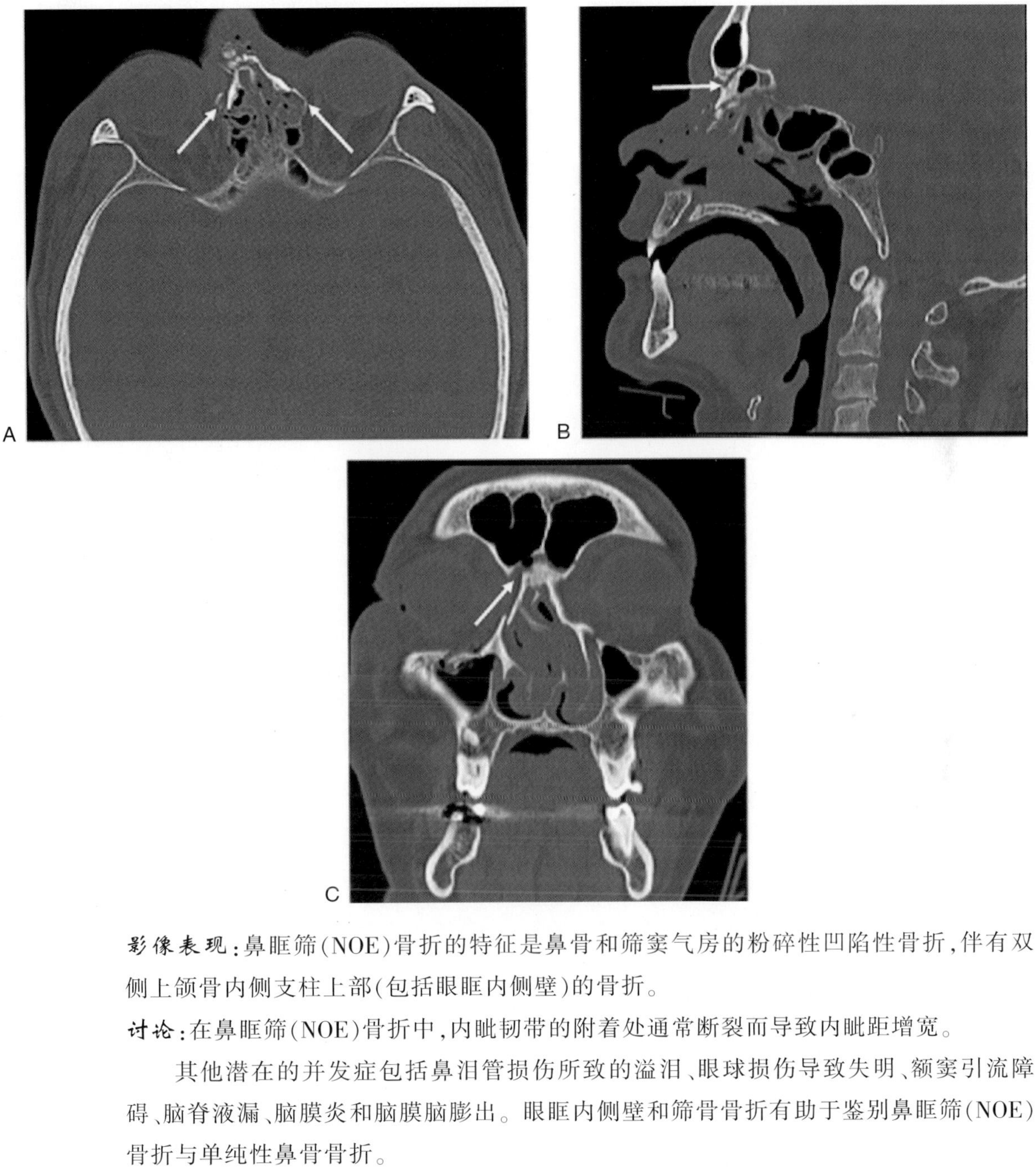

影像表现：鼻眶筛(NOE)骨折的特征是鼻骨和筛窦气房的粉碎性凹陷性骨折，伴有双侧上颌骨内侧支柱上部(包括眼眶内侧壁)的骨折。

讨论：在鼻眶筛(NOE)骨折中，内眦韧带的附着处通常断裂而导致内眦距增宽。

其他潜在的并发症包括鼻泪管损伤所致的溢泪、眼球损伤导致失明、额窦引流障碍、脑脊液漏、脑膜炎和脑膜脑膨出。眼眶内侧壁和筛骨骨折有助于鉴别鼻眶筛(NOE)骨折与单纯性鼻骨骨折。

Le Fort Ⅲ型骨折或颅面分离累及上颌骨外侧、上颌骨水平支柱上部、颧弓和上颌骨内侧支柱。孤立的眼眶爆裂性骨折通常累及眶底或筛骨纸板。

孤立的眼眶爆裂性骨折不累及眼眶边缘，因此不会引起内眦韧带的断裂。鼻眶筛(NOE)骨折和眼眶爆裂性骨折均可导致前房积血、单眼视力丧失和眼心反射(由眼外肌牵拉或作用于眼球的压力引起的心动过缓)。通常源于鼻窦区骨折的眶周捻发音，对于这两种骨折来说，都是非特异性的。

鼻眶筛(NOE)骨折可累及筛板或额窦，存在发生脑脊液漏、脑膜炎和脑膜脑膨出的风险。

参考文献：Hopper RA，Salemy S，Sze RW. Diagnosis of midface fractures with CT：what the surgeon needs to know. *Radiographics* 2006；26(3)：783-793.

Winegar BA，Murillo H，Tantiwongkosi B. Spectrum of critical imaging findings in complex facial skeletal trauma. *Radiographics* 2013；33(1)：3-19.

10a　答案 D。颧上颌复合体骨折。

10b　答案 B。面颊/上唇麻痹。

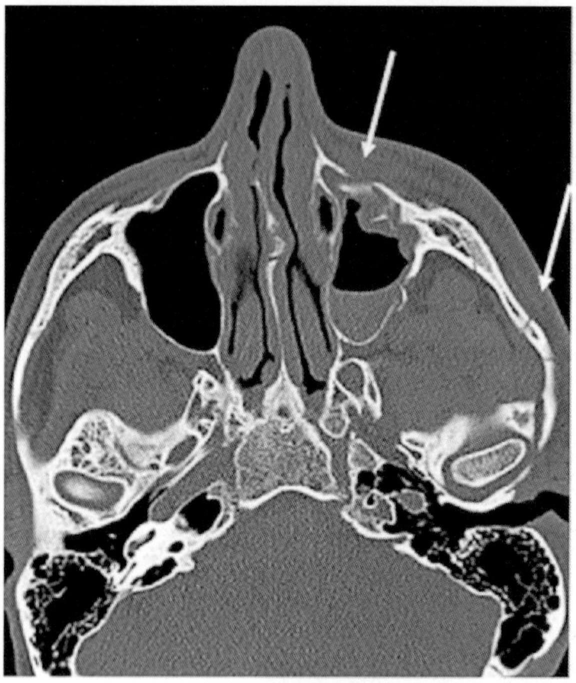
A

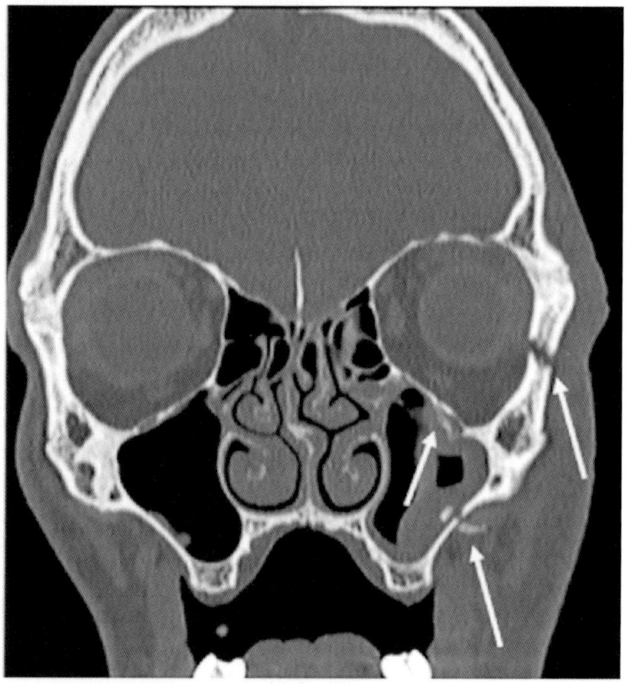
B

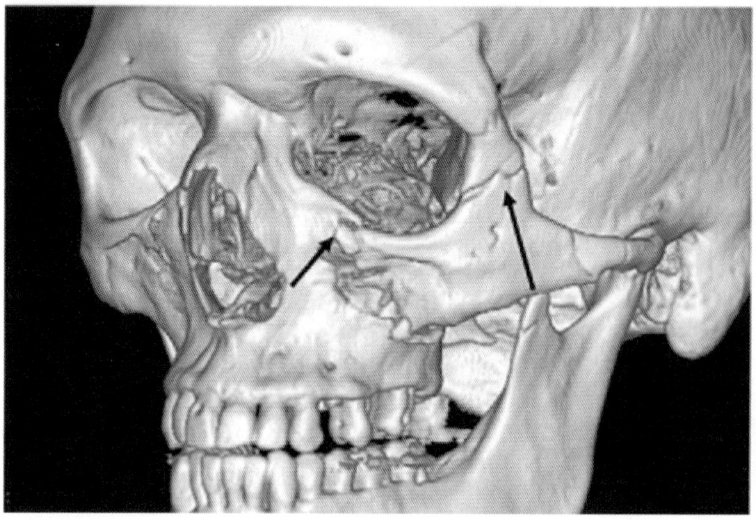
C

影像表现：上颌窦前壁、颧弓、眼眶外侧壁和眶底多发骨折(图 A 至图 C)。本例患者的骨折累及颧额缝、颧上颌缝、颧蝶缝和颧颞缝，这是颧上颌复合体骨折的特征。

讨论：三脚架骨折(称为四脚体或四脚架骨折更准确)，又称为颧上颌复合体骨折，通常是由于面颊直接受击打所致。

颧骨在额骨颧突下方构成眶外缘，在蝶骨前方形成眶外侧壁，在硬腭上方形成上颌窦前壁和外侧壁，在颞骨前方形成颧弓。它通过 4 条骨缝——颧额缝、颧上颌缝、颧颞缝和颧蝶缝与其他面骨和颅骨相连。

颧上颌复合体骨折是指累及上颌窦前壁和后外侧壁、眶底、眶外侧壁和颧弓的骨折，骨折线穿过或毗邻上述的 4 条骨缝，从而使颧骨与颅骨和其他面骨分离。由于在 X 线平片上不能清晰显示颧蝶缝骨折而只能显示累及其他 3 条骨缝的骨折，因此旧术语称之为“三脚架骨折”。咬肌的旋力可使颧骨骨折发生移位。

参考文献：Hopper RA，Salemy S，Sze RW. Diagnosis of midface fractures with CT：what the surgeon needs to know. *Radiographics* 2006；26(3)：783–793.

Winegar BA，Murillo H，Tantiwongkosi B. Spectrum of critical imaging findings in complex facial skeletal trauma. *Radiographics* 2013；33(1)：3–19.

11a 答案 C。最佳的影像评估方法包括多平面重组和三维容积再现。多平面重组和三维容积再现尤其有助于检出骨折、显示骨折的特征以及制订手术计划。虽然下颌骨有多发骨折的趋势，但是约 50%为单发骨折。“连枷下颌骨”是指下颌骨前段的游离骨折。

11b 答案 A。下颌角。下牙槽神经进入舌水平的下颌管并从第二前磨牙水平的颏孔穿出。因此，下颌角和下颌骨体后部的骨折损伤下牙槽神经的风险较大。

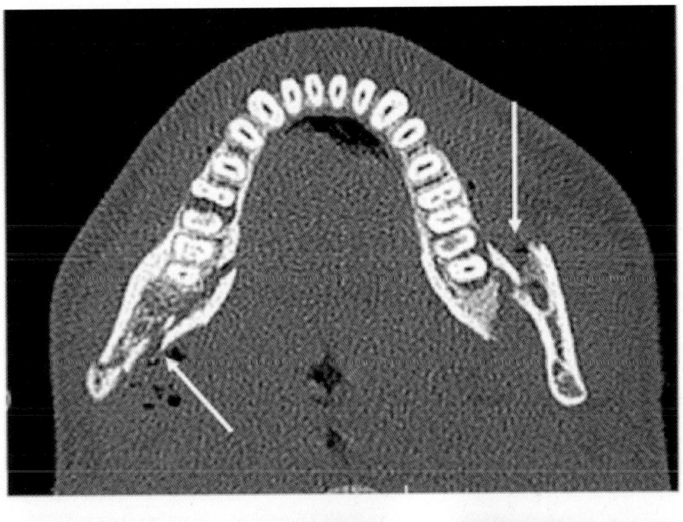

A

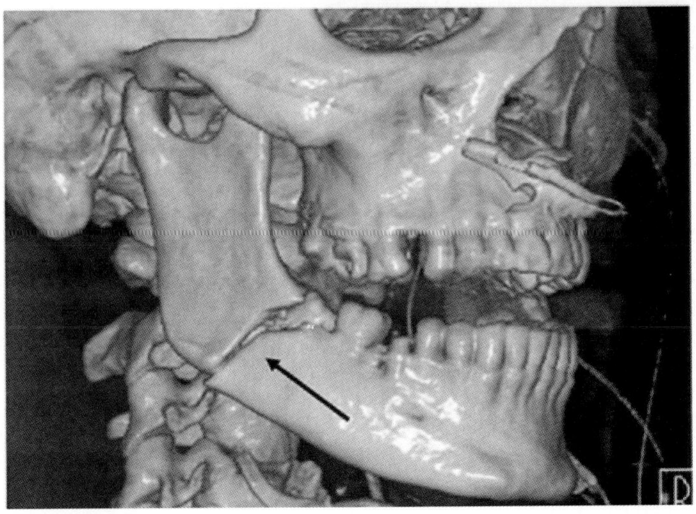

B

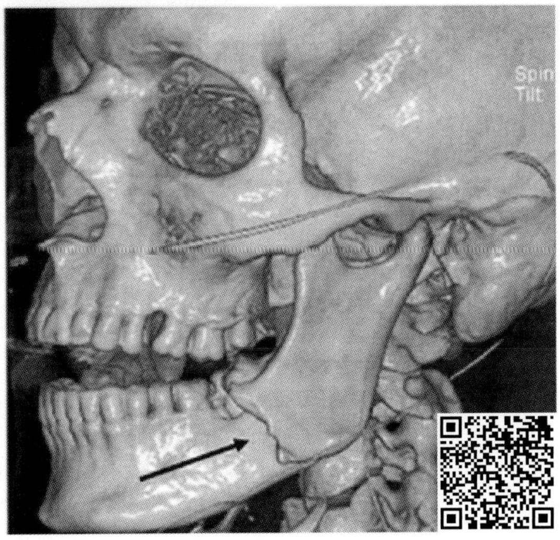

C

影像表现：双侧下颌角骨折。由于骨折累及下颌管(尤其是左侧，可见骨折移位>5mm)，因此存在下牙槽神经损伤的风险。

讨论：下颌骨是面部唯一可活动的骨头，是仅次于鼻骨骨折的第二常见的面部骨折部位。机动车事故和击打是最常见的原因。>50%的下颌骨骨折是复杂性骨折(与皮肤表面或口腔相通)和双侧性骨折(与某种“骨环”结构有关)。40%~50%的下颌骨骨折为单发，15%伴有其他面骨骨折。

下颌骨骨折通常发生于下颌体、下颌联合、下颌角(通常继发于直接创伤)和下颌骨髁突(通常继发于间接暴力)。通过下颌骨的提肌(翼咬肌悬带)和曲肌(颏舌骨肌、下颌舌骨肌和二腹肌)产生的力量通常导致骨折片的移位和(或)旋转。

CT 多平面重组和三维容积再现是评估骨折的首选方法。粉碎性骨折常沿下颌骨下缘(基底三角形)并呈三角形骨碎片，可出现舌移位(蝶形骨折或舌样骨碎片)。

有必要对这种骨折进行影像学评估，因为这些骨碎片在外科手术中不易被发现。当骨折线跨越下颌管(从舌骨延伸到位于第二前磨牙水平的颏孔)，尤其是当骨折移位>5mm 时，损伤下牙槽神经的风险很高。

“连枷下颌骨”是指下颌骨前段的游离骨折(双侧下颌角骨折、双侧下颌体骨折和颏联合旁及双髁突骨折)，常伴有后下移位而失去对舌头的支撑。这些因素连同邻近软组织损伤/出血可能导致气道损害。应注意骨折与牙齿的关系。

治疗方法通常是手术矫正——咬合复位(上下颌固定)、直接内固定以及较少用的外固定(伴有复杂的粉碎性骨折)。术后影像学检查常用于评估复位是否适当。

骨折通常在 8 周后融合。骨折不愈合和骨髓炎是常见的并发症。应进一步评估内固定失败(断裂、弯曲、松动、移动)。

参考文献：Buch K，Mottalib A，Nadgir RN，et al. Unifocal versus multifocal mandibular fractures and injury location. *Emerg Radiol* 2016；23(2)：161-167. doi：10.1007/s10140-015-1375-9.

Dreizin D，Nam AJ，Tirada N，et al. Multidetector CT of mandibular fractures，reductions，and complications：a clinically relevant primer for the radiologist. *Radiographics* 2016；36(5)：1539-1564. doi：10.1148/rg.2016150218.

12 **答案 C**。骨膜下血肿。典型的骨膜下血肿受到骨缝的限制。信号特征是亚急性晚期的出血信号，而不是脑脊液(选项 A)或静脉结构(选项 D)。病灶位于颅外而非颅内硬膜外(选项 B)。

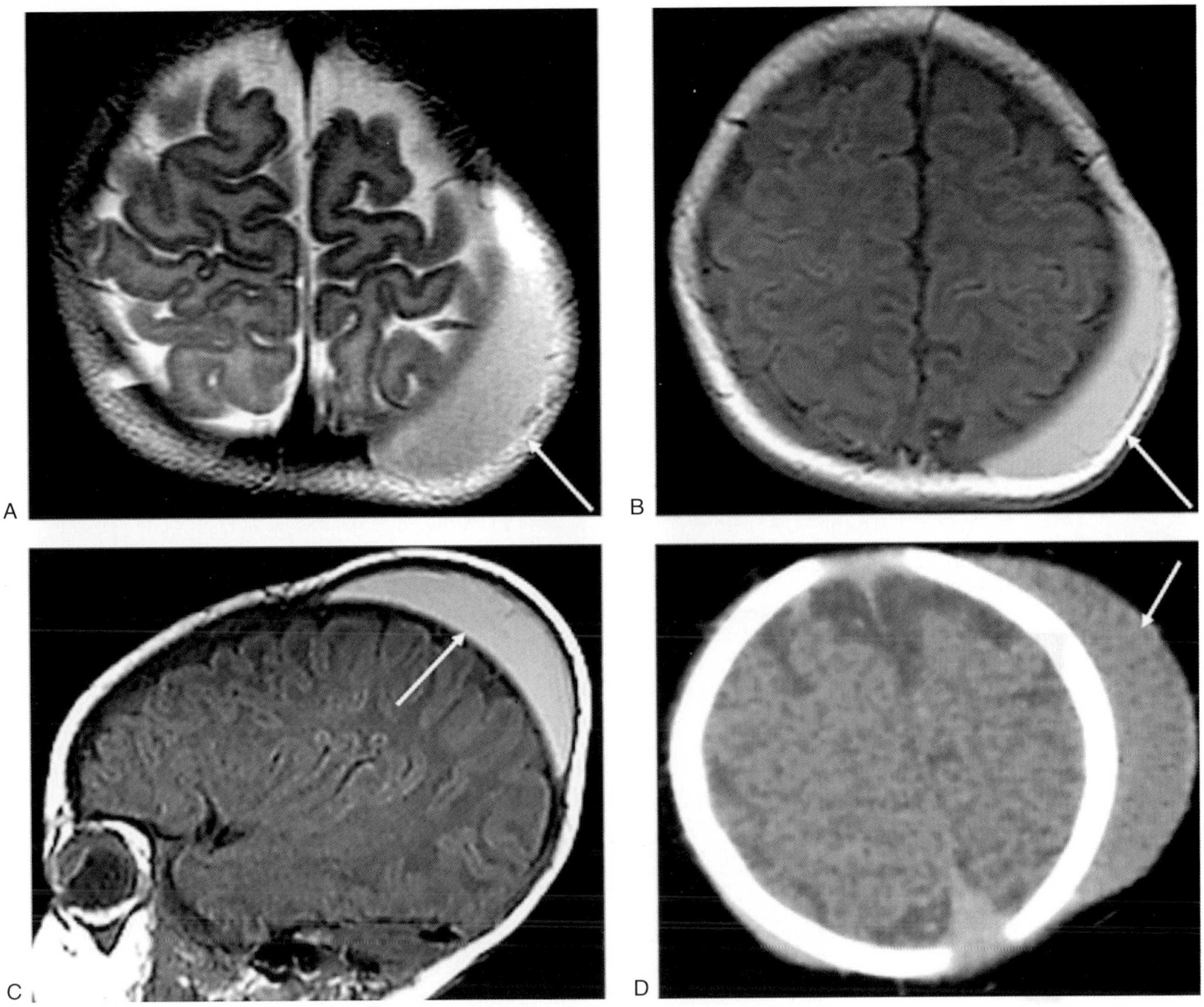

影像表现:头皮下可见典型的亚急性出血的密度/信号特征。血肿边缘清楚,受限于骨缝。

讨论:头皮是覆盖在颅骨穹隆部之上的多层软组织,头皮各层表示如下:

S:皮肤(skin)。

C:结缔组织(致密)[connective tissue(dense)]。

A:腱膜层(包括帽状腱膜)(aponeurotic layer)。

L:疏松结缔组织(loose connective tissue)。

P:颅骨外膜(pericranium)。

对于头皮撕裂伤,需要注意观察有无异物。不同的异物在 CT 图像上表现为不同的密度(例如,金属异物和玻璃呈高密度,木屑呈低密度)。

头皮血肿一般无临床意义,但是新生儿和婴幼儿除外。头皮血肿分为两种:骨膜下血肿和帽状腱膜下血肿。

骨膜下血肿是指发生于颅骨表面并使骨膜掀起的头颅血肿。骨膜下血肿受限于骨缝,通常没有临床意义。骨膜下血肿发生于约 1%的新生儿,更常见于产钳分娩后。CT 扫描显示覆盖于颅骨并受限于骨缝的呈梭形的血肿。好发于顶叶和枕叶。大部分骨膜下血肿在数周内完全消退。少数情况下,慢性骨膜下血肿可见周边钙化,表现为可触及的质硬肿块。

帽状腱膜下血肿是指血液积聚在帽状腱膜下，常见于任何年龄的颅脑创伤患者。由于在解剖学上不受骨缝的限制，因此帽状腱膜下血肿的范围可能非常广泛，有弥漫扩散到全颅的倾向。在新生儿中，其可能导致血容量减少和低血压。

参考文献：Drake RL，Vogl W，Mitchell AWM，et al. *Gray's anatomy for students：[online access+interactive extras；studentconsult.com]*. Philadelphia，PA：Elsevier/Churchill Livingstone，2005.

Naidich TP，Castillo M，Cha S，et al. *Imaging of the brain*. Expert Radiology Series. Philadelphia，PA：Saunders/Elsevier，2013.

Osborn AG. *Osborn's brain：imaging，pathology，and anatomy*，1st ed. Salt Lake City，UT：Amirsys Pub，2013.

13a 答案 B。左侧鳞状缝分离。与正常侧相比（图 2），清楚显示左侧鳞状缝分离。这个年龄段的骨缝应该已闭合，因此骨缝早闭这个选项是不正确的。本例没有软脑膜囊肿。

13b 答案 A。易引起静脉血栓形成。本例为骨缝骨折，引起硬脑膜静脉窦血栓形成的风险较高。软脑膜囊肿见于儿童。骨缝骨折与蛛网膜下隙出血和低颅压无特异性直接相关。

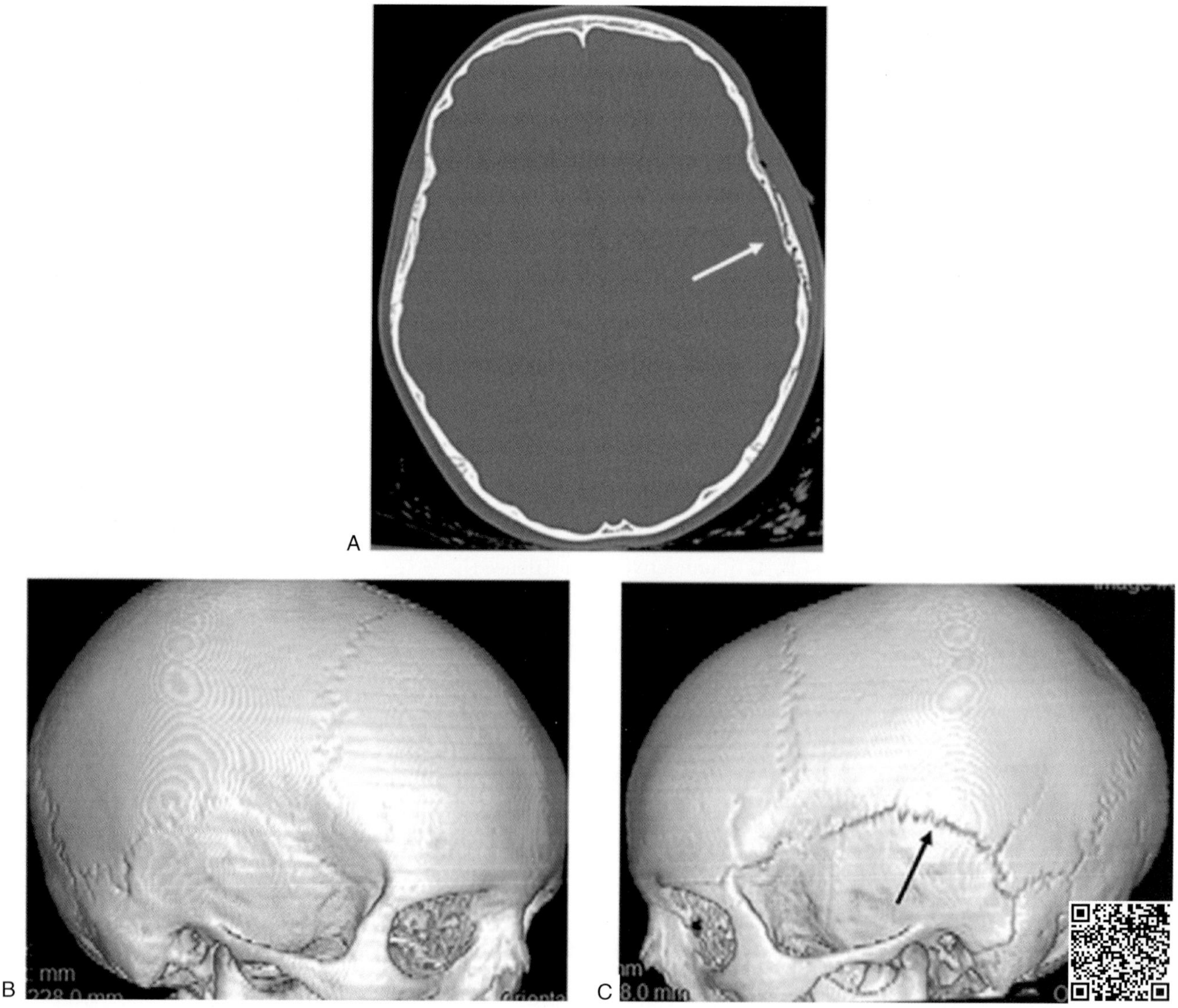

影像表现：左侧鳞状缝分离。骨折线还累及顶骨下部。三维容积再现图像有助于显示病灶。

讨论：颅骨骨折-骨缝分离。颅骨骨折是创伤的常见异常表现。在临床上，颅内损伤一般比骨折本身更具有临床重要性。但是，颅骨骨折是相关颅内损伤的一个重要指标。

颅骨骨折可为简单性骨折或粉碎性骨折、闭合性骨折或开放性骨折。从影像学角度看，颅骨骨折可以描述为线状骨折、凹陷性骨折、掀起性骨折和分离性骨折。

线状骨折是由相对较低强度的钝性创伤作用在颅骨的较广泛区域所导致的。通常不需要特殊治疗。穿过脑膜中动脉或硬脑膜静脉窦血管沟的线状骨折更常伴发硬膜外血肿。

凹陷性骨折通常是由于颅骨的小面积区域遭受高能外力（例如，棒球棒、锤子等）所造成的创伤。通常需要手术矫治，尤其当骨折移位超过颅骨厚度时。

分离性骨折是指骨缝或软骨联合扩大变宽，通常是由线状骨折延伸至骨缝或软骨联合所导致。在成人，骨缝变宽>2~3mm 及骨缝与对侧呈不对称变宽提示骨缝分离。伴有骨缝骨折/分离的硬膜外血肿可跨越骨缝。

若骨折跨越静脉窦，则静脉血栓形成的风险更高。若存在开放性骨折或骨折累及额窦后部或乳突气房，则发生感染的风险高。颞骨和筛骨板骨折易发生脑脊液漏。

生长性颅骨骨折（也称为创伤后软脑膜囊肿）仅见于儿童时期。当硬脑膜撕裂并回缩时，骨折端暴露于搏动的蛛网膜和蛛网膜下隙脑脊液。脑脊液间隙突入骨折断端间隙影响骨的正常愈合，脑脊液搏动导致骨折断端间隙不断扩大。

CT 扫描是诊断颅骨骨折的首选检查方式。CT 厚层轴扫可能漏诊无移位的骨折，尤其是当骨折平行于成像平面时。常规薄层轴扫及三维容积再现图像有助于更好地检出骨折。三维容积再现图像尤其有助于检出骨缝分离。容积再现图像也有助于更好地理解骨折碎片的空间关系，并协助制订外科手术方案。

颅缝可与骨折线相混淆（儿童因颅缝变异而更易混淆）。颅缝缺乏上覆的软组织肿胀是鉴别诊断的线索之一。骨折表现为无硬化的、锐利的透亮线，与硬化的、波浪状的颅缝不同。颅缝变异更常见于顶骨和枕骨。当骨折延及颅缝时，骨折线可能因接近颅缝而变宽，也可能伴有颅缝分离；颅缝变异通常无上述表现。骨折线可跨越颅缝并从一条主颅缝延伸到另一条，而颅缝变异与颅缝相连并融合。颅缝变异通常为双侧对称的。

参考文献：Dundamadappa SK，Thangasamy S，Resteghini N，et al. Skull fractures in pediatric patients on computerized tomogram：comparison between routing bone window images and 3D volume-rendered images. *Emerg Radiol* 2015；22(4)：367-372.

Naidich TP, Castillo M, Cha S, et al. *Imaging of the brain*. Expert Radiology Series. Philadelphia，PA：Saunders/Elsevier，2013.

14　**答案 B**。外伤后硬膜下积液。考虑到近期的外伤史，最可能的诊断是外伤后硬膜下积液。由于 3 天前的 CT 扫描未见硬膜下异常，所以不是慢性血肿。本例影像表现为单纯均匀的水样密度，因此不支持硬膜下积脓。

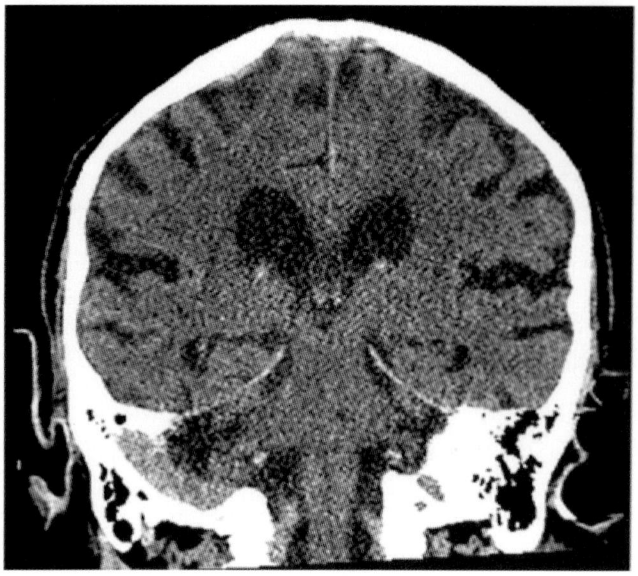
A

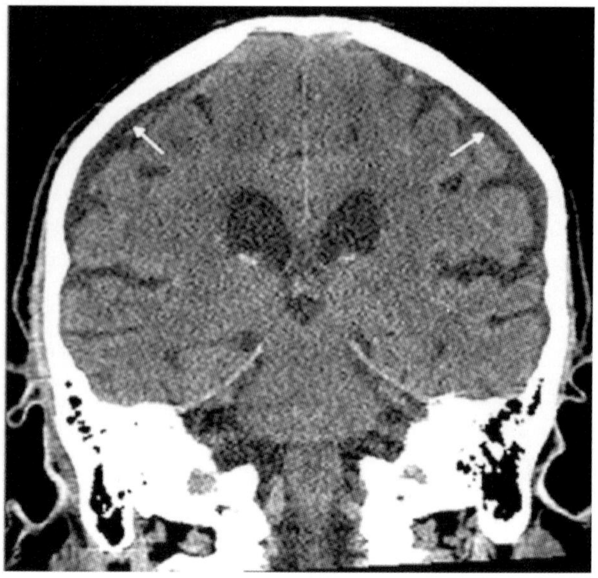
B

影像表现:外伤后数天行 CT 扫描显示双侧大脑半球凸面新增的硬膜下脑脊液样密度影,无明显占位效应,在积液中未见明确的出血征象。

讨论:外伤性硬膜下积液。硬膜下积液是指脑脊液或脑脊液样的液体聚集在硬膜下间隙。积液的信号特征与脑脊液相似,可含有较高的蛋白成分。

外伤性急性硬膜下积液(SHG)并不少见,在闭合性颅脑外伤患者中的发生率为5%~20%。通常在外伤当日至数日后出现影像学表现。确切的发病机制尚不明确。最为广泛接受的理论是蛛网膜破裂(撕裂)所致的"瓣阀"机制使脑脊液聚集于硬膜下间隙。其他理论还包括源于受损血管的渗出和脑脊液吸收障碍。有报道认为,SHG 的发病年龄呈两极化,认为与先前存在的蛛网膜下隙明显增宽有关。但是,SHG 也常见于成年人,因为这个年龄段具有较高的外伤发生率。

大多数 SHG 的病灶小且无症状。少数情况下,SHG 可增大并出现占位效应。聚集于硬膜下的脑脊液成分通常发生变化。起初,表现为薄层的脑脊液样液体积聚于硬膜下,可为双侧或单侧,额部更常见,无任何占位效应。某些学者将这种早期积液称为小的硬膜下积液。它们可以在几天内增大,而后在 3 个月内逐步被吸收。数周后,积液内可出现薄膜。在这些薄膜和蛛网膜上的脆性新生血管可发生破裂,血液流入硬膜下导致积液密度增加,也可为出血表现。高达 33%的 SHG 演变为硬膜下血肿,转变成硬膜下血肿是最常见的并发症。

SHG 的典型影像表现为位于硬膜下、具有类似脑脊液的密度/信号特征。当发生出血时,CT 图像上可表现为密度增高,并可转化为硬膜下血肿。

参考文献:Herold TJS, Taylor S, Abbrescia K, et al. Post-traumatic subdural hygroma: case report. *J Emerg Med* 2004;27(4):361-366. doi:10.1016/j. jemermed.2004.03.018.

Zanini MA, de Lima Resende LA, de Souza Faleiros AT, et al. Traumatic subdural hygromas: proposed pathogenesis based classification. *J Trauma* 2008;64(3):705-713. doi:10.1097/TA.0b013e3180485cfc.

15a 答案 A。硬膜外血肿。本例病变所在的位置是静脉源性硬膜外血肿的典型发生部位。脑膜中动脉损伤导致的硬膜外血肿更多见于颅脑后外侧,通常位于颞骨鳞部之下。患者近期无该部位的脑膜瘤病史。病灶呈凸透镜样外观,提示位于硬膜外而非硬膜下。

15b　答案 C。由于是典型的良性病变,仅需保守观察。本例是典型的良性病程。因病灶扩展而行外科手术清除的情况很少发生。对于任何类型的硬膜外血肿来说,CTA 或短期多次随访都不是合理的选择。

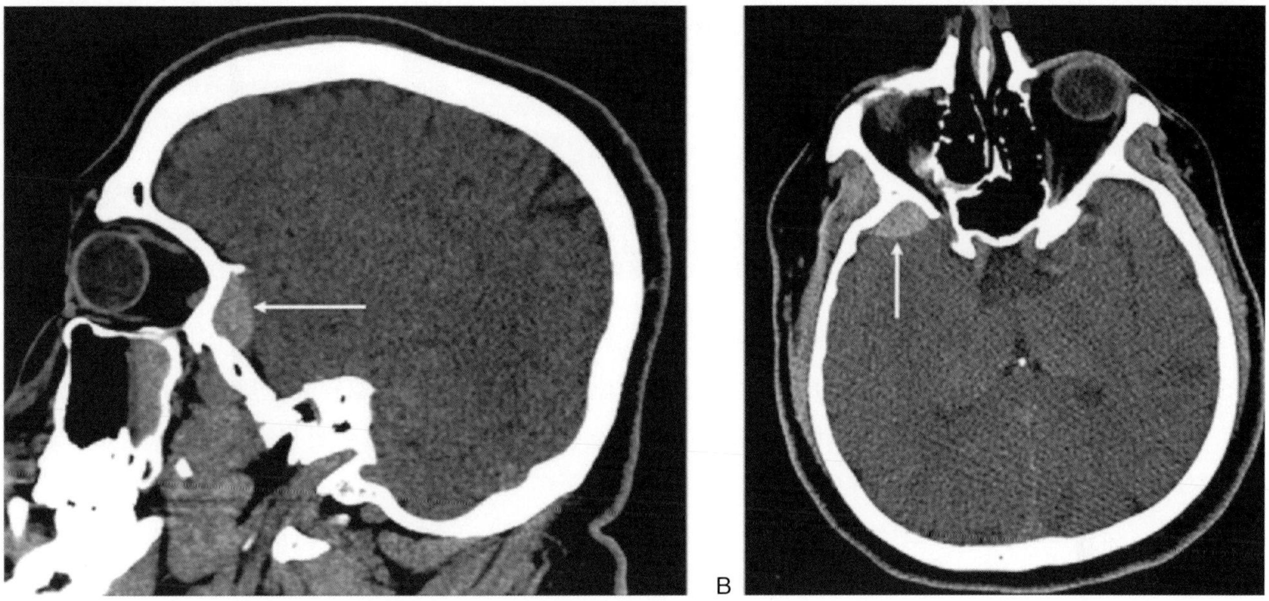

A　B

影像表现:右侧颞极前方可见一小的凸透镜样脑外血肿,该位置是静脉源性硬膜外血肿的典型好发部位。

讨论:静脉源性硬膜外血肿。硬膜外血肿是由于直接的高能撞击导致颅骨变形、硬脑膜内切缘剥离使动脉/静脉破裂所致。

在幕上,90%的硬膜外血肿为动脉源性,>90%的病例伴有相关的骨折。大多数是由于脑膜中动脉破裂所致,因此通常发生于颞骨鳞部下方。

约 10%的幕上硬膜外血肿为静脉源性,由跨越静脉窦的骨折所致,例如,颅底骨折和颞前区骨折。由于幕下具有丰富的硬脑膜静脉和静脉窦,静脉源性硬膜外血肿更为常见。与动脉性硬膜外血肿相比,静脉源性硬膜外血肿可跨越骨缝,硬脑膜反折可骑跨于幕上和幕下。

颞前区硬膜外血肿被认为是由于蝶顶窦或其主要区域的损伤所致。在影像上表现为毗邻颞极前方的双凸透镜样脑外出血灶,呈 CT 高密度,无明显占位效应或脑疝形成。血肿通常较小,没有快速增大的风险。通常呈惰性临床病程,可行保守观察。

参考文献:Gean AD,Fischbein NJ,Purcell DD,et al. Benign anterior temporal epidural hematoma:indolent lesion with a characteristic CT imaging appearance after blunt head trauma. *Radiology* 2010;257(1):212-218.

16　答案 A。颅颈分离(CCD)。CCD 伴寰枢关节和寰枕关节破坏。在斜坡上显示的骨质不连续是正常的非骨化的蝶枕软骨结合部,而非骨性骨折。

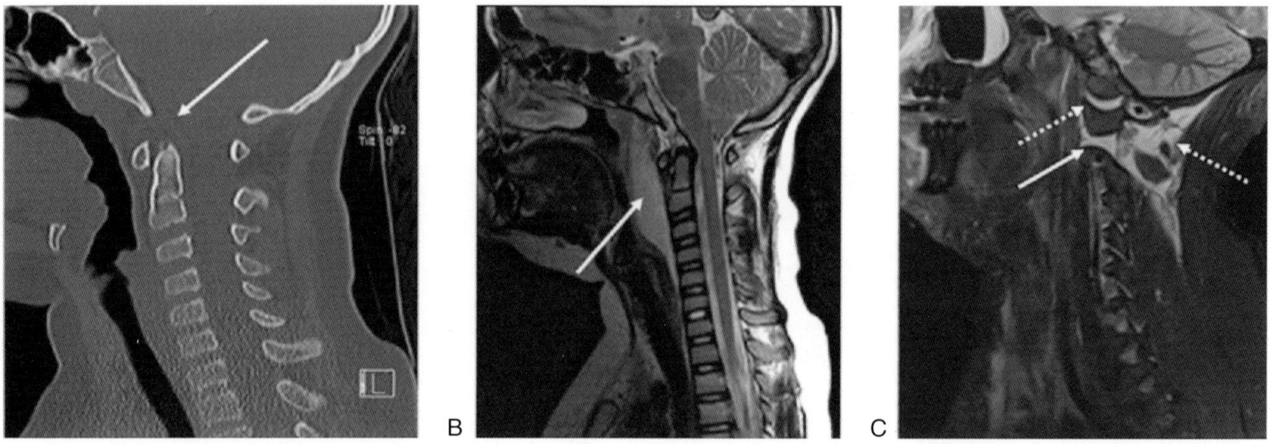

A B C

影像表现：颈椎 CT 矢状位重组图像显示基底齿突间隙(BDI)增宽(图 A)。在初始 CT 检查后数小时行 MRI 检查，正中矢状位 T2W 显示椎前间隙较大血肿(图 B)。矢状位 STIR 显示寰枕关节和寰枢关节间隙增宽、内见积液，符合关节囊损伤(图 C)。注意邻近软组织的显著水肿(图 C)。

讨论：CCD 是指颅颈交界及其韧带复合体的破坏，通常是由于过度伸展或过度屈曲导致的损伤。儿童因头围较大、枕髁发育不全以及韧带松弛而更易发生寰枕损伤。

损伤可为单侧或双侧，通常发生于枕骨——C1、C1~C2 或两者兼有损伤。损伤主要累及韧带。

影像表现包括 X 线平片上可见 BDI>12mm(在 CT 图像上，BDI >10mm)，X 线平片上基底寰椎间隙(BAI)> 12mm(CT 测量不可靠)。

可见寰枕关节和寰枢关节分离以及软组织/韧带损伤。这些损伤的特征是关节囊、翼状韧带、横韧带、盖膜破裂，有时可见Ⅰ型齿状突骨折。

CCD 通常是致命性损伤。儿童具有较好的存活率。早期诊断、颈椎固定和心肺支持是提高存活率的必要条件。

参考文献：Riascos R，Bonfante E，Cotes C，et al. Imaging of atlanto-occipital and atlantoaxial traumatic injuries：what the radiologist needs to know. *Radiographics* 2015；35(7)：2121-2134.

Rojas CA，Bertozzi JC，Martinez CR，et al. Reassessment of the craniocervical junction：normal values on CT. *AJNR Am J Neuroradiol* 2007；28(9)：1819-1823.

Warner J，Shanmuganathan K，Mirvis SE，et al. Magnetic resonance imaging of ligamentous injury of the cervical spine. *Emerg Radiol* 1996；3：9-15.

第 5 章　颅脑感染

Lee Finkelstone, Ernst Garcon, Gaurav Jindal, Gul Moonis

问题

1　患者 30 岁，出现癫痫发作，既往体健，有近期旅游史。

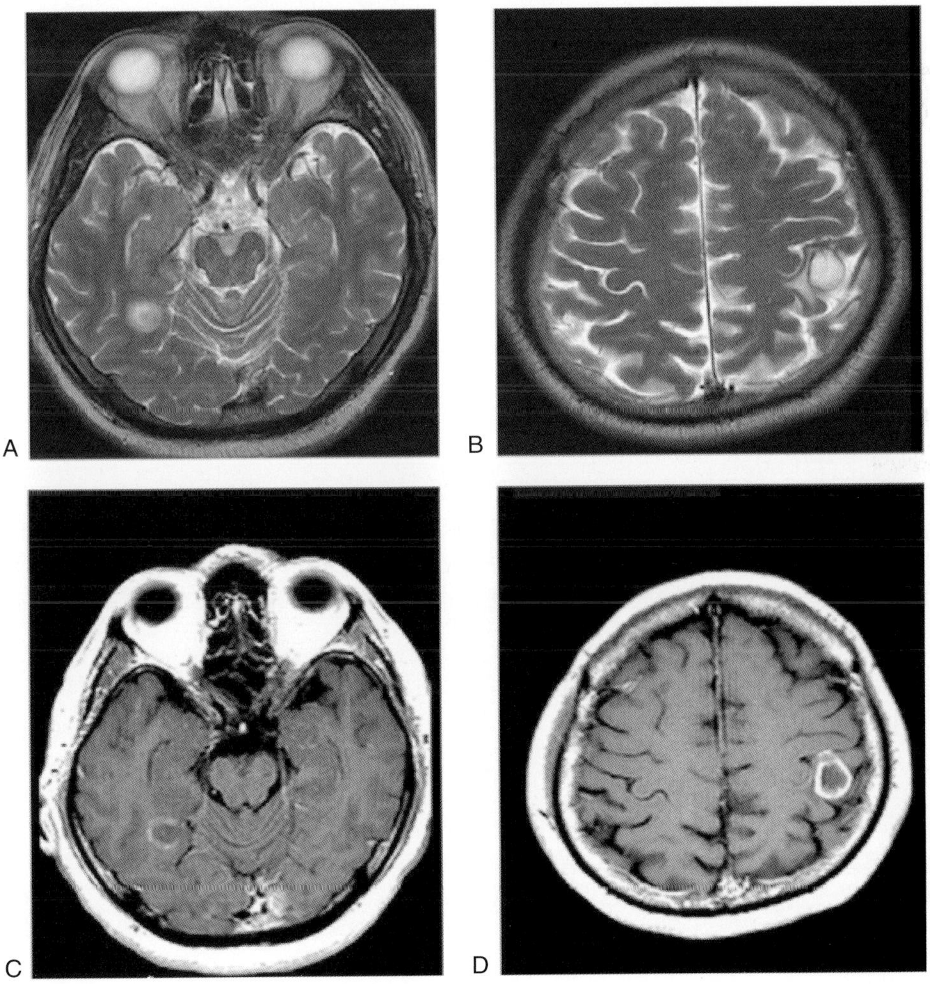

1a　最可能的诊断是：

A.弓形体病　　B.脑囊虫病

C.转移瘤　　D.假瘤样多发性硬化

1b 对于脑囊虫病，囊性病变周围的水肿在疾病的哪一期最显著？

A.囊泡期　　B.胶状期

C.结节肉芽肿期　　D.结节钙化期

2 患者 50 岁，出现发热、头痛和首次癫痫发作。行颅脑 MR 增强扫描，选取以下图像进行回顾分析。

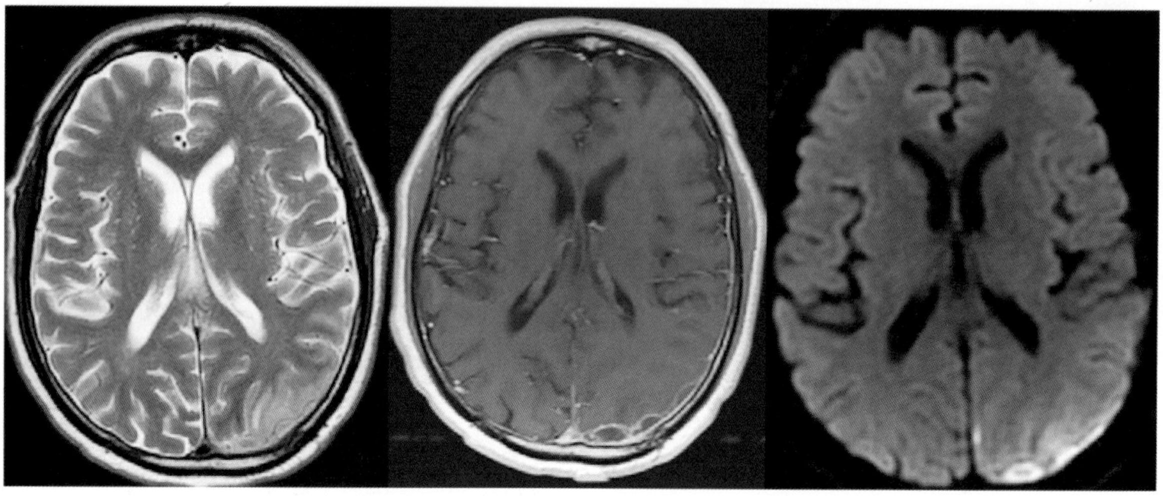

2a 什么部位出现 MRI 异常表现？

A.脑实质　　B.脑室内

C.轴外　　D.脑实质和轴外

2b 最可能的诊断是：

A.疱疹性脑炎　　B.脑脓肿

C.硬膜下积脓(SDE)　　D.神经节细胞瘤

3 患者 63 岁，因颅底浆细胞瘤行骨髓移植(BMT)后，新发头痛症状。以下是部分 MRI 图像。

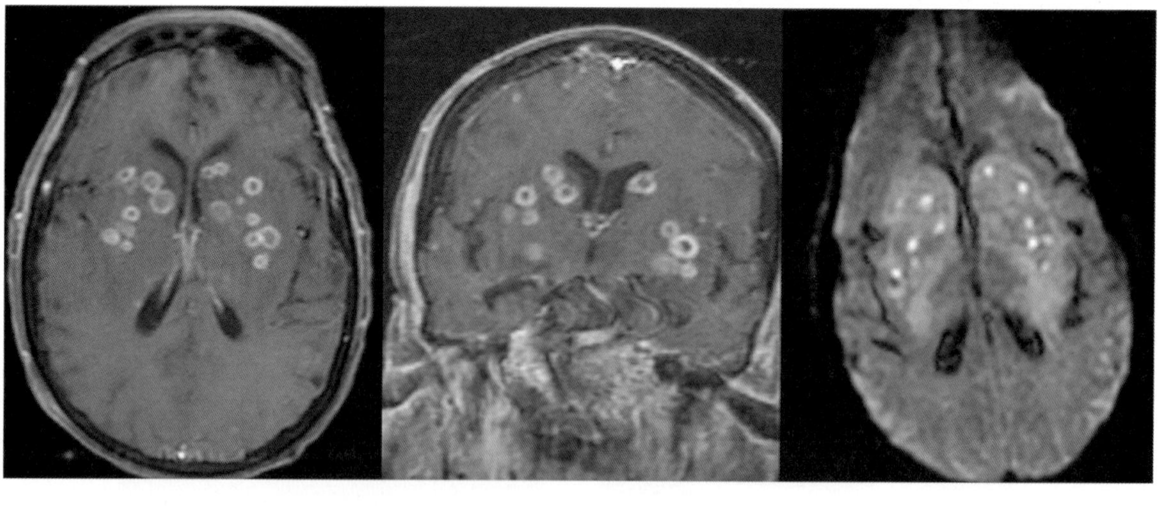

3a 根据患者的临床病史和表现，对影像表现的最佳解释是：

A.缺血性腔隙性梗死　　B.出血性梗死

C.血行转移　　D.多发小脓肿

3b 最可能的诊断是：

A.中枢神经系统隐球菌感染　　B.疱疹性脑炎

C.急性脑卒中　　D.多发性硬化

4 HIV 患者，30 岁，未接受 HAART 治疗，出现思维混乱和共济失调症状。

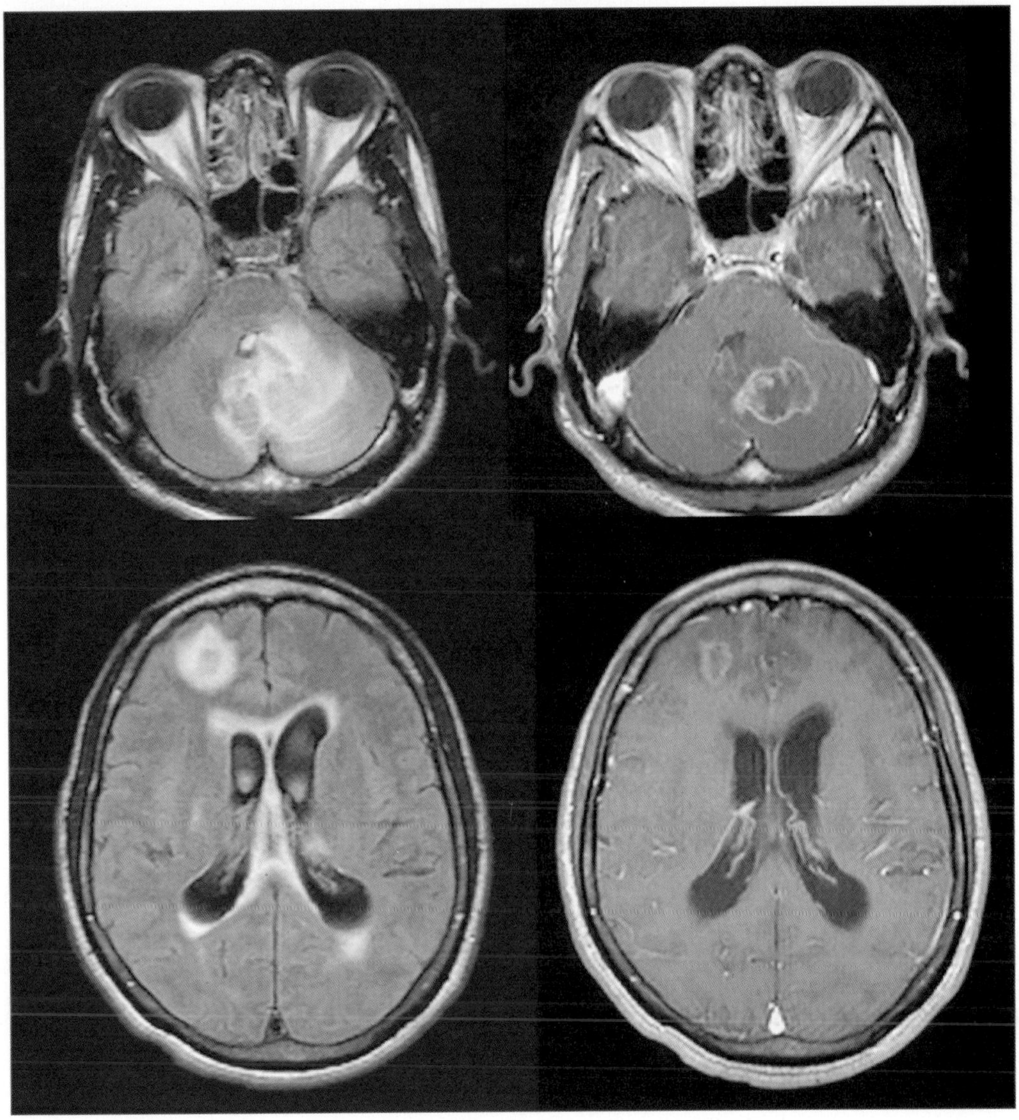

4a 最可能的诊断是：

A.转移瘤　　B.弓形体病

C.淋巴瘤　　D.活动性脱髓鞘疾病

4b 关于铊-201 SPECT 在弓形体病和淋巴瘤中的影像学表现，下列哪项正确？

A.弓形体病和淋巴瘤均表现为低代谢。

B.弓形体病表现为低代谢，淋巴瘤表现为高代谢。

C.弓形体病表现为高代谢，淋巴瘤表现为低代谢。

D.弓形体病和淋巴瘤均表现为高代谢。

5 患儿4岁，表现为发热、发育不良和精神状态改变。

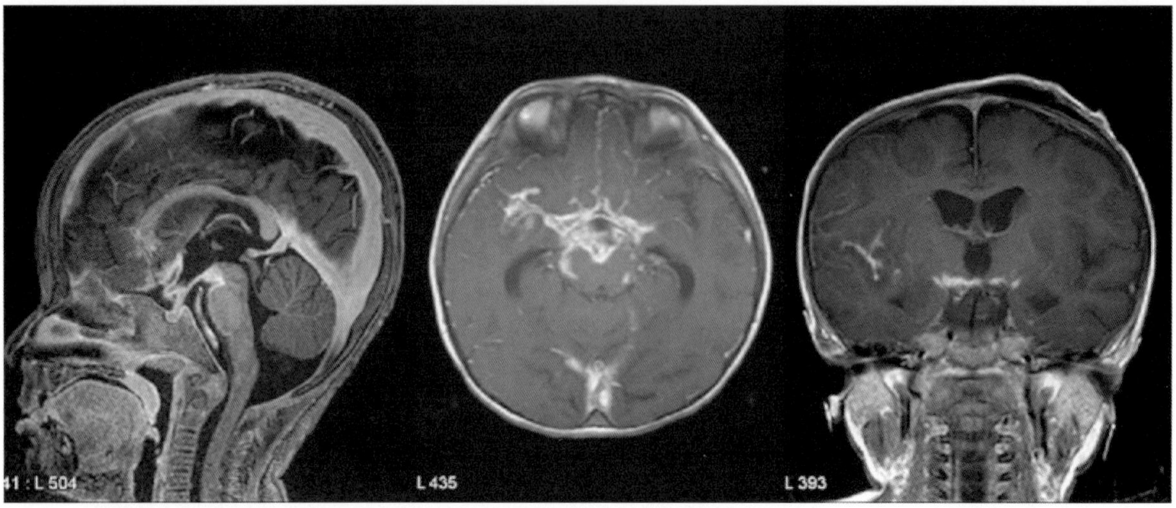

5a 对于影像学表现，最佳描述是：

A.基底硬脑膜强化伴脑积水　　B.基底硬脑膜强化不伴脑积水

C.基底软脑膜强化伴脑积水　　D.基底软脑膜强化不伴脑积水

胸部X线检查图像如下：

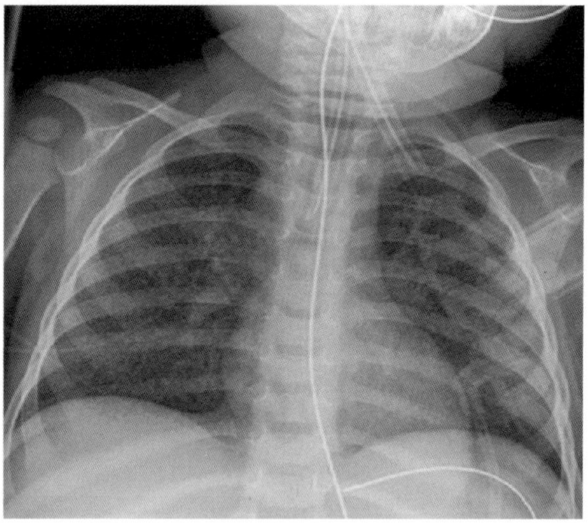

5b 结合胸部X线表现，脑部影像表现的最可能诊断是：

A.神经结节病　　B.结核性脑膜炎

C.中枢神经系统淋巴瘤　　D.蛛网膜下隙出血

6 患者男,23 岁,既往有静脉注射毒品史,出现感染性休克。颅脑 MRI 图像如下所示。

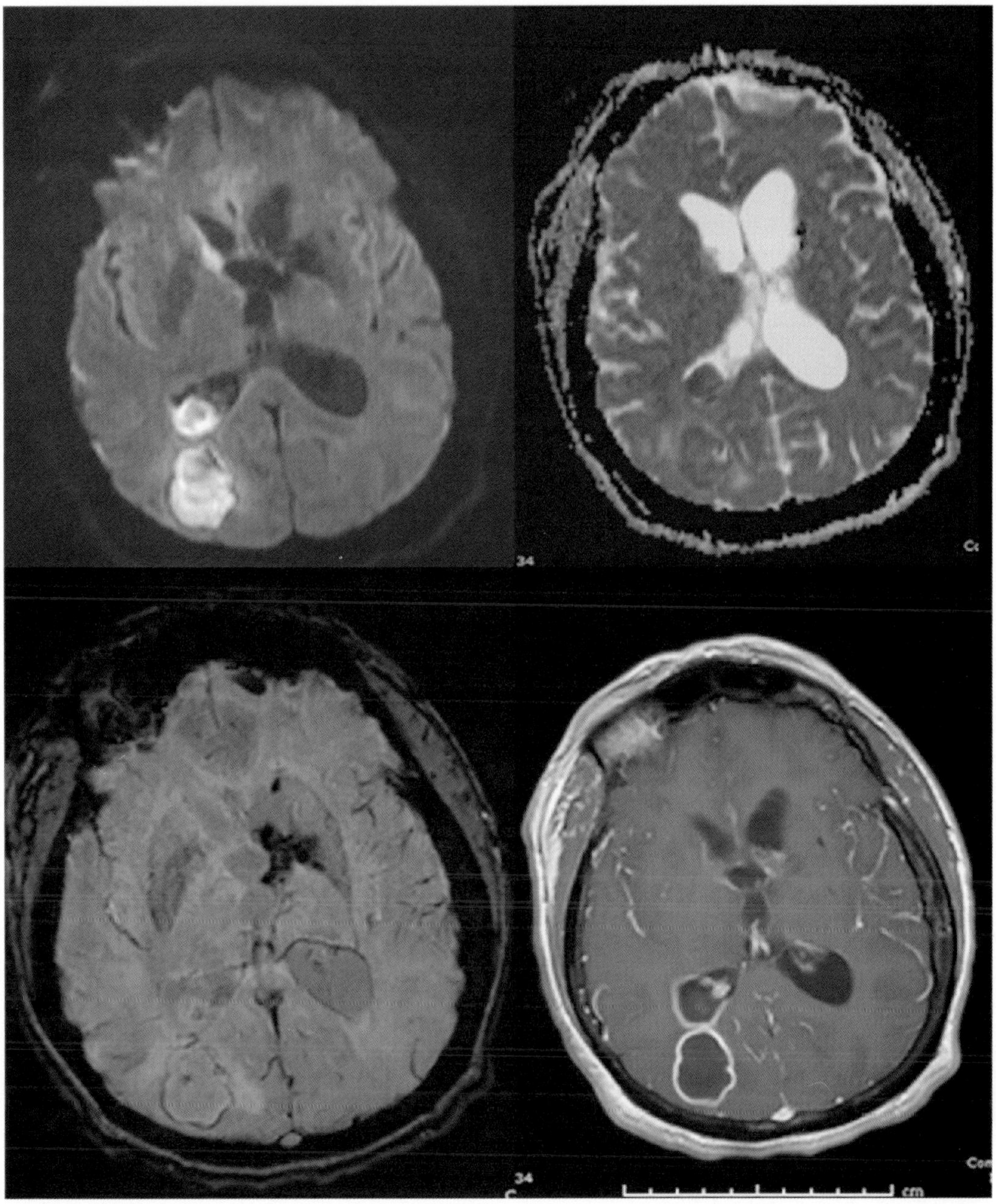

最可能的诊断是:

A.急性右侧 PCA/MCA 分水岭梗死

B.急性颅内出血伴破入脑室

C.右侧顶叶脑脓肿伴脑室内扩散

D.多形性胶质母细胞瘤伴脑室内播散

7 患者 35 岁,出现头痛和癫痫发作。

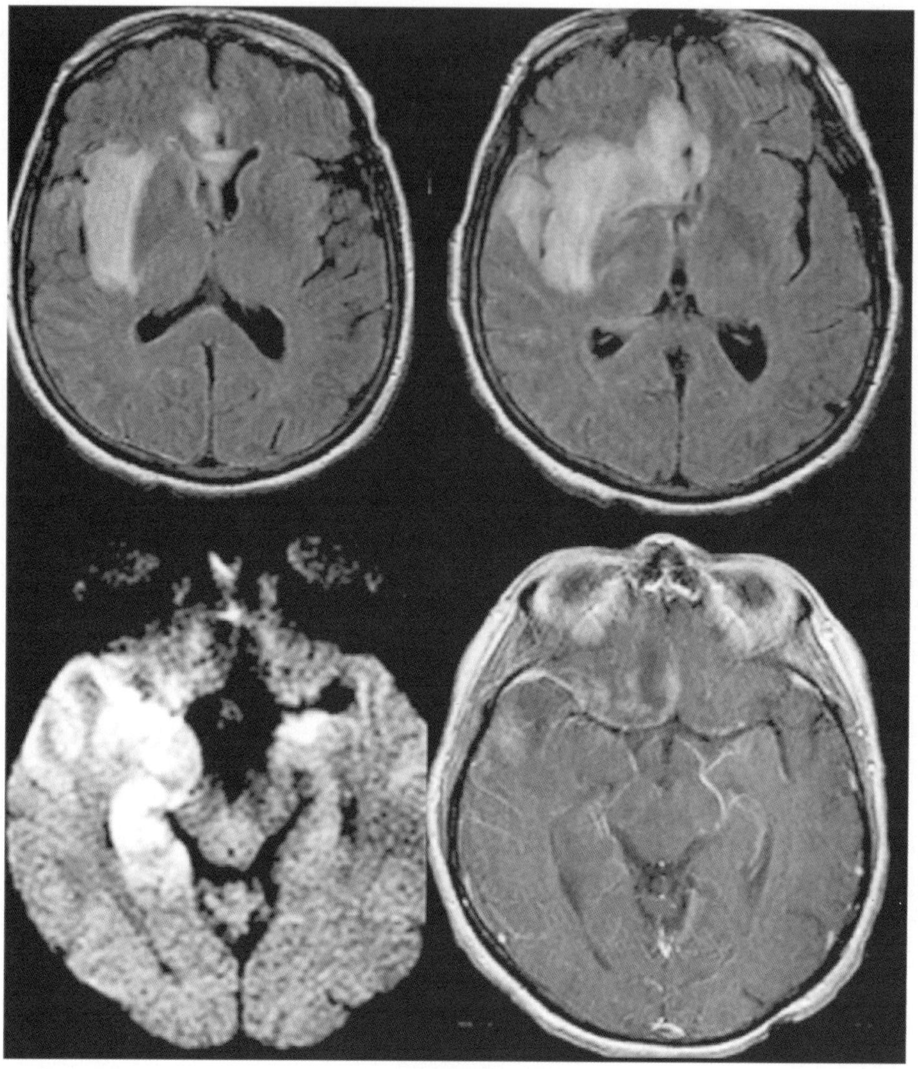

7a 最可能的诊断是:

A.间变性星形细胞瘤　　B.急性脑梗死

C.副肿瘤性边缘性脑炎　　D.HSV 脑炎

7b 为了确诊,下一步的最佳检查是:

A.颅脑 CT 扫描　　B.副肿瘤抗体检测

C.CSF 的聚合酶链式反应(PCR)检测　　D.Willis 环 MRA

8　患者男，60 岁，出现进行性记忆下降和运动异常。

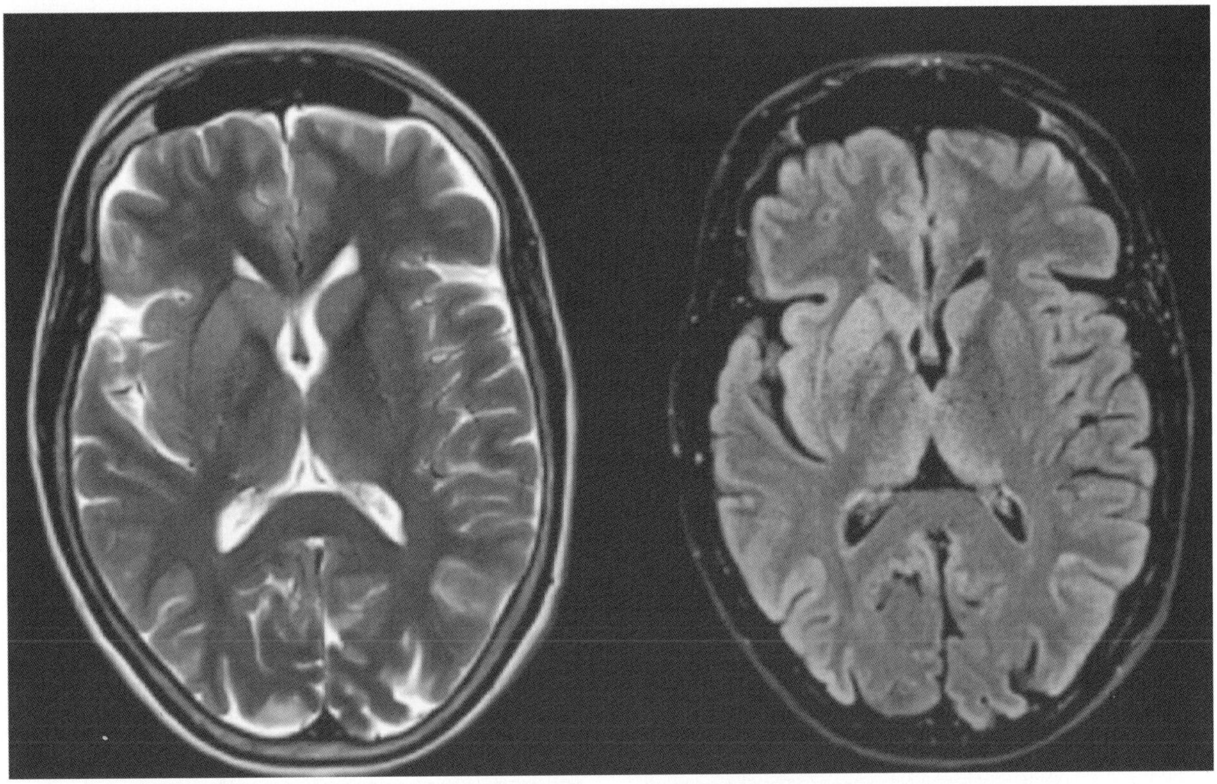

8a　最可能的诊断是：

A.克雅病（CJD）　　B.缺血缺氧性脑损伤

C.Leigh 综合征　　D.Wernicke 脑病

8b　下列哪项是诊断 CJD 的最敏感成像序列？

A.T2W 序列　　B.FLAIR 序列

C.DWI　　D.增强 T1W 序列

答案与解析

1a 答案 B。脑囊虫病。年轻患者有旅行史、癫痫发作和多发周边强化的囊性病变，最可能的诊断是脑囊虫病。此外，病灶后部的强化结节提示为囊虫头节，也是诊断依据之一。

1b 答案 B。胶状期。脑囊虫病分为 4 期：囊泡期、胶状期、结节肉芽肿期和结节钙化期。胶状期病灶周围的水肿最显著。

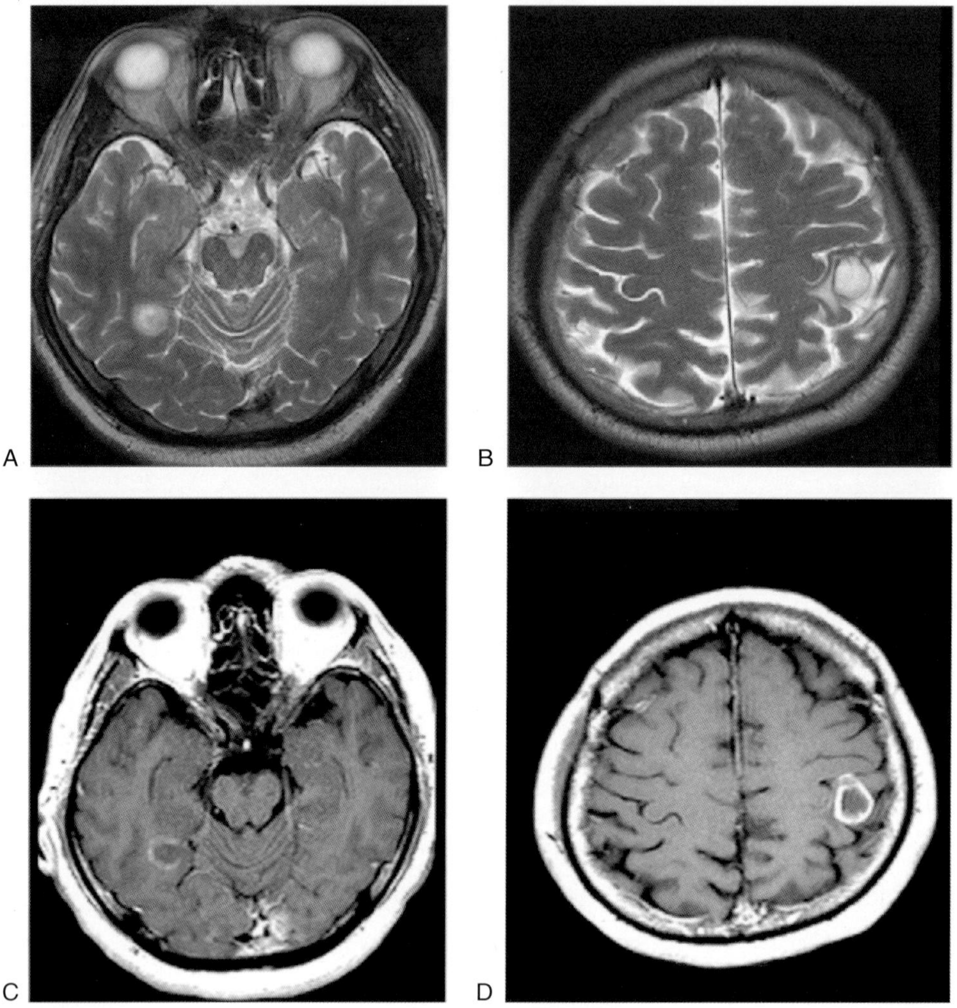

影像表现：图 A 和图 B 显示右侧颞叶内侧和左侧顶叶凸面可见呈 T2W 高信号的囊性病变，其信号不如 CSF 明亮且不均匀。图 C 和图 D 显示囊性病变周边的环形强化。

讨论：脑囊虫病是由猪肉绦虫引起的一种寄生虫感染性疾病。它是全球最常见的中枢神经系统寄生虫病，旅游和全球化已经导致该疾病蔓延到流行地区以外的地方。患者最常见的表现是癫痫发作。治疗取决于虫体的生存能力、病灶数量和周围水肿的程度，通常使用阿苯达唑和类固醇治疗。如果发生脑积水，可能需要手术治疗。

病变可发生于脑实质、脑室内或蛛网膜下隙。当发生在脑实质时，囊肿最常见于灰质-白质交界处。当位于脑室内时，囊肿常呈单发，好发于第四脑室。当发生于蛛网膜下隙时，囊肿往往位于皮质脑沟。当位于基底池时，囊肿可表现为总状花序或“葡萄状”。

该病分为 4 期，影像学表现各不相同。在囊泡期，囊肿壁薄，信号特征与脑脊液相似，无强化或水肿，可见一个偏心离散的头节。在胶状期，幼虫开始退化，产生炎性反应，并引起周围水肿。此阶段的高信号囊肿呈周边环状强化。在结节肉芽肿期，囊肿缩小，囊壁收缩，周围水肿减轻，结节状或环状强化仍然持续存在。最后，在结节钙化期，囊肿萎缩并钙化，在 T2W 和 GRE 序列均呈低信号。

参考文献：Kiumura-Hayama ET, Higuera JA, Corona-Cedillo R, et al. Neurocysticercosis：radiologic-pathologic correlation. *Radiographics* 2010；30(6)：1705–1720.

Lucato LT, Guedes MS, Sato JR, et al. The role of conventional MR imaging sequences in the evaluation of neurocysticercosis：impact on characterization of the scolex and lesion burden. *AJNR Am J Neuroradiol* 2007；28：1501–1504.

2a 答案 D。脑实质和轴外。在神经影像学评估中，鉴别诊断的优先顺序主要取决于病变的解剖位置，是否位于轴内/脑实质、轴外或两者均有。本例所提供的影像图像清晰地显示了脑实质和轴外均存在异常信号和强化（选项 D）。

2b 答案 C。硬膜下积脓（SDE）。位于轴外的包裹性积液伴弥散受限和邻近脑实质水肿，提示硬膜下积脓伴脑炎的诊断。

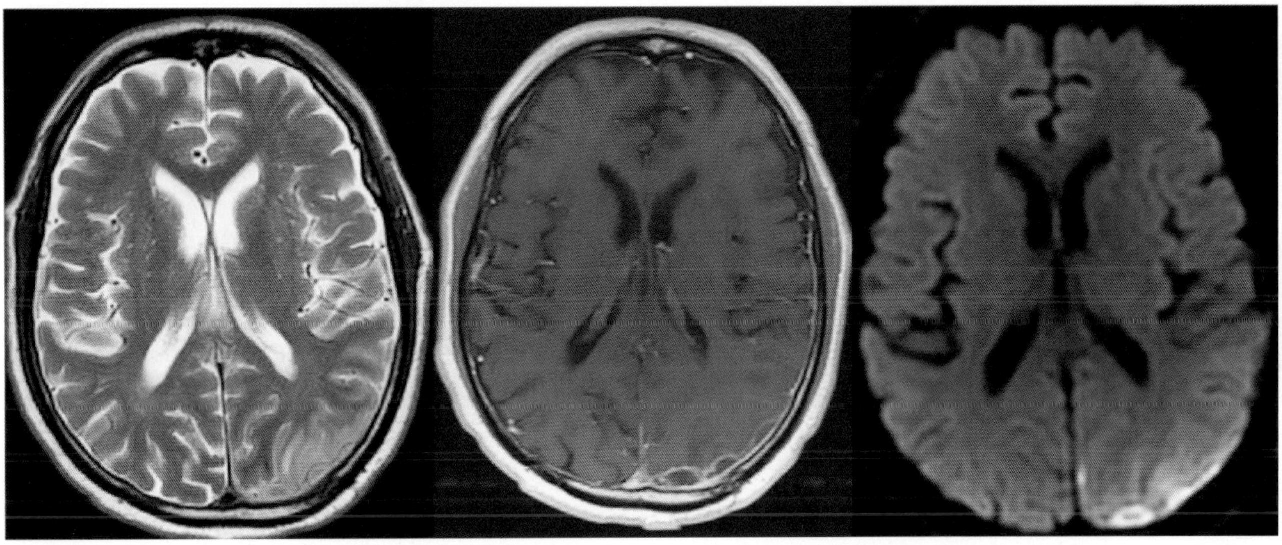

影像表现：轴位 T2W 图像显示左侧顶叶脑回肿胀伴皮质下白质呈高信号，提示血管源性水肿/脑炎。请注意皮质厚度仍正常。在轴位增强 T1W 图像上，左侧顶部可见位于轴外的小包裹性积液伴边缘强化。该积液呈新月形，提示位于硬膜下。此外，邻近的左额顶硬脑膜呈弥漫、光滑的增厚和强化，DWI 显示轴外的积液区呈弥散受限，提示积脓。

讨论：SDE 是一种少见的、位于硬膜下间隙的、感染的轴外积液。SDE 通常继发于急性鼻窦炎、乳突炎、脑膜炎或外伤，可导致严重的并发症，例如，皮质静脉血栓、静脉梗死、脑炎或脓肿。

临床表现取决于 SDE 的病因和解剖部位。患者通常表现为癫痫、头痛、局灶性神经功能缺损或感觉异常。

影像学评估可从颅脑 CT 平扫开始，显示弥漫性或局灶性脑肿胀。如果临床高度怀疑 SDE，则首选增强 CT 或 MRI。增强图像显示位于轴外的新月形积液伴有壁强化。与其他任何类型的硬膜下积液一样，SDE 可跨越颅缝。MRI 的弥散加权图像（DWI）可确定积液的感染性质。

治疗方法包括手术切除和适当的抗生素治疗。

鉴别诊断：主要与半月形的硬膜外积脓进行鉴别。还应与硬膜下积血或硬膜下积液鉴别。偶尔，在影像学上难以与硬膜下淋巴瘤相鉴别（弥散受限），但其临床表现与急性感染患者不同。

参考文献：Wong AM，Zimmerman RA，Simon EM，et al. Diffusion-weighted MR imaging of subdural empyemas in children. *AJNR Am J Neuroradiol* 2004；25（6）：1016–1021.

3a 答案 D。多发小脓肿。最好的解释是免疫功能不全的患者易于发生多发小脓肿。

3b 答案 A。中枢神经系统隐球菌感染。免疫功能不全的患者出现脑基底部强化的囊性病变和弥散受限，最可能的诊断是中枢神经系统隐球菌感染（选项 A）。

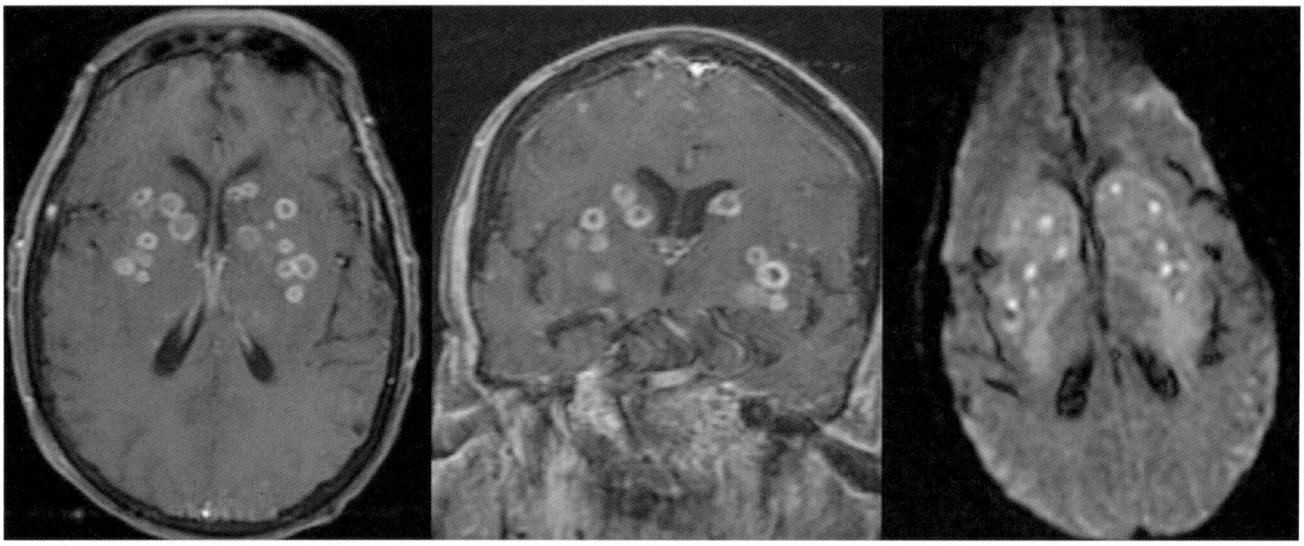

影像表现：颅脑轴位 DWI 显示双侧基底节斑点状高信号，可能是弥散受限或 T2 穿透效应。ADC 图显示相应区域的低信号（未给出相关影像）可确认是真正的弥散受限，增强轴位和冠状位图像显示基底节多发环形强化病变，提示脑实质隐球菌病的诊断。

讨论：中枢神经系统隐球菌病是一种由新型隐球菌引起的脑部真菌感染。主要见于获得性免疫缺陷综合征（AIDS）、癌症或骨髓移植后的免疫抑制患者。

中枢神经系统受累的组织主要为脑膜，脑实质受累较少见（典型分布于基底节和中脑），导致脑膜炎、隐球菌性肉芽肿或胶状假性囊肿这三种最常见的影像表现。

患者可出现脑膜炎或脑膜脑炎的临床症状和体征，包括头痛、癫痫发作、视力模糊或精神状态改变。

CT 表现是非特异性的，可表现为脑积水或局限性脑肿胀。本例显示了脑实质隐球菌性肉芽肿的典型 MRI 表现，在基底节扩大的血管周围间隙中有黏蛋白性渗出物集聚。DWI 和增强 MRI 图像可充分提示诊断和指导临床制订适当的治疗方案。

治疗药物是两性霉素 B 或氟康唑。即使行抗真菌治疗，AIDS 患者的死亡率仍为 20%。但是，如果不及时诊断和治疗，则可致命。

鉴别诊断:鉴别诊断包括其他中枢神经系统感染,如弓形体病和结核病(也发生于免疫功能低下的患者)。腰椎穿刺结合脑脊液分析、培养和药敏试验可确认诊断和指导靶向抗生素治疗。其他鉴别诊断应包括原发性或继发性中枢神经系统淋巴瘤。

参考文献:Charlier C,Dromer F,Lévêque C,et al. Cryptococcal neuroradiological lesions correlate with severity during cryptococcal meningoencephalitis in HIV-positive patients in the HAART era. *PLoS One* 2008;3(4):e1950.

4a 答案 B。弓形体病。考虑到基底节、皮髓质交界处和小脑分布的多发病变,诊断为弓形体病的可能性高于淋巴瘤。虽然转移瘤也具有类似的影像表现,但是鉴于本例患者年龄较轻且具有 HIV 病史,弓形体病是最可能的诊断。

4b 答案 B。弓形体病表现为低代谢,淋巴瘤表现为高代谢。与此相似,淋巴瘤在 ^{18}F-FDG PET 上表现为高代谢,在 MR 灌注成像上表现为相对脑血流量升高。简易记住一点:淋巴瘤是一种活跃的肿瘤,所以无论你如何想象它,它应该是“热的”!

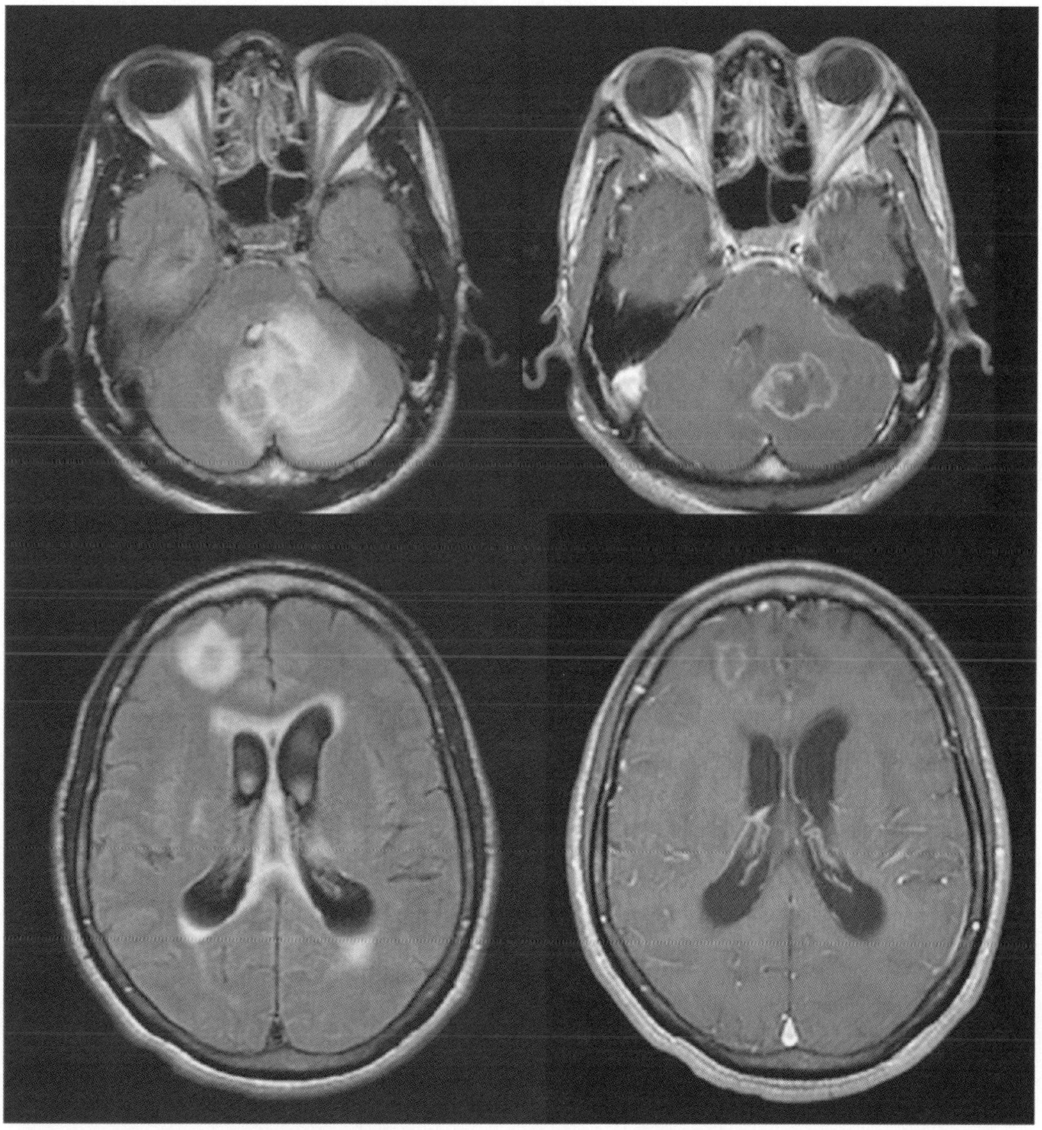

影像表现:后颅窝的轴位 FLAIR 和增强 MRI 图像显示左侧小脑半球较大的病灶,周边强化, 伴有周围血管源性水肿和第四脑室受压移位。病变中央呈轻度 T2W 高信号,周

边呈低信号。较高层面的轴位图像显示另一个右侧额叶病灶伴周边强化。发生于HIV患者的多样性环形强化病灶，提示首先考虑弓形体病。

讨论：弓形体病是由刚地弓形虫引起的一种机会性感染。它是AIDS患者最常见的机会性中枢神经系统感染，常发生于CD4计数<200时。弓形体病通常因食用被感染了弓形虫的猫粪污染且未煮熟的肉类而传播，并且可以母婴传播而导致先天性弓形体病。中枢神经系统弓形体病患者可出现发热、不适、头痛和癫痫发作。弓形体病的治疗药物是乙胺嘧啶和磺胺嘧啶。

弓形体病和淋巴瘤在AIDS患者中的影像表现非常相似。弓形体病更多表现为位于基底节和皮髓质交界处的多发环形强化病变。淋巴瘤在免疫功能正常的患者中通常表现为位于脑室周围的单发的、实性强化病变，但在AIDS患者中更常表现为多发病灶、呈不规则强化或边缘强化。两者均呈弥散受限；然而，与淋巴瘤相比，通常弓形体病弥散受限的程度更大。

鉴于影像表现存在重叠，先进的MRI和核医学均是有用的诊断工具。在MR灌注成像上，淋巴瘤为高灌注而弓形体病为低灌注。在MR波谱成像上，两者均可出现脂质-乳酸峰，但淋巴瘤的Cho/Cr比值明显升高。在铊-201 SPECT和^{18}F-FDG PET上，淋巴瘤为高代谢而弓形体病为低代谢。

参考文献：Camacho DLA, Smith JK, Castillo M. Differentiation of toxoplasmosis and lymphoma in AIDS patients by using apparent diffusion coefficients. *AJNR Am J Neuroradiol* 2003;24:633-637.

Haldorsen IS, Espeland A, Larsson E-M. Central nervous system lymphoma: characteristic findings on traditional and advanced imaging. *AJNR Am J Neuroradiol* 2011;32:984-992.

Ruiz A, Ganz WI, Post MJ, et al. Use of thallium-201 brain SPECT to differentiate cerebral lymphoma from toxoplasma encephalitis in AIDS patients. *AJNR Am J Neuroradiol* 1994;15:1885-1894.

5a 答案C。基底软脑膜强化伴脑积水。硬脑膜强化是邻近颅骨内板、大脑镰和小脑幕的硬脑膜-蛛网膜强化，而软脑膜强化指的是位于脑沟和脑池的蛛网膜下隙内的、覆盖于脑表面的软脑膜-蛛网膜强化，基底软脑膜炎可导致脑积水，以颞角扩张为甚。

5b 答案B。结核性脑膜炎。考虑到本例患儿具有发热症状，并且X线胸片显示弥散性粟粒状结节，因此脑部影像表现的最可能诊断是结核性脑膜炎。

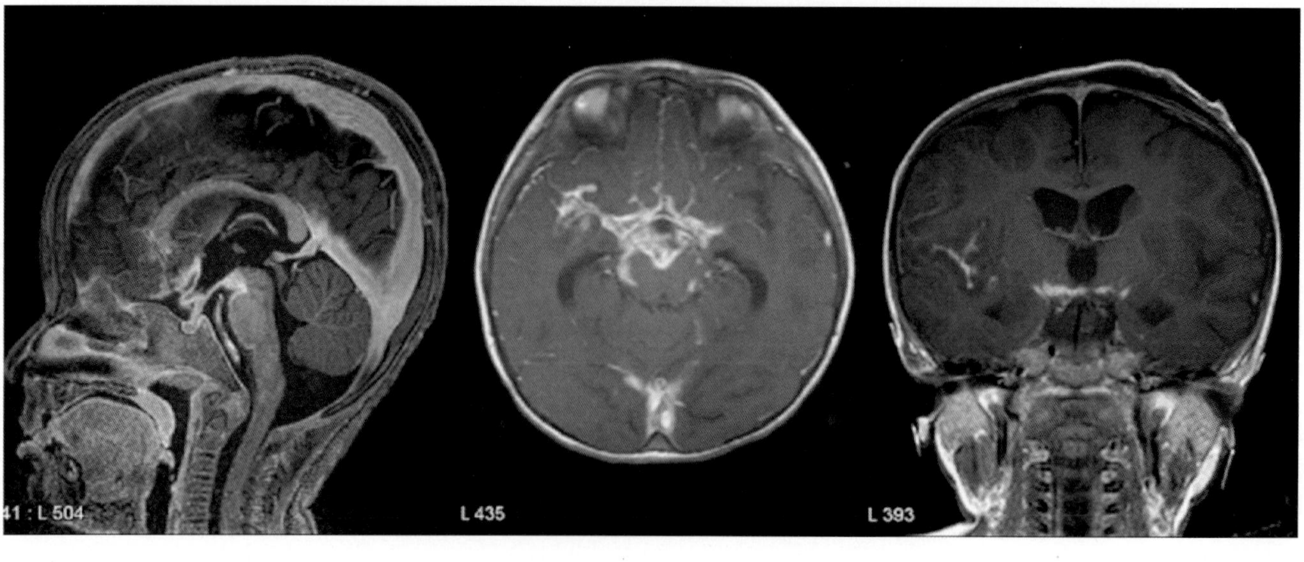

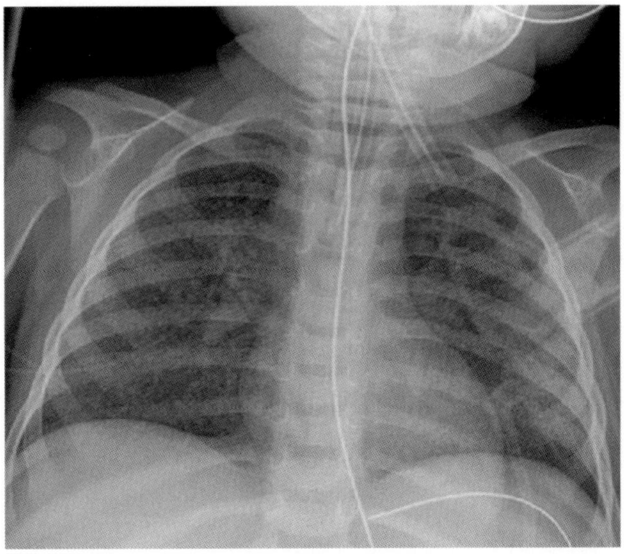

影像表现：增强 MRI(矢状位、轴位和冠状位)显示沿中脑表面、鞍上池内和延伸至右侧大脑外侧裂的基底软脑膜增厚伴强化。X 线胸片显示患儿双肺分布的弥散性粟粒状结节。尽管基底软脑膜强化和粟粒状结节分别有各自的鉴别诊断,但当两者同时出现时,结核性脑膜炎是最可能的诊断。

讨论：结核性脑膜炎是由抗酸杆菌(结核分枝杆菌)感染引起的。中枢神经系统结核最常继发于肺结核的血行播散。中枢神经系统结核最常见的表现是脑膜炎,最常见于儿童。放射科医生需高度警惕脑膜炎的并发症,包括脑积水、血管炎、脑梗死和脑神经受累。

中枢神经系统结核的另一个主要的影像表现是累及脑实质的结核瘤,可为单发或多发。脑实质结核瘤可为孤立性的或与脑膜炎伴发。当两者同时发生时,高度提示 TB。典型的结核瘤在 MRI 图像上表现为伴有周边环形强化的不均匀低信号灶。中枢神经系统粟粒状结核病也可见于严重免疫功能低下的患者。

脊柱是结核病最常累及的骨性结构。脊柱结核病最好发于 L1。通常感染沿前纵韧带或后纵韧带播散而累及多个椎体。但是,也可仅累及单个椎体。

鉴别诊断：神经结节病、其他感染性疾病(包括真菌病)和软脑膜癌均可表现为基底软脑膜强化。需结合患者的临床表现、实验室检查以及 CNS 之外的影像资料方可做出正确诊断。鉴于结核性脑膜炎的高发病率和高病死率,快速诊断和治疗至关重要。分枝杆菌在培养中常常生长缓慢,因此影像表现可能是诊断的首选方法。治疗方法采用多种药物治疗,包括异烟肼、利福平、吡嗪酰胺以及其他药物。

参考文献.Smirniotopoulos JG, Murphy FM, Rushing EJ, et al. Patterns of contrast enhancement in the brain and meninges. *Radiographics* 2007;27:525-551.

6　答案 C。右侧顶叶脑脓肿伴脑室内扩散。MRI 的表现提示脑脓肿的诊断。

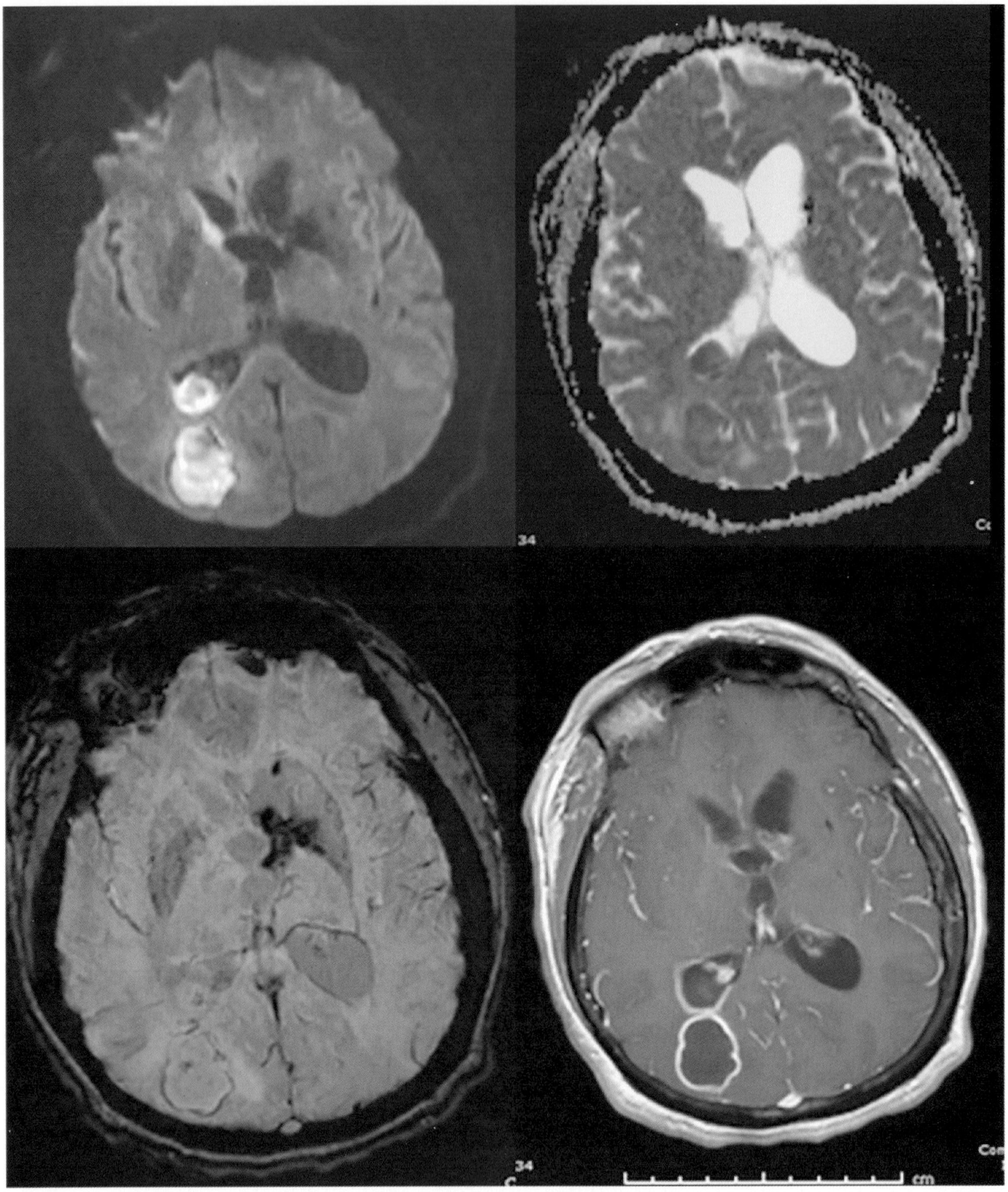

影像表现:轴位 DWI、ADC、SWI 和增强 T1W 图像显示右侧顶叶病变呈边缘强化,并延伸至右侧脑室内。沿脑室表面可见薄层室管膜强化。病变中心弥散受限,强化的囊壁呈磁敏感异常。以上影像表现提示脑脓肿的诊断。

讨论:轴内的病变呈中心弥散受限和环形强化,高度提示脑脓肿。脑脓肿可能起源于邻近鼻窦疾病/中耳乳突炎的感染扩散,也可能是感染的血行播散或者是神经外科手术的并发症之一。影像表现反映了宿主的免疫反应(试图控制感染)。脑脓肿演变的 4 个阶段描述如下,包括:

脑炎早期:边界不清的血管源性水肿,伴有轻微强化或无强化。

脑炎晚期:病变中心弥散受限,伴边界不清的周边强化。

早期包膜形成期：包膜呈环形强化，边界变清。

晚期包膜形成期：环形强化增厚，血管源性水肿减轻。

由于血液供应不同，近脑室的脓肿壁可能较近脑表面的脓肿壁薄，易导致脓肿破入脑室和形成卫星脓肿灶。脓肿边缘通常表现为 T2W 和 SWI 低信号。MR 波谱显示 N-乙酰天冬氨酸(NAA)峰、胆碱峰和肌酸峰下降，以及胞质氨基酸峰和琥珀酸峰升高。

鉴别诊断：高级别坏死性肿瘤可表现为肿瘤活性灶周围弥散减弱。急性脑梗死表现为弥散受限，但在此阶段无脑室播散或边缘强化。急性颅内出血表现为明显的磁敏感异常。其他环形强化病变，如肿瘤样脱髓鞘和放射性坏死通常无弥散异常。

参考文献：Mishra AM, Gupta RK, Jaggi RS, et al. Role of diffusion-weighted imaging and in vivo proton magnetic resonance spectroscopy in the differential diagnosis of ring-enhancing intracranial cystic mass lesions. *J Comput Assist Tomogr* 2004;28(4):540-507.

7a 答案 D。HSV 脑炎。本例影像表现最符合 HSV 脑炎。

7b 答案 C。CSF 的聚合酶链式反应(PCR)检测。为确认 HSV 脑炎的诊断，下一步应行腰椎穿刺以获得 CSF 进行 HSV PCR 检测(选项 C)。

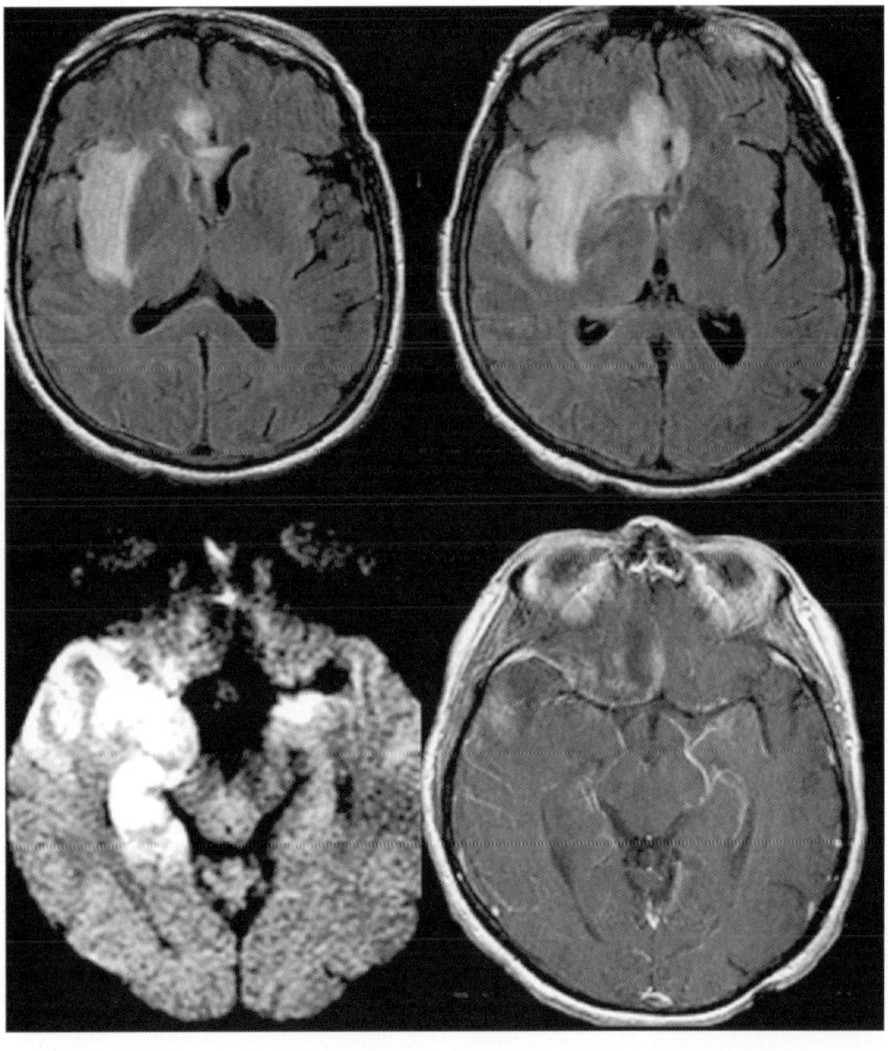

影像表现：颅脑轴位 FLAIR 显示右侧岛叶皮质、右侧颞前回皮质高信号，右侧额下回和颞中回皮质的高信号范围大于左侧。右侧大脑中动脉走行的脑池及外侧裂消失伴有

相应的脑回肿胀。轴位 DWI 显示右侧岛叶皮质、右侧额叶内侧皮质弥散受限，并且右侧颞前回皮质的弥散受限范围大于左侧。增强 T1W 图像显示右侧额颞部的软脑膜强化程度略高于左侧。

讨论：单纯疱疹病毒性脑炎是一种由单纯疱疹病毒(HSV)引起的病毒感染。被吸入的病毒可在三叉神经节内长期处于休眠状态，随宿主免疫状态的变化而重新被激活并侵入大脑，通常好发于岛叶皮质、颞前回和额下回皮质。临床表现为发热、头痛、癫痫发作和意识改变等非特异性症状。

影像学检查对提示诊断和指导合理治疗起着重要作用。颅脑 CT 显示的不对称脑肿胀，可能与急性大脑中动脉供血区脑梗死相混淆。颅脑增强 MRI 是首选的检查方法。单纯疱疹病毒性脑炎可表现为皮质弥散受限而基底节弥散不受限。病变呈双侧弥漫性不对称的 T1W 等至低信号、FLAIR/T2W 高信号，以及 T2 * 或 GRE 序列显示斑点状出血灶。在疾病发展的后期，出现软脑膜、脑回强化或不均匀斑片状强化。通过 PCR 技术鉴定 CSF 中的病毒可确诊。治疗方法可选择静脉注射阿昔洛韦。

鉴别诊断：影像上主要与急性大脑中动脉供血区脑梗死(不仅累及岛叶和额颞叶皮质，还累及基底节)以及少见的累及岛叶皮质的边缘性脑炎进行鉴别。

参考文献：Burke JW, Mathews VP, Elster AD, et al. Contrast-enhanced magnetization transfer saturation imaging improves MR detection of herpes simplex encephalitis. *AJNR Am J Neuroradiol* 1996;17(4):773–776.

8a 答案 A。克雅病(CJD)。分布在双侧丘脑的异常信号提示 CJD，加上患者具有进行性痴呆和异常运动(肌阵挛性抽搐)，并有基底节和右侧岛叶皮质高信号，因此最可能的诊断是 CJD。

8b 答案 C。DWI。已证实弥散加权成像是诊断 CJD 的最敏感成像序列。在 T2W/FLAIR 图像出现异常信号之前，DWI 异常可能是疾病早期的唯一影像表现。

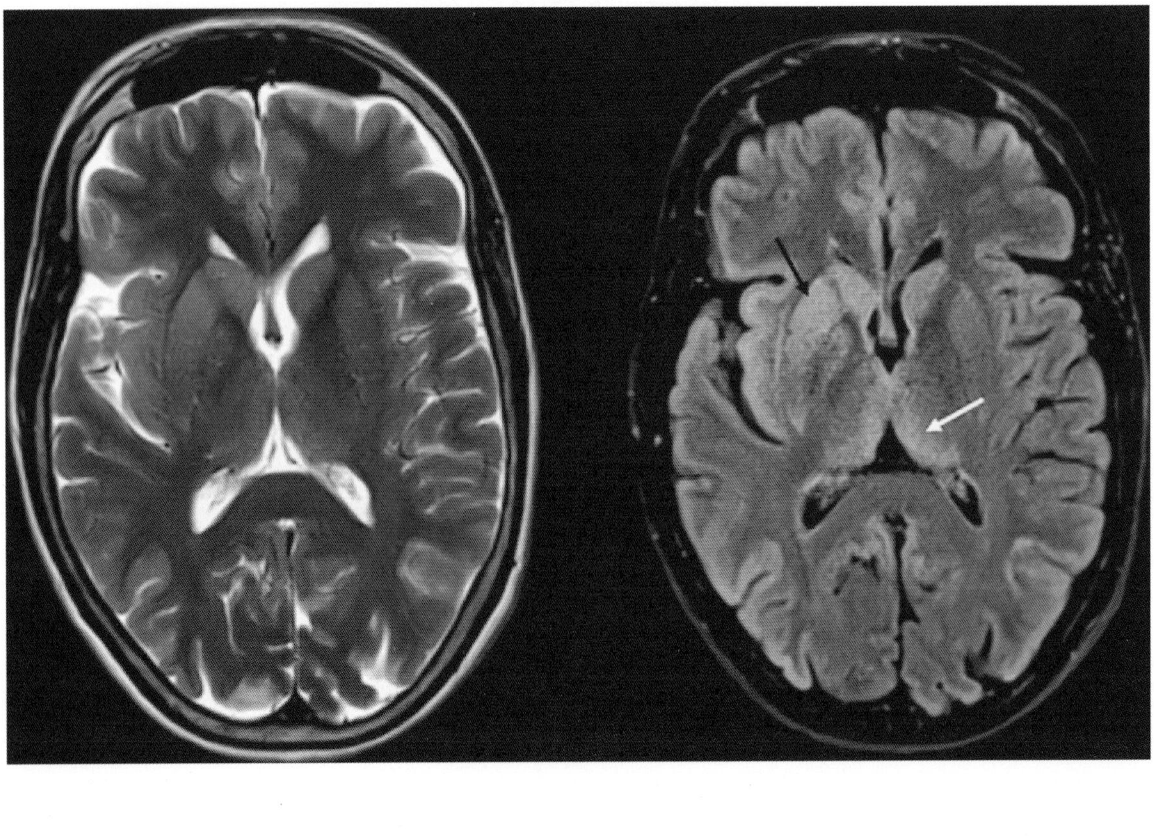

影像表现：丘脑内可见双侧对称的 T2W 和 DWI 高信号，尤其是丘脑枕和背内侧丘脑核内——“曲棍球棒征”（白箭头）。尾状核头和基底节内也呈 T2W 和 DWI 高信号，右侧大于左侧（黑箭头）。右侧岛叶可见高信号，右侧颞后回皮质可见更轻微的高信号。结合临床病史，最可能的诊断是 CJD。

讨论：CJD 是一种由朊病毒在脑内积聚而引起的致命性疾病。患者表现为快速进行性痴呆和肌阵挛性抽搐，并伴有不同的锥体和锥体外系症状。在疾病后期发展为不动性缄默，患者通常在症状出现的 1 年内死亡。

该病可以是散发性的、遗传性的或者获得性的。散发性 CJD 占 85%~90%，遗传性 CJD 占 10%~15%，获得性 CJD 约占 1%（包括角膜和硬脑膜移植所致）。还有一种类型主要发生于西欧的变异型 CJD，与牛海绵状脑病类似，可能从牛传播到人类。脑脊液分析检测蛋白 14-3-3 和其他标记物有助于诊断。典型的 EEG 表现是周期性同步放电。

CJD 的典型影像表现为双侧基底节 T2W 和 DWI 高信号，尾状核和壳核受累比苍白球受累更常见。皮质的病变分布通常是不对称的。丘脑或为丘脑枕受累，或为丘脑枕与背内侧丘脑核同时受累。通常 T1W 表现正常和未见异常强化，有助于与其他疾病进行鉴别。白质通常不受累。与其他痴呆症相比，脑萎缩在 CJD 中并不显著。

鉴别诊断：发生于 CJD 的基底节或丘脑异常各自有很多的鉴别诊断，但是结合皮质同时受累及相关的临床病史时，提示诊断为 CJD。缺血缺氧性脑损伤可有类似的基底节表现，但通常无经典的“曲棍球棒征”丘脑受累。Leigh 综合征可以累及基底节，但其为婴幼儿疾病，通常见于 2 岁以下的患儿。Wernicke 脑病可累及丘脑内侧，但通常不累及基底节。

参考文献：Kallenberg K, Schulz-Schaeffer WJ, Jastrow U, et al. Creutzfeldt-Jakob disease：comparative analysis of MR imaging sequences. *AJNR Am J Neuroradiol* 2006；27：1459-1462.

Tschampa HJ, Mürtz P, Flacke S, et al. Thalamic involvement in sporadic Creutzfeldt-Jakob disease：a diffusion weighted MR imaging study. *AJNR Am J Neuroradiol* 2003；24：908-915.

Ukisu R, Kushihashi T, Tanaka E, et al. Diffusion-weighted MR imaging of early-stage Creutzfeldt-Jakob disease：typical and atypical manifestations. *Radiographics* 2006；26：S191-S204.

第6章 遗传性与神经退行性病变

Andrea Poretti, Lee Finkelstone, Gul Moonis

问题

1 40岁健康男性,免疫功能正常,表现为反复偏头痛和进行性认知功能减退。行MRI检查,关键图像如下所示。

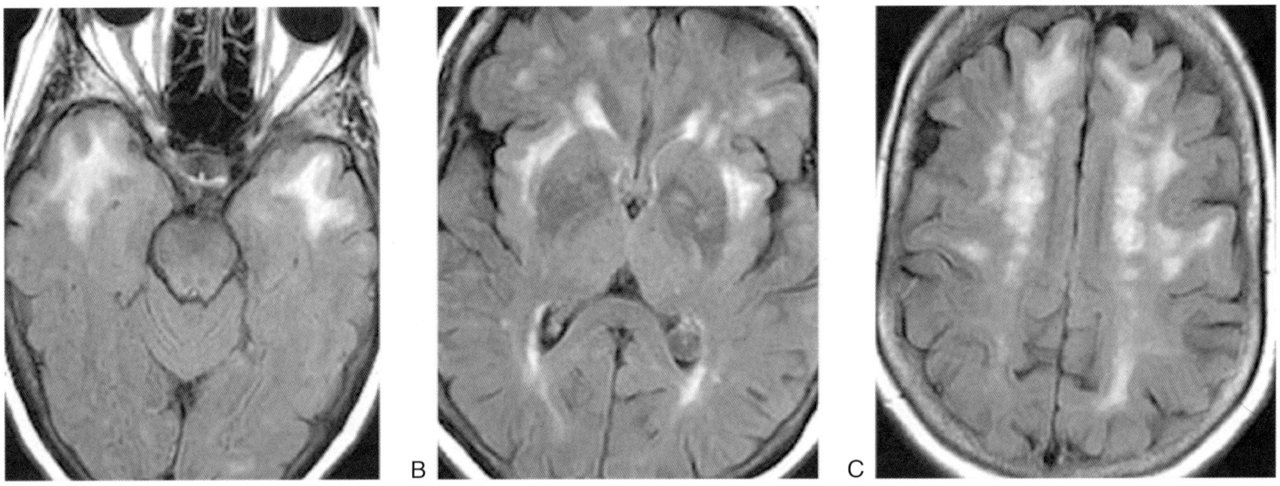

A B C

1a 最可能的诊断是:

A.阿尔茨海默病

B.克雅病

C.CADASIL(伴皮质下梗死和白质脑病的常染色体显性遗传性脑动脉病)

D.进行性多灶性白质脑病

1b CADASIL的发病机制是:

A.病因不明,为特发性的

B.17号染色体的遗传突变

C.p53基因的偶发突变

D.NOTCH3基因的遗传突变

2 患者男,55 岁,出现腭震颤,需神经科医生进一步评估。MRI 关键图像如下所示。

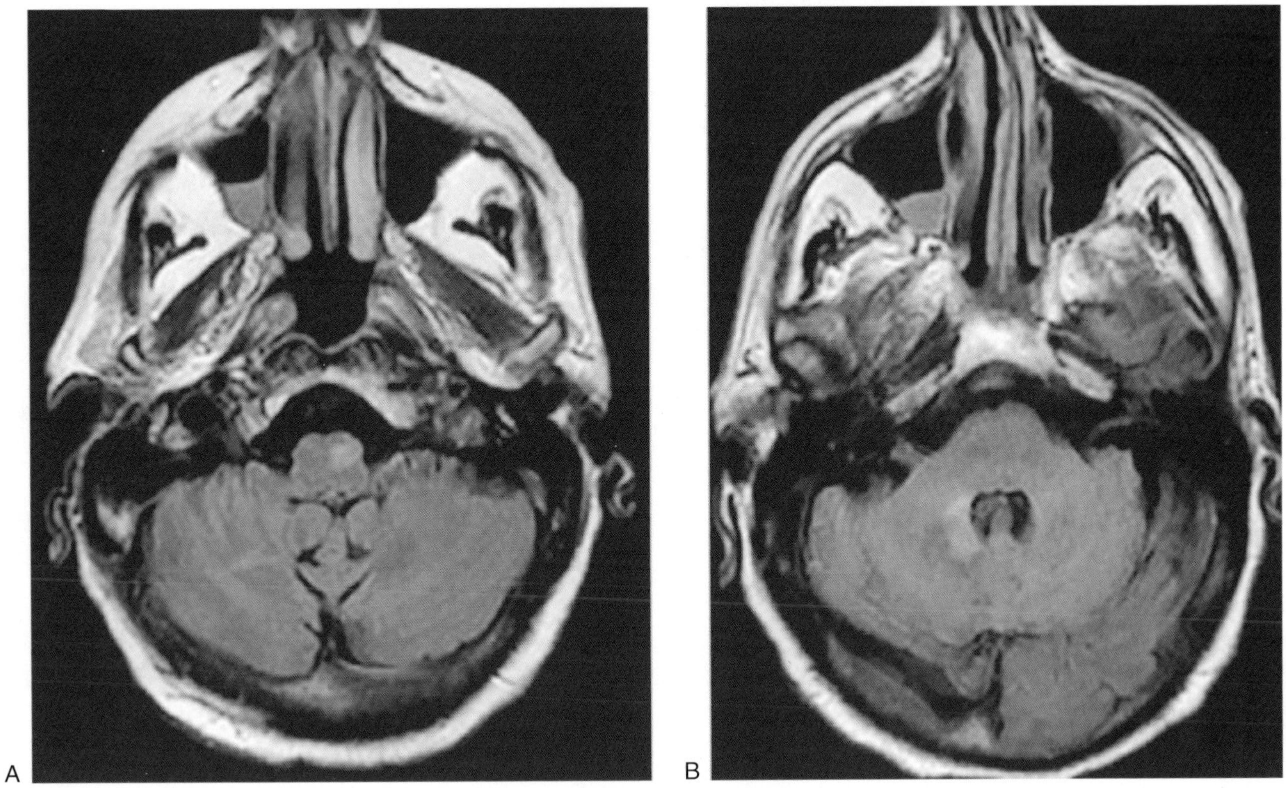

2a 位于延髓的病变(上图)两侧与下列哪些结构毗邻?

A.橄榄后沟和延髓橄榄前沟　　B.舌下神经、迷走神经、舌咽神经和副神经束

C.小脑下脚和延髓外侧窝(延髓后外侧沟)　　D.锥体与舌下神经束

2b 最可能的诊断是:

A.肿瘤　　B.脱髓鞘

C.肥大性橄榄核变性　　D.延髓梗死

3 患儿男,8 岁,表现为听力丧失、在校学习能力下降、注意力缺陷和进行性步态异常。

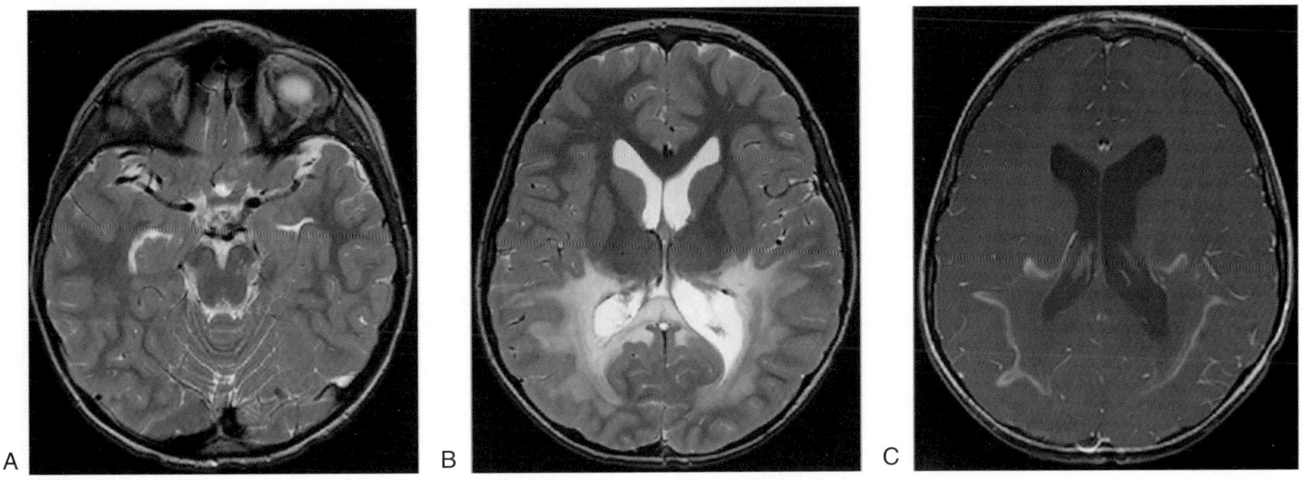

最可能的诊断是:

A.异染性脑白质营养不良

B.X 连锁肾上腺脑白质营养不良

C.Canavan 病（海绵状脑白质营养不良）

D.MELAS 病（线粒体脑肌病伴高乳酸血症和卒中样发作）

E.亚历山大病（亚纤维蛋白样白质营养不良脑病）

4　患者 17 岁，4 年来出现不断恶化的精神异常、认知障碍及急性发作的幻觉。

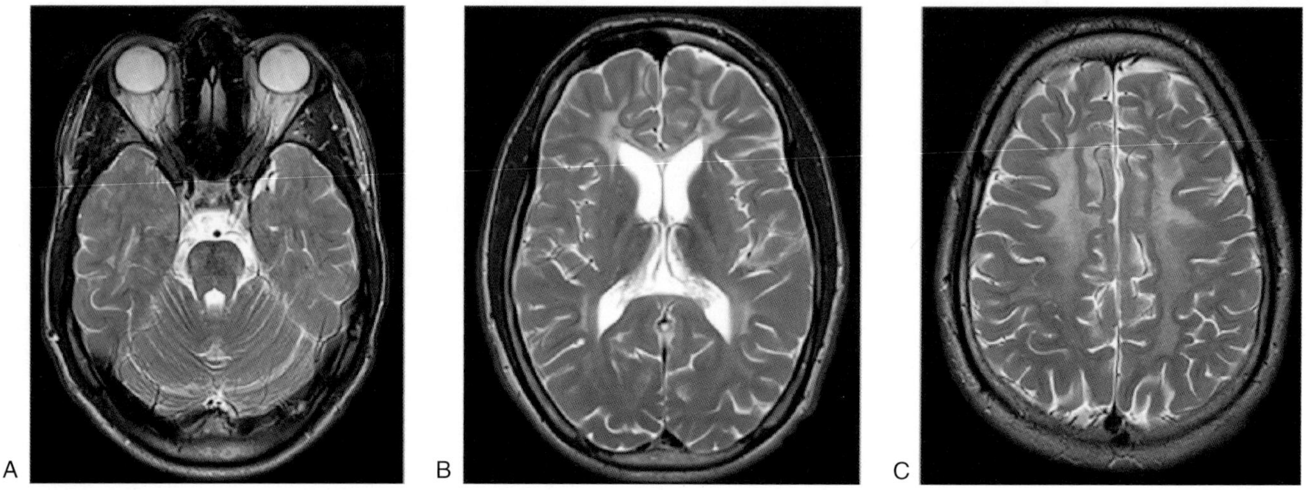

最可能的诊断是：

A.异染性脑白质营养不良

B.X 连锁肾上腺脑白质营养不良

C.Canavan 病（海绵状脑白质营养不良）

D.MELAS 病（线粒体脑肌病伴高乳酸血症和卒中样发作）

E.亚历山大病（亚纤维蛋白样白质营养不良脑病）

5　患儿男，9 岁，患有急性头痛、呕吐、视力减退和局灶性癫痫发作。

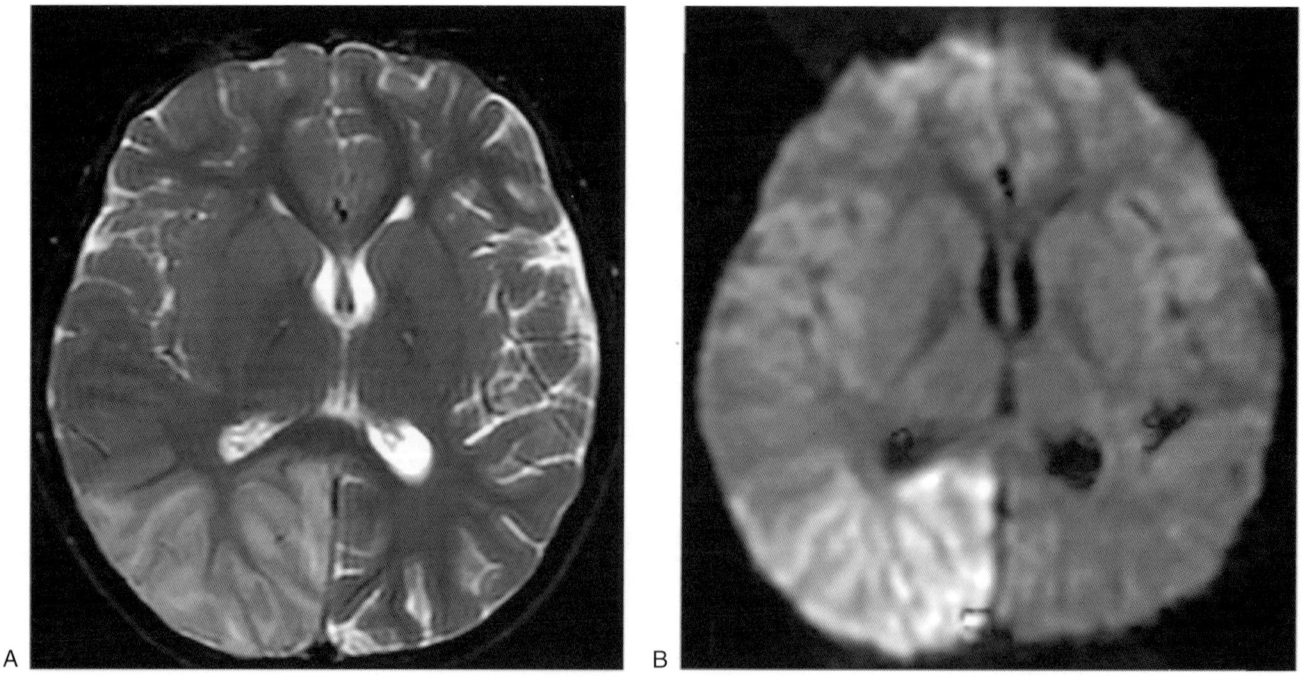

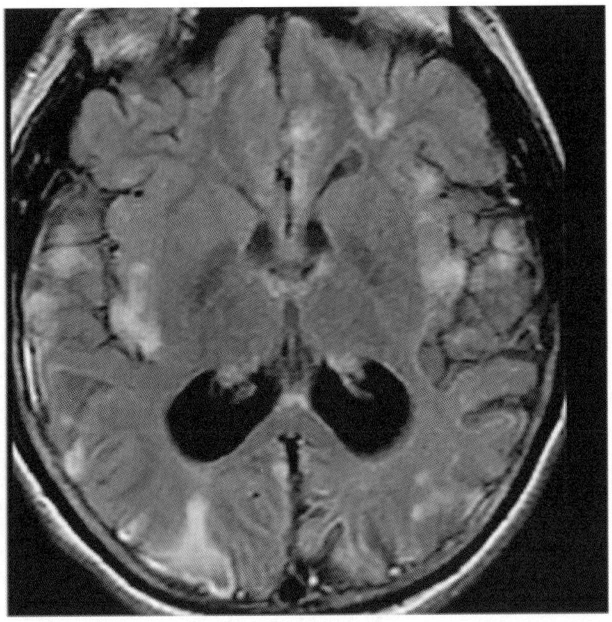
C

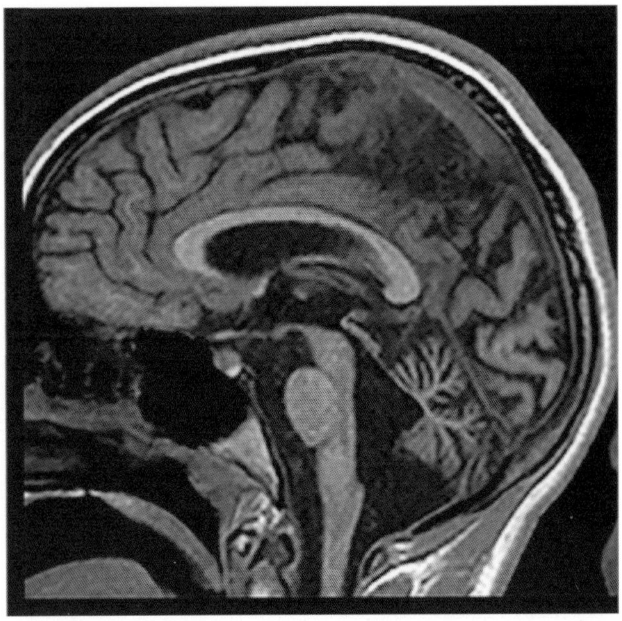
D

最可能的诊断是:

A.异染性脑白质营养不良

B.X 连锁肾上腺脑白质营养不良

C.Canavan 病(海绵状脑白质营养不良)

D.MELAS 病(线粒体脑肌病伴高乳酸血症和卒中样发作)

E.亚历山大病(亚纤维蛋白样白质营养不良脑病)

6 患儿 6 月龄,表现为张力减退、头部控制力差、发育停滞和巨头畸形。

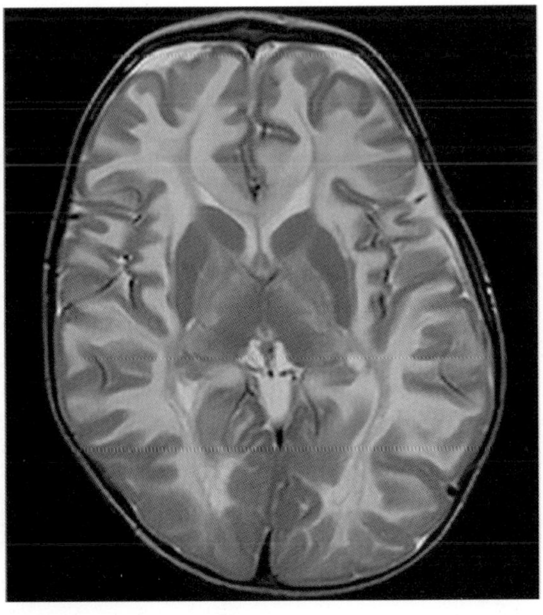
A

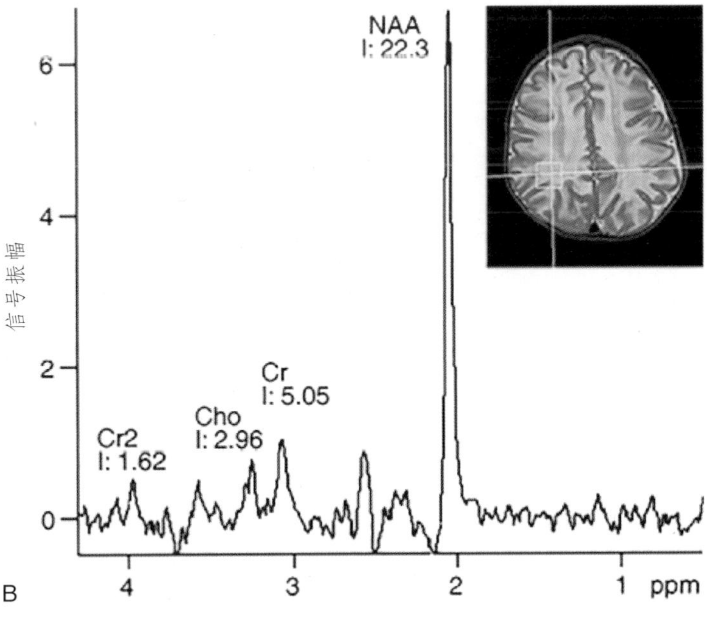

B

最可能的诊断是:

A.异染性脑白质营养不良

B.X 连锁肾上腺脑白质营养不良

C.Canavan 病(海绵状脑白质营养不良)

D.MELAS 病(线粒体脑肌病伴高乳酸血症和卒中样发作)

E.亚历山大病(亚纤维蛋白样白质营养不良脑病)

7 患儿女,15 岁,表现为粗震颤和语言障碍,行 MRI 检查,图像如下所示。

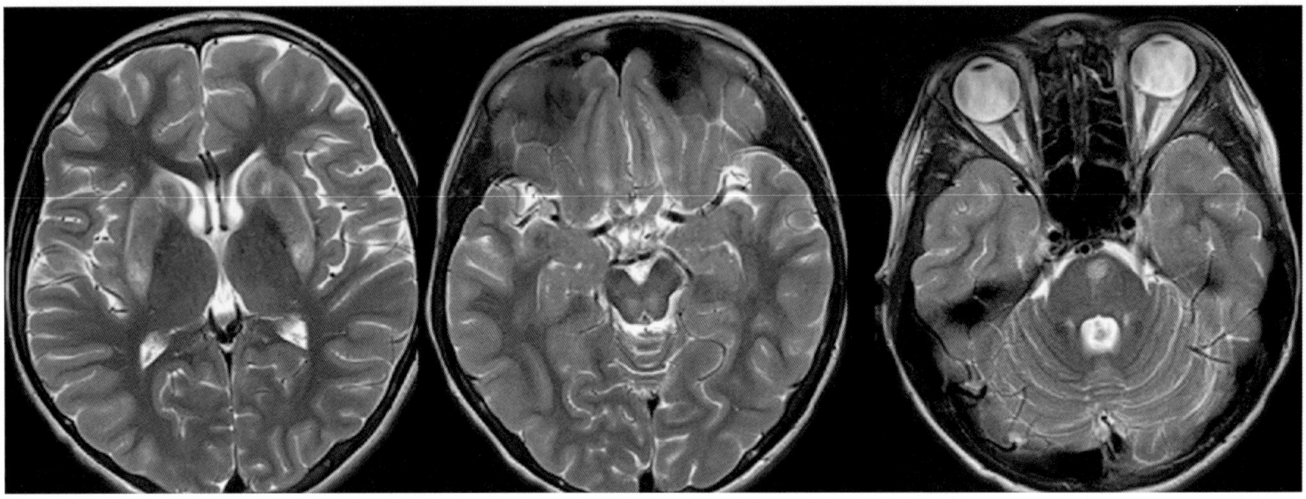

7a 根据图像结果,最可能的诊断是:

A.缺氧　　B.CO 中毒

C.肾衰竭　　D.Wilson 病

7b 除肝脏以外,还有哪个器官是 Wilson 病的好发部位?

A.心脏　　B.脾脏

C.眼部　　D.肾脏

8 患儿女,10 岁,出现进行性发育停滞、巨头畸形和吞咽障碍,5 岁之前未见明显症状。

A 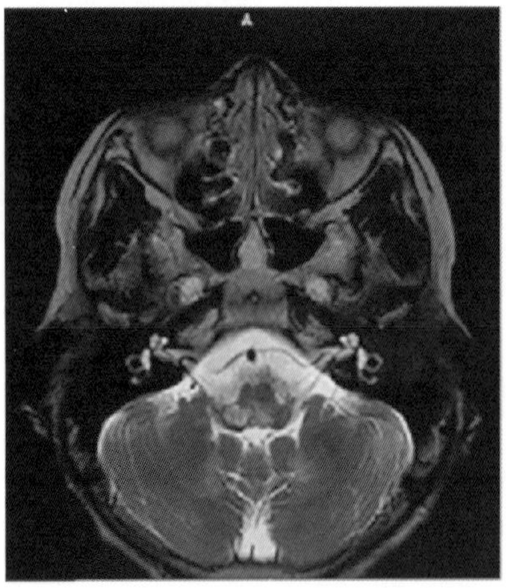 B 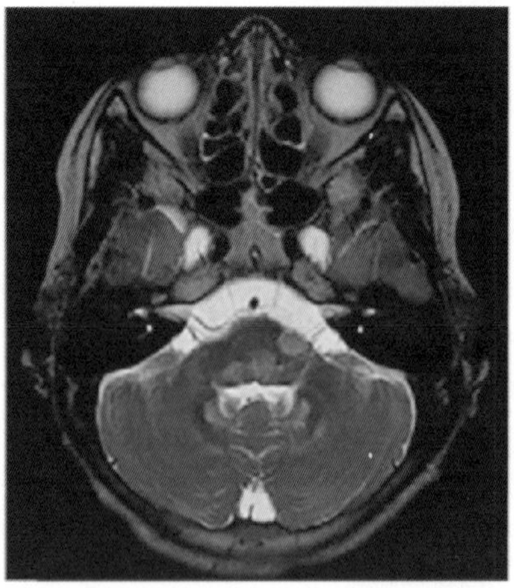 C 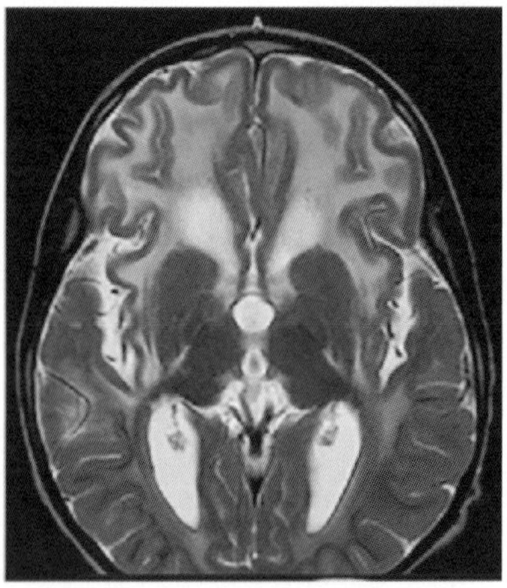

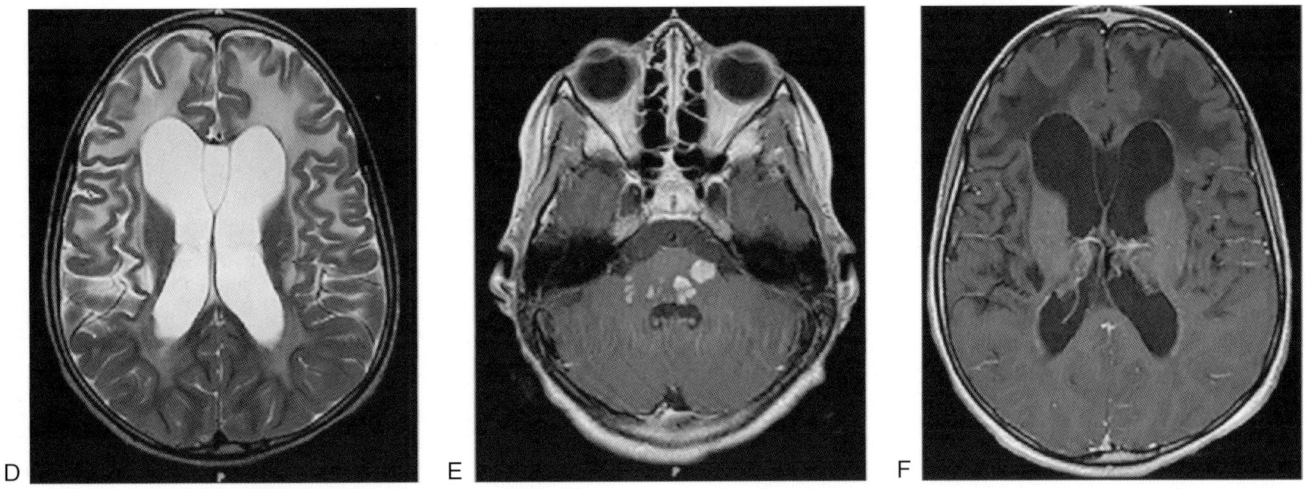

最可能的诊断是：

A.异染性脑白质营养不良

B.X 连锁肾上腺脑白质营养不良

C.Canavan 病(海绵状脑白质营养不良)

D.MELAS 病(线粒体脑肌病伴高乳酸血症和卒中样发作)

E.亚历山大病(亚纤维蛋白样白质营养不良脑病)

9　患儿 6 岁，表现为视力异常和皮肤色素减退。

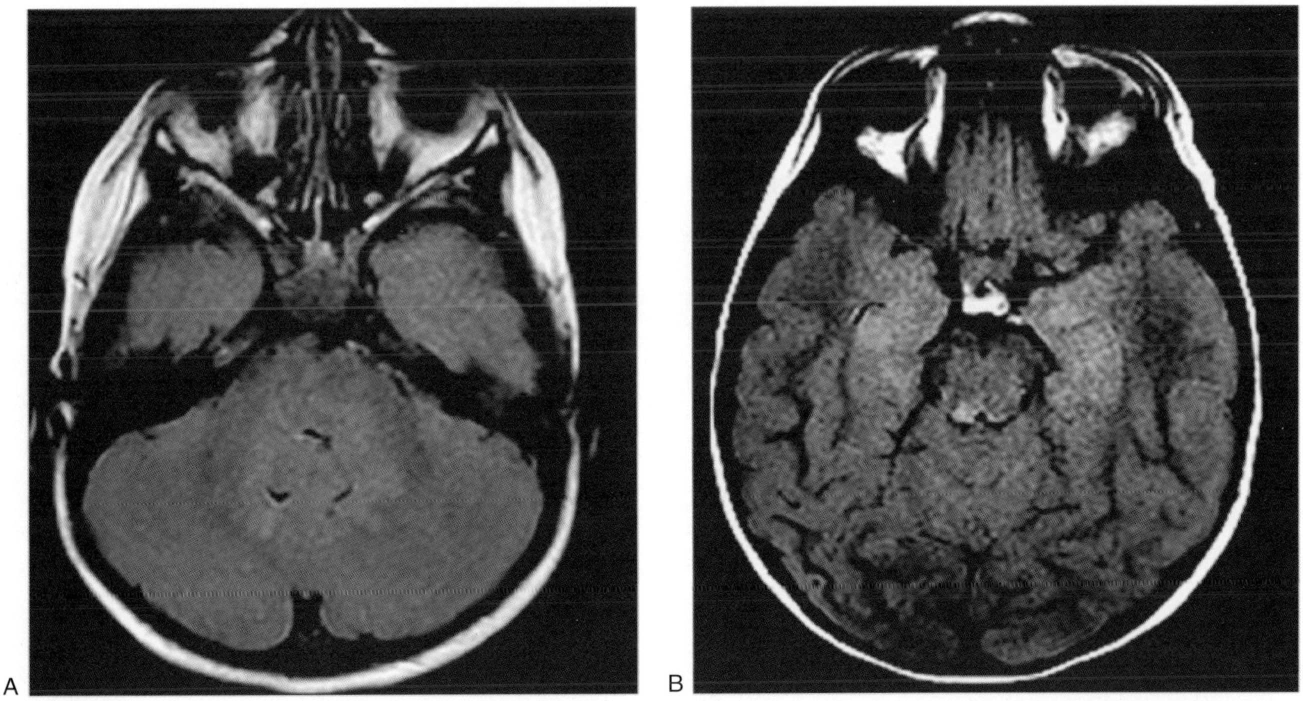

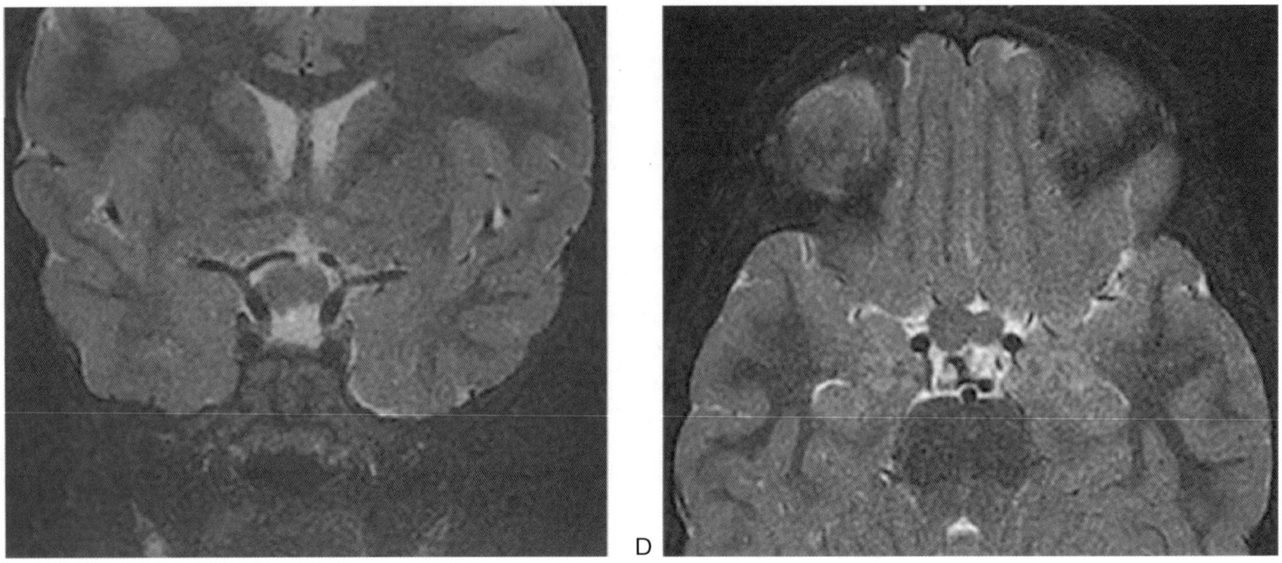

C D

9a 最可能的诊断是:

A.PHACES 综合征　　B.NF1

C.NF2　　D.转移瘤

9b 关于视神经胶质瘤的预后,下列哪项正确?

A.NF1 相关的视神经胶质瘤的预后最好

B.与 NF1 无关的儿童期散发性视神经胶质瘤的预后最好

C.成人视神经胶质瘤的预后最好

D.上述所有视神经胶质瘤的预后相同

10a 患儿女,6 岁,表现为进行性肌张力障碍和吞咽困难。行 MRI 检查,图像如下所示。

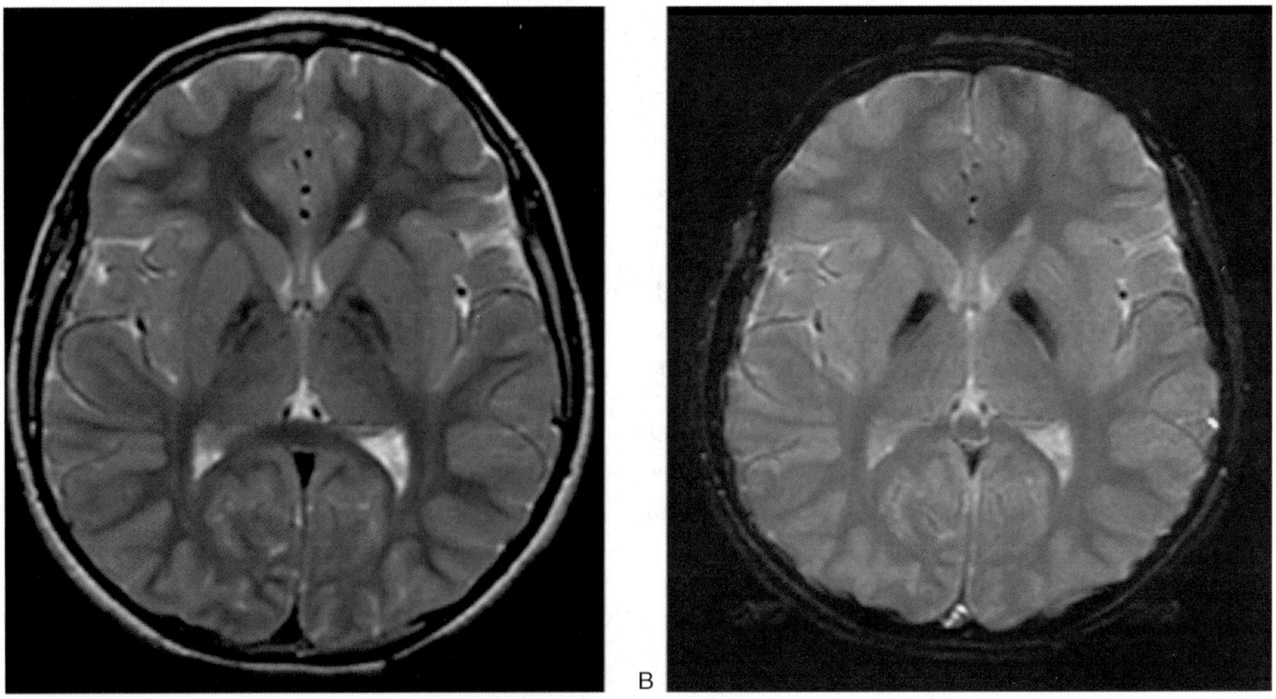

A B

最可能的诊断是：

A.Wilson 病

B.PKAN(泛酸激酶相关的神经变性，也称为 Hallervorden-Spatz 综合征)

C.亚历山大病

D.Canavan 病(海绵状脑白质营养不良)

10b 关于 Hallervordeno-Spatz 疾病，下列哪项是导致苍白球低信号的原因？

A.锰沉积　　B.钙沉积

C.铁沉积　　D.铜沉积

11 患者 20 岁，听力丧失。

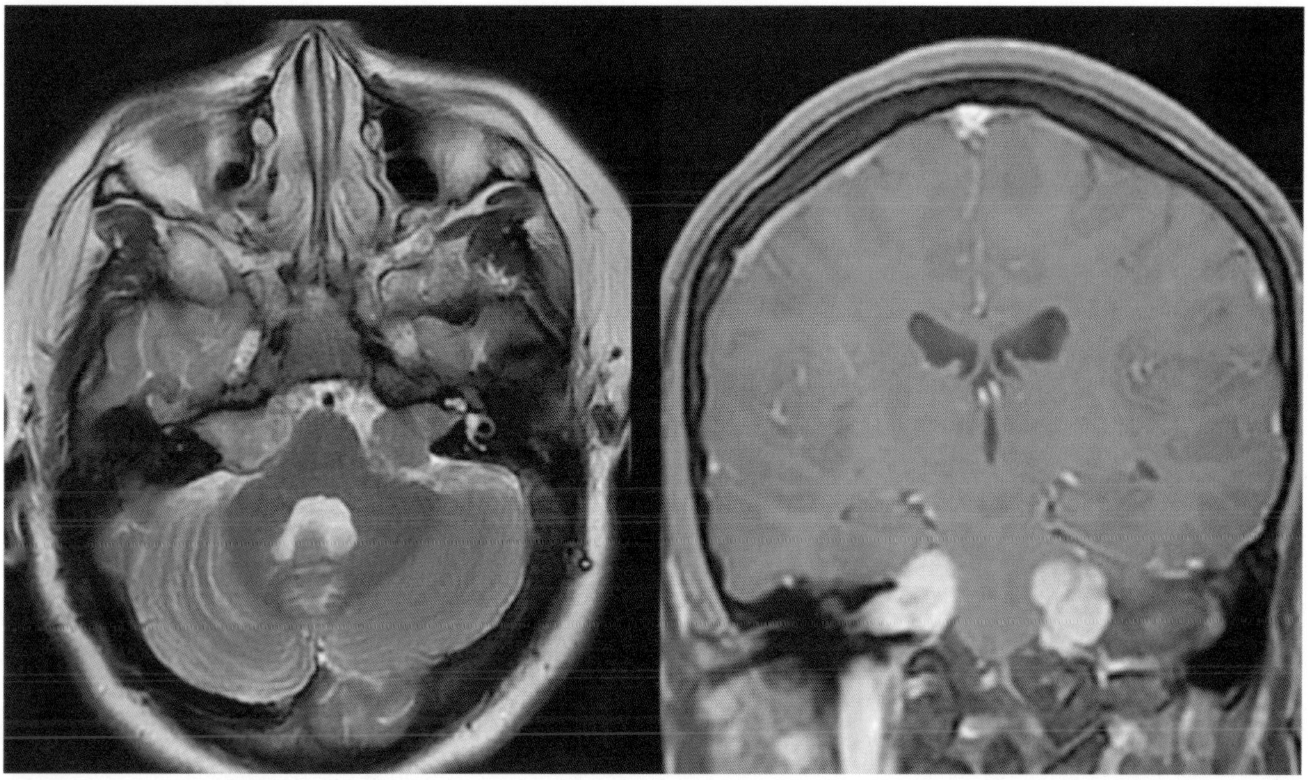

11a 根据影像所示，下列哪项正确？

A.提示 NF1 可能，但不能确诊。　　B.诊断为 NF1。

C.提示 NF2 可能，但不能确诊。　　D.诊断为 NF2。

11b NF2 的突变发生在哪条染色体上？

A.3 号染色体　　B.17 号染色体

C.22 号染色体　　D.线粒体突变

12 患者15岁，表现为癫痫和皮肤色素减退。

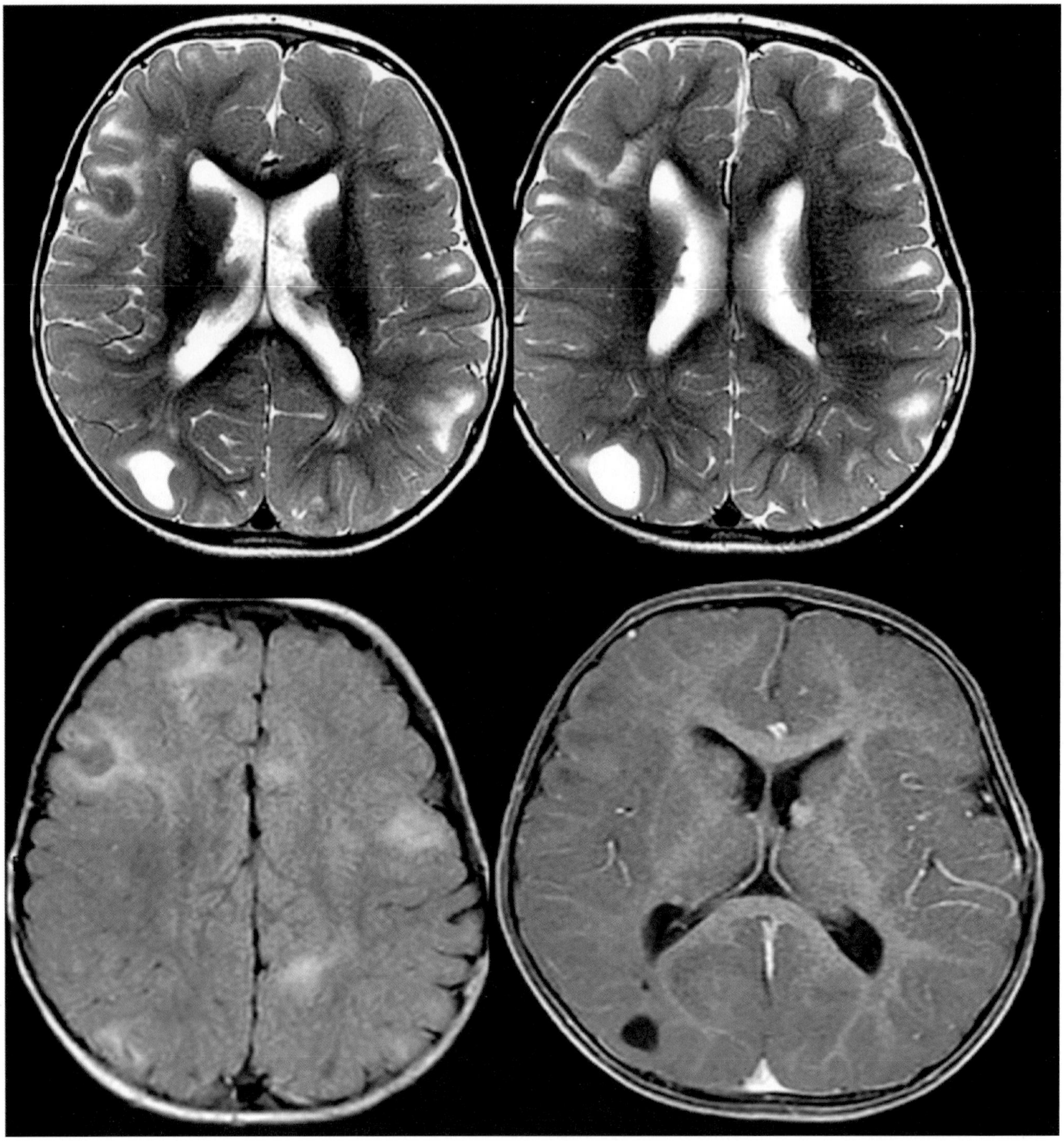

12a 最可能的诊断是：

A.皮质发育不良和灰质异位　　B.结节性硬化症

C.TORCH 感染　　D.NF1

12b 对于结节性硬化症患者的室管膜下巨细胞星形细胞瘤（SEGA）的诊断，最重要的影像学诊断特征是：

A.连续增长的肿块或者肿块直径>1cm　　B.MRI 信号特征

C.明显强化　　D.钙化

13a 患者女,65 岁,表现为面容呆滞、瞬目减少、反复摔倒。以下图像的影像特征是:

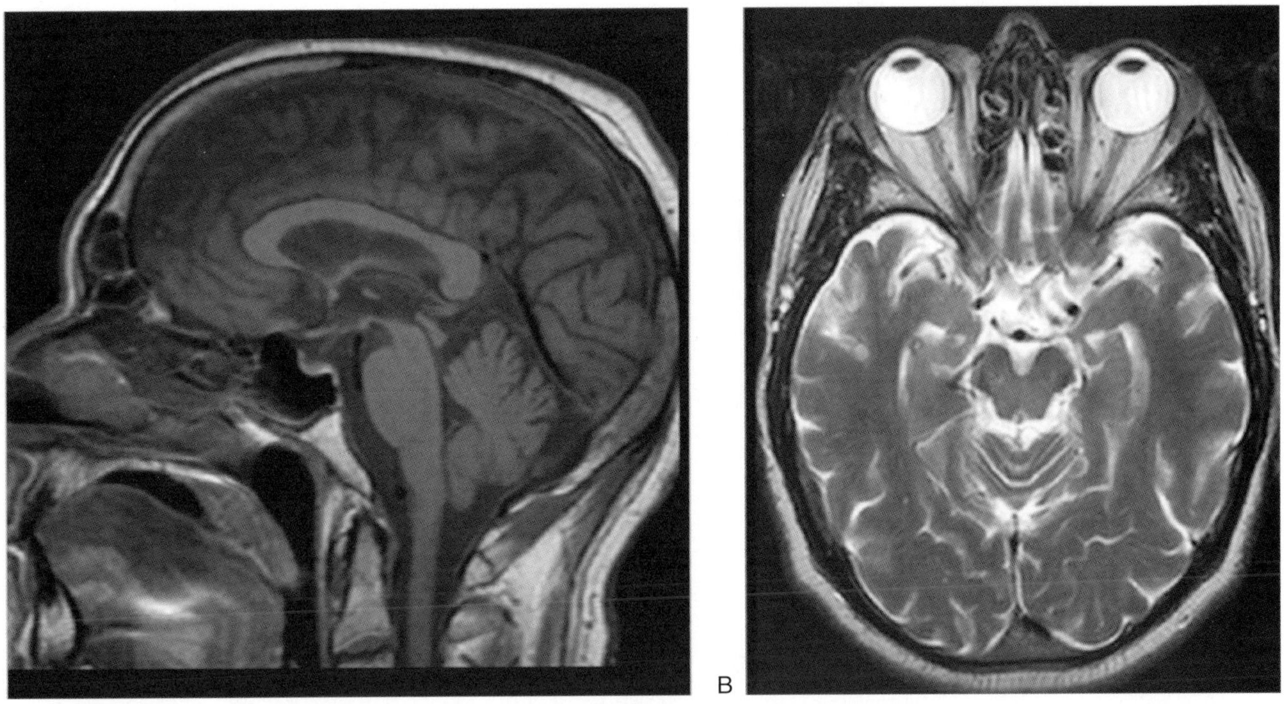
A　B

A.十字征　　B.蜂鸟征

C.熊猫征　　D.柠檬征

13b 关于蜂鸟征,下列哪项正确?

A.见于延髓水平　　B.提示皮质脊髓束变性

C.见于进行性核上性麻痹患者　　D.影像学表现对该病具有高度特异性

14 患者 40 岁,表现为复杂性部分性癫痫发作。

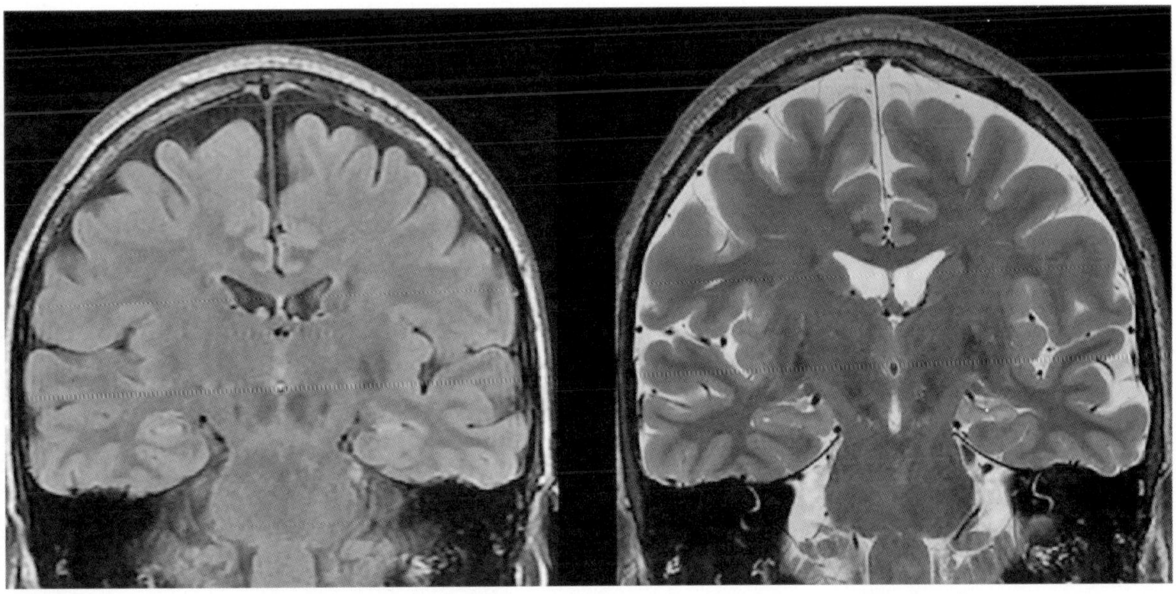

14a 图像主要的异常征象是:

A.右侧海马肿胀及低信号　　B.右侧海马肿胀及高信号

C.左侧海马萎缩及低信号　　D.左侧海马萎缩及高信号

14b 最可能的诊断是：

A.颞叶内侧硬化　　B.局灶性皮质发育不良

C.星形细胞瘤　　D.脉络膜裂囊肿

15 患者 15 岁，表现为癫痫发作及皮肤色素减退。

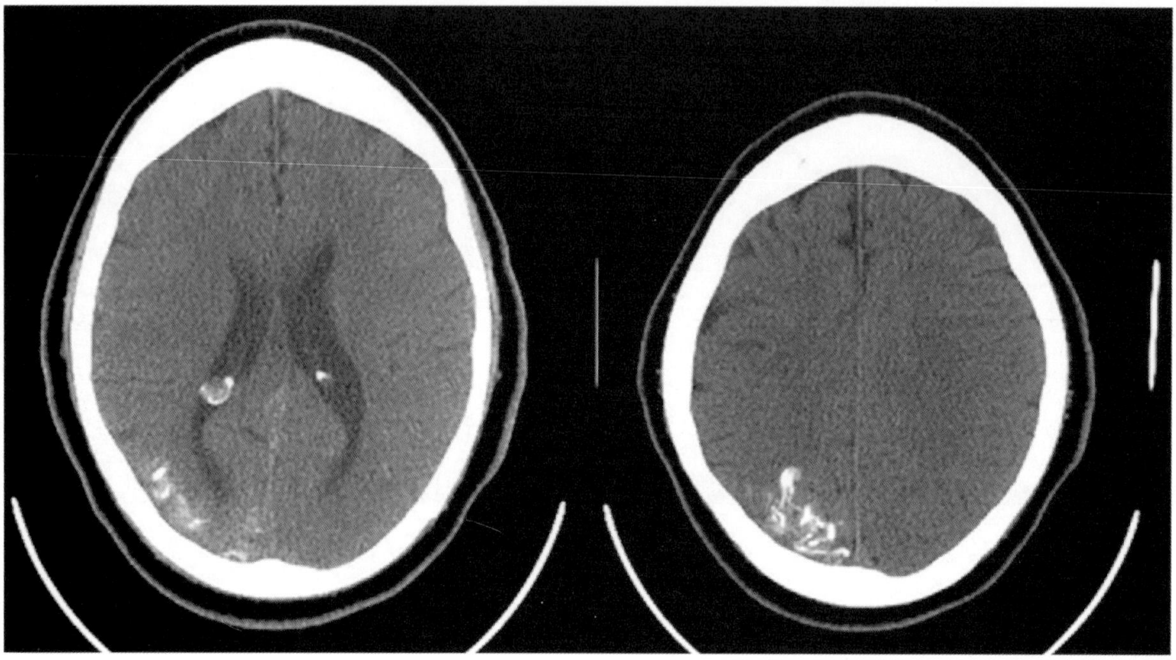

15a 下一步最佳的影像学检查是：

A.颅脑 CT 增强检查　　B.颅脑 CT 血管造影

C.颅脑 MRI 增强检查　　D.脑血管造影

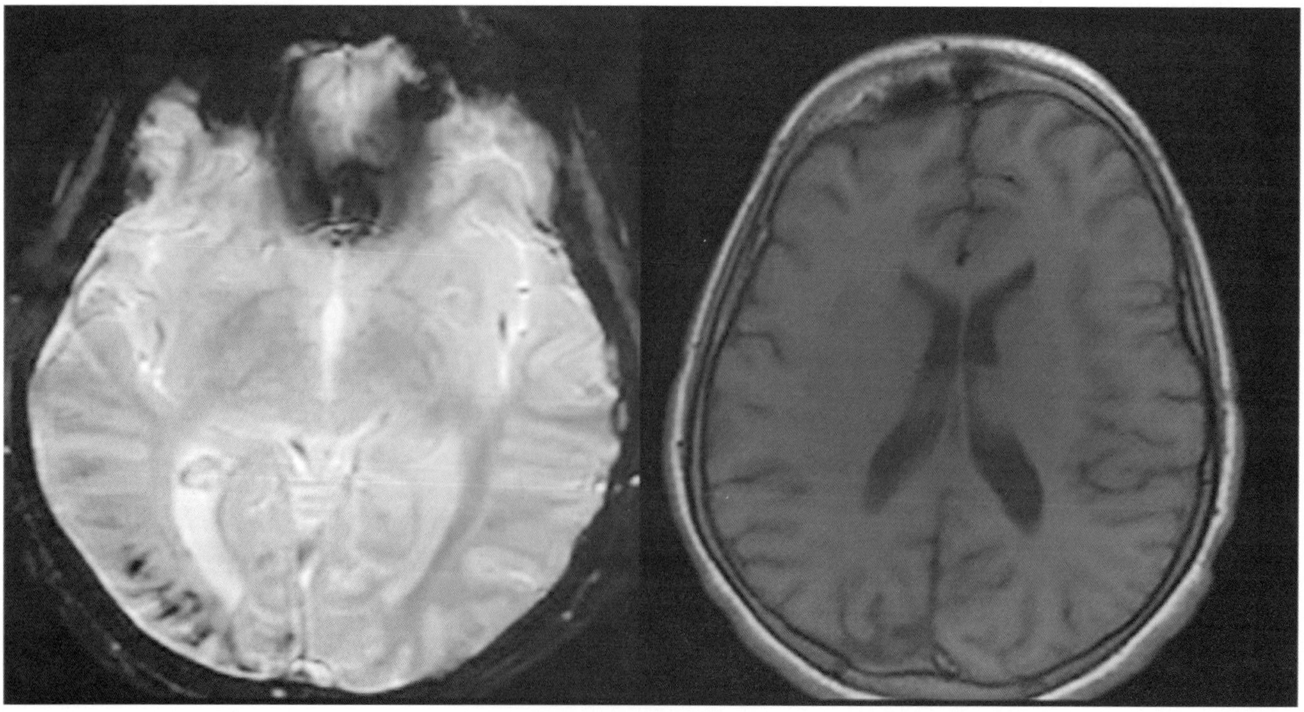

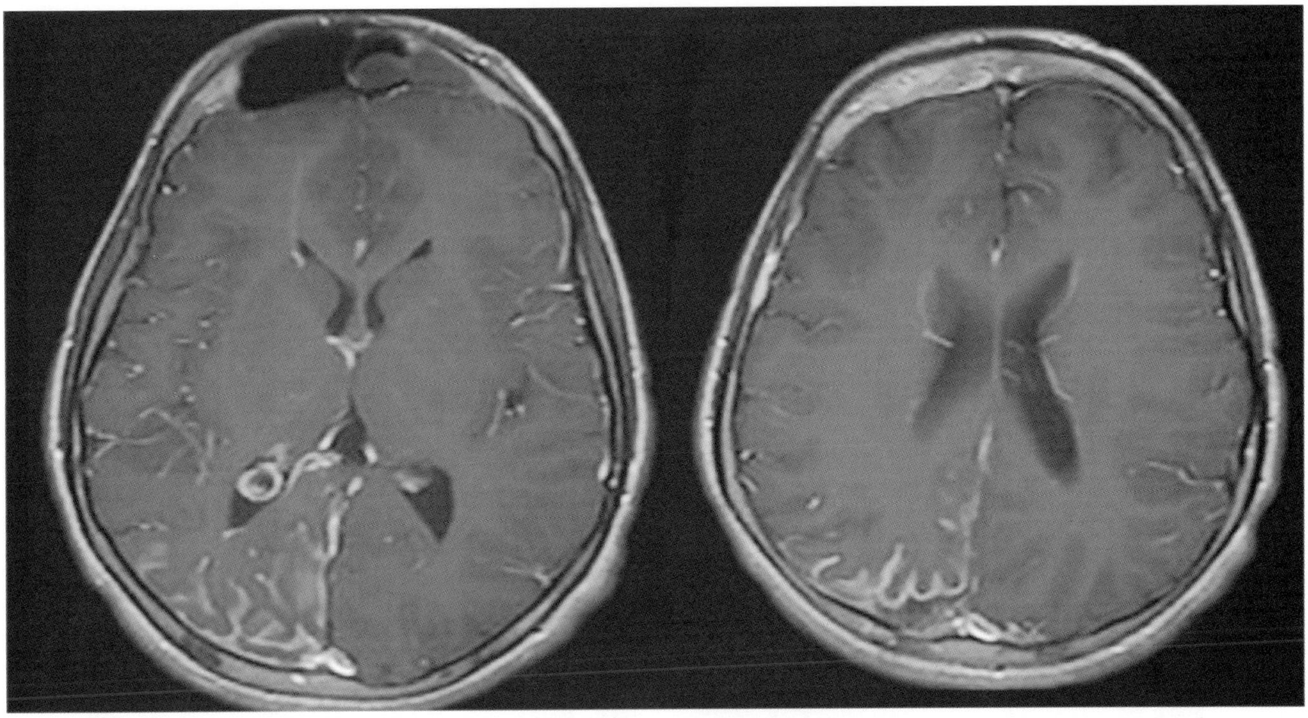

15b 基于以上的 MRI 图像，最可能的诊断是：

A.脑三叉神经血管瘤病　　B.结节性硬化症

C.动静脉畸形　　D.脑膜炎

16 患者男，45 岁，表现为进行性肌力减退和痉挛，MRI 图影像如下所示。

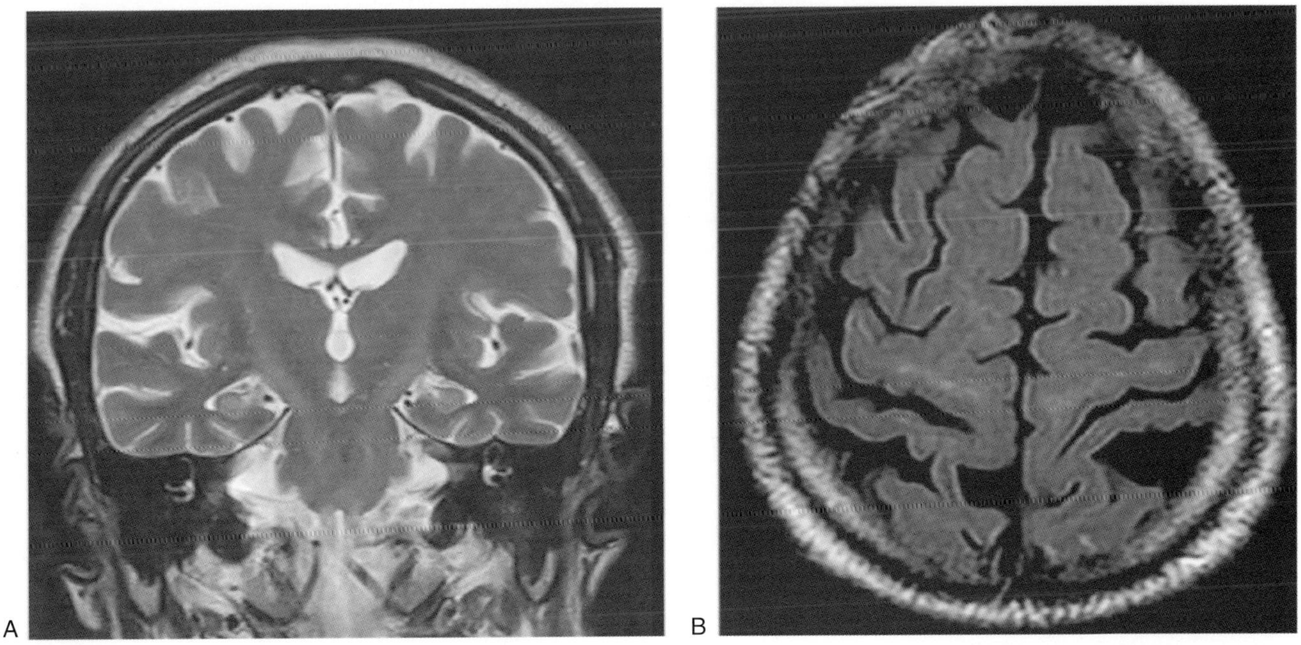

16a 下列哪个解剖结构显示异常信号？

A.脊髓丘脑束　　B.皮质脊髓束

C.内侧纵束　　D.内侧丘系

16b 关于肌萎缩性侧索硬化症，下列哪项是正确的？

A.常因呼吸衰竭导致死亡　　B.大多数病例为遗传性

C.常规 MRI 对诊断很敏感　　D.皮质脊髓束信号强度变化与临床症状相关

17 患者男，73 岁，表现为进行性认识功能障碍。

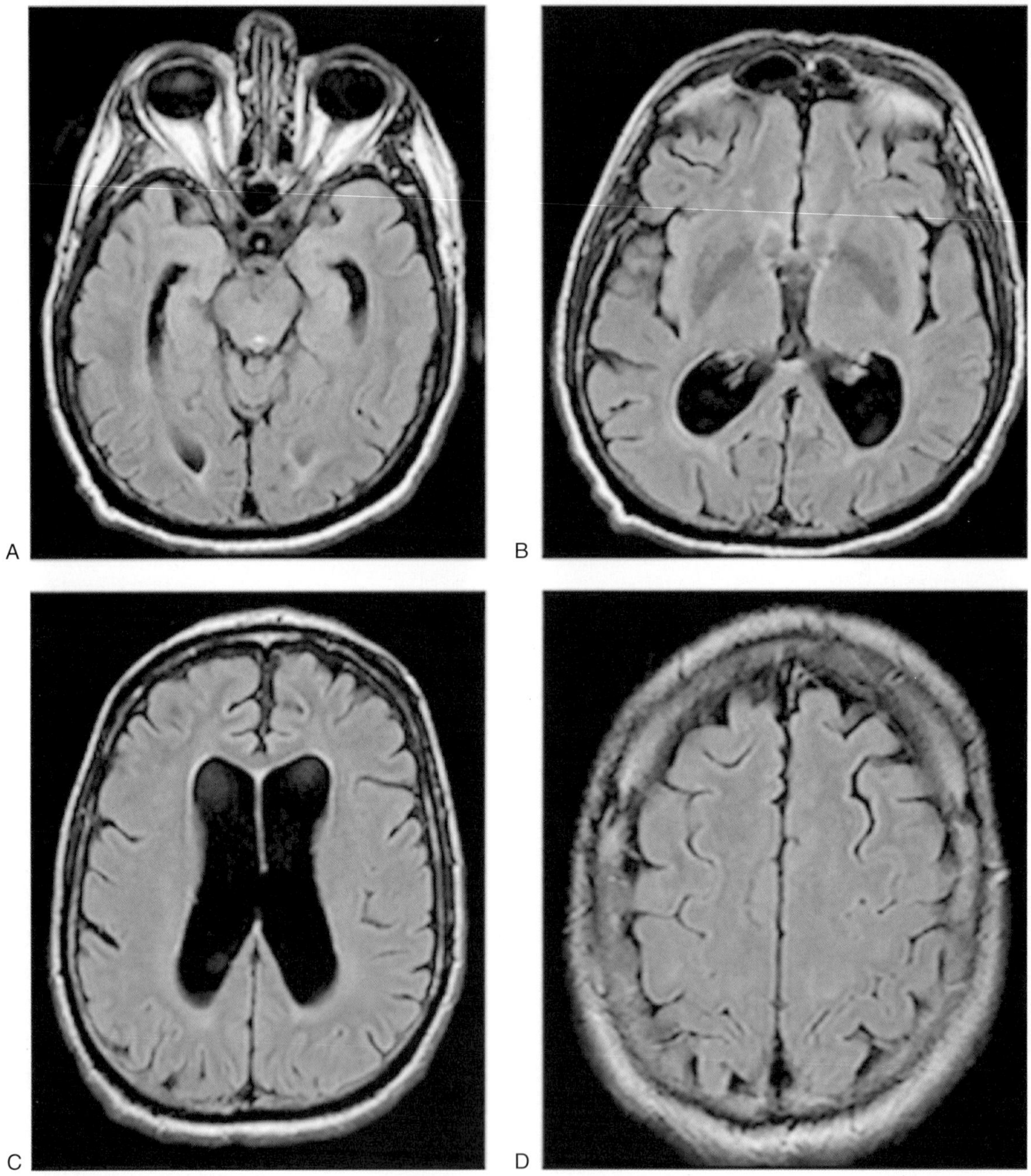

根据以上影像表现，可排除下列哪项疾病？

A.阿尔兹海默病　　B.正常压力性脑积水

C.血管性痴呆　　D.额颞叶变性

答案与解析

1a 答案 C。CADASIL(伴皮质下梗死和白质脑病的常染色体显性遗传性脑动脉病)。年轻患者出现 FLAIR 异常信号主要分布在颞前叶和额叶皮质下白质时,CADASIL 是最有可能的诊断。

1b 答案 D。NOTCH3 基因的遗传突变。CADASIL 是一种伴有 NOTCH3 基因突变的遗传性疾病。NF1 是 17 号染色体上发生突变的遗传性疾病。p53 是重要的抑癌基因。

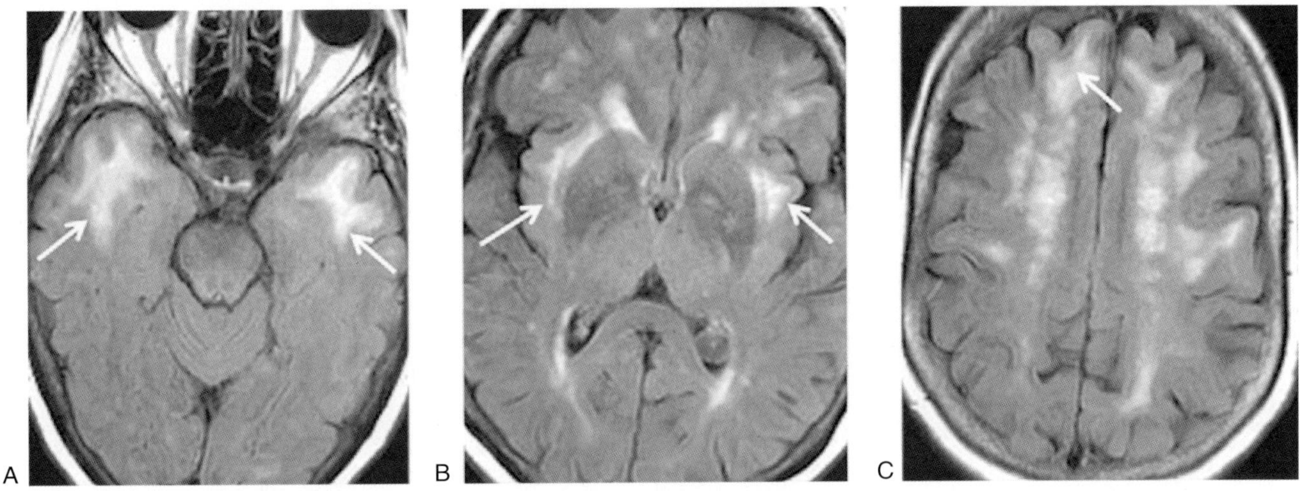

影像表现:FLAIR 多发高信号主要分布在双侧颞前叶和额叶皮质下白质区(图 A 和图 C)。在年轻患者中,这种病灶分布特点提示 CADASIL。

讨论:CADASIL 是伴皮质下梗死和白质脑病的常染色体显性遗传性脑动脉病的简称。CADASIL 是由 19 号染色体上的 NOTCH3 基因突变所致的遗传性疾病,导致原本健康状况良好、无卒中风险的中青年人群发生脑卒中。CADASIL 通常在 30~50 岁发病,患者会出现短暂性脑缺血发作(TIA)/卒中样症状,很多患者还有先兆性偏头痛。该病表现为渐进性认知功能障碍及早死。已证明腔隙性梗死负荷与认知功能障碍和致残相关。

CADASIL 的典型影像表现为在旁正中额上叶皮质下白质、颞前叶和外囊可见双侧对称的 FLAIR 异常高信号。颞前叶受累对诊断 CADASIL 具有高度特异性和敏感性。通常在梯度回波(GRE)图像上可见脑内微出血灶。

鉴别诊断:CADASIL 的鉴别诊断主要包括其他血管性疾病或脱髓鞘疾病。动脉粥样硬化微血管病变的患者通常年龄更大,伴有放射冠/半卵圆中心的白质改变、深部灰质结构改变,而颞前叶不受累。脱髓鞘疾病的白质异常高信号好发于脑室旁且垂直于脑室系统,胼胝体、脑干、小脑和脊髓也受累。

参考文献:Markus HS, Martin RJ, Simpson MA, et al. Diagnostic strategies in CADASIL. *Neurology* 2002;59(8):1134–1138.

Stojanov D, Vojinovic S, Aracki-Trenkic A, et al. Imaging characteristics of cerebral autosomal dominant arteriopathy with subcortical infarcts and leucoencephalopathy (CADASIL). *Bosn J Basic Med Sci* 2015;15(1):1–8.

Viswanathan A, Gschwendtner A, Guichard JP, et al. Lacunar lesions are independently associated with disability and cognitive impairment in CADASIL. *Neurology* 2007;69(2):172-179.

2a 答案 A。橄榄后沟和延髓橄榄前沟。该病变位于下橄榄核,以橄榄前沟(第Ⅻ对脑神经起源于此沟)和橄榄后沟(第Ⅸ~Ⅺ对脑神经走行于此沟)为界。

2b 答案 C。肥大性橄榄核变性。病变部位是诊断的关键。Guillain-Mollaret 三角(肌阵挛三角)可见病灶,对侧齿状核也可见异常信号(提示神经胶质增生可能)。

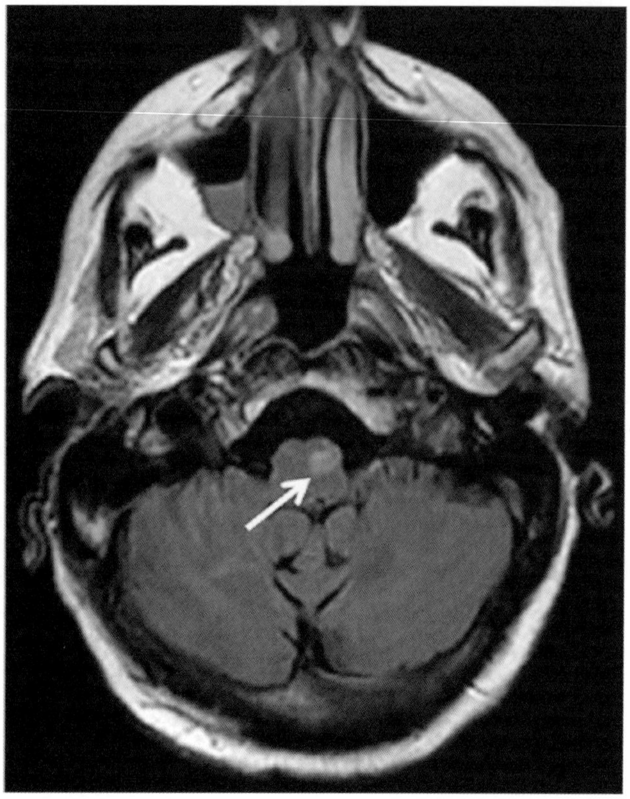
A

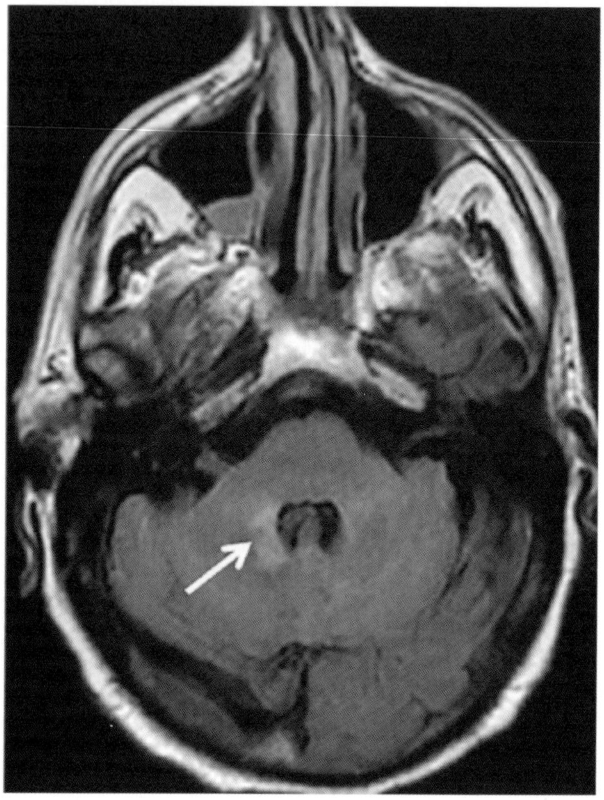
B

影像表现:轴位 FLAIR 显示左侧橄榄核增大和信号升高(图 A),右侧齿状核可见神经胶质增生(图 B)。

讨论:肥大性橄榄核变性(HOD)是由 Guillain-Mollaret 三角的病变所致。患者可无症状或伴有腭震颤。

Guillain-Mollaret 三角(齿状核-红核-橄榄核通路)包含一组连接束,由对侧齿状核

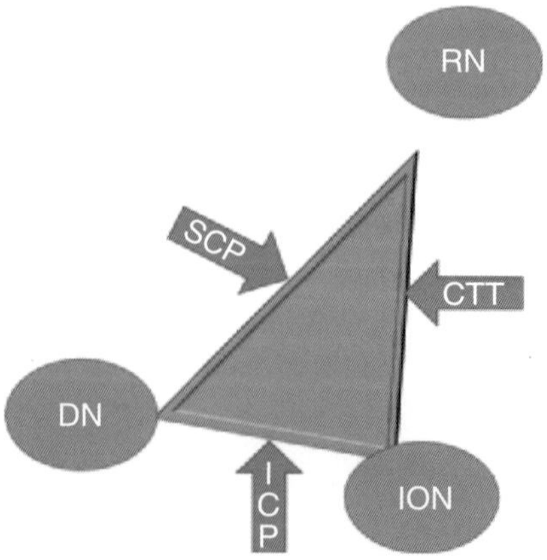

(DN)、同侧下橄榄核(ION)和同侧红核(RN)组成。红核在功能上不是该神经通路的一部分。DN 的传出纤维在小脑上脚(SCP)向上走行,在小脑上脚交叉后,经中央被盖束(CTT)下行至对侧 ION。ION 的传出纤维穿过中线,经小脑下脚(ICP)小脑皮质而后到达齿状核,完成三角形通路。

HOD 与 ION 的传入纤维损伤有关(三角的前两支)。因此,HOD 可见对侧齿状核和同侧脑干病变。突触变性是 HOD 的可能发病机制。橄榄核–齿状核的纤维发生病变时,可导致小脑萎缩。在发病第 1 个月左右,一般同侧 ION 无异常影像表现。之后,MRI 能显示 HOD 的三个不同阶段。

- 急性期:发病后 6 个月,T2W 呈高信号,无橄榄核肥大。
- 发病后 6 个月到 3~4 年,ION 高信号伴肥大。
- 部分高信号持续存在,ION 肥大可消退。

参考文献:Goyal M,Versnick E,Tuite P,et al. Hypertrophic olivary degeneration:metaanalysis of the temporal evolution of MR findings. *Am J Neuroradiol* 2000;21(6):1073–1077.

3 答案 B。X 连锁肾上腺脑白质营养不良。

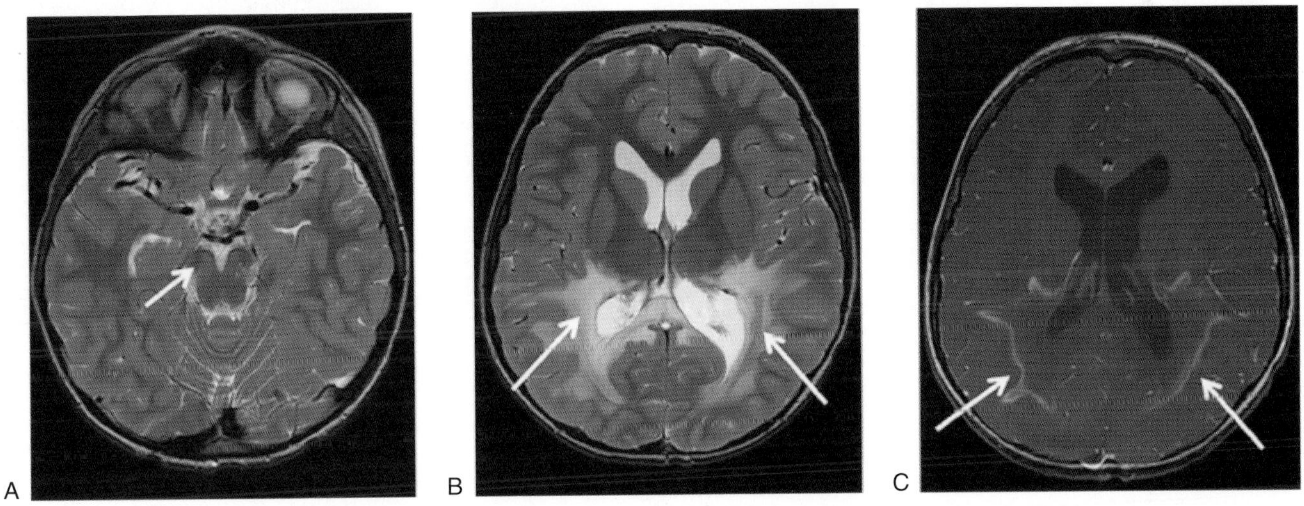

影像表现:MRI 轴位 T2W 图像显示双侧内侧膝状体核对称的 T2 高信号。双侧顶枕叶脑白质可见对称的 T2 高信号,U 形纤维未受累。轴位增强 T1W 图像显示顶枕叶脑白质的病灶呈边缘强化。

讨论:X 连锁肾上腺脑白质营养不良(ALD)是由染色体 Xq28 的 ABCD1 基因突变(多种致病性突变位点)所致。这一基因编码过氧化物膜蛋白,该蛋白在长链脂肪酸转运到过氧化物酶体的过程中起着关键作用,长链脂肪酸通常在过氧化物酶体中进行代谢。因此,血浆中长链脂肪酸的含量可以作为诊断 ALD 的生物标志物。

X 连锁 ALD 患者可以有多种临床表型,包括儿童脑型、肾上腺脊髓神经病型(成人型 ALD,呈缓慢进展的痉挛性麻痹、下肢振动感觉受损、膀胱或肠道功能障碍,其特点是原发性脊髓受累)和 ALD 伴 Addison 病型。儿童脑型 ALD 在 4~8 岁时出现症状,表现为行为问题、在校学习困难,以及听觉辨别、空间定位、语言和书写能力迅速退化。

儿童脑型 ALD 最常见的神经影像学表现是对称的、以顶枕叶脑白质为主的病变,通常起始于胼胝体压部。在发病早期,U 形纤维和小脑相对未受累,而膝状体、丘脑外下部和内囊后肢可能受累较早。约 20%的患者主要累及额叶脑白质。增强后,在异常的脑白质病变周边可见边缘强化。强化可能与疾病的临床恶化相关。

鉴别诊断：对于儿童脑型 ALD 的经典表现，几乎无须鉴别诊断。以额叶病变为主的 ALD 需与亚历山大病鉴别。相关的临床特征是鉴别的关键。

参考文献：Engelen M, Kemp S, de Visser M, et al. X-linked adrenoleukodystrophy (X-ALD): clinical presentation and guidelines for diagnosis, follow-up and management. *Orphanet J Rare Dis* 2012;7:51.

Loes DJ, Fatemi A, Mélhem ER, et al. Analysis of MRI patterns aids prediction of progression in X-linked adrenoleukodystrophy. *Neurology* 2003;61(3):369–374.

Moser HW, Mahmood A, Raymond GV. X-linked adrenoleukodystrophy. *Nat Clin Pract Neurol* 2007;3(3):140–151.

4　答案 A。异染性脑白质营养不良。

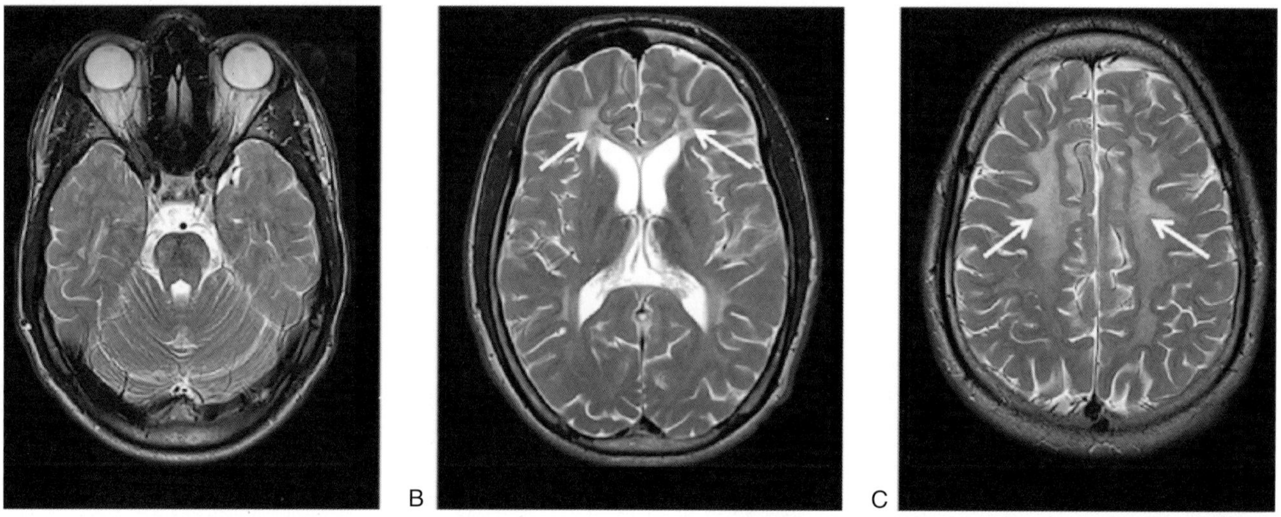

A　B　C

影像表现：轴位 T2W 显示深部脑白质和脑室周围脑白质高信号，未累及 U 形纤维。另外，可观察到水平条纹状的白质相对未受累。

讨论：异染性脑白质营养不良是一种常染色体隐性溶酶体疾病，因芳基硫酸酯酶 A 活性缺乏所致，从而导致半乳糖基磺酸盐在中枢神经系统和周围神经系统的白质中沉积。

晚发性婴幼儿异染性脑白质营养不良是最常见的表型(60%~70%)。患儿通常在 14~16 月龄时出现渐进性步态异常。该疾病呈进行性，患者发育迟滞并逐渐进展为构音障碍、流涎、吞咽困难、僵直、去大脑或去皮质强直。随后表现为典型的行为异常、认知障碍和痴呆。

MR 影像表现是非特异性的，在深部和脑室周围脑白质可见 T2/FLAIR 高信号，而皮质下白质(U 形纤维)直至疾病晚期也并未受累。受累和未受累的髓鞘呈条纹状相间(称为“虎斑征”)，反映血管周围间隙的相对未受累的髓鞘和含脂质的胶质细胞。

鉴别诊断：脑室周围脑白质信号改变主要见于几种白质疾病(遗传性和获得性)，包括 Krabbe 病、Sjögren–Larsson 病、伴有脑干和脊髓受累及高乳酸的白质脑病(LBSL)、脑室周围白质软化和 HIV 白质脑病。在 Krabbe 病和 GM1 神经节苷脂沉积病中可以看到“虎斑征”。如果在异染性脑白质营养不良的病程早期进行造血干细胞移植，不仅能稳定病情，甚至能改善脑白质的异常。

参考文献：Eichler F, Grodd W, Grant E, et al. Metachromatic leukodystrophy: a scoring system for brain

MR imaging observations. *AJNR Am J Neuroradiol* 2009;30(10):1893–1897.

Eichler FS, Cox TM, Crombez E, et al. Metachromatic leukodystrophy:an assessment of disease burden. *J Child Neurol* 2016;31(13):1457–1463.

Groeschel S, í DaLi C, Clas P, et al. Cerebral gray and white matter changes and clinical course in metachromatic leukodystrophy. *Neurology* 2012;79(16):1662–1670.

Martin A, Sevin C, Lazarus C, et al. Toward a better understanding of brain lesions during metachromatic leukodystrophy evolution. *AJNR Am J Neuroradiol* 2012;33(9):1731–1739.

5　答案 D。MELAS 病(线粒体脑肌病伴高乳酸血症和卒中样发作)。

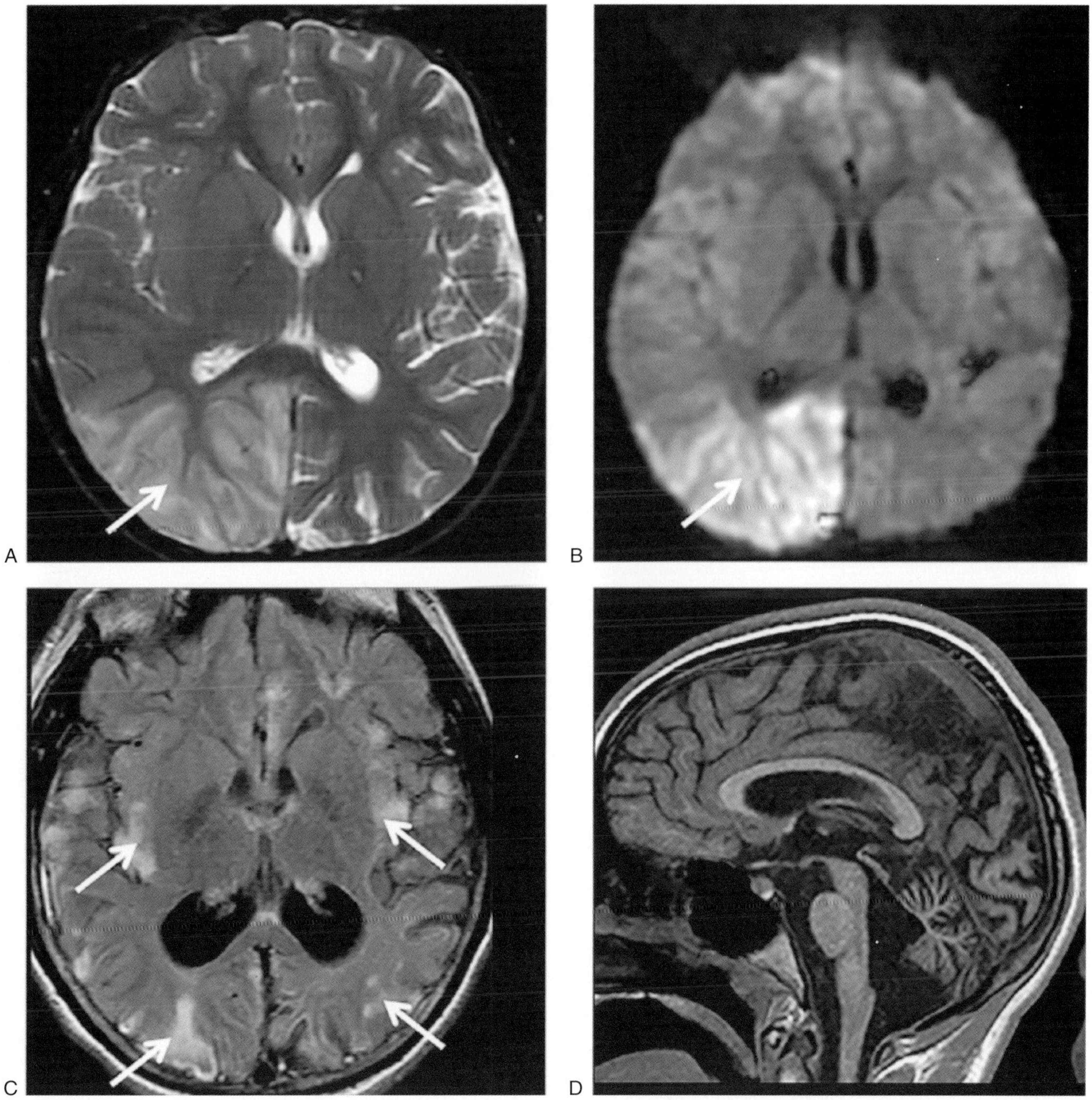

影像表现:MR 轴位 T2W 图像显示左侧枕叶和后顶叶皮质及皮质下白质的 T2 高信号,且不局限于特定的动脉供血区(图 A)。轴位 DWI 显示相应区域的弥散受限(图 B)。14

岁时随访检查发现,轴位 FLAIR 显示皮质和白质内新增的多发高信号(图 C)。14 岁随访 MR 的矢状位 T1W 图像显示小脑萎缩(图 D)。

讨论:伴有乳酸性酸中毒和卒中样发作的线粒体脑肌病(MELAS)是一种母系遗传性线粒体疾病,由线粒体 DNA 内的点突变影响转运 RNA 基因引起的。线粒体 DNA tRNAleu(uur)基因的 A3243G 突变导致约 80%的 MELAS 病例。

大多数患者在 40 岁之前即出现症状。早期发育通常是正常的,随后出现运动不耐受、卒中样发作、癫痫和痴呆。几乎所有患者都有乳酸性酸中毒,并在骨骼肌活检标本中存在不规则的红色纤维。其他常见症状包括恶心、呕吐、反复发作的偏头痛、听力丧失、身材矮小、学习困难、偏瘫和偏盲、四肢无力等。

急性期 MRI 通常表现为受累脑区肿胀、T2/FLAIR 高信号和相应的弥散受限,常累及顶叶和枕叶皮质、皮质下白质和基底节。通常随着病程延长出现小脑萎缩。随访 MR 可显示新增的病变。病变并不局限于特定的动脉供血区,单个病变往往跨越血管边界。^{1}H-MR 波谱显示受累脑区存在高乳酸峰。

鉴别诊断:栓塞或血栓性梗死的缺血性病变通常局限于特定的动脉供血区,不跨越血管边界。对于 MELAS 患者来说,紧急给予 NO 前体(例如,精氨酸)有助于改善卒中样发作相关的临床症状。

参考文献:El-Hattab AW, Adesina AM, Jones J, et al. MELAS syndrome: clinical manifestations, pathogenesis, and treatment options. *Mol Genet Metab* 2015;116(1-2):4-12.

Ito H, Mori K, Kagami S. Neuroimaging of stroke-like episodes in MELAS. *Brain Dev* 2011;33(4):283-288.

Tschampa HJ, Llrbach H, Greschus S, et al. Neuroimaging characteristics in mitochondrial encephalopathies associated with the m.3243A>G MTTL1 mutation. *J Neurol* 2013;260(4):1071-1080.

6 答案 C。Canavan 病(海绵状脑白质营养不良)。

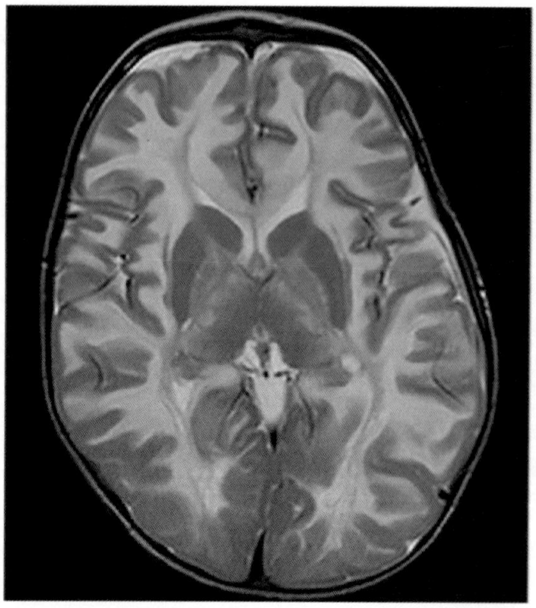
A

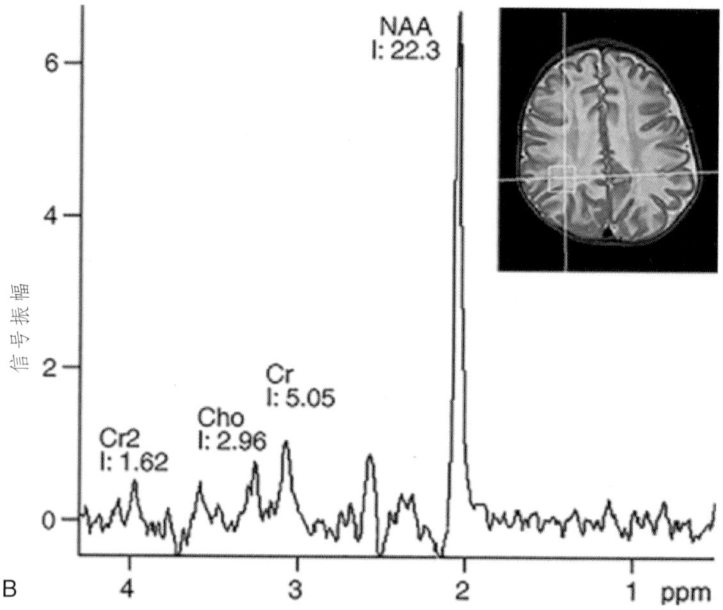

B

影像表现:(图 A)MR 轴位 T2W 图像显示脑白质弥漫性 T2 高信号、内囊脱髓鞘、苍白球及丘脑异常 T2 高信号。(图 B)^{1}H-MR 波谱显示 N-乙酰天冬氨酸(NAA)峰明显升高。

讨论:Canavan 病(海绵状脑白质营养不良)是一种常染色体隐性遗传病,是由于缺乏天冬氨酸酰基转移酶。该酶是 NAA 水解的重要酶。

患有 Canavan 病的患儿在出生后的第 1~2 个月通常是正常的。之后,可出现肌张力减退、头部控制能力差、接触能力差、癫痫发作、巨头畸形以及早期发育停滞。在大多数患者中,6 月龄时就出现了明显的神经系统异常和巨头畸形。晚期症状包括痉挛、角弓反张和去大脑或去皮质强直。

通常 MRI 图像表现为脑白质弥漫性对称的 T1 低信号、T2/FLAIR 高信号, 病变无局限性趋势。皮质下白质在疾病早期即受累。几乎总是累及苍白球,而相邻的壳核未累及。丘脑常受累。齿状核也可受累。MR 波谱显示 NAA 峰升高,高度提示 Canavan 病;在新生儿期,当常规 MRI 表现正常时,NAA 峰就已经升高。

鉴别诊断:皮质下白质优先受累也可见于 L-2-羟基戊二酸尿、Kearns-Sayre 病、丙酸血症和尿素循环障碍等。Canavan 病更常好发于德系犹太人后裔。

参考文献:Janson CG, McPhee SWJ, Francis J, et al. Natural history of Canavan disease revealed by proton magnetic resonance spectroscopy(1H-MRS)and diffusion-weighted MRI. *Neuropediatrics* 2006;37(4):209-221.

Kumar S, Mattan Natalia S, de Vellis Jean. Canavan disease:a white matter disorder. *Ment Retard Dev Disabil Res Rev* 2006;12(2):157-165.

Van der Knaap MS. Magnetic resonance in childhood white-matter disorders. *Dev Med Child Neurol* 2001;43:705-712.

7a　答案 D。Wilson 病。

7b　答案 C。眼部。

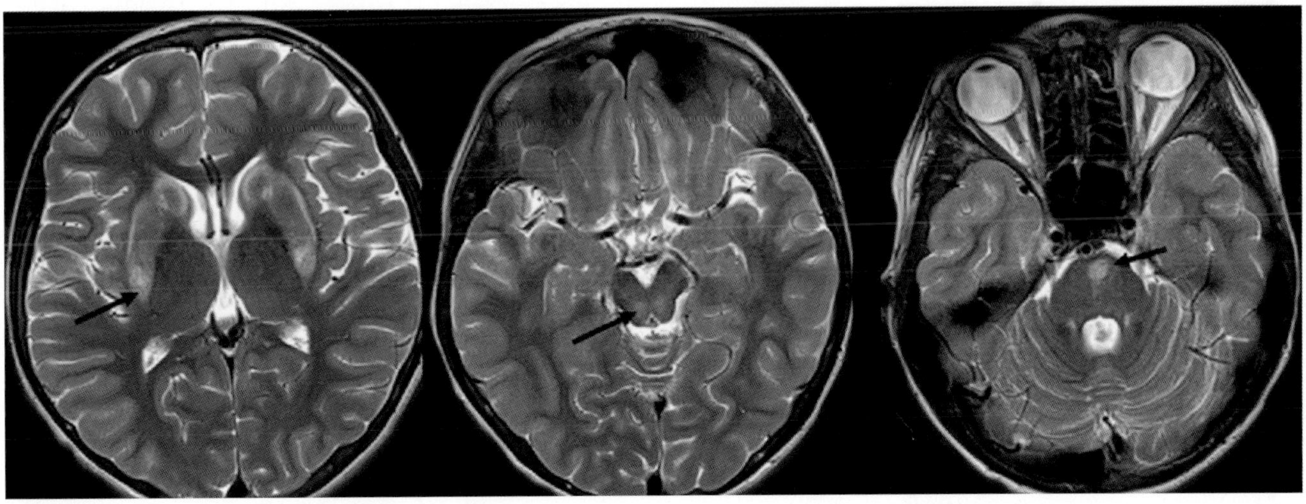

影像表现:轴位 T2W 图像显示双侧壳核、尾状核、中脑背侧和脑桥前部异常高信号。

讨论:Wilson 病(WD)是由铜转运基因 ATP7B 突变引起的先天性铜代谢异常。该病为常染色体隐性遗传性疾病,其特征是铜沉积过量,主要沉积在肝脏和脑部。诊断主要取决于临床特征、血生化指标和角膜周围的 K-F 环沉着。肝性 WD 患者通常出现在童年晚期或青春期。神经系统 WD 的平均发病年龄为 20~30 岁。患者通常表现为锥体外系、小脑、大脑相关的亚急性或慢性症状。Wilson 病患者的 MR 影像异常可能与肝功能受损有关,表现为苍白球、壳核和中脑的 T1 高信号。壳核、丘脑和脑干 T2 高信号反映脑组织中的铜沉积,铜沉积可导致水肿、坏死和海绵状变性。中脑表现为“大熊猫脸”征,脑桥背部异常类似于“小熊猫脸”征。

异常信号随着病情的不同阶段而变化。如若在疾病早期进行治疗,病情是可逆的。

鉴别诊断:需与中毒和代谢性疾病进行鉴别,例如,CO 中毒、氧化亚氮(N_2O)中毒、甲醇中毒、氰化物中毒、甲硝唑中毒、低血糖、缺氧、克雅病、Leigh 病或病毒性脑炎等。年龄和相关的临床表现通常有助于确诊。

参考文献:Das SK,Ray K. Wilson's disease:an update. *Nat Clin Pract Neurol* 2006;2 (9):482-493. Review. PubMed PMID:16932613.

Singh P,Ahluwalia A,Saggar K,et al. Wilson's disease:MRI features. *J Pediatr Neurosci* 2011;6(1):27-28. doi:10.4103/1817-1745.84402.

8 答案 E。亚历山大病(亚纤维蛋白样白质营养不良脑病)。

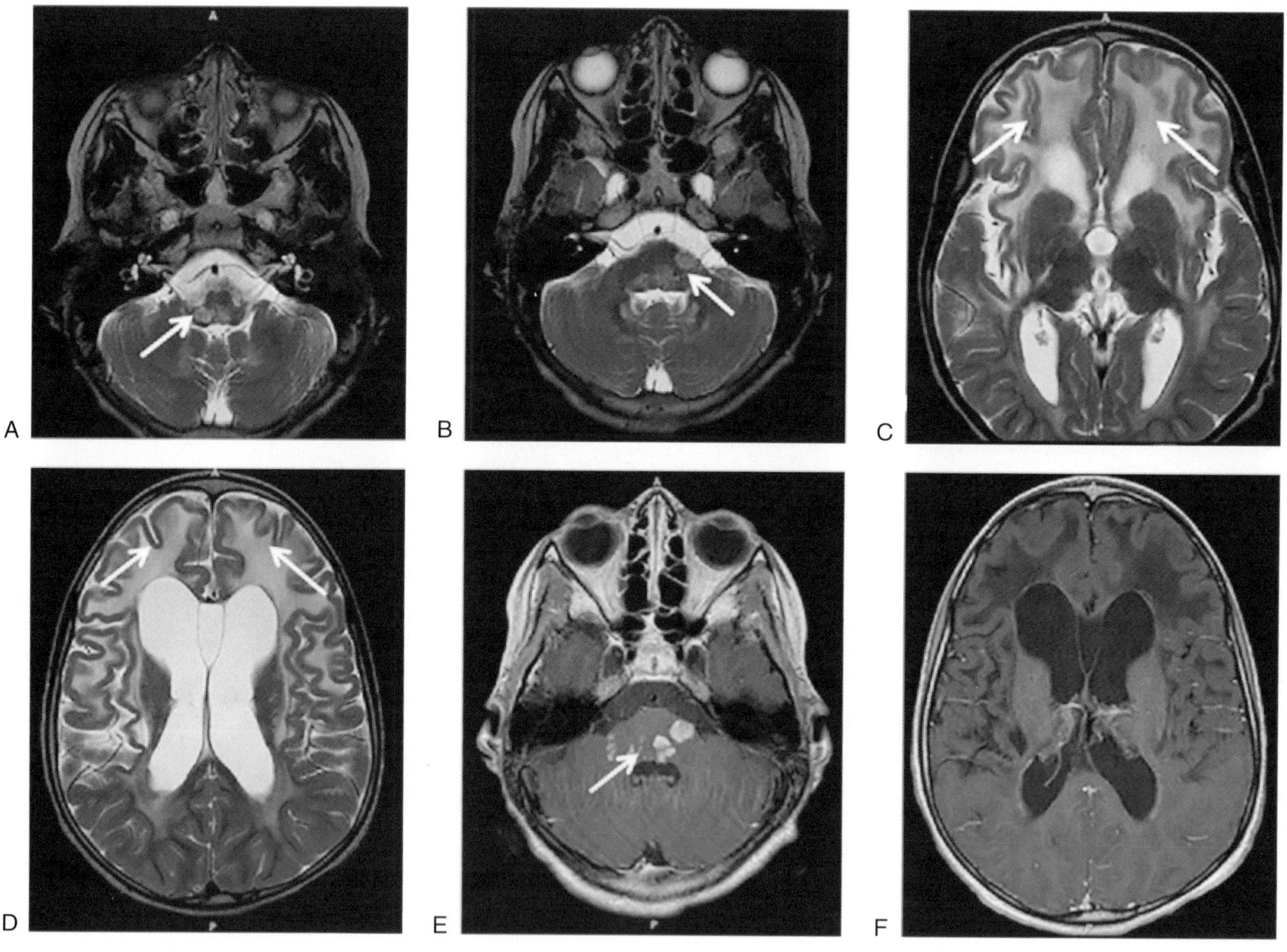

影像表现:(图 A 至图 D)MR 轴位 T2W 图像显示双侧额叶脑白质和内囊后肢对称性 T2 高信号。另外,可见脑干多灶性结节状 T2 高信号和脑室周缘 T2 低信号。(图 E 和图 F)MR 增强轴位 T1W 图像显示脑室周缘和脑干的强化灶。

讨论:亚历山大病是一种常染色体显性遗传性疾病,由编码胶质纤维酸性蛋白(GFAP)基因发生致病性突变引起。亚历山大病有两种主要的临床表型:婴儿期型和青少年型或成年型。婴儿期型的患儿可表现为癫痫、锥体束征,有时也可出现锥体外束征,以及运动和认知功能障碍。巨头畸形是另一个异常特征。青少年型或成年型患者主要表现为运动功能障碍，常伴有进行性步态障碍或精细运动障碍。临床表现为明显的痉挛和延髓性麻痹症状（例如，发音困难、吞咽困难和腭震颤）。

Van der Knaap 等报道了婴儿期型亚历山大病的 5 项 MRI 诊断标准：①广泛的脑白质病变（T1W 呈低信号、T2W 呈高信号），以额叶为主；②脑室周缘的 T1W 呈高信号、T2W 呈低信号；③基底节（尤其是尾状核头和壳核前部）和丘脑异常病变；④脑干异常病变；⑤脑室周围区域及脑干下部强化。青少年型或成年型亚历山大病患者通常表现为延髓、脑桥和小脑中脚 T1W 呈低信号、T2W 呈高信号，增强后明显强化。

鉴别诊断：婴儿型亚历山大病的典型表现具有高度特异性，可与其他脑白质疾病鉴别。X 连锁肾上腺脑白质营养不良主要累及额叶白质。先天性肌营养不良症是由 LAMA2 的致病性变异所致，表现为广泛的脑白质受累，枕叶脑白质可相对未受累，通常基底节和丘脑未累及。患者若出现颅后窝肿瘤样病变应考虑亚历山大病。

参考文献：Rodriguez D, Gauthier F, Bertini E, et al. Infantile Alexander disease: spectrum of GFAP mutations and genotype-phenotype correlation. *Am J Hum Genet* 2001;69:1134-1140.

Van der Knaap MS, Salomons GS, Li R, et al. Unusual variants of Alexander's disease. *Ann Neurol* 2005;57:327-338.

Van Poppel K, Broniscer A, Patay Z, et al. Alexander disease: an important mimicker of focal brainstem glioma. *Pediatr Blood Cancer* 2009;53:1355-1356.

9a　答案 B。NF1。脑桥/脑桥臂和内侧颞叶 FLAIR 高信号，视交叉右侧肿块大于左侧，结合该患者年轻伴皮肤色素变化，NF1 是最可能的诊断。PHACES 是一种包括颅后窝畸形、血管瘤、动脉异常、心脏缺损、眼睛异常和胸骨缺损（腹侧发育异常）的综合征。

9b　答案 A。NF1 相关的视神经胶质瘤的预后最好。NF1 相关的视神经胶质瘤的预后最好，其次是儿童期散发性视神经胶质瘤。NF1 相关的视神经胶质瘤通常为毛细胞型星形细胞瘤 WHO Ⅰ级，而成人视神经胶质瘤通常是胶质母细胞瘤，预后最差。

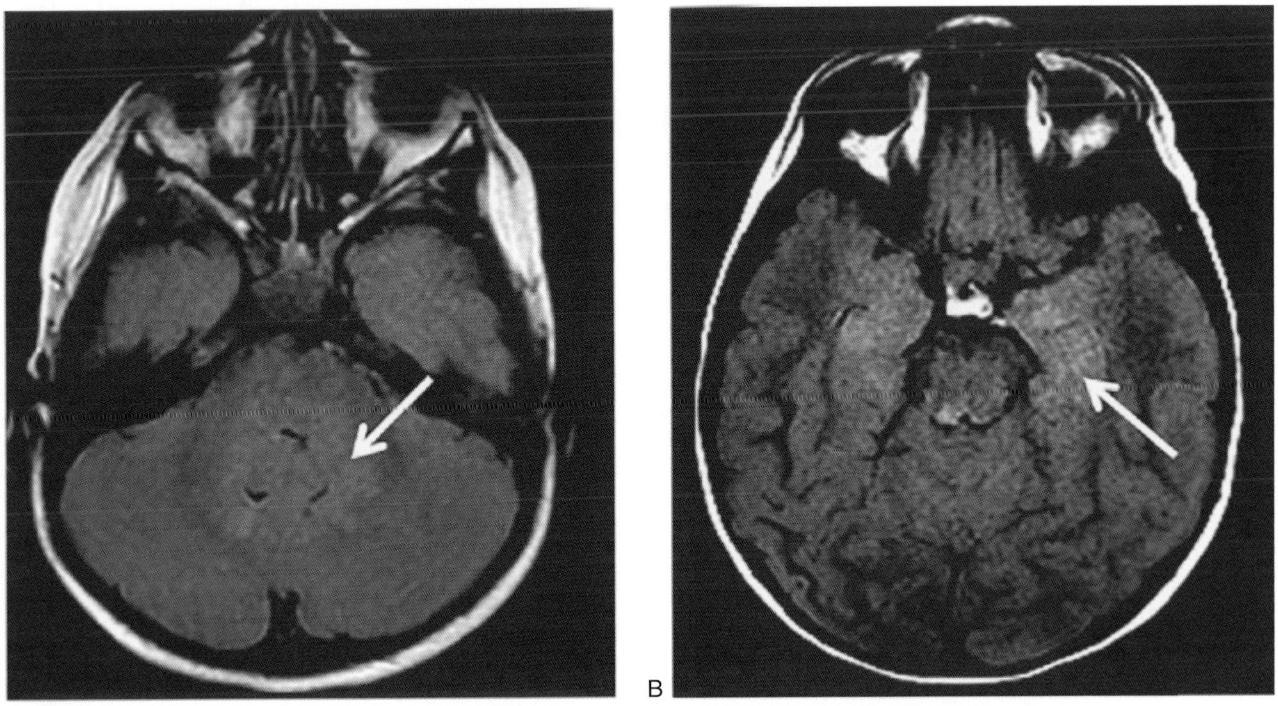

A　B

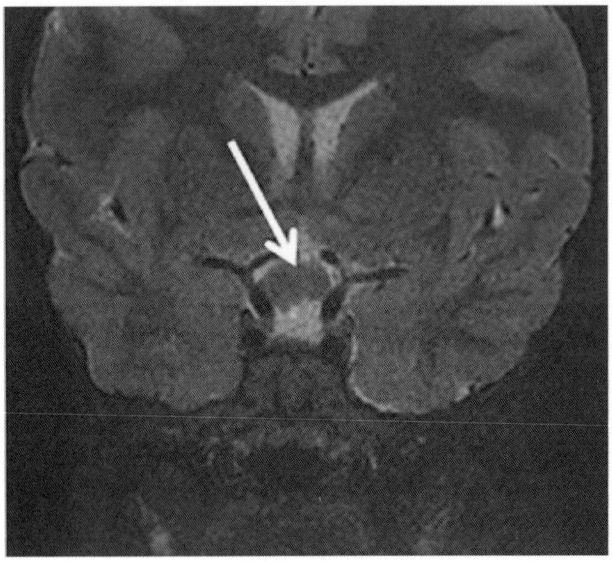
C

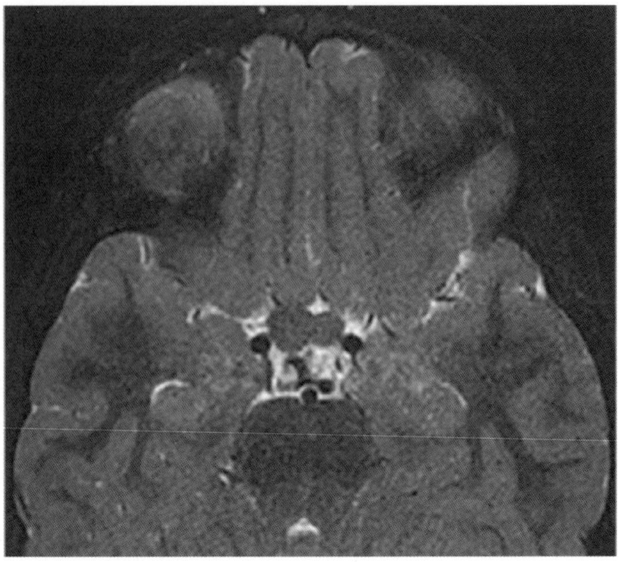
D

影像表现：图 A 和 B 显示脑桥、脑桥臂和内侧颞叶非特异性的 FLAIR 高信号。图 C 和 D 显示视交叉肿块，右侧较左侧大，符合视神经胶质瘤。当儿童有 FLAIR 高信号灶、视神经胶质瘤和皮肤色素改变（“牛奶咖啡斑”）时，NF1 是最有可能的诊断。

讨论：NF1 是一种常染色体显性遗传性疾病，由位于 17 号染色体的 NF1 基因突变引起。虽然该病的外显率几乎为 100%，但是其表型表达可能有很大的差异，一些主要表现为周围型病变，另一些表现为椎旁异常，还有一些表现为颅内病变。下述条件若满足 2 条或以上时，支持 NF1 诊断：6 个或以上的“牛奶咖啡斑”、2 个或以上的神经纤维瘤或 1 个丛状神经纤维瘤、腋窝/腹股沟雀斑、视神经胶质瘤、明显的骨性病变（蝶骨翼发育不良、长骨弯曲伴或不伴假关节），以及为 NF1 患者的一级亲属。

NF1 的 CNS 影像学特征为无强化的 T2/FLAIR 高信号病灶，通常见于深部灰质、海马、脑干和小脑，无或轻微占位效应。病灶大小和数目随着患儿的年龄增长而增大、增多，但在青少年期会减少，成年后逐渐消失。NF1 的视神经胶质瘤可以发生在从视神经到视放射的任何视觉通路。丛状神经纤维瘤沿着周围神经走行，在 T2W 图像上表现为外周高信号、中央低信号——“靶征”。蝶骨翼发育不良表现为眼眶外侧壁变形或缺如，常与眼眶丛状神经纤维瘤相关。偶尔，NF1 患者可能有血管发育异常，如伴有血管狭窄和侧支循环形成的“烟雾病样”动脉病变。

参考文献：Borofsky S, Levy LM. Neurofibromatosis: types 1 and 2. *AJNR Am J Neuroradiol* 2013;34:2250–2251.

Czyzyk E, Jóźwiak S, Roszkowki M, et al. Optic pathway gliomas in children with and without neurofibromatosis 1. *J Child Neurol* 2003;18(7):471–478.

Ferner RE, Huson SM, Thomas N, et al. Guidelines for the diagnosis and management of individuals with neurofibromatosis 1. *J Med Genet* 2007;44(2):81–88.

10a 答案 B。PKAN（泛酸激酶相关的神经变性，也称为 Hallervorden–Spatz 综合征）。

10b 答案 C。铁沉积。

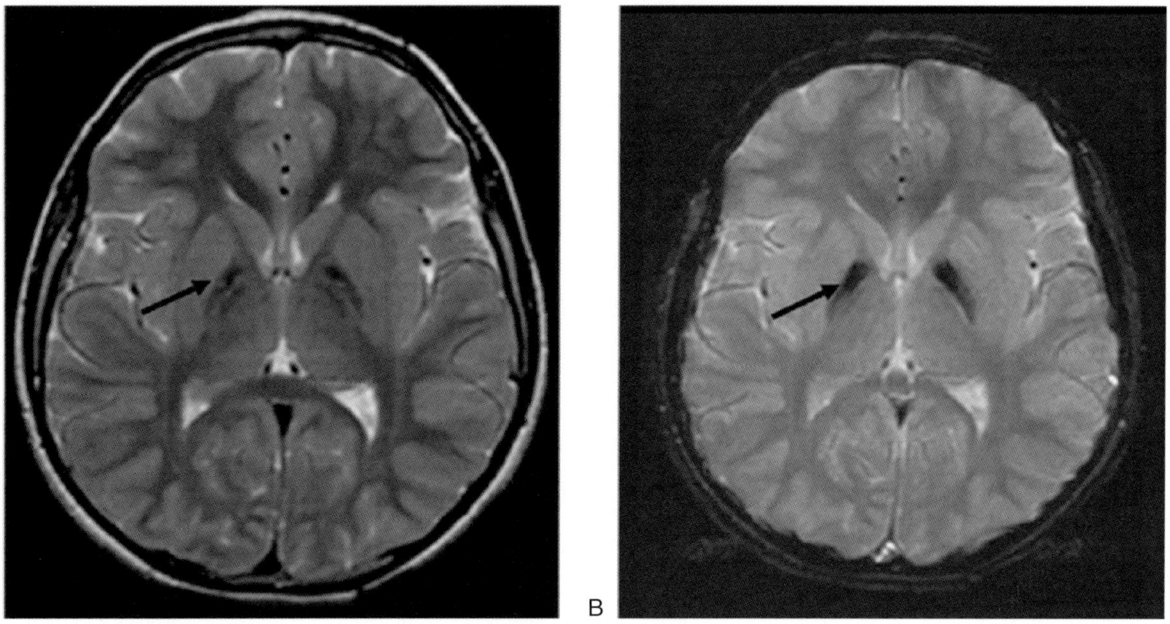

A　　B

影像表现：轴位 T2W(图 A)和轴位 GRE 图像(图 B)上苍白球呈低信号，GRE 图像上可见明显的磁敏感效应。

讨论：PKAN(泛酸激酶相关的神经变性，也称为 Hallervorden-Spatz 综合征)是一种伴有脑内铁沉积(NBIA)的神经退行性疾病。它涉及 20 号染色体上的 PANK2 基因突变。最常见的临床表现发生在 10 岁之前，伴有锥体外系运动障碍和智力减退。MRI T2W 图像显示苍白球呈低信号，其前内侧可见高信号(“虎眼”征)，黑质低信号。“虎眼”征可在临床症状之前出现。铁沉积的程度与症状不完全相关。

参考文献：Kruer MC, Boddaert N, Schneider SA, et al. Neuroimaging features of neurodegeneration with brain iron accumulation. *AJNR Am J Neuroradiol* 2012;33(3):407-414. doi:10.3174/ajnr.A2677. Review. PubMed PMID:21920862.

11a　答案 D。诊断为 NF2。双侧前庭神经鞘瘤符合 NF2 的诊断标准。

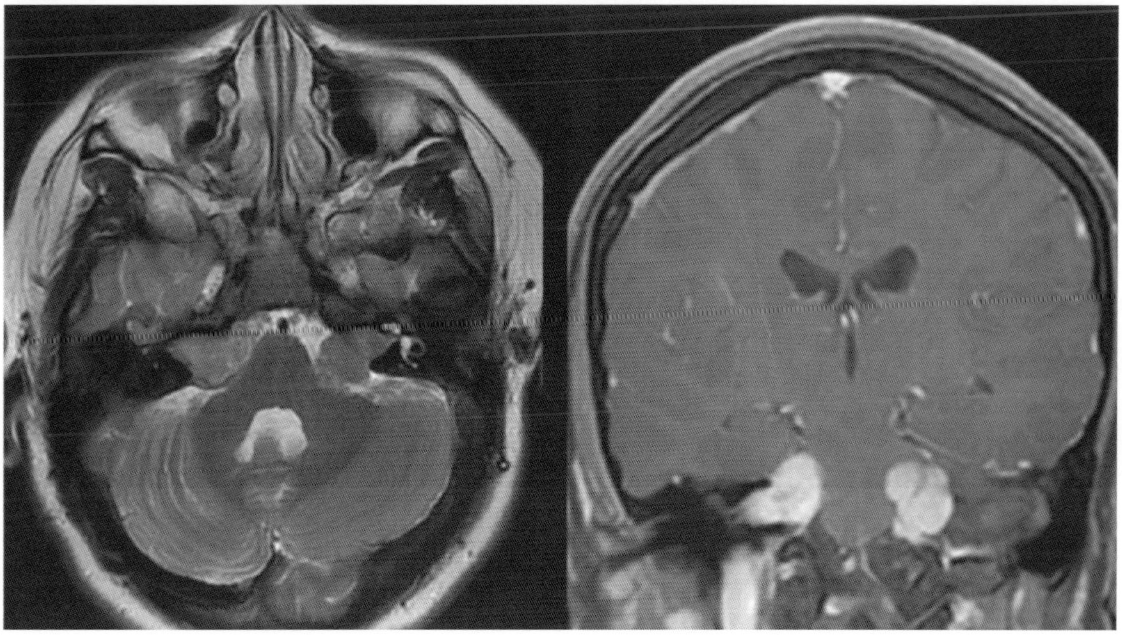

11b 答案 C。22 号染色体。NF2 的突变发生在 22 号染色体上。VHL 突变发生在 3 号染色体上。NF1 突变发生在 17 号染色体上。

影像表现：双侧桥小脑角可见 T2W 等低信号的强化肿块延伸入内耳道，符合双侧前庭神经鞘瘤，诊断为 NF2。

讨论：NF2 是罕见的常染色体显性遗传性疾病，在 22 号染色体上发生突变，发病率约为 1/60 000。由于神经纤维瘤在 NF2 中并不常见，因此这个疾病命名不够确切。更确切地说，用"MISME 记忆法"可以更好地帮助我们记忆 NF2 的肿瘤特征——多发性遗传性神经鞘瘤(MIS)、脑膜瘤(M)和室管膜瘤(E)。因此，对于拟行进一步治疗的 NF2 患者应先行颅脑和全脊柱的 MRI 扫描以寻找上述肿瘤。脑膜瘤通常是单发的，好发于成人，常在检查中被偶然发现。如果脑膜瘤见于儿童，至少应怀疑 NF2 的可能。

发生于 NF2 的神经鞘瘤、脑膜瘤和室管膜瘤的影像表现与这些肿瘤的非综合征表型的影像表现相似，已在本书的肿瘤章节中进行讨论。

参考文献：Borofsky S, Levy LM. Neurofibromatosis: types 1 and 2. *AJNR Am J Neuroradiol* 2013;34:2250–2251.

Evans DG. Neurofibromatosis type 2 (NF2): a clinical and molecular review. *Orphanet J Rare Dis* 2009;4:4–16.

Loevner LA. *Brain imaging case review series*, 2nd ed. Mosby Elsevier, 2009: 359–360.

12a 答案 B。结节性硬化症。影像中可见多发性皮质结节、室管膜下结节和孟氏孔水平的强化肿块(考虑为室管膜下巨细胞星形细胞瘤)，这些是结节性硬化症的典型影像表现。

12b 答案 A。连续增长的肿块或肿块直径>1cm。

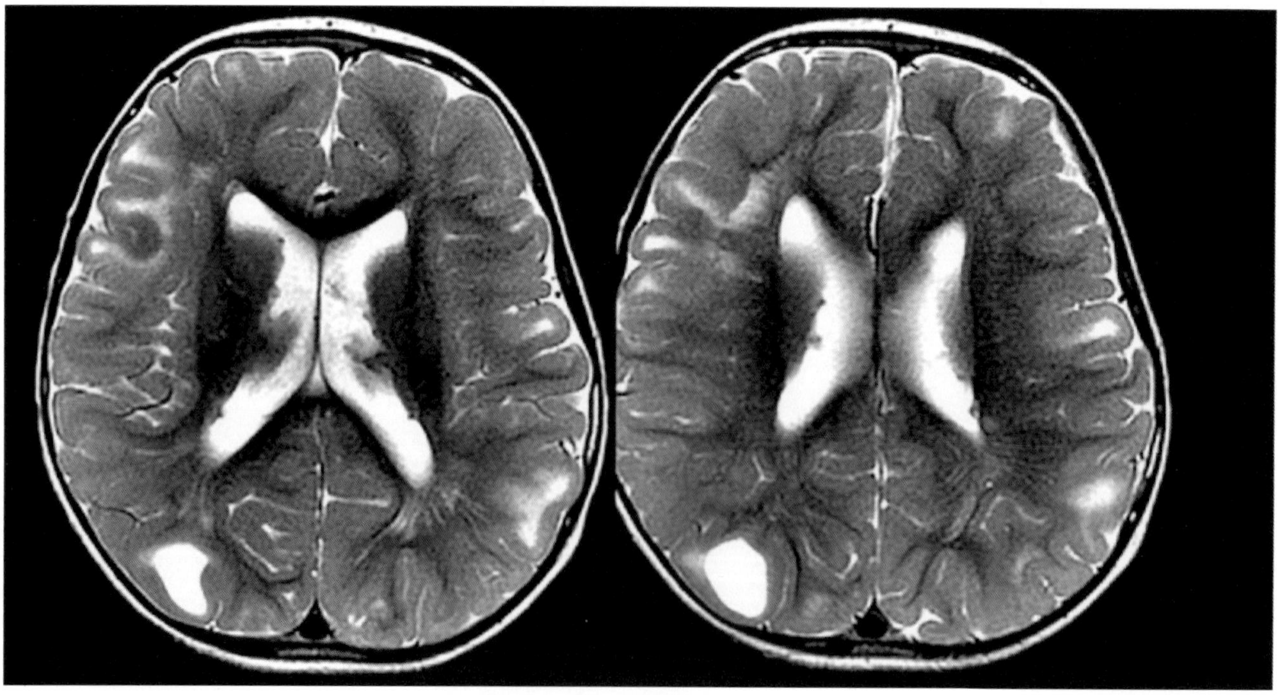

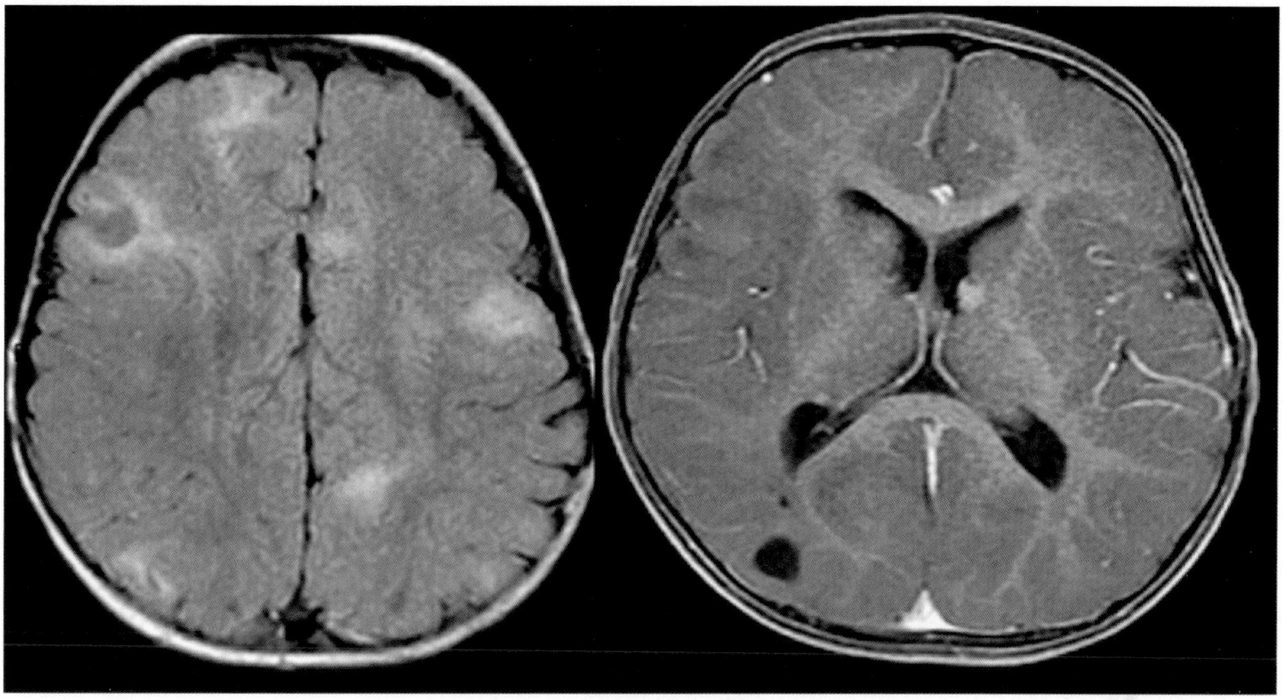

影像表现：双侧皮质和皮质下可见多发的 T2W 和 FLAIR 高信号(皮质病灶较皮质下病灶大)，符合皮质结节；轴位 T2W 图像显示双侧侧脑室壁多发的、小的低信号结节，符合室管膜下结节；增强后可见孟氏孔左侧强化结节，提示室管膜下巨细胞星形细胞瘤(SEGA)。

讨论：结节性硬化症(TS)是一种常染色体显性遗传性疾病，由 TSC1 或 TSC2 基因突变所致。仅有少数患者表现为癫痫、精神发育迟缓和皮脂腺瘤的典型三联征。因此，诊断标准包括主要标准和次要标准，符合 2 个或 2 个以上的主要标准即可诊断 TS。TS 的 CNS 主要标准包括皮质发育不良(包括皮质结节和放射状迁移线)、室管膜下结节和 SEGA。其他主要的标准包括多种皮肤病变(色素减退斑、血管纤维瘤、甲纤维瘤、鲨鱼皮斑)、视网膜错构瘤、心脏横纹肌瘤、淋巴管肌瘤病和肾血管平滑肌脂肪瘤。

皮质结节、室管膜下结节、放射状迁移线和 SEGA 是 TS 的典型征象。皮质结节呈 T2/FLAIR 高信号，最常见于幕上，以额叶为主，也可发生于幕下。室管膜下结节通常沿侧脑室壁分布，其 T2 信号低于皮质结节，且常见钙化。室管膜下结节可强化，因此在连续的影像中寻找间隔生长的结节是诊断 SEGA 的关键。SEGA 最常见于孟氏孔，发病高峰年龄为 8~18 岁。若 SEGA 阻塞孟氏孔，患者可出现急性阻塞性脑积水和颅内压升高，因此诊断 SEGA 十分重要。白质异常包括反映神经元和胶质细胞迁移发育异常的放射状白质带，表现为薄层曲线样或直线形 T2W 高信号，从侧脑室延伸至皮质结节的内缘面。在所有的成像序列上均可见白质囊性空腔，呈脑脊液样信号。

鉴别诊断：虽然皮质发育不良和灰质异位可导致癫痫发作，但在所有影像序列上灰质异位均与灰质的信号相同，且无强化。TORCH 感染，尤其是巨细胞病毒感染，可表现为脑室周围钙化、皮质发育不良和白质病变。

参考文献：Northrup H, Krueger, DA, et al. Tuberous sclerosis complex diagnostic criteria update: recommendations of the 2012 International Tuberculosis Complex Consensus Conference. *Pediatr Neurol*

2013;49(4):243-254.

Roth J, Roach ES, Bartels U, et al. Subependymal giant cell astrocytoma:diagnosis, screening, and treatment. Recommendations from the International Tuberous Sclerosis Complex Consensus Conference 2012. *Pediatr Neurol* 2013;49(6):439-444.

Umeoka S, Koyama T, Miki Y, et al. Pictorial review of tuberous sclerosis in various organs. *Radiographics* 2008;28(7):e32.

13a 答案 B。蜂鸟征。

13b 答案 C。见于进行性核上性麻痹患者。

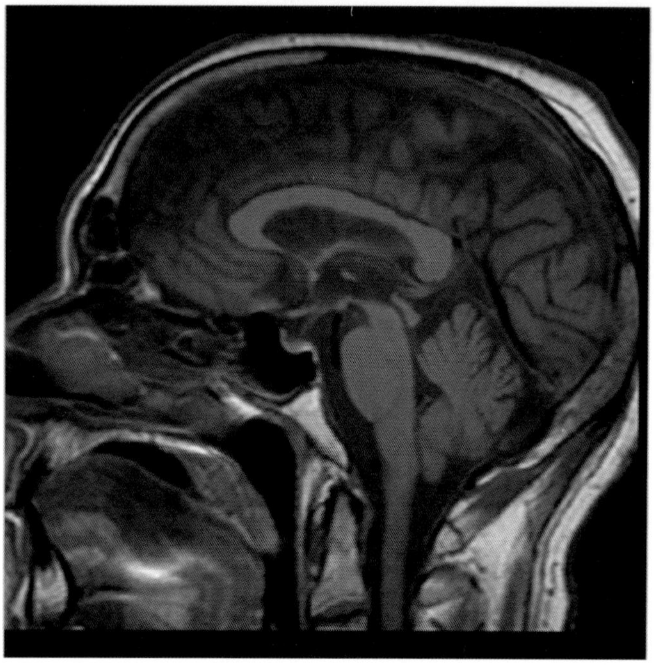
A

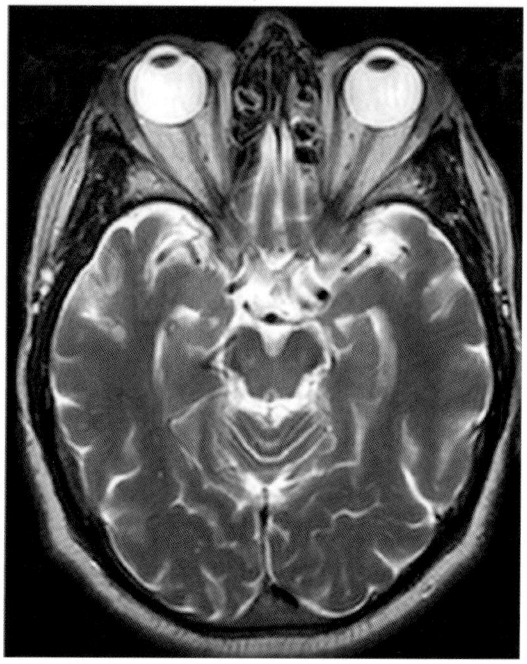
B

影像表现：矢状位 T1W 图像(图 A)显示中脑被盖萎缩而脑桥轮廓保留，类似蜂鸟的头部与体部，称为蜂鸟征。轴位 T2W 图像(图 B)显示中脑被盖萎缩。

讨论：进行性核上性麻痹是一种神经退行性疾病，病理上被归类为 tau 蛋白病。该病的病因不明，无性别差异。患者一般于 60 岁左右发病。病理上以基底节和脑干的神经原纤维缠结和(或)神经毡细丝为特征。典型的 PSP 患者表现为面部表情减少、瞬目频率明显减少、额肌过度活跃。患者还表现为活动能力差、易跌倒、帕金森症、重影或视力模糊等视觉症状、构音障碍等延髓性麻痹症状。也可发生认知障碍和行为异常。

MRI 图像可以排除其他诊断，如卒中、肿瘤和脑积水。支持 PSP 的影像表现包括中脑 T2W 高信号和萎缩、黑质变薄、壳核和苍白球萎缩。

PSP 患者的"蜂鸟征"或"企鹅征"在正中矢状位显示为中脑被盖的萎缩而脑桥轮廓保留。中脑面积与脑桥面积的比值减小，可帮助区分 PSP 患者与正常人或多系统萎缩患者。

MSA(多系统萎缩)患者的"十字征"是指轴位 T2W 脑桥水平的十字形高信号，代表在脑桥中缝(脑桥被盖未受累)和皮质脊髓束(见下)存在横向脑桥小脑纤维和神经元的选择性髓鞘丢失，这一征象也见于帕金森症、克雅病和脊髓小脑萎缩。

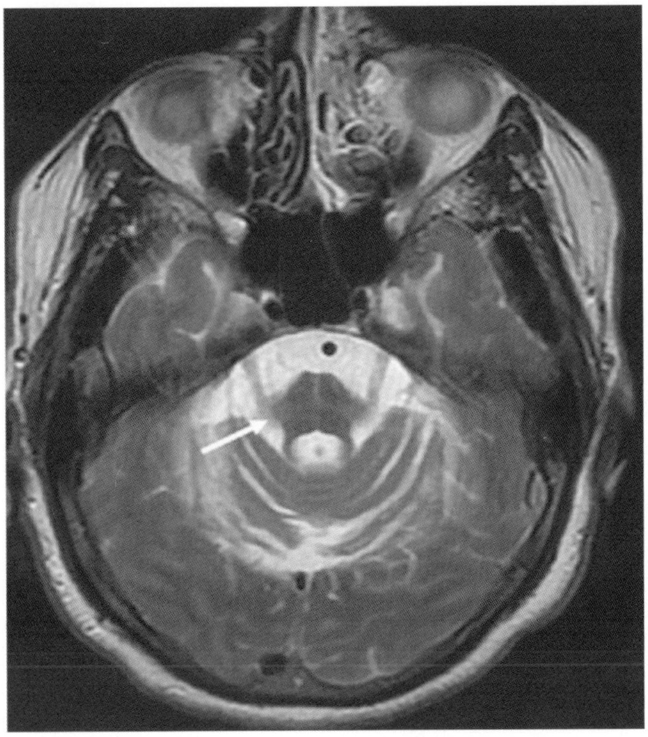

参考文献：Kato N, Arai K, Hattori T. Study of the rostral midbrain atrophy in progressive supranuclear palsy. *J Neurol Sci* 2003;210(1-2):57-60. PubMed PMID:12736089.

Oba H, Yagishita A, Terada H, et al. New and reliable MRI diagnosis for progressive supranuclear palsy. *Neurology* 2005;64(12):2050-2055. PubMed PMID:15985570.

Shrivastava A. The hot cross bun sign. *Radiology* 2007;245(2):606-607. PubMed PMID:17940314.

Warren NM, Burn DJ. Progressive supranuclear palsy. *Pract Neurol* 2007;7 (1):16-23. Review. PubMed PMID:17430861.

14a 答案 D。左侧海马萎缩及高信号。

14b 答案 A。颞叶内侧硬化。

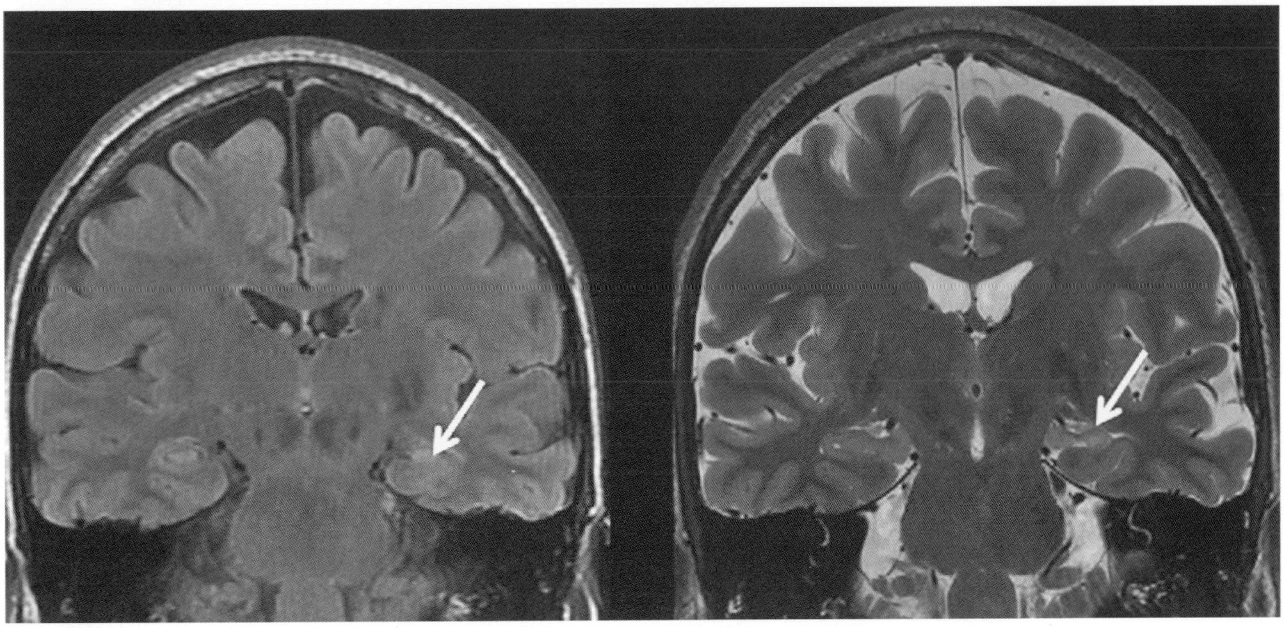

影像表现:左侧海马萎缩且失去正常内部结构,左侧海马内可见 FLAIR 异常高信号,符合左侧颞叶内侧硬化。

讨论:内侧颞叶硬化(MTS)是成人复杂部分性癫痫发作的最常见原因。经过颞叶和海马的 MRI 冠状位薄层 T2W 和 FLAIR 图像是 MTS 的最佳诊断方法。MTS 的主要影像征象包括海马萎缩、T2/FLAIR 高信号以及正常海马内部结构丧失。MTS 的次要征象包括同侧颞角扩张和同侧穹隆及乳头体萎缩。MTS 大多是单侧性的,但约 20%可为双侧性。

关于 MTS 是患者癫痫发作的原因还是癫痫发作引起 MTS,文献中还存在争议。关于儿童时期的发热痉挛是否会导致成年的 MTS 也存在争议。初期治疗是使用抗癫痫药物。对于药物难治性癫痫患者,可以采用有创的治疗方法,如颞叶切除术或激光消融。

参考文献:Lee DH, Gao FQ, Rogers JM, et al. MR in temporal lobe epilepsy:analysis with pathologic confirmation. *AJNR Am J Neuroradiol* 1998;19:19–27.

Meiners LC, van Gils A, Jansen GH, et al. Temporal Lobe Epilepsy:the various MR appearances of histologically proven mesial temporal sclerosis. *AJNR Am J Neuroradiol* 1994;15:1547–1555.

Shinar S. Febrile seizures and mesial temporal sclerosis. *Epilepsy Curr* 2003;3(4):115–118.

15a 答案 C。颅脑 MRI 增强检查。CT 显示右侧顶叶脑回钙化,提示脑三叉神经血管瘤病(Sturge-Weber 综合征)可能。增强 MRI 是最好的进一步检查方法。

15b 答案 A。脑三叉神经血管瘤病。Sturge-Weber 综合征又称为脑三叉神经血管瘤病。

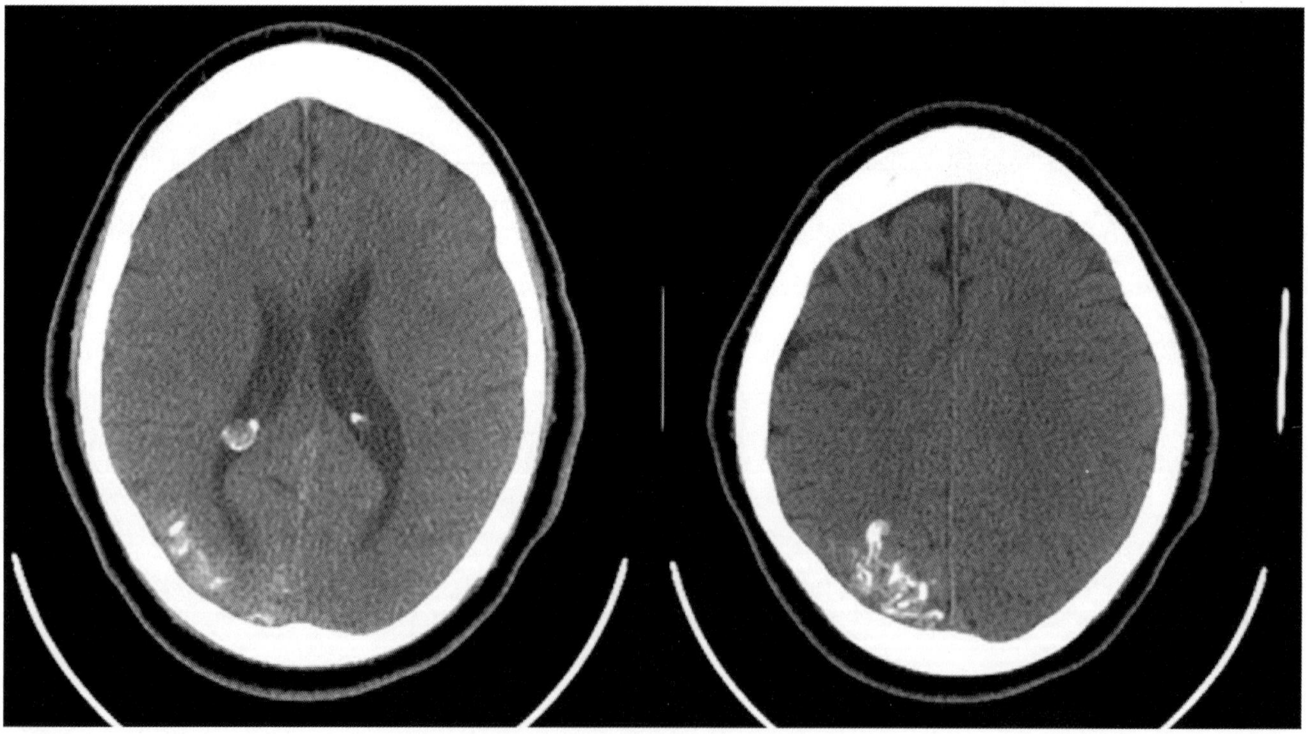

图 1 CT 平扫显示右侧顶枕叶曲线状脑回样钙化和皮质下钙化。右侧脉络丛钙化较左侧更大。

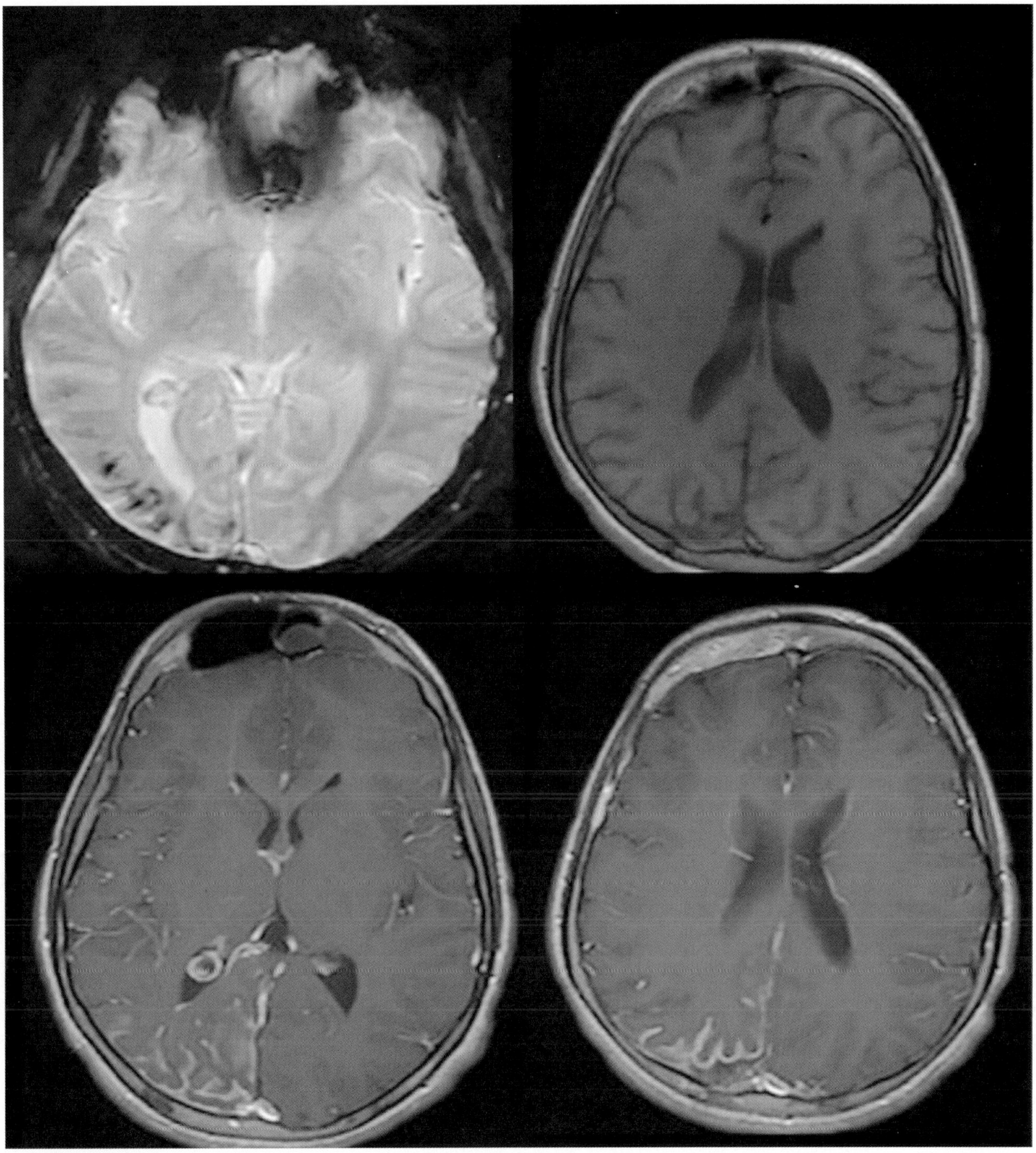

图 2　GRE 序列显示的低信号对应于 CT 图像上的钙化灶，不是所有的钙化在 T1W 图像都表现为 T1 缩短。增强图像显示右侧软脑膜强化和软脑膜血管瘤病。另外可见右侧脉络丛明显增大，右侧大脑半球体积较左侧稍萎缩。上述影像表现符合 Sturge-Weber 综合征。

讨论：Sturge-Weber 综合征或称脑三叉神经血管瘤病是一种神经皮肤综合征，其特征是面部葡萄酒色痣和一侧大脑半球的软脑膜血管瘤病。Sturge-Weber 综合征是一种罕见的疾病，每 5 万~23 万人中即有 1 人患病。与其他的斑痣病不同，由于 Sturge-Weber 综合征是由染色体 9q21 上的 GNAQ 基因的体细胞突变引起的，被认为不是遗传性疾病。

患者在出生后 1 年内会出现癫痫、精神发育迟缓、青光眼以及典型的葡萄酒色痣。

葡萄酒色痣通常分布在三叉神经眼支的支配区(V1)，单侧并与颅内异常同侧。然而，考虑到 Sturge-Weber 综合征相当罕见，大多数葡萄酒色痣患者仅为孤立性的简单病变。

Sturge-Weber 综合征的影像表现包括同侧大脑半球脑回钙化和皮质下钙化、脑萎缩、同侧脉络丛增大、软脑膜血管瘤病伴软脑膜强化。病灶分布由后向前发展，枕叶和顶叶受累程度较额叶和颞叶更重。也可发生在幕下但不是典型表现。

参考文献：Adams ME, Aylett SE, Squier W, et al. A spectrum of unusual neuroimaging findings in patients with suspected Sturge-Weber syndrome. *AJNR Am J Neuroradiol* 2009;30:276–281.

Juhász C, Haacke EM, Hu J, et al. Multimodality imaging of cortical and white matter abnormalities in Sturge-Weber syndrome. *AJNR Am J Neuroradiol* 2007;28:900–906.

Nozaki T, Nosaka S, Miyazaki O, et al. Syndromes associated with vascular tumors and malformations: a pictorial review. *Radiographics* 2013; 22:175–195.

16a 答案 B。皮质脊髓束。

16b 答案 A。常因呼吸衰竭导致死亡。

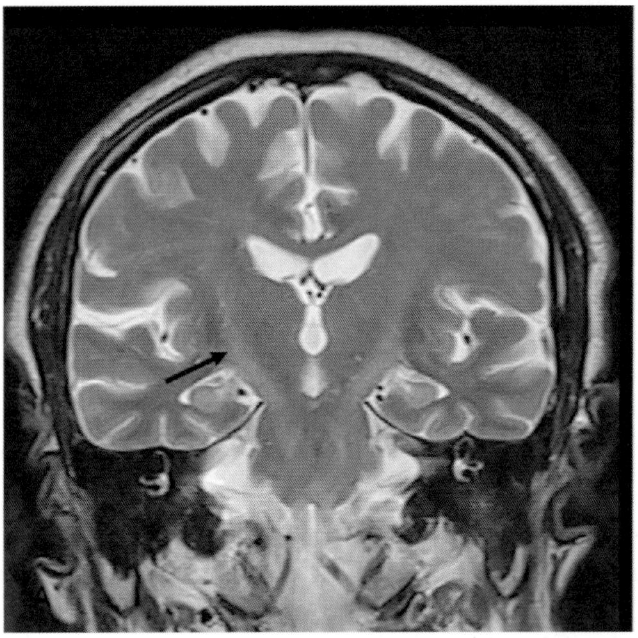
A

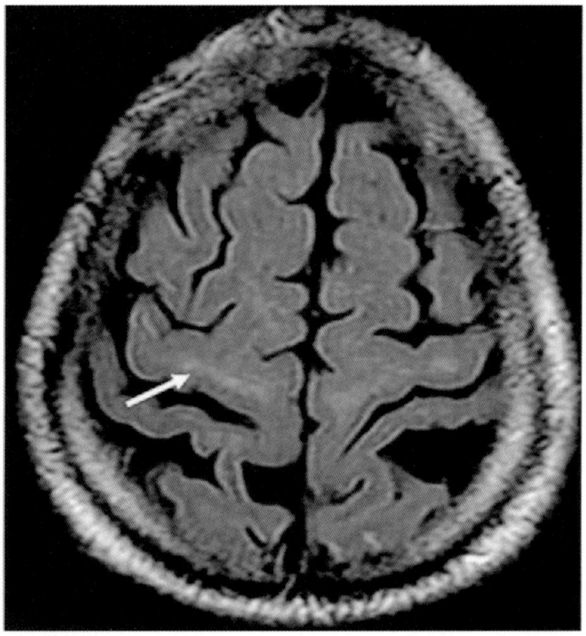
B

影像表现：冠状位 T2W 图像(图 A)显示双侧皮质脊髓束高信号。轴位 FLAIR 图像(图 B)显示中央前回/运动区皮质高信号。

讨论：肌萎缩侧索硬化(ALS)又称为运动神经元病，是一种神经退行性疾病，其特征是进行性肌肉麻痹，继发于初级运动皮质、脑干和脊髓的运动神经元退行性变。大多数 ALS 患者没有家族史而为散发性，5%~10%为遗传性。散发性 ALS 的诊断主要基于临床症状和体征，并且存在明显的表型异质性。对于临床确诊的患者，不需要常规的 MRI 检查。对于临床上可能患有 ALS 的患者，MRI 图像有助于排除 ALS 类似综合征，如多发性硬化、缺血、脊髓型颈椎病和其他脊髓病。通常在发病后 3~5 年因呼吸衰竭而死亡。

ALS 常规 MRI 图像显示皮质脊髓束在 T2W、质子密度加权(PDW)和 FLAIR 图像上呈高信号，据报道，该表现的敏感性约为 60%，但特异性不高且可见于健康受试者。皮质脊髓束信号强度的变化与疾病的临床评分无关。此外，T2W 图像还可见中央前回皮质特征性低信号，这一表现既不敏感也非特异。先进的成像技术包括 MR 波谱(NAA 峰降低、NAA/Cr 比值降低)、扩散张量成像(各向异性分数降低)和功能 MRI 可能有助于预后评估。

参考文献：Agosta F，Chiò A，Cosottini M，et al. The present and the future of neuroimaging in amyotrophic lateral sclerosis. *AJNR Am J Neuroradiol* 2010；31 (10)：1769-1777. doi：10.3174/ajnr. A2043. Review. PubMed PMID：20360339.

17　答案 C。血管性痴呆。

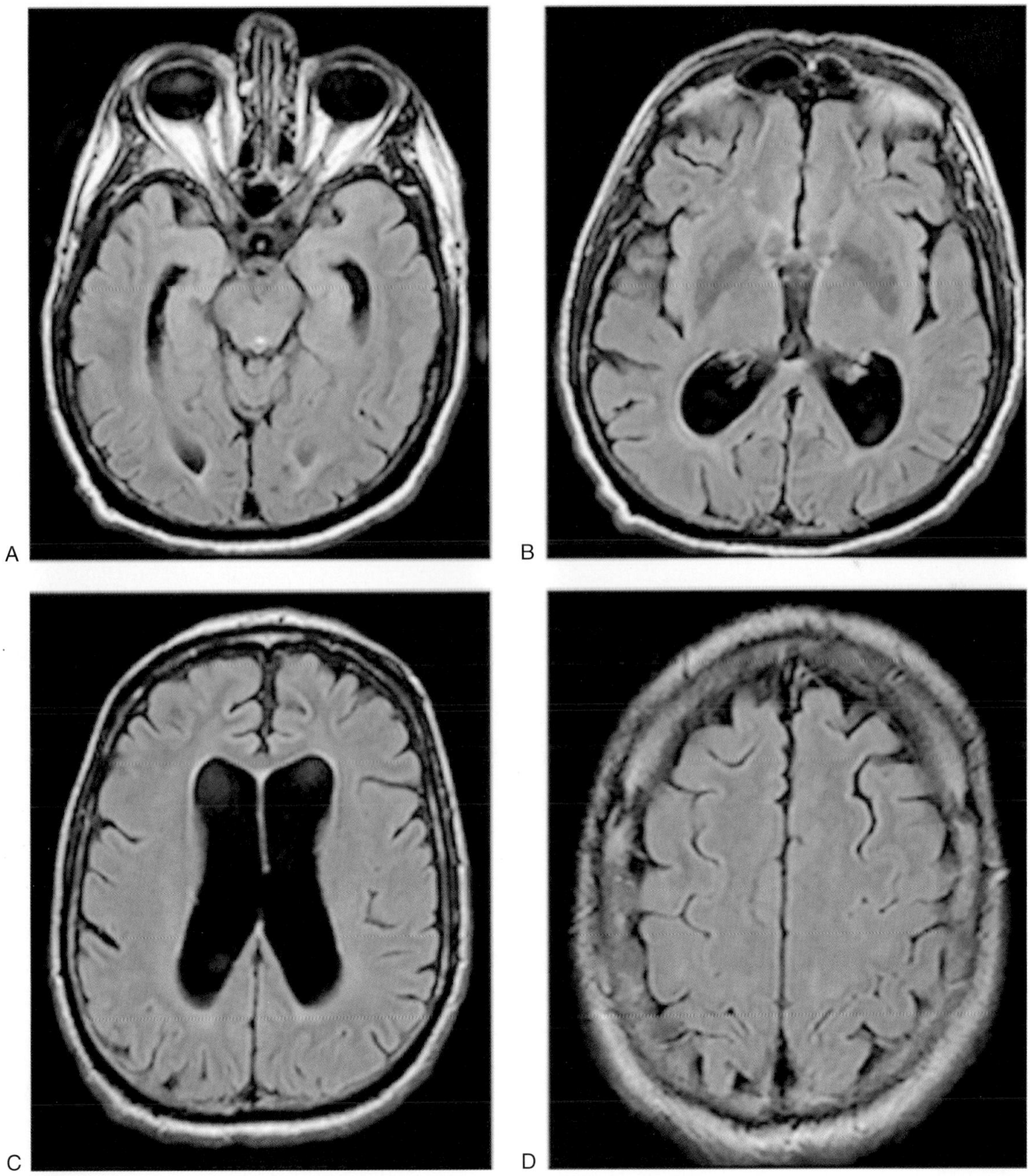

影像表现：MR 轴位 FLAIR 序列显示脑室中度普遍性扩大，伴有轻度的脑室周围 FLAIR 高信号。病变分布和皮质萎缩不具有与神经退行性疾病相关的特异性区域分布特征。中央白质或皮质/近皮质信号无改变。无腔隙性梗死。

讨论:认知功能下降可能有多种病因。血管性认知障碍(VCI)是病因之一。VCI 与 FLAIR 信号改变相关,提示潜在的脑小血管病、腔隙性梗死或位于分水岭和相关皮质等重要部位的脑梗死。本例没有提示 VCI 的脑白质病变,因此血管性认知障碍不是本例患者发生认知功能下降的病因。

另外,正常压力性脑积水可导致记忆下降、步态不稳和尿失禁。正常压力性脑积水可见中等程度的脑室扩大但无相应的脑沟增宽。据报道,从基于人群的队列中选取无脑梗死的老年人群,发现脑室容积/脑沟容积比值在最高四分位的老年人,更可能出现步态异常和认知损害。有文献报道,特异性区域性脑萎缩可见于某些疾病,如阿尔茨海默病(内侧颞叶/海马、顶枕叶)、额颞叶变性(额颞叶)、进行性核上性麻痹(幕下)。但是在结构成像上可能无法显示这些疾病的早期改变,因此,尽管影像上缺乏神经退行性疾病的特异性表现模式,在特定的临床情景中仍需要考虑这些病变的可能。

参考文献:Harper L, Barkhof F, Scheltens P, et al. An algorithmic approach to structural imaging in dementia. *J Neurol Neurosurg Psychiatry* 2014;85(6):692-698.

Palm WM, Saczynski JS, van der Grond J, et al. Ventricular dilation:association with gait and cognition. *Ann Neurol* 2009;66(4):485-493.

第 7 章 血管性病变

Prachi Dubey, Aly H. Abayazeed, Sathish Kumar Dundamadappa

问题

1 患者女，41 岁，癫痫发作，无既往病史，MRI 关键图像如下所示。

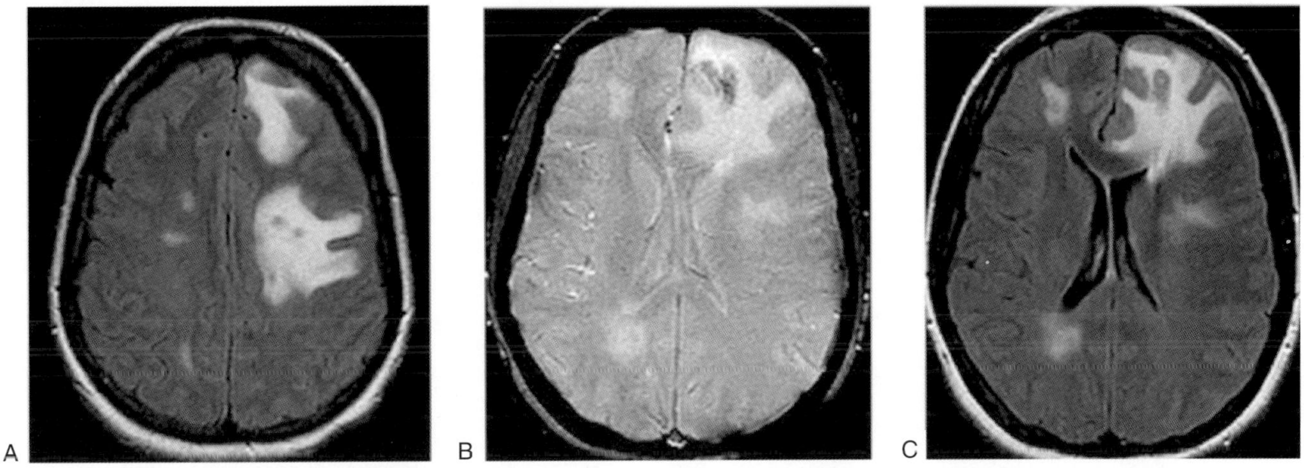

1a 下列哪种疾病最能解释这些病灶？

A.中枢神经系统血管炎　　B.进行性多灶性白质脑病

C.发生于免疫功能正常者的淋巴瘤　　D.多发性硬化

1b 下列哪项检查对确认原发性中枢神经系统血管炎最有用？

A.传统的脑血管造影　　B.MR 增强血管造影

C.高分辨血管壁成像　　D.外科活检

2 患者男，50岁，因颈部疼痛和眩晕就诊于急诊科。MRI关键图像如下所示。

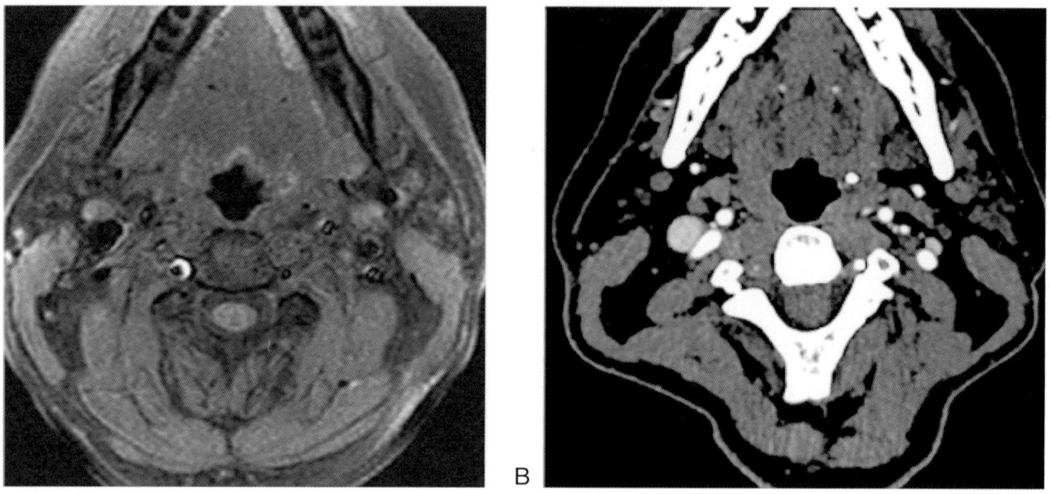

A B

2a 图A显示的序列类型是：

A.增强轴位T1W血流抑制　　B.轴位T1W脂肪饱和

C.轴位T2W脂肪饱和　　D.增强轴位T2W血流抑制

2b 上述诊断最常见的影像学表现是：

A.动脉狭窄　　B.内膜片

C.内膜血肿　　D.假性动脉瘤

3 患者男，55岁，突发右侧肢体无力和精神状态改变。

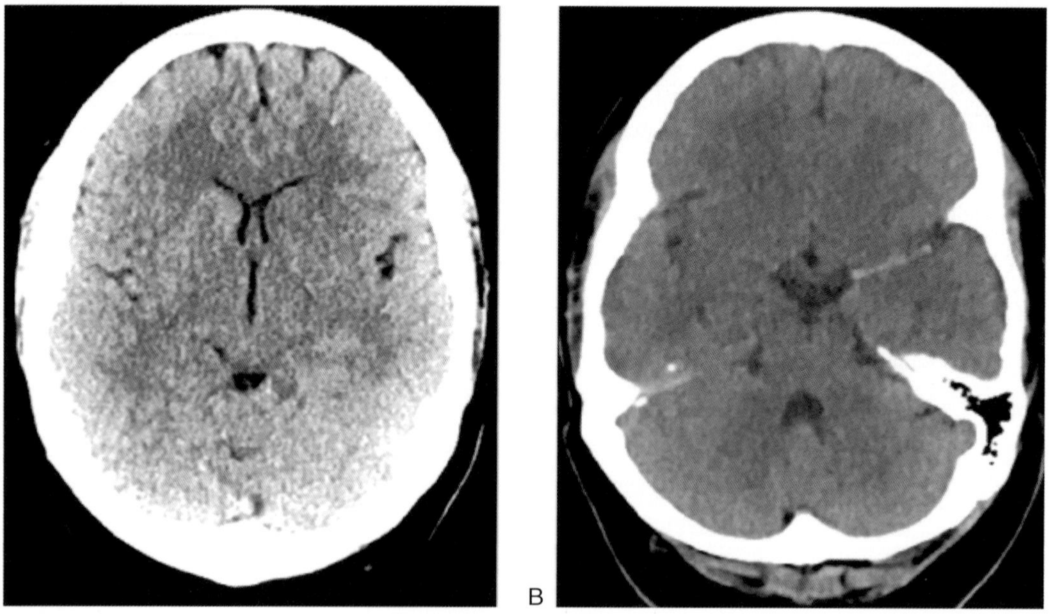

A B

3a 基于以上的颅脑CT平扫图像，下一步最佳的检查方法是：

A.数字减影血管造影(DSA)。　　B.CT血管造影和CT灌注成像。

C.颅脑MRI和MRI灌注成像。　　D.不需要额外的检查，只需治疗。

3b 下列是颅脑 CTA 和 CT 灌注成像的关键图像，分别为冠状位 CTA，CT 灌注成像的脑血流量 (CBF)、脑血容量(CBV)和平均通过时间(MTT)图(按顺序排列)，最准确的诊断是：

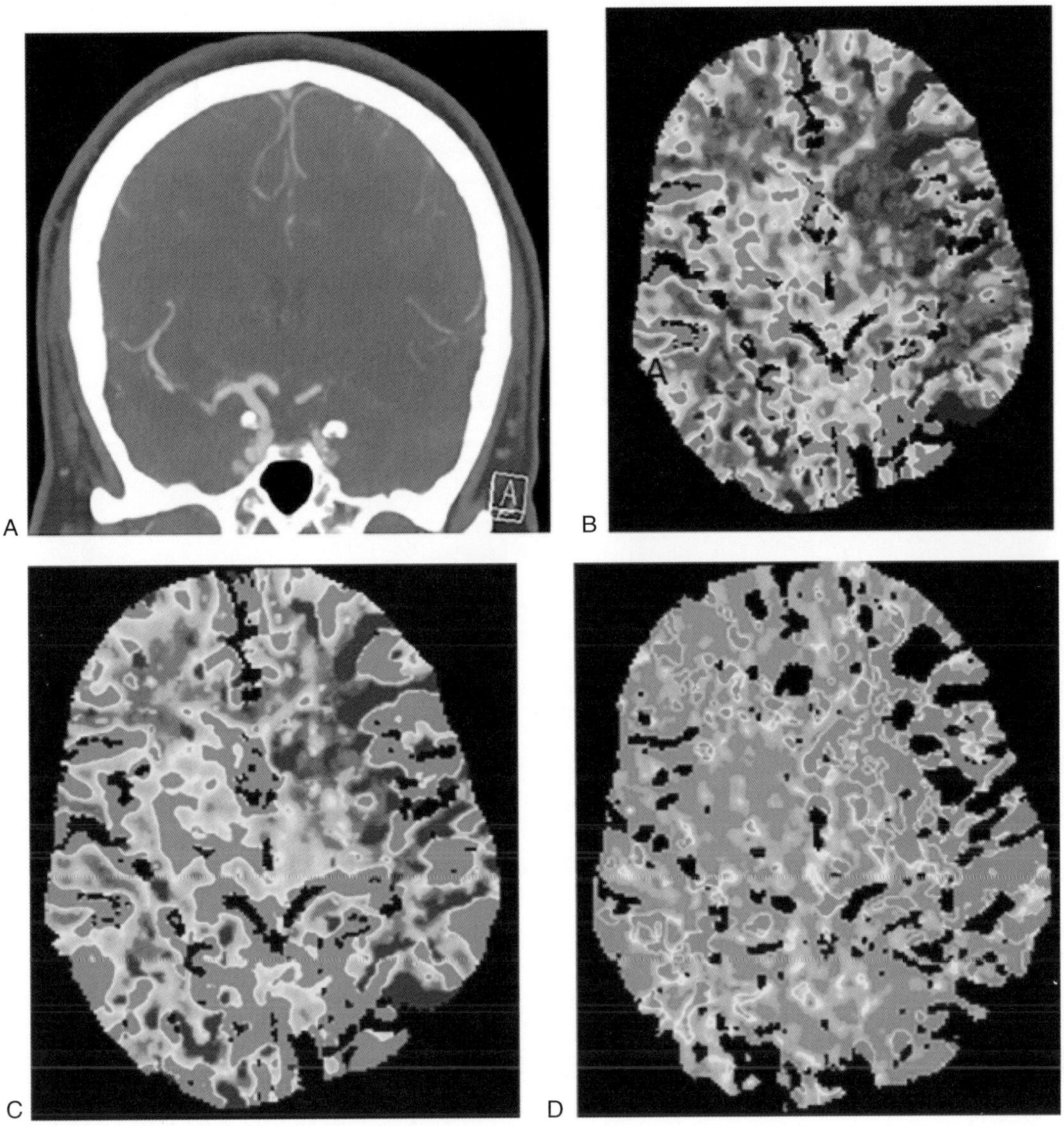

A.左侧 ICA 床突段/终末段闭塞伴左侧 MCA 供血区缺血半暗带。

B.左侧 ICA 床突段/终末段闭塞，无缺血半暗带。

C.左侧 ICA 床突段/终末段闭塞伴左侧 MCA 慢性梗死。

D.左侧 ICA 床突段/终末段闭塞，无灌注缺损。

4 图 A 至图 C 为初诊时检查的图像，图 D 为 2 个月后的随访图像。

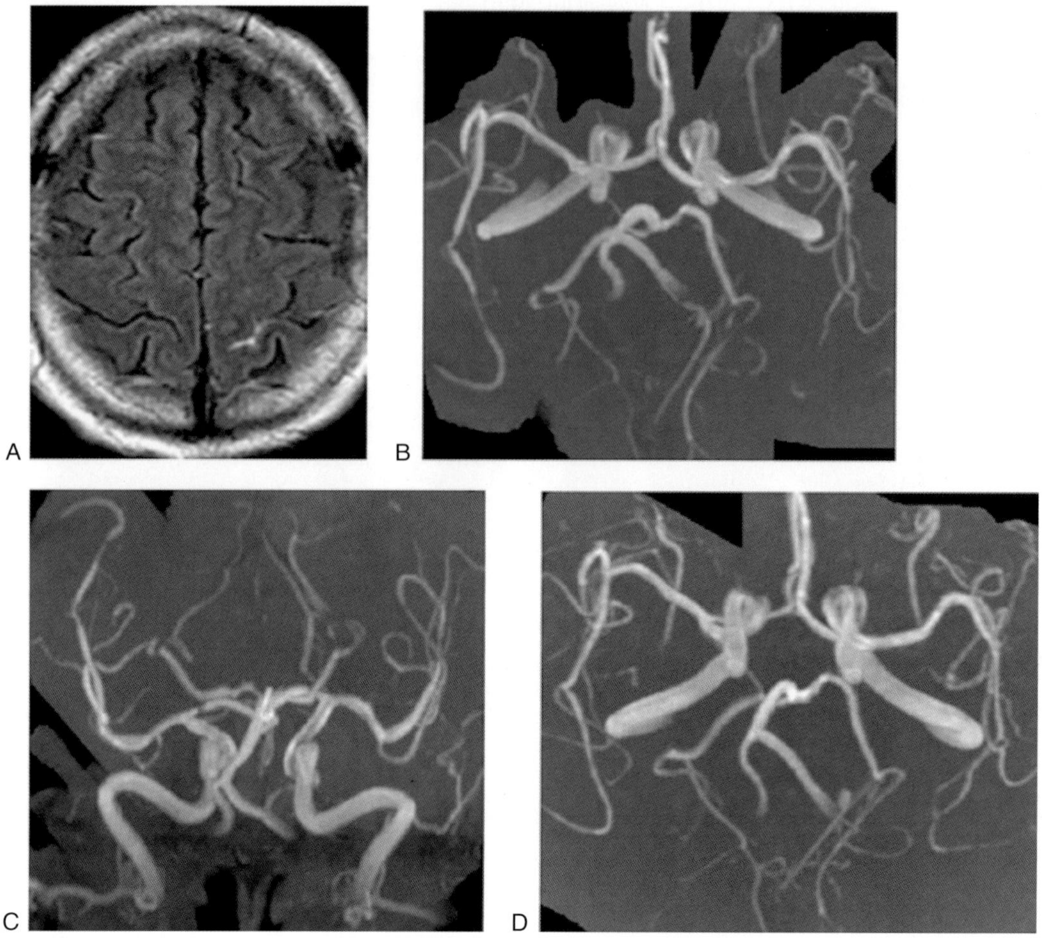

4a 根据以上图像，这位平素健康的 35 岁女性患者最可能出现的症状是：

A.霹雳性头痛　　B.体位性眩晕

C.疼痛性视力丧失　　D.步态不稳

4b 下列哪项是可逆性脑血管收缩综合征（RCVS）的主要特征？

A.未累及大、中血管　　B.症状完全缓解但影像表现持续存在

C.镁治疗至关重要　　D.在 3 个月内症状及影像表现完全消失

5 患者男，45 岁，初诊时表现为结膜水肿和眼球突出，颅脑 CTA 的关键图像如下所示。

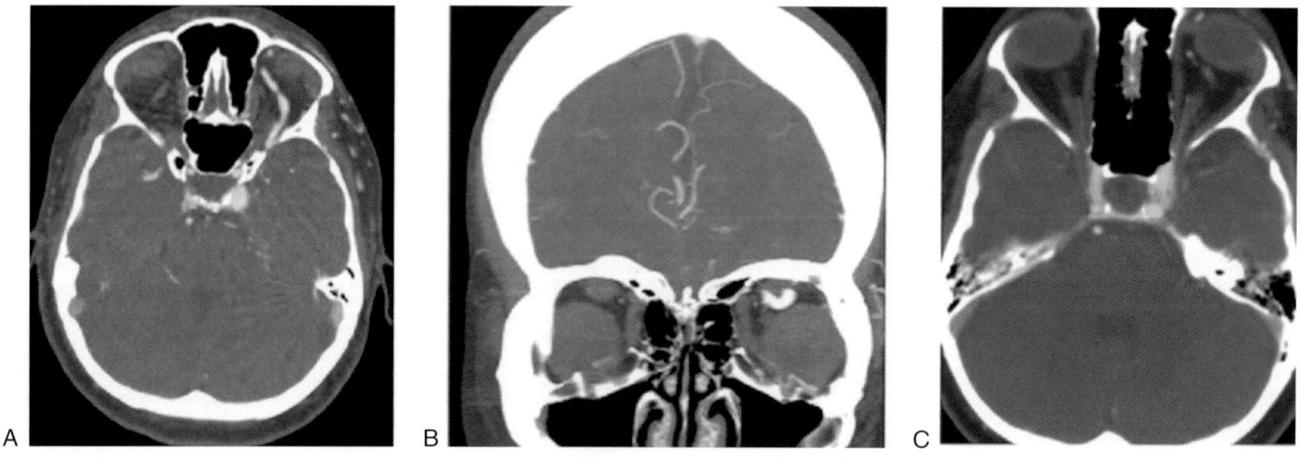

5a 上述影像改变的常见病因是：

A.自然发展 B.创伤后改变

C.炎症后改变 D.与放射治疗相关

5b 上述诊断中有什么特殊的眼部异常？

A.眼静脉曲张 B.颈动脉窦动脉瘤

C.眼上静脉充血 D.球后出血

5c 左侧海绵窦肿块样病变最可能的病因是：

A.淋巴瘤 B.脑膜瘤

C.痛性眼肌麻痹综合征 D.海绵窦动脉化

6

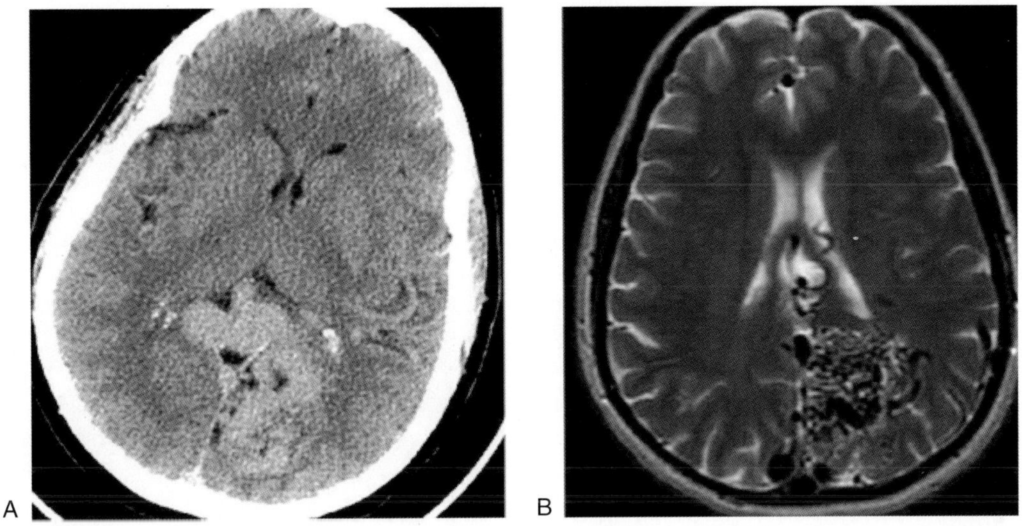

6a 最可能的诊断是：

A.发育性静脉异常(DVA) B.海绵状血管瘤

C.动静脉畸形(AVM) D.硬脑膜动静脉瘘(DAVF)

6b 下列哪项是 AVM 与 DAVF 的主要鉴别特征之一？

A.存在脑实质血管巢 B.粗大的供血动脉

C.深静脉引流 D.病灶大小

7 患者女，25 岁，反复发作短暂性脑缺血，MRI/MRA 的关键图像如下所示。

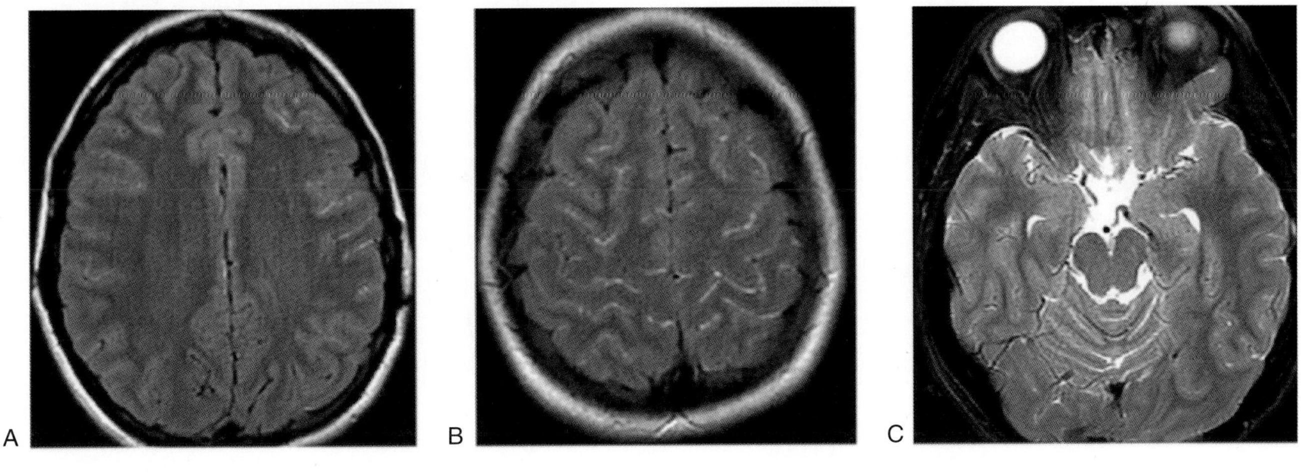

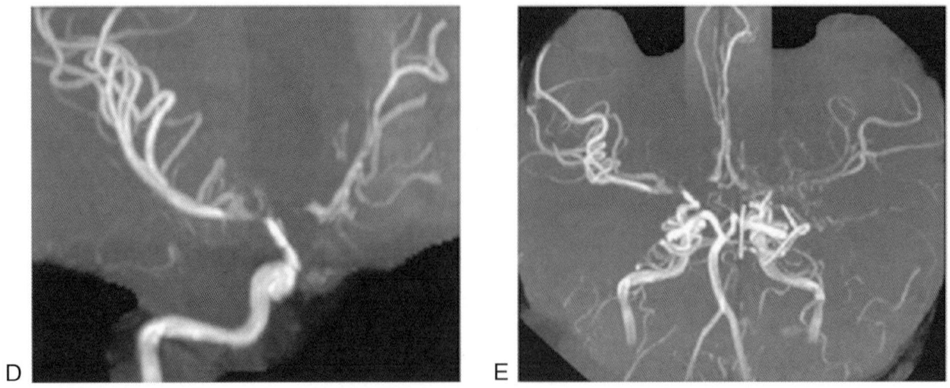

7a 根据这些图像,关于图 A 和图 B 所示的异常,最可能的解释是:

A.氧合异常　　B.蛛网膜下隙出血

C.脑膜炎　　D.软脑膜血管充血

7b 下列哪项是针对这种情况的公认的治疗策略?

A.血管支架植入术　　B.动脉瘤内螺旋线圈栓塞术

C.ECA(颞浅动脉分支)与 MCA 吻合　　D.静脉注射抗生素

8 患者女,35 岁,因严重头痛就诊于急诊科以进一步评估,CT 和 MRI 的关键图像如下所示。

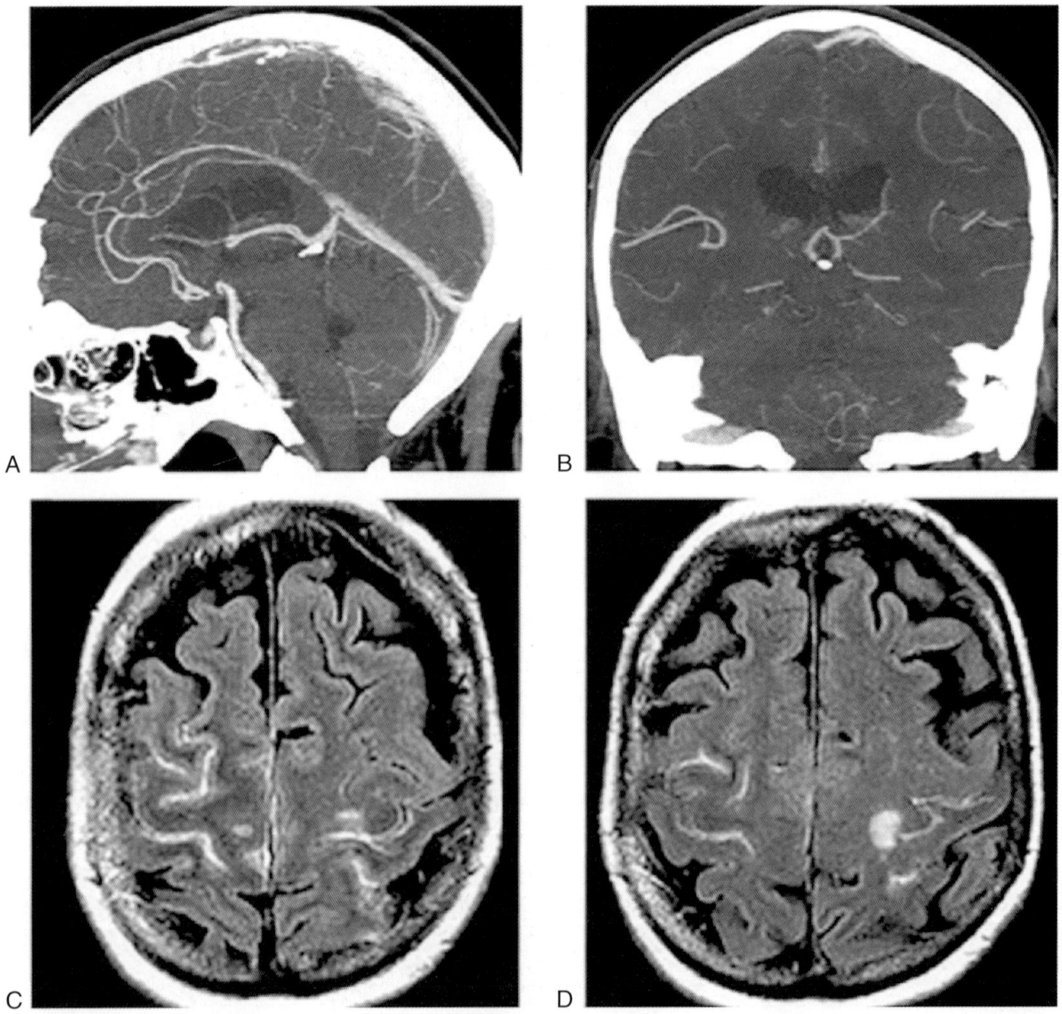

8a 该患者可能的相关临床病史是：

A.大剂量服用阿司匹林 B.口服避孕药

C.滥用可卡因 D.未控制的高血压

8b 下列哪个静脉结构是深静脉引流的一部分？

A.上吻合静脉(Trolard 静脉) B.下吻合静脉(Labbé 静脉)

C.侧裂静脉 D.大脑内静脉

9 患者女，70 岁，突发精神状态改变，颅脑 CT 异常如下所示。其余的检查包括头颈 CTA、MRI 和脑血管导管造影均未见异常。

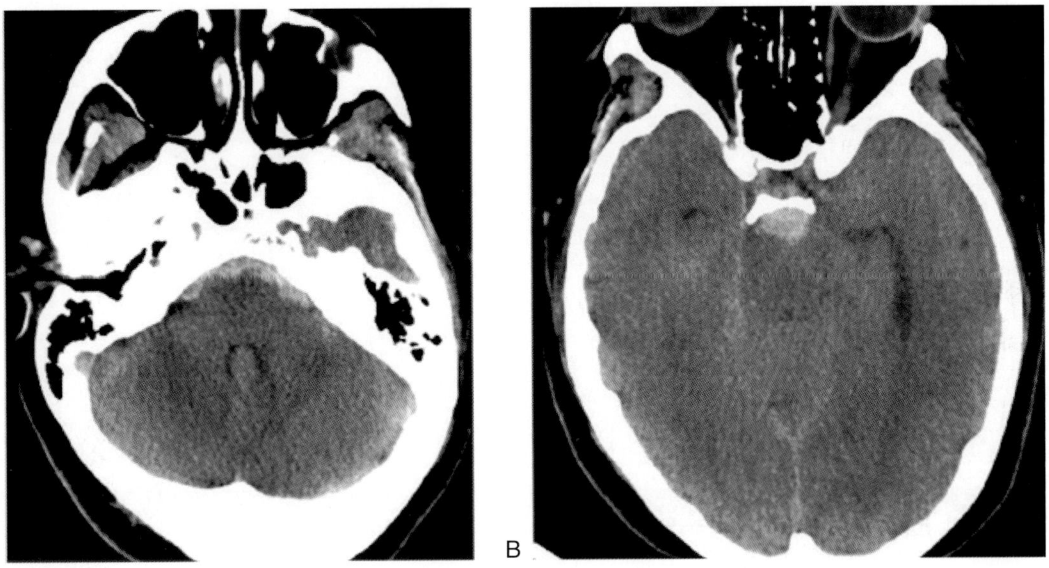

A B

最可能诊断是：

A.基底脑膜渗出 B.脑桥前肿块

C.动脉瘤性蛛网膜下隙出血 D.良性中脑周围出血

10 患者女，50 岁，有吸烟史和高血压史，因急性发作剧烈头痛就诊于急诊科。颅脑 CT 平扫及脑血管造影的关键图像如下所示。

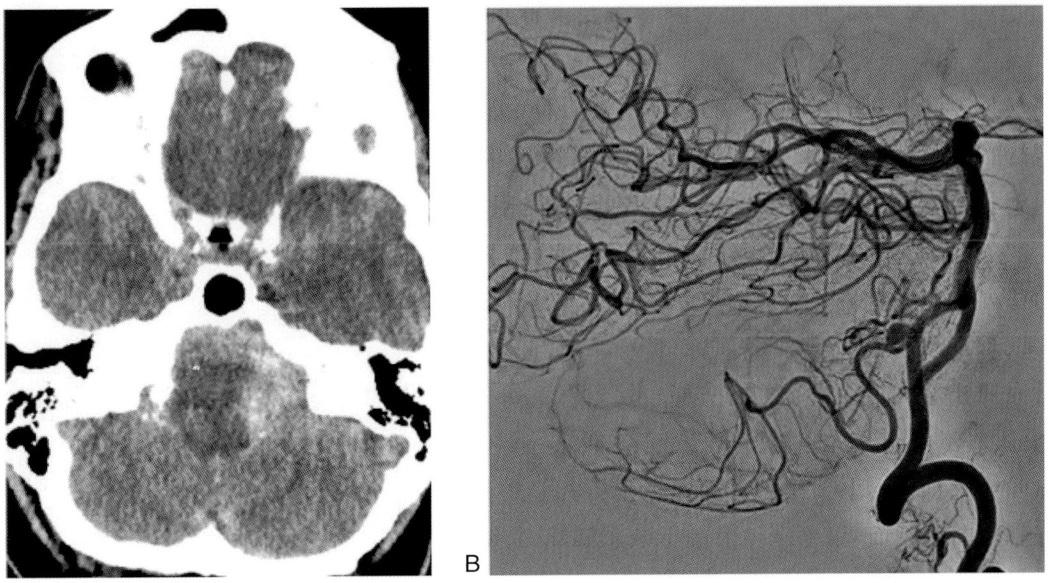

A B

10a 在上述情况下，导致显著的死亡率和发病率的预期风险是：

A.脑血管痉挛　　B.大血管血栓形成

C.相关的夹层　　D.脑积水

患者的临床状况随后恶化。CTA 关键图像如下所示。

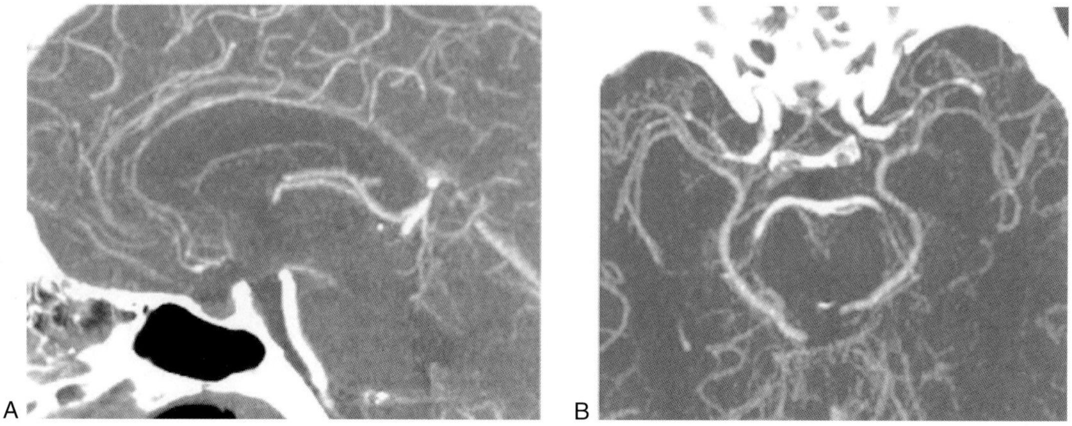

10b 最可能的诊断是：

A.脑血管痉挛　　B.左侧大脑中动脉夹层

C.基底动脉狭窄　　D.基底动脉血栓

11 患者男，56 岁，因定向障碍和共济失调就诊于急诊科。MRI 和 CTA 的关键图像如下所示。

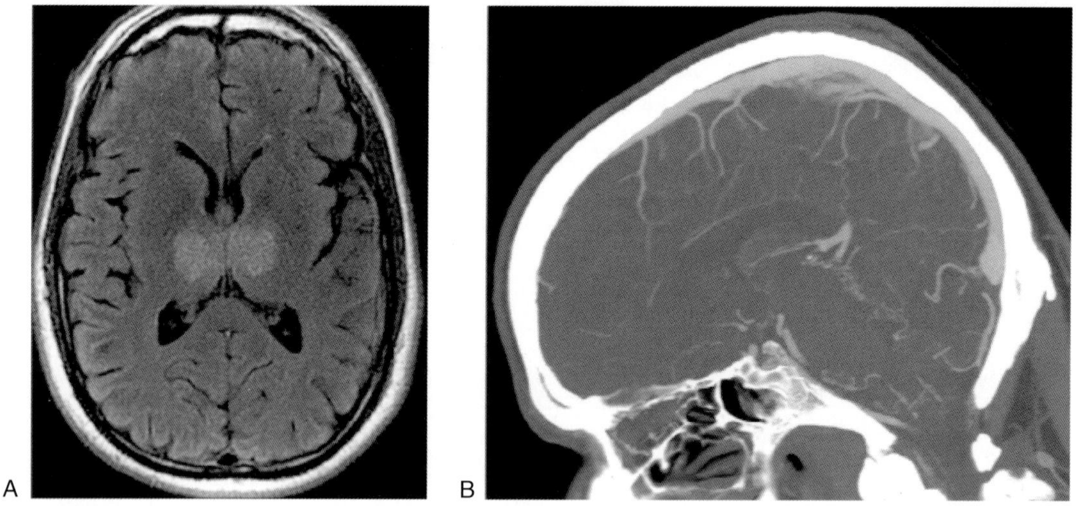

上述病例的诊断是：

A.Percheron 动脉梗死　　B.深静脉窦血栓形成

C.克雅病　　D.双侧丘脑胶质瘤

12 患者女，60 岁，患有糖尿病，突发头痛、视力模糊、面部麻木和感觉异常。行 MRI 检查，关键图像如下所示。

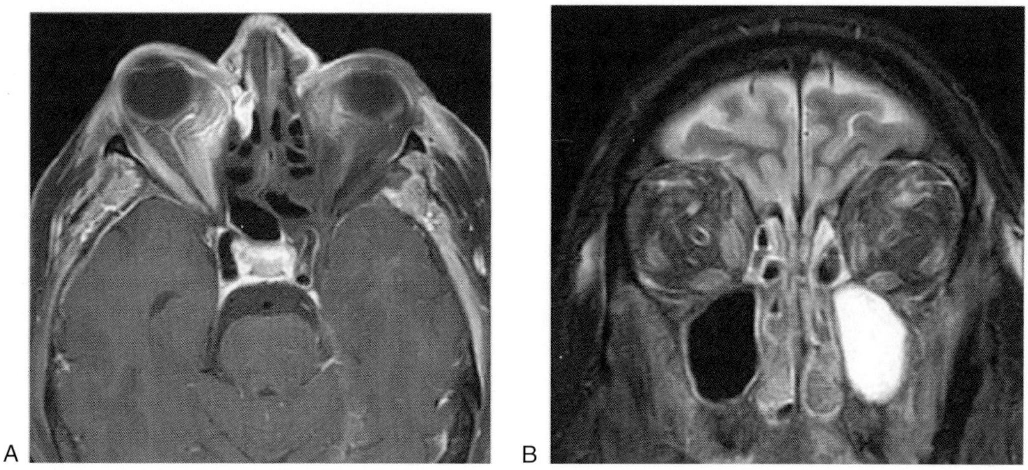

12a 最可能的诊断是：

A.眼眶炎性假瘤　　B.痛性眼肌麻痹综合征（Tolosa-Hunt 综合征）

C.海绵窦血栓形成　　D.颈动脉海绵窦瘘

12b 以上图像所示的哪项额外的异常倾向于这个诊断？

A.颅底创伤　　B.鼻旁窦感染

C.上颌窦黏液囊肿　　D.海绵窦段颈动脉夹层

13 患者男，45 岁，颅脑 CT 检查异常。行 MRI 检查进一步评估，图像如下所示。

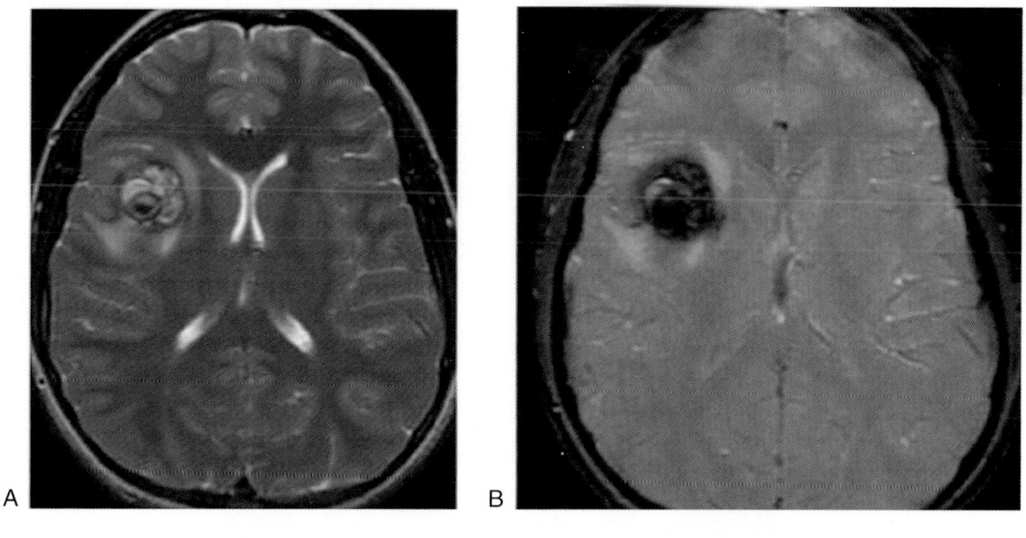

最可能的诊断是：

A.海绵状血管瘤　　B.发育性静脉畸形

C.动静脉畸形　　D.少突胶质细胞瘤

14　患者女,30 岁,搏动性耳鸣。耳镜检查发现鼓膜后一红色肿块,行 CT 检查进一步评估。

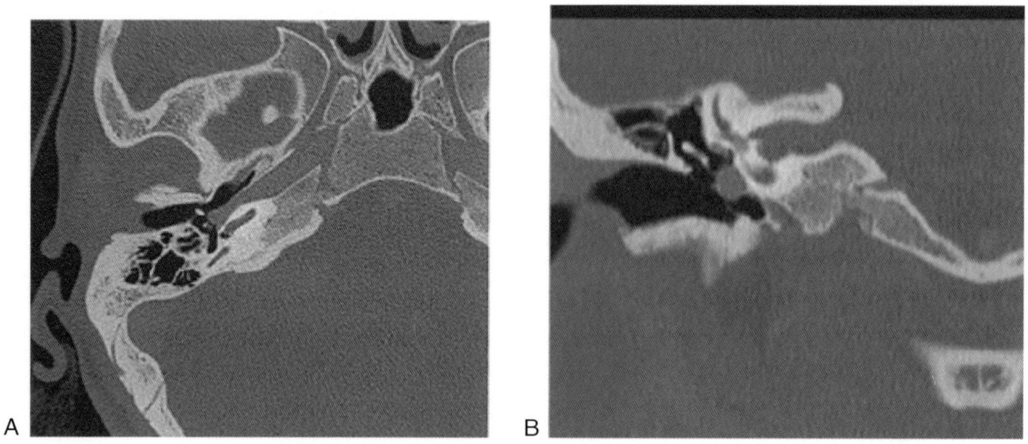

14a　诊断是:

A.鼓室球　　　　B.迷走颈内动脉

C.先天性胆脂瘤　　　　D.颈静脉球裂隙

14b　上述疾病通常与下列哪项次要表现有关?

A.颈段颈内动脉缺如和下鼓室管扩大　　　　B.颈静脉孔乙状窦板缺如

C.中耳听骨侵袭或移位　　　　D.鼓室盖裂开

15　患者 75 岁,因倒地被送往急诊科。先行 CT 检查,再行 MRI 检查。

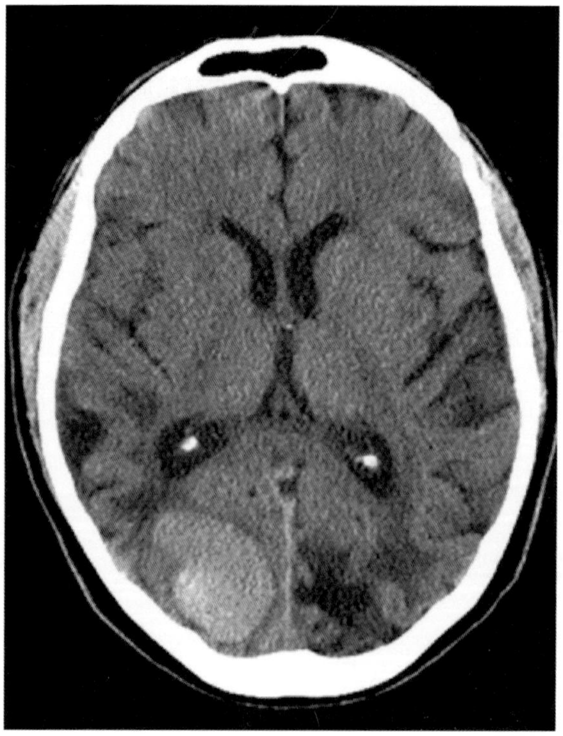

图 1

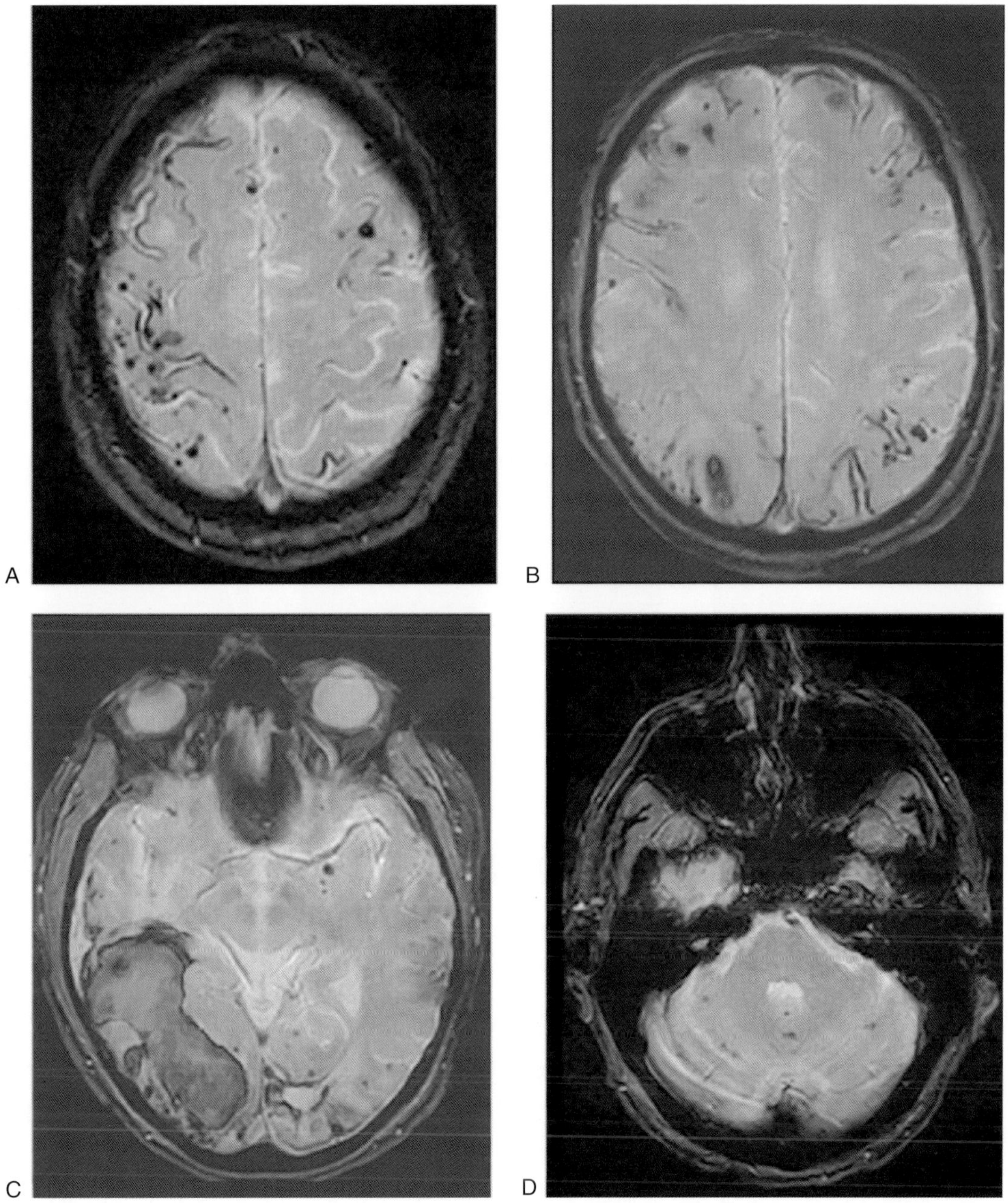

图 2

15a 诊断该疾病应选择下列哪项检查？

A.CT 扫描　　B.导管造影

C.MR SWI(MR 磁敏感成像)　　D.淀粉样蛋白核扫描

15b 关于本病，下列哪项正确？

A.大部分为常染色体遗传，需对其他家庭成员进行筛查。

B.罕见于老年患者。

C.反复外伤伴二次撞击综合征。

D.通常累及大脑周边的中小型血管。

答案与解析

1a 答案 A。中枢神经系统血管炎。左侧额叶周围皮质/皮质下信号改变伴含铁血黄素沉着，与中枢神经系统血管炎最相符。皮质受累不是进行性多灶性白质脑病的典型表现。淋巴瘤在免疫功能低下时可为多灶性和出血性，但在免疫功能正常的患者中很罕见。少数的肿瘤样脱髓鞘或急性播散性脑脊髓炎可有此表现，若为暴发型可能表现为出血，但通常不予以常规考虑。

1b 答案 D。外科活检。外周小血管受累降低了影像诊断的准确率。虽然皮质和脑膜活检可证实原发性中枢神经系统血管炎的病理改变，但是选项中的影像检查通常是正常的。

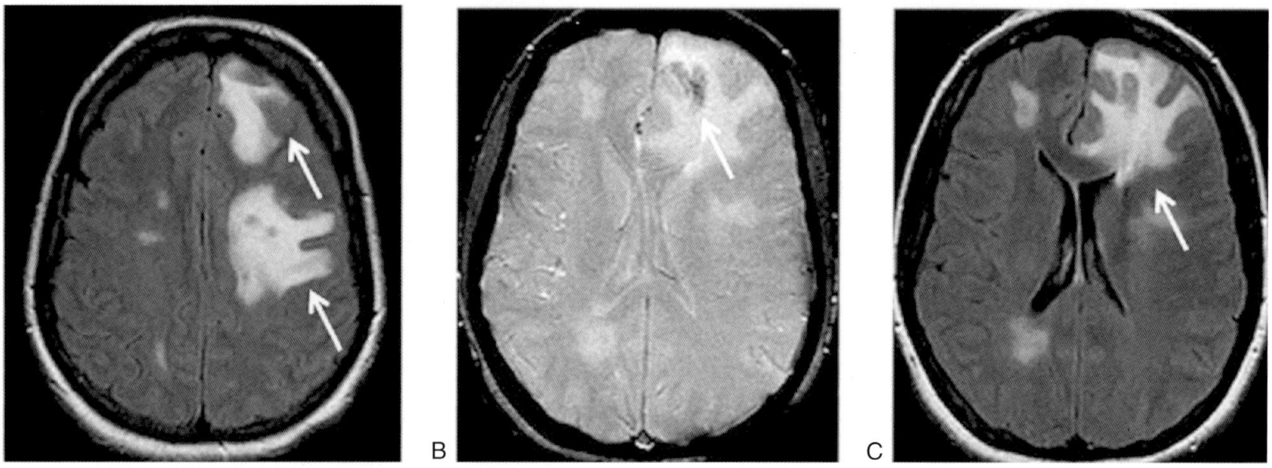
A B C

影像表现：轴位 FLAIR 图像(图 A 和图 C)显示左侧额叶散在的皮质/皮质下白质病变伴少量含铁血黄素沉着(图 B)。

讨论：血管炎是一个广义的术语，包括以血管壁(累及动脉、静脉或两者)炎症为共同特征的多种疾病，年轻患者中约 5%的卒中由它引起。

累及神经系统的血管炎可分为原发性中枢神经系统血管炎(PACNS)和继发性血管炎。继发性血管炎可以是原发性系统性血管炎累及中枢神经系统或伴随全身性疾病的继发性血管病变。类似血管炎的影像表现也可见于娱乐性药物使用和长期辐射的后遗症。

根据最小受累血管的大小，血管炎可分为大血管血管炎(定义为管径> 2mm 的血管，包括 M1/A1/P1 近端)、中血管血管炎(管径为 0.5mm)和小血管血管炎(管径为 0.2~0.3mm，包括软脑膜和皮质血管)。

常见的累及中枢神经系统的系统性血管疾病包括巨细胞动脉炎(大血管)、Takayasu 病(大血管)、韦格纳肉芽肿病(小血管)、多动脉炎(中血管)和 Churg-Strauss 综合征(小血管)。干燥综合征、混合性结缔组织病、系统性红斑狼疮和神经白塞综合征等均是导致继发性血管炎的系统性疾病。

PACNS 又称原发性中枢神经系统血管炎，病变局限于中枢或周围神经系统。这是一种罕见的疾病，40~60 岁发病率最高，通常为小血管受累，偶尔也累及中血管。静脉受累较少。组织病理学上可见局灶性或节段性炎性细胞浸润伴血管壁坏死，伴或不伴血管周围肉芽肿、髓鞘丢失和轴索变性。该疾病是异质性的,临床表现多种多样而且通常是非特异性的,影像学表现也是非特异性的,反映了血管病变的后遗症(受累血管狭窄与扩张相间,呈“串珠状外观”)、管腔狭窄后缺血和血管壁破裂后出血。

血管炎的影像学评估应从 MRI 开始,评估脑实质改变。其次应行血管成像,必要时,应行活检。

PACNS 最常见的影像学表现是双侧多发的幕上脑白质 T2W 高信号。基底节和皮质也可受累。不同血管区域可见多发脑梗死。增强后,病灶、脑膜和血管周围间隙可见强化。约 15%的病例可见肿块样病变。脑实质和蛛网膜下隙出血通常表现为小的淤点且在 SWI 上显示最佳。在陈旧性病变背景中可见 DWI 弥散受限的新病灶。

由于小血管的 CTA/MRA 分辨率低,所以无创性血管成像在 PACNS 中通常表现为阴性。除非有中型血管受累,否则导管造影也可为阴性。脑膜或脑组织活检是诊断小血管炎的主要方法。鉴于该病的异质性,即使活检也可能表现为假阴性。

参考文献:Birnbaum J,Hellmann DB. Primary angiitis of the central nervous system. *Arch Neurol* 2009;66(6):704-709. doi:10.1001/archneurol.2009.76

Garg A. Vascular brain pathologies. *Neuroimaging Clin N Am* 2011;21(4):897-926. doi:10.1016/j. nic. 2011.07.007

Hähnel S. *Inflammatory diseases of the brain*,2nd ed. 2013 ed. New York,NY:Springer,2013.

Law M,Som PM,Naidich TP. *Problem solving in neuroradiology:expert consult—online and print*,1st ed. Philadelphia,PA:Saunders,2011.

Naidich TP, Castillo M, Cha S, et al. *Imaging of the brain*. Expert Radiology Series. Philadelphia,PA:Saunders/Elsevier,2013.

2a 答案 B。轴位 T1W 脂肪饱和。轴位图像是 T1W(注意颈椎管内的脑脊液呈低信号,黏膜呈中等信号),皮下脂肪信号被抑制,无强化,亦无血流抑制。

2b 答案 A。动脉狭窄。本例诊断为椎动脉夹层。通常影像表现为血管管径骤然改变或呈锥形狭窄,而非动脉粥样硬化性疾病。

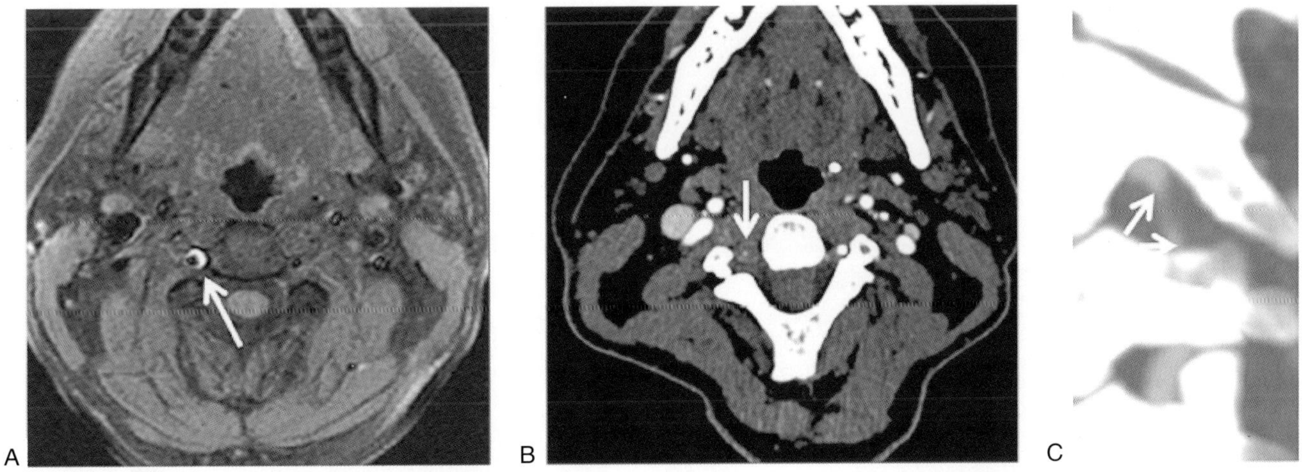

影像表现:轴位 T1 平扫脂肪饱和图像显示右侧椎动脉 V2 段局灶性新月形 T1W 高信号(图 A)。CTA 同一层面可见血管壁增厚和血管腔呈线状狭窄(图 B)。冠状位 CTA MIP 图像显示血管腔呈线状狭窄,其远端呈局限性扩张(图 C)。

讨论：当患者出现颈部或头部疼痛和眩晕/头晕时，椎动脉夹层（VAD）是重要的诊断可能之一。它也可导致缺血性脑卒中，因此应仔细评估后循环急性缺血性脑卒中。其原因包括自发性、创伤性、医源性颈部操作，或易患纤维肌性疾病和胶原血管疾病等。

临床表现为颈部疼痛、头晕或眩晕。如果并发后循环脑梗死或蛛网膜下隙出血，可能出现额外的神经功能缺损。

在影像学上，可采用 CTA 和 MRA 进行无创性诊断。T1W 或 T2W 脂肪饱和序列可用于评估壁内血肿。通常情况下，由于血管腔明显变窄或血管径的骤然改变，VAD 表现为血管腔狭窄伴血管壁增厚、线样征。高分辨血管壁成像或传统脑血管造影可以更好地观察不规则的血管壁，脑血管造影是诊断 VAD 的金标准。

椎动脉夹层本身可有狭窄-闭塞或动脉瘤样的形态改变。动脉瘤样改变表现为狭窄段的近端或远端管腔呈局限性或梭形扩张，最常见于 V4 段中，并可能伴有蛛网膜下隙出血。当夹层通过中膜进入外膜下时，可导致血管外壁呈偏心性扩张，形成夹层假性动脉瘤。治疗主要取决于临床症状、病变部位和夹层的形态。抗凝治疗可用于硬膜外夹层的患者，但是禁用于出血性梗死或蛛网膜下隙出血的患者。夹层动脉瘤可采用血管内线圈栓塞或手术栓塞治疗。

参考文献：Gottesman RF, Sharma P, Robinson KA, et al. Imaging characteristics of symptomatic vertebral artery dissection: a systematic review. *Neurologist* 2012;18(5):255-260.

Shin JH, Suh DC, Choi CG, et al. Vertebral artery dissection: spectrum of imaging findings with emphasis on angiography and correlation with clinical presentation. *Radiographics* 2000;20(6):1687-1696.

3a 答案 B。CT 血管造影和 CT 灌注成像。左侧基底节区低密度伴左侧尾状核和壳核边界消失（图 A），同时左侧大脑中动脉（MCA）走行区可见高密度血管影，需警惕血栓（图 B），符合急性脑卒中，所以 B 选项是下一步的最佳检查方法。

3b 答案 A。左侧 ICA 床突段/终末段闭塞伴左侧 MCA 供血区缺血半暗带。MTT 图和 CBF 图显示左侧大脑中动脉供血区缺血再灌注，左侧基底节区 CBV 降低，灌注缺损与缺血性半暗带不匹配提示小的核心梗死灶。

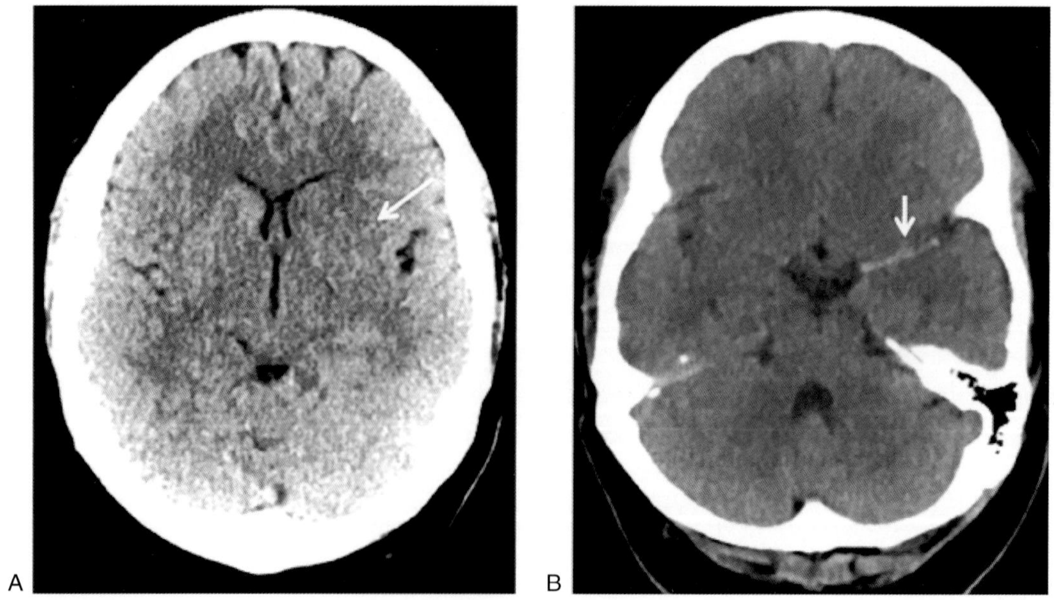

图 1

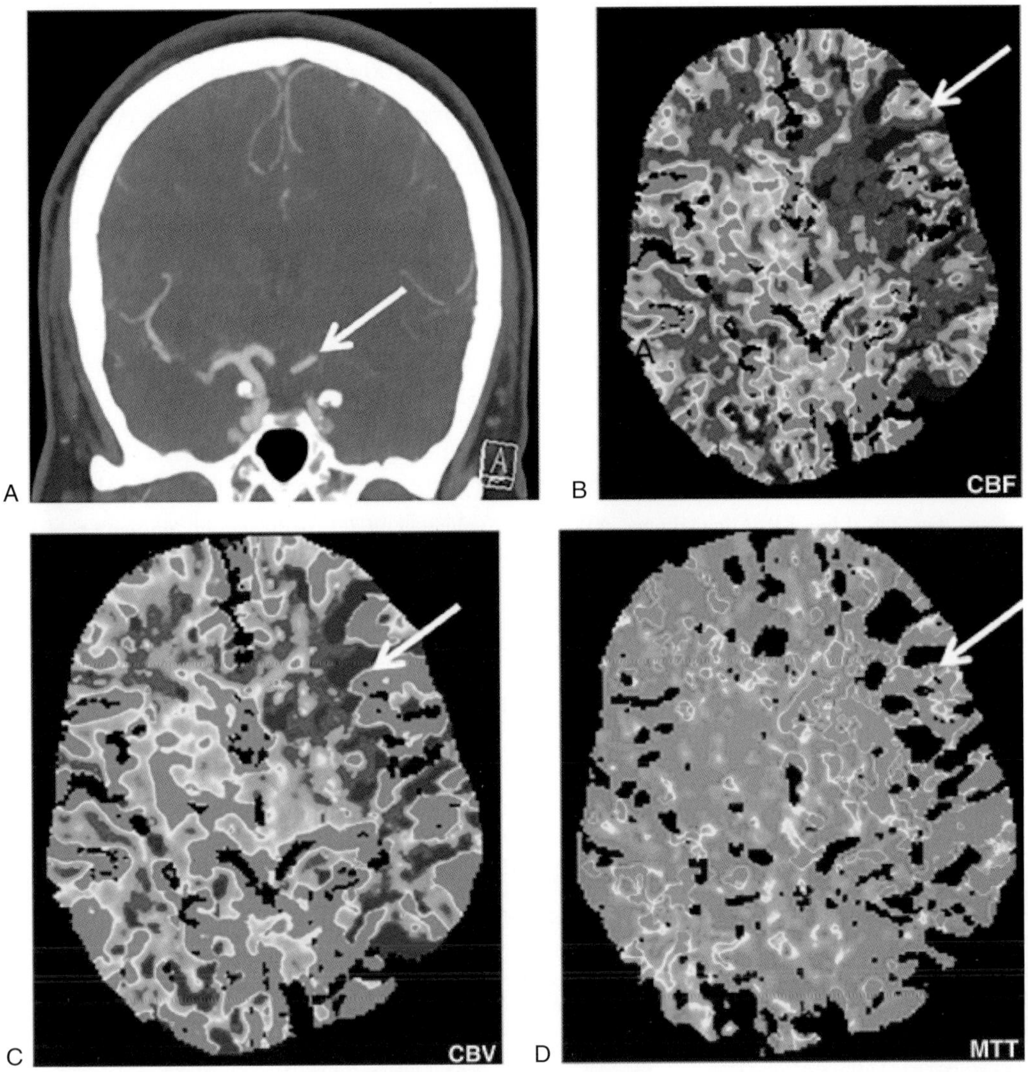

图2

影像表现:图1轴位颅脑CT平扫显示左侧大脑中动脉因腔内血栓呈高密度,左侧尾状核及豆状核因细胞毒性水肿/梗死而表现为正常灰质-白质分界消失。

图2颈动脉终末段冠状位CTA MIP图像显示左侧颈动脉终末段和左侧大脑中动脉闭塞。CT灌注的CBF、CBV和MTT图显示左侧尾状核和豆状核存在小的核心梗死灶(CBV减少,与CBF严重减少相匹配,在CBF图上编码为深蓝色),左侧大脑中动脉供血区的左侧额叶和顶叶大面积缺血半暗带(CBV/MTT不匹配),提示软脑膜侧支血管供应缺血脑组织及潜在可挽救的脑组织。

讨论:对于急性脑卒中患者,首先采用颅脑CT平扫排除颅内出血并寻找颅内缺血征象。如果患者处于药物治疗的治疗窗内且无颅内出血,可静脉注射tPA。对于发病后<6h的前循环脑卒中,可动脉给予tPA。

若急性脑卒中患者处在治疗时间窗内(前循环脑卒中发病后0~8h),为了评估是否能进行干预治疗,通常需要行CTA成像,可同时行或不行CT灌注检查。CTA可评估血管病变的部位和范围(原位血栓、栓子或夹层),并可显示闭塞部位近端和远端的血管以及侧支循环的状态。核心梗死(不可逆性功能丧失)表现为CBF和CBV缺损区相匹配。具有梗死风险的脑组织区域(潜在可挽救的神经元或缺血半暗带)表现为CBF[单位：mL/(100g脑组织·min)]降低、CBV(单位：mL/100g脑组织)大致正常(侧支血管开放)和MTT(单位：秒)延长(血液在侧支血管的循环时间更长)。值得注意的是，近来发现4D CTA或动态CTA在评估缺血性病变的血管闭塞、串联血管病变、侧支循环状态以及颅内出血的斑点征(此征象与血肿扩大的风险增加相关)等方面优于SP-CTA(单期CT血管造影)。DWI-MRI对核心梗死灶的精确检测非常敏感。然而，由于MRI的应用有一定的局限性，CT仍然是许多医疗机构的主要检查手段。

参考文献：Allen LM, Hasso AN, Handwerker J, et al. Sequence-specific MR imaging findings that are useful in dating ischemic stroke. *Radiographics* 2012;32(5):1285-1297.

Kortman HGJ, Smit EJ, Oei MTH, et al. 4D-CTA in neurovascular disease: a review. *AJNR Am J Neuroradiol* 2015;36:1026-1033; originally published online on October 29, 2014, doi:10.3174/ajnr.A4162

Lui TW, Tang ER, Allmendinger AM, et al. Evaluation of CT perfusion in the setting of cerebral ischemia: patterns and pitfalls. *AJNR Am J Neuroradiol* 2010;31:1552-1563; originally published online on February 25, 2010, doi:10.3174/ajnr.A2026

4a　答案A。霹雳性头痛。霹雳性头痛是与可逆性脑血管收缩综合征(RCVS)相关的典型症状。值得注意的是，动脉瘤破裂也可出现这种症状，因此仅根据临床表现很难进行诊断。

4b　答案D。在3个月内症状及影像表现完全消失。

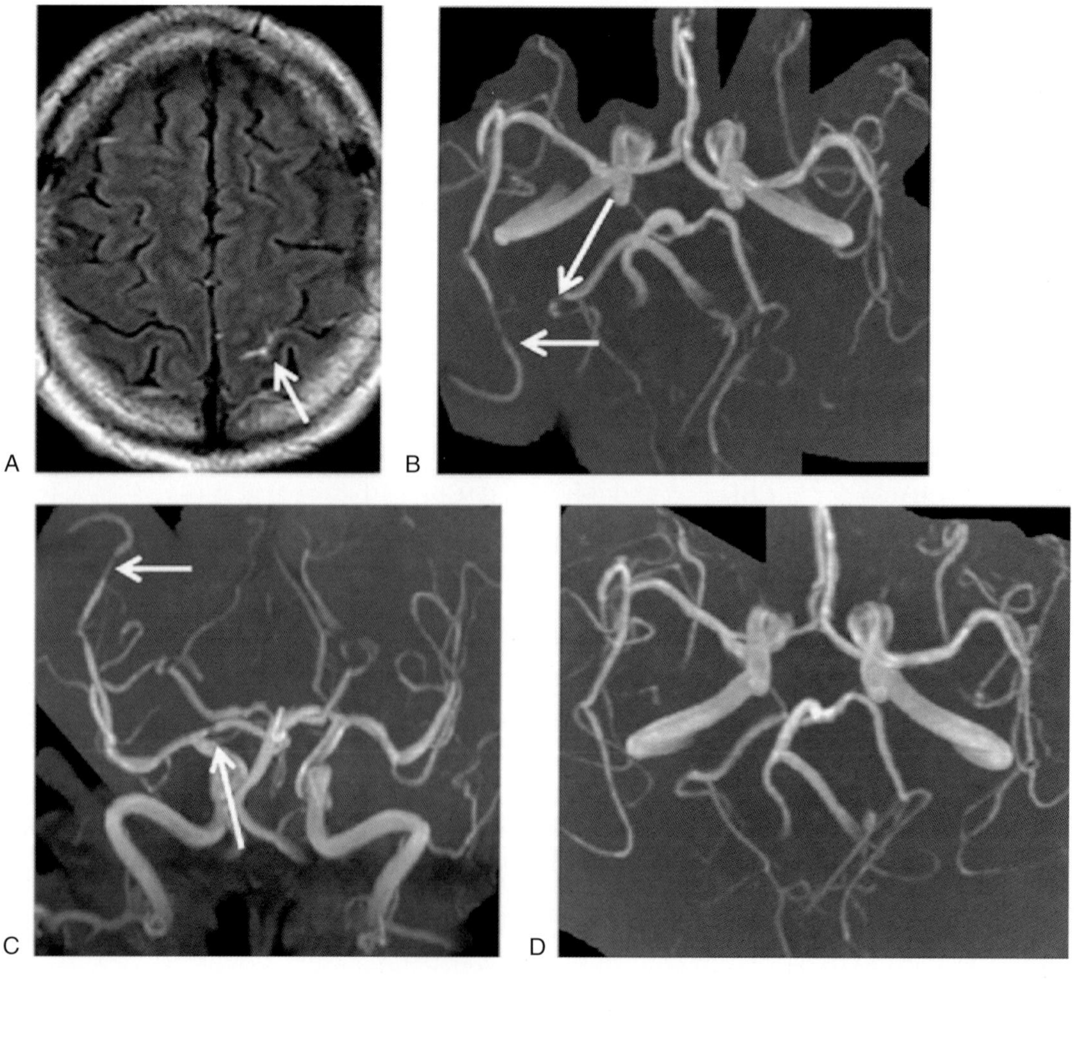

影像表现:FLAIR 显示左侧顶叶脑沟局限性高信号(脑脊液不受抑制),提示蛛网膜下隙出血(图 A)。MRA 可见血管局限性节段狭窄(图 B 和图 C,箭头)伴右侧 ACA A1 段受累(图 C)。结合当前的临床情况及发病年龄,最可能的诊断是 RCVS。同一患者 2 个月后 MRA 随访显示先前的病变完全缓解消退(图 D)。

讨论:RCVS 是以严重头痛为特征的一组疾病(通常为霹雳性头痛,在病程的第 1 周或第 2 周复发),伴或不伴其他神经系统症状以及局限性和节段性非炎症性多条颅内动脉收缩,一般在 1~3 个月内自发消退。发病 1 个月后无新症状,为单相病程。"霹雳性头痛"是指急性发作的剧烈头痛,在不到 1min 内达到严重程度。

RCVS 的发病年龄宽泛,发病高峰年龄约为 40 岁,女性好发。不到 50%的病例是自发性的。近 60%的病例存在诱发因素,最常见的是产后状态,以及接触数种娱乐性药物(如大麻、可卡因、摇头丸、LSD、苯丙胺衍生物)和药物(鼻腔减充血剂、SSRI 等),其中大多数具有血管活性。据报告酗酒也是诱因之一。颈动脉夹层和颈动脉内膜剥脱术也是已知的诱因。

本病确切的病理生理机制尚不清楚。目前认为是由于维持血管张力的短暂性失调和交感神经过度兴奋所致。可逆性后部脑病综合征(PRES)与脑水肿的相关性提示内皮功能障碍是可能的致病因素之一。据推测,首先累及小动脉,然后在数周时间内进展到中至大动脉。因此,RCVS 是一个动态的过程,临床影像学特征取决于疾病的病程。另一方面,PRES 倾向于累及中小血管。

考虑到该病的动态特征,在早期阶段,影像表现可为阴性,而"头痛"可能是唯一的症状。建议短期内行影像复查。如果有相关的颈部疼痛,建议行颈部血管成像,寻找有无夹层。经颅多普勒可用于监测脑血管收缩情况。鉴于 RCVS 是非炎症性病变,因此不建议活检;只有在强烈怀疑真性血管炎时才应进行活检。该病的预后取决于有无卒中以及卒中的范围;通常该病是具有自限性的良性病程,在急性期应用钙通道阻滞剂治疗有效。

鉴别诊断:

- 动脉瘤性蛛网膜下隙出血(SAH):通常动脉瘤性 SAH 的出血分布很典型,出血一般更为集中。脑血管痉挛通常局限于出血的区域,其强度与出血量在一定程度上成正比。RCVS 的血管狭窄分布广泛,一般与少量的外周蛛网膜下隙出血不成比例。与蛛网膜下隙出血不同的是,RCVS 的头痛是短暂的。
- 中枢神经系统血管炎:血管炎也可见少量外周出血。血管炎的症状发作更为缓慢。MRI 一般表现为白质病变和梗死灶。头痛常见,但一般不呈霹雳性。

参考文献:Ducros A. Reversible cerebral vasoconstriction syndrome. *Lancet Neurol* 2012;11(10):906–917.

Ducros A, Boukobza M, Porcher R, et al. The clinical and radiological spectrum of reversible cerebral vasoconstriction syndrome. A prospective series of 67 patients. *Brain* 2007;130(12):3091–3101.

5a 答案 B。创伤后改变。颈动脉海绵窦瘘(CCF)表现为左侧颈内动脉床突上段动脉瘤样扩张、左侧颈内动脉海绵窦和眼上静脉充血。创伤是导致颈动脉海绵窦瘘的常见病因之一。

5b 答案 C。眼上静脉充血。

5c 答案 D。海绵窦动脉化。扩张的左侧海绵窦呈动脉样强化，结合左侧眼上静脉扩张，符合颈动脉海绵窦瘘（CCF）。

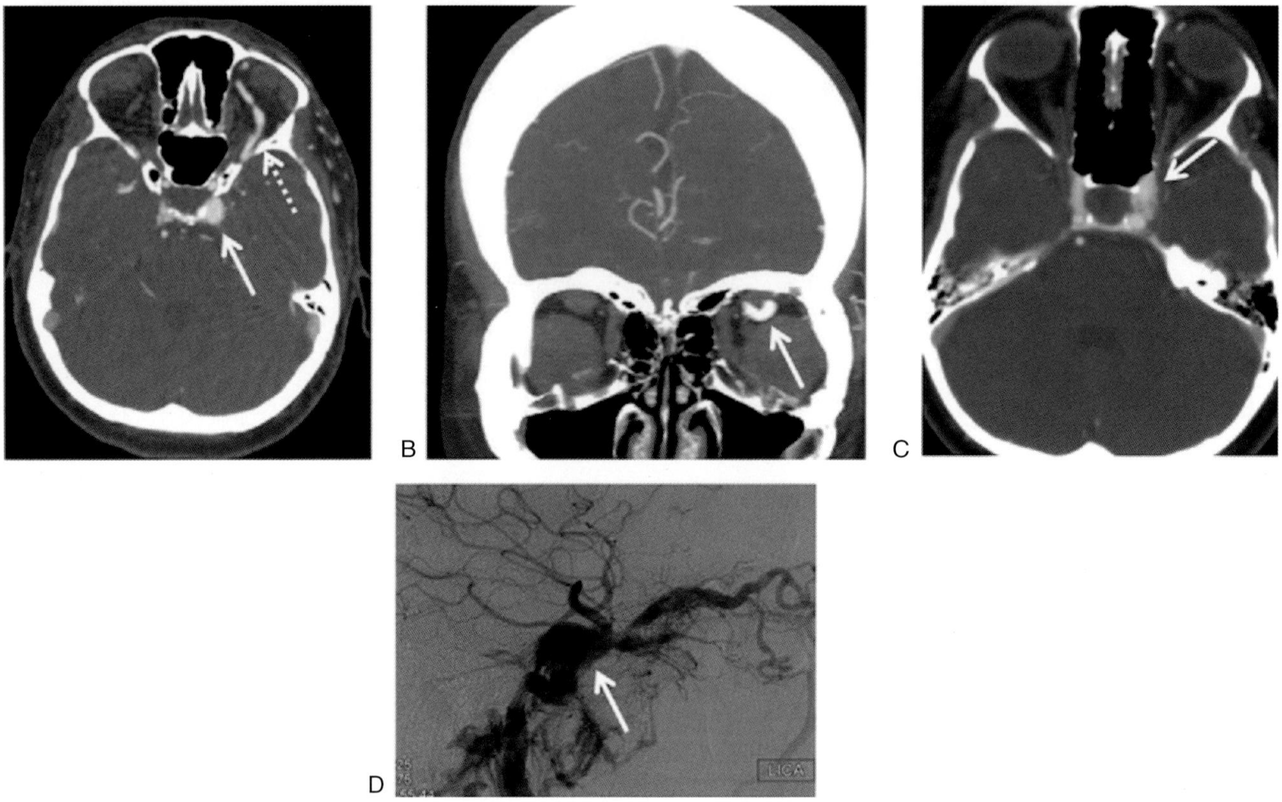

A B C D

影像表现：CTA 图像显示左侧眼上静脉扩张和动脉化，以及左侧海绵窦血管充血（图 A 至图 C）。导管造影证实 CCF 伴眼静脉和翼静脉丛/咀嚼肌间隙的静脉充血（图 D）。

讨论：CCF 是颈内动脉与海绵窦的异常沟通，导致颈内动脉血液进入海绵窦静脉系统。

CCF 可根据病因（外伤性或自发性）、血流量（高流量与低流量）或血管造影表现[直接的：源于颈内动脉撕裂；间接的：源于经硬脑膜动静脉瘘的颈内动脉和（或）颈外动脉的脑膜分支]进行分类。

最常用的分类方法由 Barrow 等提出：

- 直接型（A 型瘘）：颈内动脉直接与海绵窦沟通，通常是高流量瘘，常由外伤引起。部分病例（20%）可为自发性，由动脉瘤或颈内动脉管壁薄弱破裂所致。
- 间接型（B 型、C 型、D 型）：硬脑膜动静脉瘘，由颈内动脉的脑膜支供血（B 型），或颈外动脉的脑膜支供血（C 型），或颈内动脉与颈外动脉的脑膜支共同供血（D 型，最常见的间接型 CCF）。间接型 CCF 更多为低流量瘘，继发于静脉血栓形成。

颅底外伤是 CCF 的常见病因。也可能由于颈内动脉动脉瘤破裂入海绵窦。间接型 CCF 可能源于先前海绵窦血栓形成后的血运重建。在临床上，患者可有眼部症状，如眼球突出、结膜充血、球结膜水肿、复视或视力丧失。

CTA 或 MRA 影像特征包括同侧海绵窦充血和动脉样强化、眼上静脉充血，由于海绵窦间的交通，也可表现为双侧海绵窦扩大。MRI T2W 显示海绵窦内的异常血液流空；

时间飞跃法 MR 血管成像(TOF-MRA)显示海绵窦内异常高信号。

与静脉充血有关的异常表现通常见于眼部,包括眼上静脉扩张充盈、眼外肌增粗、眼球突出和眼眶水肿。颅内静脉充血可表现为软脑膜静脉和皮质静脉扩张充血以及脑白质 T2 高信号。1%~2%的患者可出现复发性颅内出血。

传统的脑血管造影是判别异常交通的确切部位、是否存在硬脑膜供血和血流量的金标准。

治疗取决于瘘管的类型和症状。直接型 CCF 的典型表现为高流量,颅内出血风险高,需要及时干预。血管内治疗可采用球囊、线圈或支架进行栓塞。如果需要,可以考虑外科手术结扎、海绵窦填塞或立体定向放射治疗。对于间接型 CCF,一般采取保守治疗,尤其当临床症状轻微时。20%~50%的间接型 CCF 可以自愈。

参考文献:Gemmete JJ,Ansari SA,Gandhi D. Endovascular treatment of carotid cavernous fistulas. *Neuroimaging Clin N Am* 2009;19(2):241–255. doi:10.1016/j.nic.2009.01.006

Jindal G,Miller T,Raghavan P,et al. Imaging evaluation and treatment of vascular lesions at the skull base. *Radiol Clin North Am* 2017;55(1):151–166.

Lee JY,Jung C,Ihn YK,et al. Multidetector CT angiography in the diagnosis and classification of carotid-cavernous fistula. *Clin Radiol* 2016;71(1):e64–e71.

6a 答案 C。动静脉畸形(AVM)。轴位 T2W 图像显示粗大杂乱的血管伴扩张的 Galen 静脉及增生性血管巢。

6b 答案 A。存在脑实质血管巢。这是 AVM 的关键特征,而硬脑膜动静脉瘘不具有。两者都存在动脉供血分流至静脉系统。病变的异常程度取决于分流的严重程度。

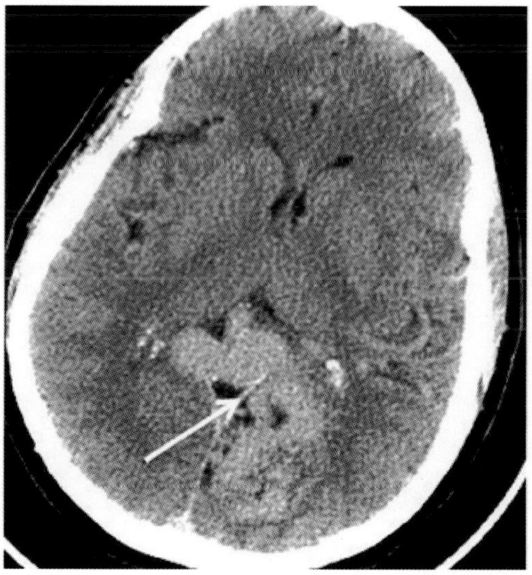

A

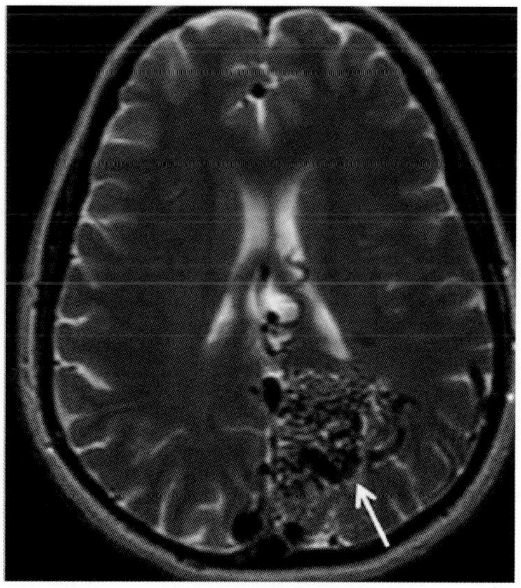

B

影像表现:增强 CT 显示左侧顶枕叶区粗大杂乱的血管,伴扩张的 Galen 静脉(图 A)。轴位 T2W MRI 显示脑实质内的弥漫性或增生性血管巢。

讨论:脑动静脉畸形(bAVM)是指在为脑组织供血的供血动脉(尤其是软脑膜血管)与引流静脉之间的异常交通。这导致动脉血液直接分流至静脉而缺乏正常的毛细血管网。对于 AVM 的诊断,有两个重要的特征:第一,存在脑实质血管巢,第二,在动态影像上(如传统的导管造影)可见早期静脉引流。

总的来说,AVM 是引起脑实质出血和脑卒中的少见原因之一。然而,在年轻人群中,这是颅内出血最常见的原因。该病可独立发生,也可与综合征一起发生,如 Osler-Weber-Rendu 综合征(遗传性出血性毛细血管扩张症)或 Wyburn-Mason 综合征。

临床表现为癫痫发作、头痛、局部神经功能缺损和出血。影像主要特征是存在脑实质血管巢,血管巢内有紧密或弥漫夹杂的脑组织,存在供血动脉和早期引流静脉。可进一步使用 Spetzler-Martin 分级系统来预测手术风险。

- 血管巢的大小:小,<3mm(1 分);中,3~6mm(2 分);大,>6mm(3 分)。
- 引流静脉:浅静脉系统(0 分)或深静脉系统(1 分)。
- 邻近脑组织功能:无功能(0 分)或有功能(1 分)。这取决于大脑结构在功能上的重要性,如感觉运动皮质区、视觉皮质区、语言皮质区、丘脑/下丘脑、脑干、内囊、小脑脚、小脑深部核团,这些都是有功能的。

病变的等级是每种类别的分数之和。因此,最高等级是 V 级(3 + 1 + 1)。这类病变风险高,手术并发症发生率和死亡率高。治疗可以采用药物治疗和(或)外科手术、血管内栓塞、立体定向放射治疗等干预治疗。

参考文献:Geibprasert S,Pongpech S,Jiarakongmun P,et al. Radiologic assessment of brain arteriovenous malformations:what clinicians need to know. *Radiographics* 2010;30(2):483-501.

Speizler RF,Martin NA. A proposed grading system for arteriovenous malformations. 1986. *J Neurosurg* 2008;108(1):186-193.

7a 答案 D。软脑膜血管充血。本例的影像表现符合烟雾病综合征,烟雾病综合征通常伴有广泛的侧支循环和相关的软脑膜血管扩张充血。本例所示的脑沟内脑脊液不受抑制最可能是由于血管充血所致。增强 MRI 表现为软脑膜强化,即"常春藤征"。

7b 答案 C。ECA(颞浅动脉分支)与 MCA 吻合。

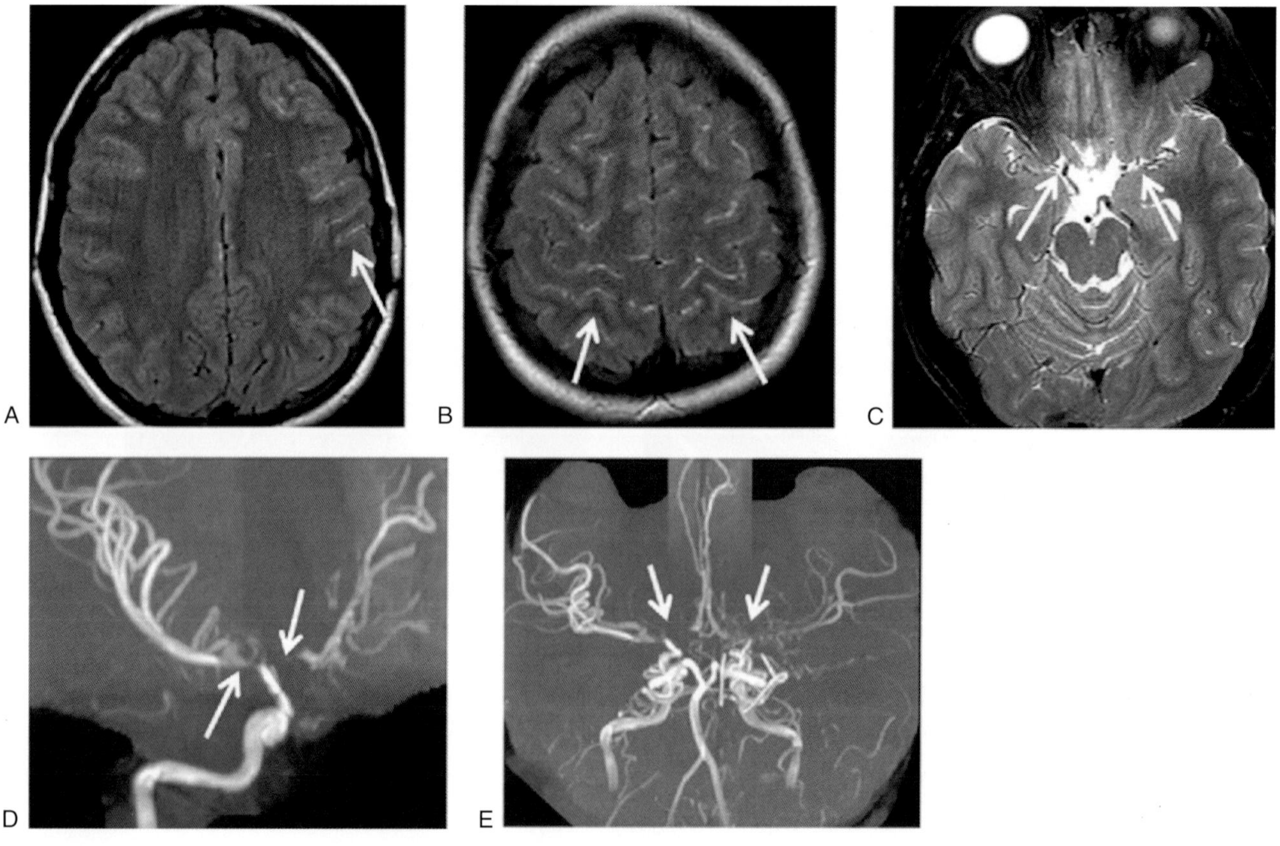

影像表现：轴位 FLAIR 显示脑沟内脑脊液不受抑制(图 A 和图 B)，这是由于双侧大脑中动脉 M1 段发育不良导致软脑膜血管扩张充血所引起的。外侧裂水平层面的 T2W 显示双侧大脑中动脉 M1 段发育不良(图 C)。MRA 3D 容积再现图像证实双侧大脑中动脉 M1 段和大脑前动脉 A1 段缺如(图 D 和图 E)。上述影像表现符合烟雾病。

讨论：烟雾病是一种病因不明的进行性脑血管病变。常见于亚洲人群，女性好发。发病年龄呈双峰分布，多见于<10 岁和 30~40 岁的患者。镰状细胞病、NF1、辐射、HCV 感染和冷球蛋白血症等多种疾病均可见烟雾病样血管性病变，当存在明确病因时，称为烟雾病综合征。

临床表现为头痛、眩晕、短暂性脑缺血发作、卒中、出血和癫痫。影像表现包括 ICA 末端、ACA 和 MCA 近端进行性非动脉粥样硬化性狭窄或闭塞，伴广泛的侧支循环形成，在传统脑血管造影图像上形似“烟雾”。由于微动脉瘤形成，这些侧支血管容易发生血栓性闭塞和出血。FLAIR 和 增强 T1W 图像显示软脑膜血管充血相关的高信号，称为“常春藤征”。

治疗方法多样，对于轻症病例采用保守观察，对于中度病例采用抗血小板药物治疗，对于重症患者采用手术治疗。手术方式包括直接和间接血管重建术，可采用颞浅动脉和大脑中动脉吻合(直接)或直接将血管组织与皮质融通，如脑-硬脑膜-动脉血管融合术(EDAS)或脑-硬脑膜-动脉-肌肉血管融合术(EDAMS)。预后不一，从缓慢进展(极少的缺血性事件)到神经系统迅速恶化(梗死和出血)。

参考文献：Tarasów E，Kułakowska A，Łukasiewicz A，et al. Moyamoya disease：diagnostic imaging. *Pol J Radiol* 2011；76(1)：73–79.

Yoon HK，Shin HJ，Chang YW. “Ivy sign” in childhood moyamoya disease：depiction on FLAIR and contrast-enhanced T1-weighted MR images. *Radiology* 2002；223(2)：384–389.

8a 答案 B。口服避孕药。影像显示双侧蛛网膜下隙及大脑凸面脑实质小灶出血。CTA 显示上矢状窦内血栓形成。口服避孕药容易引起静脉窦血栓形成。

8b 答案 D。大脑内静脉。选项中的其他静脉都是浅静脉引流系统的一部分，这些静脉又称为上吻合静脉(Trolard 静脉)、下吻合静脉(Labbé 静脉)和侧裂静脉(Sylvian 静脉)。

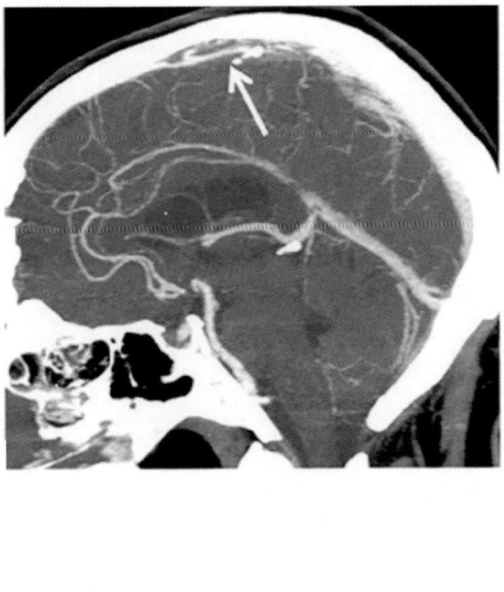

A

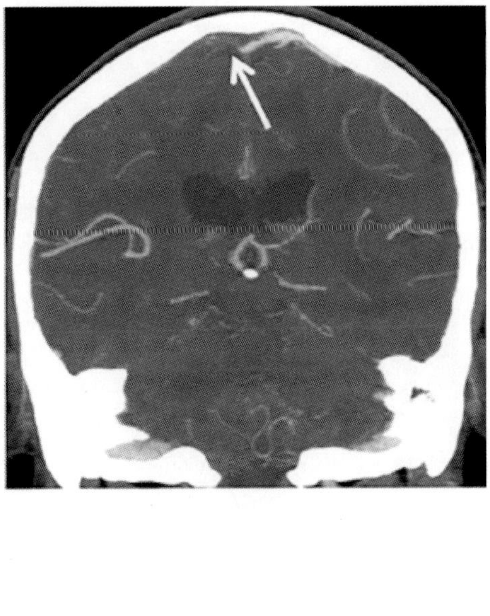

B

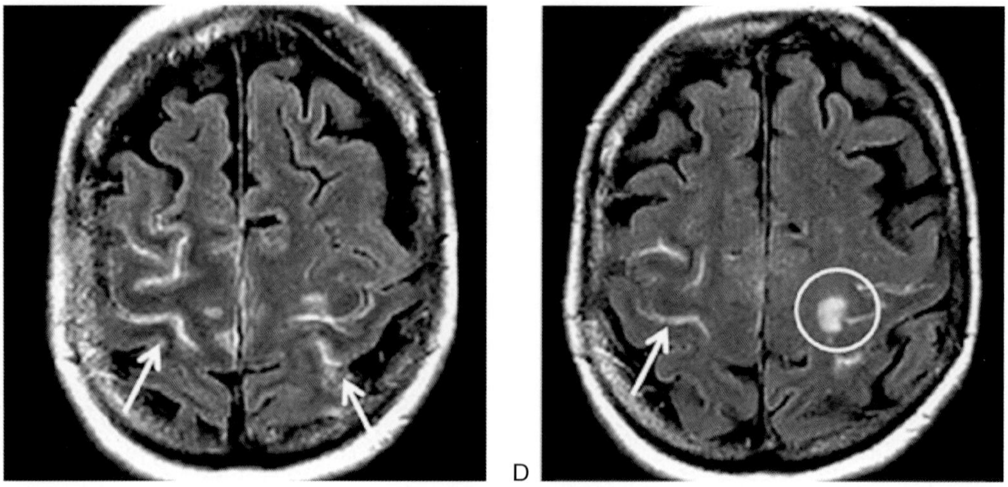

C　D

影像表现：CTA 显示上矢状窦内不规则充盈缺损（图 A 和图 B），符合静脉窦血栓形成。轴位 FLAIR 显示脑沟内脑脊液不受抑制（呈高信号）伴左侧后额叶脑实质小出血灶。蛛网膜下隙出血和脑实质出血均可见于静脉窦血栓形成。

讨论：硬脑膜静脉窦血栓形成是一种相当少见的疾病，通常存在导致血液高凝状态的危险因素，如口服避孕药、潜在的恶性肿瘤、C 蛋白或 S 蛋白缺乏、鼻窦炎/乳突炎。

需要重点注意的是：最初的影像学检查可能是非血管成像（例如，CT 平扫或 MRI 平扫），通常检出脑实质出血或散在的蛛网膜下隙出血，鉴别诊断范围宽泛。

静脉性脑梗死可以跨越多个动脉血管区，可引起出血、细胞毒性和（或）血管源性水肿等脑实质改变。因此，弥散受限范围可能与静脉血栓范围不一致。除脑实质改变之外，CT 平扫还可显示高密度的硬脑膜静脉窦或脑静脉。MRI 平扫也可见静脉窦的 T2 流空信号消失。为明确评估，应考虑予以静脉造影检查，如时间飞跃法或增强 MR 静脉造影、CT 静脉造影或常规脑血管造影等。

参考文献：Leach JL, Fortuna RB, Jones BV, et al. Imaging of cerebral venous thrombosis：current techniques, spectrum of findings, and diagnostic pitfalls. *Radiographics* 2006；26（Suppl 1）：S19–S41.

9 答案 D。良性中脑周围出血。基底池可见蛛网膜下隙出血。当没有动脉瘤的血管造影证据时，可能是良性非动脉瘤性中脑周围出血。

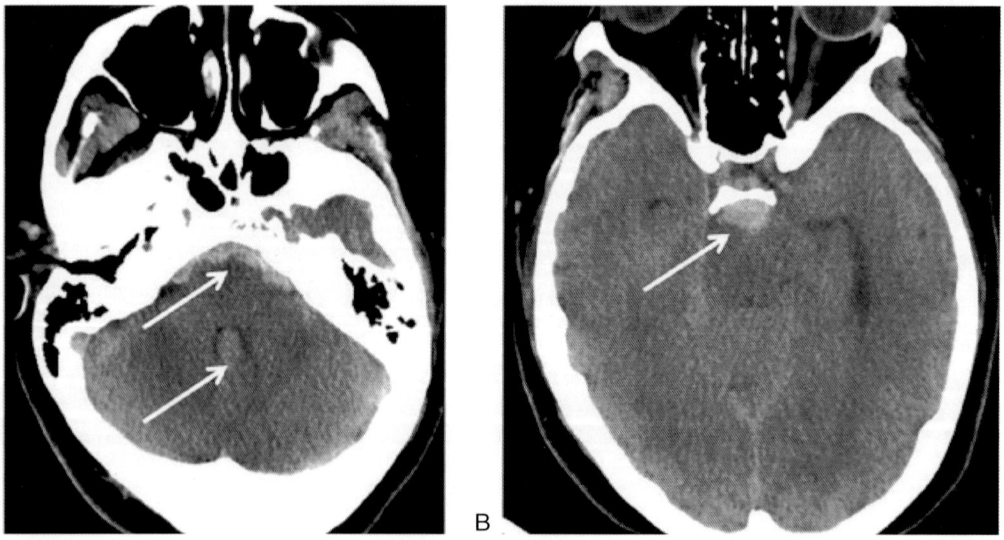

A　B

影像表现：轴位颅脑 CT 平扫显示桥前池、脚间池和第四脑室内高密度影，符合蛛网膜下隙出血伴脑室扩大。

讨论：良性非动脉瘤性中脑周围出血是蛛网膜下隙出血的一个亚群，其血管造影呈阴性，无外伤等其他潜在的病因。发病机制尚不清楚，推测可能是静脉源性。某些研究发现本病伴有较高的原始静脉引流发生率，提示该病可能是静脉源性。由于血管痉挛和动脉瘤囊内血栓形成可能具有早期隐匿性，因此诊断具有一定的挑战性，尤其是基底动脉瘤。因此，在某些情况下，可能需要反复行血管造影才能证实为非动脉瘤病因所致的出血，对于非中脑周围分布的出血尤其如此。总的来说，良性非动脉瘤性中脑周围出血患者的预后明显优于功能恢复良好的动脉瘤出血。

参考文献：Boswell S，Thorell W，Gogela S，et al. Angiogram-negative subarachnoid hemorrhage：outcomes data and review of the literature. *J Stroke Cerebrovasc Dis* 2013；22(6)：750-757.

10a 答案 A。脑血管痉挛。椎动脉动脉瘤破裂导致蛛网膜下隙出血。血管痉挛是导致弥漫性蛛网膜下隙出血患者治疗复杂化的风险因素之一，具有显著的死亡率和致残率。

10b 答案 A。脑血管痉挛。CTA 显示左侧大脑中动脉和大脑前动脉有明显的血管痉挛。

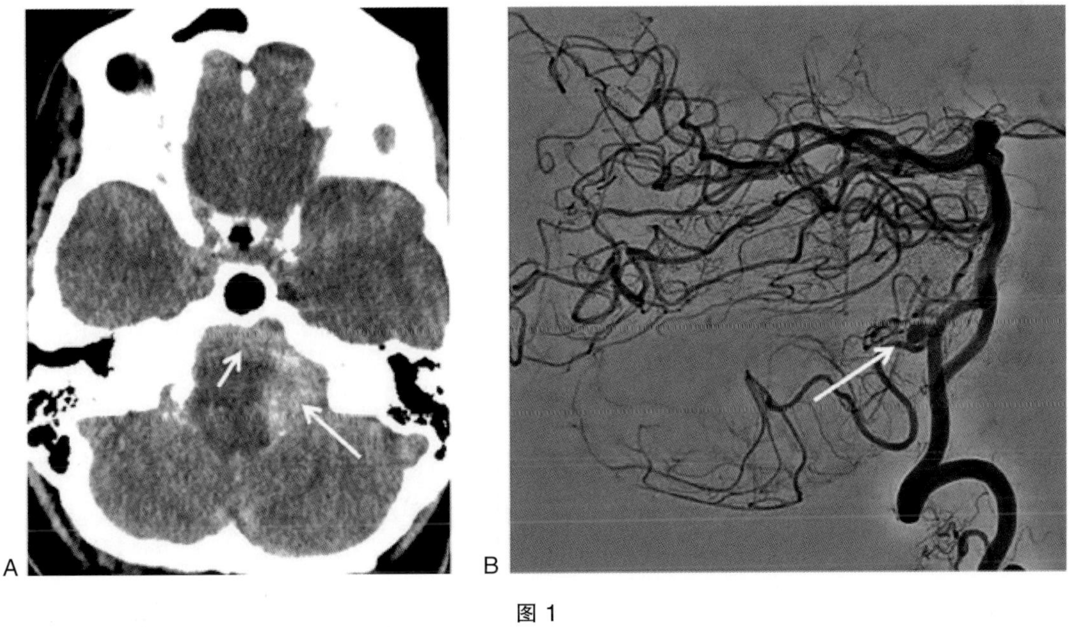

图 1

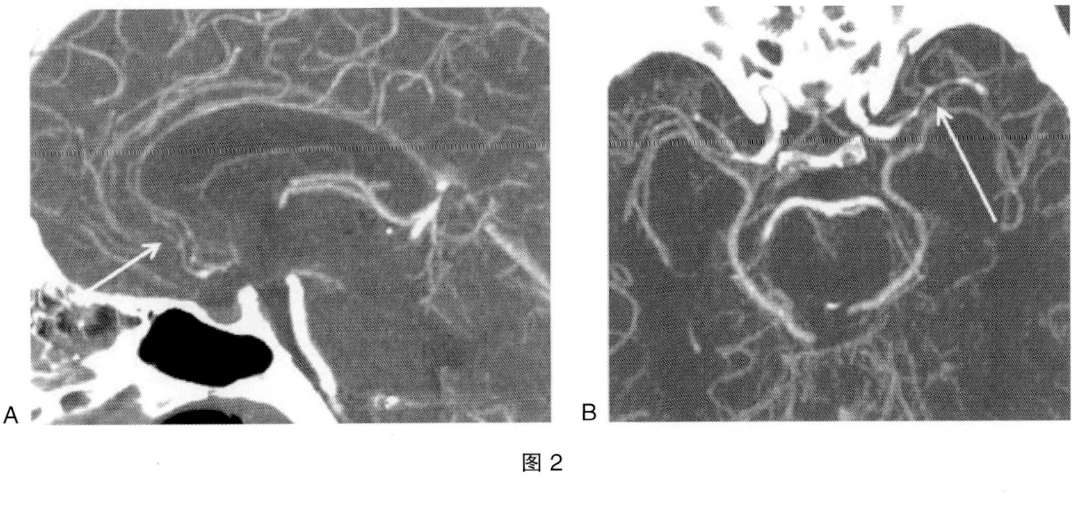

图 2

影像表现:图 1 基底池蛛网膜下隙出血(图 A)。左侧桥小脑角可见血块,提示动脉瘤的部位,如图 B 所示左侧椎动脉 V4 段动脉瘤,位于左侧小脑后下动脉开口之后。

图 2 双侧大脑前动脉(图 A)和左侧大脑中动脉(图 B)明显狭窄和不规则,符合血管痉挛。

讨论:脑血管痉挛(cVSP)继发于动脉瘤性蛛网膜下隙出血(aSAH),引起迟发性脑缺血(DCI),是影响死亡率和致残率的重要因素。约 1/3 的患者可能死于 cVSP 或出现严重的残疾。在 aSAH 后的初始 2 周,患者可出现血管痉挛,大多只能在血管造影时被发现;然而,部分患者可出现明显的神经功能缺损,提示为症状性 cVSP。

采用 CT Fisher 量表或改良的 Fisher 量表预测 DCI 或症状性 cVSP 的风险。2001 年,*Stroke* 杂志上发表了改良的 Fisher 量表(* 完全填充≥1 个脑池或脑裂)。

0 级:无 SAH 或 IVH。

1 级:双侧侧脑室内少许/薄层 SAH,但无 IVH。

2 级:双侧侧脑室内少许/薄层 SAH 合并 IVH。

3 级:双侧侧脑室大量/厚层 SAH*(脑池血块),但无 IVH。

4 级:双侧侧脑室大量/厚层 SAH*(脑池血块)合并 IVH。

对于具有 DCI 临床特征的患者,可采用经颅多普勒超声、CT/MR 灌注及血管造影明确诊断。如本例所示,血管明显狭窄、不规则和低密度提示为低灌注。采用复杂的综合性治疗方案,包括控制血容量和血钠、使用钙通道拮抗剂、非甾体抗炎药,有时采用血管内介入治疗。

参考文献:Boulouis G,Labeyrie MA,Raymond J,et al. Treatment of cerebral vasospasm following aneurysmal subarachnoid haemorrhage:a systematic review and meta-analysis. *Eur Radiol* 2016.

Claassen J,Bernardini GL,Kreiter K,et al. Effect of cisternal and ventricular blood on risk of delayed cerebral ischemia after subarachnoid hemorrhage:the Fisher scale revisited. *Stroke* 2001;32(9):2012–2020.

Janardhan V,Biondi A,Riina HA,et al. Vasospasm in aneurysmal subarachnoid hemorrhage:diagnosis,prevention,and management. *Neuroimaging Clin N Am* 2006;16(3):483–496.

11 **答案 B**。深静脉窦血栓形成。影像显示双侧丘脑信号异常,直窦和 Galen 静脉完全闭塞。

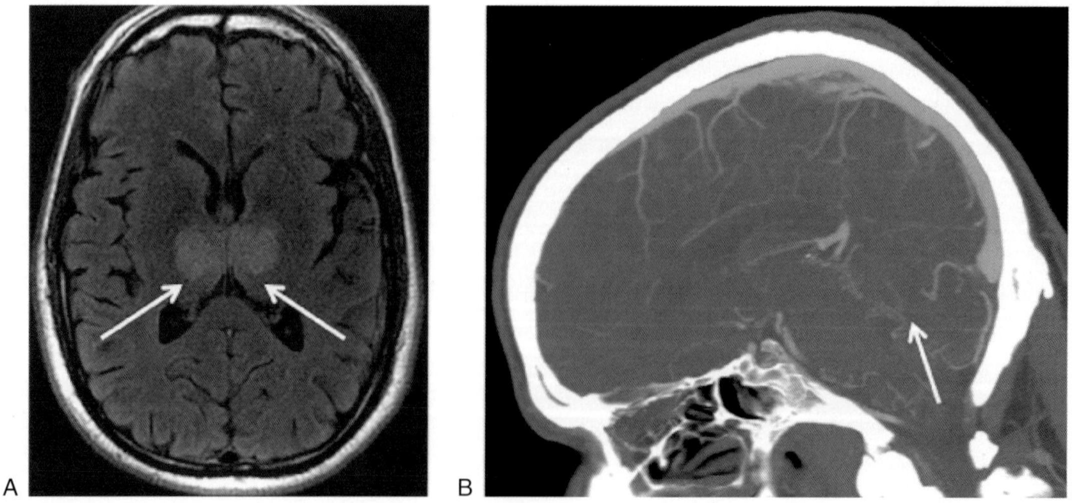

A B

影像表现：轴位 FLAIR 显示双侧丘脑异常信号、直窦和 Galen 静脉血栓形成、管腔完全闭塞，符合丘脑静脉梗死。

讨论：双侧丘脑病变具有宽泛的鉴别诊断，包括血管性、肿瘤性、感染性或代谢性疾病（如下所述）。临床特征和其他辅助检查结果对于了解本病的病因十分重要。

- 动脉梗死：通常由于 Percheron 动脉闭塞所致，Percheron 动脉是大脑后动脉 P1 段的一种变异的血管分支，表现为一支独立动脉分支供应双侧中脑腹侧和丘脑腹内侧。基底动脉顶部综合征也可累及双侧丘脑，但是还累及其他脑区，包括小脑上区和双侧大脑后动脉供血区。
- 静脉梗死：与本例一样，由 Galen 静脉和直窦血栓形成所致。其他深部脑静脉包括 Rosenthal 基底静脉、大脑内静脉、丘脑纹状体静脉的血栓形成也可导致丘脑静脉梗死。
- 克雅病（CJD）：一种罕见的伴有快速进展性痴呆的神经退行性疾病，可累及双侧丘脑、基底节和皮质。
- Wernicke 脑病：由于维生素 B_1 缺乏症所致的脑病，累及内测丘脑、乳头体、导水管周围灰质和延髓背侧。
- 其他代谢异常，如 Fahr 病、Wilson 病和 Leigh 病。通常也累及基底节，其临床特征和发病年龄有助于鉴别诊断。
- 肿瘤：淋巴瘤和胶质母细胞瘤不累及双侧丘脑，更多表现为肿块。

参考文献：Smith AB，Smirniotopoulos JG，Rushing EJ，et al. Bilateral thalamic lesions. *AJR Am J Roentgenol* 2009；192(2)：W53-W62.

12a 答案 C。海绵窦血栓形成。左侧海绵窦不对称的充盈缺损，也可见相关的鼻窦炎性改变。

12b 答案 B。鼻旁窦感染。鼻窦、眼眶和面部感染可能是感染性海绵窦血栓形成的潜在病因，如本例所示。

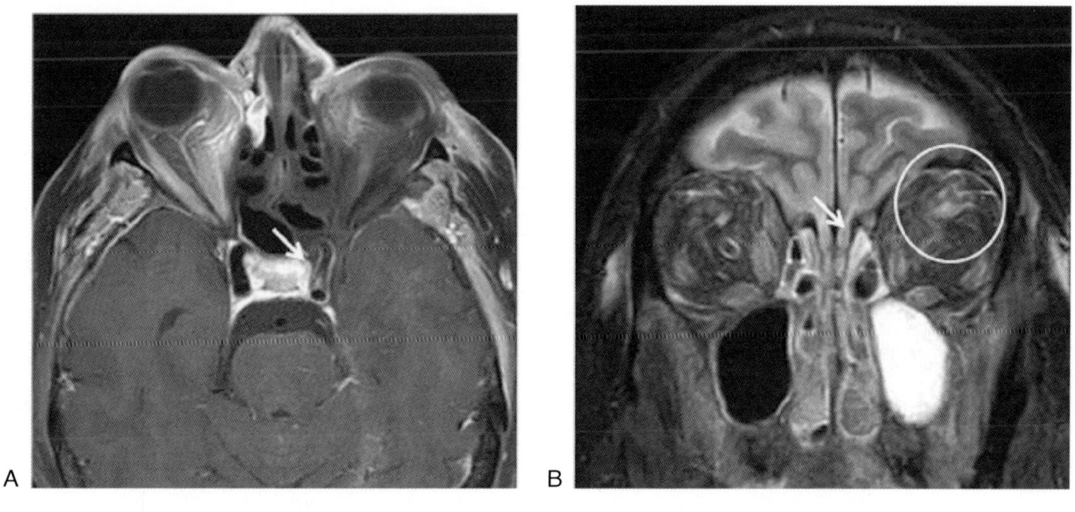

影像表现：轴位增强 T1W 脂肪饱和显示左侧海绵窦不对称的充盈缺损（图 A）。鼻窦炎性改变可能是海绵窦血栓形成的潜在鼻窦源性病因（图 B）。注意：左侧眼眶上区水肿，可能继发于海绵窦血栓形成。

讨论：本例的海绵窦血栓可能是由鼻窦、鼻或面部感染引起的，通常称为感染性海绵窦血栓形成或海绵窦感染性血栓性静脉炎。临床表现为严重头痛、球结膜水肿、眼球突出、眼眶或面部疼痛、视觉改变、面部麻木或感觉异常。影像表现为海绵窦内充盈缺损，因受累范围不同而呈对称或不对称。也可见眼上静脉扩张、邻近硬脑膜或小脑幕的反应性强化。通常，在影像学上也可见眼球突出。评估邻近的鼻窦腔、眼眶和面部的感染源有助于诊断。报道最多的是葡萄球菌感染。在免疫功能低下的患者中更常见真菌感染。治疗取决于病因，包括抗生素、抗凝和必要时进行外科引流。

参考文献：Razek AA，Castillo M. Imaging lesions of the cavernous sinus. *AJNR Am J Neuroradiol* 2009；30(3)：444–452.

Weerasinghe D，Lueck CJ. Septic cavernous sinus thrombosis：case report and review of the literature. *Neuroophthalmology* 2016；40(6)：263–276.

13 答案 A。海绵状血管瘤。

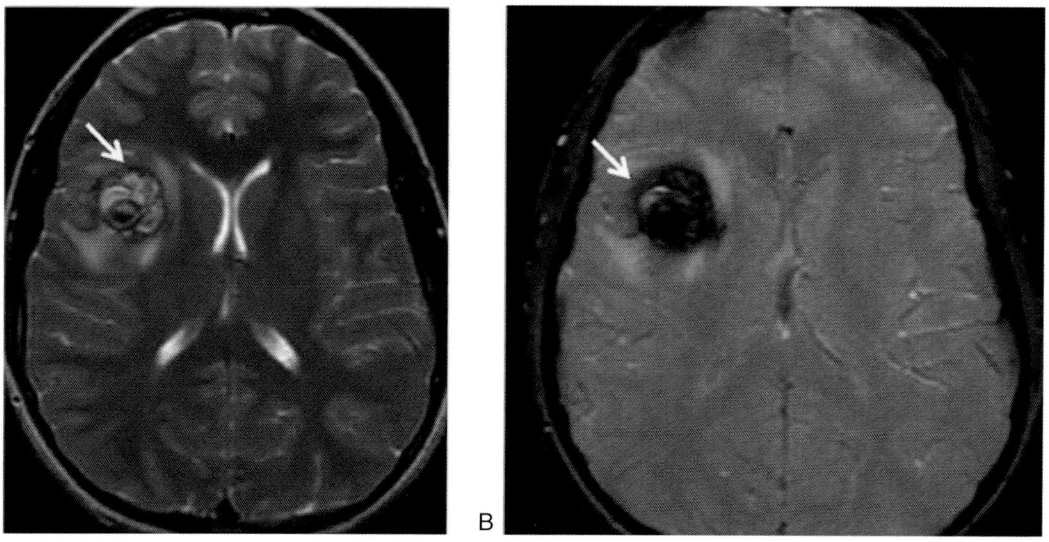

A B

影像表现：右侧额叶边界清楚的圆形病灶，病灶中央呈 T2W 高信号伴周边 T2W 低信号(图 A)，GRE 序列可见相应区域信号缺失(图 B)。T2W 显示病灶呈圆形“爆米花”样，T2W 高信号伴含铁血黄素低信号环，病灶周围可见轻度血管源性水肿。上述为海绵状血管瘤的典型影像特征。

讨论：脑内海绵状血管畸形或海绵状血管瘤是独特的血管畸形，通常表现为脑实质内边界清楚的病变，含有内皮衬里的窦状血管结构，大部分可见血栓形成。通常位于幕上、软脑膜下或邻近脑室。大约 25%的病变可位于幕下，常见于小脑或脑桥。海绵状血管瘤或为无症状而偶然被发现，或表现为癫痫、出血、头痛和局灶性神经功能缺损。幕上病变与癫痫相关，幕下病变与局灶性神经功能缺损相关。病灶的年出血率<1%~3%。治疗包括保守观察、神经外科切除或立体定向放射治疗。

参考文献：Atlas SW. *Magnetic resonance imaging of the brain and spine*，4th ed. Head Trauma. Vol 1. Ch 14：727–734.

Gross BA. The natural history of intracranial cavernous malformations. *Neurosurg Focus* 2011；30(6)：E24.

14a 答案 B。迷走颈内动脉。

14b 答案 A。颈段颈内动脉缺如和下鼓室管扩大。

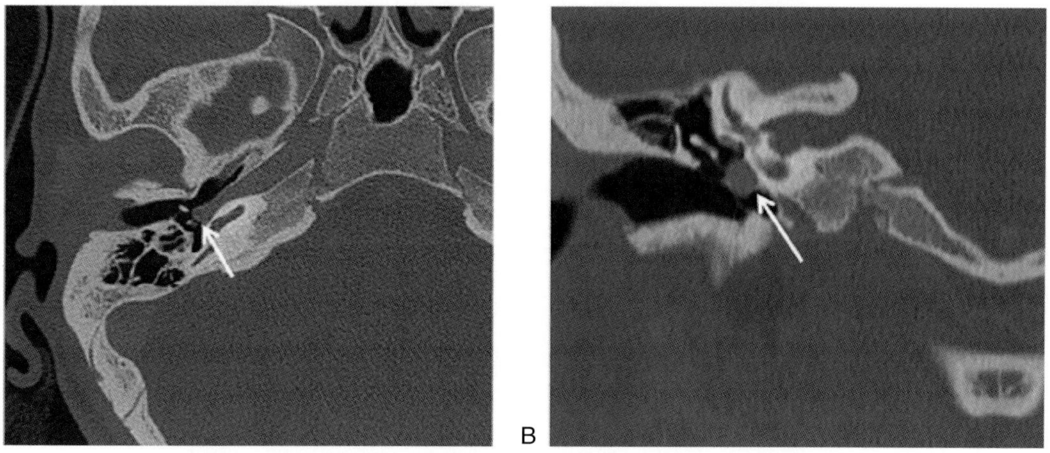

A B

影像表现:经颅底水平的轴位增强 CT 显示右侧颈动脉管裂开。在颅底水平可见右侧颈内动脉向外走行进入中耳腔。颈静脉球完整,管状病变与颈内动脉岩段交通。上述表现符合右侧迷走颈内动脉。

讨论:推测迷走颈内动脉是当颈内动脉颈段胚胎发育不全时,从颈外动脉的分支发出的侧支通路。下鼓室动脉起源于咽升动脉,管腔扩大并作为一条侧支通路连接颈内动脉岩段水平部。迷走颈内动脉穿过扩大的下鼓室管,向外侧进入耳蜗岬,与颈动脉的鼓膜动脉(颈内动脉岩段水平部的一个分支)吻合,连接颈内动脉岩段。认识迷走颈内动脉这一病变对于防止活检意外是至关重要的。通常,在没有外伤或出血的情况下,即使存在耳鸣或传导性听力丧失也不需要进一步干预。当存在血管损伤的情况下,建议进一步行血管内治疗来控制出血。

参考文献:Nicolay S, De Foer B, Bernaerts A, et al. Aberrant internal carotid artery presenting as a retrotympanic vascular mass. *Acta Radiol Short Rep* 2014;3(10).

Sauvaget E, Paris J, Kici S, et al. Aberrant internal carotid artery in the temporal bone:imaging findings and management. *Arch Otolaryngol Head Neck Surg* 2006;132(1):86-91.

15a 答案 C。MR SWI(MR 磁敏感成像)。本例为脑淀粉样血管病(CAA)。CT 是最常进行的初始检查, 有助于评估血肿大小和相关的占位效应。然而,CT 在诊断陈旧性出血和微出血方面的应用有限,而这些影像征象对本病的诊断起着至关重要的作用。

15b 答案 D。通常累及大脑周边的中小型血管。CAA 通常是散发的,很少为遗传性。

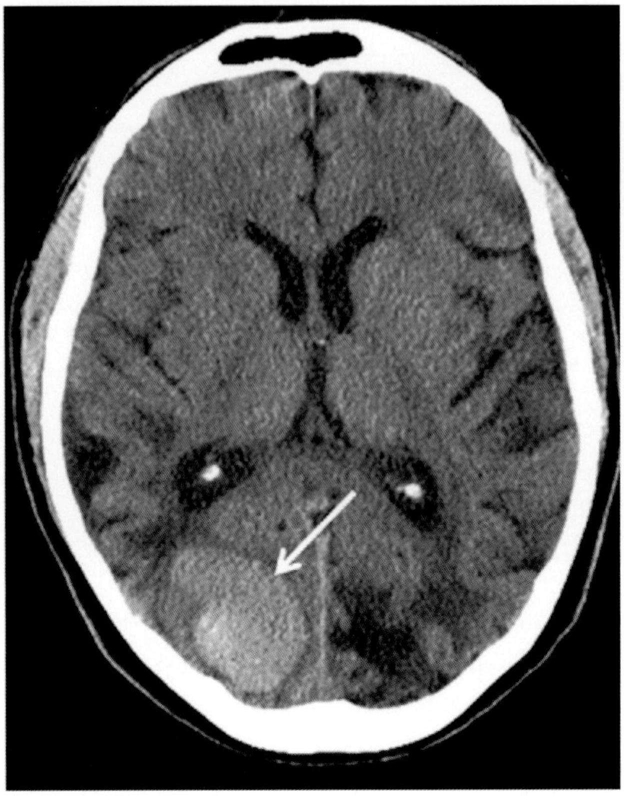

图 1

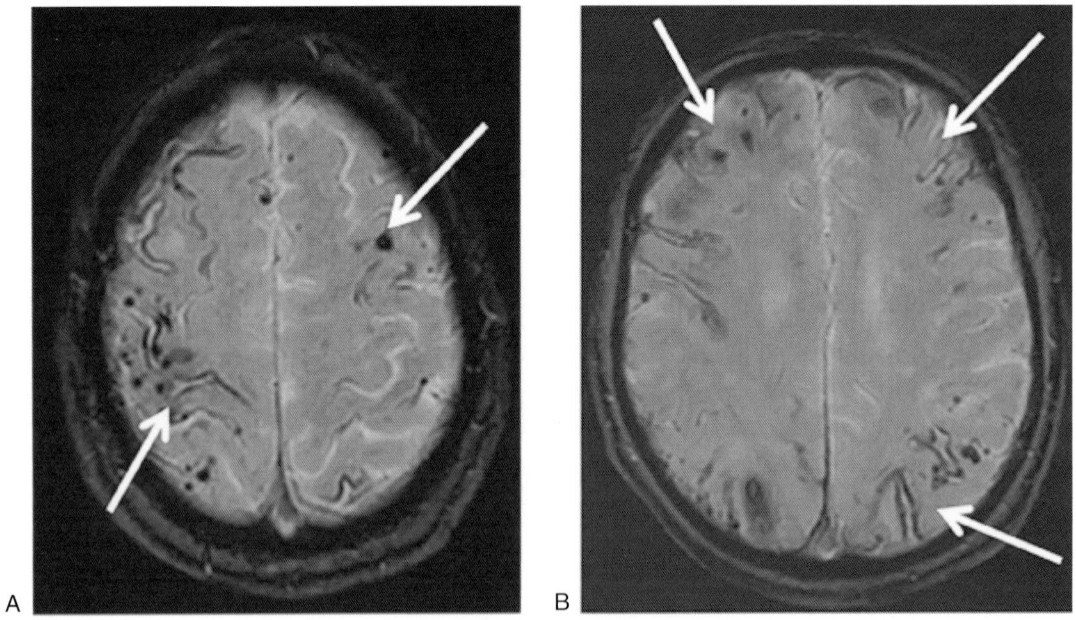

A B

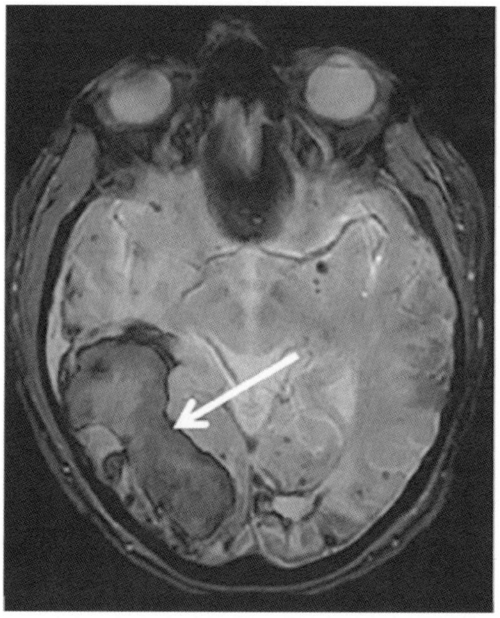

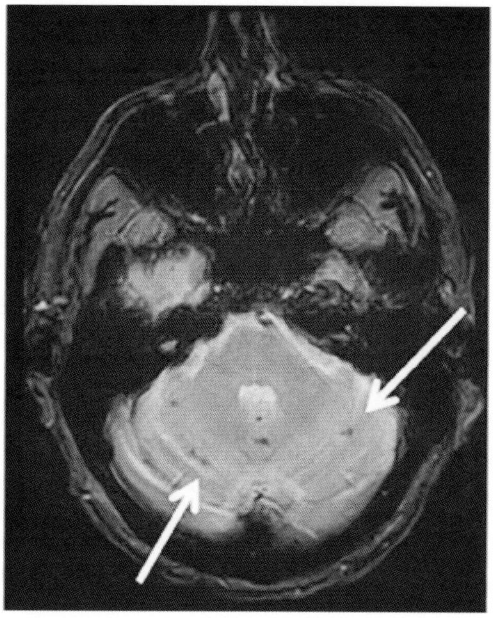

图 2

影像表现：图 1 CT 扫描显示右侧枕叶分叶状血肿。

图 2 多幅 SWI 图像显示更多散在的陈旧性出血，包括多发性微出血以及与陈旧性出血相关的脑膜铁质沉着。请注意：出血以脑叶外周分布为主，脑干相对未累及。

讨论：脑淀粉样血管病(CAA)是一种脑血管疾病，其特征是 β 淀粉样蛋白沉积于皮质、皮质下区和软脑膜的中小血管的中、外膜。病理上，这些血管表现为纤维蛋白样坏死、局灶性血管壁碎裂和微动脉瘤，易导致出血和脑小血管缺血。

CAA 是三种脑淀粉样蛋白沉积性疾病中最常见的一种。β 淀粉样蛋白相关的血管炎(ABRA)和淀粉样瘤是另外两种较少见的脑淀粉样蛋白沉积性疾病。

CAA 可以是散发性的，也可以是遗传性的，前者更常见。罕见的遗传形式表现为常染色体显性遗传，常见于年轻患者(早于散发性 CAA 数十年，散发性 CCA 通常见于>55 岁的患者)。

在 60~70 岁的尸检患者中，约 33%的尸检发现 CAA。大多病例是无症状的。当出现症状时，典型表现为急性颅内出血、TIA 症状或痴呆。

鉴别诊断：影像学在 CAA 的诊断中起着至关重要的作用。常见的影像特征是颅内出血、脑白质病和脑萎缩。

- 大出血：CAD 相关的出血主要位于脑叶的皮质-皮质下，通常不累及深部白质、基底节和脑干。可伴有蛛网膜下隙及硬膜下出血，一般来自脑叶出血的连续延伸或继发于软脑膜血管病变的原发性脑外出血。
- 微出血：>55 岁且血压正常的患者在急性脑叶性血肿中存在多发的微出血，高度提示 CAA。
- 脑白质病：由纤维素样坏死引起的血管狭窄所致。通常不累及胼胝体和帽状白质。脑白质病通常累及半卵圆中心，一般不累及皮质下纤维。ABRA 可累及皮质下白质，并伴有一定程度的占位效应。

- 脑萎缩:非特异性表现,很可能是微血管病变和脑白质病的结果。
- 强化:CAA 一般无强化,与 ABRA 和淀粉样瘤不同,后两者可见明显的强化。

MRI 是评价 CAA 的首选方法。GRE 序列和 SWI 序列对脑叶外周型微出血非常敏感。T2W 和 FLAIR 可用于显示脑白质病。

参考文献:Chao CP,Kotsenas AL,Broderick DF. Cerebral amyloid angiopathy:CT and MR imaging findings. *Radiographics* 2006;26(5):1517-1531. doi:10.1148/rg.265055090

Osborn AG. *Osborn's brain:imaging,pathology,and anatomy*,1st ed. Salt Lake City,UT:Amirsys Pub,2013.

第 8 章 中毒性、代谢性及系统性疾病的中枢神经系统影像学表现

Sathish Kumar Dundamadappa, Aly H. Abayazeed, Prachi Dubey

问题

1 患者女，60 岁，急性发作性运动障碍。行 CT 和 MR 检查，关键图像如下所示。既往有高血压和 2 型糖尿病史，行药物治疗均未得到很好的控制。

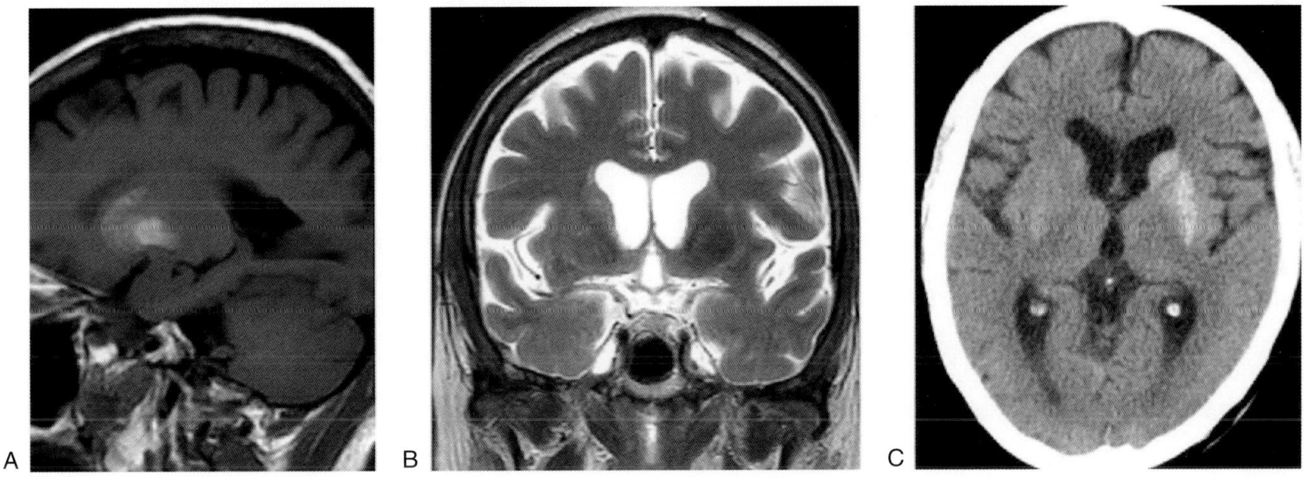
A B C

1a 根据现有的临床资料和上述图像，该患者最可能的系统性异常是：

A.血氨水平升高　　B.高血压危象

C.非酮症高血糖　　D.呼吸性酸中毒

1b 系统性异常矫正后，通常预期的临床结果是：

A.永久性残留运动功能障碍　　B.帕金森病强直

C.症状完全缓解消退　　D.进行性神经功能缺损

2 患者 45 岁，慢性酒精性营养不良，出现急性精神状态改变。MRI 关键图像如下所示。

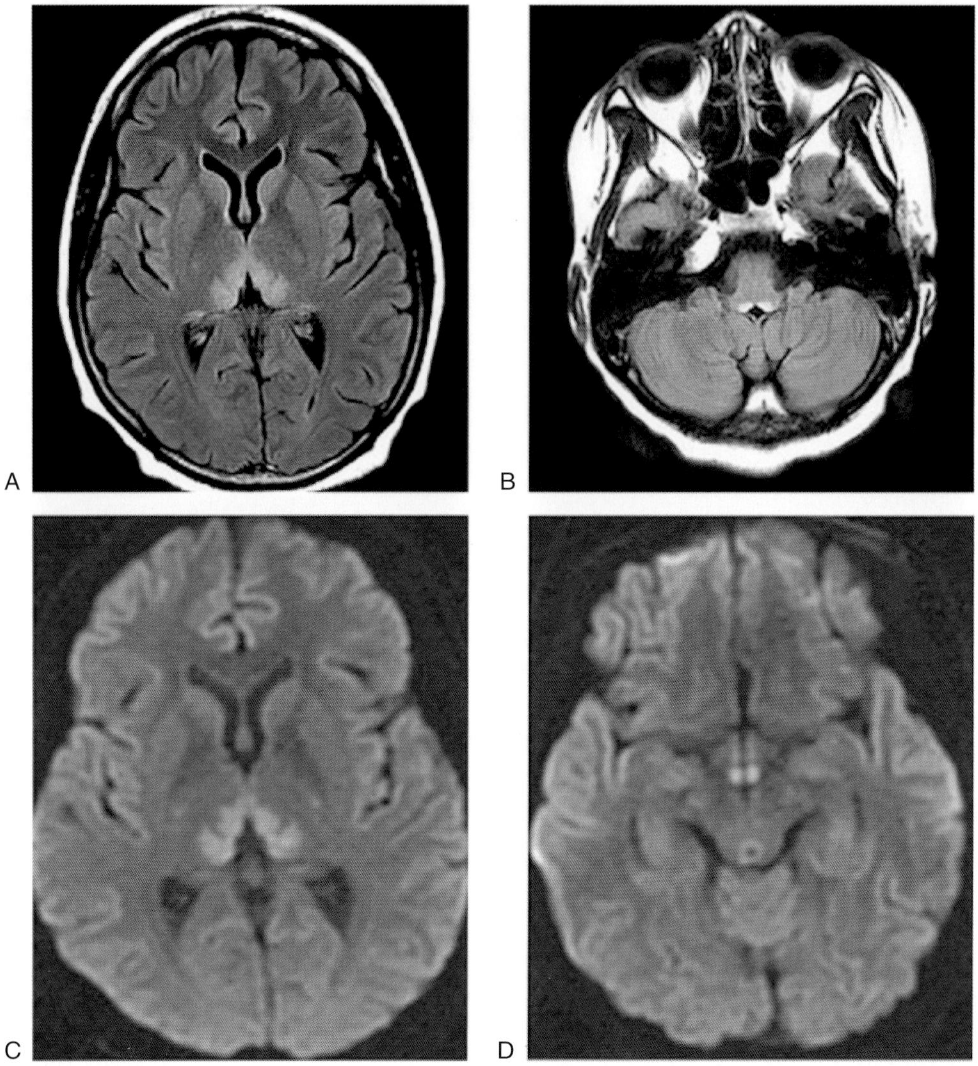

2a 最能解释当前临床症状的生物化学异常是：

A.硫胺素缺乏症　　B.维生素 B_{12} 缺乏症

C.高氨血症

D.低钠血症

2b 如在慢性期不进行治疗，患者可能发展为下列哪种情况？

A.发作性全面性遗忘症　　B.震颤性谵妄

C.柯萨科夫精神病　　D.慢性创伤性脑病

3 患者男,25 岁,从一场住宅火灾中被救出,伴意识障碍和癫痫发作。行 MRI 检查,关键图像如下。

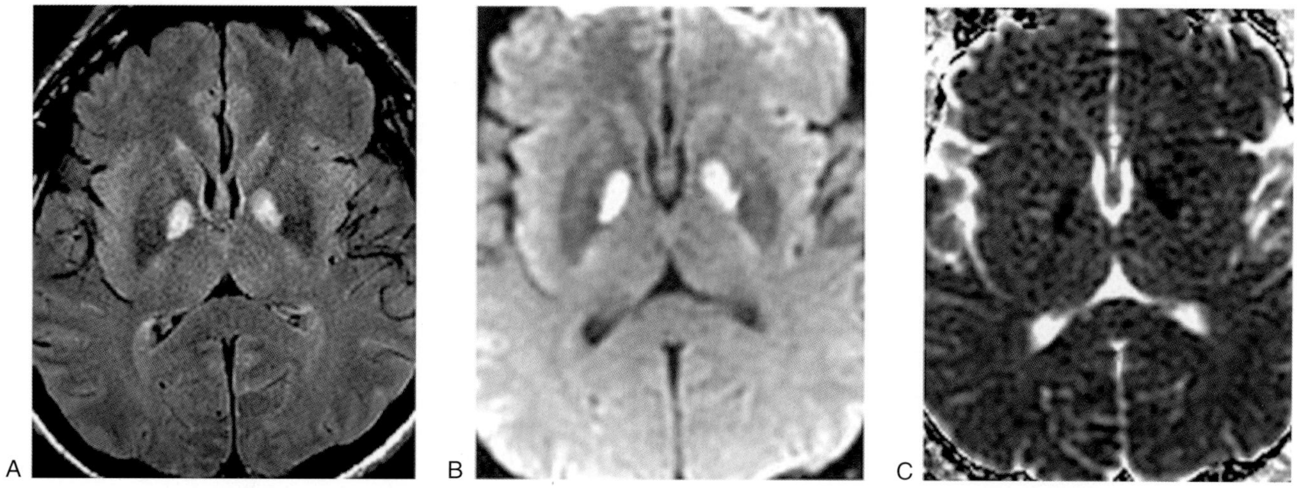

3a 在这种情况下,受累的特征性脑内结构是:

A.内囊　　B.尾状核

C.壳核　　D.苍白球(GP)

3b 最可能的诊断是:

A.CO 中毒　　B.N_2O 中毒

C.甲醇中毒　　D.阿片类药物过量

4 中年男性患者,被发现倒在人行道上,送至急诊科,首次心电图检查显示窦性心动过速和非特异性 T 波改变。行颅脑 CT 检查,关键图像如下所示。

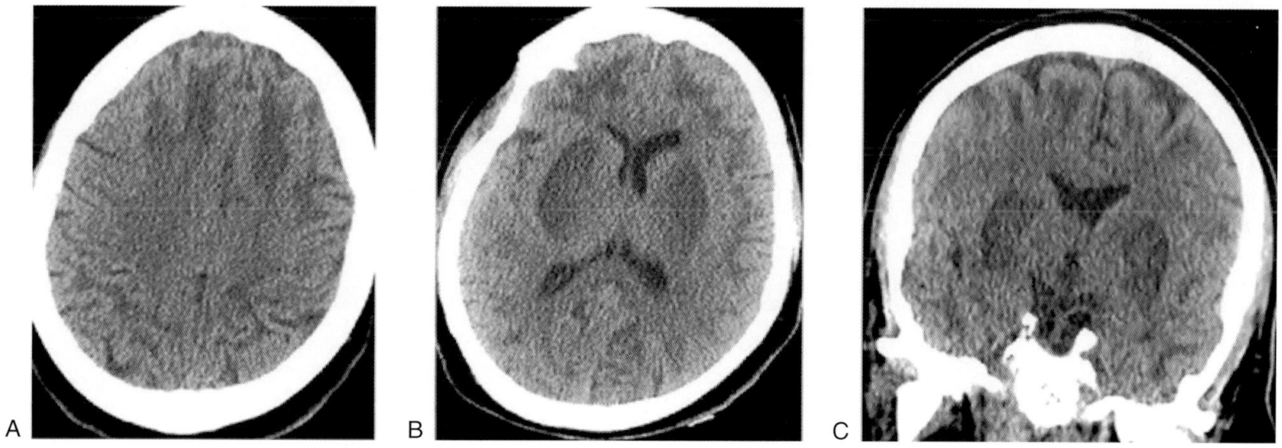

4a 下列哪项是最可能的诊断?

A.Wilson 病　　B.CO 中毒

C.癫痫发作后改变　　D.甲醇中毒

4b 进一步检查发现患者患有严重的代谢性酸中毒,这种情况下什么结构受累的风险特别高?

A.小脑　　B.丘脑

C.海马　　D.视神经

5 患者男，60 岁，颅脑 MRI 检查异常，关键图像如下。

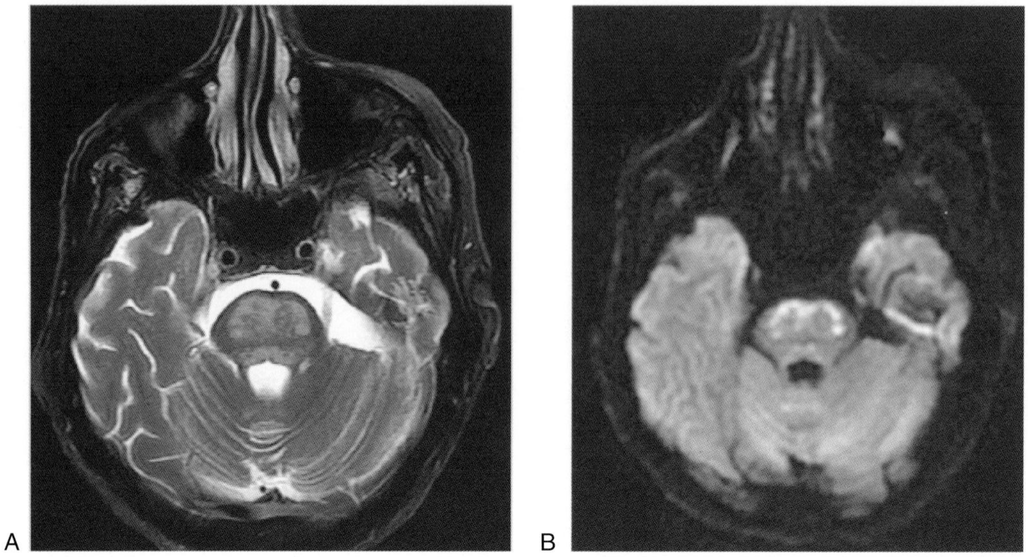

5a 该患者最可能的病史是：

A.近期上呼吸道病毒感染
B.快速进行性认知障碍
C.近期肝移植
D.近期确诊小细胞肺癌

5b 以下图像来自另一位具有相同病史的患者，最可能的诊断是：

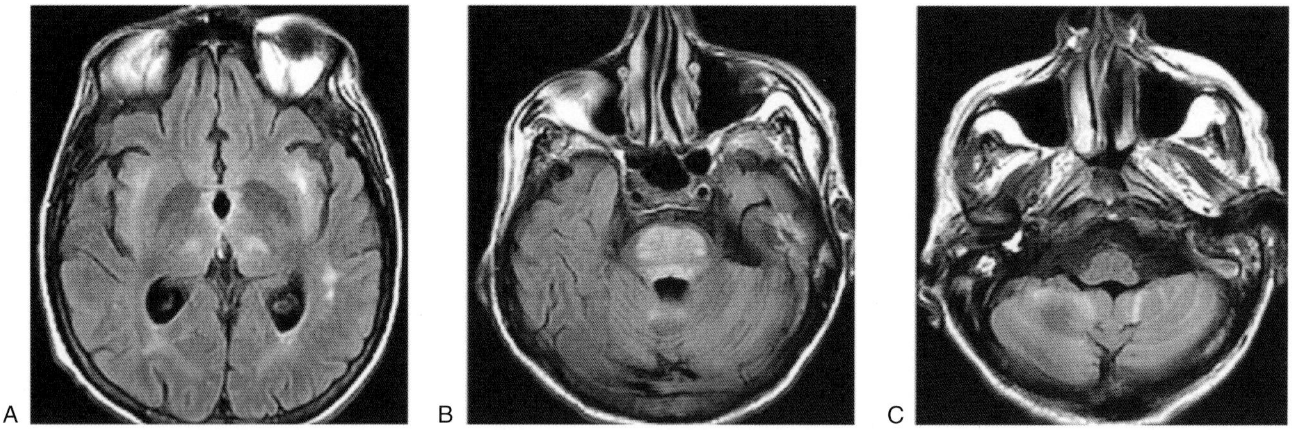

A.克雅病
B.渗透性脱髓鞘
C.副肿瘤性边缘性脑炎
D.急性播散性脑脊髓炎

6　患者男，67 岁，患有慢性高血压，出现头痛、视力障碍和癫痫发作。就诊急诊科，行首次颅脑 CT 平扫，关键图像如下所示。

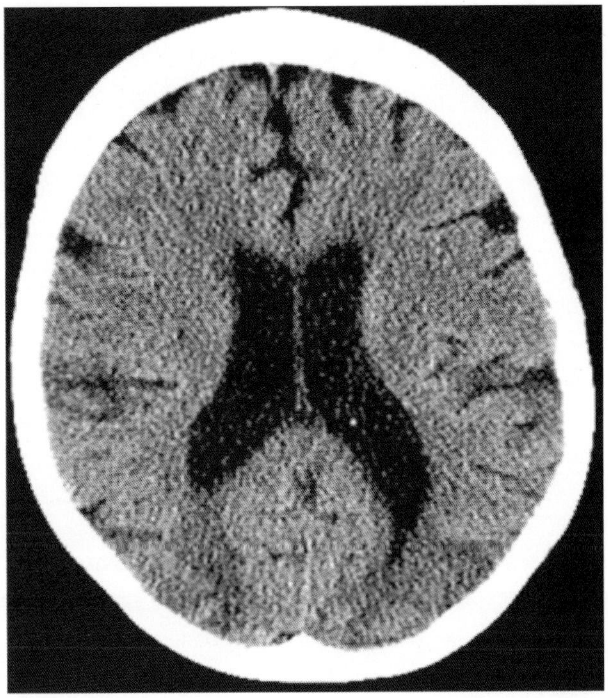

6a　下一步的最佳检查方法是：

A.增强 CT 扫描　　B.颅脑 CT 血管造影

C.增强 MRI　　D.磁共振波谱

6b　行增强 MRI 检查，最可能的诊断是：

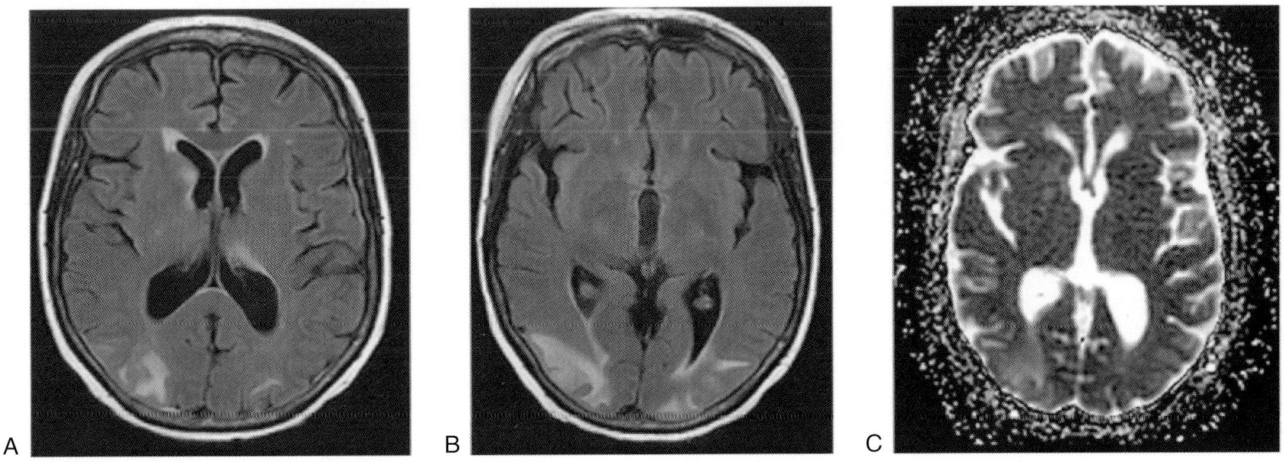

A.急性后循环脑梗死　　B.癫痫持续状态

C.可逆性后部脑病综合征（PRES）　　D.进行性多灶性白质脑病

7　患者女，46 岁，患有丙型肝炎相关性肝硬化，出现急性发作性精神状态异常。MRI 检查的关键图像如下所示。

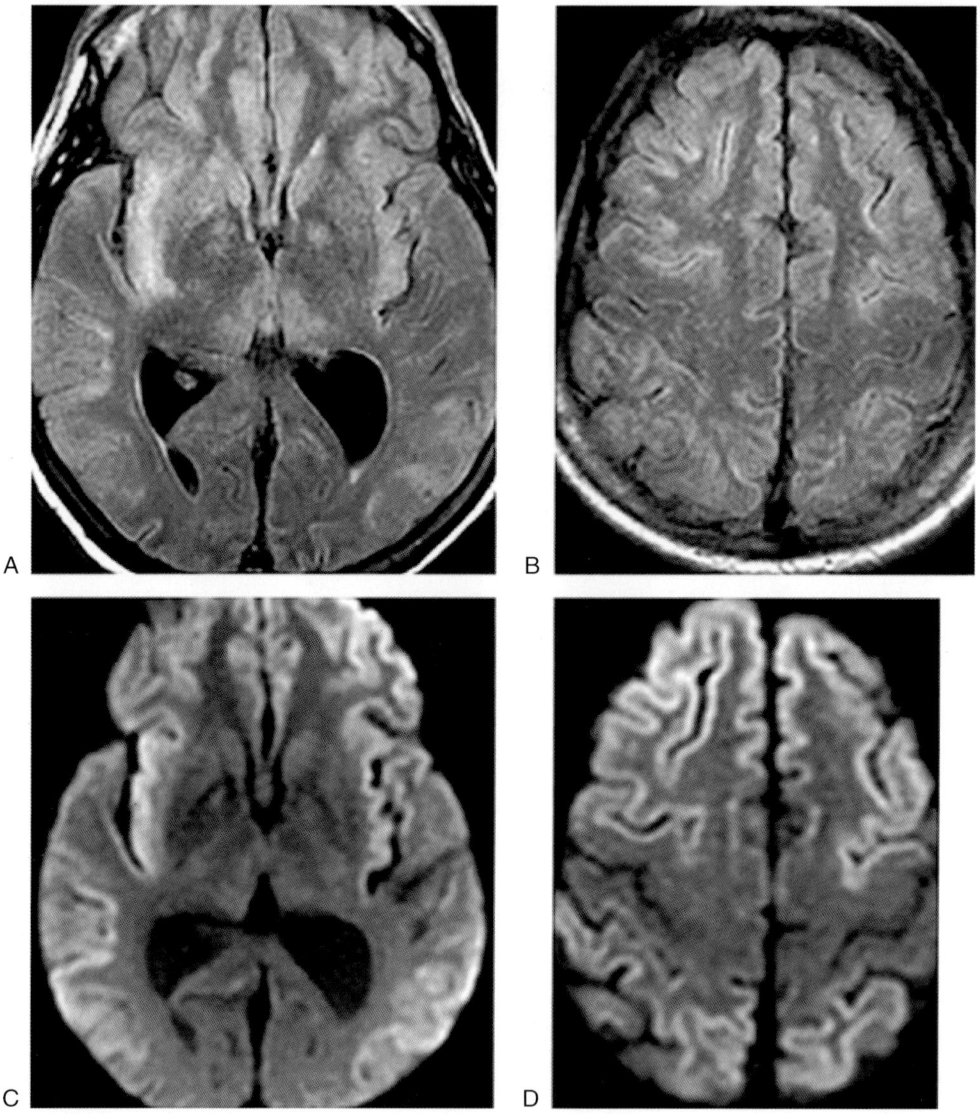

7a　鉴于临床表现，最可能的诊断是：

A.渗透性脱髓鞘　　B.急性高氨血症性脑病

C.边缘性脑炎　　D.分水岭脑梗死

7b　下列哪项是本病的可能诱因？

A.胃肠道出血　　B.癫痫

C.暴露于 CO　　D.近期心脏停搏

8

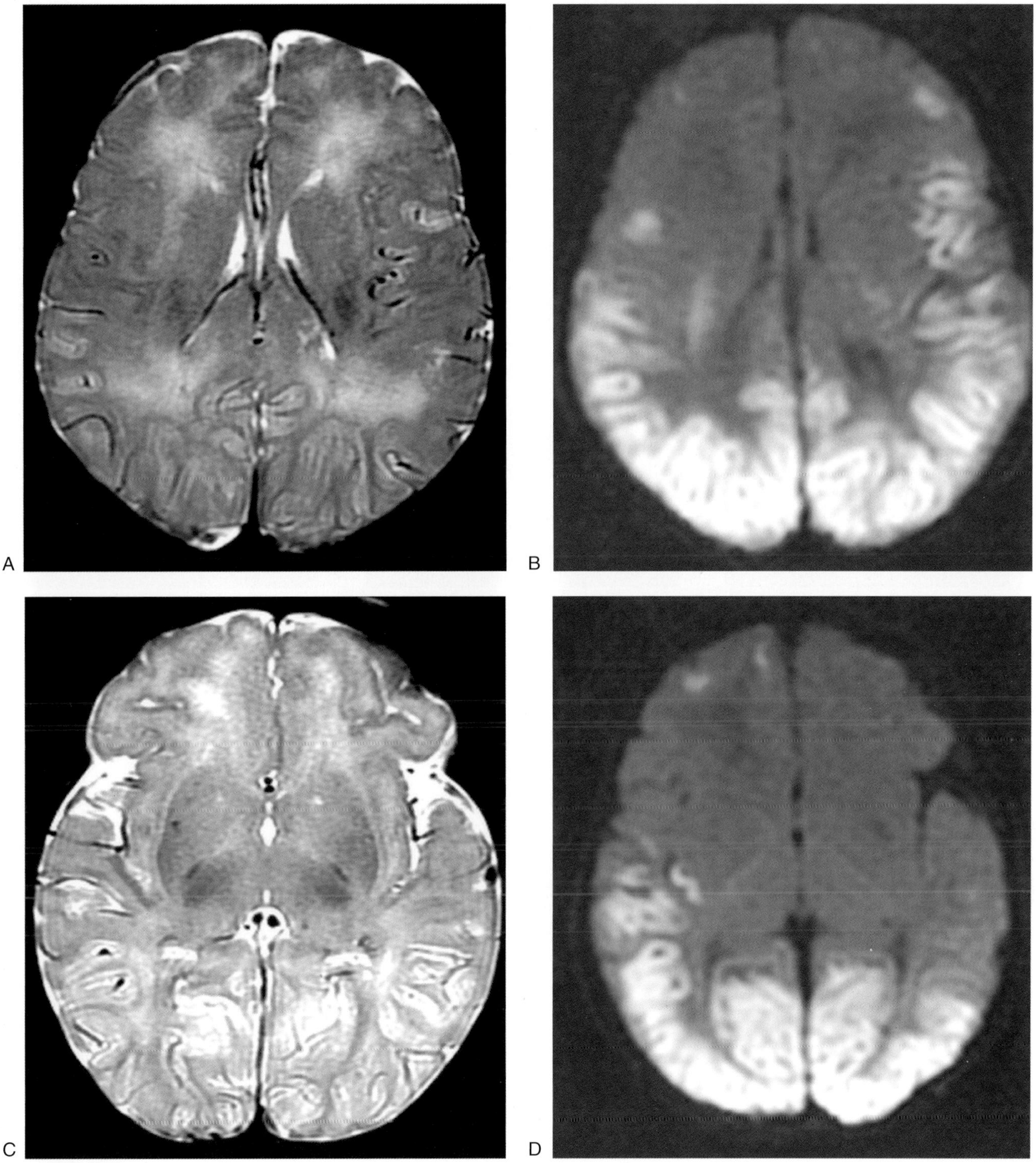

8a　新生儿癫痫发作，可能的诊断是：

A.线粒体脑病　　B.脑炎

C.缺氧缺血性脑损伤　　D.低血糖脑损伤

8b 关于本病，下列哪项正确？

A.早产儿、大于胎龄儿和糖尿病母亲所生婴儿的发病率增高

B.显示为伴有核外 DNA 突变的母系遗传

C.通常由 2 型单纯疱疹病毒(HSV-2)引起

D.通常由于母亲过量饮酒引起

9 患者男，70 岁，既往心脏停搏行心肺复苏，现在精神状态异常、反应迟钝。MRI 检查的关键图像如下所示。最可能的诊断是：

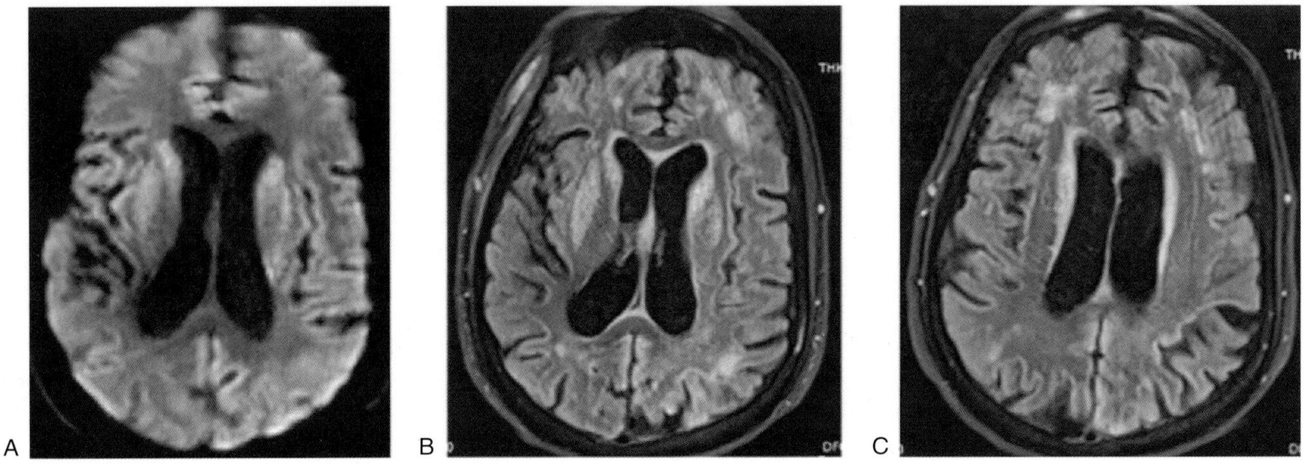

A.心源性卒中

B.缺氧缺血性脑病

C.癫痫发作后改变

D.可逆性后部脑病综合征(PRES)

答案与解析

1a 答案 C。非酮症高血糖。该患者的影像表现在高血压性脑出血中并不典型，本例的出血密度较低，病灶形态也与血肿不相符。没有确切的临床表现支持呼吸性酸中毒或高氨血症。

1b 答案 C。症状完全缓解消退。经过治疗并纠正高血糖后，影像异常表现和运动异常症状可缓解消退。少数情况下，影像异常表现会持续较长时间。

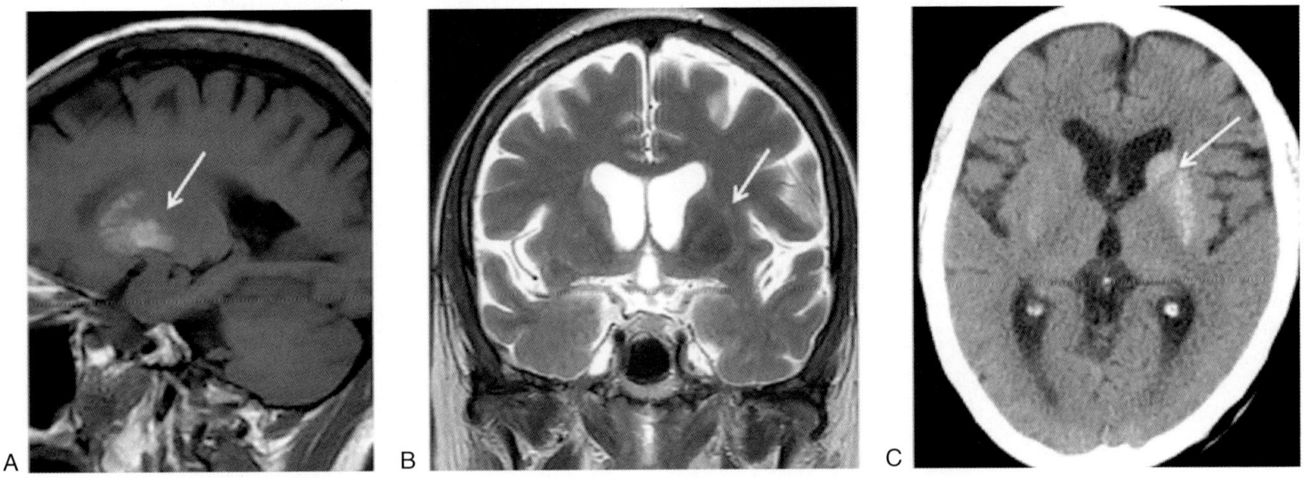

影像表现：尾状核和壳核表现为 T1W 高信号(图 A)、T2W 低信号(图 B)和 CT 高密度(图 C)，以左侧为著。在当前的临床状态下，上述影像表现最能反映高血糖的相关变化。

讨论：非酮症高血糖伴急性发作性偏瘫-偏侧舞蹈症。

非酮症高血糖伴急性发作性偏瘫-偏侧舞蹈症通常是由对侧基底节病变引起的。非酮症高血糖引起的病变以 T1W 高信号为特征，常见于老年糖尿病患者，女性和亚洲人群多发。确切的发病机制尚不清楚。可能的病原学包括代谢改变、淤点状出血以及肥胖型星形胶质细胞蓄积。

壳核是最常见的受累区域，其次是尾状核。也可见苍白球和中脑受累。病变通常为单侧。特征性表现为受累区域呈 T1W 高信号，未见占位效应或异常强化。病变呈 T2W 低信号或等信号，SWI 可显示轻微出血，ADC 信号轻度降低，CT 上呈高密度。通常经过治疗并纠正高血糖后，影像异常表现和运动异常症状可缓解消退。

鉴别诊断：导致基底节 T1W 高信号的其他原因：最常见的是肝性脑病。临床病史有助于鉴别。

参考文献：Priola AM，Gned D，Veltri A，et al. Case 204：nonketotic hyperglycemia-induced hemiballism-hemichorea. *Radiology* 2014；271(1)：304–308. doi：10.1148/radiol.14120840

Rumboldt Z，Castillo M，Huang B，et al. *Brain imaging with MRI and CT：an image pattern approach.* Cambridge，UK：Cambridge University Press，2012.

2a 答案 A。硫胺素缺乏症。在慢性酒精中毒和营养不良的临床状态下，由于硫胺素缺乏导致内侧丘脑、延髓背侧和乳头体的信号改变是 Wernicke 脑病的典型表现。另一个典型的发病部位是中脑导水管周围灰质，此例未见。

2b 答案 C。柯萨科夫精神病。在慢性期，患者可能出现虚构症、健忘与记忆丧失、新知识学习困难。

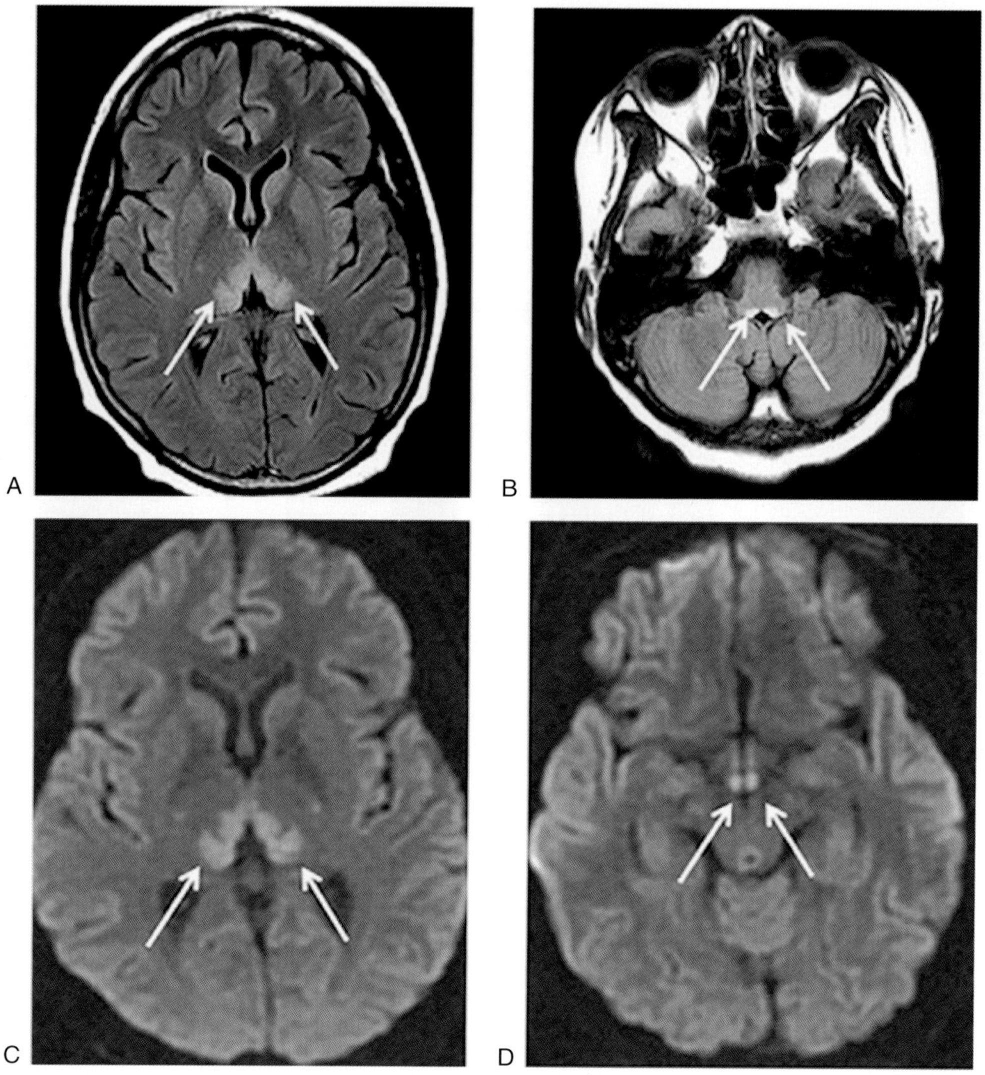

影像表现：FLAIR 序列图像显示双侧内侧丘脑和延髓背侧高信号（图 A 和图 B）。双侧内侧丘脑和乳头体弥散受限（图 C 和图 D）。由于存在硫胺素缺乏症，结合目前临床状态，上述表现提示 Wernicke 脑病。请注意，必须结合 ADC 图的低信号以确认存在弥散受限（相应图像未在此处展示）。

讨论：Wernicke 脑病。

Wernicke 脑病是一种由硫胺素缺乏症引起的急性神经系统疾病。死亡率约为 17%，预后取决于硫胺素补充的时间。典型的“眼功能障碍、意识改变、共济失调”临床三联症只在少数患者中出现，而神经影像学在诊断中起着至关重要的作用。

硫胺素缺乏通常见于酗酒者（与饮食缺乏有关，而与酒精本身无关），以及其他与营养不良或吸收减少相关的疾病（恶性肿瘤、胃肠道手术等）。

影像表现反映了细胞内和细胞外水肿（细胞毒性和血管源性水肿）以及血脑屏障破坏。病变典型表现为双侧对称，受累部位为中脑导水管周围灰质、丘脑内侧、第三脑室周围白质区、顶盖和乳头体。基底节受累更常见于儿童。

CT 对 Wernicke 脑病的敏感性有限，受累区域呈低密度。MR 的长 TR 图像(T2/FLAIR)对病变最敏感，受累区域呈高信号。急性期可见弥散受限(可逆性细毒性水肿)。有些受累区域(通常是乳头体)可见强化。

鉴别诊断：

- Percheron 动脉梗死：临床表现不同。可见内侧丘脑和中脑受累。其他 Wernicke 脑病累及的部位在 Percheron 动脉梗死中未见受累。
- 深静脉血栓形成：肿胀更明显，出血更常见。深静脉血栓主要在静脉造影上显示，而常规成像诊断敏感性低。
- 渗透性脱髓鞘综合征：脑桥受累更为突出。基底节和外囊通常受累。可与 Wernicke 脑病并存。
- 急性播散性脑脊髓炎(ADEM)：累及灰质和白质的多发病灶。
- 变异型克雅病：丘脑、基底节和皮质异常。弥散受限持久且更显著。
- 丘脑受累的缺氧缺血性脑病：可见弥漫性缺血性损伤的其他典型部位受累，包括皮质带和海马。
- 甲硝唑中毒：后颅窝累及部位与 Wernicke 脑病类似，尤其是小脑齿状核受累。

参考文献：Ha ND, Weon YC, Jang JC, et al. Spectrum of MR imaging findings in Wernicke encephalopathy: are atypical areas of involvement only present in nonalcoholic patients? *AJNR Am J Neuroradiol* 2012; 33(7): 1398–1402. doi: 10.3174/ajnr.A2979

Rumboldt Z, Castillo M, Huang B, et al. *Brain imaging with MRI and CT: an image pattern approach.* Cambridge, UK: Cambridge University Press, 2012.

Zuccoli G, Pipitone N. Neuroimaging findings in acute Wernicke's encephalopathy: review of the literature. *AJR Am J Roentgenol* 2009; 192(2): 501–508. doi: 10.2214/AJR.07.3959

Zuccoli G, Santa Cruz D, Bertolini M, et al. MR imaging findings in 56 patients with Wernicke encephalopathy: nonalcoholics may differ from alcoholics. *AJNR Am J Neuroradiol* 2009; 30 (1): 171–176. doi: 10.3174/ajnr.A1280

3a 答案 D。苍白球(GP)。苍白球是 CO 中毒最典型的受累部位。考虑到该患者有火灾的烟雾暴露史，因此 CO 中毒是最可能的诊断。

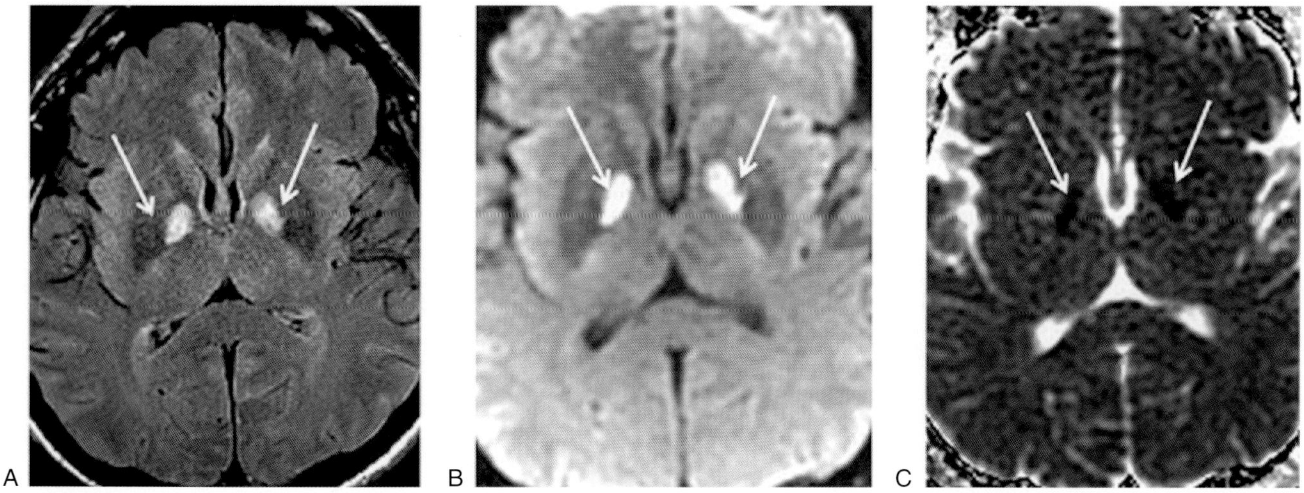

3b 答案 A。CO 中毒。如上所述,结合本例的临床病史,CO 中毒是图中影像表现最可能的原因。N_2O 中毒通常导致神经毒性,因为它抑制了维生素 B_{12},因此其表现与维生素 B_{12} 缺乏症非常相似,例如脊髓背柱受累。甲醇中毒倾向于累及壳核。阿片类药物过量的累及模式与缺氧缺血性脑病相似。

影像表现:苍白球区域在 FLAIR 序列图像上呈高信号(图 A),在 DWI(图 B)和 ADC 图像(图 C)上可见相应区域弥散受限。

讨论:CO 中毒。

CO 是世界上最常见的致命性毒药,无论是自杀还是意外中毒。损伤机制包括缺氧和细胞毒性。

CO 对血红蛋白的亲和力约为氧气的 250 倍。碳氧血红蛋白的形成降低了血液的携氧能力,导致组织缺氧。心脏毒性可导致缺血,最终导致缺氧缺血性损伤。

苍白球是最常见的和最具特征的受累部位。

急性期和剧烈中毒也可累及其他基底节结构、丘脑、皮质、海马、脑干和小脑。在这种情况下,病变模式可能类似于其他原因引起的弥漫性缺血性损伤。

亚急性期通常在中毒后 2~3 周, 多达 1/3 的患者会出现与髓鞘溶解相关的脑白质病,表现为双侧近乎对称的病灶,通常累及半卵圆中心和脑室周围白质。如果损伤严重,也可累及皮质下和后颅窝的脑白质。

急性期病变在 CT 上呈低密度,T1W 呈低信号,T2W 呈高信号,弥散受限。如果存在出血,可能导致信号不均匀和一定程度的 T1 缩短。急性/亚急性期病变可表现为不均匀或周围轻度强化。脑白质损伤表现为弥漫性 T2W 高信号, 早期表现为轻度弥散受限。在晚期,如果损伤严重,可继发脑萎缩,这是神经元坏死和凋亡的结果。

鉴别诊断:

- 氰化物中毒:可出现相同的影像表现。氰化物和甲醇中毒更常见壳核出血性坏死。
- 弥漫性缺氧缺血性损伤:不太可能优先累及苍白球。
- 甲醇中毒、典型表现为壳核坏死。通常不累及苍白球。可见脑白质受累。
- 线粒体病、Leigh 病:好发于年轻人群。壳核和脑干受累更为常见。

参考文献: Kinoshita T,Sugihara S,Matsusue E,et al. Pallidoreticular damage in acute carbon monoxide poisoning:diffusion-weighted MR imaging findings. *AJNR Am J Neuroradiol* 2005;26(7):1845–1848.

Lo CP,Chen SY,Lee KW,et al. Brain injury after acute carbon monoxide poisoning:early and late complications. *AJR Am J Roentgenol* 2007;189(4):W205–W211.doi:10.2214/AJR.07.2425

Rumboldt Z,Castillo M,Huang B,et al. *Brain imaging with MRI and CT:an image pattern approach*, 1st ed. Cambridge,UK:Cambridge University Press,2012.

4a 答案 D。甲醇中毒。在提供的选项中,甲醇中毒最常累及壳核和脑白质。

4b 答案 D。视神经。

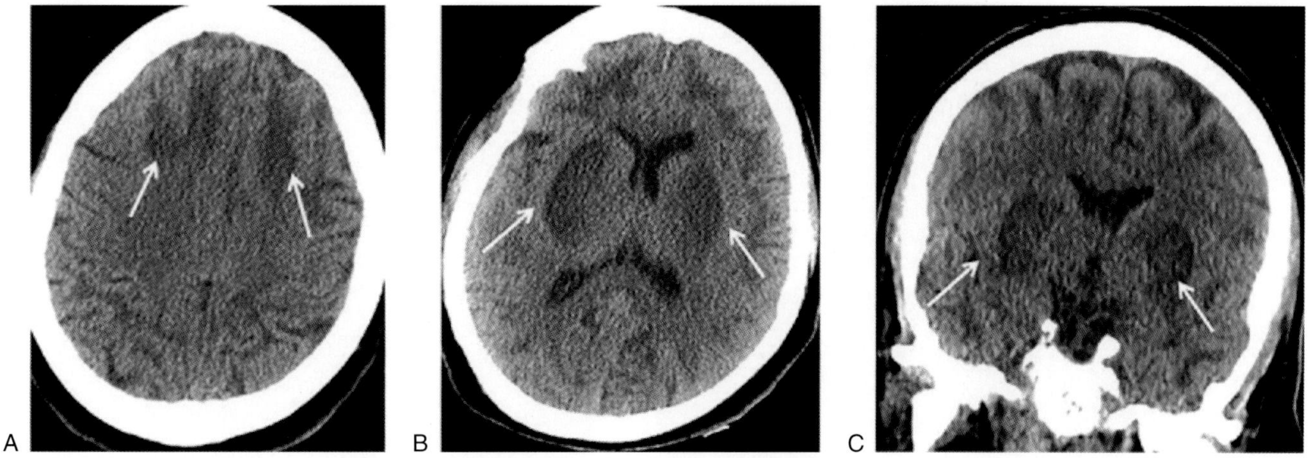

影像表现：CT 显示双侧壳核呈低密度，双侧额叶皮质下和深部脑白质也可见低密度灶。

讨论：甲醇存在于防冻液、清漆、油漆燃料以及非法制造的酒精中。甲醇中毒可以是故意投毒或意外摄入。其毒性是由甲醇的代谢产物甲酸/甲酸盐通过抑制线粒体酶而导致组织缺氧和代谢性酸中毒。

双侧壳核坏死是典型的影像表现。非出血性病变表现为 CT 低密度、T2W 高信号、T1W 低信号和弥散受限。伴发出血也相当常见。常见视神经受累，在高分辨 MRI 上表现为 T2W 高信号。较少累及苍白球、脑干、皮质下白质，很少见无中枢受累的周围病变。急性/亚急性期病变可见轻度周围强化。

好发于壳核的确切原因尚不清楚。已提出的理论假说包括高代谢率、静脉引流模式和甲醇区域性高蓄积。

鉴别诊断：

- 弥漫性缺血性损伤：一般为双侧，累及基底节和皮质带，T2W 高信号，T1W 低信号伴弥散受限。心脏停搏、药物过量或溺水等相关病史有助于诊断。
- 氰化物中毒：也有特征性的壳核受累；然而，甲醇中毒的白质病变更为典型。
- 线粒体病：更常见于儿童。运动障碍不是常见的临床症状。
- Wilson 病：在 Wilson 病中，壳核 T2W 高信号也很常见。其他常见的受累部位包括尾状核、苍白球和丘脑腹外侧核。也可累及皮质/皮质下区、脑干和小脑蚓部，但少见。

参考文献：Gupta N，Sonambekar AA，Daksh SK，et al. A rare presentation of methanol toxicity. *Ann Indian Acad Neurol* 2013；16(2)：249-251. doi：10.4103/0972-2327.112484

Zakharov S，Kotikova K，Vaneckova M，et al. Acute methanol poisoning：prevalence and predisposing factors of haemorrhagic and non-haemorrhagic brain lesions. *Basic Clin Pharmacol Toxicol* 2016；119(2)：226-238. doi：10.1111/bcpt.12559

5a　答案 C。近期肝移植。本例的影像显示脑桥中央信号改变，通常见于移植后发生的渗透性脱髓鞘。近期的上呼吸道病毒性感染病史常见于急性播散性脑脊髓炎(ADEM)。本例影像表现均不是克雅病或副肿瘤性边缘性脑炎(选项 B 和 D)的典型表现。

5b　答案 B。渗透性脱髓鞘。需要强调的是，虽然典型表现为脑桥中央受累，但是渗透性脱髓鞘也可见脑桥外受累或脑桥中央与脑桥外混合性受累，如本例所示。

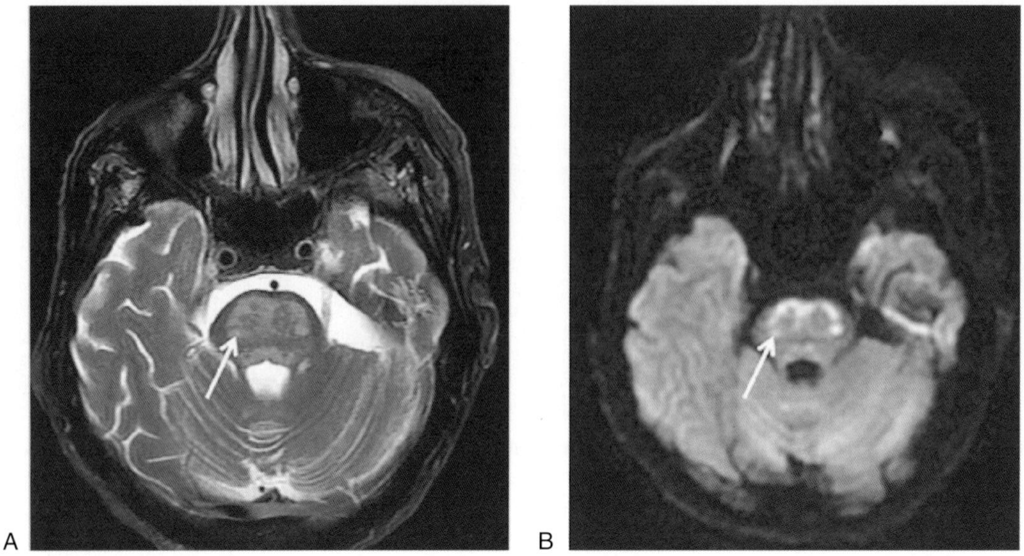

图 1

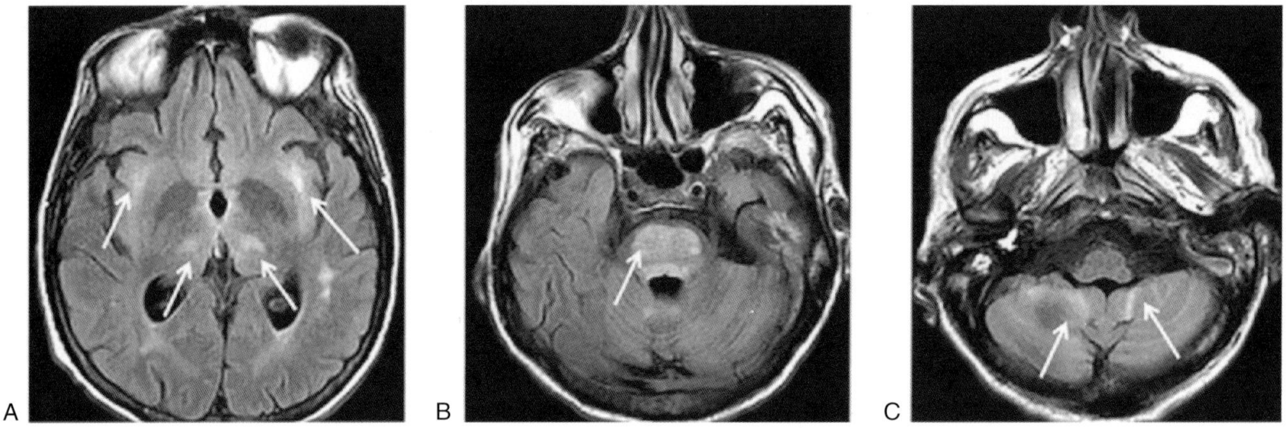

图 2

影像表现：图 1 轴位 T2W 显示脑桥高信号，脑桥周边和皮质脊髓束未见累及（图 A），同时伴弥散受限（图 B），符合脑桥中央髓鞘溶解症（渗透性脱髓鞘）。

图 2 FLAIR 序列图像显示双侧丘脑、双侧岛叶和小脑高信号，符合混合性脑桥与脑桥外髓鞘溶解。

讨论：渗透性脱髓鞘。

渗透性脱髓鞘是一种少见的疾病，常见于中年患者，其特征是累及脑桥和脑桥外的对称性、非炎症性脱髓鞘（脑桥或脑桥外髓鞘溶解）。通常是由于高渗或低渗状态的过度纠正所致。临床上最常见于迅速纠正酒精性低钠血症[>12mmol/(L·d)]，但也可见于其他的渗透压异常和慢性疾病。血钠正常并不能排除该病。相关症状包括营养不良、长期使用利尿剂、肝衰竭、器官移植和大面积烧伤。

脑桥是最典型的受累部位。

一般不累及脑桥被盖和皮质脊髓束。脑桥外受累相当常见，其发生率与脑桥受累的发生率相近，但是通常伴有脑桥受累。常见累及部位包括小脑、基底节、丘脑、外囊、外侧膝状体、海马和大脑灰质–白质交界。脑室周围和软脑膜下通常不受累。孤立的脑桥外受累较少见，约占 20%。

组织学研究表明少突胶质细胞对脑桥中央髓鞘溶解症(CPM)相关的渗透压最敏感。

传统的影像学表现(MR 和 CT)通常滞后于临床表现，限制了影像学在 CPM 早期诊断中的作用。CT 不敏感，可见受累部位呈对称性的低密度。MRI 是首选的影像检查方法。当出现临床症状 24h 后，DWI 即可显示弥散受限，并维持 1~2 周。在出现临床症状数天后可见 T2 信号异常。MR 影像表现包括 T2W 和 FLAIR 上脑桥中央对称性异常信号，可进展为经典的“三叉戟”样高信号。脑桥中央异常，而脑桥腹外侧和皮质脊髓束未受累，表现为“蛇眼”征。在亚急性期，一小部分患者可见轻度周边强化，边缘模糊。

根据受累部位不同，临床表现多样。临床表现常呈“双相性”(最初的脑病症状经过纠正异常的渗透压而得到改善后，再次突然恶化)，脑桥受累的特征是四肢瘫痪、延髓性麻痹和假性延髓性麻痹、精神状态改变及昏迷。基底节受累可表现为运动障碍。曾认为该病预后不良。但是，最近的文献报道该疾病的预后不一，存活率高达 50%，许多患者不伴有长期的神经功能缺损。根据影像异常程度无法预测临床转归。存活的患者可表现为脑桥残留异常信号或空腔。

鉴别诊断：

- 脑桥梗死：通常病灶可达脑桥前缘，很少对称分布。
- 脱髓鞘：很少呈对称性，病变具有典型的形态且通常分布于幕上脑白质。
- 肿瘤：通常脑桥胶质瘤好发于年轻人。常伴有脑桥肿胀。

参考文献：Abbott R，Silber E，Felber J，et al. Osmotic demyelination syndrome. *BMJ* 2005；331(7520)：829-830.

Alleman AM. Osmotic demyelination syndrome：central pontine myelinolysis and extrapontine myelinolysis. *Semin Ultrasound CT MR* 2014；35(2)：153-159. doi：10.1053/j.sult.2013.09.009

Rumboldt Z，Castillo M，Huang B，et al. *Brain imaging with MRI and CT：an image pattern approach.* Cambridge，UK：Cambridge University Press，2012.

Ruzek KA，Campeau NG，Miller GM. Early diagnosis of central pontine myelinolysis with diffusion-weighted imaging. *AJNR Am J Neuroradiol* 2004；25(2)：210-213.

Singh TD，Fugate JE，Rabinstein AA. Central pontine and extrapontine myelinolysis：a systematic review. *Eur J Neurol* 2014；21(12)：1443-1450. doi：10.1111/ene.12571

6a 答案 C。增强 MRI。

6b 答案 C。可逆性后部脑病综合征(PRES)。

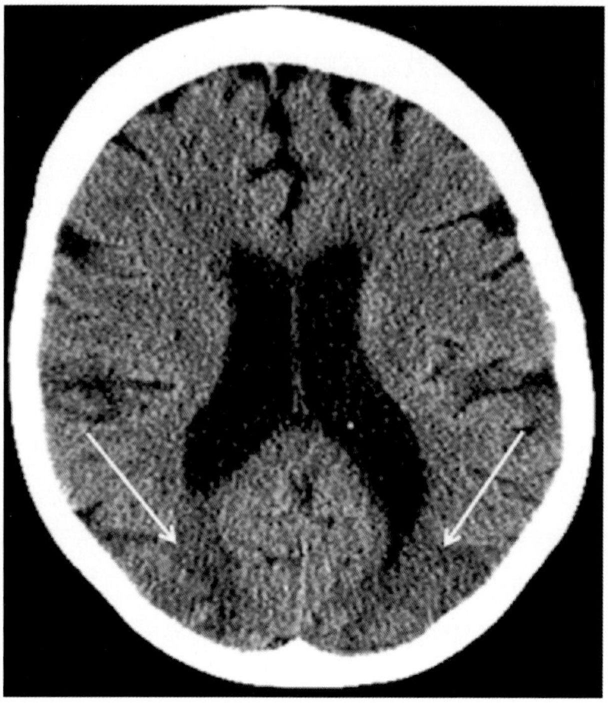

图 1

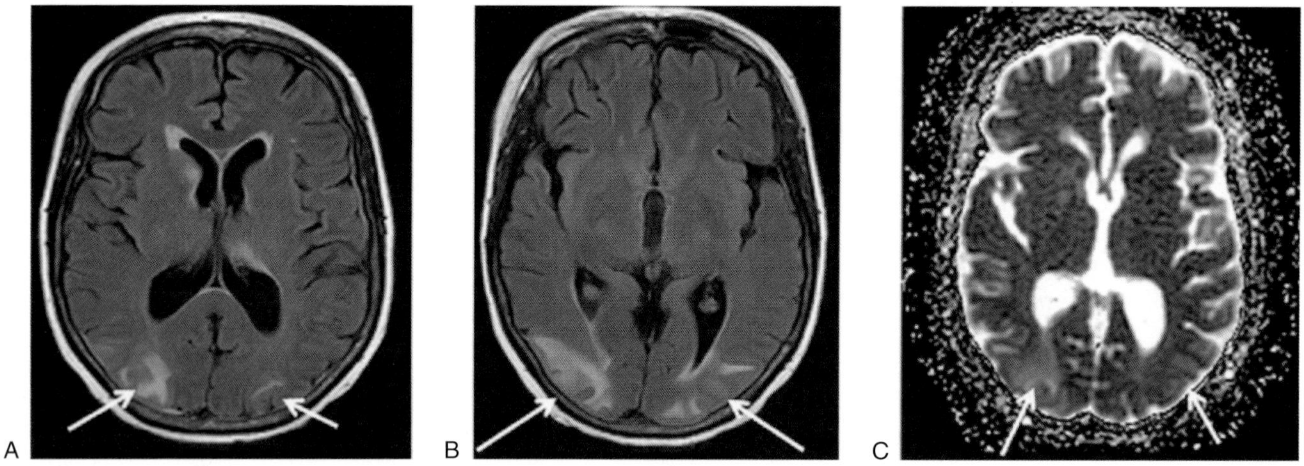

图 2

影像表现：图 1 平扫 CT 显示双侧顶枕叶皮质下和脑白质对称性低密度。图 2 双侧顶枕叶皮质下 U 形纤维受累。

讨论：可逆性后部脑病综合征（PRES）。

患者通常表现为精神状态改变、头痛、局灶性神经功能缺损、视力障碍和癫痫发作。PRES 通常与临床状态相关，例如，先兆子痫/子痫、使用环孢素和高血压。其他较少见的相关临床因素包括感染、脓毒症、休克、自身免疫性疾病和使用其他药物（例如，他克莫司）。

最广为接受的 PRES 病理生理学理论是高血压引起血脑屏障破坏，从而在大脑自动调节功能紊乱的情况下，毛细血管膜出现液体渗出。对于无并发症的病例，直接针对潜在病因进行治疗，可以逆转临床症状和影像表现。

早期 PRES 主要表现为顶枕叶皮质下 CT 低密度灶。对于 PRES 的检出，MRI 比 CT 更敏感。PRES 在 MR 上表现为 T2/FLAIR 高信号，主要累及脑白质，伴皮质下 U 形纤维受累，散在的皮质受累较不明显。最常累及顶叶和枕叶。而额叶和颞叶、小脑、深部灰质核团和脑干较少受累，通常这些部位受累见于疾病的进展期。

双侧半球不对称受累是其特征性表现，仅 2%的病例表现为单侧受累。PRES 的 T2/FLAIR 高信号通常是由于血管源性水肿所致，也可见梗死(11%~26%)和出血(15%)。DWI 在判断患者预后方面很有用，因为复杂性 PRES 患者通常表现为细胞毒性水肿(弥散受限)，并且常残留神经功能缺损。

参考文献：Bartynski WS. Posterior reversible encephalopathy syndrome, part 1: fundamental imaging and clinical features. *AJNR Am J Neuroradiol* 2008;29:1036-1042.

Bartynski WS, Boardman MD. Distinct patterns and lesion distribution in posterior reversible encephalopathy syndrome. *AJNR Am J Neuroradiol* 2007;28:1320-1327.

Bartynski WS, Tan HP, Boardman JF, et al. Posterior reversible encephalopathy syndrome after solid organ transplantation. *AJNR Am J Neuroradiol* 2008;29:924-930.

Casey SO, Sampaio RC, Michel E, et al. Posterior reversible encephalopathy syndrome: utility of fluid-attenuated inversion recovery MR imaging in the detection of cortical and subcortical lesions. *AJNR Am J Neuroradiol* 2000;21:1199-1206.

Mckinney AM, Short J, Charles L, et al. Posterior reversible encephalopathy syndrome: incidence of atypical regions of involvement and imaging findings. *AJR Am J Roentgenol* 2007;189:904-912.

7a 答案 B。急性高氨血症性脑病。

7b 答案 A。胃肠道出血。

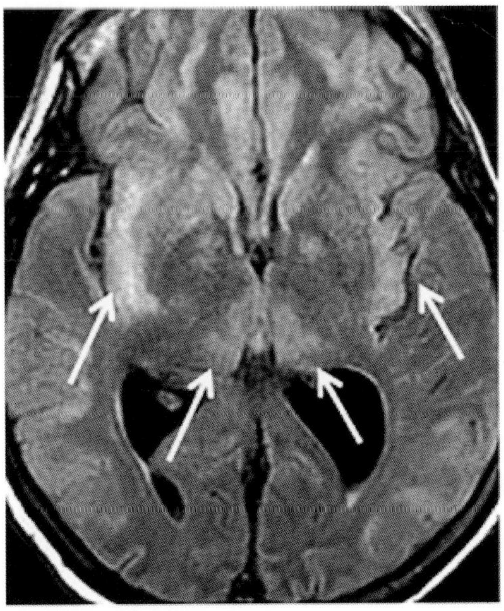

A

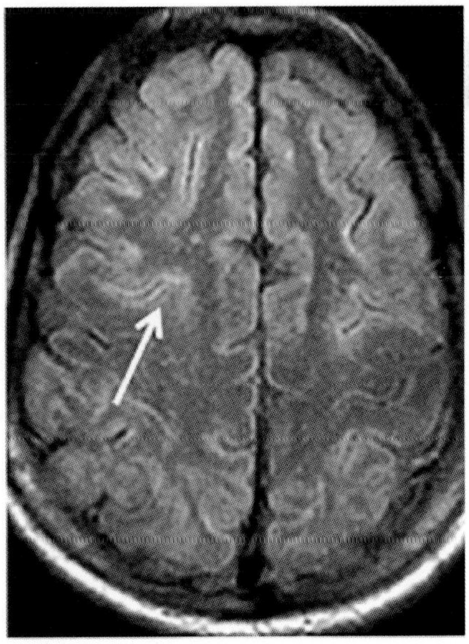

B

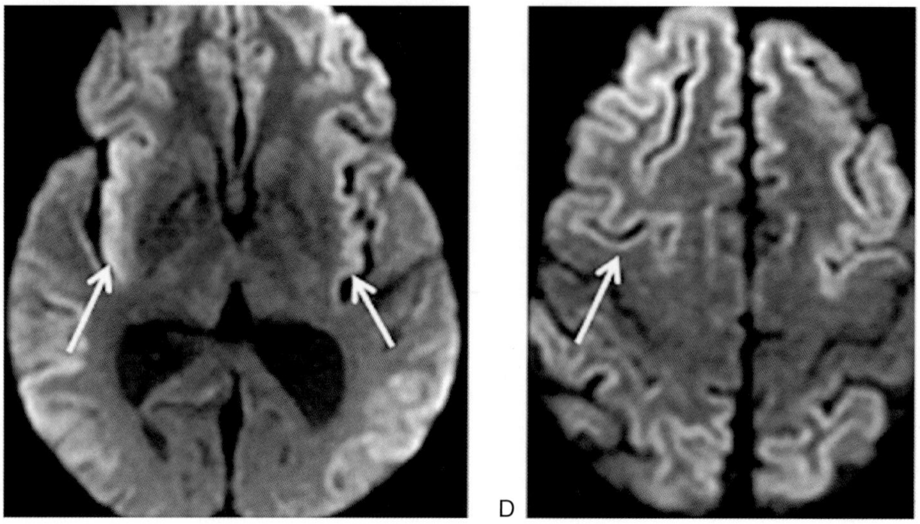

C D

影像表现：双侧岛叶、顶枕叶和额叶皮质呈 FLAIR 高信号（图 A 和图 B）和弥散受限（图 C 和图 D）。双侧丘脑可见 FLAIR 高信号（图 A）。

讨论：成人急性高氨血症通常由肝功能障碍和门体静脉分流手术引起，常由感染、胃肠道出血和代谢紊乱诱发。其他病因包括药物（丙戊酸钠或化疗）、感染、多发性骨髓瘤和移植。

当肝脏的氨代谢能力不堪重负时，就由大脑、肾脏和骨骼肌进行代谢。在星形胶质细胞中，氨和谷氨酸被代谢为谷氨酰胺，随后导致细胞渗透压增高和细胞肿胀。而乳酸升高、脑血管自动调节功能丧失和水肿则诱发炎症级联反应、各种代谢途径和细胞凋亡。

典型的影像表现为双侧对称性岛叶和扣带回 T2W 高信号。其余的皮质也可有不同程度的受累，但通常是不对称的。大部分的异常信号表现为弥散受限。严重时可累及皮质下白质、深部核团和脑干。影像学异常程度一般与高氨血症程度相关，并且可以随着高氨血症的纠正而逆转。若不能及时纠正，受累脑区将发生萎缩。严重的高氨血症可导致脑水肿和脑疝，甚至导致死亡。MR 波谱成像显示胆碱峰下降、肌醇峰下降、谷氨酰胺/谷氨酸升高（短 TE 波谱为 2.2~2.4ppm）。若存在潜在的肝脏疾病时，可见苍白球、丘脑下区和中脑 T1W 信号升高。

鉴别诊断：

- 短暂发作后改变：一般病灶为局限性，而非弥漫性和双侧性。
- 弥漫性缺血性损伤：不太可能优先累及岛叶。
- 克雅病：亚急性发病，弥散受限是不可逆的。

参考文献：Hepatic Encephalopathy | Radiology Reference Article | Radiopaedia.org. Accessed June 29, 2016. http://radiopaedia.org/articles/hepatic-encephalopathy.

U-King-Im JM, Yu E, Bartlett E, et al. Acute hyperammonemic encephalopathy in adults: imaging findings. *AJNR Am J Neuroradiol* 2011;32(2):413-418. doi:10.3174/ajnr.A2290

8a 答案 D。低血糖脑损伤。本例为新生儿的低血糖脑损伤。关键的影像特征是优先累及顶枕叶皮质。本例的病变分布不是缺氧缺血性脑损伤的典型表现。线粒体病不太可能发生于新生儿。

8b 答案 A。早产儿、大于胎龄儿和糖尿病母亲所生婴儿的发病率增高。

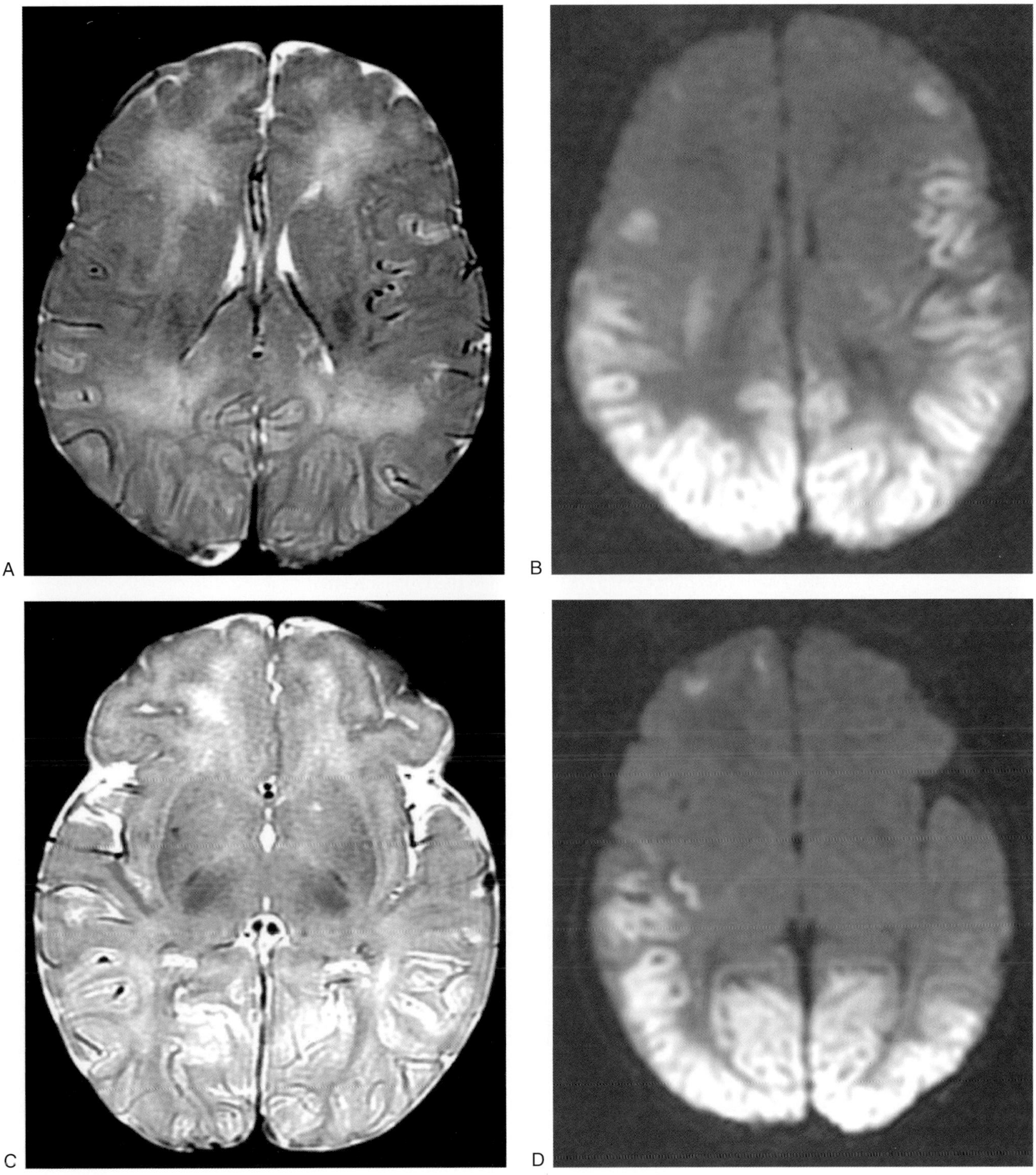

影像表现:双侧顶枕叶皮质呈广泛的 T2W 高信号,伴有弥散受限。

讨论:低血糖症影响细胞内能量的产生。兴奋性神经递质(天门冬氨酸)的蓄积也可导致神经元损伤。

1.成人低血糖症

常见于糖尿病患者,可为胰岛素治疗的并发症。血糖水平 <70mg/dL 即为低血糖。低血糖脑损伤的病变通常为双侧不对称。有 3 种影像表现:

- 以灰质受累为主:累及皮质、新纹状体和海马。

- 以白质受累为主:累及脑室周围白质、内囊和胼胝体压部。
- 混合型:累及灰质和白质,其特征是不累及丘脑、脑干和小脑。

2.新生儿低血糖症

血糖水平 < 36mg/dL 即为低血糖。

新生儿低血糖脑病好发于枕叶和顶叶皮质,确切原因尚不清楚。也可累及大脑半球其他部位、白质和深部灰质核团。与成人低血糖脑损伤不同,新生儿低血糖脑病偶尔可累及丘脑和小脑。

鉴别诊断:最重要的鉴别诊断是缺氧性脑病,既可单独发生,也可合并低血糖。若病灶以顶枕叶异常为主,则倾向于低血糖脑损伤。如果是弥漫性受损,则很难排除缺氧或联合损害。

在检出病灶方面,MRI 比 CT 更敏感。病灶通常呈 T2W 高信号,T1W 等低信号,伴弥散受限。最早出现弥散异常,并且可以预测临床转归。病灶无强化或轻微强化。

低血糖程度较轻时,某些异常特别是白质异常可以逆转。否则,将出现脑软化和脑萎缩后遗症。

参考文献:Bathla G,Policeni B,Agarwal A. Neuroimaging in patients with abnormal blood glucose levels. *AJNR Am J Neuroradiol* 2014;35(5):833-840. doi:10.3174/ajnr.A3486

Ma JH,Kim YJ,Yoo WJ,et al. MR imaging of hypoglycemic encephalopathy:lesion distribution and prognosis prediction by diffusion-weighted imaging. *Neuroradiology* 2009;51(10):641-649. doi:10.1007/s00234-009-0544-5

9 答案 B。缺氧缺血性脑病。鉴于患者近来因心脏停搏行心肺复苏术,因此缺氧缺血性脑病是最可能的诊断。尾状核、壳核和散在的皮质带局灶性信号异常最符合这个诊断。

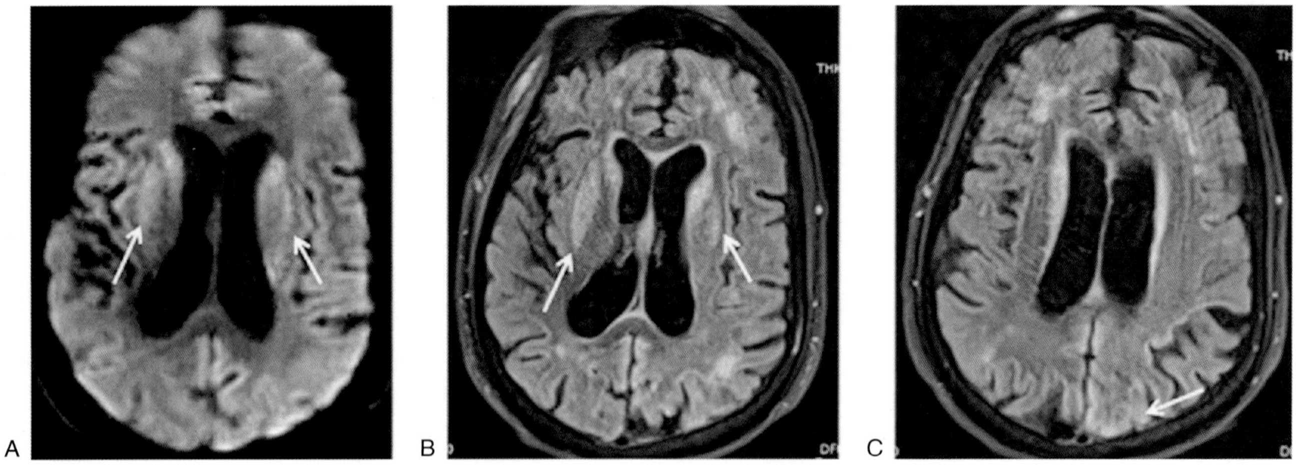

影像表现:尾状核和壳核弥散受限,FLAIR 呈相应的高信号;此外,左侧顶枕叶皮质可见 FLAIR 高信号。

讨论:缺氧缺血性脑病(HIE)。

HIE 的特征是因缺氧缺血性事件(如心脏停搏)和呼吸抑制(如阿片类药物过量、窒息或溺水)导致高能量需求的中枢神经系统结构损伤。

最常见的受累脑区是易受血管损伤影响的大脑分水岭区或高能量需求的灰质结构。后者包括大脑皮质带、基底节、海马、丘脑和小脑。

CT 图像上表现为弥漫性的灰质-白质交界模糊,深部灰质呈低密度。病情严重时,可表现为灰质与白质密度反转,即:与灰质结构的密度相比,白质的密度更高。进展性脑水肿也可有上述表现但不累及脑干和小脑,表现为幕上呈弥漫性低密度,而小脑/脑干呈相对的高密度,即“白小脑”征。

MRI 上,受累的灰质结构可表现为不同程度的弥散受限(取决于损伤的严重程度)和相应的 T2W 高信号。在疾病晚期,可表现为缺氧后迟发性脑白质病和脑萎缩。

鉴别诊断:虽然许多系统性和代谢性疾病可以有重叠的影像表现,但临床病史是诊断缺氧缺血性脑病的关键。

- CO 中毒:特征性的苍白球受累。在进展期,易累及基底节和大脑皮质。
- 甲醇和氰化物中毒:特征性壳核坏死。甲醇中毒也可见脑白质水肿。
- 低血糖症:缺氧缺血性脑病与严重低血糖症的发病模式非常相似,但丘脑可能不受累。轻度的低血糖症以可逆性的白质受累为主,表现为胼胝体压部、内囊和放射冠 T2W 高信号。
- 克雅病:一种朊病毒介导的神经退行性致死性疾病。特征性的丘脑枕受累,表现为“曲棍球棒征”。
- 脑桥外髓鞘溶解:通常与脑桥中央髓鞘溶解并发。偶尔可单独发生。岛叶皮质受累是特征性表现。也可累及小脑。

参考文献:Hegde AN, Mohan S, Lath N, et al. Differential diagnosis for bilateral abnormalities of the basal ganglia and thalamus. *Radiographics* 2011;31(1):5-30.

第2部分　脊柱

第 9 章　脊柱外伤与退行性变

Gaurav Jindal, Prachi Dubey, Rafeeque Bhadelia

问题

1　患者机动车事故(MVA)后拍摄图像如下所示。

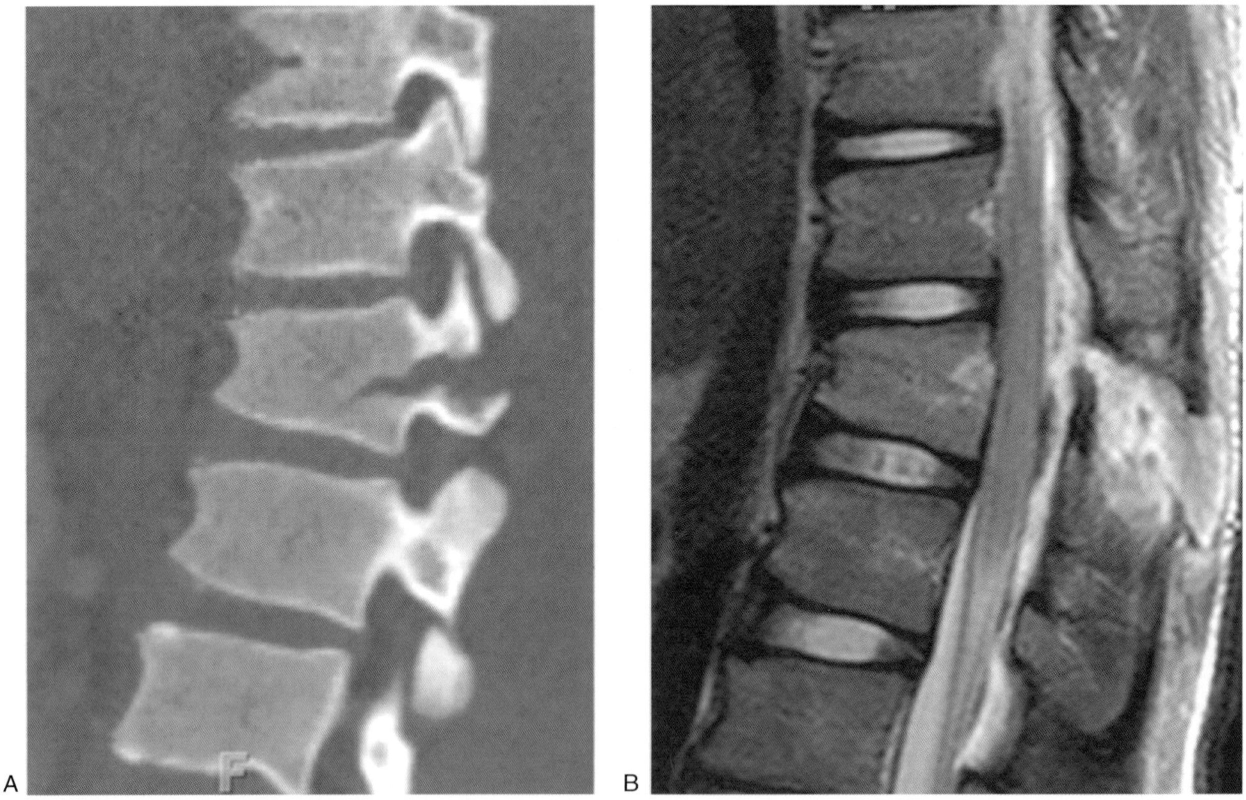

Images courtesy of Dr. Nafi Aygun.

1a　下列哪项是关于上图中骨折模式的最佳描述?

A.Chance 骨折　　B.压缩性骨折

C.爆裂性骨折　　D.撕脱性骨折

1b　下列哪项与上述损伤有关?

A.机械稳定性损伤而无任何相关的损伤　　B.大多数患者有明显的神经损伤

C.通常伴有内脏损伤　　D.过伸导致背部软组织损伤

2　患者女，50 岁，因急性胸背部疼痛至急诊科就诊，行增强 MRI 检查，关键图像如下所示。

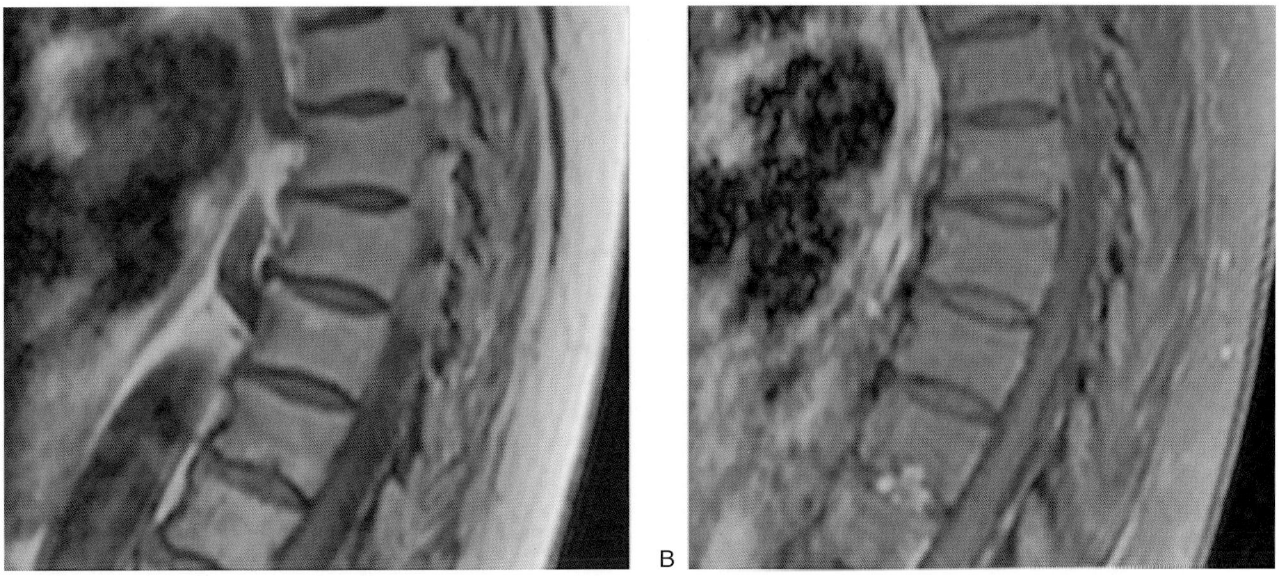

A　B

2a　进一步检查未发现任何感染的征象，最可能的诊断是：

A.急性许莫结节　　B.椎间盘炎/骨髓炎

C.椎间盘转移瘤　　D.骨内血管瘤

2b　如果患者为年轻人，下列哪项疾病与上述临床影像相关？

A.黏多糖症　　B.强直性脊柱炎

C.脊椎骨骺骨软骨病（Scheuermann 病）　　D.肾性骨营养不良

3　患者男，34 岁，在健身房举重时发生意外导致下颈部疼痛。下颈椎触诊检查时局部压痛。患者的神经功能未受损。颈椎 X 线平片如下所示。

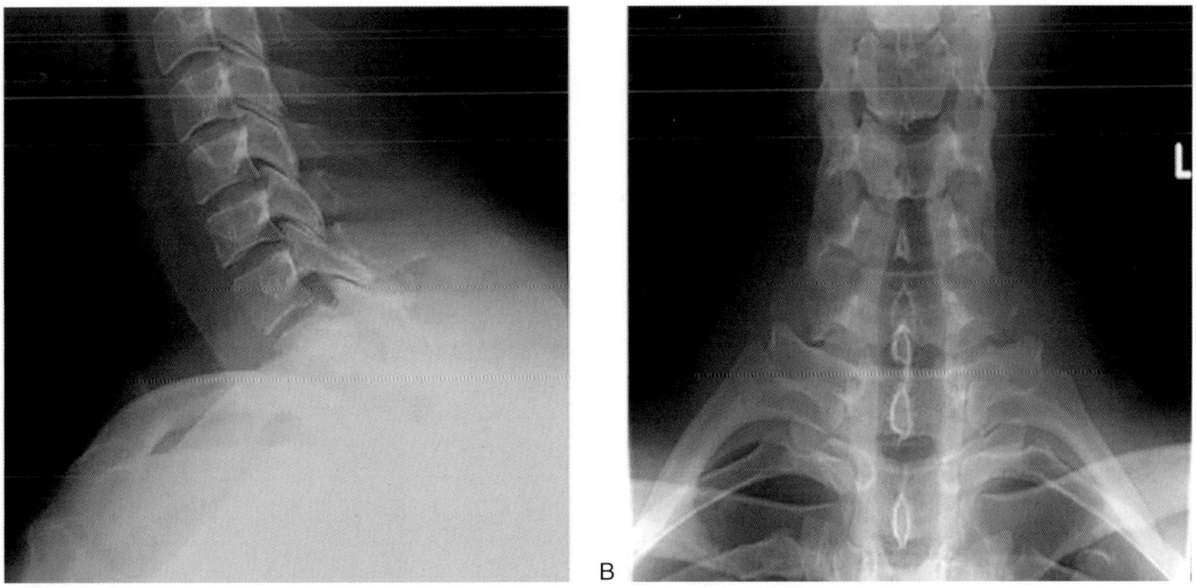

A　B

最可能的诊断是：

A.肌肉扭伤伴颈部痉挛　　B.关节面骨折可能，建议行 CT 检查

C.铲土者骨折　　D.未见异常

4 患者跌倒后背部疼痛,行 MRI 检查,关键图像如下所示。

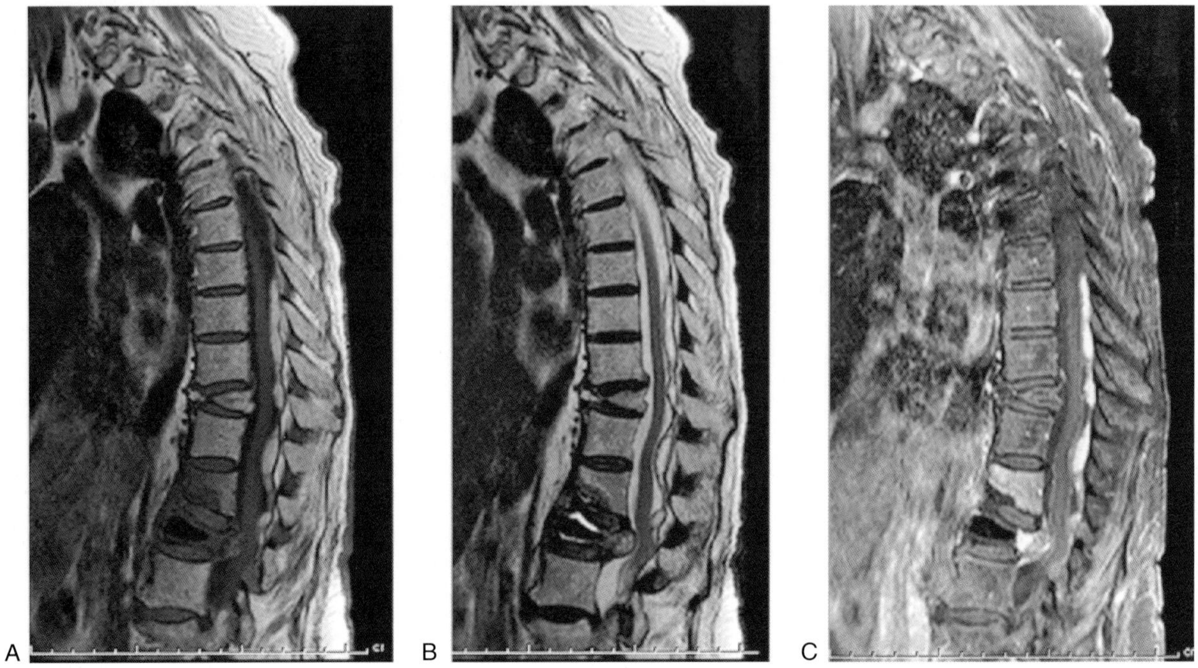

4a 最可能的诊断是:

A.骨髓炎伴硬膜外蜂窝织炎/脓肿　　B.转移瘤

C.压缩性骨折和硬膜外血肿　　D.硬膜外脂肪过多症

4b 关于上述疾病,下列哪项正确?

A.紧急神经外科会诊　　B.检查炎症标志物

C.6 周后进行 MRI 随访　　D.进行骨扫描

5 根据以下图像,选择最佳选项。

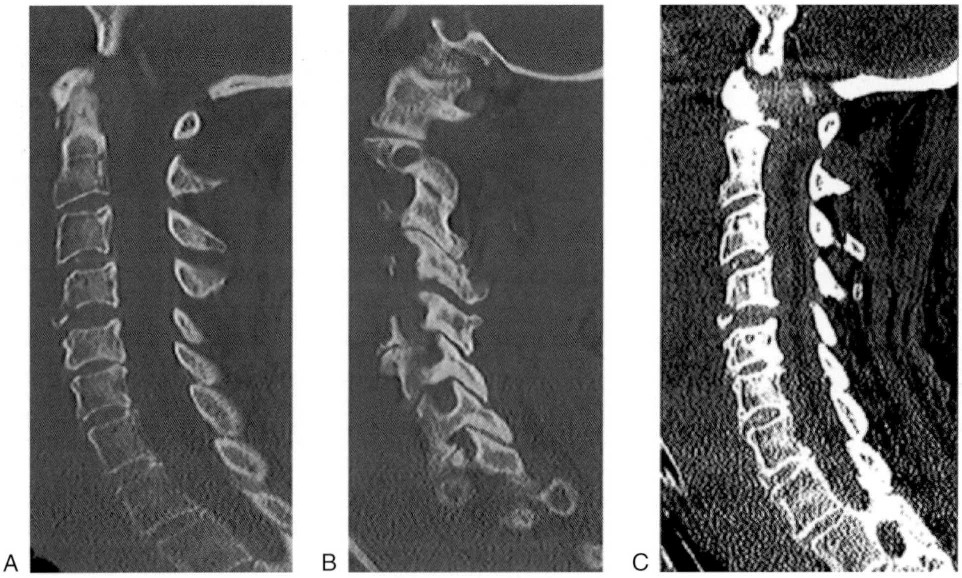

A.屈曲性泪滴样骨折　　B.过伸性泪滴样骨折

C.椎间盘前缘骨化　　D.溶解性终板转移

6　外伤患者,图像如下所示。

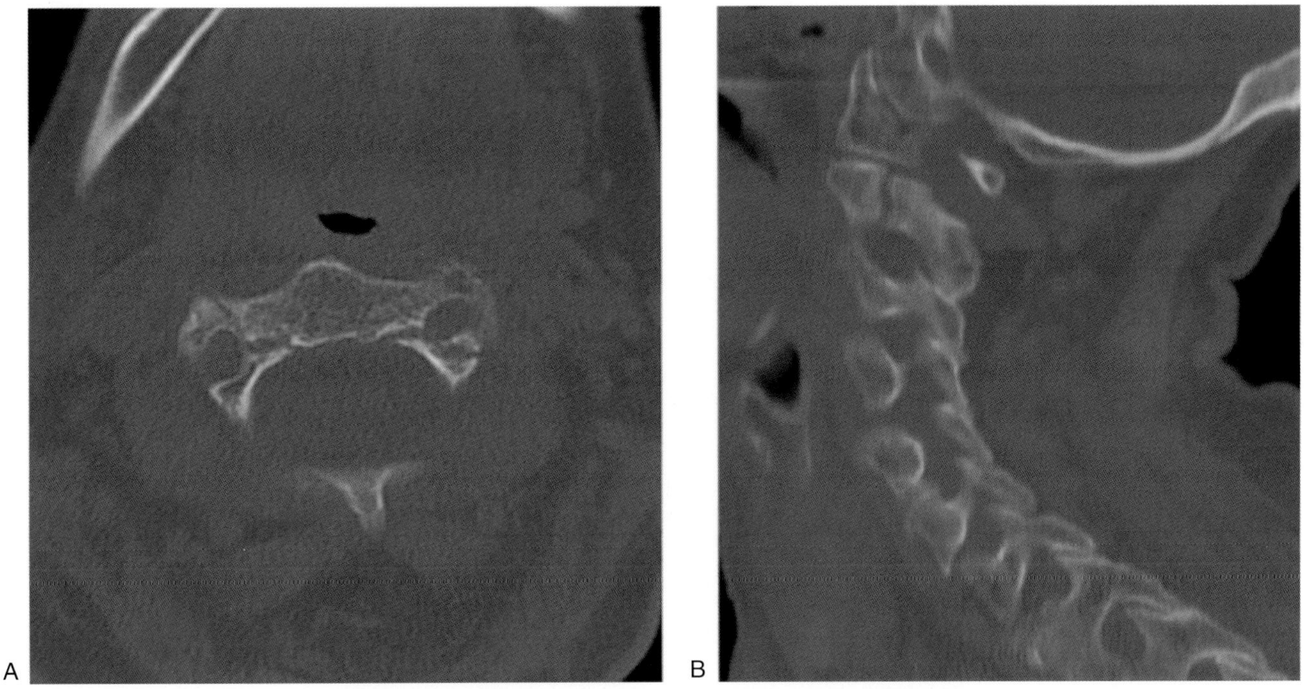

6a　上述损伤的特征是:

A.C2 双侧椎弓峡部骨折　　B.C1 前弓骨折

C.寰枕关节分离　　D.双侧关节突关节面

6b　本例患者还必须加做哪项影像学检查?

A.颈部 CT 血管造影　　B.颅脑 CT 血管造影

C.颅脑 MRI 平扫　　D.颈部软组织 CT 增强扫描

7　患者男,27 岁,发生机动车事故,关键图像如下所示。

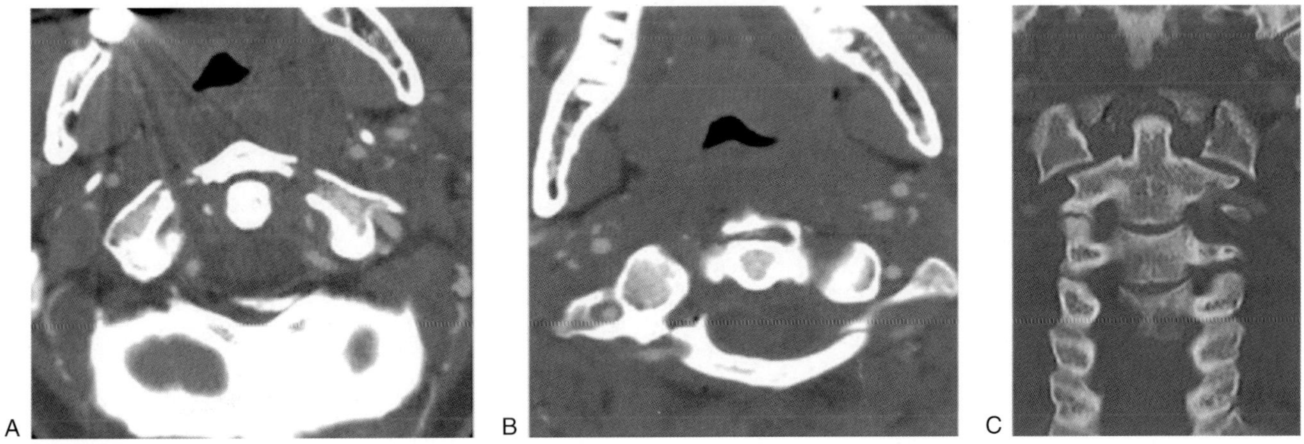

7a　导致上图所示骨折的最常见损伤机制是:

A.过度伸展　　B.过度屈曲

C.旋转　　D.轴向负荷

7b 下列哪种 C1 骨折是最不稳定的？

A.孤立性前弓骨折。
B.孤立性后弓骨折。
C.爆裂性骨折，横韧带完整。
D.爆裂性骨折，横韧带断裂。

8 下图所示为下列哪项骨折？

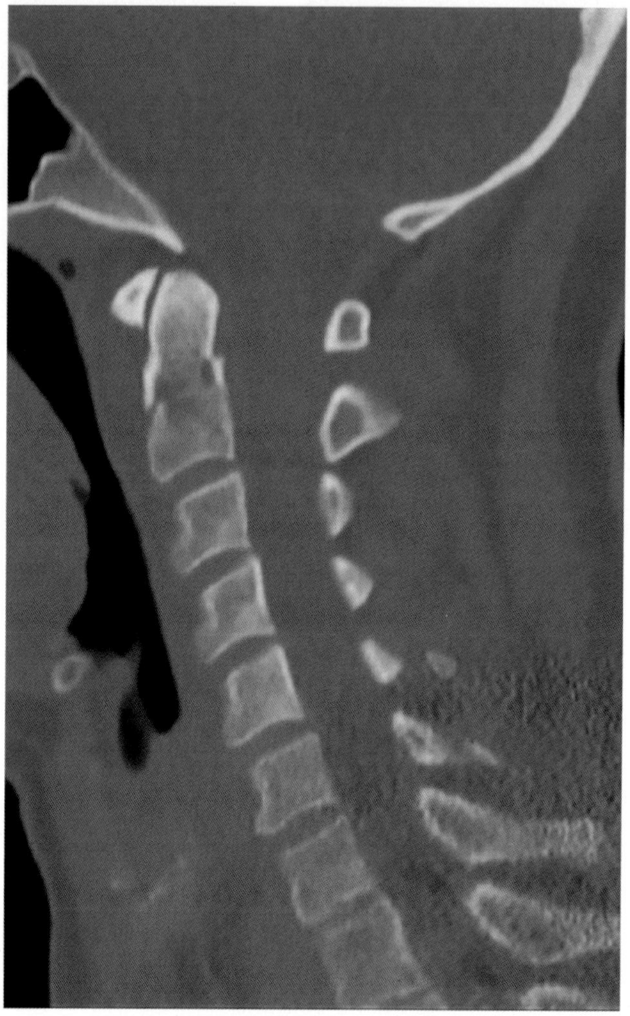

A.游离齿状突
B.Ⅰ型齿状突骨折
C.Ⅱ型齿状突骨折
D.Ⅲ型齿状突骨折

9　患者女，75 岁，绝经后出现严重下背部疼痛。行 MRI 检查，关键图像如下所示。

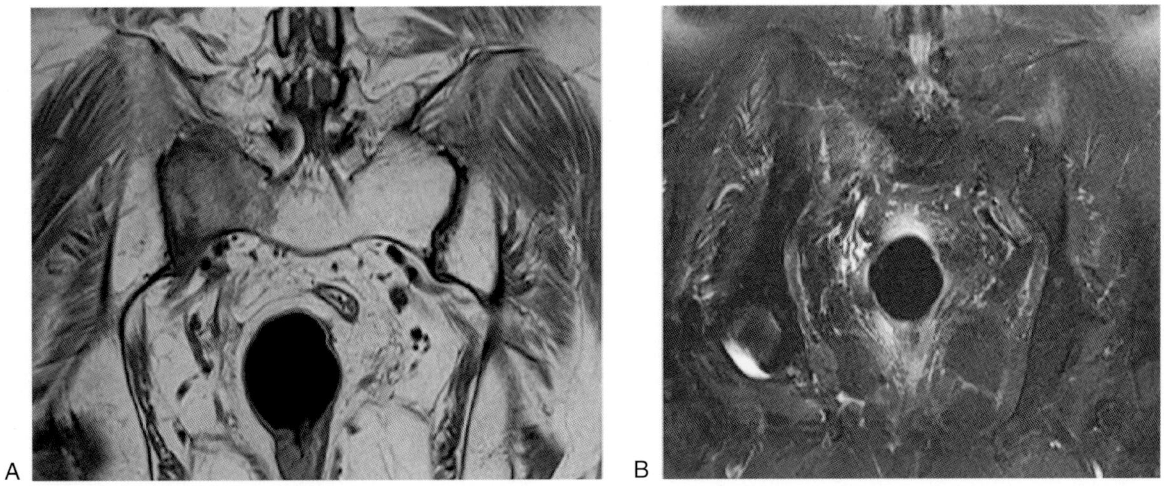

最可能的诊断是：

A.浆细胞瘤　　B.转移瘤

C.骶髂关节炎　　D.骶椎不全骨折

10　下列哪项是导致该患者颈髓异常的最可能原因？

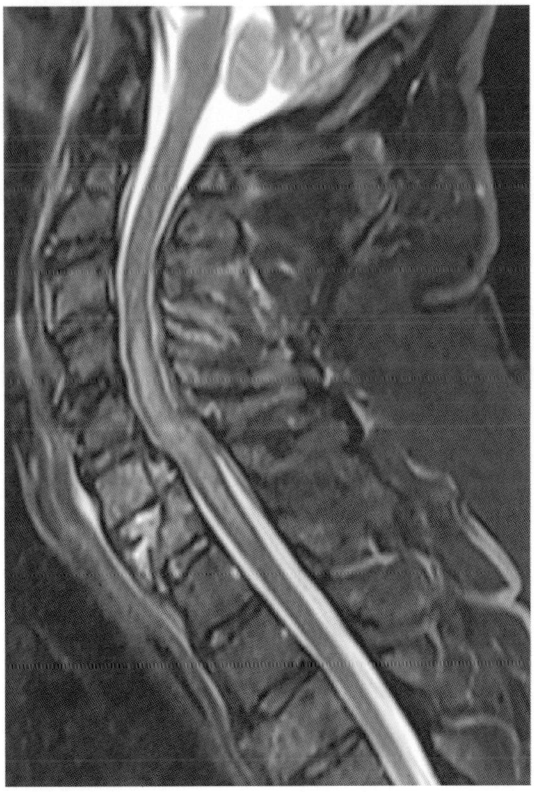

A.脊髓梗死　　B.脊髓挫伤

C.慢性压迫性脊髓病　　D.浸润性星形细胞瘤

11 患者女,72岁,乳腺癌病史,现颈部疼痛。

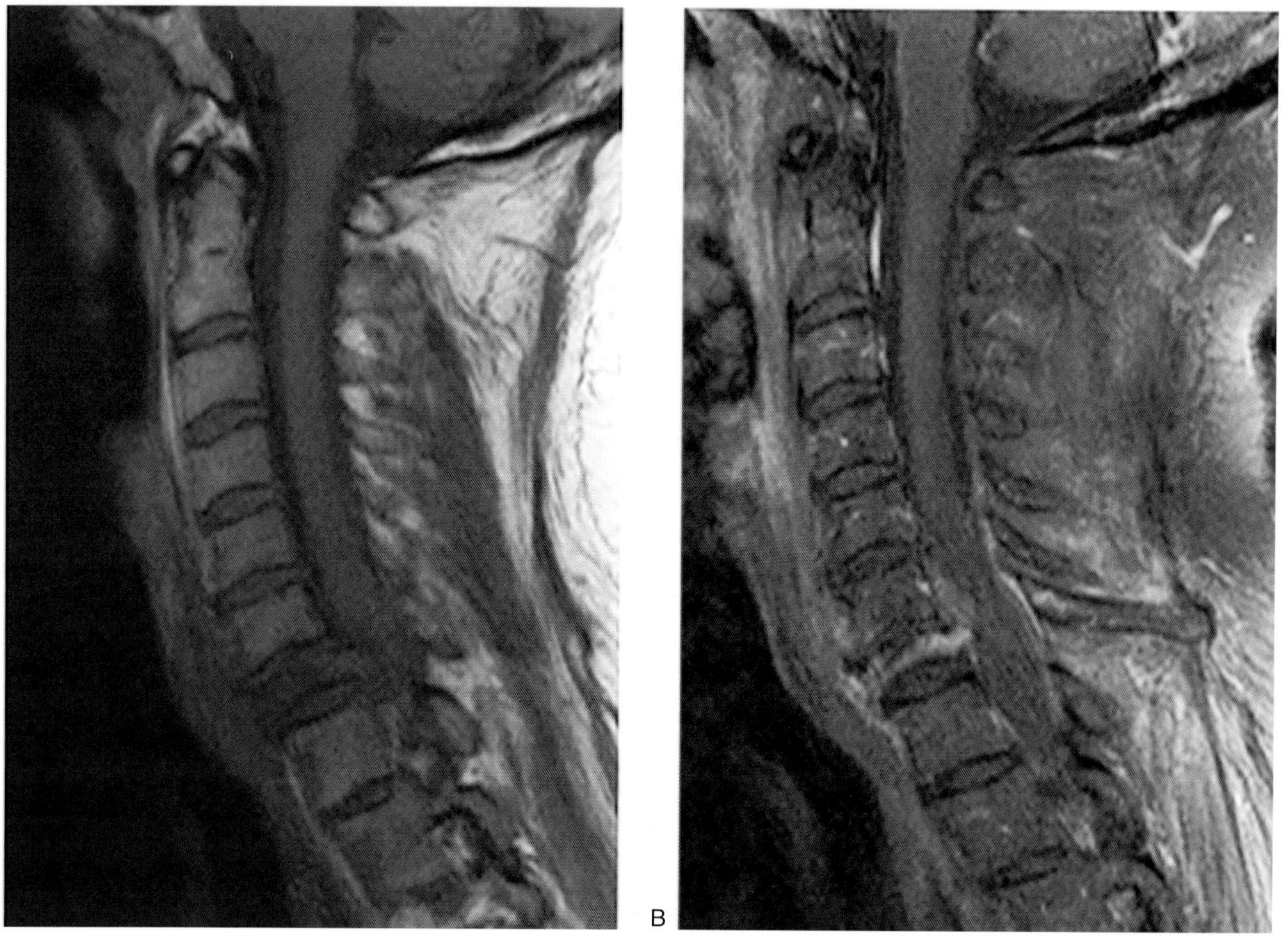

A B

11a 根据上述影像表现,最可能的诊断是:

A.良性骨质疏松性压缩性骨折　　B.骨髓炎

C.急性创伤性骨折　　D.病理性压缩性骨折

11b 下列哪项特征支持良性压缩性骨折的诊断?

A.骨髓替换　　B.骨髓强化

C.椎前软组织水肿　　D.T2W图像上液体填充骨裂

12 患者男,65岁,患有下背部疼痛和下肢神经根病变,行MRI检查进一步评估,关键图像如下所示。

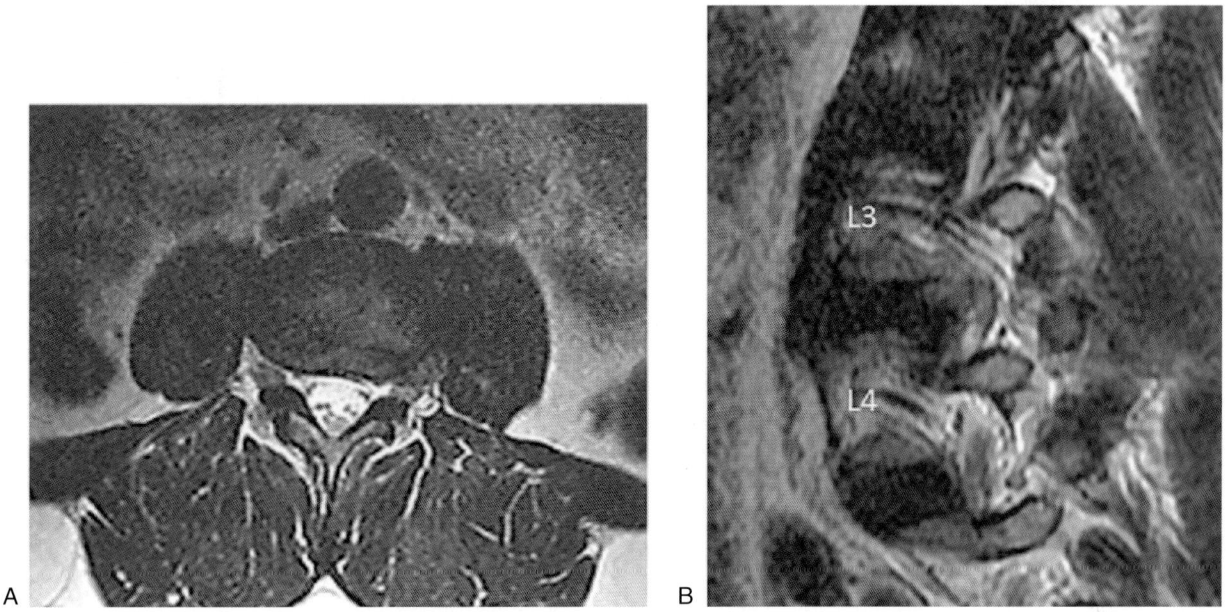

12a 根据以上图像,哪根神经根可以解释患者的症状?

A.L3左侧神经根　　B.L4左侧神经根

C.L3右侧神经根　　D.L4右侧神经根

12b 下列哪项是描述病变所在解剖位置的最佳术语?

A.L3左侧侧隐窝　　B.L4左侧侧隐窝

C.L3左侧椎间孔外口区　　D.L4左侧椎间孔外口区

13

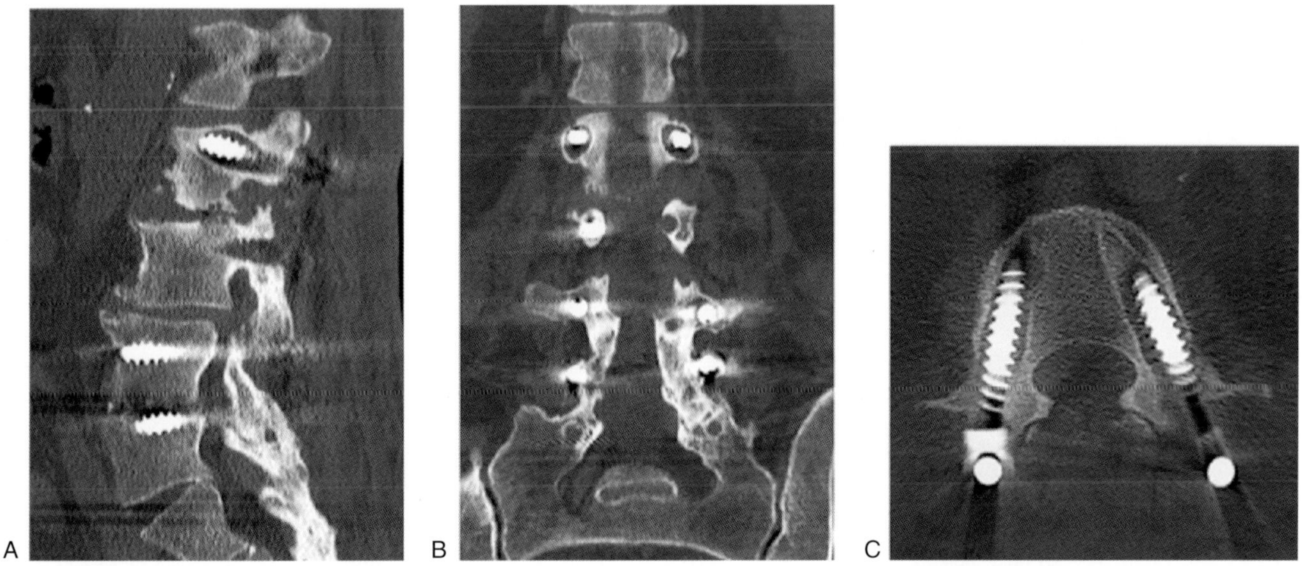

13a 下列哪项表现可以提示植入患者体内的螺钉松动?

A.螺钉周围骨质硬化　　B.螺钉周边透亮区>1mm

C.螺钉周边透亮区>2mm　　D.螺钉周边存在透亮区

13b 下列哪项可提示跨融合区的运动?

A.存在矿化前类骨质形成

B.中央骨小梁中断

C.关节突关节骨赘加速形成

D.骨基质桥接

14 患者女,65 岁,近期曾接受椎体成形术。从患者的 CT 图像中可以观察到什么异常?

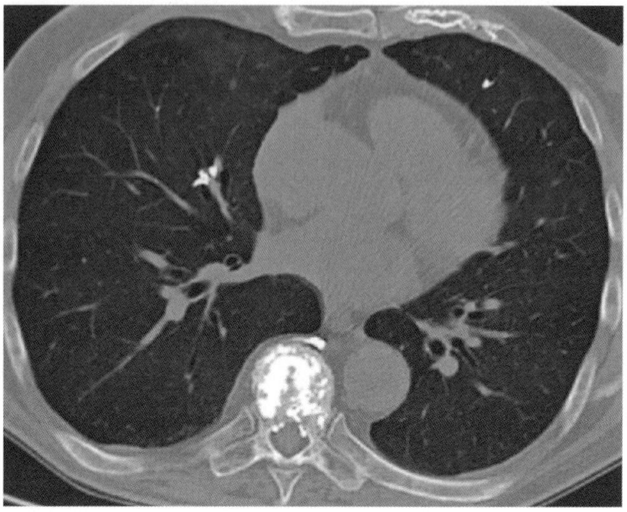

A.骨水泥栓塞

B.钙化肉芽肿

C.误吸

D.慢性钙化性肺栓塞

答案与解析

1a 答案 A。Chance 骨折。

1b 答案 C。通常伴有内脏损伤。

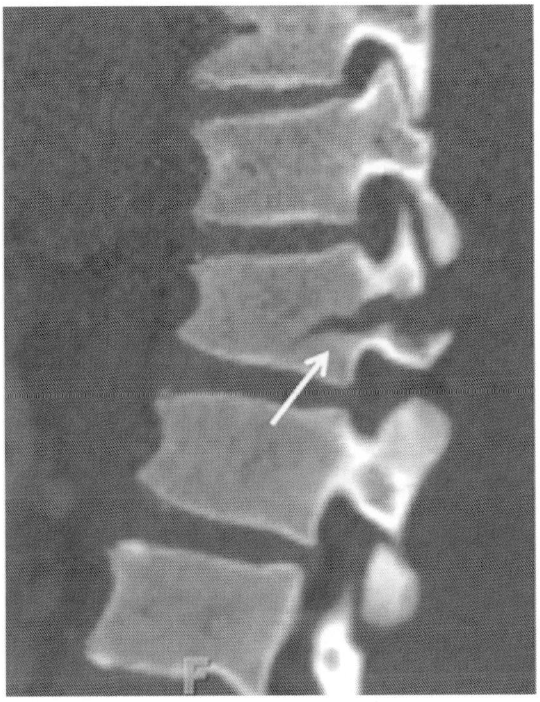

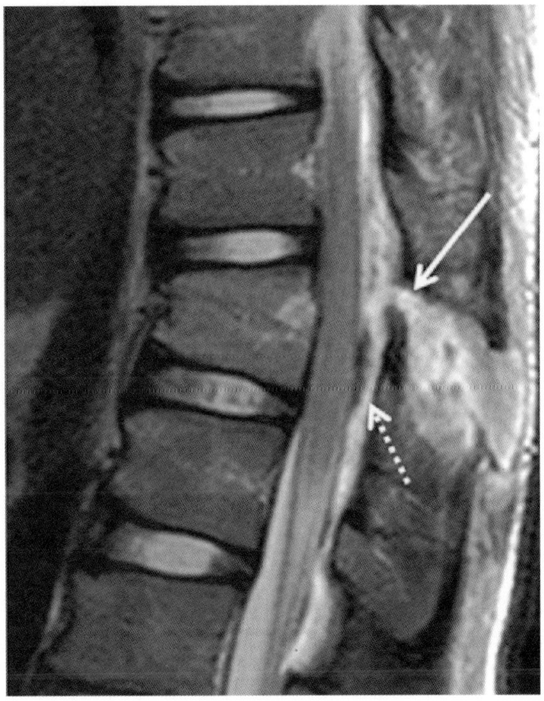

Images courtesy of Dr. Nafi Aygun.

影像表现：矢状位 CT 显示横贯椎体和椎弓根的骨折(图 A，箭头)。矢状位 MRI T2W 显示黄韧带的断裂(图 B，箭头)、邻近的棘突间水肿和增宽。注意还有背侧硬膜外血肿(虚线箭头)。

讨论：横越椎骨的屈曲牵张性骨折(Chance 骨折)是一种不稳定损伤，以屈曲牵拉机制导致椎管水平分裂为特征。可累及骨质和(或)椎间盘复合体。胸腰交界处最为常见。在 X 线平片上，由于棘突从其正常位置移位，后部的椎体附件分离导致正位片上出现"空椎体"征。在 CT 图像上，脊柱的横向分裂表现为贯穿后部附件并且通常延及椎体的骨折线。

可伴有椎体前上部的压缩性骨折，也可见椎体爆裂性骨折(屈曲牵张性–爆裂性骨折)。

MRI 可以更好地检出后纵韧带复合体损伤和脊髓损害。虽然机制上不稳定，但是患者很少出现神经损伤的表现。据报道，高达 40%的患者可发生腹内损伤，尤其是累及小肠和肠系膜的损伤，因此对于 Chance 骨折的患者，应该仔细检查其腹部情况。

参考文献：Bernstein MP，Mirvis SE，Shanmuganathan K. Chance-type fractures of the thoracolumbar spine：imaging analysis in 53 patients. *AJR Am J Roentgenol* 2006；187(4)：859–868.

Dane B，Bernstein MP. Imaging of spine trauma. *Semin Roentgenol* 2016；51(3)：180–202.

2a 答案 A。急性许莫结节。本例可见累及中后部的终板水肿以及相应的强化。注意增强前后 T1W 图像显示类圆形结节沿终板内疝，形成典型的许莫结节。通常，在影像上较难与椎间盘炎/骨髓炎区分，尤其是在疾病早期，因此结合临床进行分析是非常重要的。

2b 答案 C。脊椎骨骺骨软骨病(Scheuermann 病)。该病典型表现为胸段脊柱异常后凸，通常发生于青春期前,伴有多个终板许莫结节形成。其他选项的病变也可有骨的异常表现,但均没有导致许莫结节形成的倾向。

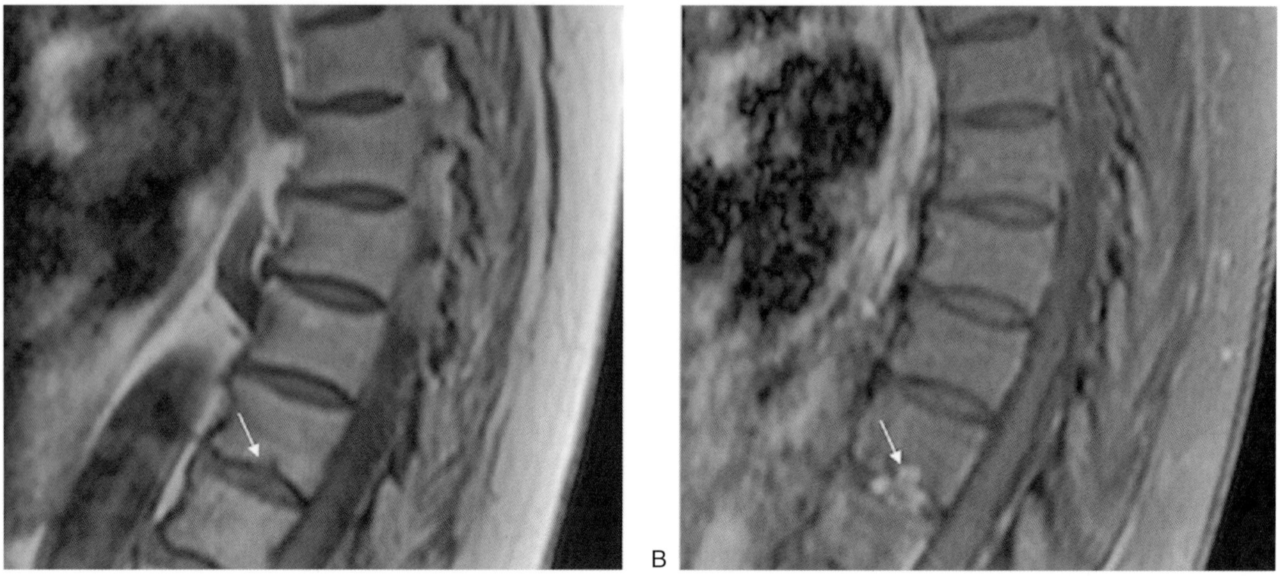

A　B

影像表现:矢状位平扫(图 A)和增强(图 B)T1W 图像显示椎间盘突出,疝入下终板(图 A,箭头)伴有强化(图 B,箭头),符合急性许莫结节形成。

讨论:许莫结节是椎间盘突入终板内,或疝入薄弱的软骨终板或疝入软骨下骨质内。这些薄弱区域对髓核扩张的抵抗最小,特别是纤维环完整的年轻人。典型的疝入部包含髓核和相关的退行性变或炎性反应物。慢性期,沿着毗邻的椎体松质骨可见特征性的骨质硬化。然而,急性期未见骨质硬化,常导致诊断困难,尤其是与椎间盘炎/骨髓炎的影像征象有重叠时。大多数许莫结节无临床症状,偶尔患者可出现疼痛。通常采用保守的对症治疗。

参考文献:Grivé E,Rovira A,Capellades J,et al. Radiologic findings in two cases of acute Schmörl's nodes. *AJNR Am J Neuroradiol* 1999;20(9):1717-1721.

Wagner AL,Murtagh FR,Arrington JA,et al. Relationship of Schmorl's nodes to vertebral body endplate fractures and acute endplate disk extrusions. *AJNR Am J Neuroradiol* 2000;21(2):276-281.

3 答案 C。铲土者骨折。C7 棘突可见骨折,关节面完整。

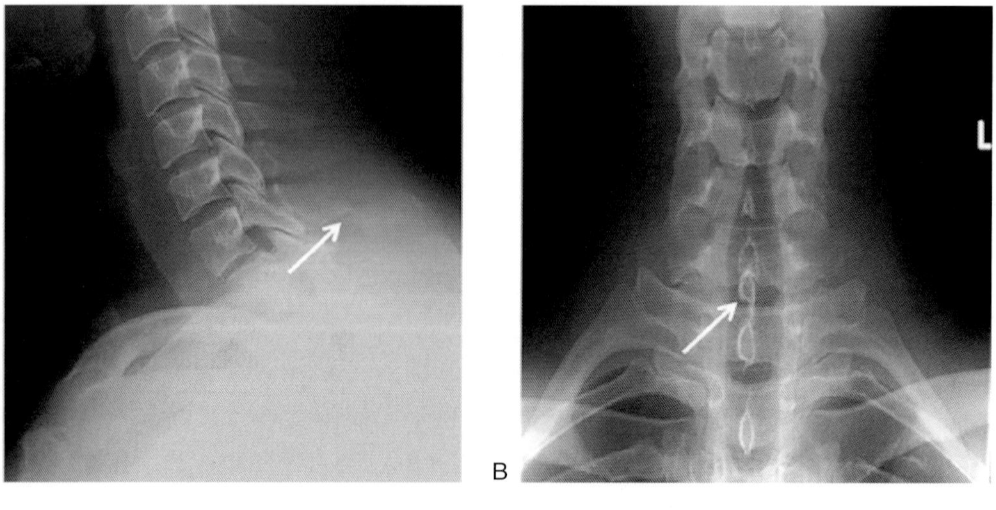

A　B

影像表现:颈椎的 X 线侧位片显示 C7 棘突斜行骨折。X 线正位片显示骨折碎片下移所致的 C7“双棘突”。

讨论:铲土者骨折是一种撕脱性棘突骨折,最常见于 C7。这种骨折通常是由于过度屈曲和过度伸展损伤所致或者由于棘突的直接创伤所致。在 X 线平片或 CT 图像上,通常表现为棘突中段的斜行骨折,伴有远端骨折碎片向后下移位。正位片上,移位的骨折碎片形成“双棘突”样改变。由于孤立的铲土者骨折为稳定性骨折,不会导致神经系统受损,所以主要采用保守治疗。

参考文献:Posthuma de Boer J,van Wulfften Palthe AF,Stadhouder A,et al. The Clay Shoveler's fracture: a case report and review of the literature. *J Emerg Med* 2016;51(3):292–297.

4a　答案 C。压缩性骨折和硬膜外血肿。

4b　答案 A。紧急神经外科会诊。

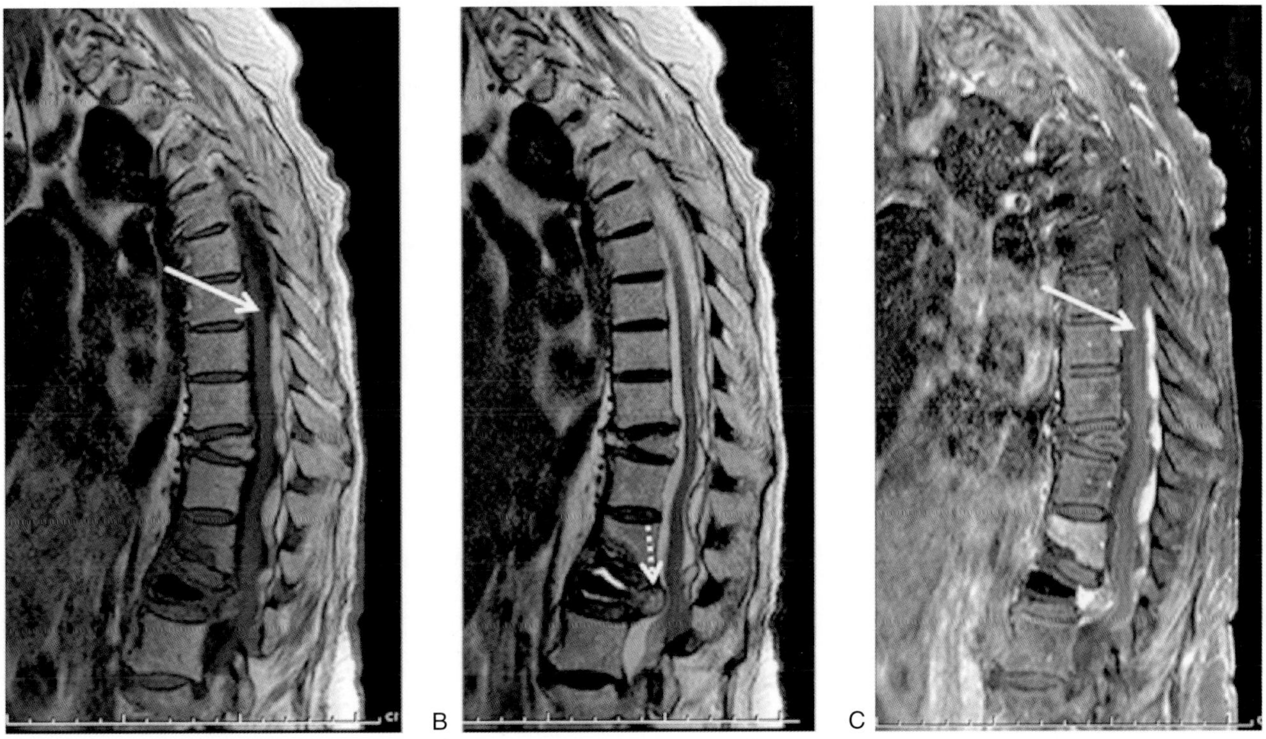

A　B　C

影像表现:矢状位 T1W、矢状位 T2W 和矢状位增强 T1W 脂肪饱和图像显示椎管后部硬膜外间隙 T1W 高信号和 T2W 高信号(图 A 至图 C,实线箭头)。注意:急性椎间盘突出(图 B,虚线箭头)伴有突出的椎间盘内出血或水肿。还可见 L2 椎体的急性压缩性骨折、L3 椎体成形术后改变和 T12 椎体陈旧性压缩骨折。

讨论:硬脊膜外血肿。硬脊膜外间隙出血的病因可为创伤性或非创伤性。MRI 是最敏感的首选检查方法。MR 信号取决于出血的时期。急性出血 T1W 呈等信号、T2W 呈高信号;在亚急性阶段,高铁血红蛋白导致如本例所示的 T1W 高信号。脂肪饱和序列有助于区分硬膜外血肿和硬膜外脂肪过多症;钆对比剂增强有助于鉴别强化的硬膜外病变,包括硬膜外蜂窝织炎和硬膜外肿瘤(例如,淋巴瘤和转移瘤)。

若硬脊膜外血肿未能及时诊断，则可导致严重的神经损伤。有症状的患者往往需要紧急减压以保留神经功能。

参考文献：Al-Mutair A，Bednar DA. Spinal epidural hematoma. *J Am Acad Orthop Surg* 2010;18(8):494-502.

Braun P, Kazmi K, Nogués-Meléndez P, et al. MRI findings in spinal subdural and epidural hematomas. *Eur J Radiol* 2007;64(1):119-125.

5 答案 A。屈曲性泪滴样骨折。

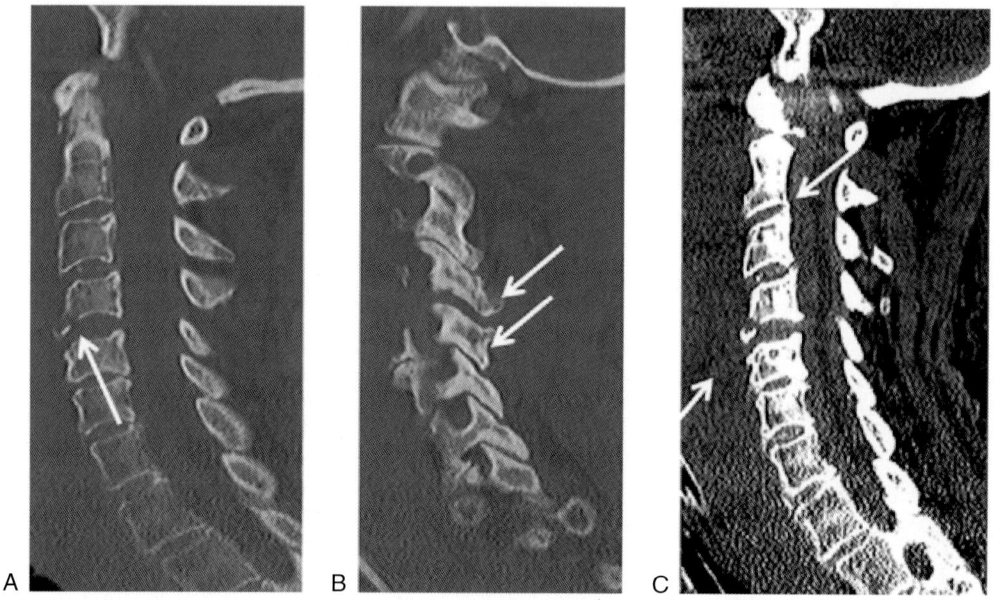

影像表现：颈椎的多幅矢状位 CT 图像显示位于 C4 椎体前下部的三角形骨碎片（图 A，箭头），伴棘突间距和小关节间隙增宽（图 B，箭头）以及 C4~C5 椎间隙增宽，提示三柱损伤。

可见严重的椎前软组织肿胀（图 C）。还可见跨越整个颈椎管的硬膜外血肿，图 C 显示最佳。

讨论：屈曲性泪滴样骨折由严重的颈椎过度屈曲和轴向压缩性损伤所致，例如跳水时头部先入浅水池。"泪滴"是指椎体前下角（较常见）或后下角的三角形骨碎片，通常发生于 C5/C6 椎体。

过度屈曲损伤导致后韧带的断裂，进一步损伤可导致从后向前发生后纵韧带和椎间盘破裂，加上椎体前部的骨折，形成三柱损伤。

这些损伤常常伴发椎体后部骨碎片向后移位，从而压迫脊髓的前部。也常见其他椎体和后部附件骨折。

在 CT 图像上识别后韧带断裂的细微征象非常重要，尤其是对戴有颈托的患者来说。除了骨质损伤之外，还需要注意棘突间距增宽、小关节间隙增宽或错位以及椎间隙的不对称增宽等征象。最后，应始终关注椎前和硬膜外软组织，以发现如本例所示的出血。

参考文献：Bari D，Bernstein MP. Imaging of spine trauma. *Semin Roentgenol*，2016;51(3):180-202.

Kim KS，Chen HH，Russell EJ，et al. Flexion teardrop fracture of the cervical spine：radiographic characteristics. *AJR Am J Roentgenol* 1989;152(2):319-326.

6a 答案 A。C2 双侧椎弓峡部骨折。C2 双侧椎弓峡部骨折，通常称为 Hangman 骨折。

6b　答案 A。颈部 CT 血管造影。图中可见骨折延及双侧横突孔，提示需要行颈部 CTA 或 MRA 以评估有无椎动脉损伤。

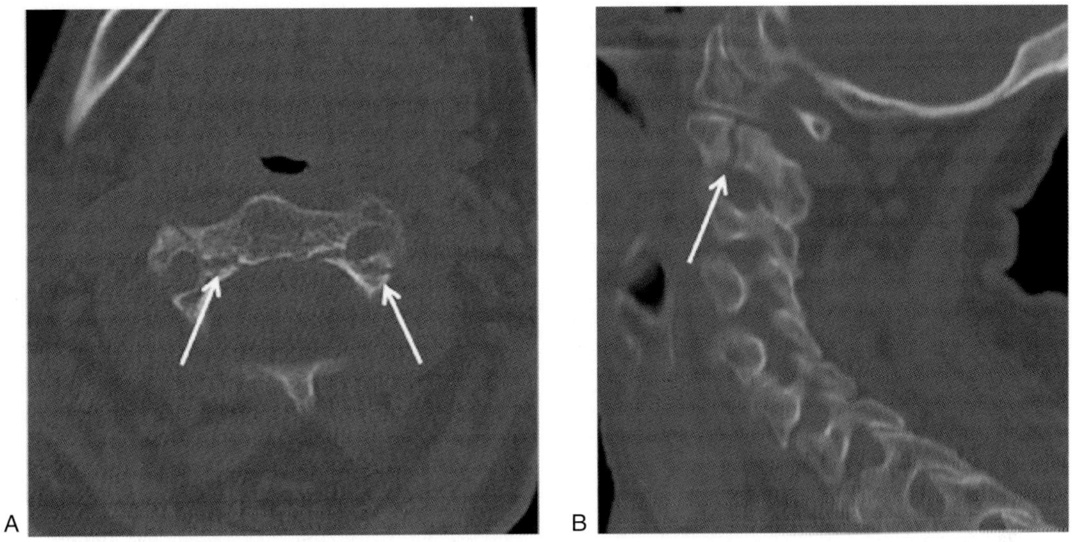

影像表现：沿 C2 双侧椎弓峡部可见线性骨折（图 A 和图 B）。注意：骨折线延伸至横突孔。因此，需行颈部 CTA 或 MRA 来评估有无椎动脉损伤（图 A）。

讨论：Hangman 骨折或创伤性 C2 双侧椎弓峡部骨折。通常见于颈椎过伸和分离，如绞刑；过度屈曲和过度伸展均可导致该损伤。

根据移位和成角的程度，分为三种类型（Effendi 分类）：

Ⅰ型：轻微移位（< 2mm，无成角）。

Ⅱ型：向前移位伴向前成角>11°。

ⅡA 型：严重的成角，无向前移位。

Ⅲ型：双侧骨折脱位。

寻找相关的齿状突和 C1 骨折。虽然 Hangman 骨折典型表现为椎弓峡部骨折，但是 C2 椎体环的任何部分都可能受累（包括椎体后部、椎弓根和椎板）。

参考文献：Dane B，Bernstein MP. Imagin of spine trauma. *Semin Roentgenol* 2016；51(3)：180–202.

David D，Letzing M，Sliker CW，et al. Multidetector CT of blunt cervical spine trauma in adults. *Radiographics* 2014；34(7)：1842–1865.

7a　答案 D。轴向负荷。

7b　答案 D。爆裂性骨折，横韧带断裂。

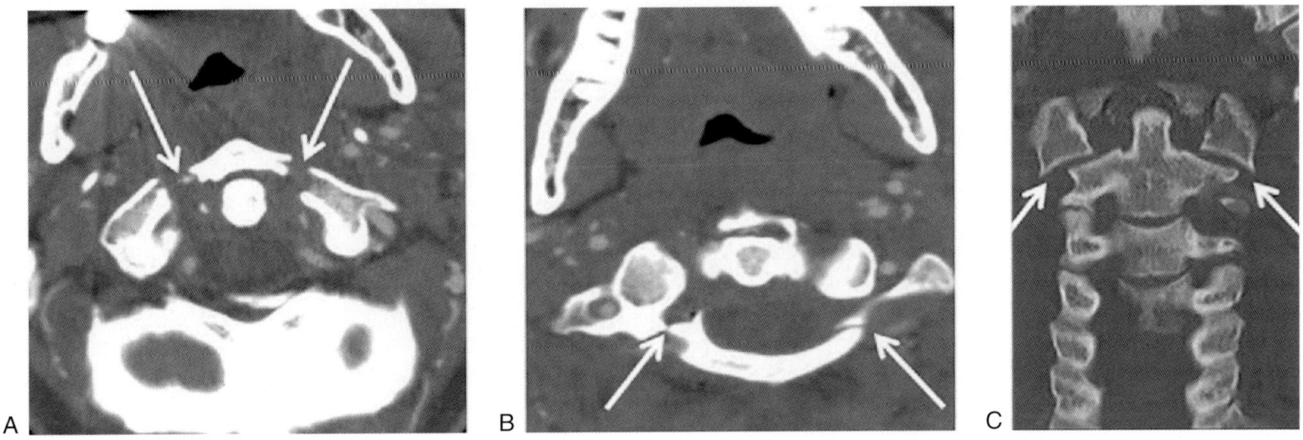

影像表现:图 A 和图 B 显示 C1 前、后弓骨折。颈椎的冠状位图像显示 C1 侧块与 C2 的相关位置发生偏移。

讨论:Jefferson 骨折(寰椎爆裂性骨折),是轴向负荷损伤导致的 C1(寰椎)爆裂性骨折。C1 是一块环形椎骨,由前弓、后弓和两个侧块组成,向上与枕骨髁形成关节,向下与 C2 的侧块形成关节。典型的 Jefferson 骨折包括 4 个部位骨折:2 处骨折位于前弓与侧块的连接部,2 处骨折位于后弓与侧块的连接部。也可发生孤立的弓部骨折或侧块骨折。

大多数患者神经功能完好。临床治疗往往取决于寰枢横韧带的完整性,因为该韧带有助于保持寰枢椎的稳定性。可以直接行 MRI 进行评估。在张口位 X 线平片或冠状位 CT 图像上,C1 侧块相对于 C2 的侧方移位的总和>7mm 是横韧带损伤的标志(Spence 标准)。

前、后弓的先天性融合异常可能与骨折表现相似,但是完好的骨皮质边缘有助于两者的鉴别。

参考文献:Dane B,Bernstein MP. Imaging of spine trauma. *Semin Roentgenol* 2016;51(3):180–202.

Dreizin D,Letzing M,Sliker CW,et al. Multidetector CT of blunt cervical spine trauma in adults. *Radiographics* 2014;34(7):1842–1865.

8 答案 C。Ⅱ型齿状突骨折。齿状突基底部可见骨折线,未延伸至 C2 椎体内,符合Ⅱ型齿状突骨折。

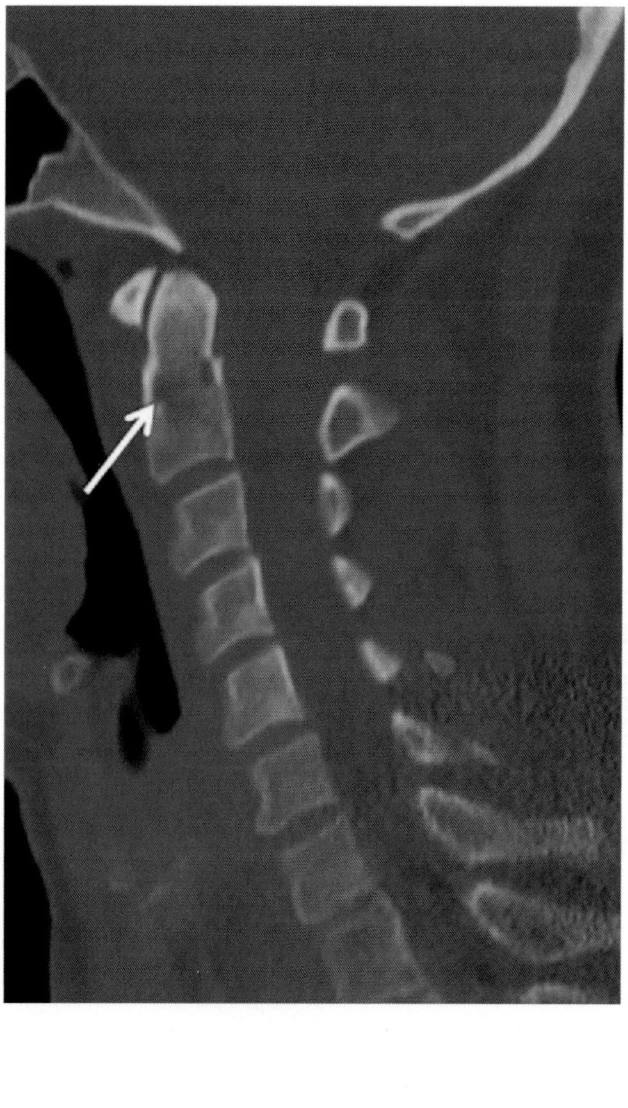

影像表现：颈椎矢状位 CT 图像显示齿状突基底部的非移位骨折。冠状位 CT 图像显示骨折线未延伸至 C2 椎体内，符合Ⅱ型齿状突骨折（未提供图像）。

讨论：齿状突骨折是 C2 最常见的骨折。常由过度屈曲或过度伸展所致。常见于老年人，即便是低强度的创伤也可导致该骨折。

齿状突骨折的分型：

Ⅰ型：累及齿状突尖的翼状韧带撕脱骨折。

Ⅱ型：齿状突基底部骨折，通常不稳定。

Ⅲ型：齿状突基底部骨折延伸至 C2 椎体内。

鉴别诊断：区分齿状突骨折与该处的常见变异是非常重要的。

- 游离齿状突：齿状突发育不全伴有骨皮质完整的小骨，常伴 C1 前弓肥大。
- 终末小骨：位于齿状突尖端上方的骨皮质完整的小骨块，齿状突形态基本正常。

参考文献：Dreizin D, Letzing M, Sliker CW, et al. Multidetector CT of blunt cervical spine trauma in adults. *Radiographics* 2014;34(7):1842–1865.

Munera F, Rivas LA, Nunez DB Jr, et al. Imaging evaluation of adult spinal injuries: emphasis on multidetector CT in cervical spine trauma. *Radiology* 2012;263(3):645–660.

9　**答案 D**。骶椎不全骨折。根据病变的形态、位置和患者的年龄特征，骶椎不全骨折是最可能的诊断。

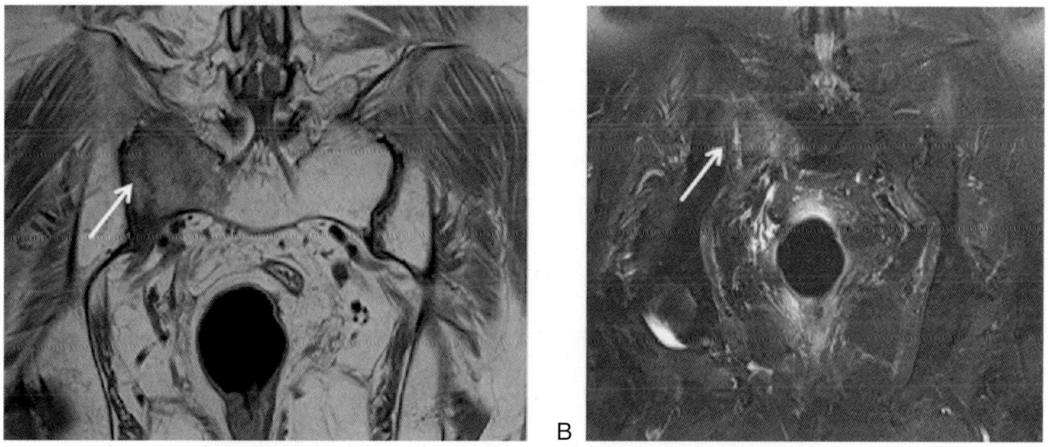

A　B

影像表现：冠状位 T1W 图像显示局灶性骨髓信号异常，伴 T1W 低信号带（图 A）。骨盆的 STIR 图像显示更明显的骨髓水肿（图 B）。骨折线表现为平行于骶髂关节的白线（图 B）。

讨论：骶椎不全骨折（SIF），是正常应力作用于脆性/疏松的骨质而导致的一种不全性骨折，最常继发于骨质疏松症或代谢性骨病。骶椎不全骨折是严重腰背部疼痛（特别是老年人）的一个相对易被忽视的病因。MRI 检出这类骨折的敏感性接近 100%。虽然典型者表现为 H 形的骨折线，即双侧骶翼垂直骨折加上贯通骶椎椎体的横行骨折（在放射性核素骨显像上，呈“Honda 征”），但是单侧骨折也很常见。

骨髓水肿是最显著的影像表现。骨折线本身在 T1W 和 T2W 图像上均呈低信号带。如果有液体充填，骨折线表现为 T2W 高信号。CT 虽然不如 MRI 敏感，但是当 CT 显示位于神经孔外侧且平行于骶髂关节的硬化带时，则提示骨折。某些病例上还可见骶椎前部骨皮质中断。

必须在腰椎 MR 和腹部 CT 图像上仔细观察骶骨翼，以识别被忽略的骶椎不全骨折。治疗以卧床休息、镇痛等保守方法为主。骶骨成形术(类似于椎体成形术)的价值仍需进一步评估。

参考文献：Diel J, Ortiz O, Losada RA, et al. The sacrum: pathologic spectrum, multimodality imaging, and subspecialty approach. *Radiographics* 2001; 21: 83-104.

Lyders EM, Whitlow CT, Baker MD, et al. Imaging and treatment of sacral insufficiency fractures. *AJNR Am J Neuroradiol* 2010; 31(2): 201-210.

10 答案 B。脊髓挫伤。虽然选项中的疾病均可表现为脊髓信号改变，但本例为急性骨折并累及脊髓，最符合脊髓挫伤。采用 T* GRE 序列来评估潜在的出血。

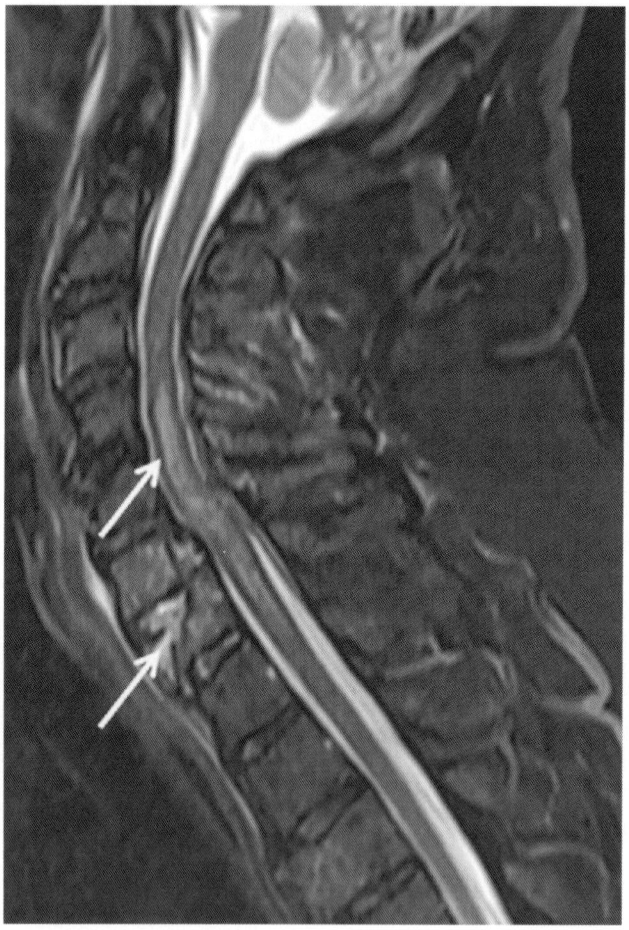

影像表现：矢状位 T2W 图像显示 C6 和 C7 椎体骨折伴 C6 椎体后部骨皮质后移，导致脊髓损伤。

讨论：脊髓挫伤或脊髓损伤(SCI)是脊柱钝挫伤的最严重结果。既往存在的先天性或继发于脊椎病的椎管狭窄，均有增加脊髓损伤的可能性。

MRI 非常适用于诊断脊髓损伤。在 MRI 上脊髓损伤可以表现为 5 种基本类型，包括：

- 脊髓肿胀：脊髓直径增粗，无信号改变。

• 脊髓水肿：脊髓损伤部位肿胀伴 T2W 信号增高。

• 脊髓挫伤：T2W 等/低信号灶伴周围水肿。

• 脊髓出血：T2W 低信号伴周围环状高信号。急性期通常无 T1W 信号增高，但 3 天后高铁血红蛋白开始形成时即可见 T1W 高信号。

• 脊髓横断：在钝挫伤中非常罕见。

T2* 序列可以提高检出髓内出血的敏感性。

在临床预后方面，脊髓肿胀和水肿患者的神经功能恢复情况往往要好于脊髓挫伤和脊髓出血。

脊髓水肿患者的异常影像表现可完全恢复，而脊髓出血患者常常进展为脊髓软化。

外伤后进行性脊髓软化脊髓病是脊髓损伤少见的后遗症，见于< 2%的病例，表现为脊髓软化/囊变，与创伤初始部位不相邻。

亚急性进行性上升性脊髓病(SPAM)是脊髓挫伤的另一个少见的后续病变。患者在初始损伤后 3 周内出现上升性神经功能缺损。MRI 表现为位于损伤部位近端的、跨越至少 4 个节段的 T2W 异常信号和水肿。

参考文献：Goldberg AL，Kershah SM. Advances in imaging of vertebral and spinal cord injury. *J Spinal Cord Med* 2010；33(2)：105-116.

Mahmood NS，Kadavigere R，Ramesh AK，et al. Magnetic resonance imaging in acute cervical spinal cord injury：a correlative study on spinal cord changes and 1 month motor recovery. *Spinal Cord* 2008；46：791-797.

11a　答案 D。病理性压缩性骨折。注意硬膜外间隙的软组织成分、椎体强化，而邻近椎间盘无强化，乳腺癌患者出现上述表现，应考虑转移相关的病理性压缩性骨折。

11b　答案 D。T2W 图像上液体填充骨裂。这种表现见于良性骨质疏松性压缩性骨折。

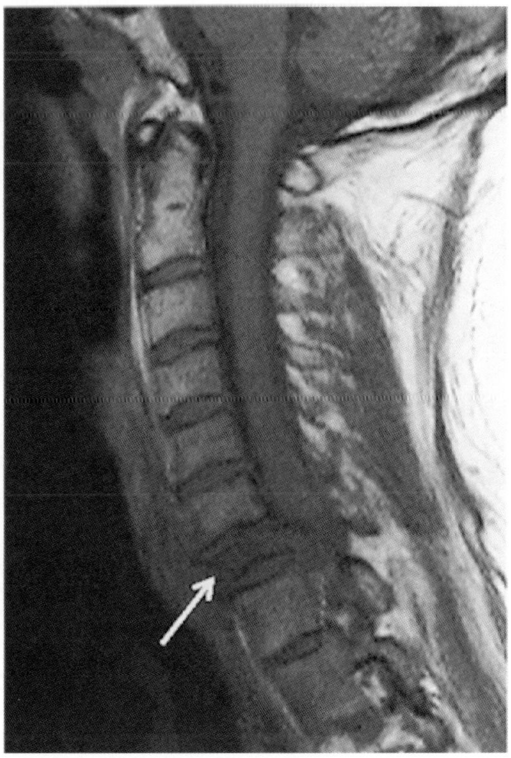

A

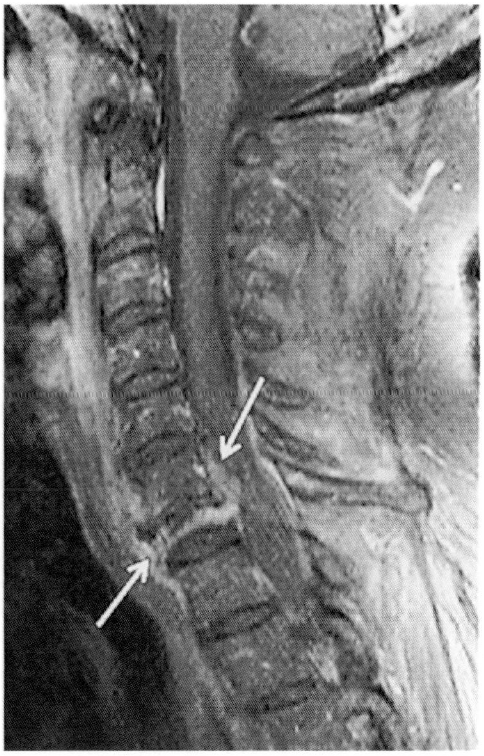

B

影像表现:矢状位平扫 T1W 图像(左图)显示 C7 椎体变扁、弥漫性骨髓替代和椎体后缘凸出。增强 T1W 图像显示弥漫性骨髓强化以及腹侧硬膜外软组织强化。上述表现符合病理性压缩性骨折。

讨论:扁平椎定义为椎体呈扁平状形态,但相邻椎间隙正常。可以继发于良性病变,例如,骨质疏松、创伤、感染;也可继发于恶性病变,包括转移瘤、淋巴瘤和骨髓瘤。在儿童,嗜酸性肉芽肿是扁平椎最常见的病因。

鉴别良性与恶性病因并不总是那么简单。一些支持良性病因的影像特征包括:

- 骨小梁压缩形成的骨折线,表现为 T1W/T2W 低信号带。
- T2W 液体充填骨裂。
- 正常骨髓信号保留。
- 椎体后缘轮廓保留。
- 无相关的软组织肿块。

病理性压缩性骨折常表现为骨髓替代、继发于骨内肿块的椎体后缘轮廓凸出、缺乏骨折线(因为正常的骨小梁为肿瘤浸润替代)、椎前或硬膜外软组织肿块强化以及骨髓信号异常延伸至后方的附件结构。

良性和恶性压缩性骨折均可见椎体内强化。

参考文献:Baur A, Stäbler A, Arbogast S, et al. Acute osteoporotic and neoplastic vertebral compression fractures: fluid sign at MR imaging. *Radiology* 2002;225(3):730–735.

Jung HS, Jee WH, McCauley TR, et al. Discrimination of metastatic from acute steoporotic compression spinal fractures with MR imaging. *Radiographics* 2003;23(1):179–187.

12a 答案 A。L3 左侧神经根。影像显示左侧 L3~L4 椎间孔外口区可见软组织密度影,符合椎间孔外口椎间盘突出累及 L3 左侧神经根。

12b 答案 C。L3 左侧椎间孔外口区。椎间盘突出至椎间孔外口近端,紧邻自此处穿出的左侧 L3 神经根。请注意在本例中,穿过侧隐窝或关节下区的 L4 左侧神经根未受累。

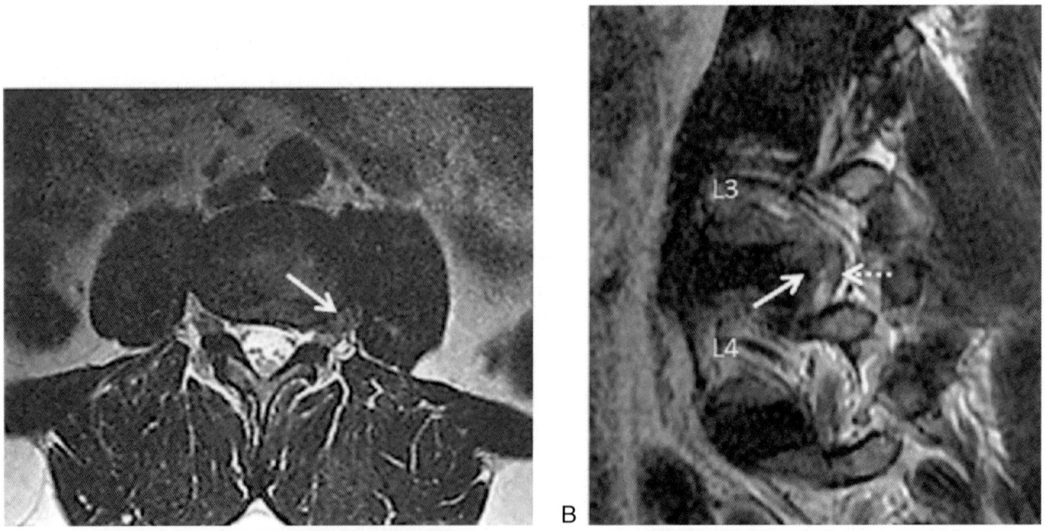

A B

影像表现:左侧椎间孔外口区域可见小椎间盘突出(图 A 和图 B,实线箭头),紧邻自此处穿出的 L3 左侧神经根(L3,虚线箭头)。穿过侧隐窝(也称为关节下区,外侧以椎弓根内侧缘为界)的 L4 左侧神经根则完全没有受累。

讨论:本例诊断涉及《腰椎间盘的命名法(2.0 版)》的使用,用于规范报告腰椎退行性病变。术语椎间盘“疝出”是指椎间盘以局灶或局部方式(<椎间盘周长的 25%)移位超出椎体骨性边缘之外。而膨出是指椎间盘超出椎体的范围>椎间盘周长的 25%。椎间盘疝出可表现为以下类型:

椎间盘突出:椎间盘疝出的一种类型,疝出的椎间盘宽度小于疝囊基底部(与原位椎间盘连接的部位)的宽度。

椎间盘脱出:另一种类型的椎间盘疝出。在至少一个层面可见疝出的椎间盘宽度大于疝囊基底部的宽度(注意必须在同一平面上测量疝囊基底部宽度和疝出椎间盘宽度)。如果脱出的椎间盘和原位椎间盘之间不相连,则称为“游离”椎间盘。

推荐读者阅读下列参考文献,了解与腰椎退行性疾病报告术语有关的其他详细知识。

参考文献: Fardon DF, Williams AL, Dohring EJ, et al. Lumbar disc nomenclature: version 2.0: recommendations of the combined task forces of the North American Spine Society, the American Society of Spine Radiology and the American Society of Neuroradiology. *Spine J* 2014;14(11):2525–2545.

13a 答案 C。螺钉周边透亮区>2mm。这是螺钉松动的征象,可能与异常运动或感染导致内固定器失效有关。

13b 答案 B。中央骨小梁中断。中央骨小梁中断可见于跨融合节段的异常运动,可能导致内固定器松动。

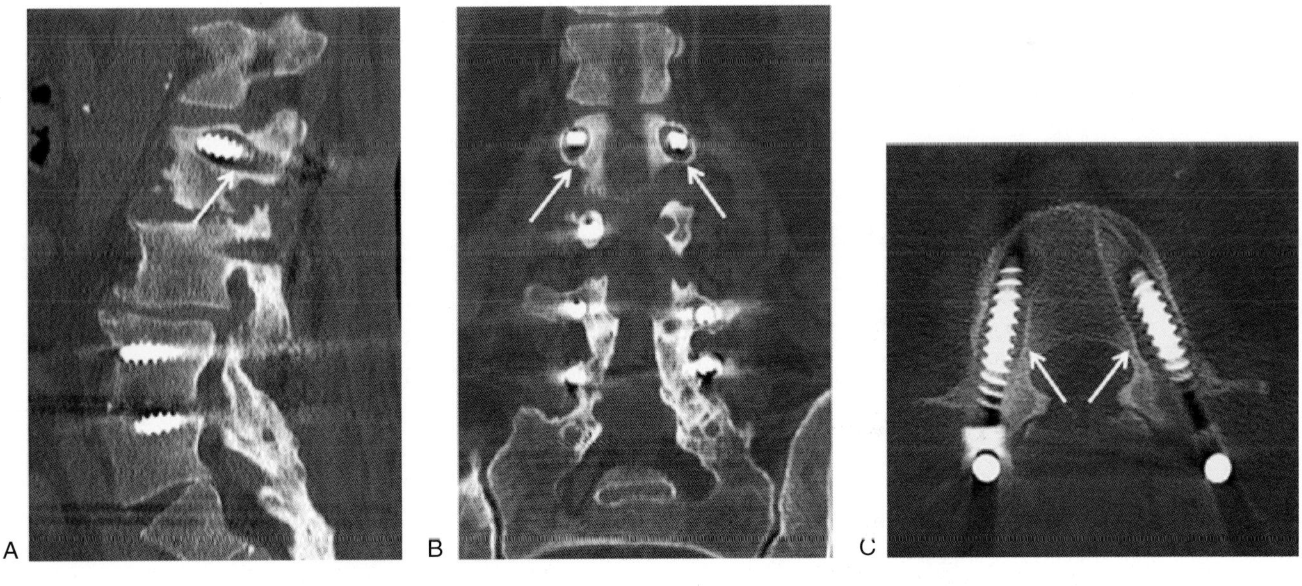

影像表现:螺钉周边的透亮区>2mm,提示螺钉松动。

讨论:内固定螺钉松动将引起潜在的内固定器故障和跨融合节段的异常运动。当围绕螺钉通道的透亮区增大或螺钉周边透亮区>2mm 时,提示内固定螺钉松动。这可导致内固定器断裂、下沉(装置通过终板发生塌陷)或移位。

术后 CT 和 MR 仍是评估内固定器完整性和解剖融合度的重要手段。通常来说,骨性融合可通过 CT 图像上显示骨小梁跨越融合段骨桥接来判断。骨小梁的中断提示异常运动,可能导致内固定失效。假关节形成和感染是内固定失效的其他原因,均可在 CT 和 MRI 图像上进行评估。MRI 对检测感染、蛛网膜炎或术后纤维化特别敏感。此外,还可检出复发性椎间盘疝出、关节突关节面上的异常应力以及更严重的移位。

参考文献:Malhotra A,Kalra VB,Wu X,et al. Imaging of lumbar spinal surgery complications. *Insights Imaging* 2015;6(6):579-590.

14 **答案 A**。骨水泥栓塞。肺血管系统存在曲线状、分支状高密度影。注意:椎体周围静脉丛内可见水泥样物质。虽然其他疾病也可伴有肺部钙化,但是本例的病灶形态和临床病史最符合骨水泥栓塞的诊断。

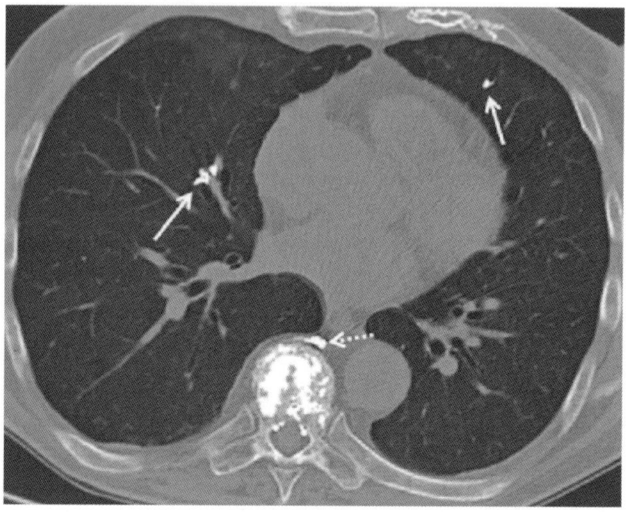

影像表现:患者行椎体后凸成形术后,肺血管内可见分支状高密度影(实线箭头),椎体周围静脉丛存在水泥样物质(虚线箭头),最符合骨水泥栓塞。

讨论:经皮椎体后凸成形术和椎体成形术是用于充填扩张椎体以及治疗压缩性骨折疼痛的重要手术方式。椎体成形术首先经椎弓根入路将骨水泥 [聚甲基丙烯酸甲酯(PMMA)]引入受累椎体。之后,球囊扩张椎体后凸成形术对该技术进行了改进,采用膨胀充气的球囊撑开压缩骨折的椎体,并为骨水泥注射创造空隙。已证实这些干预治疗措施有助于纠正椎体高度变窄、脊柱后凸畸形、疼痛和整体功能状态。

严重的并发症虽然少见,但仍可发生。例如,椎管内或神经孔的骨水泥压迫脊髓或神经根,或骨水泥渗入静脉导致肺栓塞,如本例所见。

参考文献:Yaltirik K,Ashour AM,Reis CR,et al. Vertebral augmentation by kyphoplasty and vertebroplasty:8 years experiences outcomes and complications. *J Craniovertebr Junction Spine* 2016;7 (3):153-160.

第 10 章 脊柱感染、炎症与脱髓鞘病变

David B. Khatami, Pritesh Mehta, Prachi Dubey, Yu-ming Chang, Rafeeque Bhadelia

问题

1 患者女，50 岁，以背部疼痛、发热和寒战为主诉就诊于急诊科。增强 CT 扫描的关键图像如下所示。

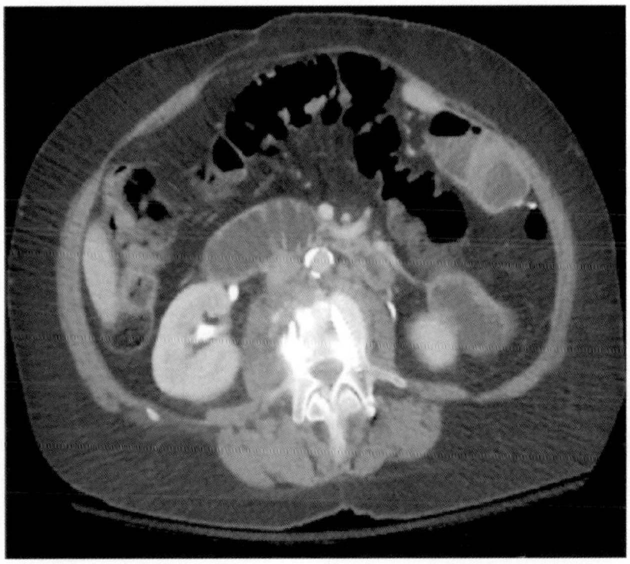

1a 下列哪项可以解释患者的症状？

A.机械性小肠梗阻

B.腰椎内固定器感染

C.肾盂肾炎

D.内脏破裂伴脓肿形成

为进一步评估病情,患者行腰椎 MRI 检查。关键图像如下所示。

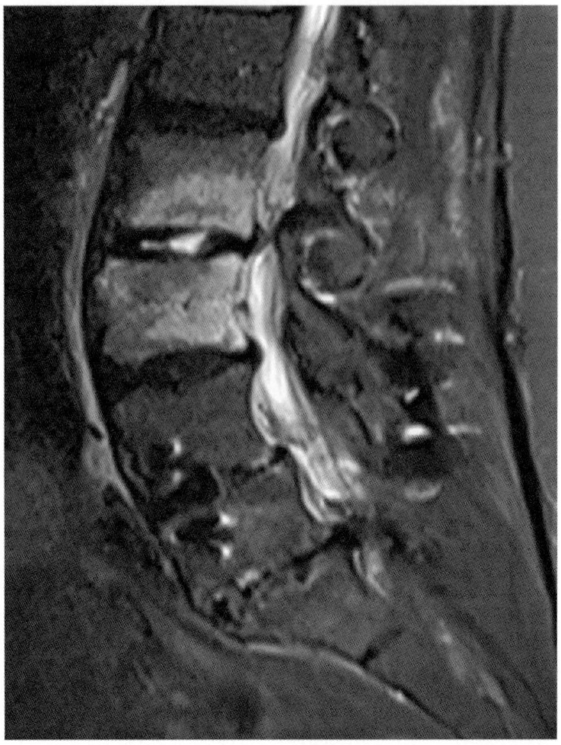

1b 诊断是:

A.椎间盘炎/骨髓炎　　B.Modic Ⅰ型终板变性

C.转移瘤　　D.脊柱炎

2 患者男,42 岁,因癫痫发作摔倒被送至急诊科。

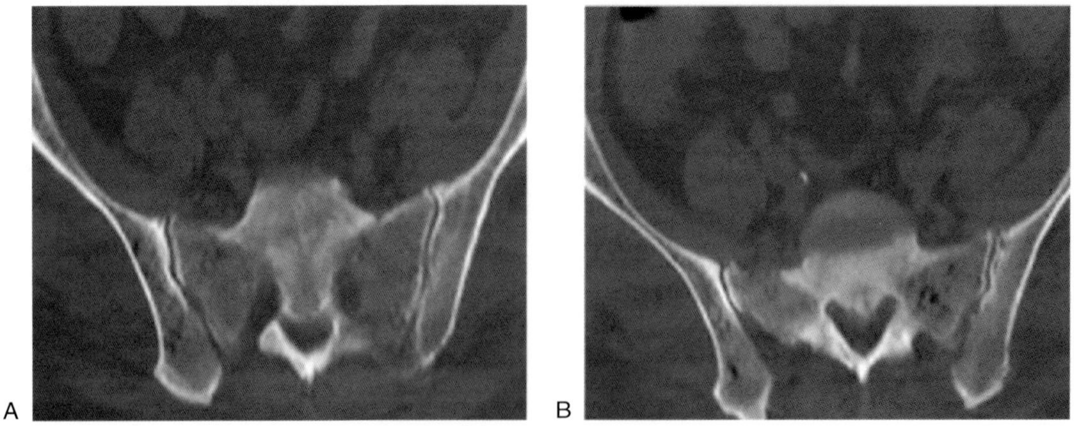

2a 图中显示的哪个影像征象需高度关注并需进一步评估?

A.骶髂关节硬化症　　B.骨内气体

C.关节周围软组织条索　　D.骨赘

进一步行增强 MRI 检查,关键图像如下所示。

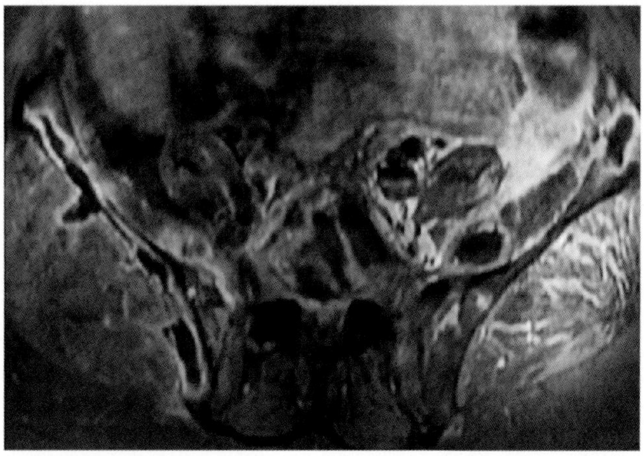

2b 最可能的诊断是:

A.多发性骨梗死 B.骨内气囊

C.转移瘤 D.气肿性骨髓炎

3 患者女,47 岁,因慢性背痛和右侧大腿疼痛就诊。MRI 检查的关键图像如下所示。

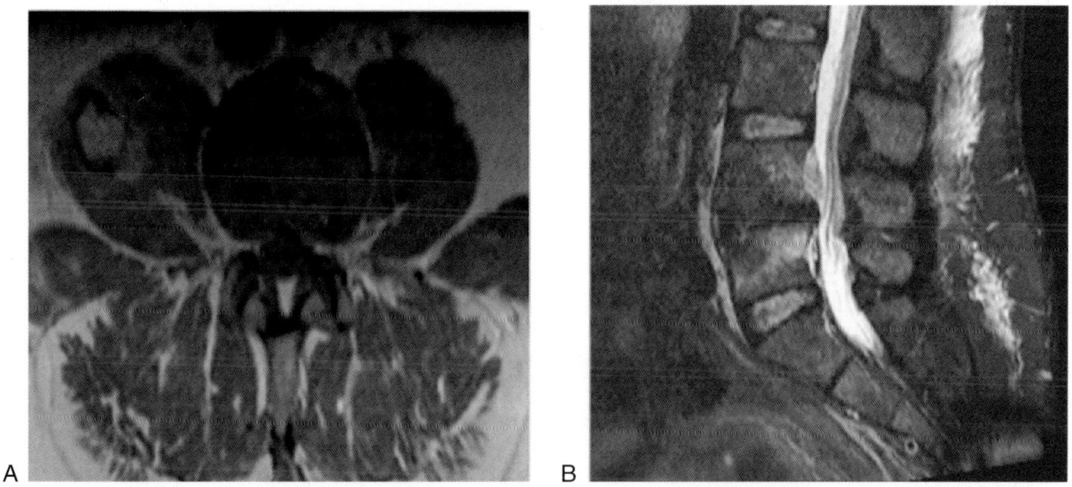

3a 最可能的诊断是:

A.转移瘤累及右侧腰大肌 B.椎间盘炎/骨髓炎伴右侧腰大肌脓肿

C.Modic Ⅰ型终板变性和右侧腰大肌血肿 D.腹膜后纤维化和继发性终板变性

3b 髂腰肌间隙最常见的病变是:

A.原发性肿瘤(脂肪肉瘤、纤维肉瘤) B.腹膜后血肿

C.脓肿 D.腹膜后纤维化

4 患者男,54 岁,主诉低热、出汗、腰背部疼痛,伴可疑新出现的心脏杂音。

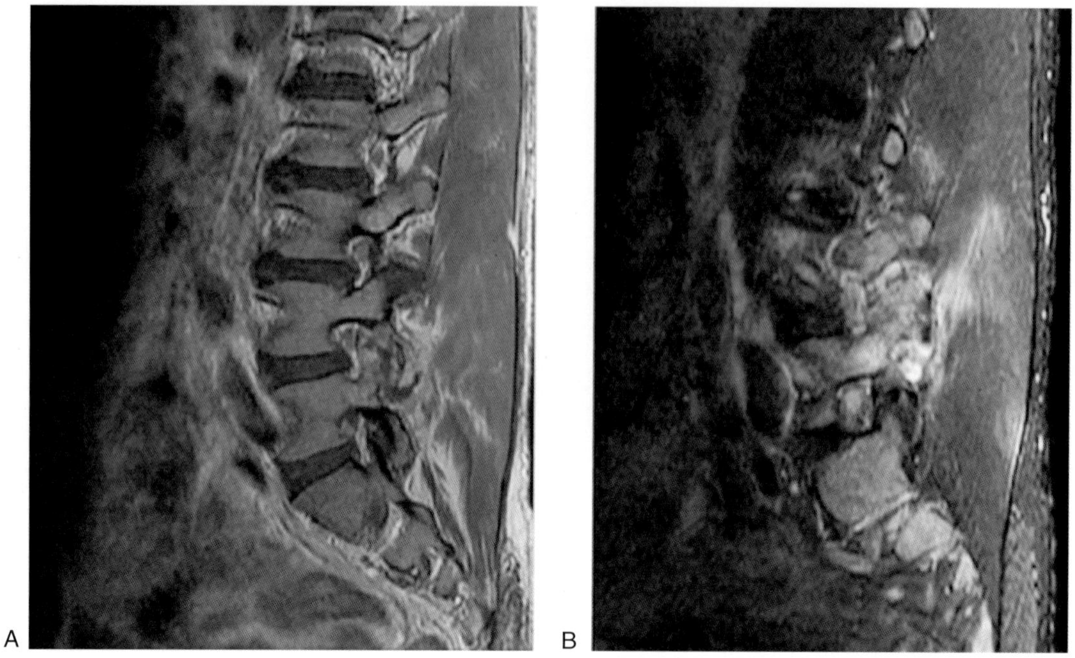

4a 根据现有的临床资料,最可能的诊断是:

A.类风湿关节炎　　B.转移瘤

C.椎间小关节感染性关节炎　　D.Modic Ⅰ型退行性变

4b 下列哪种为本病最常见的病原体?

A.金黄色葡萄球菌　　B.链球菌

C.艰难梭菌　　D.大肠杆菌

5 患者男,61 岁,刚从巴西移民而来,出现背部局部压痛、无力和低热。

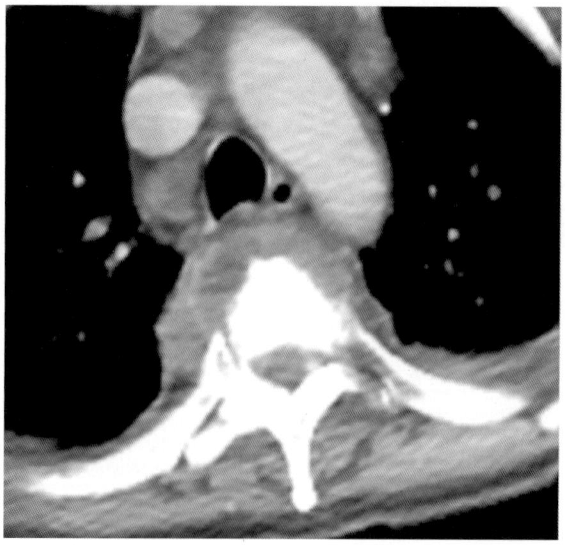

5a 胸部增强 CT 检查的关键图像如上所示。下一步应行什么检查/治疗?

A.骨扫描　　B.脊柱 MRI

C.抗生素治疗　　D.手术治疗

5b

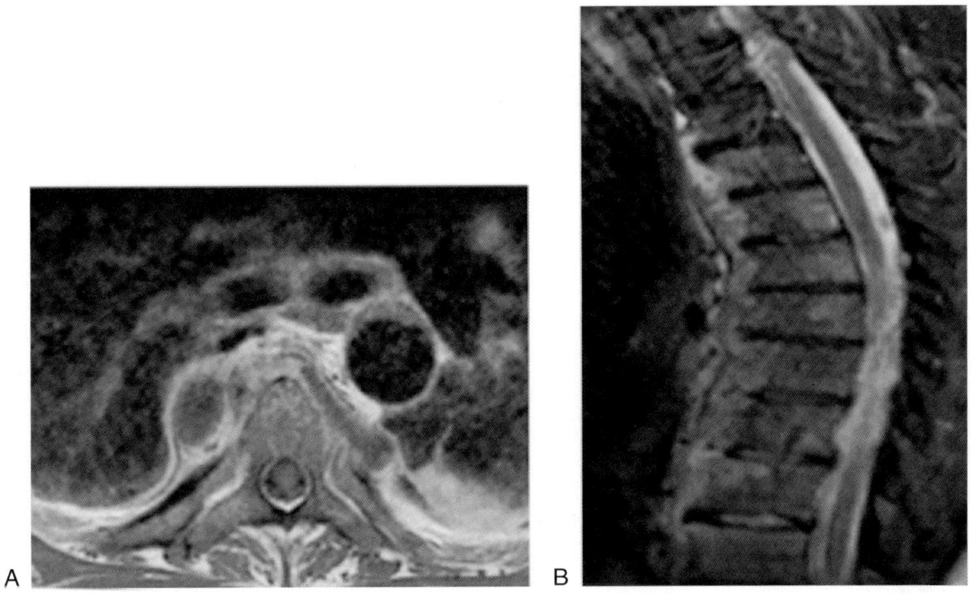

最可能的诊断是：

A.化脓性骨髓炎　　B.结核性脊柱炎

C.转移瘤　　D.Modic Ⅰ型变性

6 患者男，63岁，既往有脑膜炎/脑炎病史，近3天出现渐进性麻木和无力。行腰椎MRI检查，关键图像如下所示。

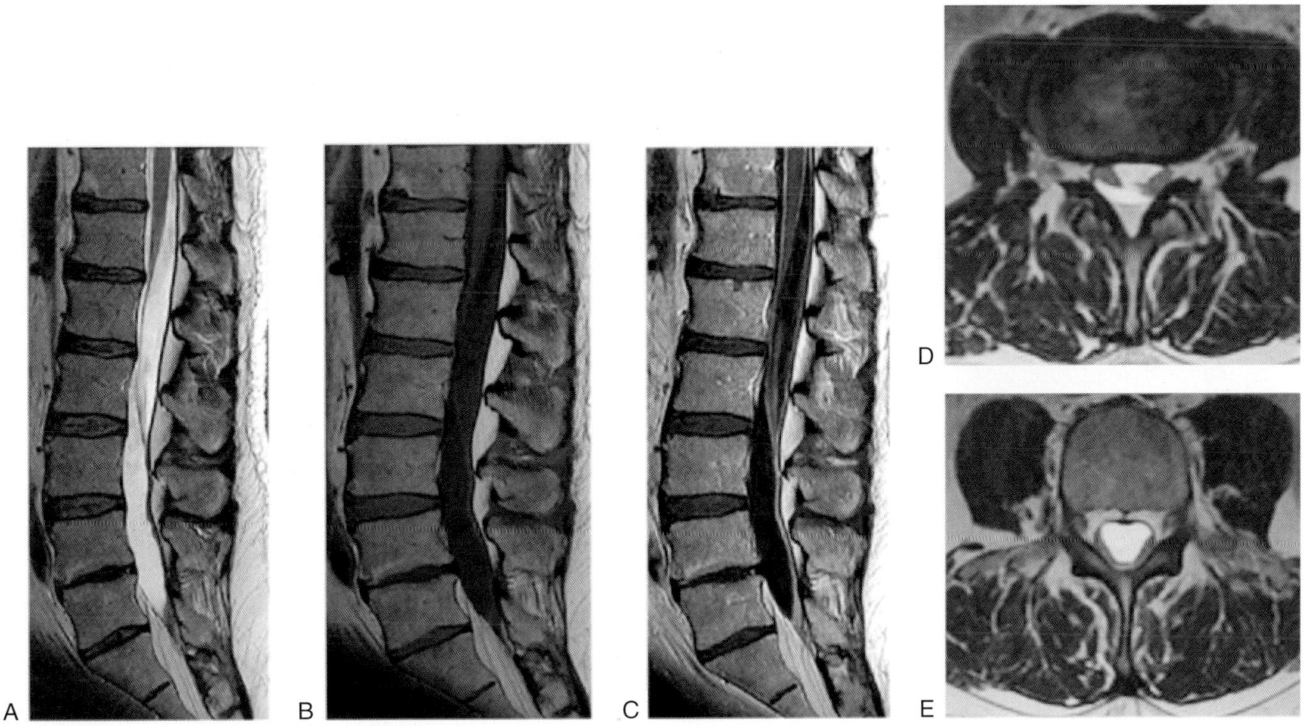

6a 图像中显示了下列哪项关键征象？

A.神经根聚集　　B.正常强化

C.硬膜下出血　　D.以上都是

6b 下列哪项最可能导致蛛网膜炎?

A.肿瘤　　B.手术

C.脱髓鞘　　D.严重的退行性变

7 患者男,39 岁,近来有上呼吸道感染史,已康复,现出现双侧下肢无力和呼吸困难。增强 MRI 的关键图像如下所示。

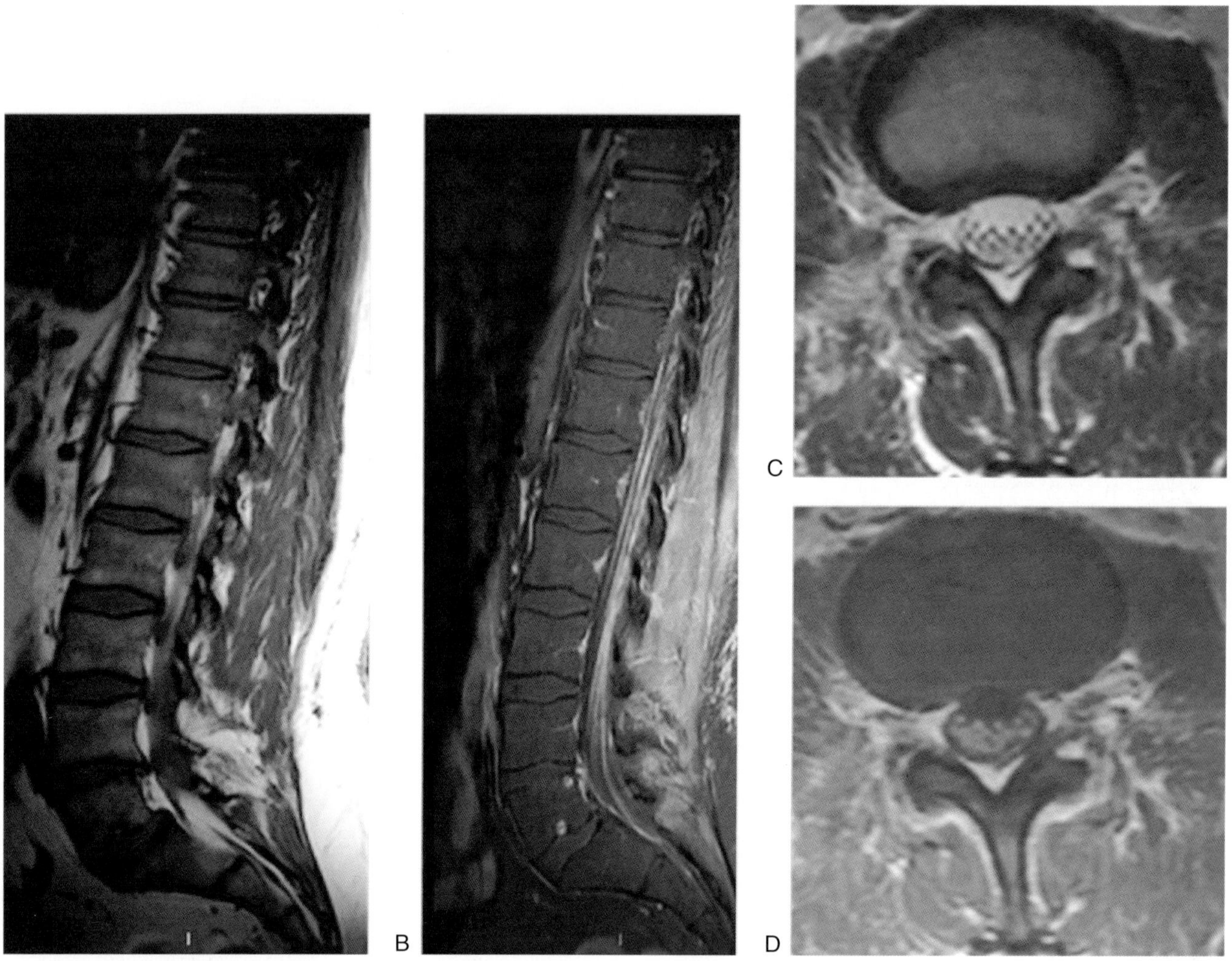

A　B　C　D

7a 根据已知的临床资料,最可能的诊断是:

A.淋巴瘤　　B.转移瘤

C.格林-巴利综合征　　D.横贯性脊髓炎

7b 下列哪项最能描述上述疾病的病理生理学机制?

A.自身免疫性脱髓鞘　　B.细菌感染

C.下行转移　　D.肉芽肿性炎症

8 患者女,59 岁,新近出现双侧上肢感觉异常。6 个月前患者曾有过类似的症状但自行缓解。行 MRI 检查,关键图像如下所示。

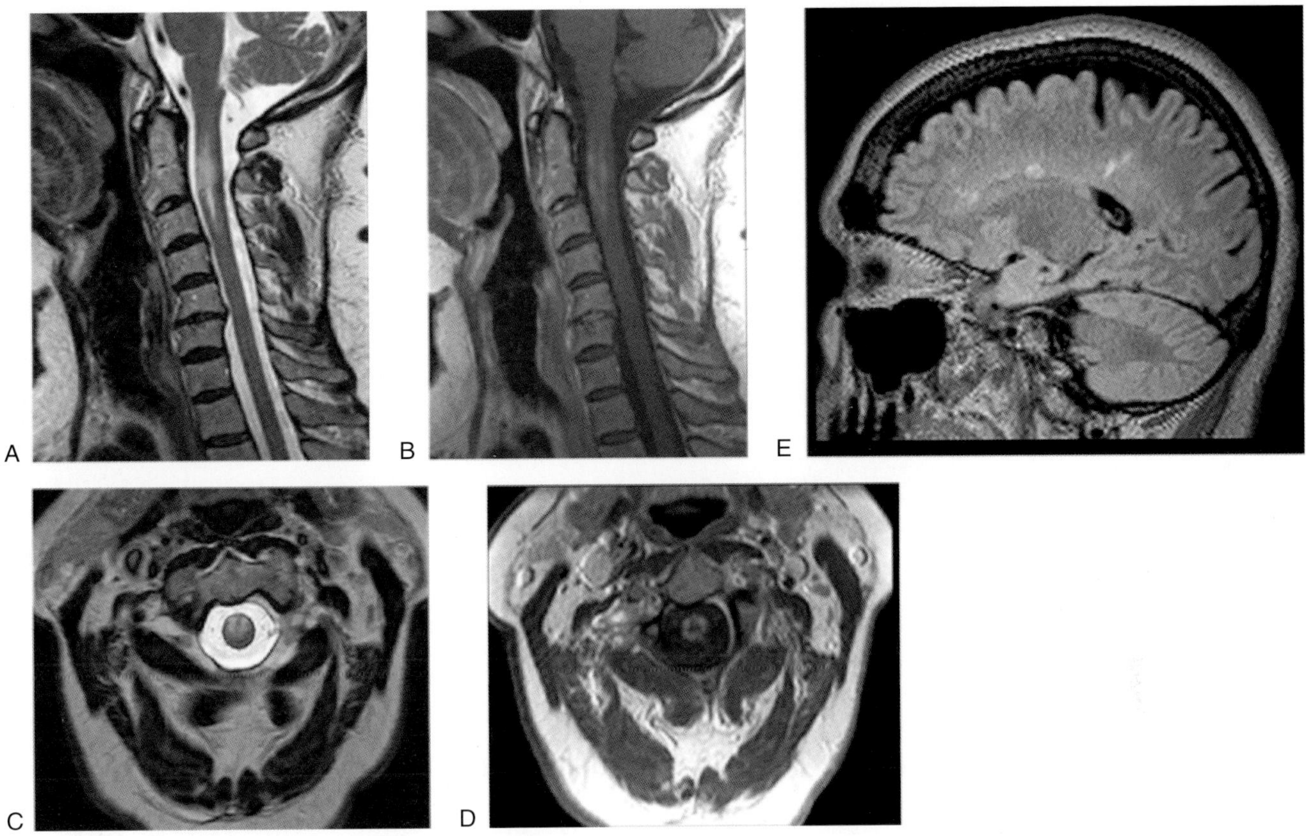

8a 最可能的诊断是：

A.多发性硬化　　B.横贯性脊髓炎

C.格林-巴利综合征　　D.胶质瘤

8b 下列哪个征象与多发性硬化的空间分布相符？

A.出现强化　　B.脑室周围和脊髓同时出现病变

C.累及颈髓背柱　　D.垂直于胼胝体间隔交界面的多发病灶

9 患者女，43 岁，长期手腕疼痛伴颈部间断性疼痛。关键图像如下所示。

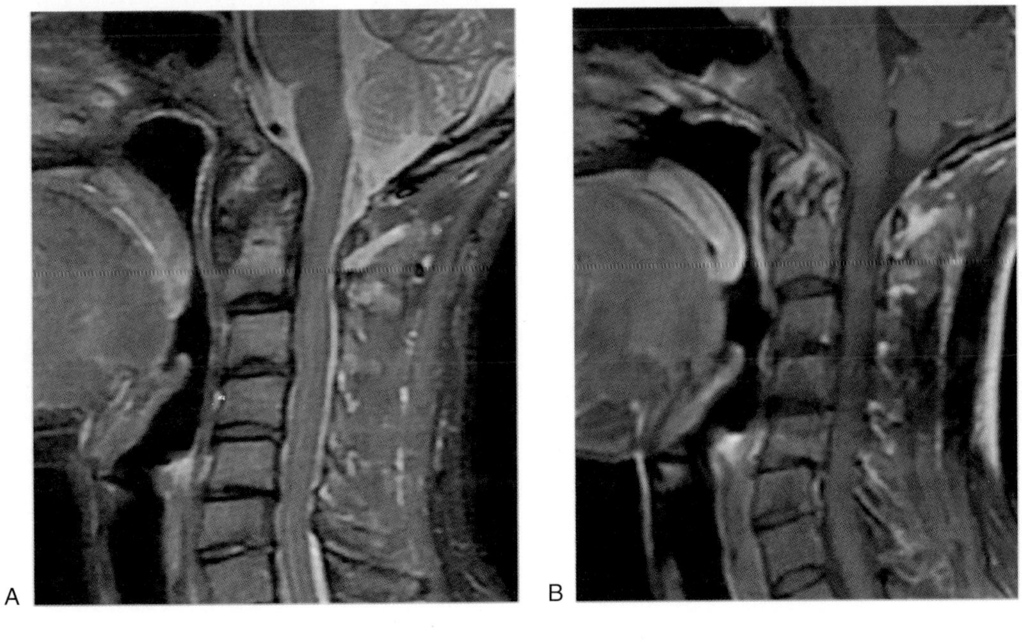

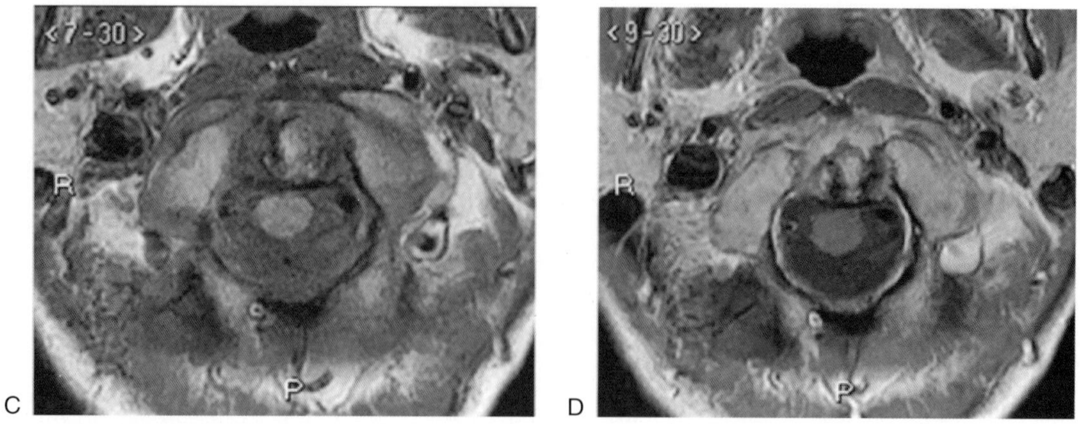

9a 下列哪种炎症性疾病特征性地累及寰枢关节?

A.骨性关节炎　　B.类风湿关节炎

C.幼年特发性关节炎　　D.强直性脊柱炎

9b 颈椎的进展期类风湿关节炎与下列哪项影像特征相关?

A.脓肿形成　　B.骨赘形成

C.C1/C2 半脱位　　D.钙化

10 患者男,54 岁,进行性感觉丧失和尿失禁。颈椎增强 MRI 扫描的关键图像如下所示。

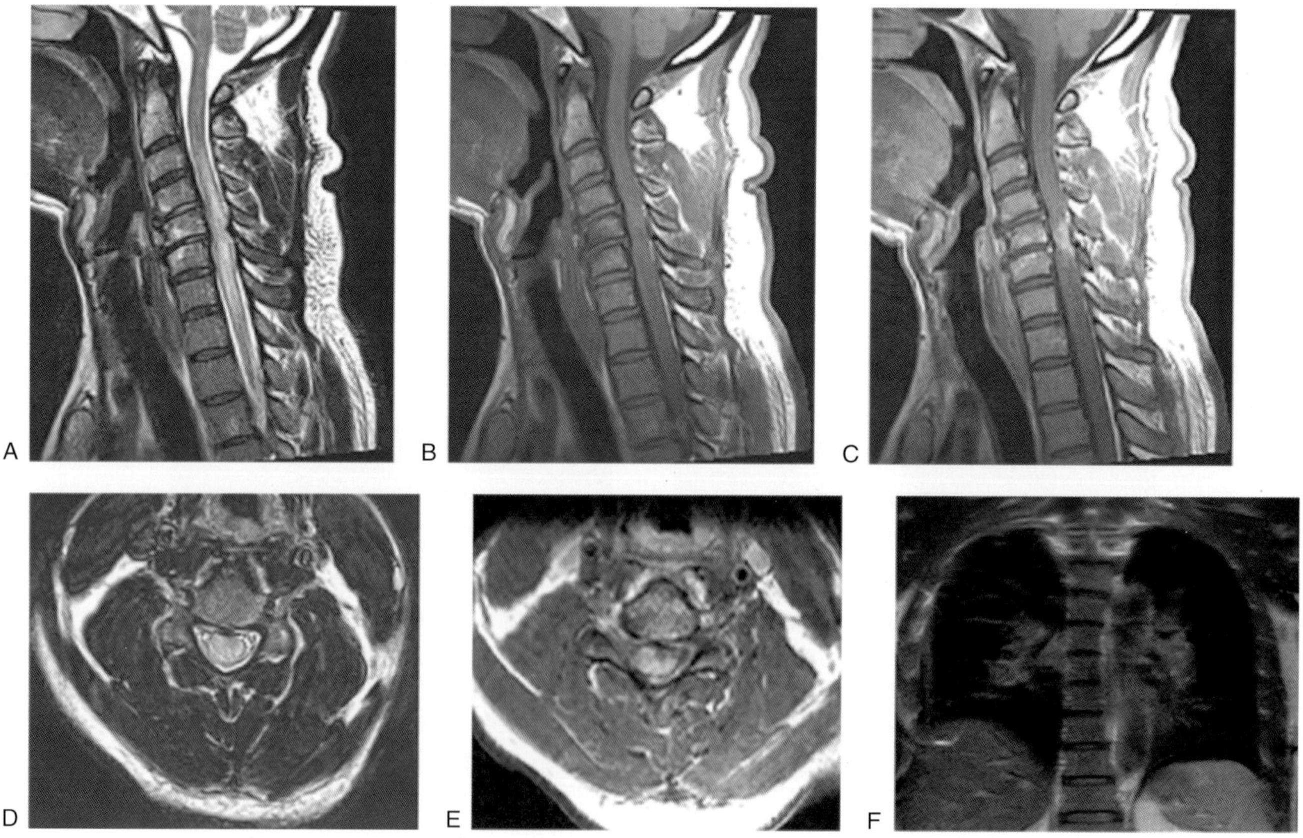

10a 在颈胸椎 MRI 的冠状定位像上偶然发现了什么异常(图 F)?

A.气胸　　B.主动脉夹层

C.肺门淋巴结肿大　　D.肝脏肿块

10b 最可能的诊断是：

A.转移瘤　　B.淋巴瘤

C.结核　　D.结节病

11 患者女，32 岁，出现步态不稳和共济失调的现象达 1 周时间。MRI 关键图像如下所示。

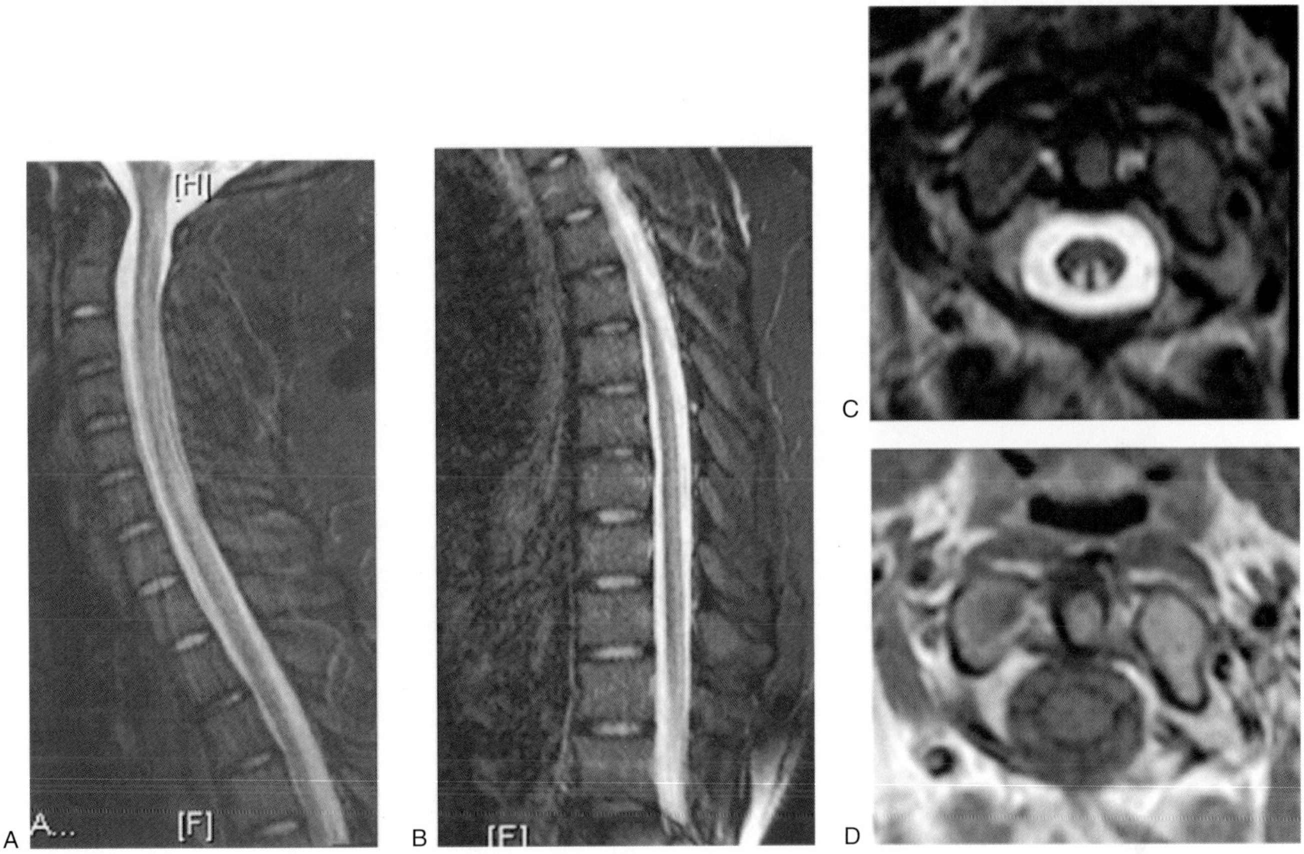

11a 下列哪项最能准确描述病变的解剖位置？

A.侧柱　　B.背柱

C.后角细胞　　D.前角细胞

11b 下列哪项能正确描述背柱的功能？

A.运动–骨骼肌　　B.感觉–疼痛

C.感官–粗略触觉　　D.感觉–精细触觉、振动觉、本体感觉

12 患者男，15 岁，远端肢体运动无力伴足畸形。MRI 检查的关键图像如下所示。

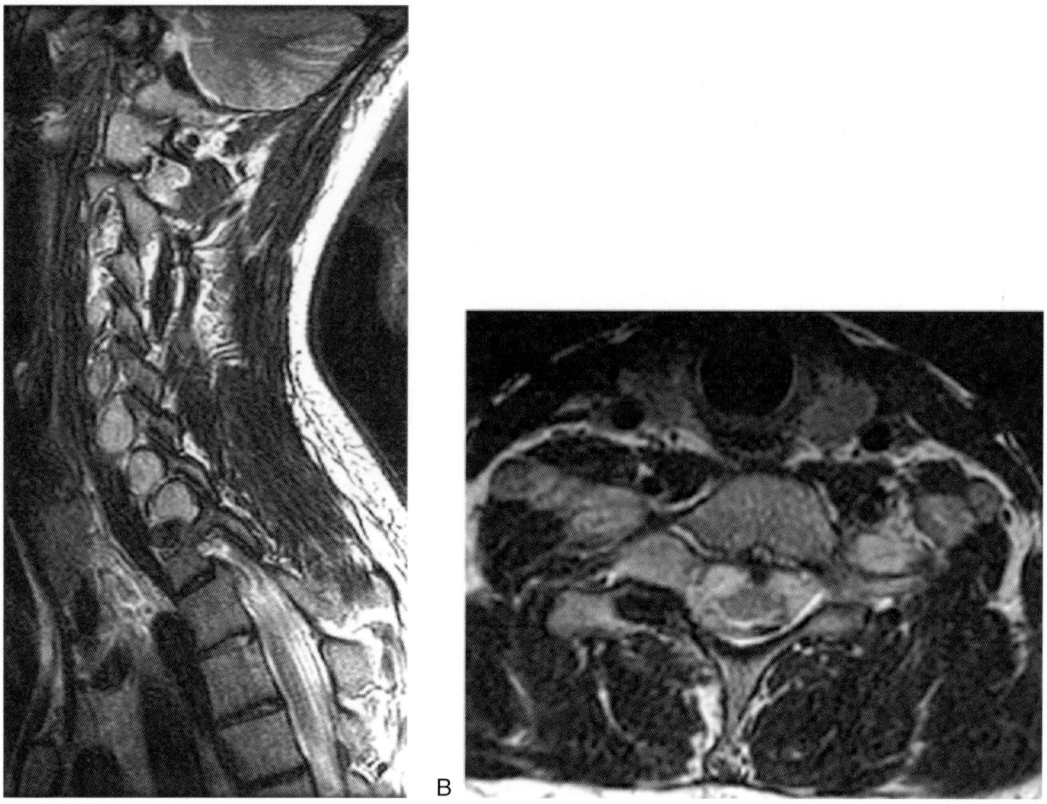

A B

12a 下列哪项临床信息有助于解释上述病变？

A.家族史　　B.近来出国旅游史

C.近来上呼吸道感染史　　D.潜在的原发恶性肿瘤

12b 进一步检查显示神经传导速度降低，增强 MRI 病变无异常强化(图像未显示)。最可能的诊断是：

A.淀粉样多神经病　　B.神经肉瘤

C.Charcot-Marie-Tooth 病　　D.淋巴瘤

13 患者男,50 岁,运动受限和腰背部疼痛,X 线平片发现慢性压缩性骨折(未显示)。MRI 检查的关键图像如下所示。

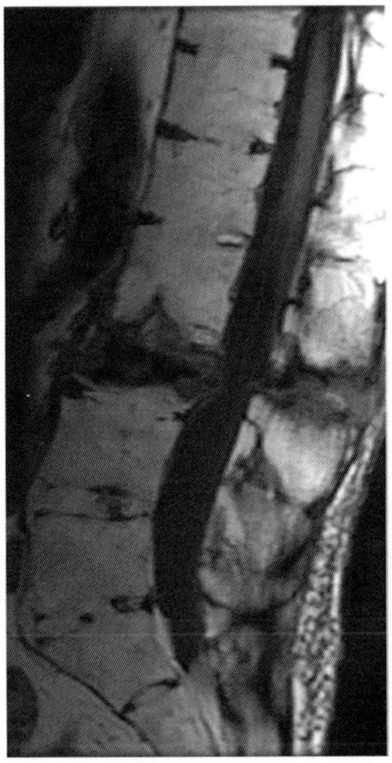
A

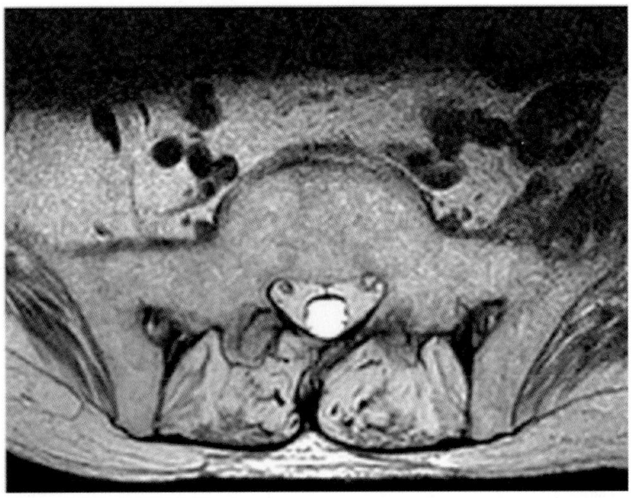
B

13a 根据上述图像,该患者可能有下列哪种血清学异常?

A.RF 阳性　　B.ANA 阳性

C.CRP 升高　　D.白细胞增多

13b 最可能的诊断是:

A.类风湿关节炎　　B.强直性脊柱炎

C.椎间盘炎/骨髓炎　　D.牛皮癣性关节炎

14 患者女,25 岁,快速进行性下肢无力和尿失禁。MRI 检查的关键图像如下所示。下列哪项影像学特征可鉴别本病与多发性硬化症?

A.纵向广泛的分布特点　　B.胸髓受累

C.脊髓中央受累　　D.无脊髓膨胀

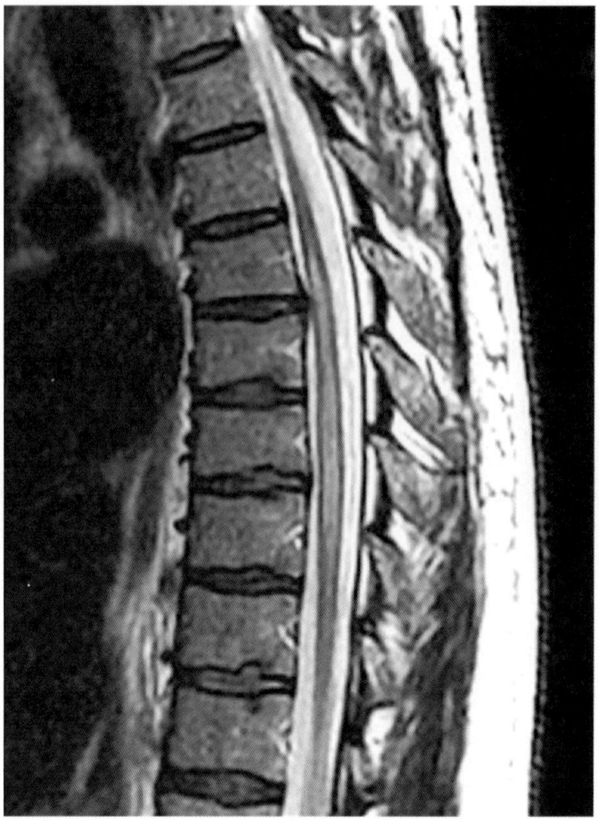

15 患者男,52岁,因椎间盘炎/骨髓炎行静脉注射抗生素治疗,现出现双下肢无力加重。MRI关键图像如下所示。

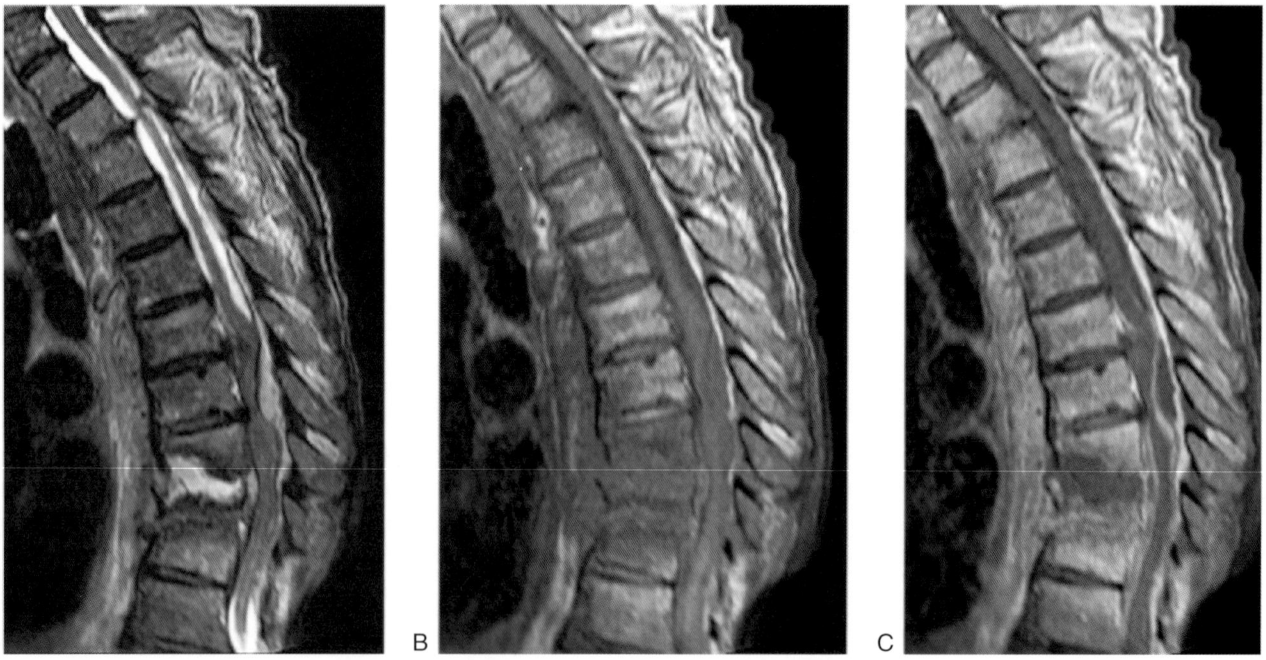
A B C

下一步最佳的处理方式是:

A.活检、细菌培养和药敏试验　　B.紧急神经外科会诊

C.静脉注射类固醇　　D.继续随访观察

答案与解析

1a　答案 B。腰椎内固定器感染。注意右侧腰大肌软组织增厚和右侧椎弓根螺钉尖端周围的透亮影。

1b　答案 A。椎间盘炎/骨髓炎。相当于 CT 显示的内固定器层面，可能继发于内固定器的感染。

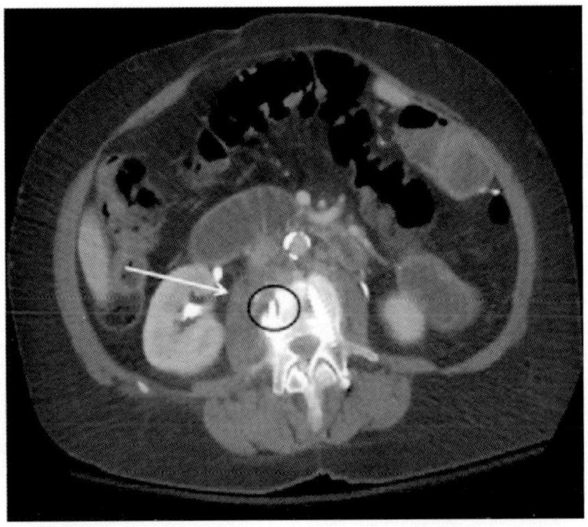

图 1

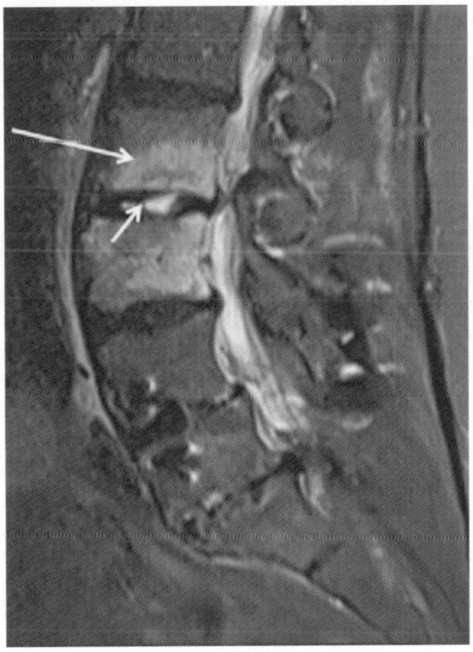

图 2

影像表现：图 1 CT 显示右侧腰大肌周围软组织增厚(箭头)，右侧椎弓根螺钉尖端周围可见透亮影(黑圈)，考虑感染。

图 2 矢状位 STIR 图像显示 L2 和 L3 椎体水肿(长箭头)和椎间盘水肿(短箭头)，考虑椎间盘炎/骨髓炎。

讨论:内固定器感染引起的椎间盘炎/骨髓炎,可见于术后早期,通常是术后1~4周。有时可见椎间盘后部或神经根部的无菌性强化,这通常是反应性的,可能成为诊断陷阱。无临床症状的患者在术后早期也可出现椎体和椎间隙的水肿和强化。因此,临床表现才是更好的鉴别术后早期变化的关键。

骨质侵袭性改变、软组织脓肿或蜂窝织炎的形成提高了MRI检出内固定器感染的敏感性。感染的原因可能是术中感染、血源性感染或金属磨损。治疗措施包括抗生素治疗和手术取出感染的内固定器。

参考文献:Malhotra A,Kalra VB,Wu X,et al. Imaging of lumbar spinal surgery complications. *Insights Imaging* 2015;6(6):579-590.

Viola RW,King HA. Delayed infection after elective spinal instrumentation and fusion:a retrospective analysis of eight cases. Spine 1997;22(20):P2444-P2450.

2a 答案B。骨内气体。骨内存在气体,特别是与关节间隙不连续时,可导致气肿性骨髓炎。

2b 答案D。气肿性骨髓炎。异常强化和骨内气体聚集,应考虑气肿性骨髓炎。

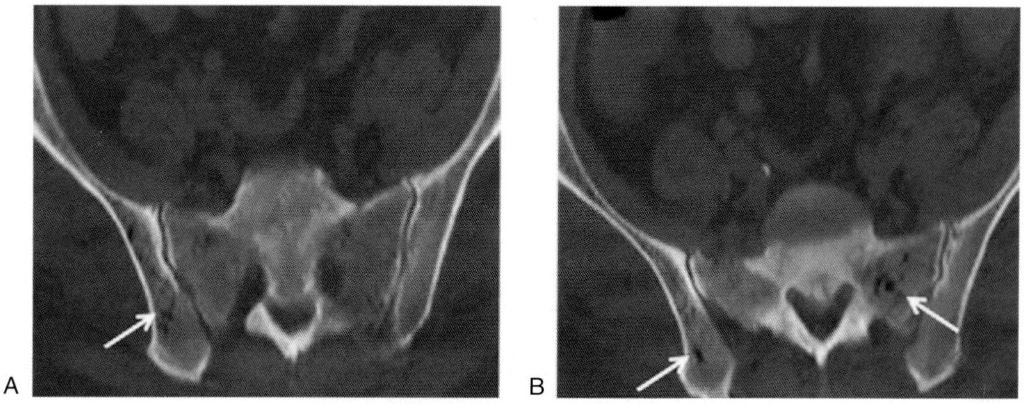

图1

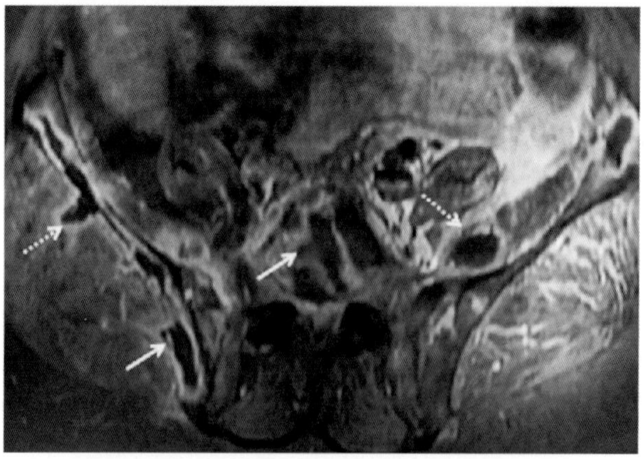

图2

影像表现:图1骨盆平面的平扫CT显示骨内气体(箭头)。图2增强轴位T1W+脂肪抑制图像显示软组织异常强化和多发性骨内(实线箭头)及肌内脓肿(虚线箭头)。结合上述表现,考虑气肿性骨髓炎。

讨论:气肿性骨髓炎是一种少见但严重的感染性病变,其特征是存在骨内气体。该病的骨内气体影不像退行性病变那样分布于终板附近,而是同时累及中轴骨和四肢骨骼。厌氧菌(例如,坏死梭形杆菌和梭状芽孢杆菌)以及革兰阴性肠杆菌通常被认为是常见的致病菌。患者通常合并其他疾病,例如,糖尿病或恶性肿瘤,均易诱发感染。几乎每块骨骼都可受累,但是大多数病例累及椎体、骶骨和长骨。

鉴别诊断:骨梗死通常表现为蛇纹状梗死伴周边强化;但是与本例不同,骨梗死无软组织受累。骨梗死通常与类固醇、镰状细胞病、胰腺炎、血管炎、栓子和沉箱病有关。也需要与退行性骨内气囊鉴别,退行性骨内气囊的气体通常邻近骶髂关节且无相关的软组织改变。

参考文献:Chen JLY, Huang YS. Emphysematous osteomyelitis of spine. *QJM* 2016;109(6):427–428.

Larson J, Muhlbauer J, Wigger T, et al. Emphysematous osteomyelitis. *Lancet Infect Dis* 2015;15(4):486.

3a 答案 B。椎间盘炎/骨髓炎伴右侧腰大肌脓肿。L4 和 L5 终板的水肿和强化提示本病为感染性病变,并伴有右侧腰大肌局限性脓肿。当发现椎旁腰大肌脓肿时,应仔细观察是否存在脊柱感染。髂腰肌的感染和脓肿形成通常是由于邻近结构感染扩散所致,最常见的是骨、肾、肠和阑尾。

3b 答案 B。腹膜后血肿。髂腰肌是自发性腹膜后出血的最常见部位,也可继发于使用抗凝剂或有出血倾向的患者。血肿的 MR 信号表现多样,取决于血肿的时期。

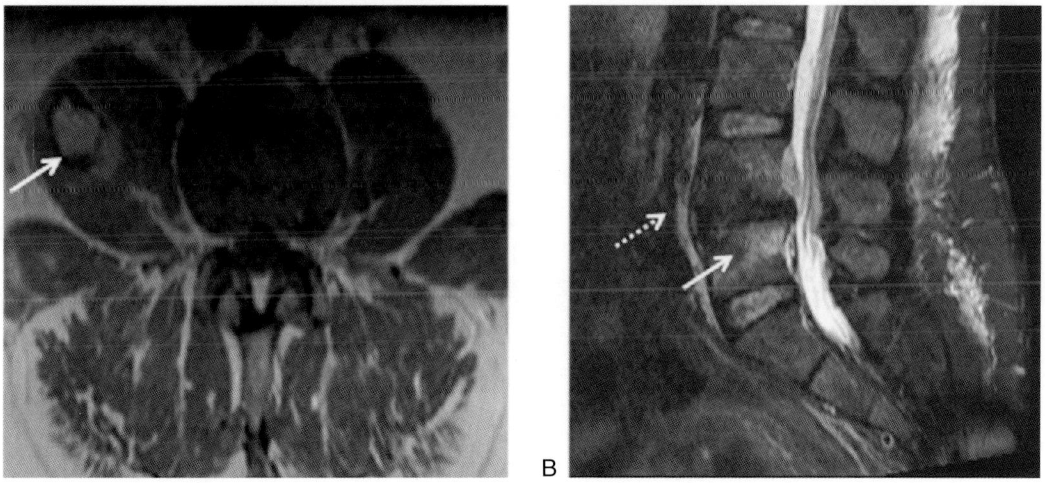

A B

影像表现:腰椎轴位增强图像显示右侧腰大肌内异常信号影,考虑软组织蜂窝织炎/脓肿形成(图 A)。

在矢状位 STIR 图像上,L4 和 L5 椎体内可见骨髓水肿,椎间盘前缘和椎前软组织亦可见轻度水肿(虚线箭头)。还应注意,先前存在的 Modic Ⅱ/Ⅲ型(Ⅱ型,黄骨髓转换;Ⅲ型,软骨下硬化)终板改变往往可以部分掩盖水肿的存在。这些表现符合椎间盘炎/骨髓炎伴右侧腰大肌受累。

讨论:髂腰肌感染和脓肿形成通常继发于邻近结构的感染扩散。髂腰肌感染的常见肠源性病因包括憩室炎、克罗恩病和阑尾炎。肾源性病因包括肾盂肾炎或肾/肾周脓肿。寻找继发感染的特征很重要,例如,脂肪条纹征、脂肪层模糊和积气。

原发感染很少见,除非是免疫功能低下的患者或者是静脉注射毒品的患者。原发感染通常是由金黄色葡萄球菌和混合的革兰阴性菌引起的。原发性肿瘤(例如,脂肪肉瘤、纤维肉瘤或血管外皮细胞瘤)很少起源于髂腰肌间隙。腰大肌脓肿有较高的发病率和死亡率。危险因素包括高龄、菌血症和治疗不彻底。

鉴别诊断:最常见的鉴别诊断是血肿,血肿的不同时期可表现为不同的信号。也应与肿瘤鉴别,例如,淋巴瘤、黑色素瘤或转移瘤,这些肿瘤可累及腰大肌间隙。

参考文献:Chern CH,Hu SC. Psoas abscess:making an early diagnosis in the ED. *Am J Emerg Med* 1997;15(1):83-88.

Muckley T,Schutz T,Kirschner M,et al. Psoas abscess:the spine as a primary source of infection. *Spine* 2003;28(6):E106-E113.

4a 答案 C。椎间小关节感染性关节炎。增强 T1W 和 STIR 图像显示 L4/L5 椎间小关节间隙少许积液及 STIR 信号增高,符合椎间小关节感染性关节炎。

4b 答案 A。金黄色葡萄球菌。大多数病例的致病菌是金黄色葡萄球菌,其次是链球菌。

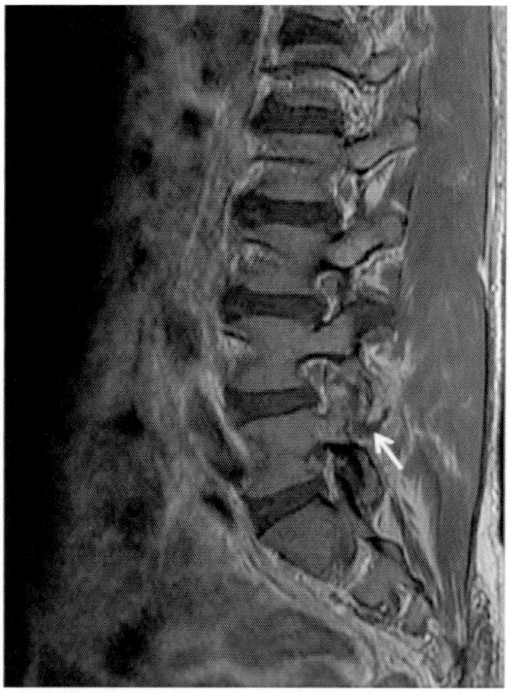
A

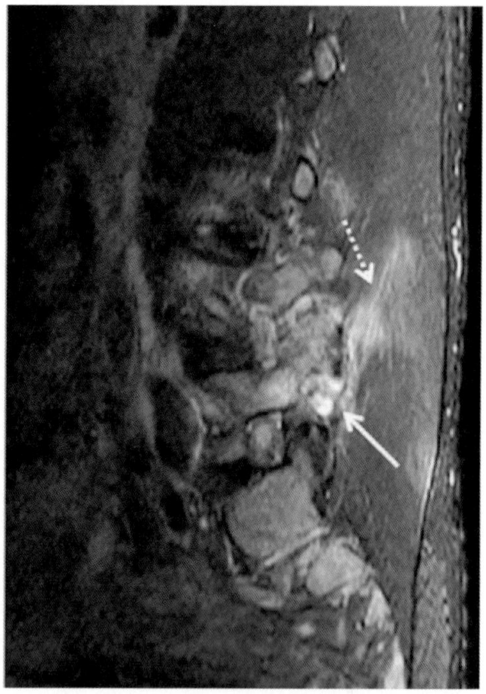
B

影像表现:矢状位增强 T1W 图像显示沿 L4/L5 椎间小关节下方积液信号,无强化(图 A)。矢状位 STIR 显示骨髓和关节周围软组织水肿(图 B,实线箭头)和椎旁肌肉水肿(虚线箭头)。结合临床表现,提示感染性椎间小关节炎。

讨论:最常见的病因是血源性感染。此外,感染还可由于穿透性创伤、手术介入或诊断性操作(如小关节注射)所导致。考虑盆腔来源的感染也很重要,例如,憩室炎/阑尾炎或炎性肠病。易感因素包括免疫抑制、静脉注射毒品和糖尿病。需注意的并发症是感染的硬膜外扩散,可导致脊髓受压和神经孔狭窄。感染的鞘内播散可引起脑膜炎/蛛网膜炎。

鉴别诊断:椎间小关节骨性关节炎和类风湿关节炎。特别是小关节滑膜囊肿常发生在晚期退行性变和椎弓根应力性反应等情况。由于形态学与感染性关节炎重叠,可造成诊断困难;但是边缘强化和感染的临床特征等有助于诊断感染性关节炎。

参考文献：Heenan SD，Britton J. Septic arthritis in a lumbar facet joint：a rare cause of an epidural abscess. *Neuroradiology* 1995；37：462–464.

Michel-Batot C，Dintinger H. A particular form of septic arthritis：septic arthritis of the facet joint. Joint *Bone Spine* 2008；75（1）：78–83.

5a 答案 B。脊柱 MRI。鉴于患者的症状和椎旁软组织增厚，确定鞘内是否受累很重要。MRI 能提供极佳的软组织分辨率并可评估骨质受累情况。

5b 答案 B。结核性脊柱炎。结核性脊柱炎（TS）的骨髓、椎间盘、蜂窝织炎/脓肿在 STIR 图像上常表现为高信号，并可见骨髓强化。椎间盘通常未受累。

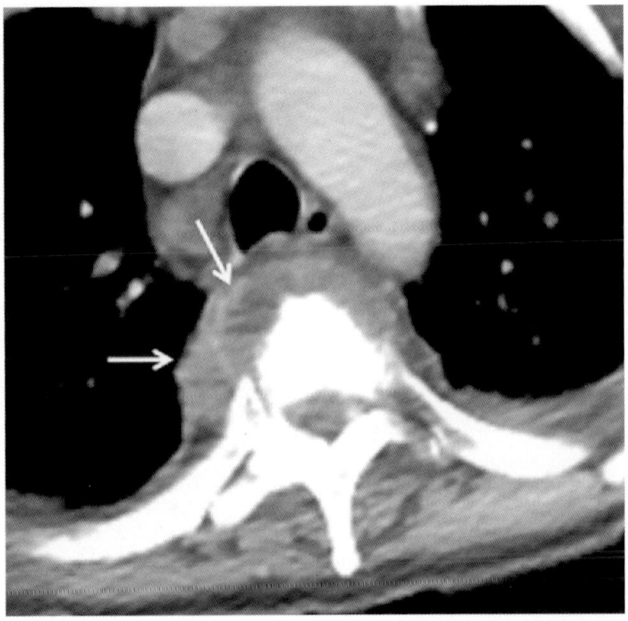

图 1

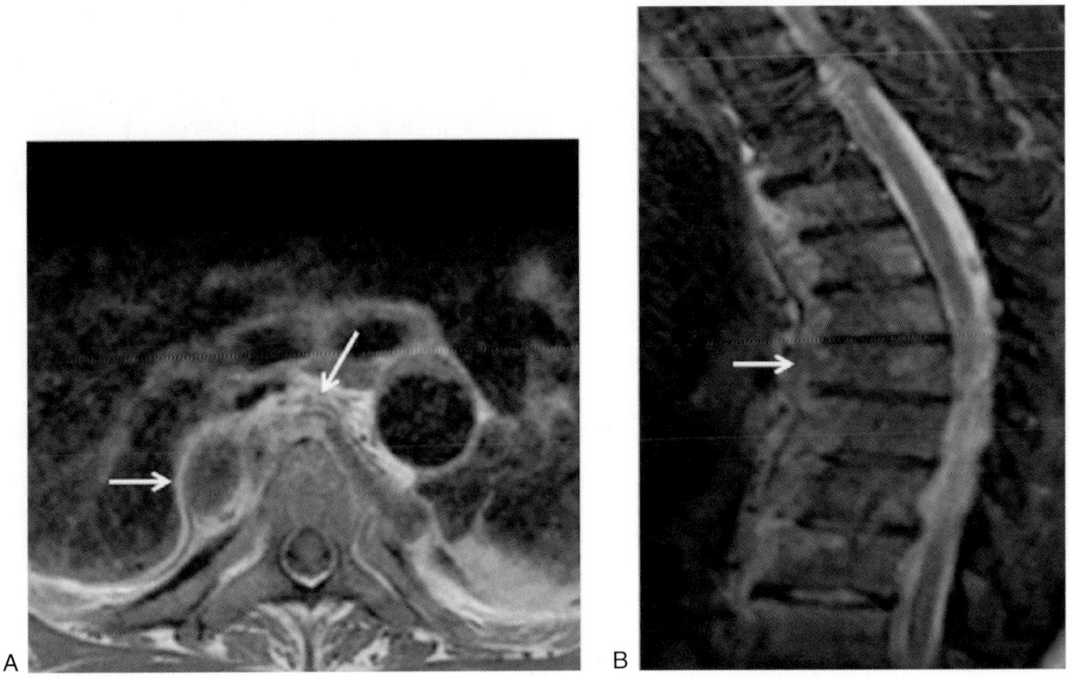

图 2

影像表现:图1主动脉弓层面的轴位增强CT显示脊柱旁软组织增厚。

图2轴位增强T1W图像显示椎旁脓肿和强化(图A)。矢状位STIR显示沿骨皮质前缘的韧带下蜂窝织炎(图B)。

讨论:结核性脊柱炎,也称为Pott病,是目前已知的最古老的疾病之一。结核菌最初沿着椎体前部侵入,通过淋巴管扩散。结核性脊柱炎通常起源于肺部。它不同于化脓性骨髓炎,后者的感染起源于邻近终板的软骨下骨并且通常累及椎间盘。此外,结核性脊柱炎在胸椎更为常见,因为胸椎更靠近肺部的结核病源。目前的治疗方法对结核性脊柱炎非常有效,特别是在没有严重畸形或神经受损的情况下。早期诊断对于预防进行性骨质破坏、脊柱后凸畸形和截瘫的发生至关重要。

鉴别诊断:鉴别诊断包括真菌性骨髓炎和布鲁杆菌性脊柱炎,这两者可能难以与结核性脊柱炎鉴别。

参考文献:Kilzilbash QF, Seaworth BJ. Multi-drug resistant tuberculous spondylitis. *Ann Thorac Med* 2016; 11(4):233-236.

Smith AS, Weinstein MA, Mizushima A, et al. MR imaging characteristics of tuberculous spondylitis vs vertebral osteomyelitis. *AJNR Am J Neuroradiol* 1989;10:619-625.

6a 答案A。神经根聚集。图像显示神经根聚集和异常强化,通常与蛛网膜炎有关。这是由于蛛网膜炎性物质的刺激和炎症导致神经根相互粘连,以及神经根与硬膜囊表面的异常粘连。

6b 答案B。手术。以往,蛛网膜炎与创伤和感染相关。而现在,腰椎手术是蛛网膜炎最常见的原因。

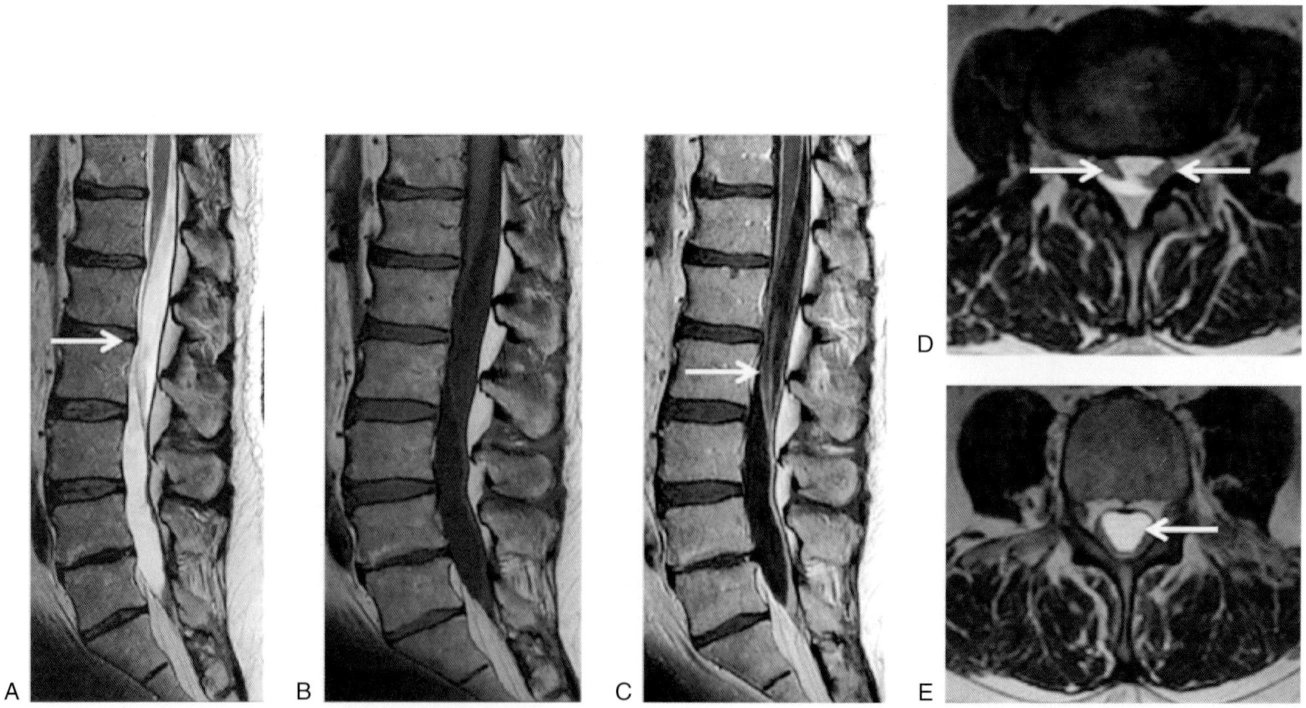

影像表现:腰椎矢状位T2W和矢状位平扫及增强T1W(图A至图C)以及轴位T2W图像(图D和图E)显示马尾神经根的异常聚集和强化。在更下方层面的轴位图像(图E)上,神经根黏附在硬膜囊后壁,造成神经根缺失的假象,称为"空硬膜囊征"。

讨论：蛛网膜炎是由任何引起蛛网膜层炎症的病因所导致，例如，感染、创伤、出血或鞘内注射某些物质。通常导致神经根慢性不可逆的聚集、粘连或黏附于硬膜囊表面。蛛网膜炎可以发生于脊柱的任何节段，但最常见于腰椎并伴有马尾神经根的特征性表现。蛛网膜炎还可因为粘连而导致局限性的脑脊液积聚。运动受限、神经根聚集以及软脊膜炎症可引起腰背部或腿部疼痛，或者较少见的其他神经系统功能障碍，例如，轻瘫、感觉异常或大小便失禁。在某些情况下，蛛网膜的炎性改变可发生钙化，导致"骨化性蛛网膜炎"。目前尚无有效的治疗方法。鉴别诊断包括严重的椎管狭窄、癌性脑膜炎和某些硬膜内占位。

参考文献：Delamarter RB, Ross JS, Masaryk TJ, et al. Diagnosis of lumbar arachnoiditis by magnetic resonance imaging. Spine 1990;15(4):304-310.

Ross JS, Masaryk TJ, Modic MT, et al. MR imaging of lumbar arachnoiditis. *AJR Am J Roentgenol* 1987;149:1025-1032.

7a 答案 C。格林-巴利综合征。在感染病毒后不久出现逐渐向上发展的肌无力，其影像特征为神经根弥漫性均匀增厚和强化，高度提示急性炎性脱髓鞘性多神经根神经病(AIDP)或格林-巴利综合征。

7b 答案 A。自身免疫性脱髓鞘。格林-巴利综合征的病理机制是自身免疫性的，与抗髓磷脂的交叉反应抗体相关；因此，血浆置换或静脉注射免疫球蛋白(IVIG)是有效的治疗策略。

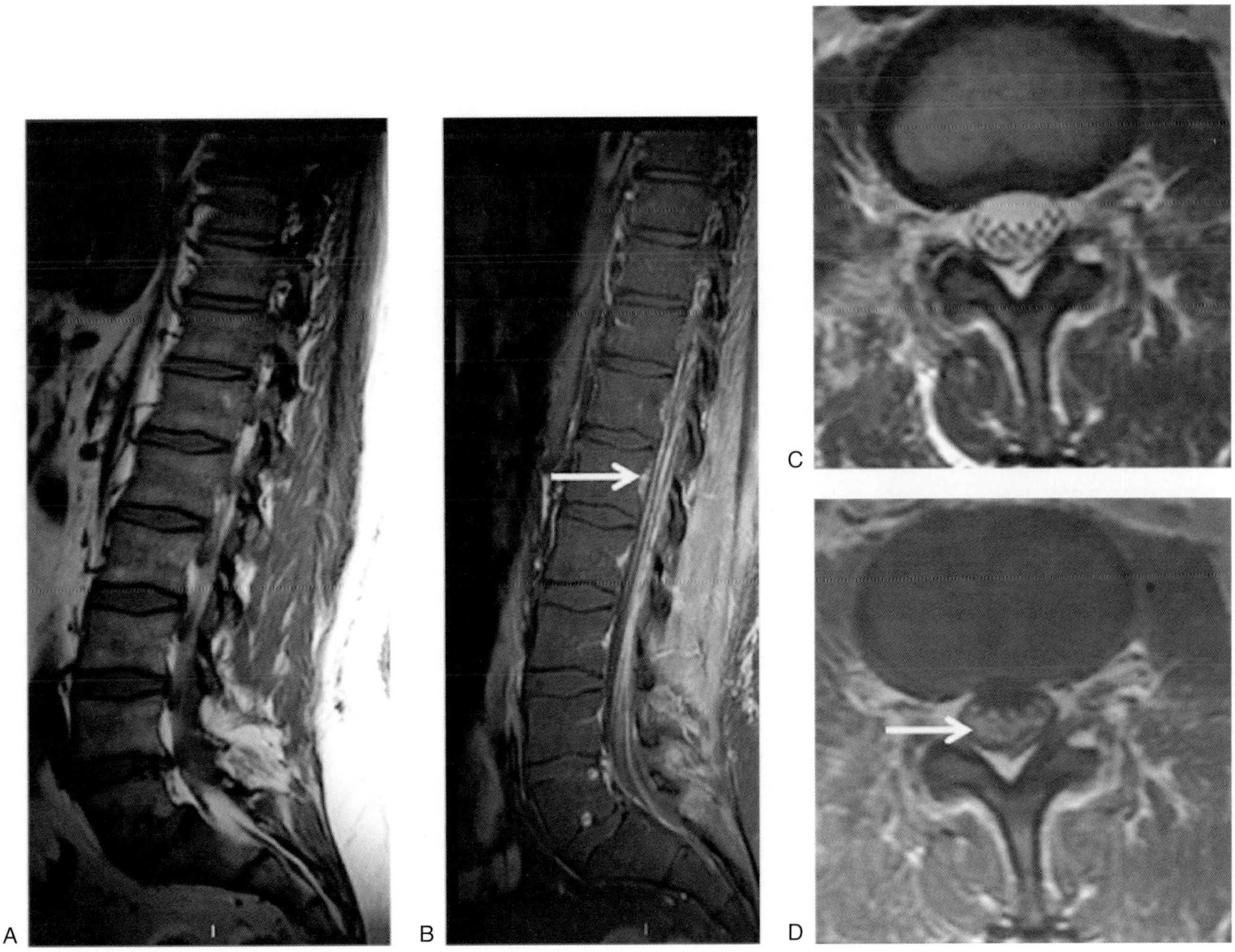
A B C D

影像表现：腰椎矢状位平扫(图 A)和增强(图 B)T1W 图像显示马尾神经根的均匀强化。马尾轴位 T2W(图 C)和增强 T1W 图像(图 D)显示神经根轻度增厚和明显强化。

讨论：AIDP 或格林-巴利综合征是一种自身免疫性脱髓鞘疾病，通常由近期感染(最常见的是呼吸道或胃肠道感染)所产生的循环抗体所诱发。常见于儿童或年轻人，无性别倾向。本病表现为上行的肌无力，可累及呼吸肌和脑神经。除支持治疗外，血浆置换和 IVIG 是有效的治疗方法。然而，本病的病程不一，根据严重程度不同，完全康复可能需要数周或数月。少数病例可转为慢性病程。病情严重的病例也有死亡的报道。

在脊柱影像上，最常见的表现是马尾神经根轻度均匀增厚和强化，并伴脊髓圆锥软脊膜强化。脊髓的形态和信号无异常。虽然神经根的强化不是格林-巴利综合征的特异性征象，但是仅发生前神经根的强化则强烈提示该病。

鉴别诊断：影像学鉴别诊断包括淋巴瘤、转移瘤、感染、慢性多神经病、放射后反应等。临床病史和腰椎穿刺能够提供有价值的信息，从而缩小鉴别诊断范围。

参考文献：Byun WM, Park WK, Park BH, et al. Guillain-Barre syndrome：MR imaging findings of the spine in eight patients. *Radiology* 1998;208:137-141.

Yuki N,Hartung HP. Guillain-Barre syndrome. N Engl J Med 2012;366:2294-2304.

8a　答案 A。多发性硬化。脑和脊髓的多发性病灶，伴颈髓内病灶强化，符合多发性硬化的空间多发(DIS)和时间多发(DIT)的特点。

8b　答案 B。脑室周围和脊髓同时出现病变。脑室周围和幕下或脊髓病变是 DIS 的标准，存在强化病灶或新增病灶是 DIT 而非 DIS 的标准。

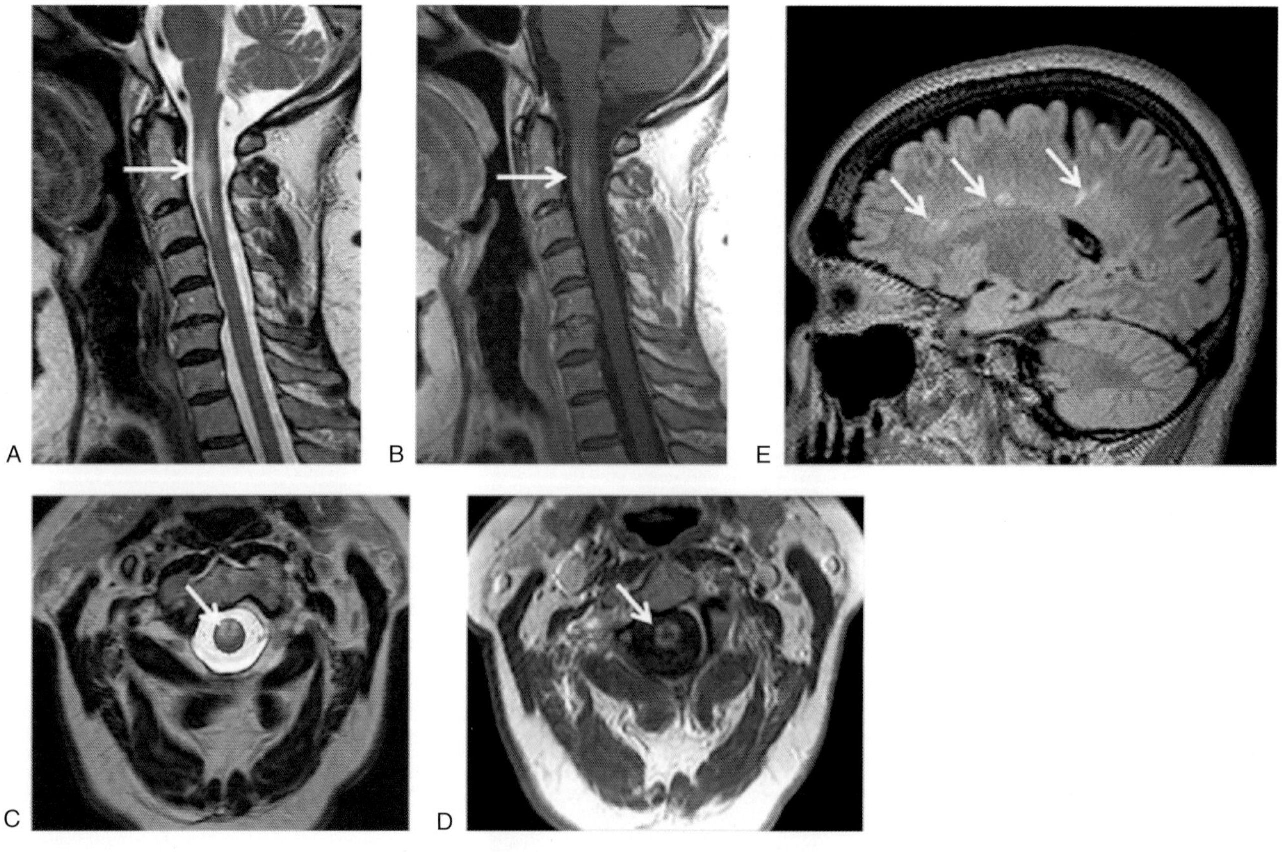

影像表现：颈椎矢状位和轴位 T2W(图 A 和图 C)以及增强矢状位和轴位 T1W 图像(图 B 和图 D)显示颈髓的短节段轻度膨胀、信号异常，伴模糊的边缘强化。同一患者的颅脑 MRI 显示脑室周围脑白质多发 FLAIR 高信号灶，部分垂直于脑室(图 E)。这些表现符合多发性硬化。

讨论：多发性硬化是一种中枢神经系统脱髓鞘疾病。临床和影像学的诊断标准主要基于病变的时间多发和空间多发。本病通常好发于年轻女性，预后取决于亚型。临床表现为肌无力/瘫痪、感觉异常、步态障碍、复视和膀胱/肠道功能障碍。

脊髓多发性硬化斑块的 MR 典型特征是单发或多发的局灶性 T2W 高信号，通常累及范围不超过脊髓横截面积的 1/2，纵向不超过两个椎体节段。病变典型分布于脊髓周边且不对称，可强化或不强化。若同时存在脑内病灶，并且具有 DIS 和 DIT 证据时，则高度提示多发性硬化。然而，单独的脊髓病变不具有特异性，常常需要结合临床病史、腰椎穿刺和颅脑 MRI，才能做出正确的诊断。

鉴别诊断：鉴别诊断包括视神经脊髓炎、髓内肿瘤、亚急性梗死和感染性病变(例如，梅毒)。

参考文献：Filippi M, Rocca M. MR imaging of multiple sclerosis. *Radiology* 2011;259:659–681.

9a 答案 B。类风湿关节炎。中轴骨的类风湿病通常累及寰枢关节(C1/C2)。骨关节炎是一种退行性(而非原发性)的炎性病变，常累及多个钩突和椎间小关节。幼年特发性关节炎和强直性脊柱炎伴有多个节段的骨质过度生长和融合。

9b 答案 C。C1/C2 半脱位。类风湿关节炎是一种单纯的侵袭性炎性关节病。在晚期病例中，慢性炎症引起的寰枢关节侵袭性改变和韧带松弛导致寰枢关节半脱位和嵌顿。

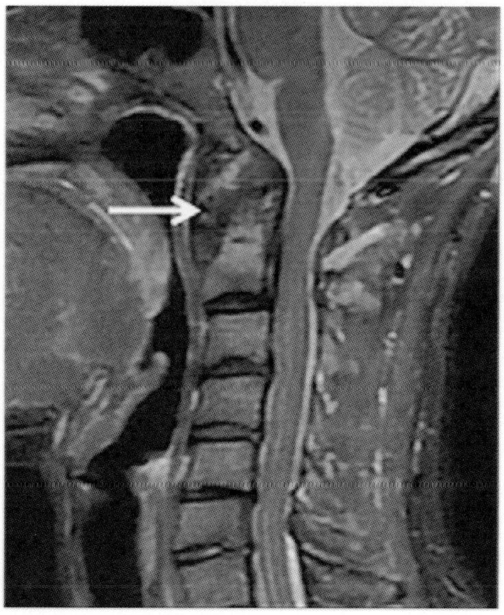

A

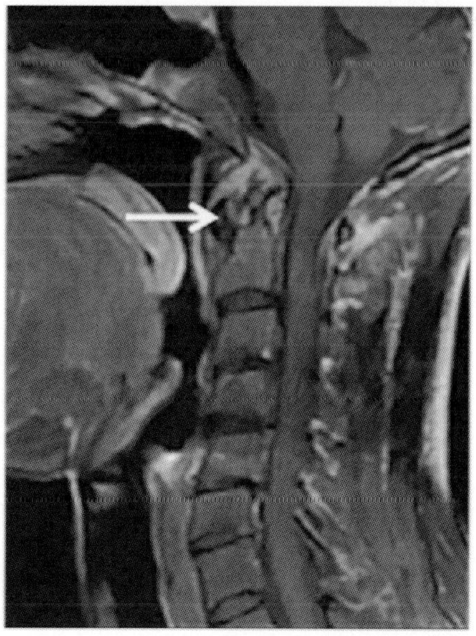

B

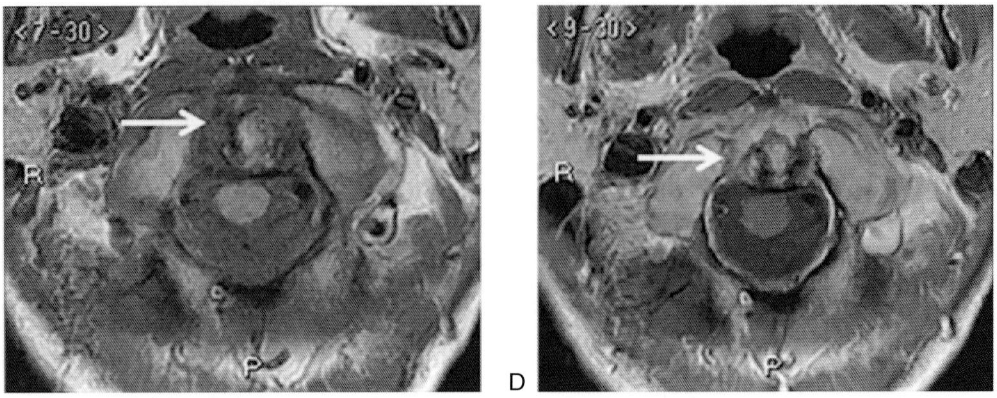

C D

影像表现:颈椎矢状位 STIR(图 A)和矢状位增强 T1W(图 B)以及 C1~C2 轴位平扫(图 C)和增强(图 D)图像显示位于寰枢关节中心的强化软组织。虽然未发现确定的侵袭改变,但是结合该患者有长期类风湿关节炎病史而无外伤史,因此,强化的软组织可能代表早期血管翳形成。

讨论:中轴骨类风湿关节炎最常累及寰枢(C1/C2)关节。在疾病晚期,广泛的炎性血管翳可引起齿状突和椎间小关节侵袭以及韧带不稳,从而导致寰枢椎半脱位或嵌顿。炎性血管翳是一种肿块样病变,直接蔓延或通过侵袭/半脱位而导致椎管狭窄和脊髓受压。

在 MRI 上,类风湿性血管翳常表现为 T2W 不均匀高信号或低信号,伴有明显强化。骨侵袭表现为骨皮质缺损,伴有邻近的 T2W 水样高信号。患骨常可见反应性骨髓水肿。放射成像(平片或 CT)对于骨侵袭的检测更为敏感,而 MRI 在识别炎性血管翳和骨髓水肿方面更具优势,这些异常表现通常出现在骨侵袭之前。

一般来说,影像特征必须结合临床资料(患者的人口统计学、病变的解剖分布、病程以及实验室检查)才能得出正确的诊断。

鉴别诊断:类风湿关节炎的影像特征容易与感染和其他血清学阴性的脊柱关节病相混淆。结合临床特征和其他关节的受累情况是准确诊断的关键。

参考文献:Jurik AG. Imaging the spine in arthritis—a pictorial review. Insights Imaging 2011;2:177-191.

Sommer OJ, Kladosek A, Weiler V, et al. Rheumatoid arthritis:a practical guide to state-of-the-art imaging,image interpretation,and clinical implications. *Radiographics* 2005;25:381-398.

10a 答案 C。肺门淋巴结肿大。定位像可见双侧肺门淋巴结肿大,随后在胸部 CT 检查中得到证实。

10b 答案 D。结节病。虽然需要与转移瘤、感染和淋巴瘤鉴别,但是结合影像特征和右侧气管旁、双侧肺门淋巴结肿大,强烈支持结节病。

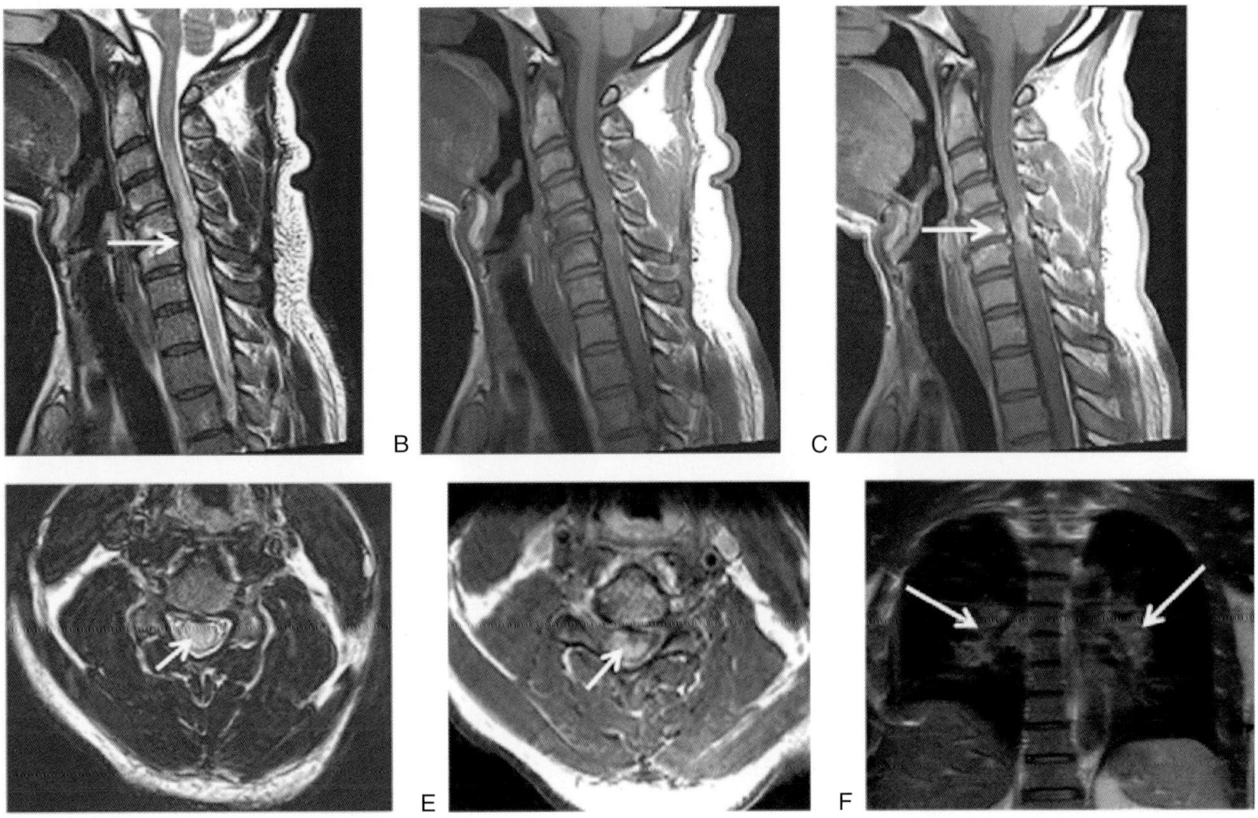

A B C D E F

影像表现：颈椎矢状位 T2W（图 A）、平扫 T1W（图 B）、增强 T1W（图 C）、C5~C6 水平的轴位 T2W（图 D）和增强 T1W 图像（图 E）显示 C3~T1 水平的脊髓水肿，以 C5~C6 为中心的脊髓轻度膨胀，伴髓内结节状强化，病灶主要累及脊髓周边。冠状位定位像显示双侧肺门淋巴结肿大（图 F）。

讨论：结节病通常好发于年轻成人（20~40 岁），虽然系统性疾病好发于女性，但是脊髓结节病却好发于男性。结节病中枢神经系统受累的影像证据比较少见（<10%），脊髓结节病更为少见（<1%）。结节病的病理学特征是多器官系统的非干酪性肉芽肿形成，其影像特征为非特异性，与多种疾病的影像表现相似。

脊髓结节病可表现为软脊膜强化和脊髓内肿块样强化。当髓内存在病变时，通常表现为脊髓膨胀，出现局灶性或弥漫性 T2W 高信号以及形态不一的髓内结节样强化。病灶常分布于脊髓周边部，这可能是由于软脊膜炎症通过血管周围间隙扩散入髓内所致。

临床症状多种多样，包括肌无力、感觉异常和膀胱/肠道功能障碍。皮质类固醇和免疫抑制剂是主要的治疗药物。

鉴别诊断：脊髓结节病的髓内病灶需与髓内肿瘤、淋巴瘤、亚急性梗死、多发性硬化和横贯性脊髓炎等进行鉴别。脊髓结节病软脊膜受累的鉴别诊断包括感染、结核病和淋巴瘤。

参考文献：Ginat DT, Dhillon G, Almast J. Magnetic resonance imaging of neurosarcoidosis. *J Clin Imaging Sci* 2011;1:15.

Sohn M, Culver DA, Judson MA, et al. Spinal cord neurosarcoidosis. *Am J Med Sci* 2014;347:195-198.

11a 答案 B。背柱。轴位 T2W 图像显示边界清晰的异常高信号区域对应于脊髓的背柱。

11b 答案 D。感觉-精细触觉、振动觉和本体感觉。背柱内侧丘系(DCML)负责向大脑传送精细触觉、振动觉和本体感觉。

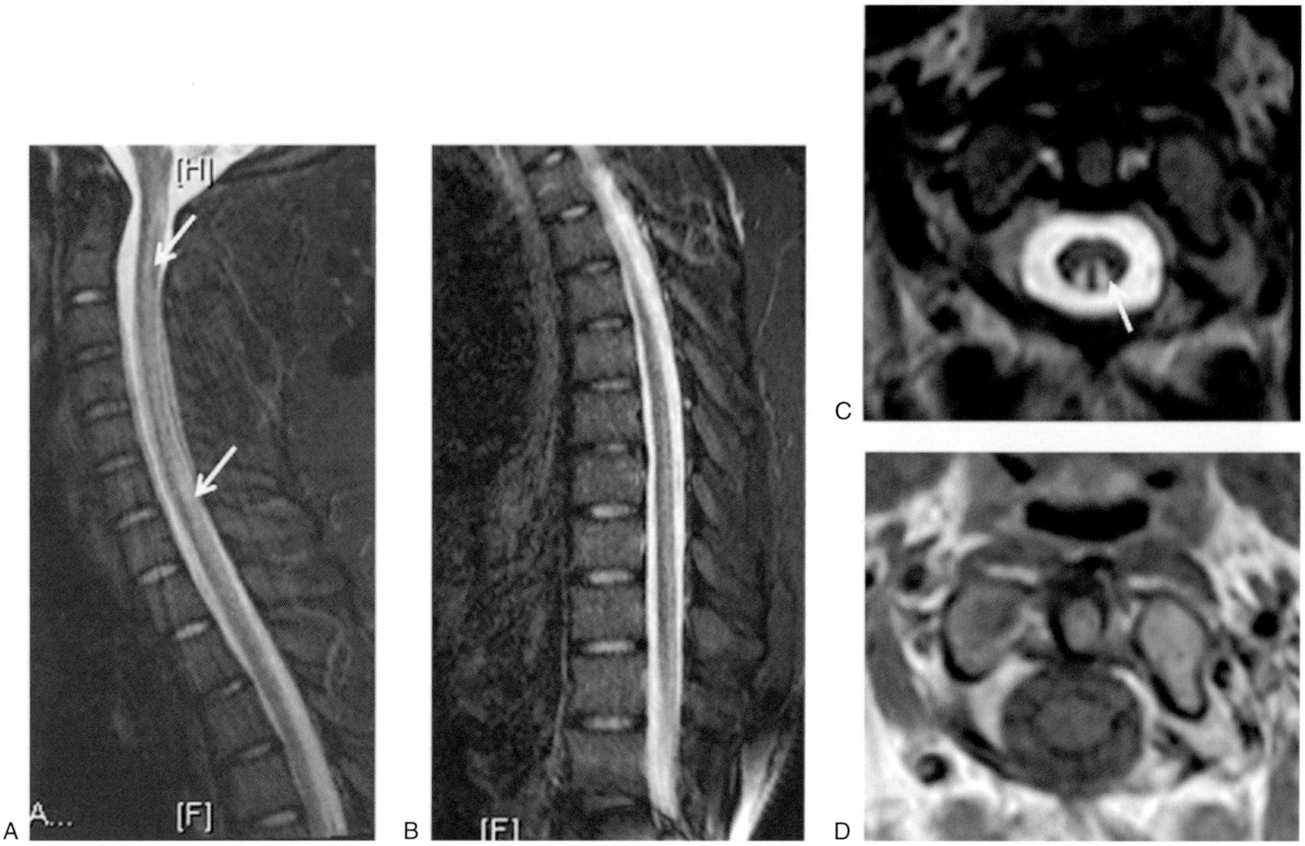

影像表现:颈椎和胸椎的正中矢状位 STIR 图像(图 A 和图 B)、轴位 T2W 和增强 T1W 图像(图 C 和图 D)显示整个脊髓后部无强化的异常信号,局限于脊髓背柱。

讨论:亚急性联合变性的病因主要是维生素 B12 缺乏,导致脊髓背柱(有时是侧柱)的选择性脱髓鞘。主要表现为手足感觉异常和步态共济失调。

最初的影像异常位于上胸髓,但可进展累及脊髓全长,且呈双侧性。脊髓轴位 T2W 图像显示双侧背柱高信号,呈“倒 V 字”征。在矢状位 T2W/STIR 图像上,可见异常高信号累及很长一段脊髓,虽然病灶境界不清,但脊髓的前半部分不受累。病灶通常无强化。如果及早诊断,在纠正维生素 B12 缺乏症后,病变即可消退,患者的神经功能得以改善。

鉴别诊断:亚急性联合变性的影像鉴别诊断包括导致维生素 B12 缺乏的各种原因,可能是由于摄入不足、吸收不良所致,或间接由于铜缺乏或 N2O 麻醉所致。此外,感染(例如,梅毒、疱疹或 HIV)也可有相似的影像表现。

参考文献:Ravina B, Loevner LA, Bank W. MR findings in subacute combined degeneration of the spinal cord. A case of reversible cervical myelopathy. *AJR Am J Roentgenol* 2000;74(3):863-865.

12a 答案 A。家族史。神经根弥漫性梭形肿大。许多遗传性多发性神经病可以解释该患者的影像表现和临床特征。因此,仔细询问临床病史是非常重要的。

12b 答案 C。Charcot-Marie-Tooth 病。影像表现和临床特征都符合 Charcot-Marie-Tooth 病,它是一种遗传性运动感觉神经病。

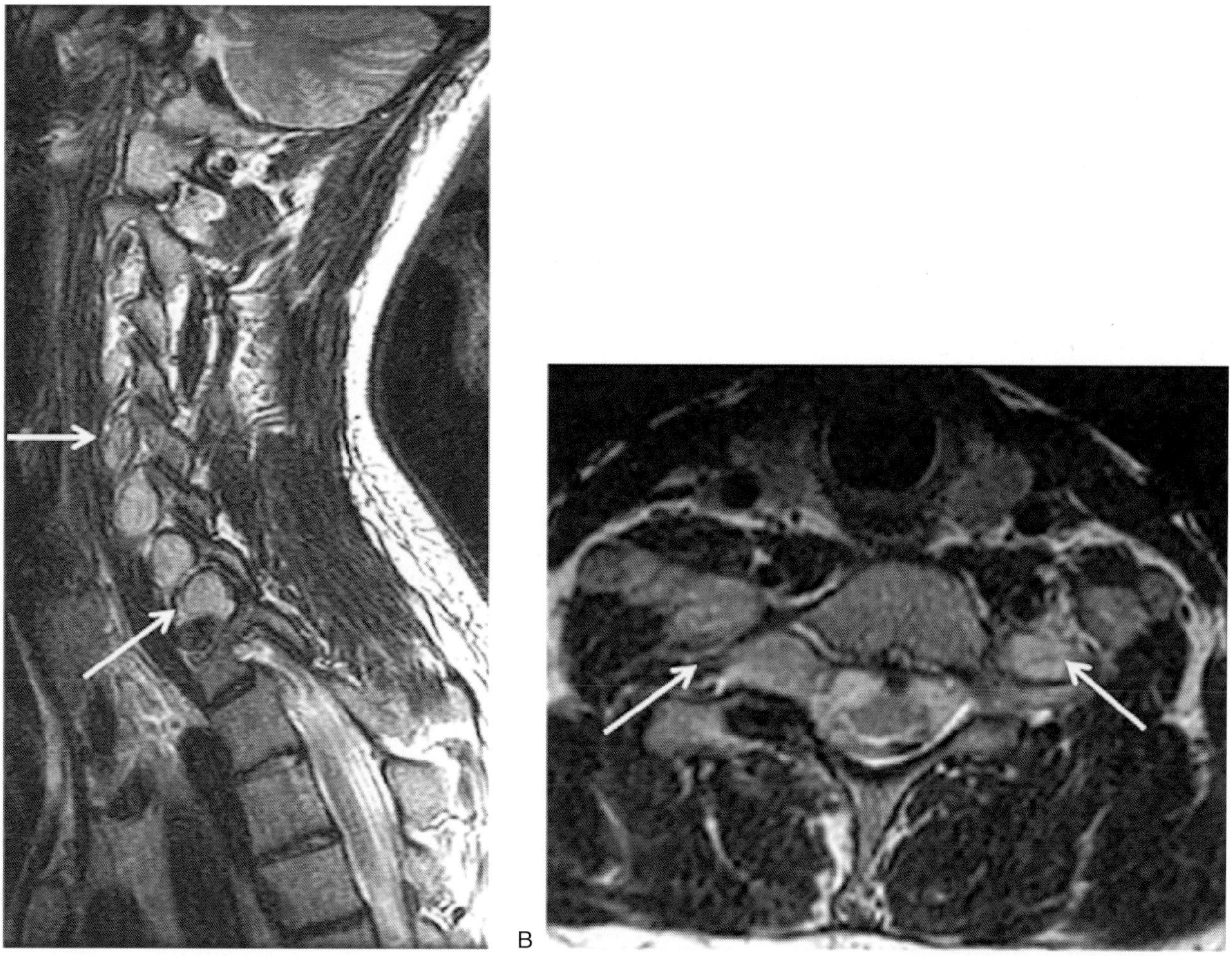

A B

影像表现：颈椎双侧神经根梭形增粗，T2W 呈轻度高信号（图 A 和图 B），病灶无强化（不支持丛状神经纤维瘤病）。在年龄较轻的患者中（例如本例），上述表现最符合Charcot-Marie-Tooth 病。

讨论：Charcot-Marie-Tooth 病（CMT）是一种常染色体显性遗传性运动感觉神经病，临床特征为远端肌无力、足部畸形、神经传导速度下降。病理学上表现为典型的洋葱头样肥大。影像表现为神经根弥漫性梭形增粗，轻微强化或无强化。

鉴别诊断：CMT 可伴有脑神经受累，虽然不如慢性炎性脱髓鞘性多发性神经病（CIDP）伴脑神经受累常见，但是 CIDP 仍然是 CMT 的鉴别诊断之一。总的来说，临床特征、肌电图表现和家族史有助于鉴别 CMT 与 CIDP。其他病变如丛状神经纤维瘤、神经结节病、淋巴瘤、淀粉样多神经病或炎性脱髓鞘性多神经病也可能具有不同程度的神经增粗，但是其中很多疾病具有较明显的强化。

参考文献：Aho TR，Wallace RC，Pitt AM，et al. Charcot-Marie-Tooth disease：extensive cranial nerve involvement on CT and MR imaging. *AJNR Am J Neuroradiol* 2004；25（3）：494-497.

De Smet K，De Maeseneer M，Talebian Yazdi A，et al. MRI in hypertrophic mono- and polyneuropathies. *AJNR Am J Neuroradiol* 2004；25（3）：494-497.

13a 答案 C。CRP 升高。本例可能为强直性脊柱炎伴韧带骨赘、双侧骶髂关节融合以及 L3 椎体慢性骨折。虽然 CRP 不具特异性，但是它可在强直性脊柱炎患者中升高。因为这是一种血清学阴性的脊柱关节病，所以 RF 因子缺乏。ANA 可见于狼疮。没有提示白细胞增多的感染证据。

13b 答案 B。强直性脊柱炎。

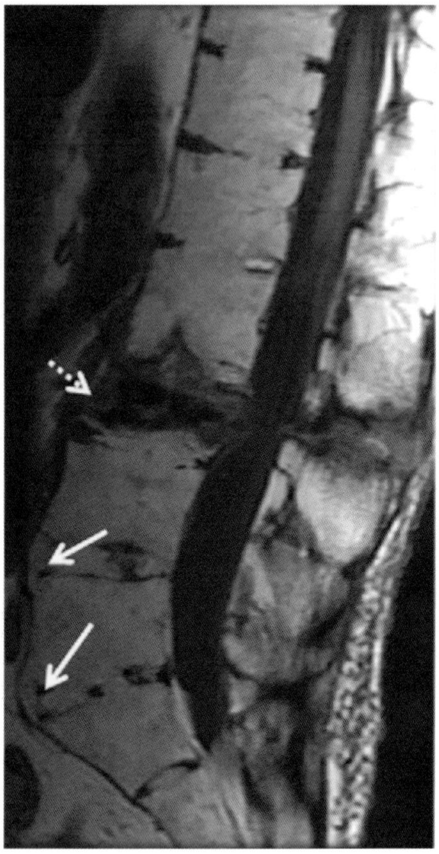
A

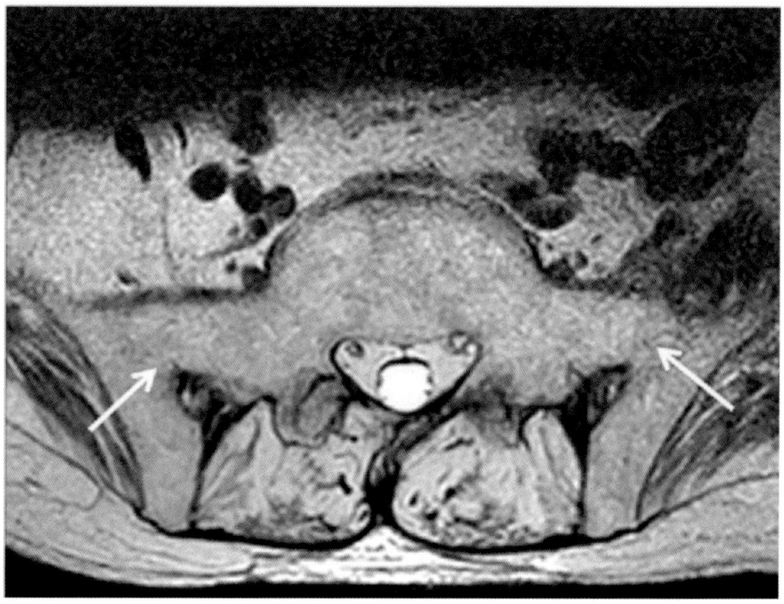
B

影像表现：矢状位和轴位 T1W 图像显示薄而均匀平滑的韧带骨赘（图 A）和双侧骶髂关节融合（图 B）。注意 L3 椎体的慢性压缩性骨折（图 A，虚线箭头）。这些表现符合强直性脊柱炎。

讨论：强直性脊柱炎（AS）是一种慢性进行性的血清学阴性脊柱关节病，以早期发作的双侧对称性骶髂关节炎为特征。在疾病早期，沿骶髂关节髂骨面可见软骨下骨质吸收，关节间隙变宽及反应性硬化。在疾病晚期，关节间隙完全融合僵直。脊柱受累的标志是椎间盘纤维环外层纤维骨化所导致的韧带骨赘。广泛的韧带骨赘形成导致跨椎间隙的融合和波浪状的脊柱轮廓，即“竹节样”脊柱。融合的脊柱僵硬，易发生骨折，如本例所见。因此，倘若 AS 患者出现急性疼痛加重，应怀疑骨折。

鉴别诊断：变形性脊椎病是鉴别诊断之一，可见明显骨赘形成。然而，这些退行性骨刺通常稍偏离椎间隙。弥漫性特发性骨质增生症通常表现为沿着前纵韧带分布的流注样骨化增厚。另外，这类疾病一般没有骶髂关节炎。

参考文献：Ostergaard M，Lambert RG. Imaging in ankylosing spondylitis. *Ther Adv Musculoskelet Dis* 2012；4（4）：301-311.

14 答案 A。纵向广泛的分布特点。胸髓的病变跨越 3 个以上椎体节段。这样的累及方式在多发性硬化中相对少见。

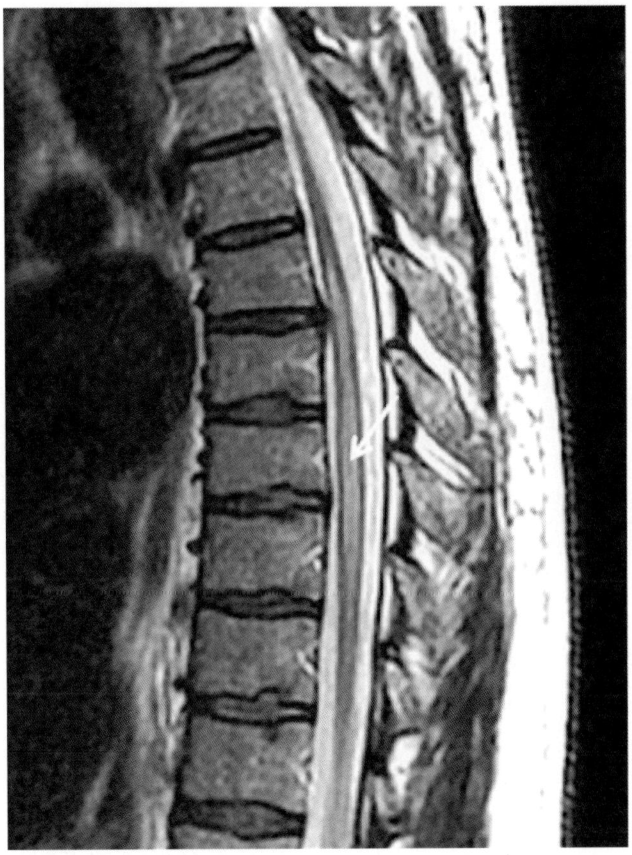

影像表现：胸髓内可见广泛的 T2W 高信号，超过 3 个椎体节段，符合纵向广泛性横贯性脊髓炎(LETM)。

讨论：LETM 的特征是脊髓异常信号，超过 3 个椎体节段，病灶累及 2/3 以上的脊髓横截面。可伴有脊髓膨胀和不同程度的强化。

鉴别诊断：LETM 需要与很多疾病相鉴别，例如，脱髓鞘病变、胶原血管疾病、副肿瘤、辐射后改变和感染性脊髓炎。血管性病变，包括硬膜动静脉瘘和脊髓梗死，也可导致类似的信号改变。特发性横贯性脊髓炎是一种排除性诊断，占急性病例的 15%~30%。临床表现为运动、感觉和自主神经功能障碍。LETM 的临床病程和治疗取决于潜在的病因。特发性横贯性脊髓炎的预后多变，从完全恢复到遗留严重残疾不等。

参考文献：Choi KH, Lee KS, Chung SO, et al. Idiopathic transverse myelitis: MR characteristics. *AJNR Am J Neuroradiol* 1996; 17(6): 1151-1160.

Mirbagheri S, Eckart Sorte D, Zamora CA, et al. Evaluation and management of longitudinally extensive transverse myelitis: a guide for radiologists. *Clin Radiol* 2016; 71(10): 960-971.

15 答案 B。紧急神经外科会诊。椎间盘炎/骨髓炎和硬膜外脓肿导致脊髓受压，因此需要紧急神经外科会诊。

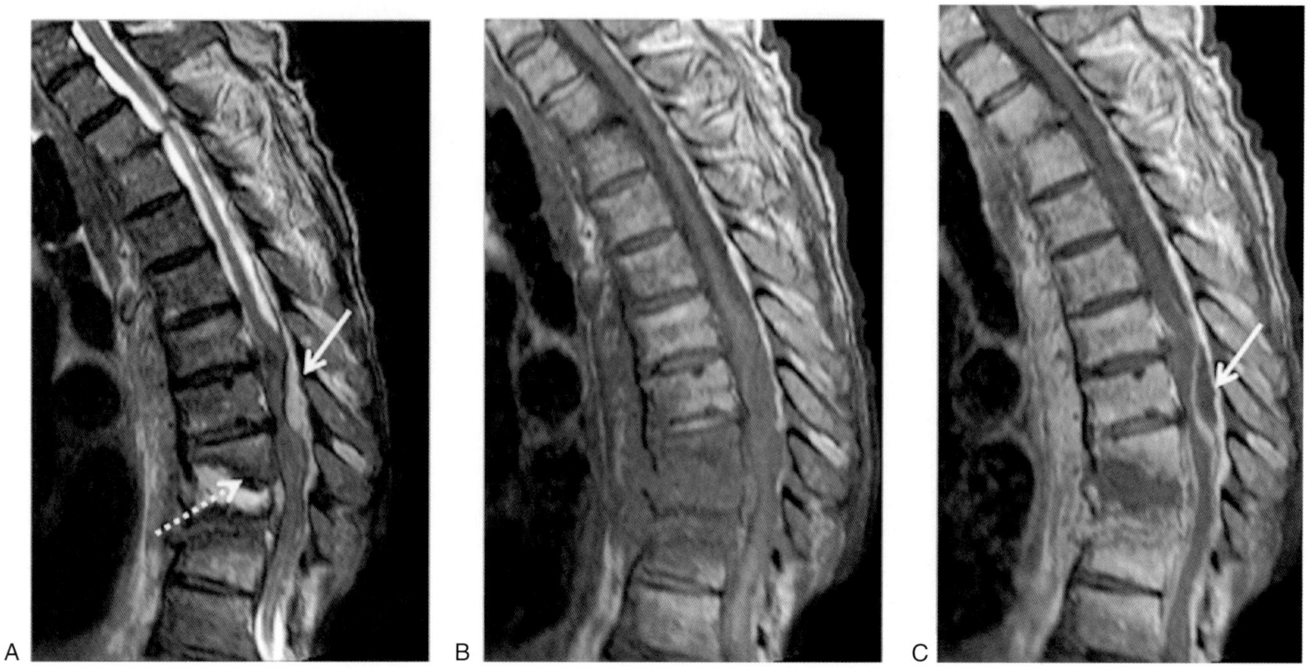

影像表现：矢状位 T2W(图 A)和增强矢状位 T1W(图 C)图像显示椎管后部硬膜外积脓，呈边缘强化。注意椎间隙和椎体的水肿和积液(图 A，虚线箭头)。这些表现符合椎间盘炎/骨髓炎伴硬膜外脓肿。

讨论：硬膜外脓肿是非创伤性脊髓急症。神经功能受损严重，如果治疗不及时，可能造成永久性损害。它源自感染的血行播散或椎间盘炎/骨髓炎的直接蔓延。最常见的致病菌是金黄色葡萄球菌。其他致病菌包括链球菌、大肠杆菌或假单胞菌。静脉用药和免疫功能低下是潜在的危险因素。

神经功能受损主要是由于硬膜外脓肿压迫所致，有时可伴发血栓性静脉炎而进一步加重神经损害。因此，需要紧急的神经外科会诊对这些患者进行减压和引流。单独静脉注射抗生素对脊髓减压没有帮助。

参考文献：Flanagan EP，Pittock SJ. Diagnosis and management of spinal cord emergencies. *Handb Clin Neurol* 2017；140：319–335.

第11章 脊柱肿瘤、脊柱与颈部的血管性病变

Jonathan Youngsuk Kim, Archana Siddalingappa, Lidia Mayumi Nagae, Rafael Rojas, Prachi Dubey, Rafeeque Bhadelia

问题

1 患者男,52 岁,进行性腰背部疼痛。

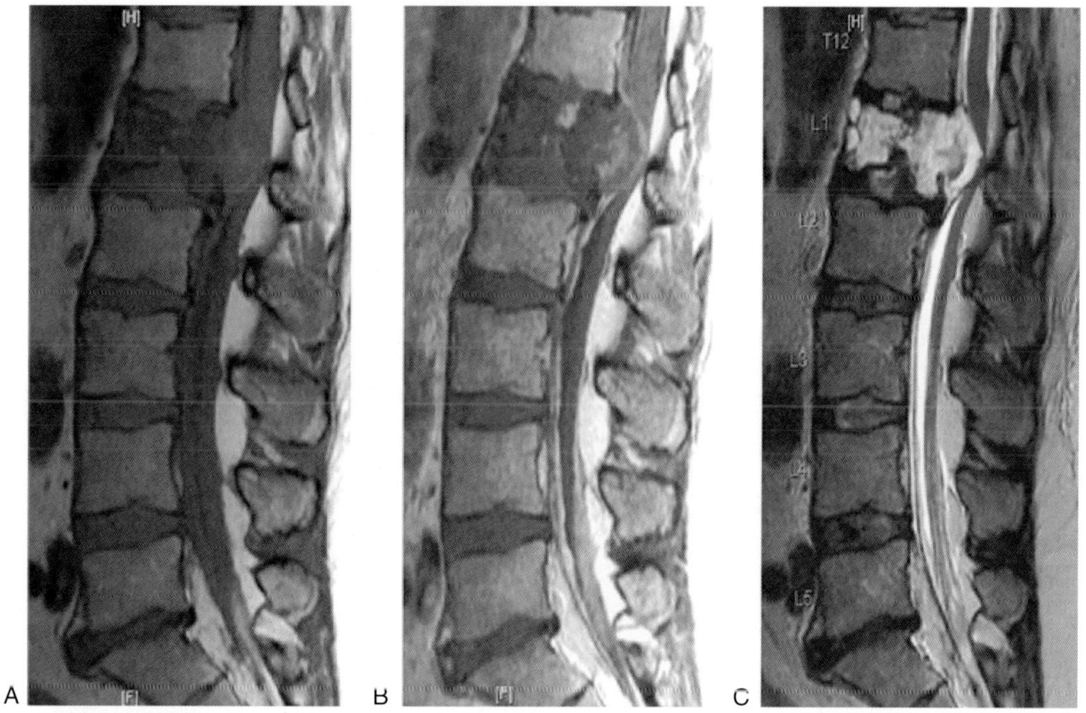

最可能的诊断是：

A.血管瘤　　B.骨髓炎

C.肿瘤　　D.动脉瘤样骨囊肿

2 下列哪种病变是最常见的脊柱恶性肿瘤？

A.软骨肉瘤　　B.脊索瘤

C.转移瘤　　D.骨肉瘤

3 患者女，72 岁，右侧下肢无力。

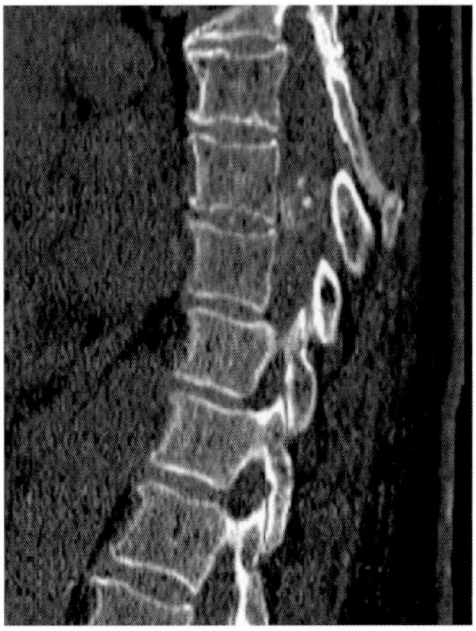

3a 下一步最好的评估方法是：

A.不需要进一步评估　　B.增强 CT 扫描

C.增强 MRI 扫描　　D.MRI 平扫

行增强 MRI 扫描，关键图像如下所示。

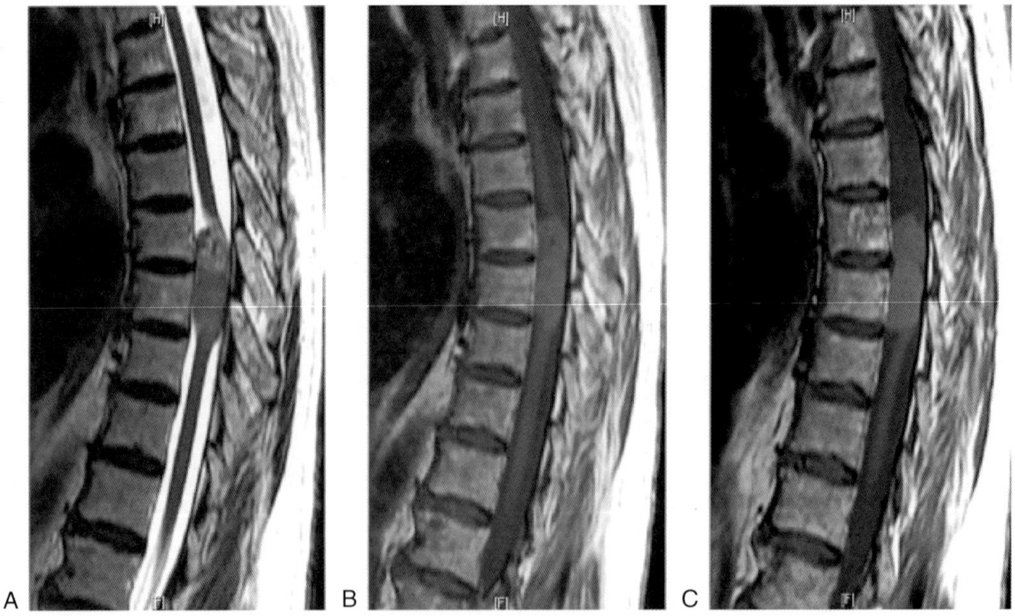

3b　最可能的诊断是：

A.脊膜瘤　　　　B.转移瘤

C.神经鞘瘤　　　　D.副神经节瘤

4　患者男，35 岁，腰背部疼痛和下肢神经根病。

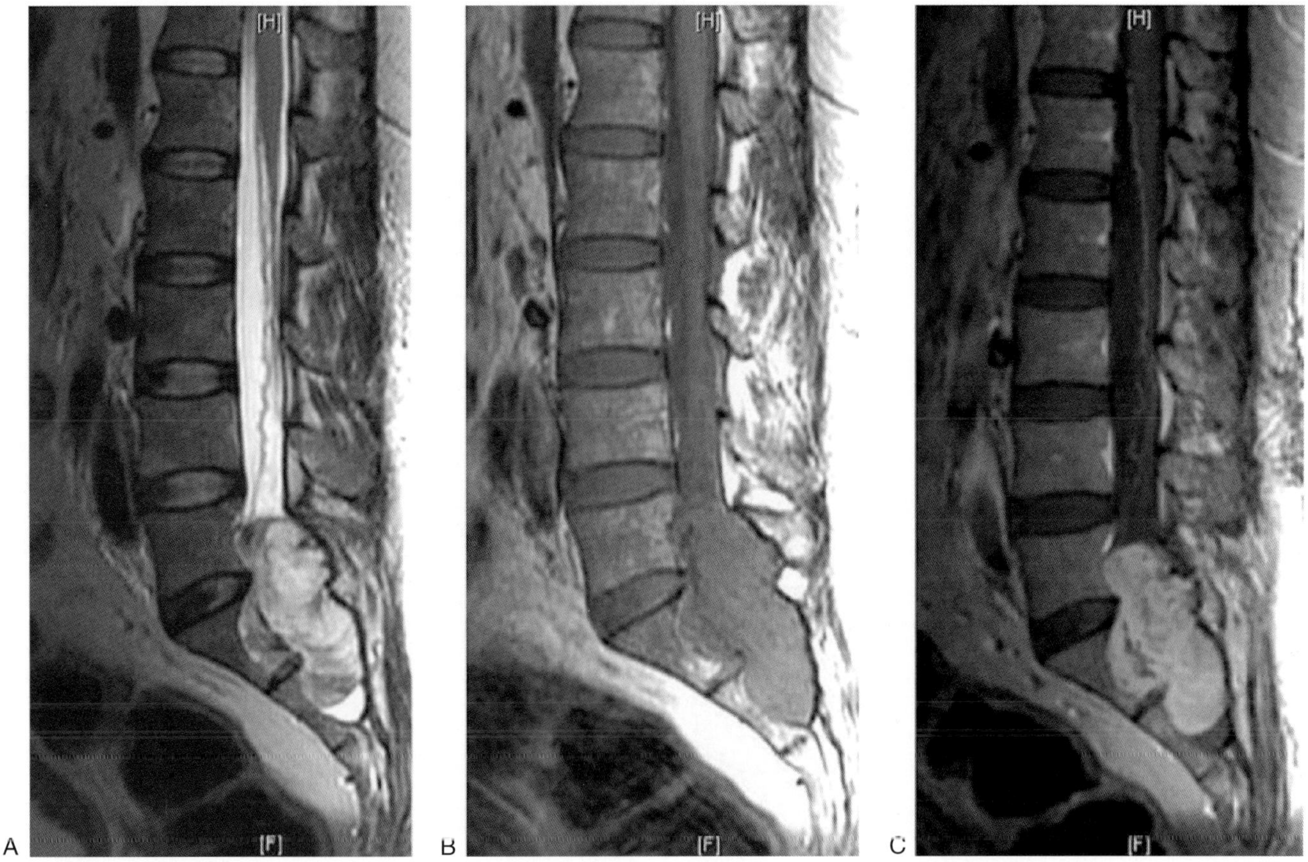

4a　最可能的诊断是：

A.脊膜瘤　　　　B.神经鞘瘤

C.黏液乳头型室管膜瘤　　　　D.脊索瘤

4b　下列哪项能最好地描述该病变的解剖部位？

A.髓外硬膜内　　　　B.髓内

C.硬膜外　　　　D.骶前区

5 患者女，26 岁，颈部剧烈疼痛。

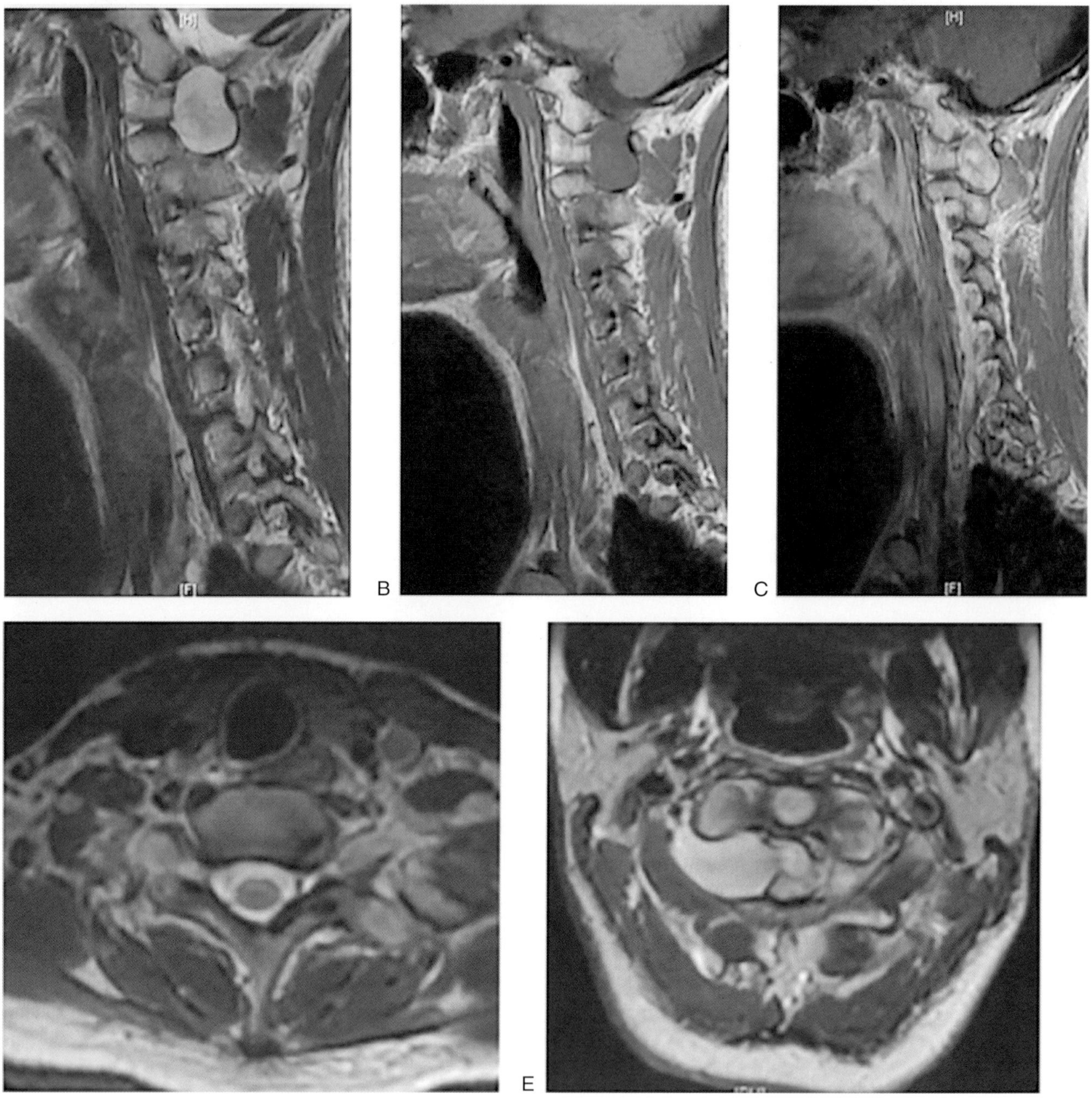

A B C D E

5a 最可能的诊断是：

A.脊膜瘤　　B.脓肿

C.神经鞘瘤　　D.神经根袖囊肿

5b 患者还存在多发性皮肤病灶，下列哪项是最可能的潜在疾病？

A.结节性硬化　　B.NF1

C.NF2　　D.von Hippel-Lindau 综合征

6 患者男，55 岁，腰背部疼痛。

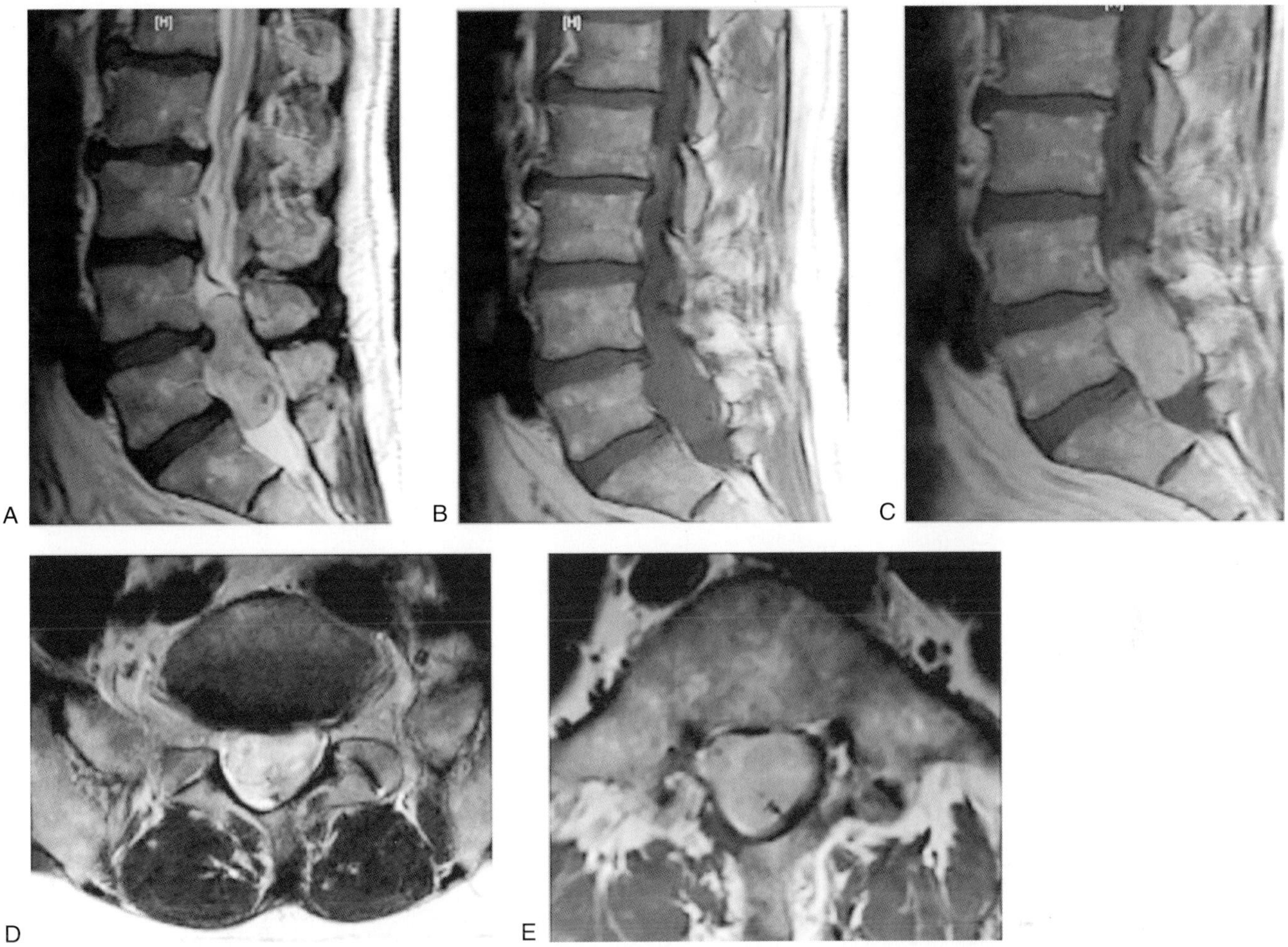

6a 本例中哪个影像表现能提示特异性诊断?

A.帽征　　B.血管流空

C.靶征　　D.窗帘征

6b 鉴于该影像表现,最可能的诊断是:

A.淋巴瘤　　B.血肿

C.脊膜瘤　　D.副神经节瘤

7 患者男,15 岁,背痛。关键图像如下所示。

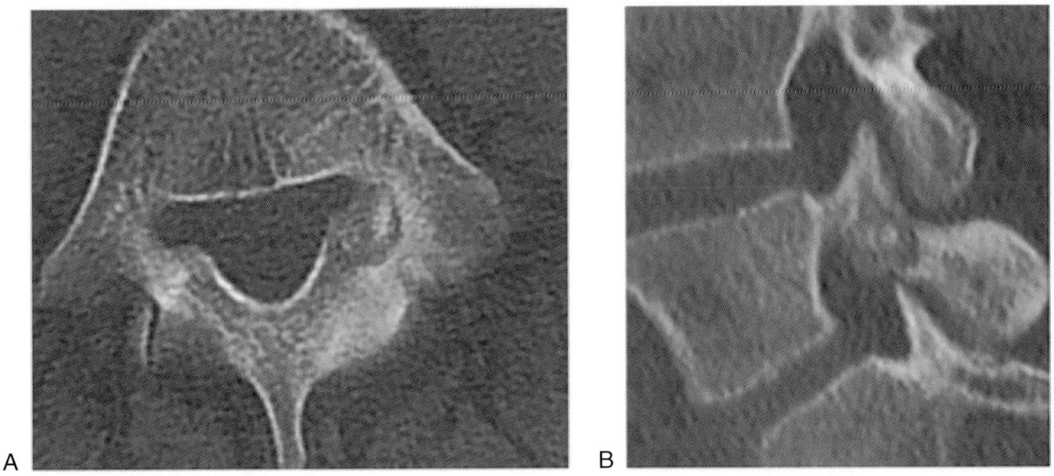

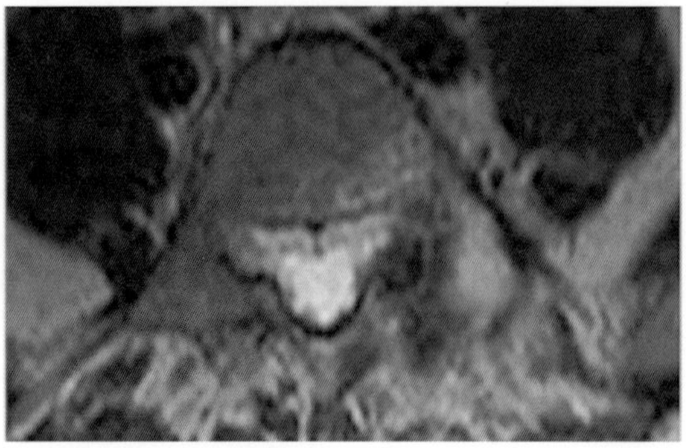

C

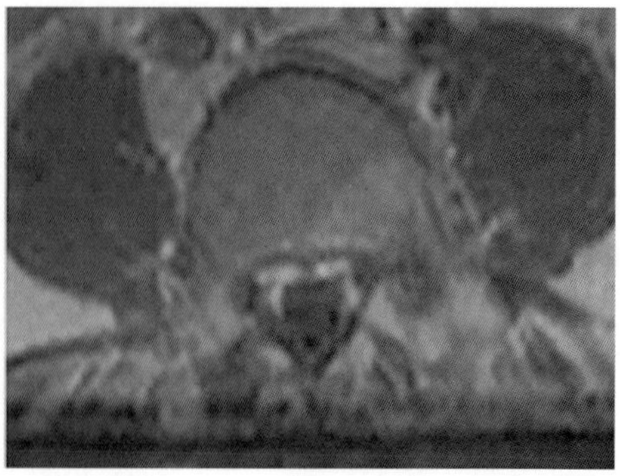

D

7a 本病最可能的病因是:

A.外伤　　B.感染

C.良性肿瘤　　D.恶性肿瘤

7b 下列哪项是本病的典型临床表现?

A.运动损伤。　　B.夜间痛,阿司匹林可以缓解。

C.静脉药物注射。　　D.已知原发恶性肿瘤。

8 患者男,67 岁,下肢重度无力和尿失禁。行 MRI 扫描,关键图像如下所示。

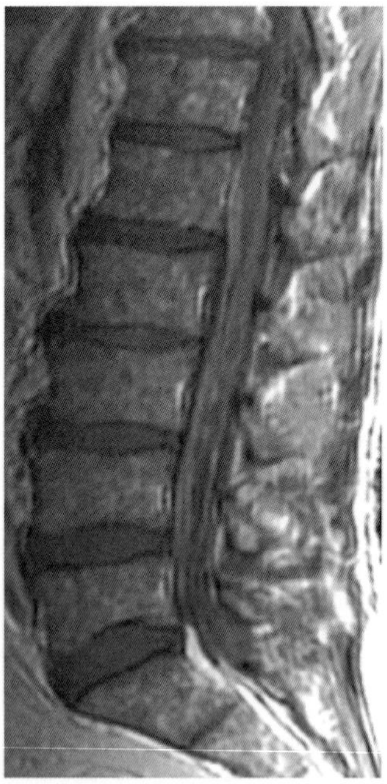

A

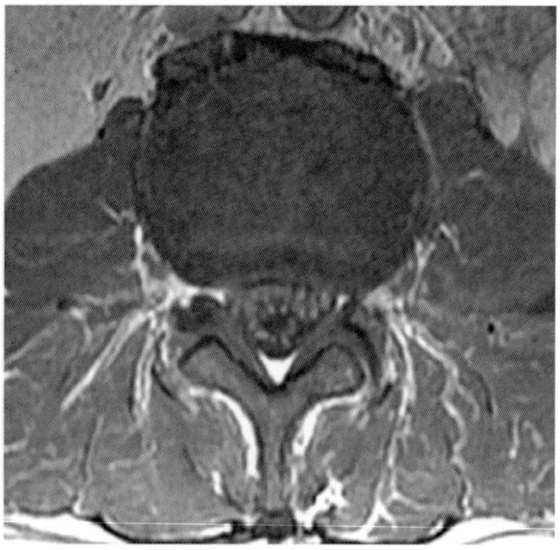

B

8a 该患者最突出的影像表现是:

A.神经根增粗和强化　　B.蜂窝织炎和炎症

C.终板皮质侵袭　　D.椎体垂直骨折

8b 最可能的诊断是:

A.弯曲杆菌感染引起胃肠道症状　　B.软脊膜转移瘤

C.脱髓鞘病变　　D.蛛网膜炎

9　为了评估脊髓占位行 MRI 扫描，关键图像如下所示。

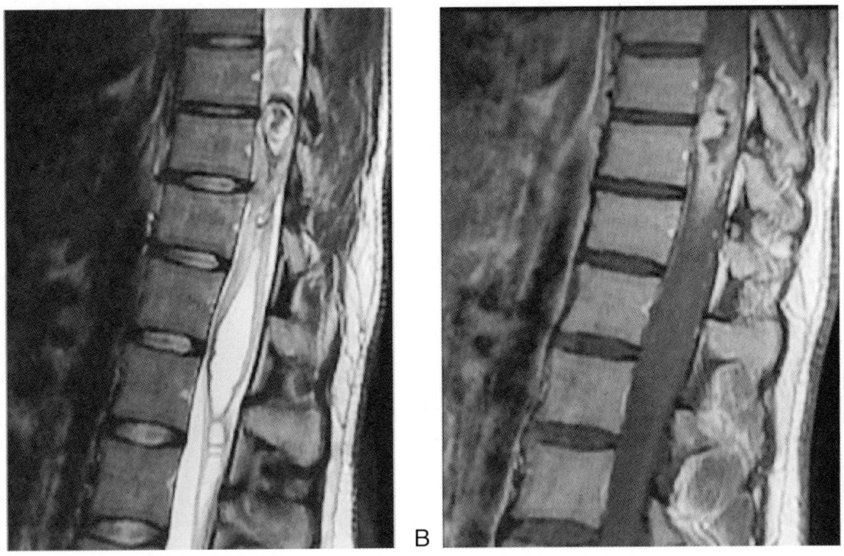

A　B

9a　最可能的诊断是：

A.血管网状细胞瘤　B.脊膜瘤

C.转移瘤　D.星形细胞瘤

9b　下列哪项影像特征是该病的典型表现？

A.囊性伴结节　B.脊髓空洞

C.浸润性肿块伴强化　D.边缘囊变和外周出血

10　患者男，30 岁，步态共济失调和上肢运动无力。行 MRI 扫描，关键图像如下所示。

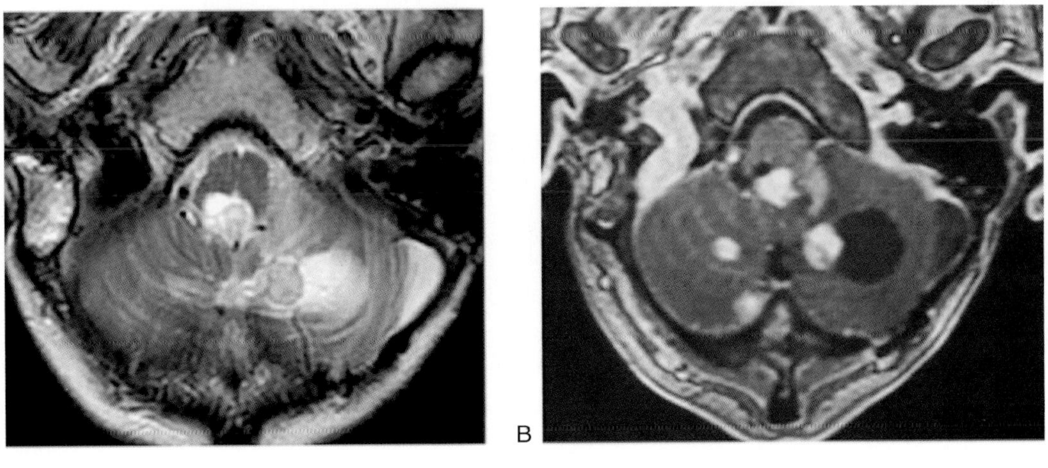

A　B

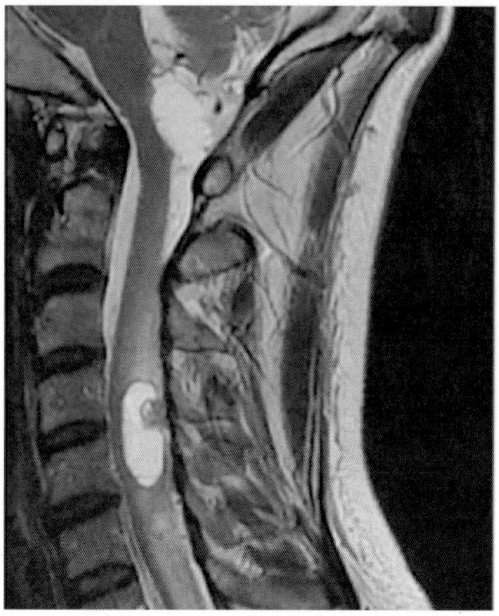
C

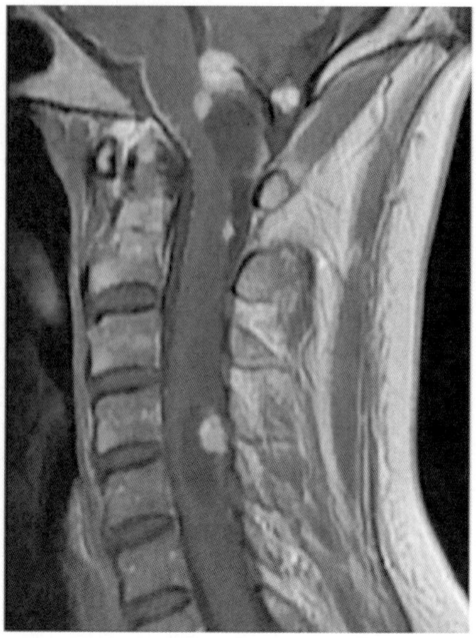
D

10a　导致脑内异常最可能的原因是：

A.先天性　　B.遗传性

C.获得性　　D.不能确定

10b　最可能的诊断是：

A.毛细胞型星形细胞瘤　　B.髓母细胞瘤

C.血管网状细胞瘤　　D.室管膜瘤

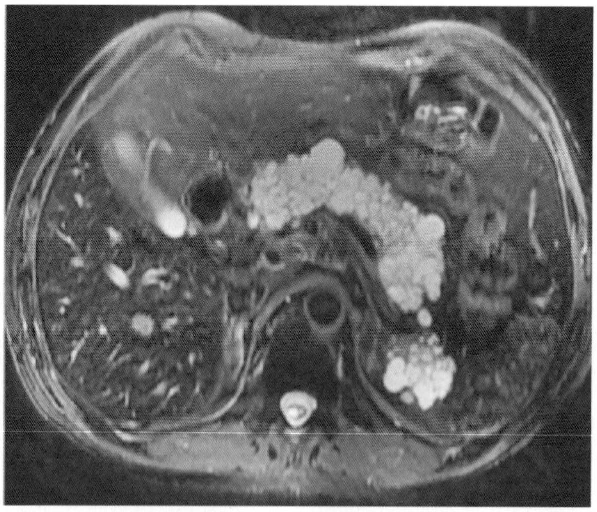
A

10c　根据上面附加的图像，相关的综合征是：

A.结节性硬化症　　B.Sturge-Weber 综合征

C.von Hippel-Lindau 综合征　　D.NF2

11 患者女，30 岁，颈动脉痛，关键图像如下所示。

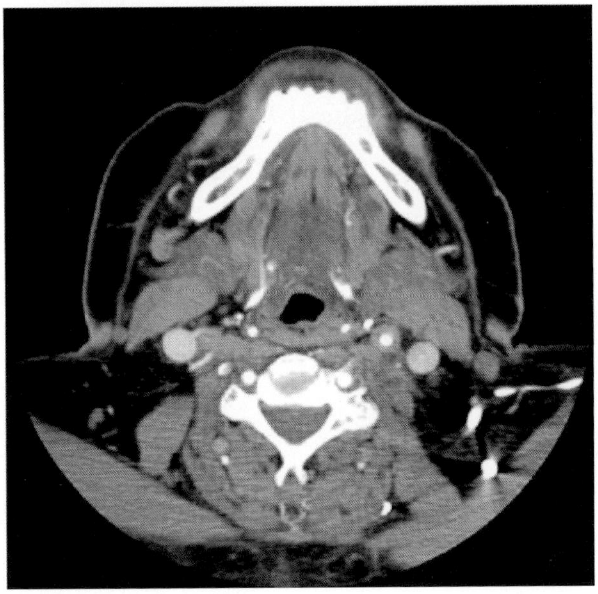

11a 最可能的诊断是：

A.川崎病　　　　B.深静脉血栓形成

C.感染性血栓性静脉炎　　　　D.大动脉炎

11b 该病主要累及下列哪层血管壁？

A.内膜　　　　B.中膜

C.外膜　　　　D.全动脉炎

12 患者男，40 岁，颈部疼痛、步态不稳和感觉异常。行增强 MRI 扫描，关键图像如下所示。

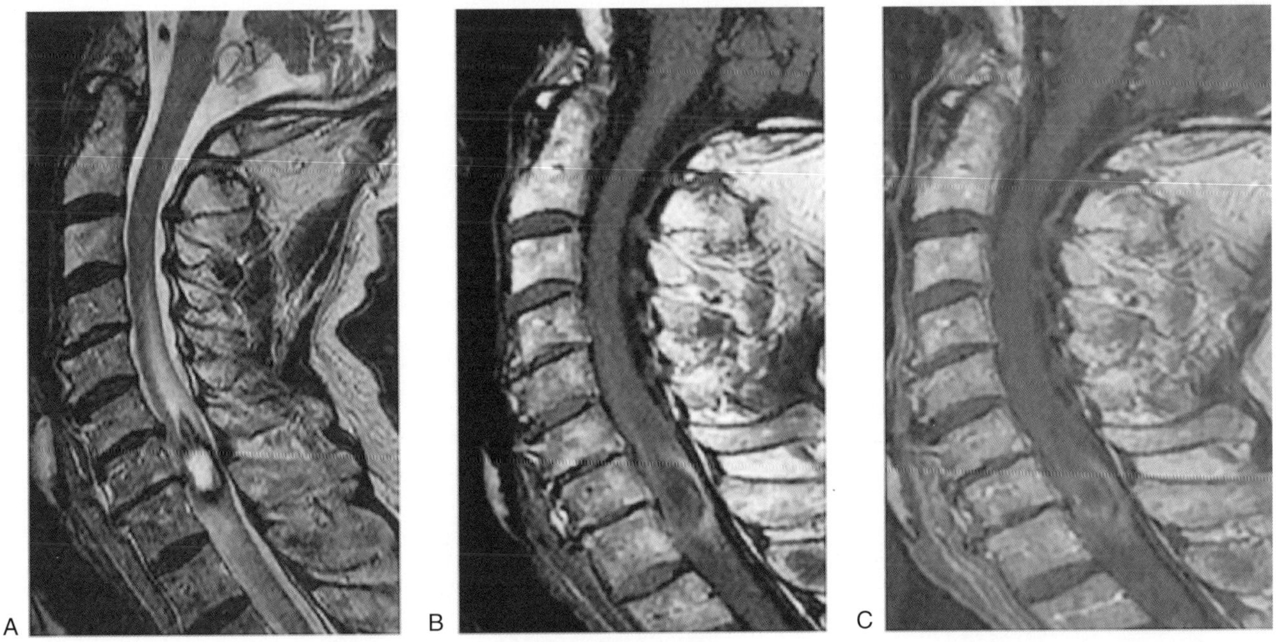

A　B　C

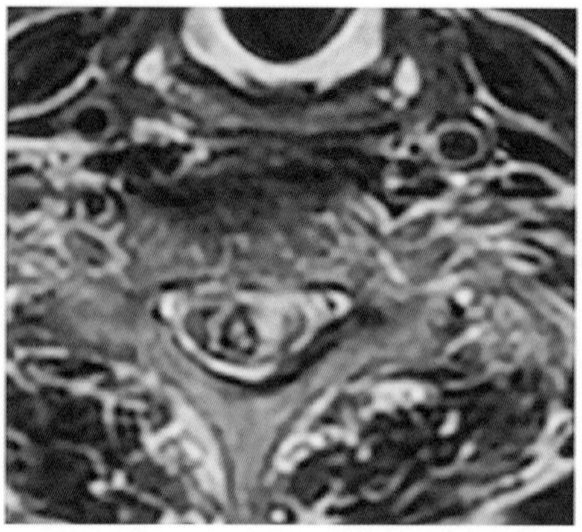

D

12a 最可能的诊断是:

A.血管网状细胞瘤 B.脊膜瘤

C.星形细胞瘤 D.室管膜瘤

12b 下列影像表现哪项是该病的典型特征?

A.囊性伴结节 B.边缘囊变和周边出血

C.强化的肿块 D.脊髓空洞

13 患者女,62 岁,慢性背部疼痛史,摔倒后加剧。先后行 CT 和 MRI 扫描,关键图像如下所示。

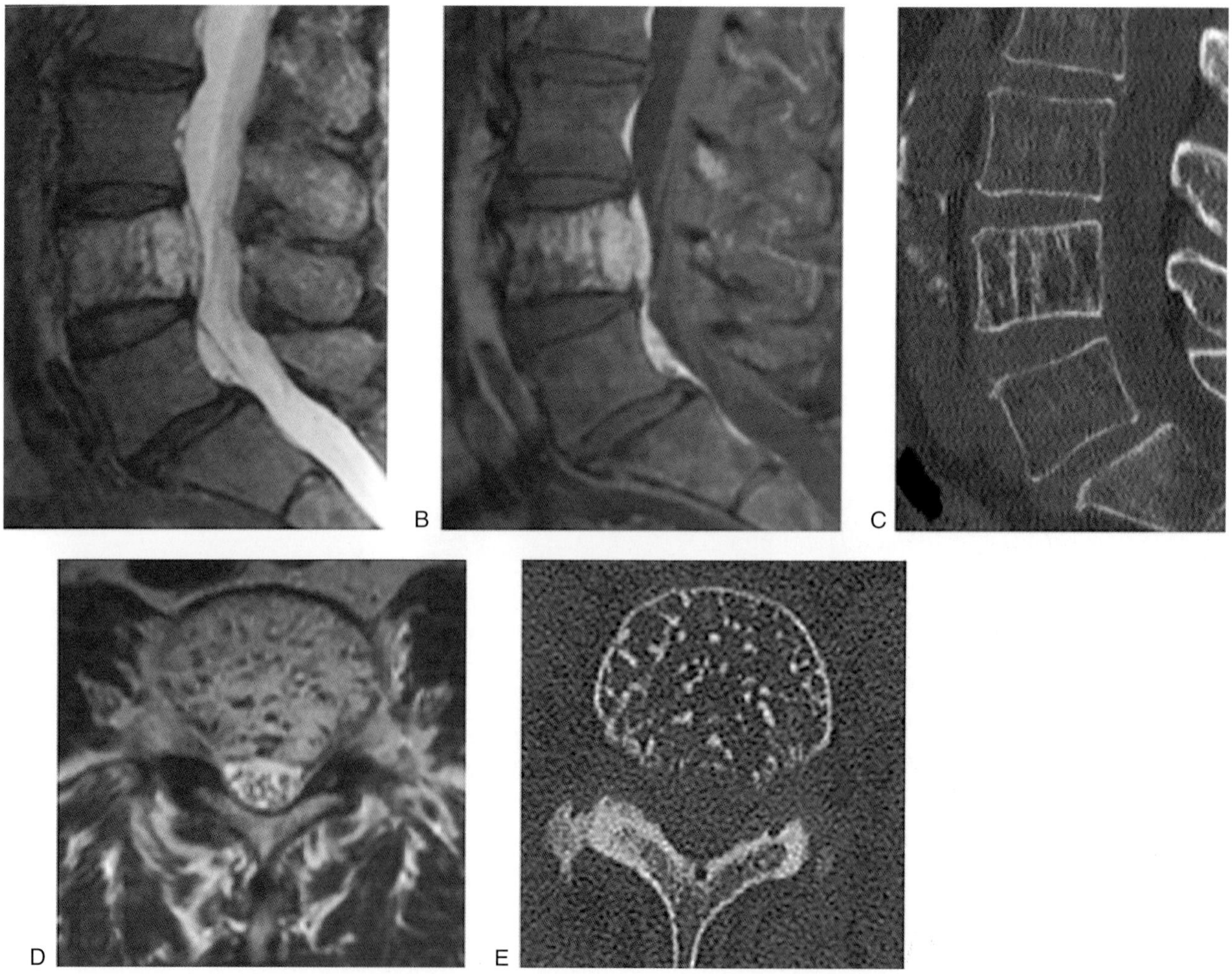

A B C D E

13a 下列哪项为该病的特征性影像表现？

A.夹心椎　　B.子弹椎

C.圆点花纹状外观　　D.相框椎

13b 最可能的诊断是：

A.典型的骨血管瘤　　B.侵袭性脊柱血管瘤

C.骨斑点症　　D.多发性骨髓瘤

14 患者男，50 岁，上胸部剧烈疼痛。行 MRI 扫描，关键图像如下所示。

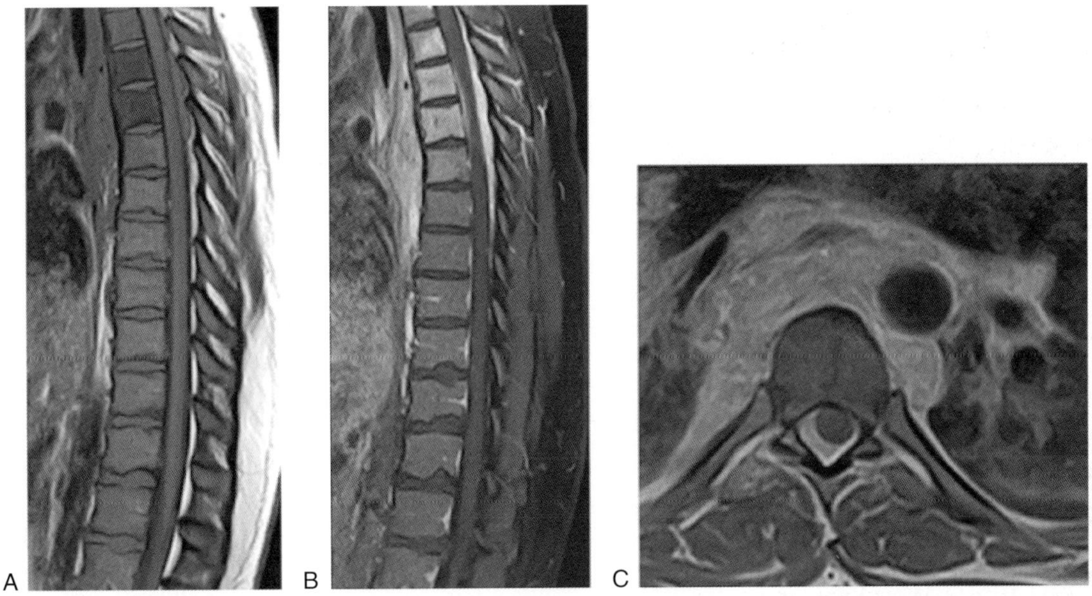

最可能的诊断是：

A.椎间盘炎/骨髓炎伴脓肿　　B.主动脉炎伴反应性骨质硬化

C.淋巴瘤伴软组织成分　　D.侵袭性血管瘤伴软组织成分

15 患者男，36 岁，有遗传性综合征和颈部疼痛加剧。CT 和 MRI 关键图像如下所示。

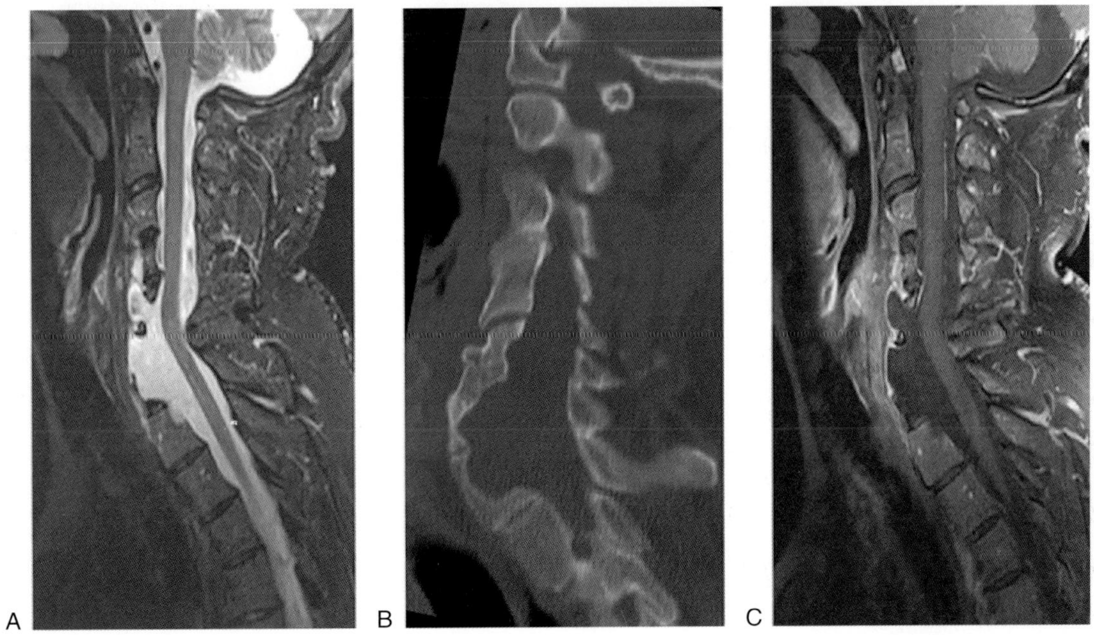

15a 下列哪项为脊柱异常的病因?

A.肿瘤性　　B.先天性的脊椎分节异常

C.骨重塑的长期过程　　D.术后改变

15b 最可能的诊断是:

A.蝴蝶椎　　B.硬脊膜膨出

C.脊髓纵裂　　D.蛛网膜囊肿

16 患者男,60 岁,出现步态不稳和渐进性运动无力。行 MRI 扫描,关键图像如下所示。

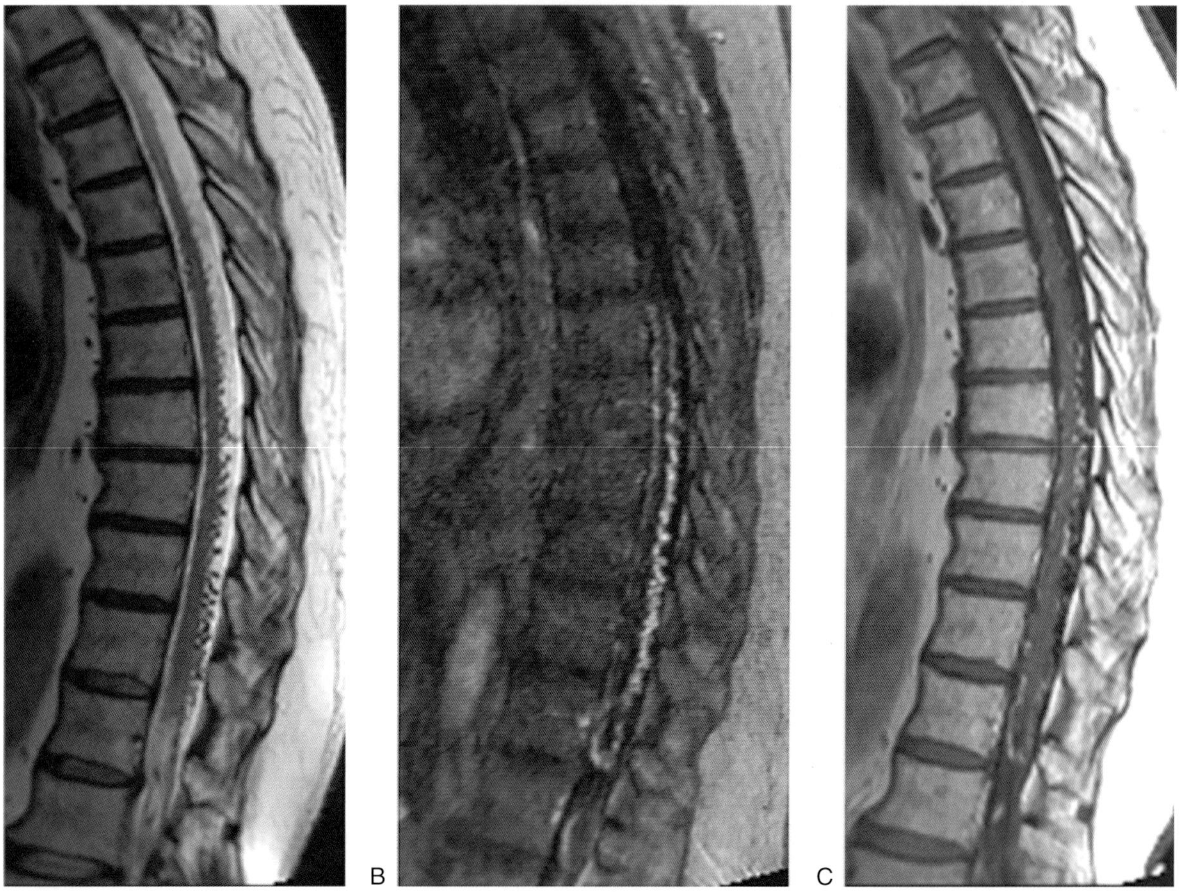

A　B　C

16a 最可能的诊断是:

A.软脊膜转移瘤　　B.硬脊膜动静脉瘘

C.髓内动静脉畸形　　D.弥漫性蛛网膜炎

16b 下列哪项疾病可能由上述病变所致?

A.因粘连引起的椎管内蛛网膜囊肿。　　B.颅内脑脊液播散转移。

C.继发于静脉充血的脊髓病。　　D.由于根髓动脉血栓形成所致的脊髓梗死。

17 为了评估眩晕进行颈部 MRA 检查，关键图像如下所示。既往颈部多普勒超声检查异常。

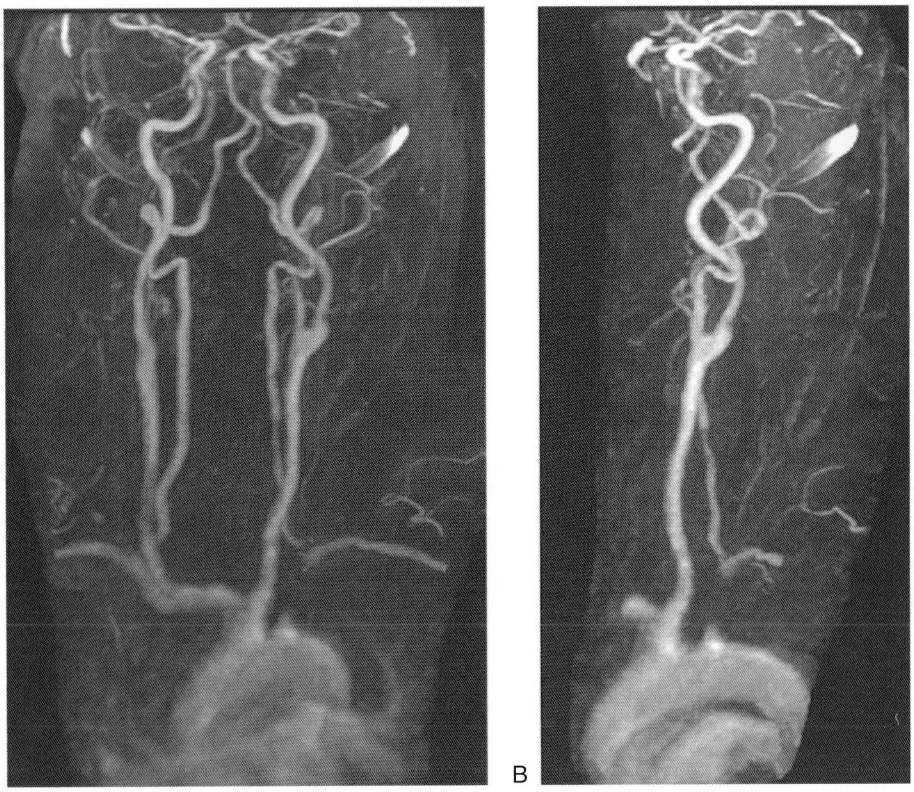

A　　B

最可能的诊断是：

A.椎动脉夹层　　B.严重的动脉粥样硬化性椎动脉狭窄

C.肌纤维发育不良　　D.锁骨下动脉窃血综合征

18 糖尿病患者，55 岁，截趾术后，出现急性感觉障碍。

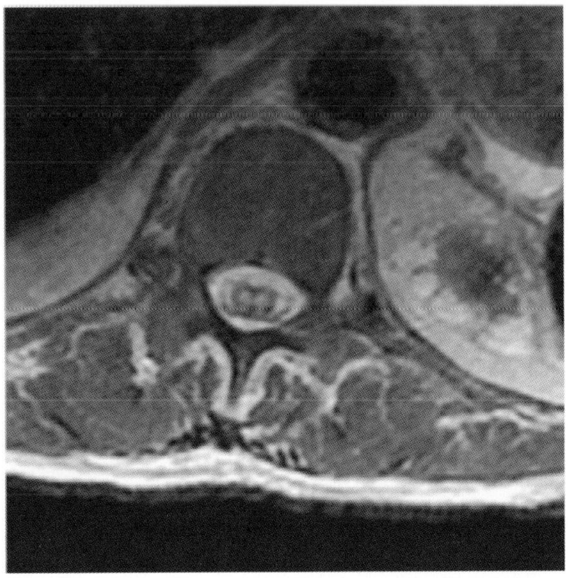

A

18a 基于目前的临床资料，最可能的诊断是：

A.由于严重低灌注引起的脊髓中央梗死　　B.继发于栓塞的脊髓前动脉梗死

C.N_2O 诱发的脊髓病　　D.脱髓鞘病变

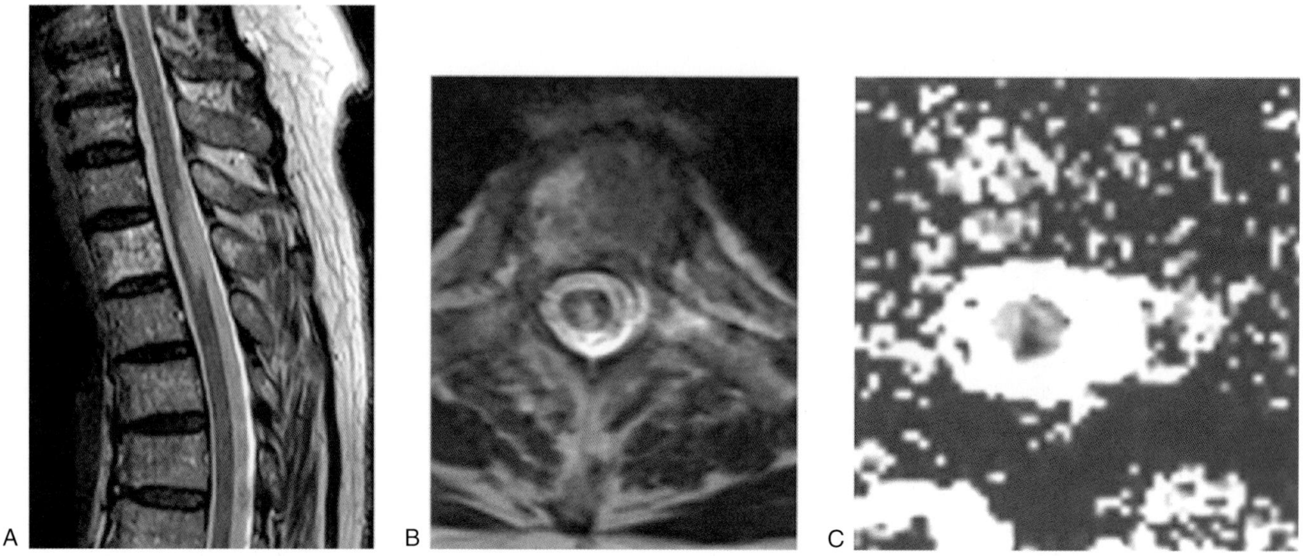

18b 这是另一例急性振动和本体感觉缺失的患者。MRI 关键图像如上所示，最可能的诊断是：

A.脊髓中央梗死　　B.脊髓前动脉梗死

C.脊髓后动脉梗死　　D.血管畸形

答案与解析

1 答案 C。肿瘤。膨胀性的椎体肿块延伸到硬膜外前间隙,最可能的病因是肿瘤。

2 答案 C。转移瘤。

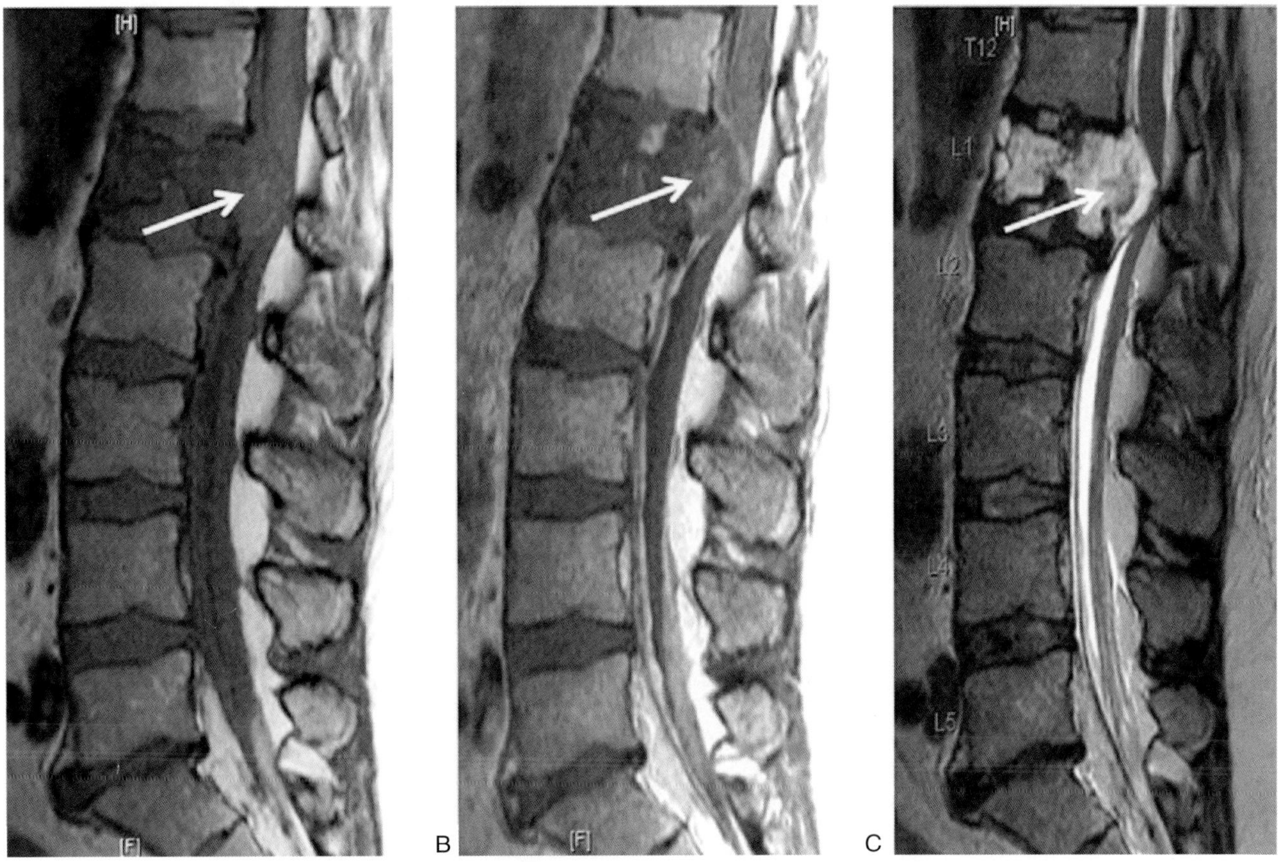

A B C

影像表现:图像显示 L1 椎体病理性压缩改变伴 T2W 高信号(图 C)、T1W 低信号(图 A)以及轻度强化的肿块(图 B),病灶占据了整个椎体并延伸到硬膜外导致脊髓受压。

讨论:转移瘤、骨髓瘤、淋巴细胞增生性肿瘤是最常见的脊柱恶性肿瘤。通常为多发病灶。如果是单发病灶,必须考虑浆细胞瘤、尤文肉瘤和脊索瘤。脊索瘤虽然很少见,但仍然是成年人中仅次于淋巴细胞增生性病变和骨髓瘤的最常见原发性脊柱恶性肿瘤。其起源于原始脊索细胞,因此可以发生在中轴骨的任何部位,从 Rathke 囊到尾骨。典型病例最常见于骶尾部,其次是斜坡,再次是椎体。虽然脊索瘤具有局部侵袭性,但转移相对少见,发生率约为 15%。脊索瘤的治疗方法主要是手术切除,手术全切辅以放射治疗的预后更好。

鉴别诊断:不幸的是,脊索瘤的影像表现不具特异性,鉴别诊断包括转移瘤、淋巴细胞增生性疾病/浆细胞瘤、软骨肉瘤和骨巨细胞瘤。

参考文献: Ha AS, Chew FS. Imaging of sacral masses: self-assessment module. *AJR Am J Roentgenol* 2010;195:S32–S36.

Murphey MD,Andrews CL,Flemming DJ,et al. From the archives of the AFIP. Primary tumors of the spine:radiologic pathologic correlation. *Radiographics* 1996;16:1131-1158.

Nishiguchi T,Mochizuki K,Ohsawa M,et al. Differentiating benign notochordal cell tumors from chordomas:radiographic features on MRI,CT,and tomography. *AJR Am J Roentgenol* 2011;196:644-650.

3a 答案 C。增强 MRI 扫描。虽然 CT 图像已经清楚地显示椎管内局部钙化的肿块,但是为了提供更好的软组织对比度以进一步评估病灶,也为了评估肿块与脊髓的关系,建议行增强 MRI 扫描。

3b 答案 A。脊膜瘤。所有的选项都是应考虑的诊断可能。但是鉴于病灶位于髓外硬膜内、边界清晰、与硬脊膜宽基底相连、伴有钙化以及强化相对均匀等影像表现,脊膜瘤是最可能的诊断。脊膜瘤是脊髓第二常见的髓外硬膜内肿瘤,最好发于胸段。

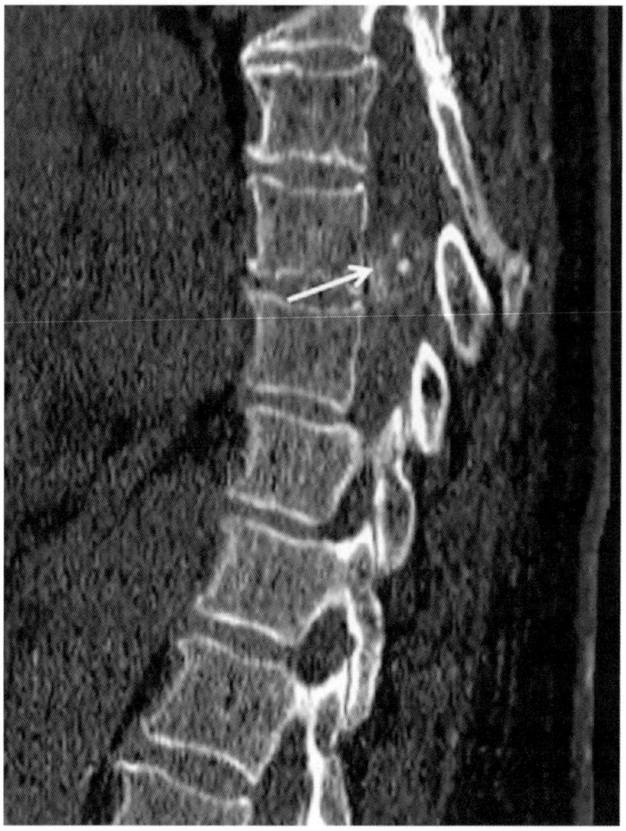

图 1

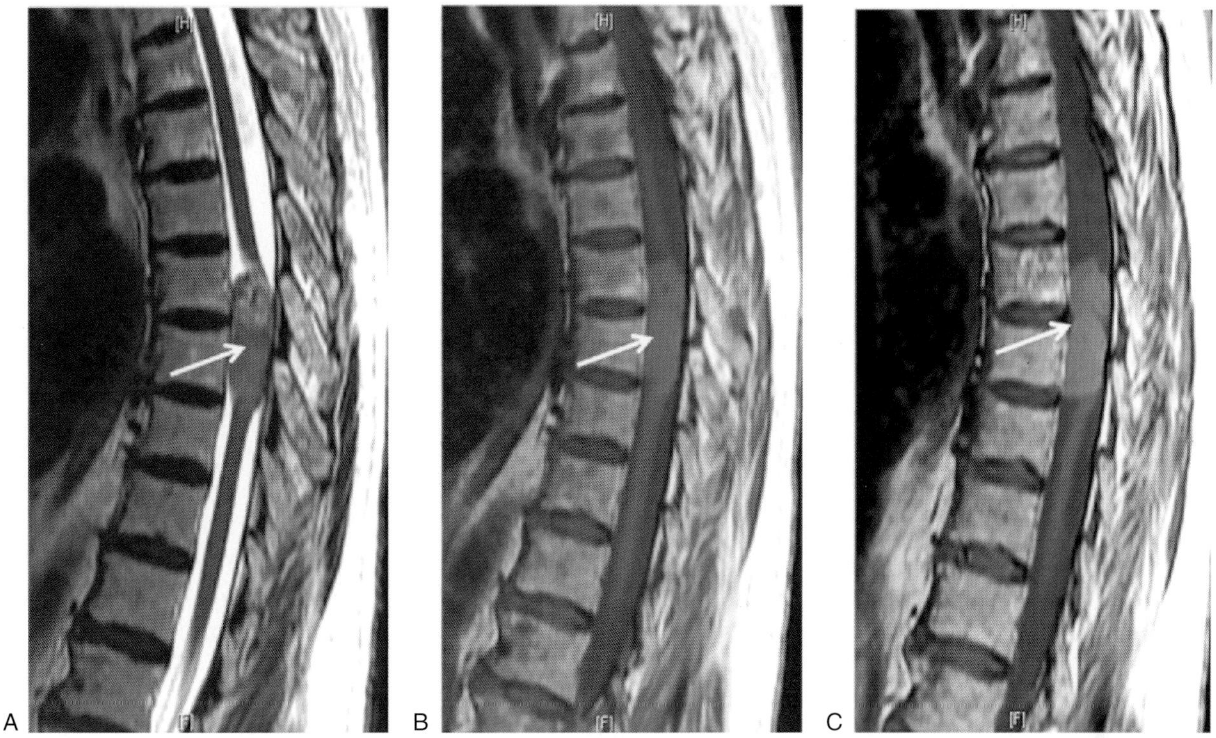

图 2

影像表现:图 1 胸椎矢状位 CT 图像显示胸椎中段水平椎管内局部钙化的肿块。

图 2 矢状位 T2W、T1W 和增强 T1W 图像显示髓外硬膜内病变,呈 T1W 和 T2W 等信号,病灶内可见与钙化相对应的低信号,与硬脊膜呈宽基底相连,增强后病灶呈较均匀的强化,邻近的脊髓显著受压移位。

讨论:脊膜瘤是仅次于神经鞘瘤的第二常见的髓外硬膜内脊髓肿瘤,多见于女性和老年患者。少数脊膜瘤可发生于硬膜外或者硬膜内外(跨硬膜生长)。脊膜瘤最好发于胸段,其次是颈段,腰骶段少见。

大多数病灶是单发的,当发现多发病灶时,应怀疑为 NF2。影像表现和颅内的脑膜瘤相似,常表现为硬膜为基底的、均匀强化的病灶且伴有钙化。可见硬膜尾征和邻近骨质增厚,与颅内脑膜瘤表现相似但较之少见。手术完全切除通常有效,复发少见。

鉴别诊断:主要的鉴别诊断是神经鞘瘤,其他可能的鉴别诊断包括其他的髓外硬膜内肿瘤,例如,室管膜瘤或转移瘤。

参考文献:De Verdelhan O,Haegelen C,Carsin-Nicol B,et al. MR imaging features of spinal schwannomas and meningiomas. *J Neuroradiol* 2005;32:42–49.

Lee JW,Lee IS,Choi KU,et al. CT and MRI findings of calcified spinal meningiomas:correlation with pathological findings. *Skeletal Radiol* 2010;39:345–352.

4a 答案 C。黏液乳头型室管膜瘤。黏液乳头型室管膜瘤是马尾或终丝最常见的髓外硬膜内肿瘤,是本例最可能的诊断。虽然影像表现没有特异性,但是本例图像中显示的出血和钙化常见于黏液乳头型室管膜瘤。

4b 答案 A。髓外硬膜内。本题中的病灶位于髓外硬膜内，黏液乳头型室管膜瘤最常好发于此。虽然黏液乳头型室管膜瘤也可发生于其他部位，但是相当少见。

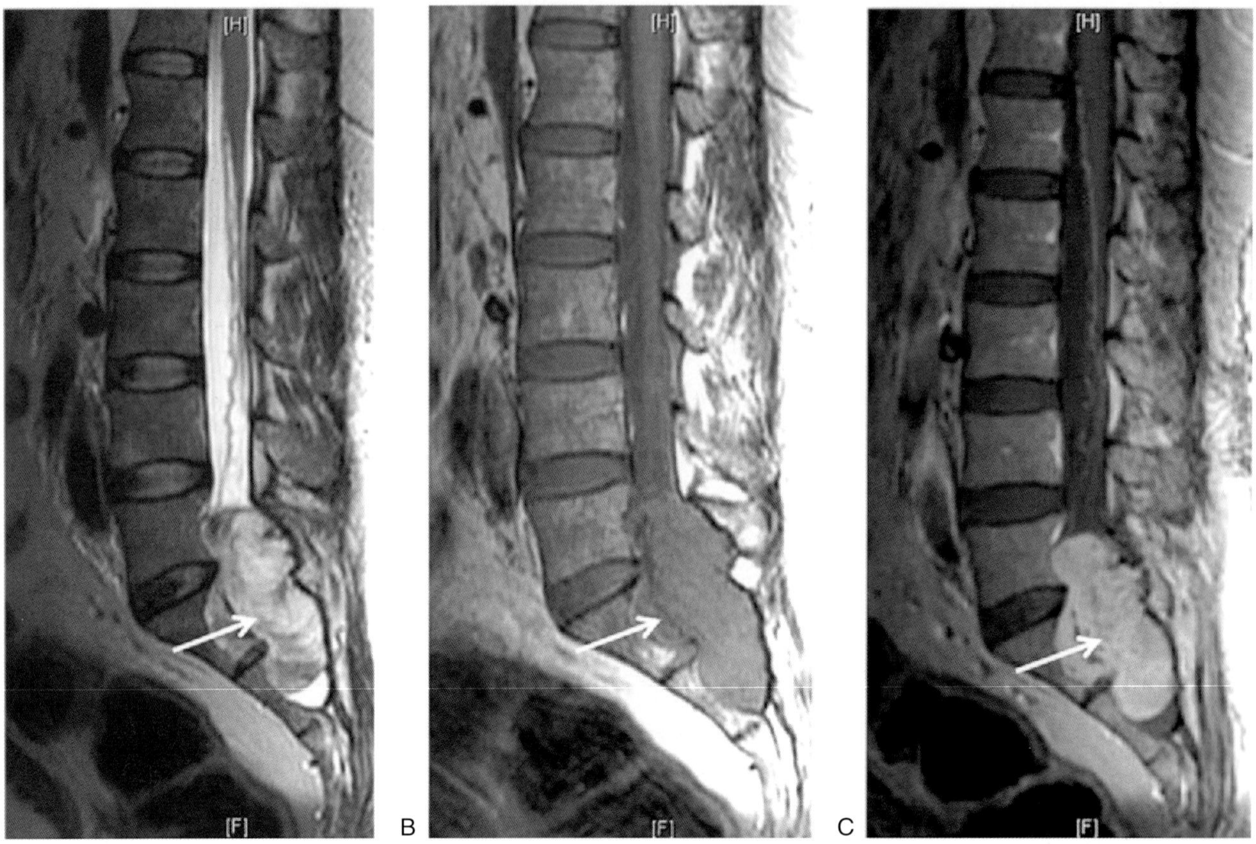

A B C

影像表现：腰骶段的髓外硬膜内可见分叶状大肿块，T2W 呈高信号（图 A），增强后病灶强化均匀（图 C）。T2W 低信号灶提示出血和钙化。邻近的椎体后缘呈扇贝样改变（图 A 至图 C）。

讨论：黏液乳头型室管膜瘤是一种低级别的室管膜瘤变异类型，局限于脊髓圆锥或终丝，也是成年人在该部位的最常见恶性肿瘤。此型相对于室管膜瘤的其他亚型来说，发病年龄更轻，多见于 30 岁左右的患者，男性更多见。

鉴别诊断：根据影像特征难以与其他硬膜内肿瘤（例如，神经鞘瘤或副神经节瘤）鉴别。根据病灶部位也难以与脊索瘤或骨巨细胞瘤等鉴别。但是黏液乳头型室管膜瘤更常见出血。作为低级别肿瘤，手术全切的预后通常很好。然而在少数病例中，黏液乳头型室管膜瘤可通过脑脊液播散并呈多发病灶。

参考文献：Abul-Kasim K，Thurnher MM，McKeever P，et al. Intradural spinal tumors：current classification and MRI features. *Neuroradiology* 2008；50：301–314.

Ha AS，Chew FS. Imaging of sacral masses：self-assessment module. *AJR Am J Roentgenol* 2010；195：S32–S36.

Shors SM，Jones TA，Jhaveri MD，et al. Myxopapillary ependymoma of the sacrum. *Radiographics* 2006；26：S111–S116.

Wippold FJ，Smirniotopoulos JG，Moran CJ，et al. MR imaging of myxopapillary ependymoma：findings and value to determine extent of tumor and its relation to intraspinal structures. *AJR Am J Roentgenol*

1995;165:1263-1267.

5a 答案 C。神经鞘瘤。边界清楚的 T2W 高信号肿块，以扩张的神经孔为中心，最符合神经鞘瘤的诊断。根据影像表现无法与神经纤维瘤鉴别。脊膜瘤是第二常见的髓外硬膜内脊髓肿瘤，仅次于神经鞘瘤，本例应与脊膜瘤进行鉴别。因为没有明确感染源以及周围无炎性改变，所以脓肿的诊断不太可能。由于该病灶有强化，因此神经根袖囊肿也可以排除。

5b 答案 B。NF1。鉴于存在神经鞘瘤和皮肤病变，该患者最可能患有 NF1。NF2 无皮肤病变，并且与颅内神经鞘瘤、脑膜瘤和脊髓室管膜瘤相关。

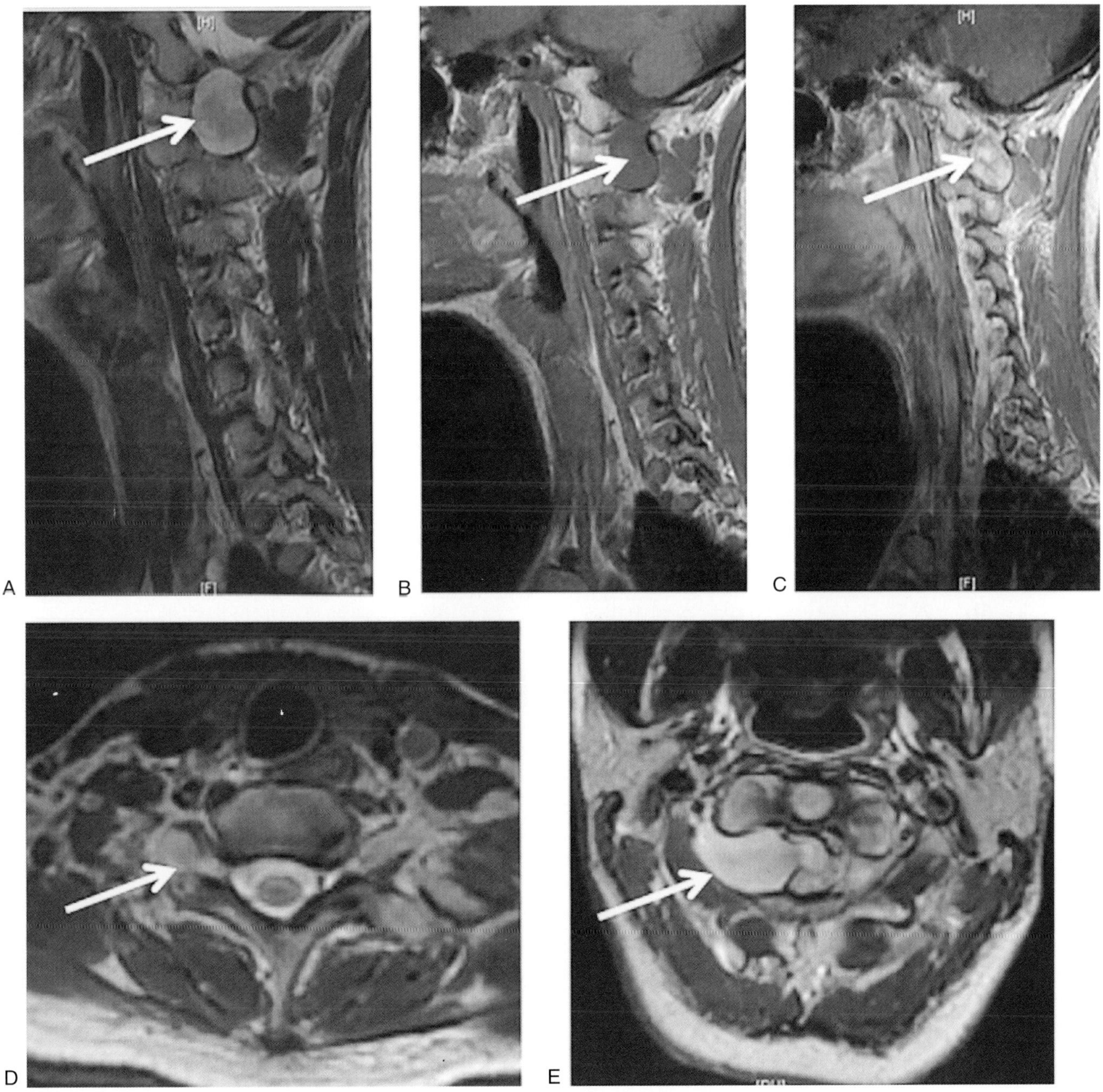

影像表现:可见边界清楚、分叶状的 T2W 高信号病灶(图 A,箭头),呈不均匀强化(图 B 和图 C,箭头),病灶中心位于右侧 C1~C2 神经孔(图 D 和图 E,箭头)。

讨论:神经源性肿瘤是良性肿瘤,也是最常见的原发性髓外硬膜内脊髓肿瘤。少数病例单纯位于硬膜外或同时位于硬膜内和硬膜外。神经源性肿瘤包括神经鞘瘤和神经纤维瘤,仅根据影像特征不太可能将两者区分。典型的神经鞘瘤起源于背根神经节,因此患者通常表现为疼痛而非肢体无力。

神经纤维瘤与 NF1 相关,常见多发病灶。神经纤维瘤倾向于包绕神经根生长,有时可见提示该肿瘤的"靶征",不过这一征象没有特异性,也可见于神经鞘瘤。虽然神经纤维瘤为良性肿瘤,但小部分(约为 10%)可恶变转化为神经纤维肉瘤。

脊髓神经鞘瘤与 NF2 相关。神经鞘瘤和神经纤维瘤都可伴出血和囊变,但神经鞘瘤更常见,可能为其特异性提示征象。与神经纤维瘤相比,神经鞘瘤几乎不发生恶变。

神经鞘瘤或神经纤维瘤手术切除可治愈,虽然伴发于 NF1 或 NF2 的神经鞘瘤或神经纤维瘤较常见复发,但手术切除治疗仍然有效。

参考文献:Abul-Kasim K,Thurnher MM,McKeever P,et al. Intradural spinal tumors:current classification and MRI features. *Neuroradiology* 2008;50:301–314.

De Verdelhan O,Haegelen C,Carsin-Nicol B,et al. MR imaging features of spinal schwannomas and meningiomas. J *Neuroradiol* 2005; 32:42–49.

Mautner VF,Tatagiba M,Lindenau M,et al. Spinal tumors in patients with neurofibromatosis type 2: MR imaging study of frequency,multiplicity,and variety. *AJR Am J Roentgenol* 1995;165:951–955.

6a　答案 B。血管流空。矢状位 T2W 可见散在的血管流空,提示副神经节瘤。"帽征"指的是 T2W 低信号边缘或磁敏感性伪影,表示出血,此征象无特异性,在室管膜瘤和副神经节瘤均可见。"靶征"指的是 T2W 中心低信号而边缘高信号的靶样外观,可见于神经纤维瘤。"窗帘征"指的是椎体病变延伸到硬脊膜外前间隙导致后纵韧带向两侧分开的表现。

6b　答案 D。副神经节瘤。本例中出现的血管流空,提示副神经节瘤的可能性最大。

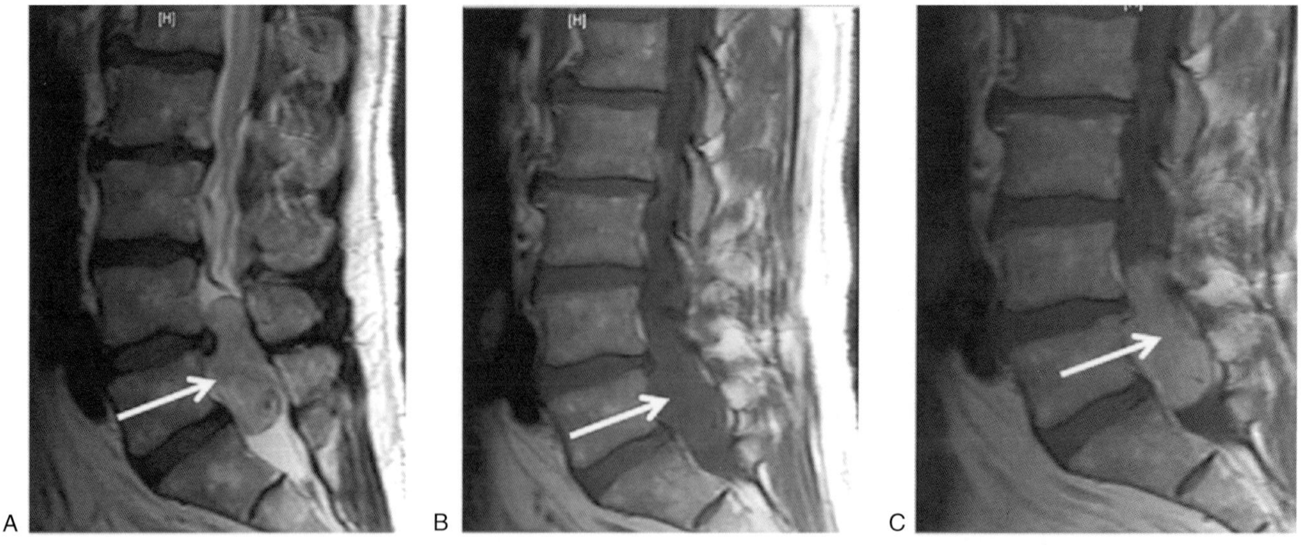

A　B　C

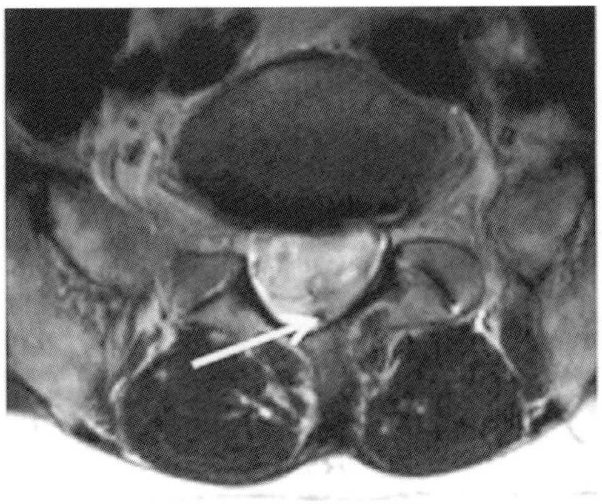

D

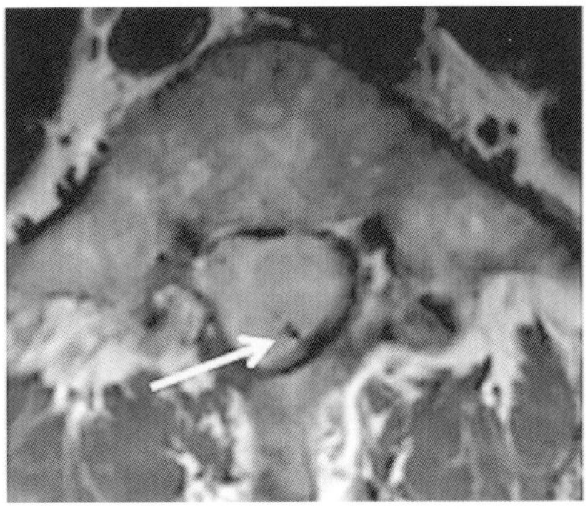

E

影像表现：图像显示边界较清楚、强化均匀的髓外硬膜内肿块，以 L5 水平为中心。轴位 T2W 图像显示散在点状低信号灶，提示血管流空（图 D 和图 E，箭头）。

讨论：脊髓副神经节瘤是一种神经内分泌肿瘤，组织学上与其他部位的副神经节瘤相同，可发生于存在副神经节细胞的任何部位，例如，肾上腺（嗜铬细胞瘤）、脊柱旁、头颈部（血管球瘤）。

大多数副神经节瘤起源于肾上腺，肾上腺外的病例大部分位于头颈部，脊髓副神经节瘤很少见。尽管少见，但在常见的神经鞘瘤或室管膜瘤鉴别诊断时，应考虑到副神经节瘤，因为这些肿瘤的预后都主要取决于手术完全切除，而且它们对放射治疗均不敏感。无论如何，手术完全切除通常可以治愈，术后复发不常见（<5%）。

鉴别诊断：包括神经鞘瘤、神经纤维瘤、室管膜瘤和脊膜瘤。

参考文献：Mishra T, Goel NA, Goel AH. Primary paraganglioma of the spine: a clinicopathological study of eight cases. *J Craniovertebr Junction Spine* 2014;5:20–24.

Sahdev A, Sohaib A, Monson JP, et al. CT and MR imaging of unusual locations of extra-adrenal paragangliomas (pheochromocytomas). *Eur Radiol* 2005;15:85–92.

Sundgren P, Annertz M, Englund E, et al. Paragangliomas of the spinal canal. *Neuroradiology* 1999; 41:788–794.

7a 答案 C。良性肿瘤。瘤巢伴有周围水肿是骨样骨瘤的典型表现，骨样骨瘤是一种良性肿瘤。

7b 答案 B。夜间痛，阿司匹林可以缓解。骨样骨瘤患者出现夜间疼痛，用阿司匹林和非甾体抗炎药可以缓解。某些患者表现为与肌肉痉挛相关的脊柱侧弯。

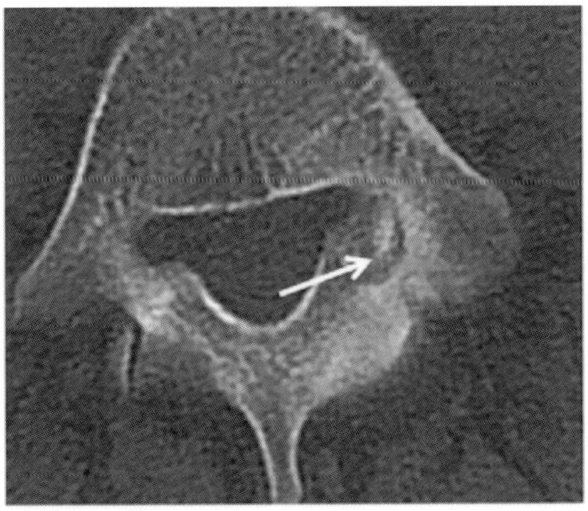

A

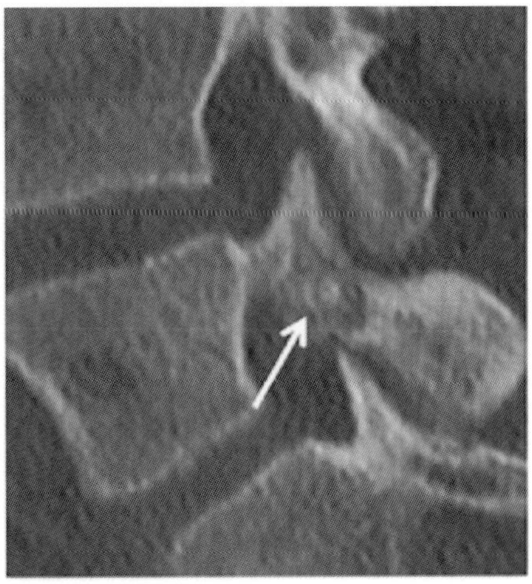

B

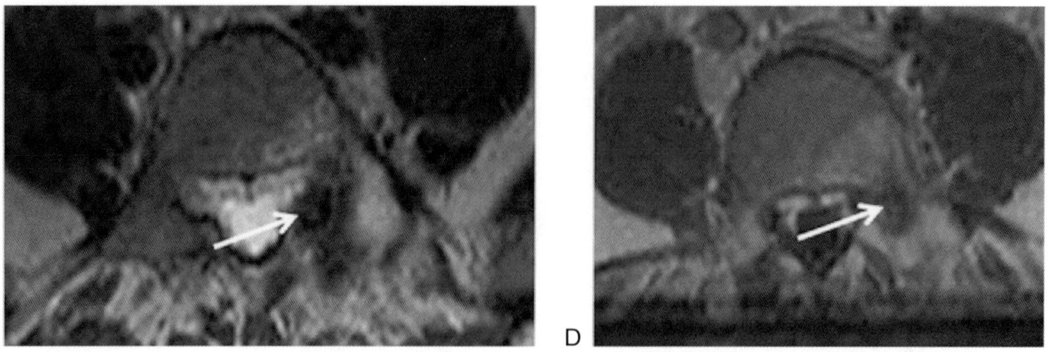
C　D

影像表现:轴位和矢状位 CT 图像显示位于 L5 椎体的中心瘤巢伴不同程度骨化。瘤巢直径<1.5cm。肿瘤周围有骨质硬化(图 A 和图 B)。轴位平扫 T2W(图 C)和增强 T1W(图 D)图像显示圆形的 T2W 低信号瘤巢伴有周围 T2W 高信号的水肿带和水肿反应区强化。

讨论:骨样骨瘤是一种成骨性良性肿瘤,是儿童或年轻成人疼痛性脊柱侧弯的一个重要原因。最常见的症状是夜间痛,可以用阿司匹林或其他非甾体抗炎药缓解。大部分病灶位于腰椎。最有诊断价值的特征是小的透光瘤巢伴周围骨质硬化。典型的瘤巢直径<1.5cm;更大的病灶称为骨母细胞瘤。周围的硬化带代表前列腺素释放所致的反应性水肿,呈 T2W 高信号,增强后可见强化。瘤巢可表现为不同的 T2W 信号,但典型的表现是快速明显的强化。完全切除瘤巢在大多数病例是有效的。其他的治疗方法包括化疗或光凝治疗。

鉴别诊断:骨母细胞瘤(类似骨样骨瘤,但直径>1.5cm 且呈膨胀性生长);应力性骨折(可见骨折线而不是圆形的瘤巢,而且疼痛与活动相关);骨髓炎(死骨片或脓肿灶可能类似瘤巢,但形态更不规则;通常表现为邻近的骨质侵蚀或破坏);尤文肉瘤(无瘤巢,位于椎体中心,周围弥漫性水肿)。

参考文献:Assoun J, Richardi G, Railhac JJ, et al. Osteoid osteoma:MR imaging versus CT. *Radiology* 1994;191(1):217-223.

Chai JW, Hong SH, Choi JY, et al. Radiologic diagnosis of osteoid osteoma:from simple to challenging findings. *Radiographics* 2010;30(3):737-749. *Erratum in*:*Radiographics* 2010;30(4):1156.

Greenspan A. Benign bone-forming lesions:osteoma,osteoid osteoma,and osteoblastoma. Clinical, imaging,pathologic,and differential considerations. *Skeletal Radiol* 1993;22(7):485-500.

Woods ER, Martel W, Mandell SH, et al. Reactive soft-tissue mass associated with osteoid osteoma: correlation of MR imaging features with pathologic findings. *Radiology* 1993;186(1):221-225.

8a　答案 A。神经根增粗和强化。

8b　答案 B。软脊膜转移瘤。根据结节状强化和神经根增粗,最可能的诊断是软脊膜转移瘤。

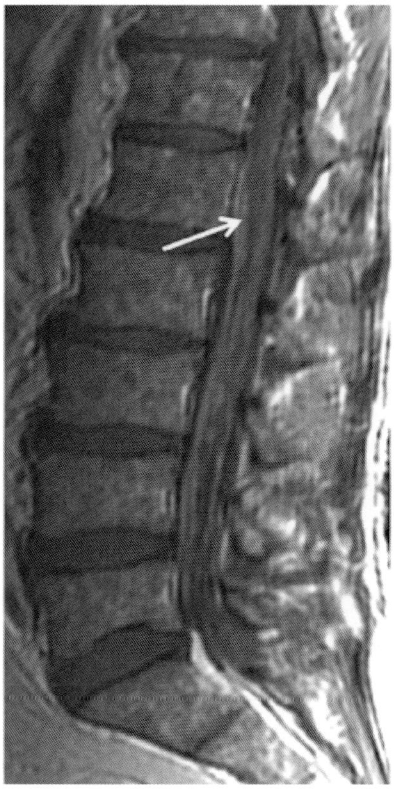
A

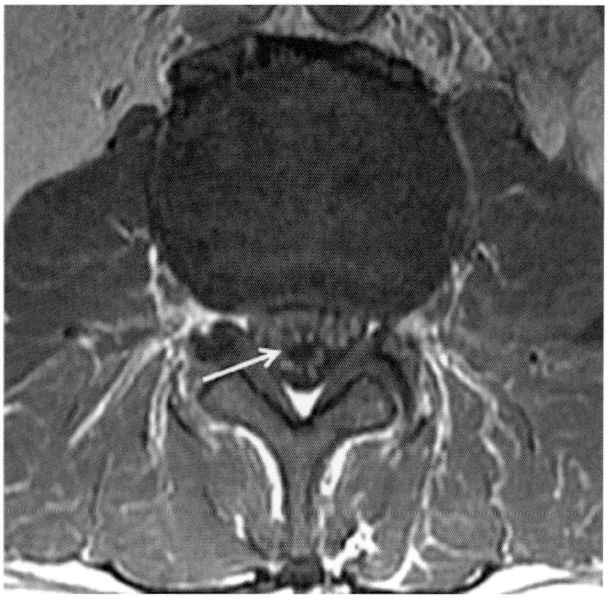
B

影像表现:矢状位和轴位增强 T1W 图像显示马尾神经根增粗和弥漫性强化,伴有强化的结节灶(图 A 和图 B)。骨髓可见弥漫的异常信号,提示骨转移。

讨论:来源于中枢神经系统恶性肿瘤的软脊膜转移瘤一般发生于较年轻患者,包括髓母细胞瘤、脉络丛肿瘤、胶质母细胞瘤和室管膜瘤等。在成人,软脊膜转移最常见的非中枢神经系统实性肿瘤是肺癌和乳腺癌,淋巴瘤也可有类似表现。增强 MRI 是首选的影像学检查方法,表现为神经根增粗,伴脊髓、神经根或马尾结节状强化,即脊髓呈"糖衣征"。如果累及髓内,可见脊髓水肿。

鉴别诊断:弥漫性结节状强化("糖衣征 ")的鉴别诊断包括蛛网膜炎和格林-巴利综合征。蛛网膜炎表现为神经根聚集,即"空囊征",通常有手术史。格林-巴利综合征表现为马尾和脊髓圆锥的软脊膜均匀强化,见于近期有过病毒感染的患者。

参考文献:Brant WE, Helms CA. *Fundamentals of diagnostic radiology*. Philadelphia, PA: Lippincott Williams & Wilkins, 2006. ISBN: 0781765188.

Grossman RI, Yousem DM. *Neuroradiology, the requisites*. Mosby Inc., 2003.

Soderlund KA, Smith AB, Rushing EJ, et al. Radiologic-pathologic correlation of pediatric and adolescent spinal neoplasms: Part 2, Intradural extramedullary spinal neoplasms. *AJR Am J Roentgenol* 2012; 198 (1): 44-51.

9a 答案 D。星形细胞瘤。明显强化的肿块伴邻近囊变,符合浸润性星形细胞瘤。

9b 答案 C。浸润性肿块伴强化。该影像特征高度提示浸润性星形细胞瘤。

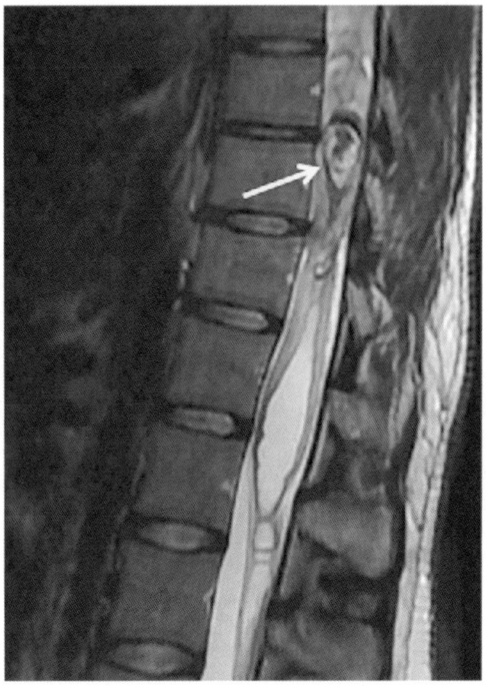
A

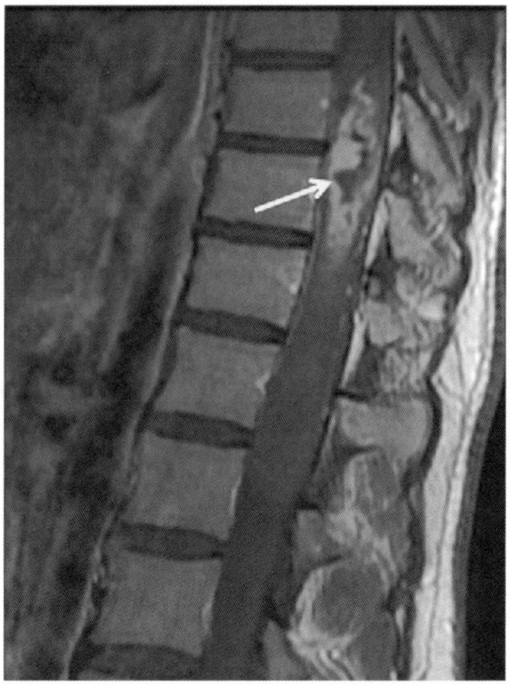
B

影像表现:矢状位 T2W 和增强 T1W 图像显示脊髓长节段的浸润性占位,伴有脊髓增粗和邻近囊变(图 A 和图 B)。增强后肿瘤实性部分明显强化,囊变成分无强化(图 B)。病灶内有少量出血(图 A,T2 低信号)。

讨论:脊髓浸润性星形细胞瘤是成人第 2 常见的脊髓肿瘤,同时是儿童最常见的脊髓肿瘤。星形细胞瘤表现为典型的长条状多节段的髓内病变,4~7 个椎体长度。最常好发于胸髓,偶尔可累及整个脊髓(全脊髓)。与脊髓室管膜瘤相比,大多数脊髓星形细胞瘤的边界不清。脊髓弥漫性膨胀,脊髓内的星形细胞瘤呈偏心性生长,瘤周水肿广泛,瘤内和瘤周囊变少见。出血在星形细胞瘤少见而更常见于室管膜瘤。

鉴别诊断:主要鉴别诊断是脊髓室管膜瘤。室管膜瘤更常见于成年人,通常发生于脊髓中央,有时可见出血帽以及位于病灶两端和瘤内的大囊变。

参考文献:Brant WE,Helms CA. *Fundamentals of diagnostic radiology*. Philadelphia,PA:Lippincott Williams & Wilkins,2007. ISBN:0781761352.

Koeller KK,Rosenblum RS,Morrison AL. Neoplasms of the spinal cord and filum terminale: radiologic-pathologic correlation. *Radiographics* 2000;20(6):1721-1749.

Smith AB,Soderlund KA,Rushing EJ,et al. Radiologic-pathologic correlation of pediatric and adolescent spinal neoplasms:Part 1,intramedullary spinal neoplasms. *AJR Am J Roentgenol* 2012;198(1):34-43.

10a 答案 B。遗传性。多发性肿瘤表现为囊性伴结节,符合血管网状细胞瘤;其与 von Hippel-Lindau 综合征相关,von Hippel-Lindau 综合征是一种遗传性综合征。

10b 答案 C。血管网状细胞瘤。典型表现为囊性病变伴壁结节,另外可见血流流空征象(图中未显示)。

10c 答案 C。von Hippel-Lindau 综合征。von Hippel-Lindau 综合征可见颅内和脊髓的血管网状细胞瘤。

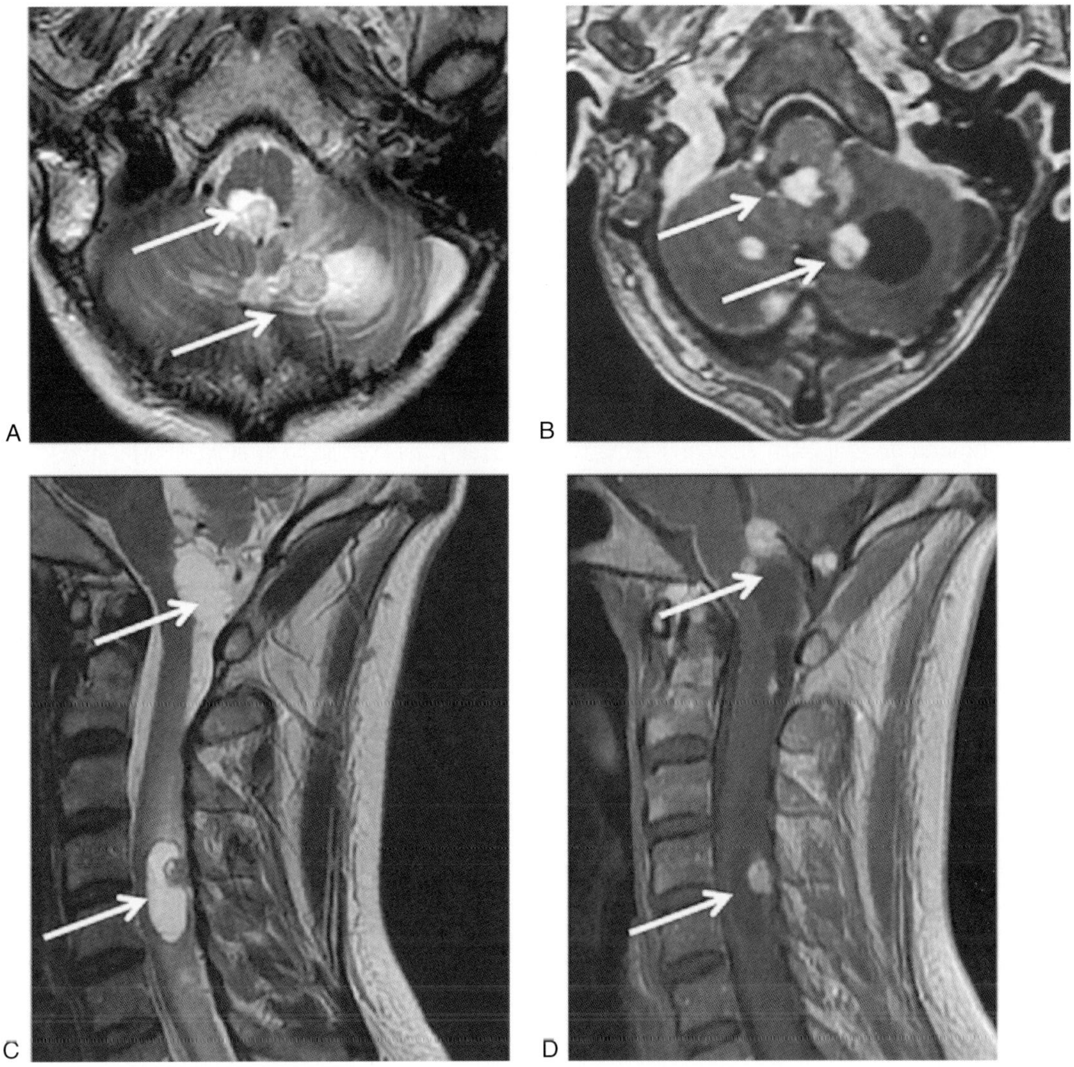

图 1

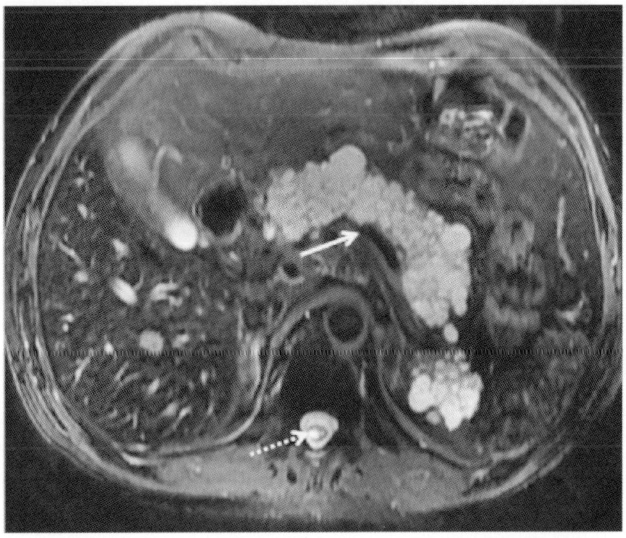

图 2

影像表现：图 1 轴位 T2W 和增强 T1W 图像显示后颅窝内多发伴有壁结节的囊性病变（图 A 和图 B）。T2W（图 C）和增强 T1W（图 D）图像显示 C4~C5 髓内伴有周边壁结节的囊性病变，可见邻近的瘤周水肿。C2 脊髓后部可见另一个小的强化结节。

图 2 胰腺轴位 T2W 图像显示多发胰腺囊肿。同一图像在脊髓内可见另一个小囊性病灶（虚线箭头），提示血管网状细胞瘤。

讨论：血管网状细胞瘤是 WHO Ⅰ级富血管肿瘤。25%~40%的血管网状细胞瘤发生于 von Hippel-Lindau 综合征，该综合征是染色体 3p 突变的常染色体显性遗传性疾病。von Hippel-Lindau 综合征有>2 个中枢神经系统血管网状细胞瘤或者 1 个血管网状细胞瘤伴内脏病变或视网膜出血。血管网状细胞瘤通常见于中青年，伴有 von Hippel-Lindau 综合征的患者发病年龄更轻。脊髓血管网状细胞瘤占脊髓肿瘤的 3%~13%。肿瘤通常表现为囊性成分伴富血管的壁结节。囊性成分是肿瘤的一部分，应手术切除。

鉴别诊断：鉴别诊断包括转移瘤（实性而不是囊性伴结节）、室管膜瘤（通常包括含铁血黄素帽和在病灶两端的瘤周囊肿）、浸润性星形细胞瘤（长节段的偏心性肿瘤）。对于发生在后颅窝的病灶，需与毛细胞型星形细胞瘤（伴有结节的囊性肿瘤，主要见于儿童）和髓母细胞瘤（实性，弥散受限）鉴别。

参考文献：Grossman RI, Yousem DM. *Neuroradiology, the requisites*. Philadelphia, PA: Mosby Inc., 2003.

Ho VB, Smirniotopoulos JG, Murphy FM, et al. Radiologic-pathologic correlation: hemangioblastoma. *AJNR Am J Neuroradiol* 1992; 13(5): 1343-1352.

Slater A, Moore NR, Huson SM. The natural history of cerebellar hemangioblastomas in von Hippel-Lindau disease. *AJNR Am J Neuroradiol* 2003; 24(8): 1570-1574.

11a　答案 D。大动脉炎。左侧颈动脉血管壁环状增厚，右侧颈动脉血管壁显著环状增厚而近乎完全闭塞，高度符合大动脉炎（TA）。

11b　答案 D。全动脉炎。TA 是累及血管壁全层的全动脉炎，通常始于血管外膜，之后扩展到中膜和内膜。

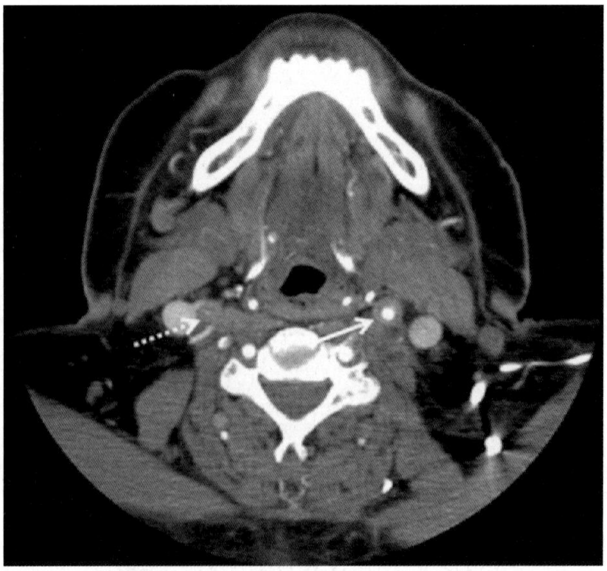

影像表现：左侧颈内动脉管壁环状增厚（实线箭头）。注意：右侧颈内动脉细线状狭窄（虚线箭头）。

讨论：大动脉炎是一种慢性血管炎，其特征是全动脉炎累及全层血管壁并累及主动脉及其主要分支。也可见肺动脉受累。

该病发病年龄范围广，可从青少年到老年人，但年轻女性更常见。临床上，患者表现为颈动脉压痛和神经系统症状，例如，短暂性脑缺血发作和高血压。可有慢性炎症的全身症状，例如，发热、体重减轻和乏力。

可采用 CTA、MRA 和导管血管造影进行诊断。典型的影像特征包括血管壁增厚、钙化、管腔变窄/狭窄或动脉瘤样扩张。治疗方法包括类固醇、免疫抑制、外科搭桥术和血管成形术。

参考文献：Khandelwal N，Kalra N，Garg MK，et al. Multidetector CT angiography in Takayasu arteritis. *Eur J Radiol* 2011；77(2)：369-374.

Sueyoshi E，Sakamoto I，Uetani M. MRI of Takayasu's arteritis：typical appearances and complications. *AJR Am J Roentgenol* 2006；187(6)：W569-W575.

12a　答案 D。室管膜瘤。血管网状细胞瘤通常表现为囊状病灶伴强化的壁结节和血流流空。星形细胞瘤呈偏心性生长，浸润性更明显，伴有脊髓膨胀。脊膜瘤在脊髓外更常见。

12b　答案 B。边缘囊变和周边出血。后者也称为含铁血黄素帽；两个征象都与室管膜瘤密切相关。

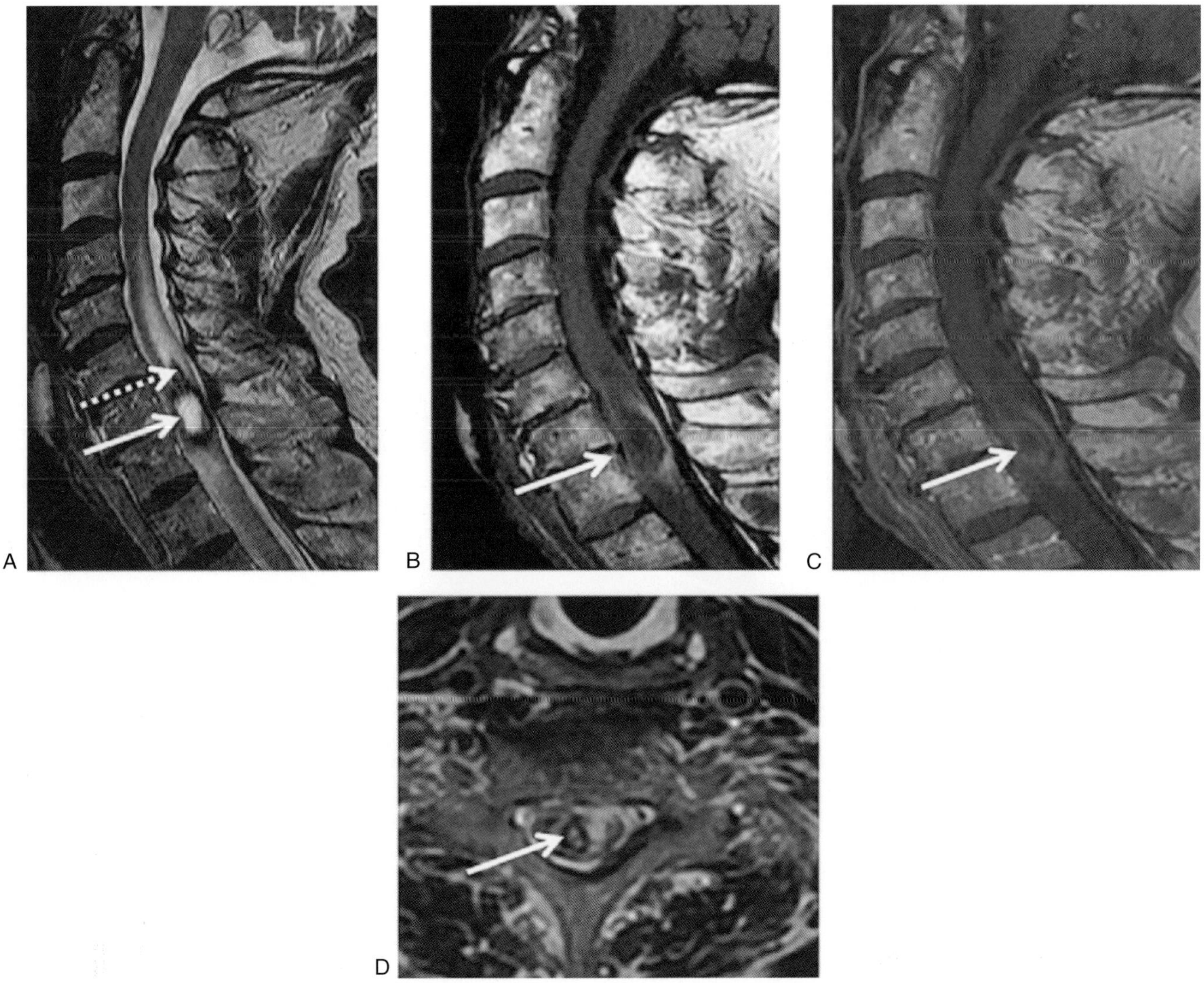

影像表现:矢状位 T2W(图 A)、平扫 T1W(图 B)、增强 T1W(图 C)和轴位 T2W(图 D)图像显示髓内肿瘤伴瘤内囊变(图 A,实线箭头)和瘤周含铁血黄素沉积带(图 A,虚线箭头)。脊髓可见膨胀,肿瘤呈轻度周边强化,周围可见脊髓水肿(图 C)。上述影像表现高度符合室管膜瘤。

讨论:脊髓室管膜瘤是成人最常见的髓内肿瘤,典型的发病年龄为 40 岁左右。室管膜瘤起源于中央管或沿着终丝的室管膜细胞残余。大多数髓内室管膜瘤为 WHO Ⅱ级或Ⅲ级(间变性),然而黏液乳头型室管膜瘤是典型的 WHO Ⅰ级肿瘤。室管膜瘤可发生于脊髓的任何位置,最常见于颈髓。室管膜瘤常见的征象包括病灶位于脊髓中央伴对称性脊髓膨胀、边缘非肿瘤性囊肿和瘤周水肿。常伴有肿瘤周边出血,即"帽征",表现为 T2W 低信号边缘,此征象可见于室管膜瘤和某些其他肿瘤,例如,血管网状细胞瘤和副神经节瘤。

鉴别诊断:主要与浸润性星形细胞瘤进行鉴别。浸润性星形细胞瘤更常见于儿童,通常位于脊髓偏侧并且跨越更长的脊髓节段。虽然偶见出血,但并不是常见征象。

参考文献:Kahan H,Sklar EM,Post MJ,et al. MR characteristics of histopathologic subtypes of spinal ependymoma. *AJNR Am J Neuroradiol* 1996;17(1):143–150.

Koeller KK,Rosenblum RS,Morrison AL. Neoplasms of the spinal cord and filum terminale: radiologic-pathologic correlation. *Radiographics* 2000;20(6):1721–1749.

Smith AB,Soderlund KA,Rushing EJ,et al. Radiologic-pathologic correlation of pediatric and adolescent spinal neoplasms:Part 1,intramedullary spinal neoplasms. *AJR Am J Roentgenol* 2012;198(1):34–43.

13a 答案 C。圆点花纹状外观。此表现见于椎体血管瘤。

13b 答案 B。侵袭性脊柱血管瘤。本病为椎体血管瘤(VH)伴软组织成分,具有侵袭性特征。采用经动脉栓塞治疗。

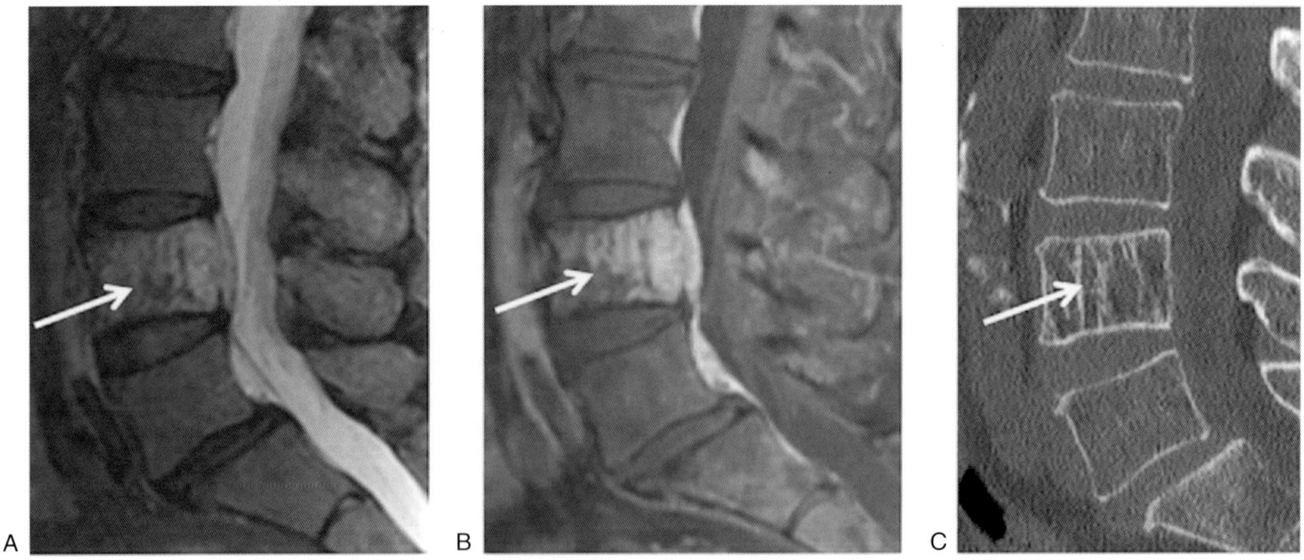

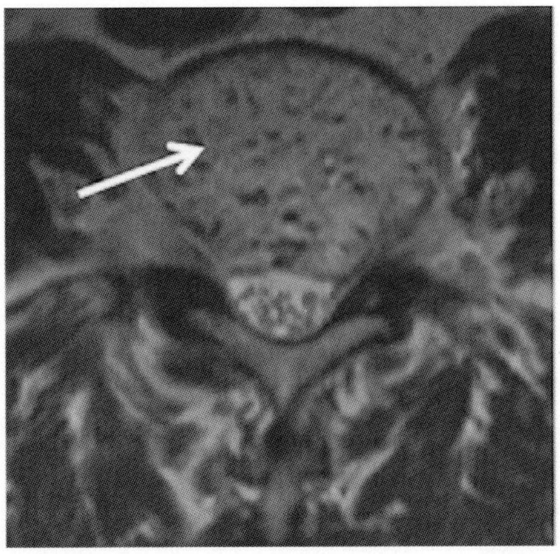
D

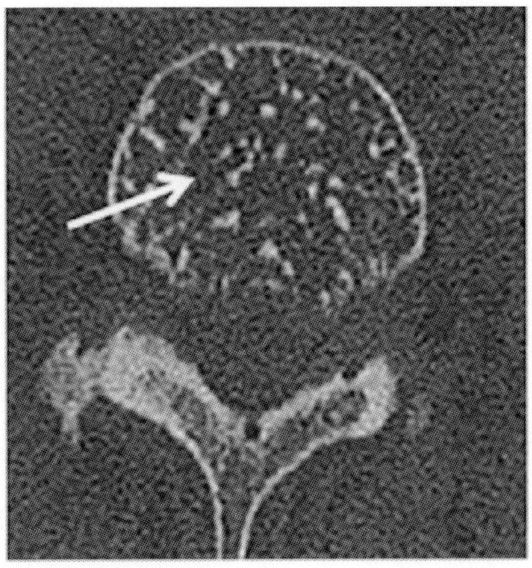
E

影像表现:轴位 CT 和 MR(图 D 和图 E)图像显示典型的圆点花纹状外观。矢状位 CT(图 C)显示粗糙的垂直骨小梁,STIR 序列显示病灶伴有水肿(图 A),增强 T1W 图像显示病灶呈显著强化(图 B)。另外,病灶膨胀并延伸至硬膜外间隙,使椎管变窄,提示具有侵袭性。这些表现符合侵袭性椎体血管瘤。

讨论:侵袭性椎体血管瘤。放射学上,椎体血管瘤分为典型血管瘤、非典型血管瘤和侵袭性血管瘤三种类型。典型血管瘤含脂肪,且在 STIR 上呈轻度高信号(由于病灶含有血管成分),增强后表现为不同程度的强化。后两者的影像特征表现为信号越高,提示病灶越活跃,病灶以血管成分为主,可演变为侵袭性血管瘤。典型血管瘤通常是偶然发现的,且无症状,特点是存在脂肪成分,在 CT 上表现为典型的“斑点”“圆点花纹状”或粗糙的垂直骨小梁。在 MRI 上,通常可见脂肪和条纹样外观。非典型血管瘤的脂肪更少,水肿和强化更明显。侵袭性特征包括病灶扩展至椎体外、椎体塌陷、皮质破坏、硬膜外和椎旁间隙受侵。

鉴别诊断:典型的椎体血管瘤的鉴别诊断包括局灶性脂肪堆积、Modic Ⅱ 型改变和放疗后改变。

侵袭性椎体血管瘤需要与浆细胞瘤、转移瘤、脊索瘤、淋巴瘤和上皮样血管内皮细胞瘤进行鉴别。尽管椎体血管瘤可能与其他病变共存,但是典型的椎体血管瘤特征有助于诊断。可能需要行血管造影和活体组织检查。

对于有症状或侵袭性椎体血管瘤患者,治疗方式包括椎体成形术、经动脉栓塞、无水乙醇注射、放疗、手术,或者上述方法综合治疗。

参考文献:Gaudino S, Martucci M, Colantonio R, et al. A systematic approach to vertebral hemangioma. *Skeletal Radiol* 2015;44:25-36.

14　答案 C。淋巴瘤伴软组织成分。

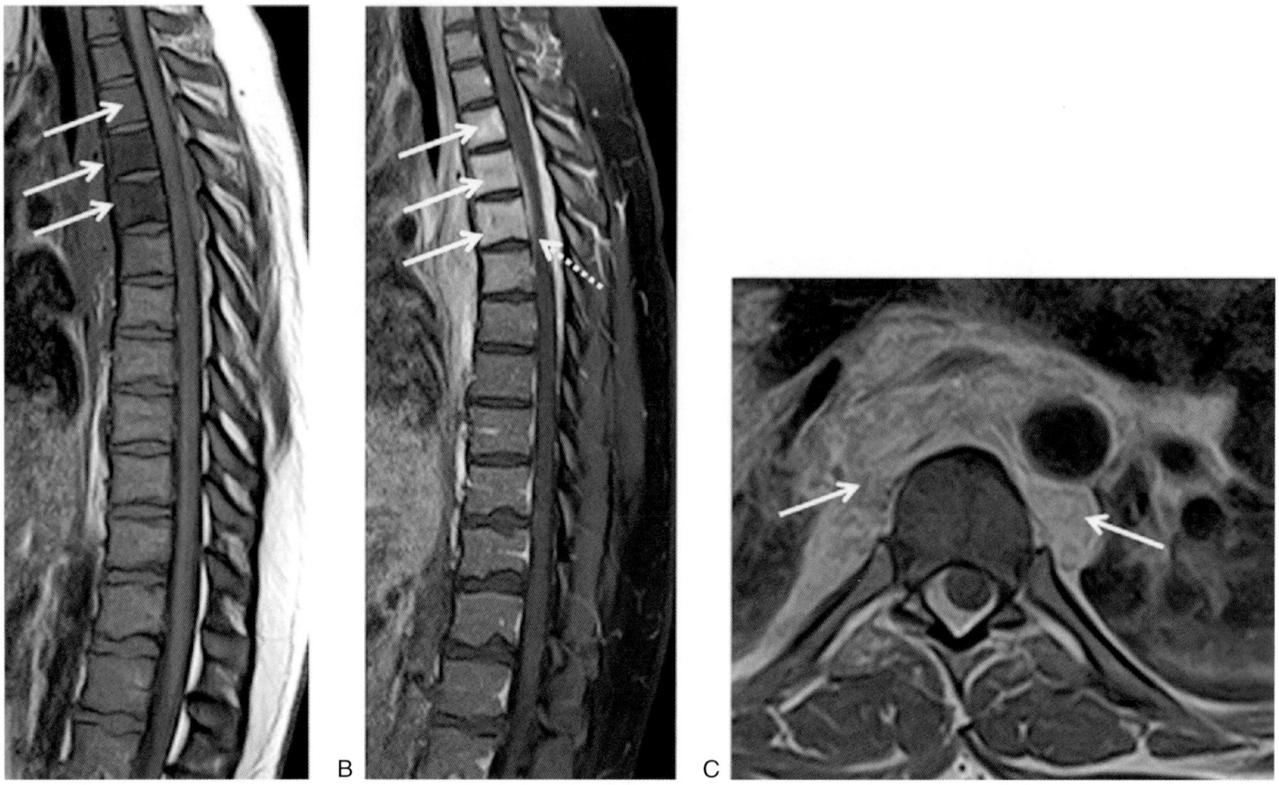

A B C

影像表现:矢状位 T1W 图像显示低信号的脊髓浸润(图 A),矢状位增强 T1W 图像可见病灶强化(图 B)。矢状位增强 T1W 图像显示腹侧硬膜外条状软组织信号(图 B,虚线箭头),轴位增强 T1W 图像显示椎旁软组织(图 C)。

讨论:脊柱淋巴瘤是淋巴瘤的少见表现,但却是脊柱三种最常见的恶性肿瘤之一(转移瘤最常见,多发性骨髓瘤次之)。常见于老年人,男性略多。临床表现为剧烈背部疼痛、病理性压缩性骨折(可导致椎体扁平)、由于病灶累及椎管导致神经功能缺损。最常见的病理类型是弥漫大 B 细胞淋巴瘤。

脊柱淋巴瘤的影像特征是骨髓浸润性 T1W 低信号和 T2W 高信号, 增强后病灶强化,可伴有相关的软组织成分。CT 和 X 线平片可显示穿凿样骨质破坏或骨质硬化。与感染类似,淋巴瘤也可以跨越椎间隙并出现死骨片。本例显示椎旁实性强化的软组织,与感染明显不同。治疗主要依靠化疗和放疗。当椎管严重受累和脊髓受压时,需要进行手术减压。

参考文献:Koeller KK,Shih RY. Extranodal lymphoma of the central nervous system and spine. *Radiol Clin North Am* 2016;54(4):649-671.

15a 答案 C。骨重塑的长期过程。MRI T2W 图像显示光滑波浪状骨质重塑伴明显的硬脊膜膨出。

15b 答案 B。硬脊膜膨出。本例为 NF1 患者,有明显的硬脊膜膨出。

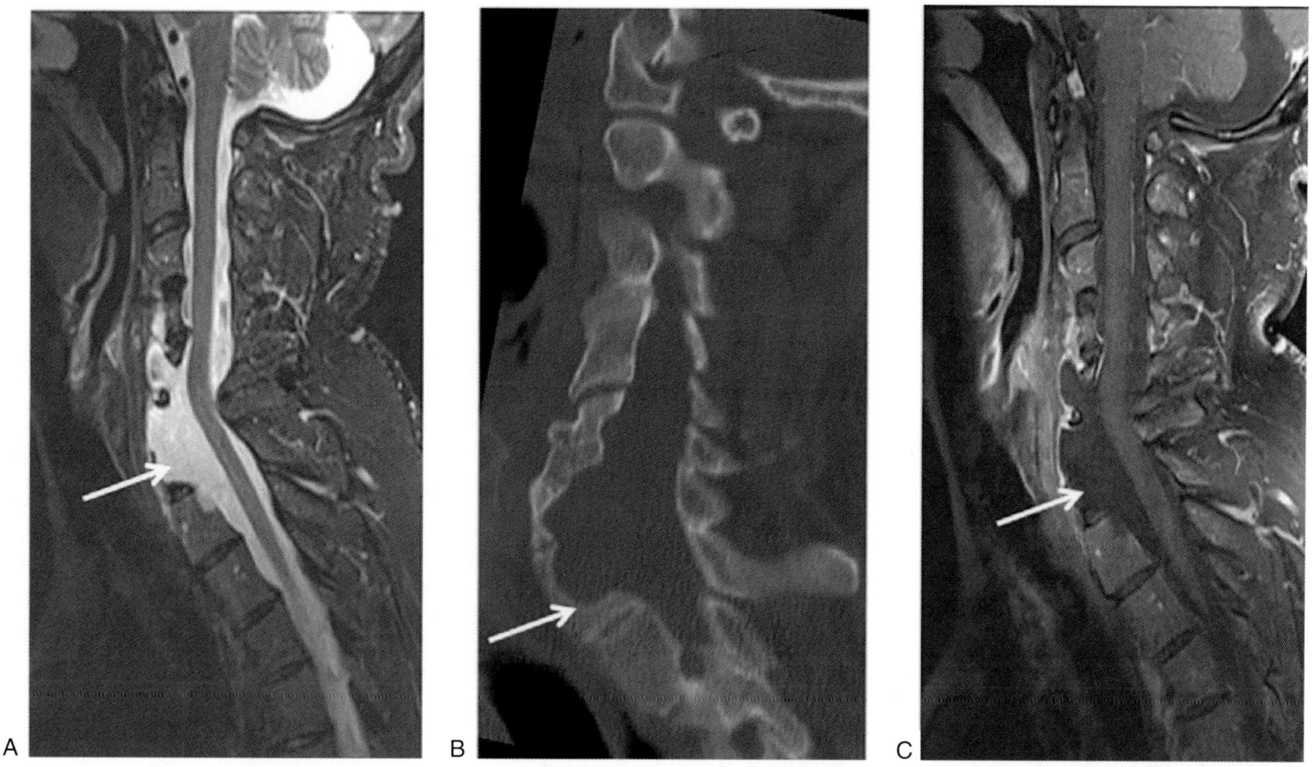

影像表现：矢状位 STIR、矢状位重组 CT 骨窗和矢状位增强脂肪饱和 T1W 图像显示颈髓中段脑脊液间隙扩张伴邻近骨质扇贝样改变，神经孔扩大伴左前外侧脊膜膨出（图 A 和图 B）。骨质无破坏。增强后无异常强化（图 C）。

讨论：由于中胚层发育不良导致的骨质薄弱和硬脊膜发育不良（NF1）或结缔组织疾病（马方综合征、Ehlers-Danlos 综合征）不能抵抗生理性脑脊液的压力，因此引起脊柱的脑脊液间隙扩大、椎体扇贝征和神经孔扩大。可伴有侧方硬脊膜膨出，即通过扩大的神经孔向外延伸形成硬脊膜憩室。与脊髓膨出不同，硬脊膜膨出表现为扩张的硬脊膜局限于椎管内。最好发于胸腰段，可能是由于肌肉较薄弱和胸部负压。

当椎体后部的扇贝样深度在胸椎>3mm、腰椎>4mm 时，称为“扇贝征”，可能与脊柱不稳和成角畸形相关。

鉴别诊断：椎体扇贝征的鉴别诊断包括脊柱肿瘤、强直性脊柱炎、软骨发育不全、脊髓空洞症、黏多糖贮积症、Ehlers-Danlos 综合征和马方综合征。

参考文献：Patel NB，Stacy GS. Musculoskeletal manifestations of neurofibromatosis type 1. *AJR Am J Roentgenol* 2012；199（1）：W99-W106. doi：10.2214/AJR.11.7811

Tortori-Donati P，Rossi A，Biancheri R，et al. Phakomatoses. In：Tortori-Donati P，Rossi A，eds. *Pediatric neuroradiology*，volume 1. Heidelberg，Germany：Springer，2005：775-776.

16a　答案 B。硬脊膜动静脉瘘。沿着脊髓背侧面可见大量 T2W 血流流空影，未见瘤巢。最可能的诊断是硬脊膜动静脉瘘。

16b　答案 C。继发于静脉充血的脊髓病。又称 Foix-Alajouanine 综合征，是由于血液回流到髓周静脉导致静脉压增高，进一步引起脊髓充血性缺血所致。

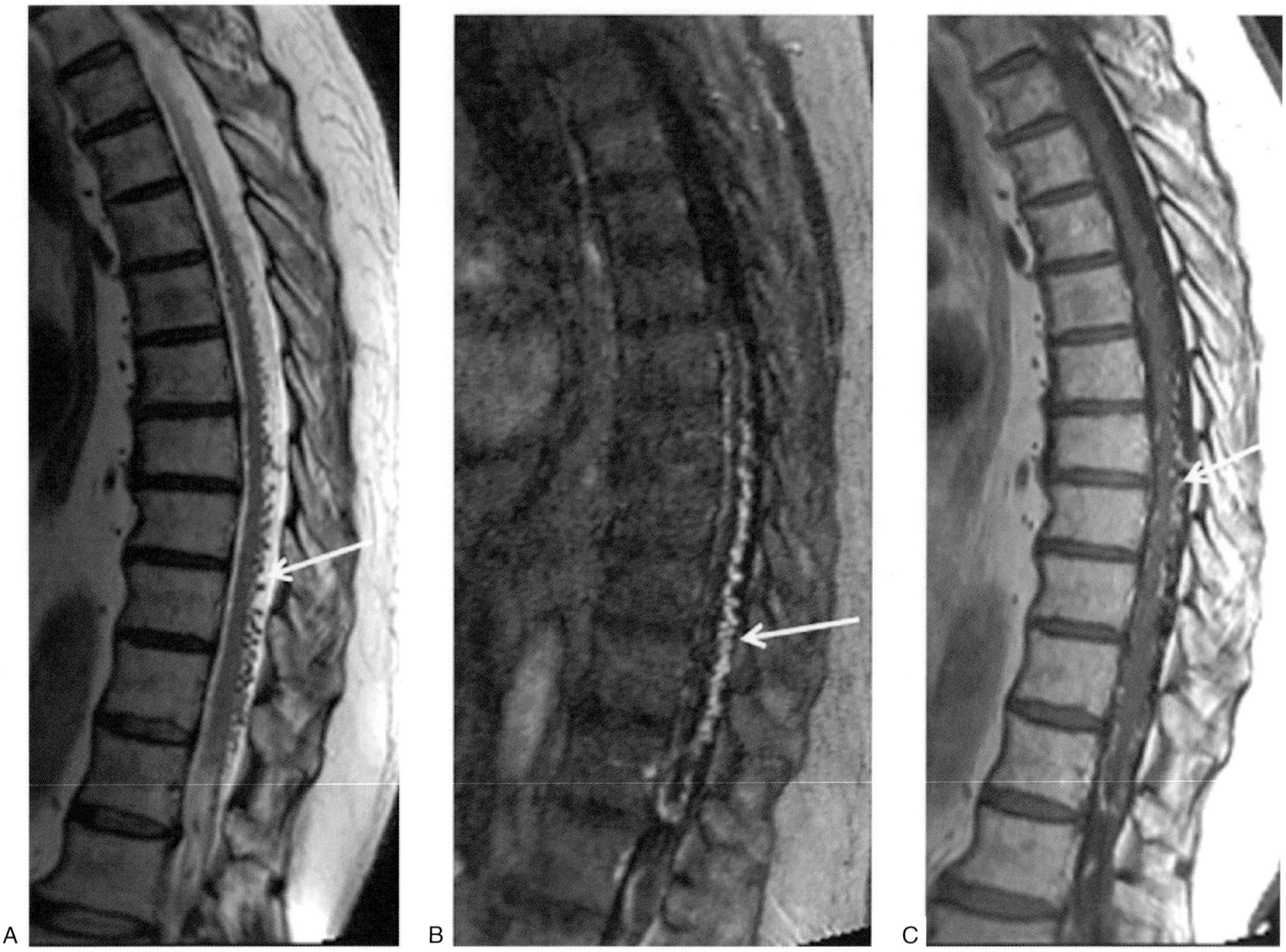

影像表现：T2W 图像显示沿着脊髓表面可见大量的血流流空（图 A），MRA 和矢状位增强 T1W 图像显示血流相关的强化（图 B 和图 C）。这些影像表现高度符合硬脊膜动静脉瘘。

讨论：硬脊膜动静脉瘘（DAVF）是一种髓内异常动静脉分流，通常累及脊神经根周围的根动脉硬脊膜支及根髓静脉，又称为脊髓血管畸形Ⅰ型，是最常见的脊髓血管畸形，约占 70%。

DAVF 的确切病因不明，通常是一种获得性疾病，发生于 50~60 岁，临床表现为非特异性的症状，例如，背部疼痛或与脊髓病相关的神经功能缺损。影像表现为由于髓周静脉扩张所致的 T2W 图像上大量的血流流空，增强 MRA 可以提高此征象的敏感性，特别是低流量分流的病例。由于髓周静脉回流导致静脉充血引起脊髓水肿和缺血。

选择性导管血管造影可有助于发现瘘管交通的部位，可以指导手术切除或经动脉栓塞治疗。

鉴别诊断：脊髓血管畸形Ⅱ型，又称为血管球状动静脉畸形，是最常见的髓内血管畸形，占所有脊髓血管畸形的 20 %。通常见于年轻患者，常发生于颈髓，伴有继发于出血的急性神经功能障碍。与Ⅰ型相比，Ⅱ型畸形存在髓内瘤巢。

参考文献：Krings T，Geibprasert S. Spinal dural arteriovenous fistulas. *AJNR Am J Neuroradiol* 2009；30（4）：639-648.

Saliou G，Krings T. Vascular diseases of the spine. *Handb Clin Neurol* 2016；136：707-716.

17 **答案 D。**锁骨下动脉窃血综合征。影像表现提示存在锁骨下动脉窃血的证据，左侧锁骨下动脉近段闭塞，左锁骨下动脉椎后段由左侧椎动脉供血。注意，超声显示同侧椎动脉的逆向血流。椎动脉本身通畅，未见夹层或重度狭窄。

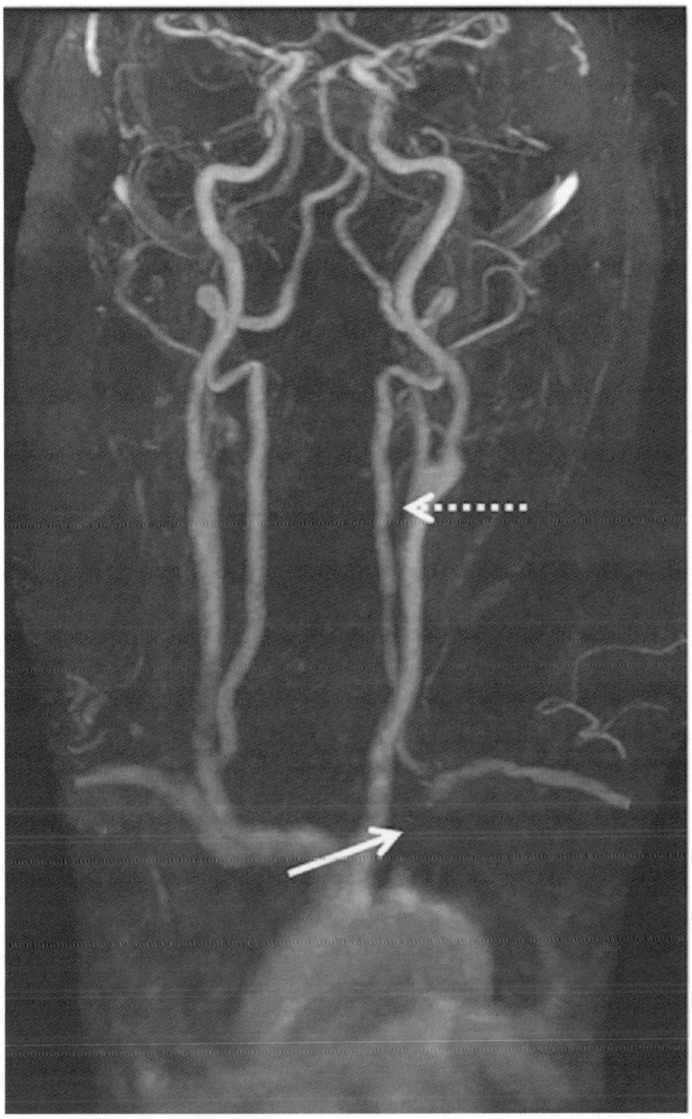
A

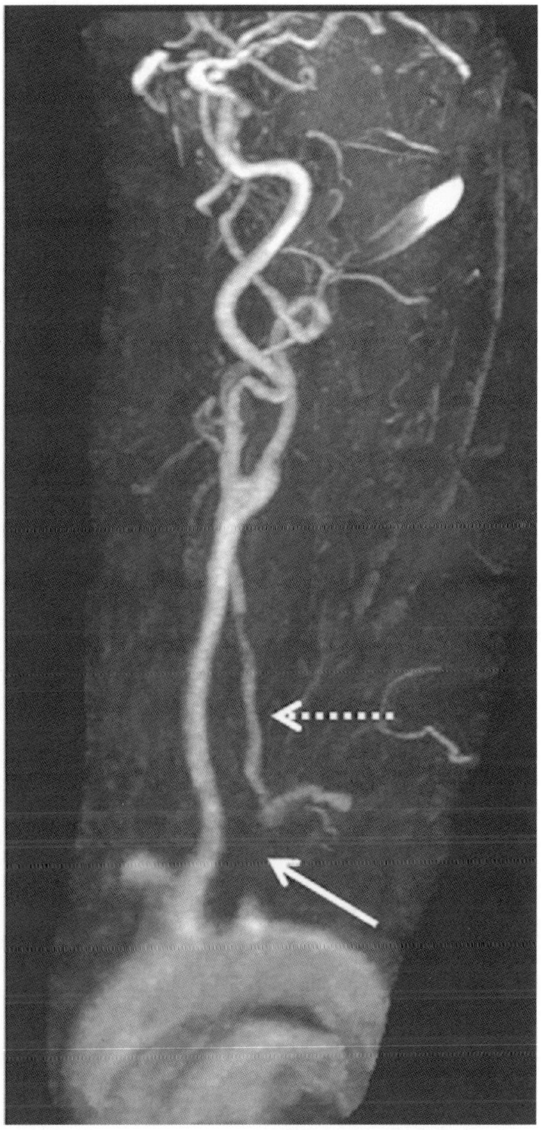
B

影像表现：左侧锁骨下动脉近段未见血流相关信号(图 A 和图 B，实线箭头)，左侧椎动脉可见血流信号(图 A 和图 B，虚线箭头)，左侧锁骨下动脉于椎动脉开口以远的血管段可见血流信号。

讨论：锁骨下动脉窃血综合征是一种血流动力学异常，由于同侧椎动脉开口之前的锁骨下动脉近段或无名动脉狭窄或闭塞而引起从同侧椎动脉向锁骨下动脉的逆向血流，该病可导致血液从后循环分流，产生椎-基底动脉供血不足的症状，例如，晕厥、共济失调和劳累后加剧的眩晕、短暂性脑缺血发作或卒中。患者常伴有上肢无力，这是由于逆向血流对组织灌注不足所致。

锁骨下动脉/无名动脉闭塞或狭窄可能是由于潜在的动脉粥样硬化性疾病、外源性压迫、巨细胞或大动脉炎等引起。在影像上，超声显示同侧椎动脉的逆流，CTA/MRA 能明确显示椎动脉或无名动脉近端闭塞或狭窄的位置,并且确认椎动脉开放。为解决椎动脉内血液逆流,需处理血管狭窄问题。

参考文献:Kargiotis O,Siahos S,Safouris A,et al. Subclavian steal syndrome with or without arterial stenosis:a review. *J Neuroimaging* 2016;26(5):473–480.

Saha T,Naqvi SY,Ayah OA,et al. Subclavian artery disease:diagnosis and therapy. *Am J Med* 2017;130(4):409–416.

18a 答案 A。由于严重低灌注引起的脊髓中央梗死。在术中或术后即刻可能发生严重低灌注,通常累及脊髓中央。N_2O(麻醉气体)的毒性可导致脊髓病变,典型表现为脊髓背柱受累。本例中脊髓病变的分布不常见于供应脊髓前 2/3 的脊髓前动脉梗死。

18b 答案 C。脊髓后动脉梗死。脊髓后部呈 ADC 低信号(图 C),结合脊髓病急性发作的临床症状,高度符合脊髓后动脉梗死。增强有助于该病的明确诊断,因为炎症、肿瘤、感染或脱髓鞘病变通常有强化,尤其是非肿瘤性病变的急性期。

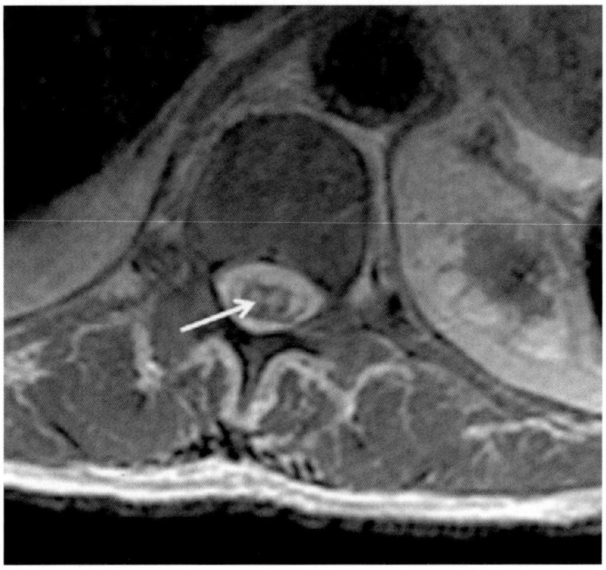

图 1

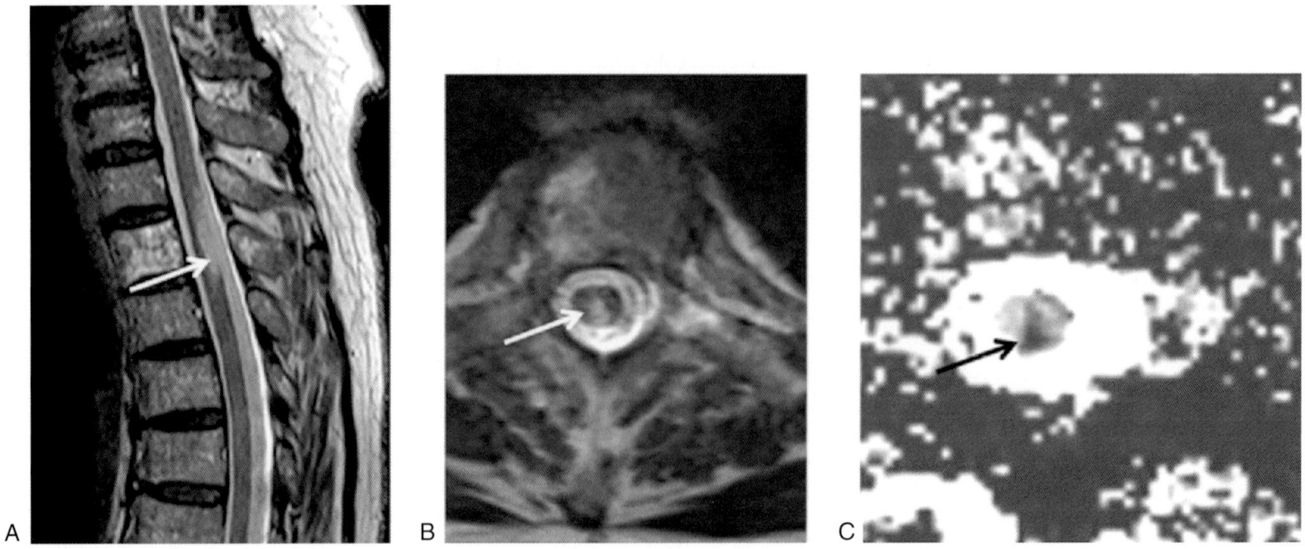

图 2

影像表现：图 1 显示脊髓中央 T2W 高信号，主要累及灰质。本例未提供 DWI 图像(DWI 信号改变是高度非特异性的)。结合围术期感觉障碍急性发作，最可能的诊断是脊髓中央梗死。

图 2 显示脊髓背柱可见 T2W 高信号(图 A 和图 B)，ADC 呈相对应的低信号，符合脊髓急性梗死。

讨论：脊髓梗死少见，但是致残率和死亡率较高。临床上，根据梗死的部位不同而表现为各种不同的急性症状，例如，自主神经功能障碍、截瘫或轻微无力等。病因各异，例如，创伤、动脉粥样硬化、夹层、栓塞、严重低灌注、隐匿性脊髓血管畸形等。

最常见的是脊髓前动脉梗死，其为脊髓前 2/3 的血供，特点是运动功能和痛温觉消失，而脊髓背柱的振动及本体感觉功能保留。脊髓前动脉是单干动脉，由椎动脉 V4 段发出的两根脊髓前动脉分支汇合而成，走行途中接收来自椎动脉、肋间动脉、腰动脉、甲状腺下动脉、骶外侧动脉、髂腰动脉和 Adamkiewicz 动脉等发出的节段性分支。Adamkiewicz 动脉或根髓大动脉很重要，供应脊髓的下 2/3 或圆锥。可起源于腰动脉或肋间动脉，通常位于左侧 T8 和 L1 之间，与脊髓前动脉呈特征性的发夹样吻合。

脊髓后动脉梗死通常是单侧的，这是因为脊髓后动脉是小脑后下动脉发出的成对动脉，脊髓后动脉梗死可累及后根、灰质后角和脊髓背柱，出现振动觉和本体感觉丧失。

少数情况下，严重低灌注可引起脊髓中央梗死，出现脊髓丘脑性感觉缺失。

MRI 是脊髓梗死的首选检查方法。在 MRI 上，脊髓梗死表现为 T2W 高信号、T1W 低信号、DWI 弥散受限。急性期脊髓梗死无强化，可以与急性期强化的炎症或肿瘤性病变鉴别。

参考文献：Vargas MI, Gariani J, Sztajzel R, et al. Spinal cord ischemia: practical imaging tips, pearls, and pitfalls. *AJNR Am J Neuroradiol* 2015;36(5):825-830.

White ML, El-Khoury GY. Neurovascular injuries of the spinal cord. *Eur J Radiol* 2002;42 (2):117-126.

第 12 章 脊柱先天性病变与发育异常

Gaurav Jindal, Pamela H. Nguyen, Rafeeque Bhadelia

问题

1 患者 A 主诉咳嗽诱导的头痛。患者 B 主诉上肢感觉障碍。行 MRI 检查进一步评估。关键图像如下所示。

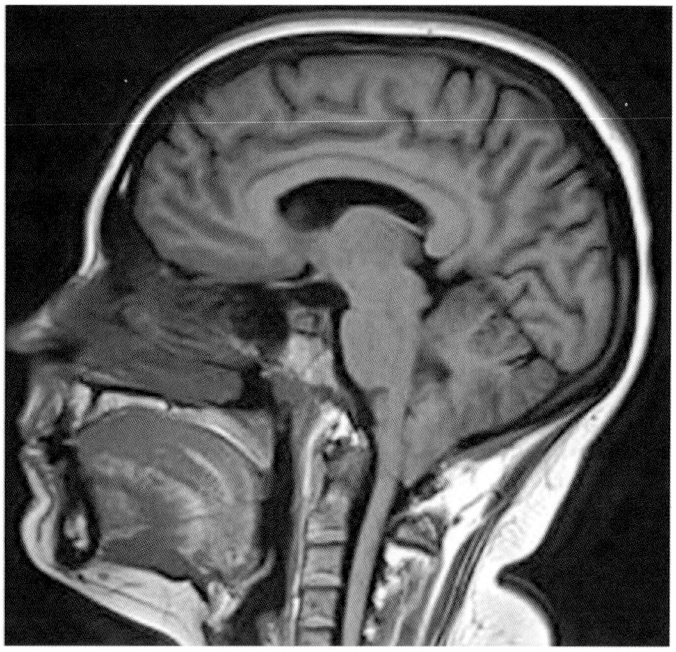

A

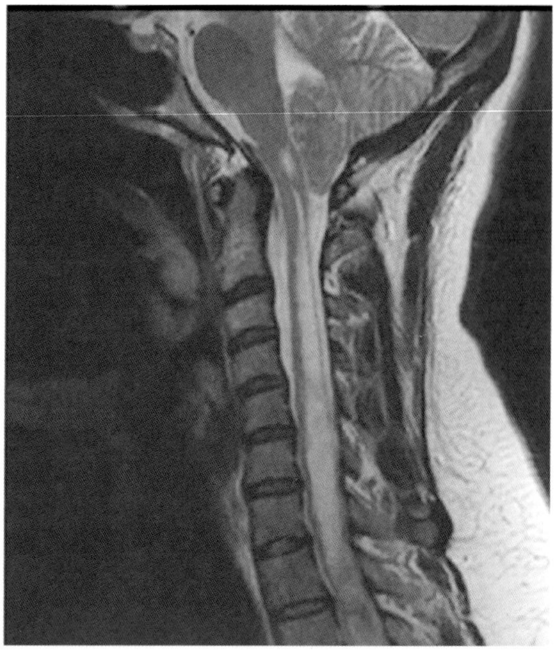

B

1a 根据图像表现,下列哪项诊断最正确?

A.2 例患者均为 Chiari Ⅰ 型畸形。

B.只有患者 A 为 Chiari Ⅰ 型畸形。

C.只有患者 B 为 Chiari Ⅰ 型畸形。

D.患者 A 为 Chiari Ⅰ 型畸形,患者 B 为 Chiari Ⅱ 畸形。

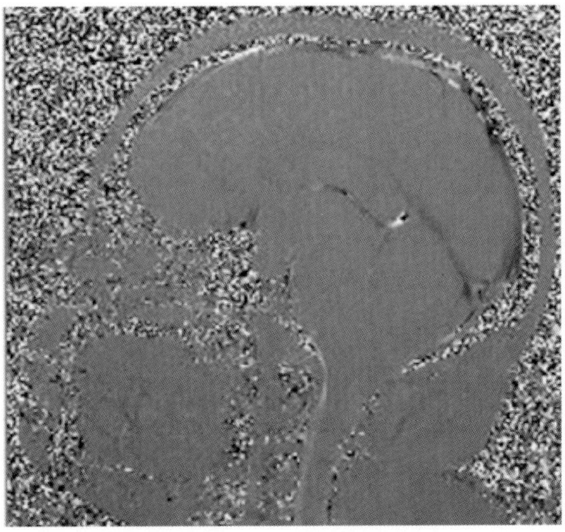

C

1b 行进一步检查以了解脑脊液的流体动力学状态，图像如上所示。使用的是下列哪种 MRI 成像序列？

A.3D 稳态梯度回波系列，如 CISS/FIESTA。 B.减影的 MRI 脊髓造影。

C.相位对比序列脑脊液流体测定。 D.3D 容积快速自旋回波 T1W 序列。

2 病史不详。

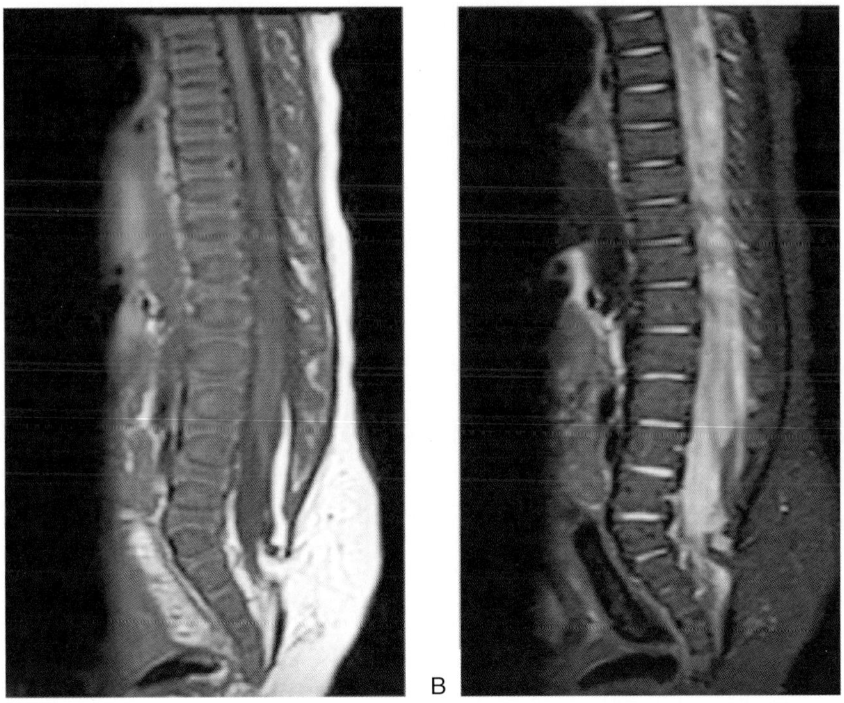

A B

2a 下列哪项诊断最恰当？

A.终丝脂肪瘤 B.脂肪型脊髓膨出

C.脊髓脊膜膨出 D.脂肪型脊髓脊膜膨出

2b 关于本病的描述，下列哪项正确？

A.神经基板-脂肪瘤界面位于椎管内。 B.神经基板-脂肪瘤界面超出椎管外。

C.覆盖脊柱裂的皮肤存在缺损。 D.脊髓圆锥位置正常。

3 2 例发育异常差异较大的患者（患者 A 和患者 B）的关键 MRI 图像如下所示。

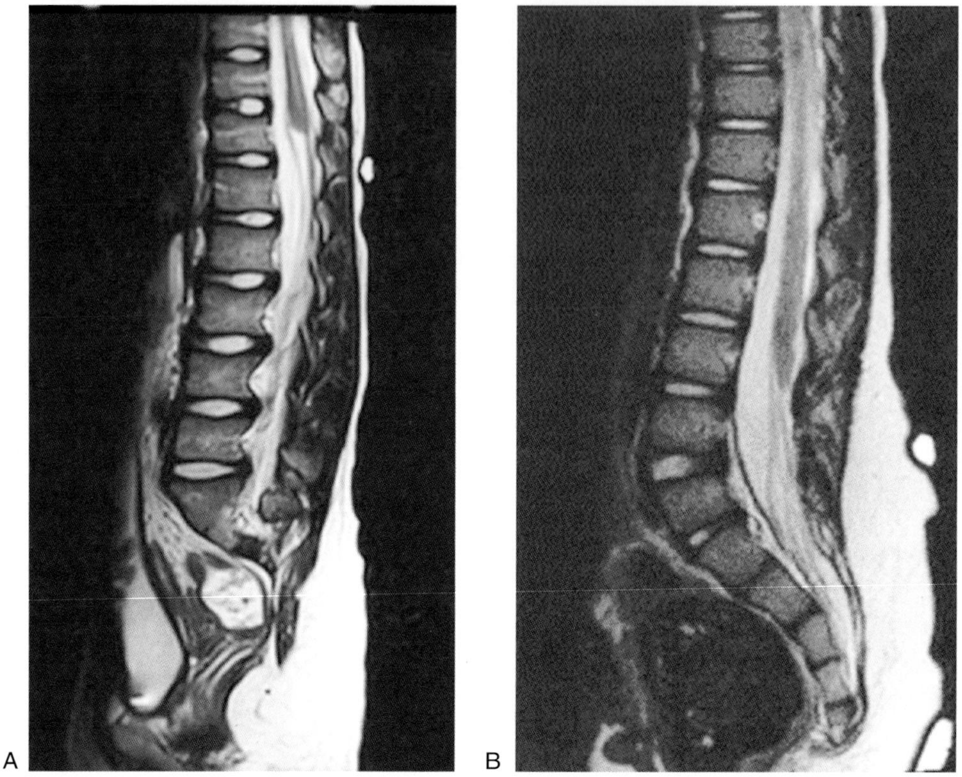

患者 A　　患者 B

3a 关于患者 A，下列哪项是最可能的诊断？

A. Ⅰ型尾部退化综合征 B. Ⅱ型尾部退化综合征

C.脊髓栓系 D.脊髓脊膜膨出

3b 关于患者 B，下列哪项是最可能的诊断？

A. Ⅰ型尾部退化综合征 B. Ⅱ型尾部退化综合征

C.脊髓栓系 D.脊髓脊膜膨出

4　患者平素体健,因腰背部疼痛行腰椎 MRI 扫描意外发现异常,关键 MRI 图像如下所示。

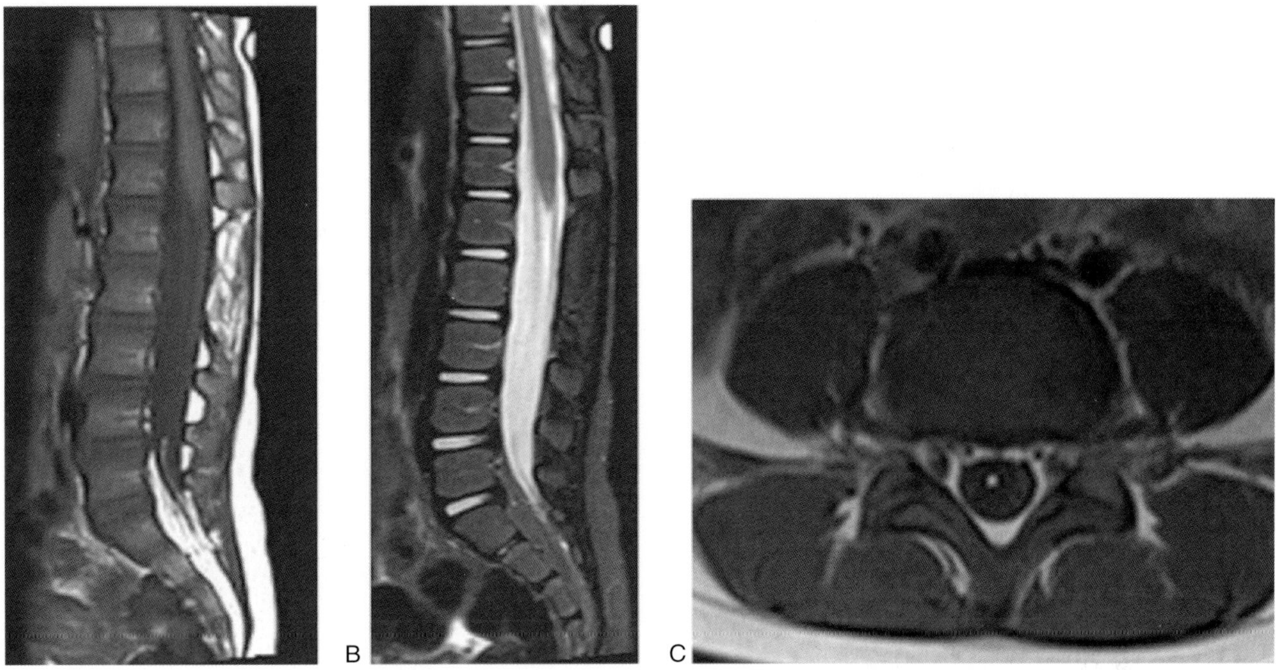

A　B　C

4a　下列哪项是最可能的诊断?

A.纤维脂肪瘤　　B.皮样囊肿

C.脊髓栓系　　D.脂肪型脊髓膨出

4b　下列哪项表现与本病相关?

A.脊髓圆锥位于正常的位置　　B.相关的神经管闭合不全

C.患者常有神经系统症状　　D.椎体分节异常

5　慢性腰背部疼痛患者,无神经根放射痛或神经系统症状。行 MRI 检查进一步评估,关键图像如下所示。

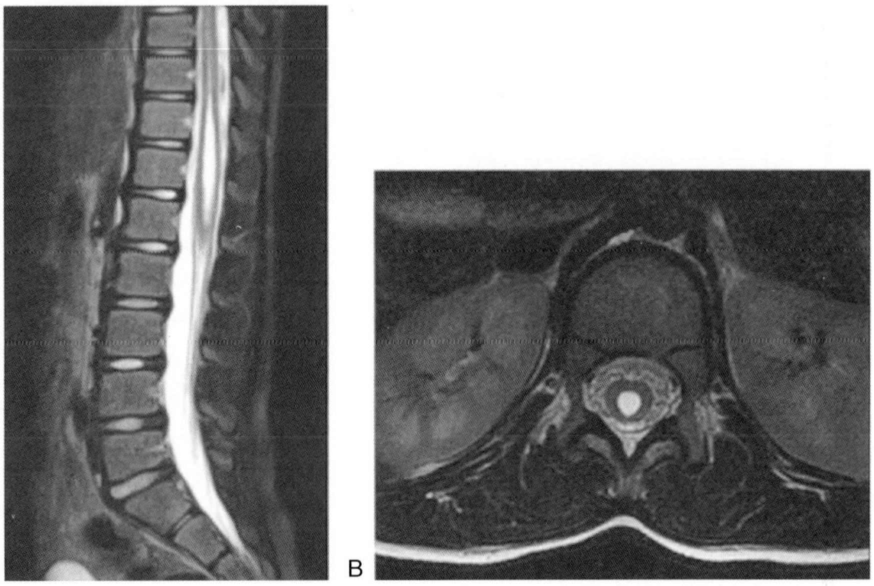

A　B

Images courtesy of Dr. Mai Lan Ho

根据以上图像表现,最可能的诊断是:

A.脊髓空洞症　　B.终室

C.黏液乳头型室管膜瘤　　D.脊髓栓系

6 最可能的诊断是:

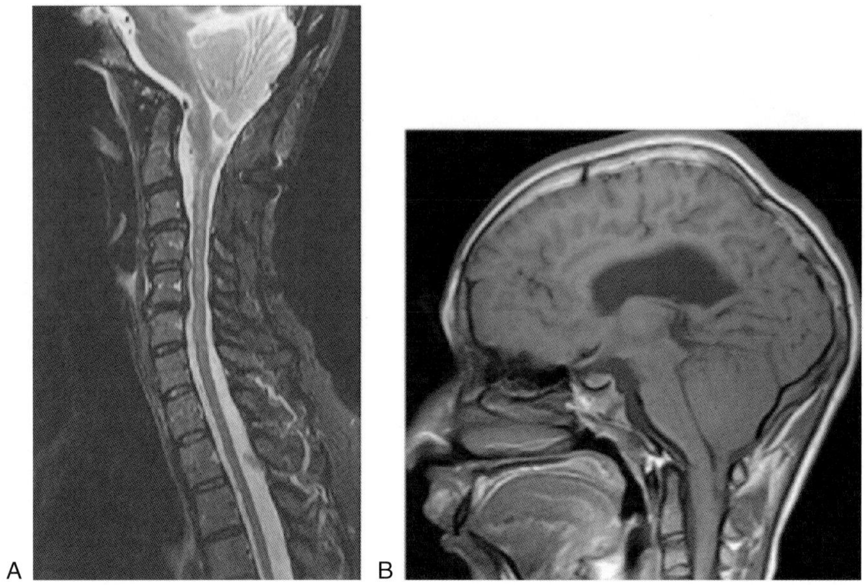

A.Chiari Ⅰ型畸形　　B.Chiari Ⅱ型畸形

C.低位小脑扁桃体　　D.Dandy-Walker 畸形

7 患儿女,16 岁,背部疼痛。腰椎侧位片显示 L5 椎弓峡部不连伴 L5 椎体轻度向前移位。

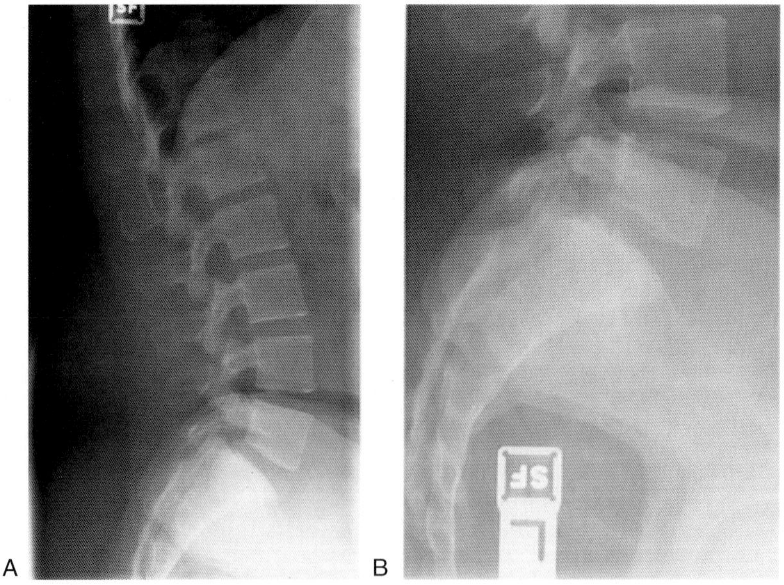

根据以上图像表现,下列哪项是可能的病因?

A.急性创伤　　B.先天性

C.肿瘤性　　D.反复应力损伤

8　1 例脊柱侧弯的患儿要求进一步检查。MRI 关键图像如下所示。

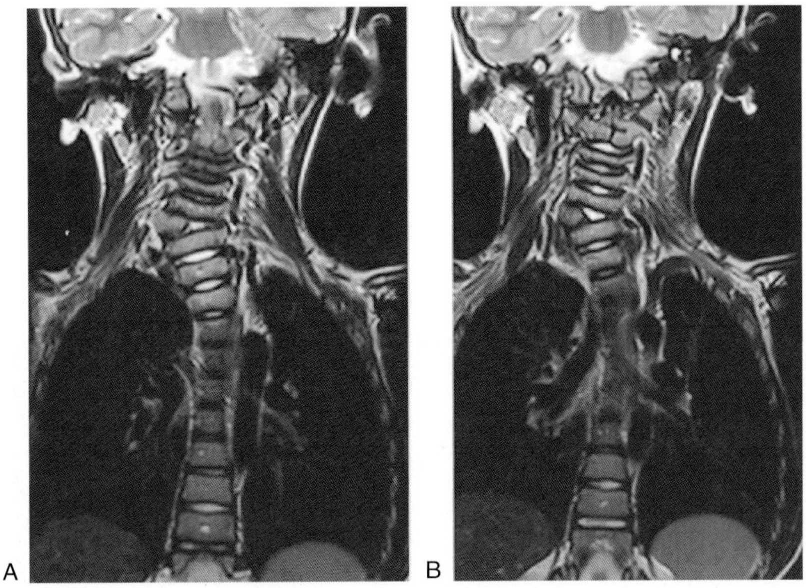

关于上述异常，下列哪项是最准确的描述？

A.脊椎分节异常　　B.神经管闭合不全

C.Chiari Ⅰ型畸形　　D.迷走左锁骨下动脉

9　1 例发育异常患者的关键图像如下所示。

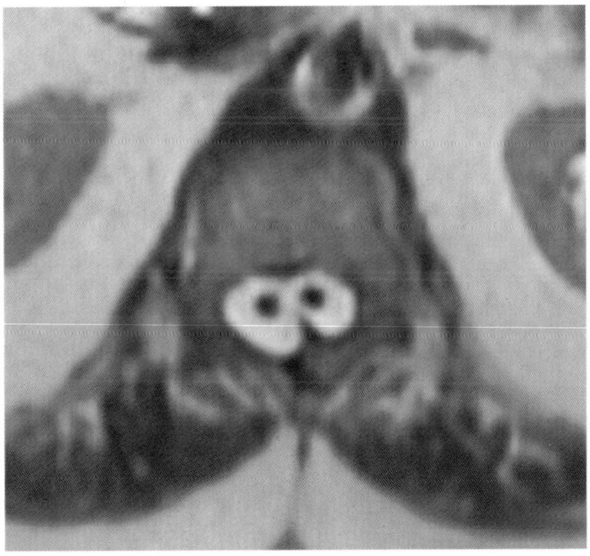

诊断是：

A.先天性块状椎　　B.神经管闭合不全

C.脊髓纵裂　　D.硬脊膜膨出

答案与解析

1a **答案 A。**2 例患者均为 Chiari Ⅰ 型畸形。2 例患者均有小脑扁桃体下垂,即小脑扁桃体下移到枕骨大孔以下至少 5mm,患者 B 有相关的脊髓空洞征,这些表现符合 Chiari Ⅰ 型畸形。

1b **答案 C。**相位对比序列脑脊液流体测定。图 C 为矢状位相位对比序列脑脊液流体测定,图中箭头所指为延颈髓交界背侧蛛网膜下隙内脑脊液流动信号缺失。

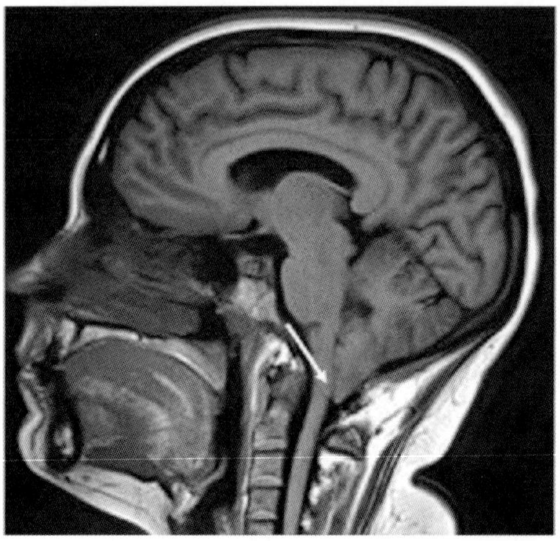
A

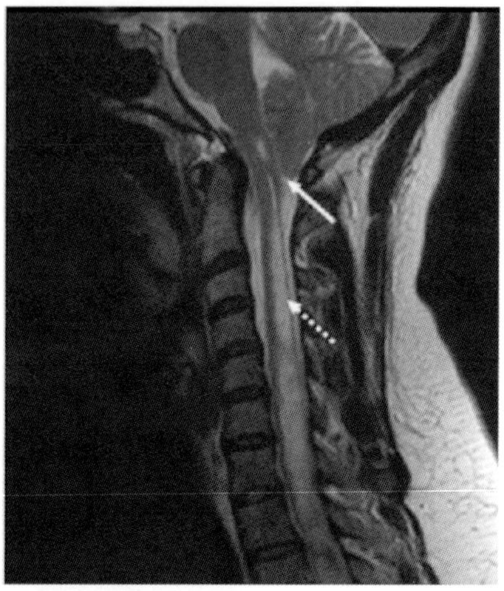
B

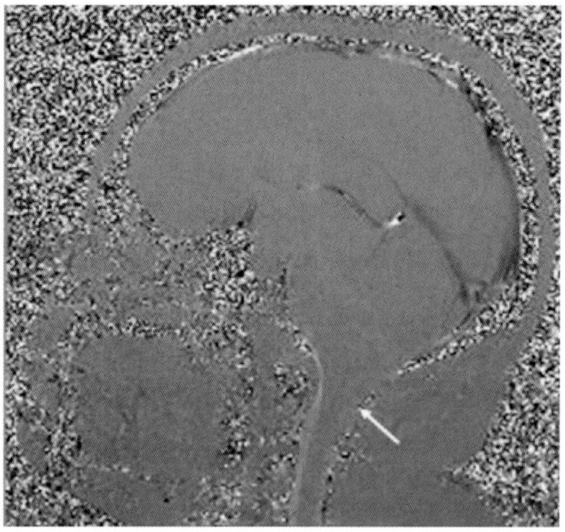
C

影像表现:患者 A 矢状位 T1W 和患者 B 矢状位 T2W 图像显示小脑扁桃体下垂(图 A 和图 B,实线箭头),患者 B 的脊髓上段可见空洞(图 B,虚线箭头)。图 C 的相位对比脑脊液流体测定显示背侧蛛网膜下隙脑脊液流动信号缺失(图 C,实线箭头)。

讨论: Chiari Ⅰ 型畸形。

Chiari Ⅰ 型畸形定义为小脑扁桃体下移到枕骨大孔之下至少 5mm。可为先天性或继发于后颅窝或颅颈交界区异常。移位的扁桃体末端呈特征性的尖状或钉子状。

Chiari Ⅰ 型畸形最常见的并发症来自脑脊液流体动力学改变,包括脊髓空洞症和脑积水。

最近有学者提出 Chiari 畸形 1.5 的概念，指同时具有 Chiari Ⅰ型畸形和脑干下移，典型表现为第四脑室下缘位于枕骨大孔水平之下。

相位对比脑脊液流体成像有助于评估枕骨大孔处脑脊液的流动状态。对于有症状的患者，主要采用枕骨下部切除术，也常常切除 C1 的后弓，以达到恢复正常脑脊液流动的目的。

参考文献：Barkovich AJ. Congenital anomalies of the spine. In：Barkovich AJ，Raybaud C, et al. *Pediatric neuroimaging*，5th ed. Philadelphia，PA：Lippincott Williams & Wilkins，2011.

Tubbs RS，Iskandar BJ，Bartolucci AA，et al. A critical analysis of the Chiari 1.5 malformation. *J Neurosurg* 2004；101(2 Suppl)：179-183.

2a 答案 B。脂肪型脊髓膨出。矢状位 T1W 和 STIR 图像显示脂肪信号，符合脂肪瘤，脂肪瘤位于腹侧的神经基板与背侧的脊柱闭合不全缺损之间，有完整的皮肤覆盖缺损处，最符合脂肪型脊髓膨出。

2b 答案 A。神经基板-脂肪瘤界面位于椎管内。根据上述提及的结构关系，交界面位于椎管内。

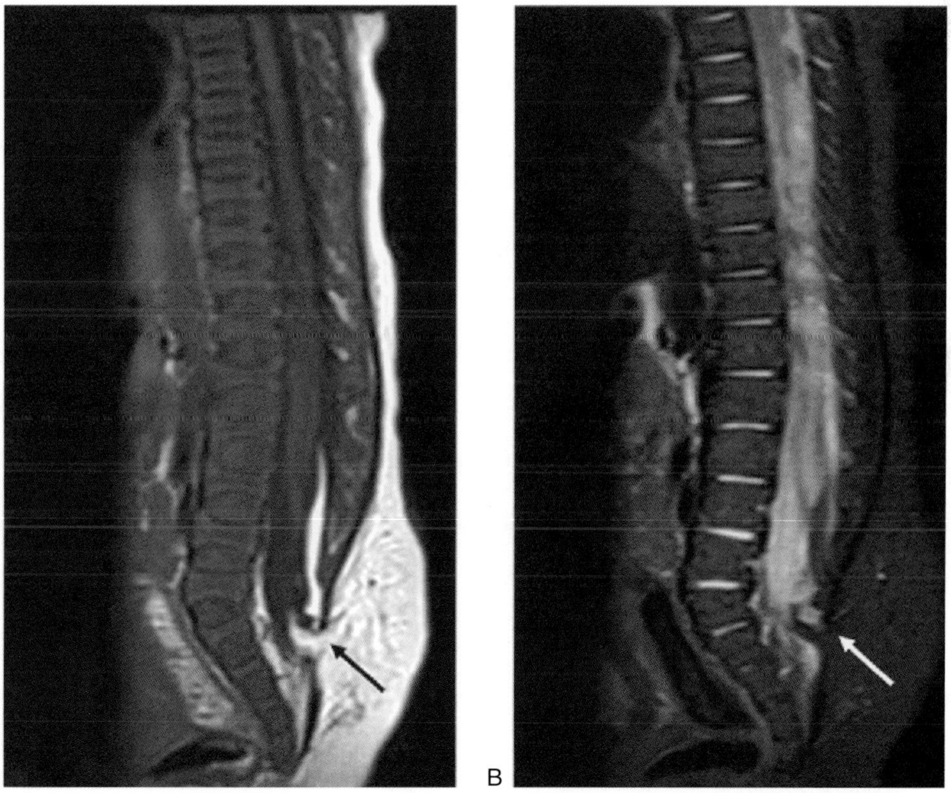

影像表现：矢状位 T1W(图 A)和 STIR(图 B)图像显示伴有末端脊髓空洞的脊髓栓系。腰椎管扩大。病灶含脂肪信号与脂肪瘤诊断相符(黑箭头)，脂肪瘤位于腹侧的神经板与背侧的骶骨闭合不全缺损之间，外覆完整的皮肤(白箭头)。

讨论：脂肪型脊髓膨出。

脂肪型脊髓膨出是指一种有皮肤覆盖的神经管闭合不全，以椎管内脂肪瘤通过后部的闭合不全缺损与皮下脂肪相连为特点。神经基板位于椎管内。如果神经基板通过闭合不全的缺损进入皮下组织,则为脂肪型脊髓脊膜膨出。脊髓脂肪瘤可位于硬膜内或硬膜外。

脊髓低位,并且栓系于椎管内脂肪瘤。通常在脂肪脊髓膨出水平可见椎管和蛛网膜下隙轻度扩张。

鉴别诊断:图像鉴别包括硬膜下脂肪瘤,其特征是脂肪瘤外覆以完整的硬脊膜,与皮下脂肪无相通。虽然常伴有脊髓栓系,但是椎管无扩张。

另一个重要的鉴别点是脊髓脊膜膨出为开放的神经管闭合不全,神经基板突出于椎管外,无皮肤覆盖,导致在子宫内暴露于羊水中,出生后暴露于空气中。

参考文献:Barkovich AJ. Congenital anomalies of the spine. In:Barkovich AJ,Raybaud C, et al. *Pediatric neuroimaging*,5th ed. Philadelphia,PA:Lippincott Williams & Wilkins,2011.

Rufener SL,Ibrahim M,Raybaud CA,et al. Congenital spine and spinal cord malformations— pictorial review. *AJR Am J Roentgenol* 2010;194(3 Suppl):S26–S37.

3a 答案 A。Ⅰ型尾部退化综合征。矢状位 T2W 显示位于 S1 之下的骶骨发育不全。脊髓圆锥终止于 T11~T12,呈钝圆形。

3b 答案 B。Ⅱ型尾部退化综合征。矢状位 T2W 显示低位的脊髓圆锥终止于 L3 下缘水平,尾骨发育不全。

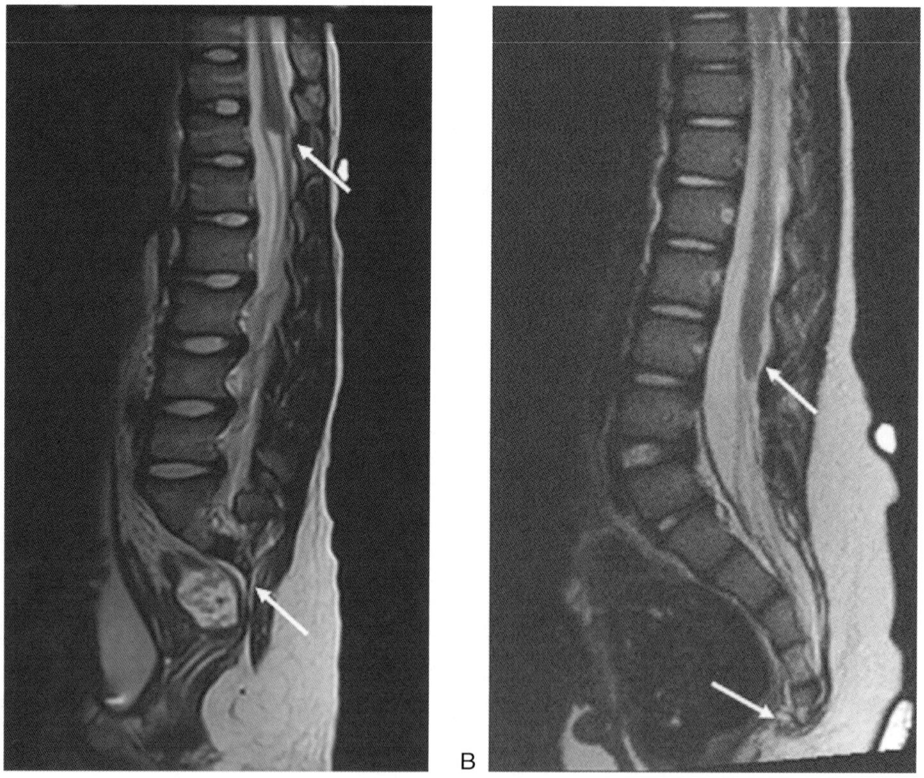

A 患者 A　　B 患者 B

讨论:尾部退化综合征。

尾部退化综合征是一种复杂的先天性畸形,其特征是不同程度的腰骶椎发育不全伴脊髓畸形。根据脊髓圆锥的位置,可以分为 2 种类型:

Ⅰ型:脊髓圆锥异常高位(L1 以上),尾端钝圆或呈楔形,伴 S1 以上的骶骨异常。

Ⅱ型：低位脊髓栓系，伴有不太严重的骶骨发育异常，通常位于 S2 以下。

在评估相关的泌尿生殖系统或胃肠道畸形的时候，通常应首先考虑本病的可能。最常见的泌尿生殖系统畸形包括肾脏发育不全和肾积水，而相关的胃肠道畸形通常是肛门闭锁。除了腰骶椎发育不全，患者也可伴有脊椎分节异常；因此，为了全面评估病情，应行全脊柱检查。本病与糖尿病胚胎病相关，尤其是胰岛素依赖的糖尿病妊娠女性。

妊娠早期超声筛查可显示胎儿的顶臀长缩短，而孕中期胎儿检查可更好地显示骶骨发育不全和相关的泌尿生殖系统畸形。

参考文献：Barkovich AJ. Congenital anomalies of the spine. In：Barkovich AJ，Raybaud C, et al. *Pediatric neuroimaging*，5th ed. Philadelphia，PA：Lippincott Williams & Wilkins，2011.

Stroustrup Smith A，Grable I，Levine D. Case 66：caudal regression syndrome in the fetus of a diabetic mother. *Radiology* 2004；230(1)：229–233.

4a　答案 A。纤维脂肪瘤。

4b　答案 A。脊髓圆锥位于正常位置。

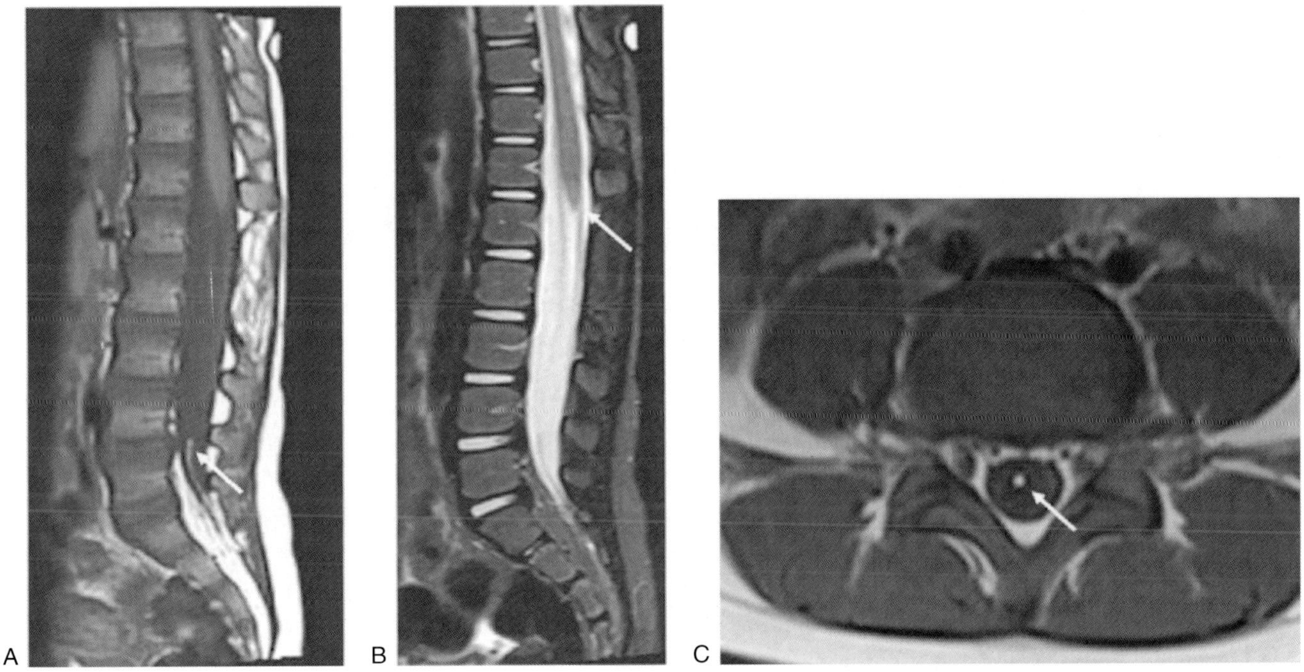

影像表现：矢状位 T1W 图像显示 L4~S1 水平的终丝内高信号（图 A，箭头），在 STIR 序列图像上高信号被抑制。脊髓圆锥的位置正常（图 B，箭头）。远端含脂肪的终丝向后栓系于硬膜囊背侧。轴位 T1W 图像显示远端终丝内脂肪信号，本例终丝无异常增厚。图像表现符合脂肪终丝或纤维脂肪瘤。

讨论：终丝纤维脂肪瘤或脂肪终丝。脂肪终丝是指在无症状患者的正常大小的终丝中（横径<2mm）发现脂肪。最常为偶然发现，无须进一步检查。

鉴别诊断：与其他含脂肪的病灶进行鉴别很重要，如椎管内脂肪瘤（病灶更大）、皮样囊肿/表皮样囊肿（图像表现更复杂）、脂肪型脊髓膨出（伴脊柱后部融合异常）以及脊髓栓系（低位的脊髓圆锥）。MRI 典型征象为终丝内的 T1W 高信号，在脂肪饱和序列上被抑制。

参考文献：Barkovich AJ. Congenital anomalies of the spine. In：Barkovich AJ，Raybaud C，et al. *Pediatric neuroimaging*，5th ed. Philadelphia，PA：Lippincott Williams & Wilkins，2011.

Bulsara KR，Zomorodi AR，Enterline DS，et al. The value of magnetic resonance imaging in the evaluation of fatty filum terminale. *Neurosurgery* 2004；54(2)：375-379；discussion 379-380.

5 答案 B。终室。

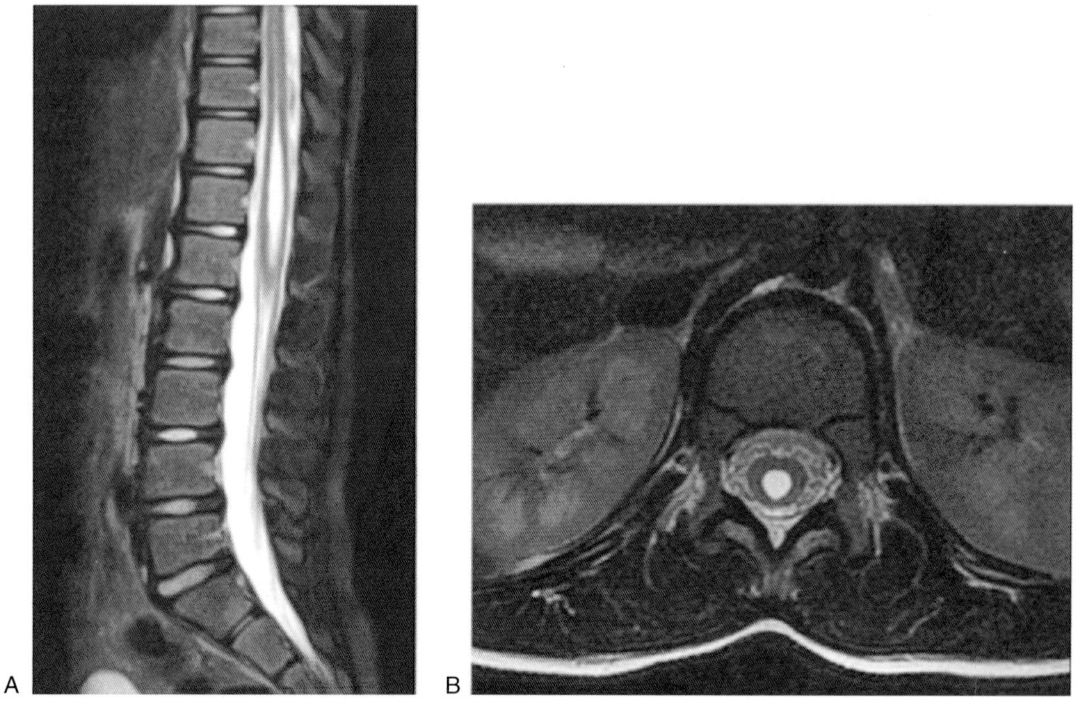

Images courtesy of Dr. Mai Lan Ho

影像表现：矢状位和轴位 T2W 图像显示远端脊髓中央管扩张。注意椎管内无其他异常，邻近的脊髓/脊髓圆锥无相关信号改变。

讨论：终室。在无症状的患者中，偶然发现在脊髓圆锥内可见脊髓中央管轻度扩张，在无强化、无分隔、无偏心分布或无脊髓栓系的情况下，无须进一步检查。

终室又称为脑室末端或第五脑室，常为意外发现，尤其在幼儿。有时也可在新生儿行脊髓超声检查时发现该病。

鉴别诊断：终室与脊髓空洞症（常伴有其他发育异常）和肿瘤的鉴别诊断很重要，尤其当发现中央管囊状扩张时。对疑似脊髓圆锥肿瘤的患者行增强 MRI，当病灶显示无强化、无结节或无分隔时，有助于终室的诊断。

参考文献：Ciappetta P，D'urso PL，Luzzi S，et al. Cystic dilation of the ventriculus terminalis in adults. *J Neurosurg Spine* 2008；8：92-99.

Coleman LT，Zimmerman RA，Rorke LB Ventriculus terminalis of the conus medullaris：MR findings in children. *AJNR Am J Neuroradiol* 1995；16(7)：1421-1426.

6　答案 B。Chiari Ⅱ 型畸形。

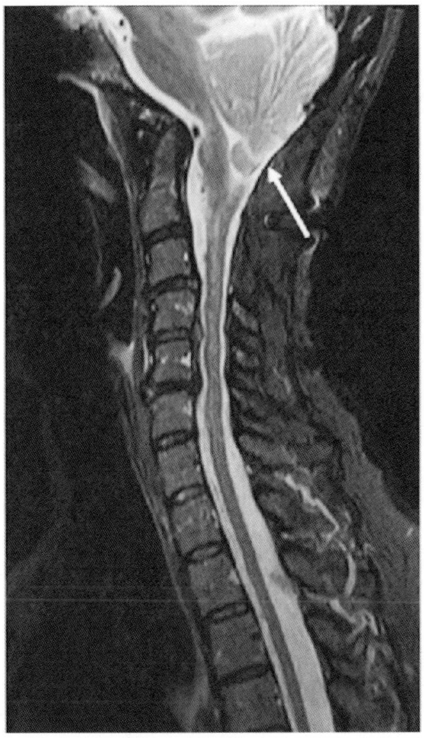
A

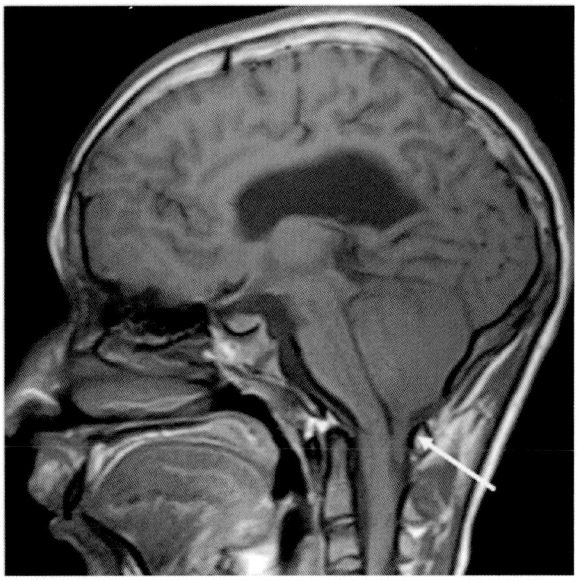
B

影像表现：矢状位 STIR 和矢状位 T1W 图像显示后颅窝小、小脑蚓部下移(图 A,箭头)、延颈髓扭曲(图 B,箭头)、顶盖呈鸟嘴状外观以及第四脑室扁平,诊断为 Chiari Ⅱ 型畸形。

讨论：Chiari Ⅱ 型畸形。

Chiari Ⅱ 型畸形是一种先天性的后脑畸形，由于发育较小的后颅窝无法容纳正常生长的脑干和小脑所引起。小脑向两侧通过增宽的小脑幕切迹向上移位(挤压顶盖呈鸟嘴状),向下进入上颈段椎管导致第四脑室变得扁平。与 Chiari Ⅰ 型畸形不同,Chiari Ⅱ 型畸形是小脑蚓下疝,而 Chiari Ⅰ 型畸形是小脑扁桃体下疝。

小脑也可以向前外侧延伸至桥小脑角池(包绕在脑干周围),并伴有岩骨凹陷。

延颈髓扭曲是由于延髓下移进入到颈段椎管所致。几乎所有的患者均有脊髓脊膜膨出,需要在出生后立即闭合。通常存在幕上病变,包括脑积水、胼胝体发育异常以及灰质异常,如灰质异位和多小脑回。

参考文献：Barkovich AJ. Congenital anomalies of the spine. In:Barkovich AJ,Raybaud C, et al. *Pediatric neuroimaging*,5th ed. Philadelphia,PA:Lippincott Williams & Wilkins,2011.

Geerdink N,van der Vliet T,Rotteveel JJ,et al. Essential features of Chiari II malformation in MR imaging:an interobserver reliability study—part 1. *Childs Nerv Syst* 2012;28 (7):977-985. doi:10.1007/s00381-012-1761-5.

7 **答案 D。**反复应力损伤。本病的病因是慢性应力相关的损伤导致椎弓峡部断裂。最常发生于<10 岁的患儿,在出生时并无此表现。

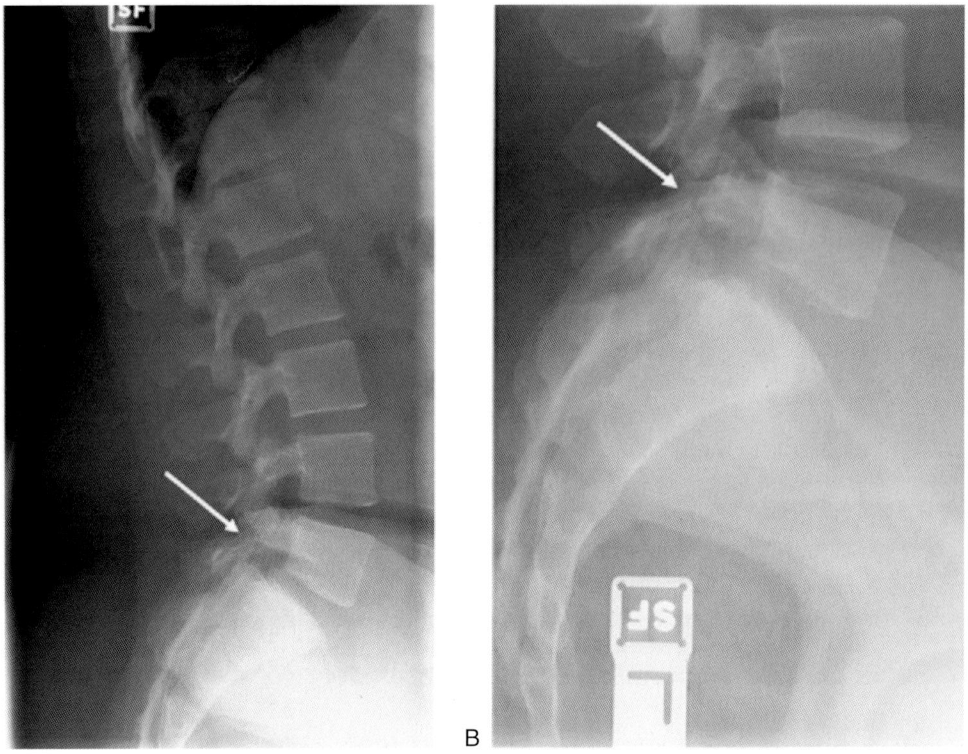

A B

影像表现:腰椎侧位片显示椎弓峡部(上下关节突骨性连接处)异常透亮线。此为峡部不连/椎弓崩裂。最常见于 L5,其次是 L4。

讨论:峡部不连。峡部不连可导致受累椎体不同程度向前滑脱。病因可能是慢性应力损伤导致峡部断裂。最常见于<10 岁的患儿,在出生时无此表现。

X 线平片和正中矢状位 CT 图像可以很好地显示骨质缺损伴硬化边以及相关的椎体前移。在轴位 CT 图像上可见椎管扩大,表现为前后径增大。除了显示椎弓峡部不连外,MRI 也可显示反应性骨髓改变。其他的辅助征象包括水平走行的神经孔和椎体后部楔形变。

椎体滑脱可以发生在无峡部不连的退行性小关节病及外伤急性骨折。但是,峡部急性骨折无骨硬化边,并且通常伴有其他相关的脊柱骨折。

治疗主要采用保守的手术融合和(或)对椎体向前滑脱及神经功能缺损程度高的病例采用椎体后路减压术。

参考文献: Jinkins JR, Matthes JC, Sener RN, et al. Spondylolysis, spondylolisthesis, and associated nerve root entrapment in the lumbosacral spine: MR evaluation. *AJR Am J Roentgenol* 1992;159(4):799–803.

Standaert CJ, Herring SA, Halpern B, et al. Spondylolysis. *Phys Med Rehabil Clin N Am* 2000;11:785.

8 答案 A。脊椎分节异常。

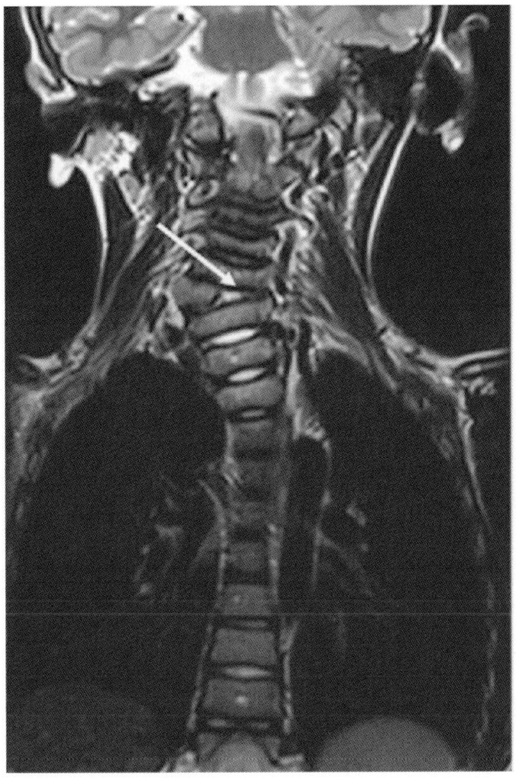

影像表现：冠状位 T2W 图像显示 C6 半椎体畸形(箭头)。

讨论：脊椎分节异常。

脊椎分节异常是由胚胎发育过程中椎体发育异常引起的。可为偶然发现或先天性脊柱侧弯患者行图像检查时被发现。分节异常包括椎体发育异常、半椎体畸形、蝴蝶椎(矢状劈裂)、冠状椎体裂和块状椎。一侧(右或左)半椎体畸形是由于 1/2 椎体未骨化所致，表现为先天性脊柱侧弯。腹侧或背侧半椎体畸形是由于椎体的腹侧半或背侧半未骨化所致，可表现为明显的脊柱后凸或脊柱前凸。

蝴蝶椎表现为椎体的矢状劈裂，由椎体的 2 个侧半部分未融合所致。冠状位显示最好。脊椎分节不全是由于椎体的先天性融合所致，可以累及椎体的前部或后部或两者均受累。

参考文献：Schwartz ES, Barkovich AJ. Congenital anomalies of the spine. In：Barkovich AJ，Raybaud C, et al. *Pediatric neuroimaging*，5th ed. Philadelphia，PA：Lippincott Williams & Wilkins，2011.

Kumar R，Guinto FC Jr，Madewell JE，et al. The vertebral body：radiographic configurations in various congenital and acquired disorders. *Radiographics* 1988；8(3)：455-485.

9 答案 C。脊髓纵裂。

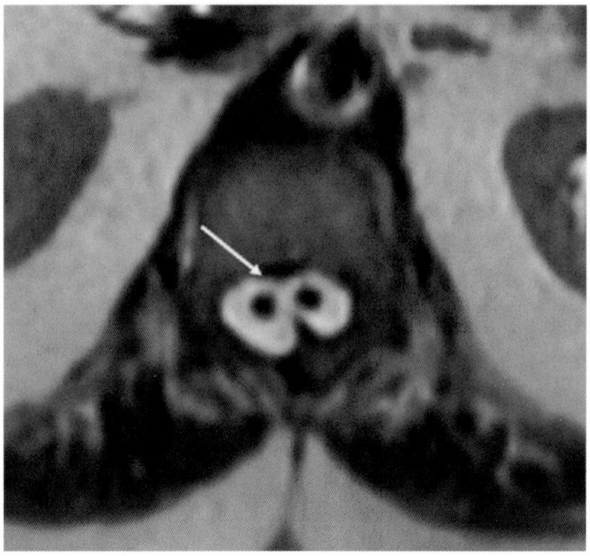

影像表现：轴位 T2W 图像显示脊髓分裂成两半(箭头)。

讨论：脊髓纵裂/脊髓分裂畸形。

脊髓纵裂/脊髓分裂畸形是指脊髓矢状分裂成两半脊髓，继发于骨性或纤维软骨性分隔。每半脊髓有前角、后角及相关的神经根。脊髓受累的范围不一。胸腰段最常见。

经典的脊髓分裂畸形可以分为两型：

1 型：两半脊髓有各自的硬脊膜囊。

2 型：两半脊髓在共同的硬脊膜囊内。

脊髓纵裂常伴有脊椎分节异常、节段间椎板融合和神经管闭合不全。最常在儿童期因进行性脊柱侧弯或出现皮肤异常(如多毛斑)而得到诊断，这种情况见于半数以上的病例。

参考文献：Huang SL，He XJ，Xiang L，et al. CT and MRI features of patients with diastematomyelia. *Spinal Cord* 2014；52：689-692. doi：10.1038/sc.2014.68.

Rufen SL，Ibrahim M，Raybaud CA，et al. Congenital spine and spinal cord malformations— pictorial review. *AJR Am J Roentgenol* 2010；194(3 Suppl)：S26-S37.

第 3 部分　头颈部

第 13 章　颈部软组织

Syed Adil Aftab, Da Niel Thomas Ginat

问题

1　图中所示的右侧颈部异常淋巴结位于哪个区？

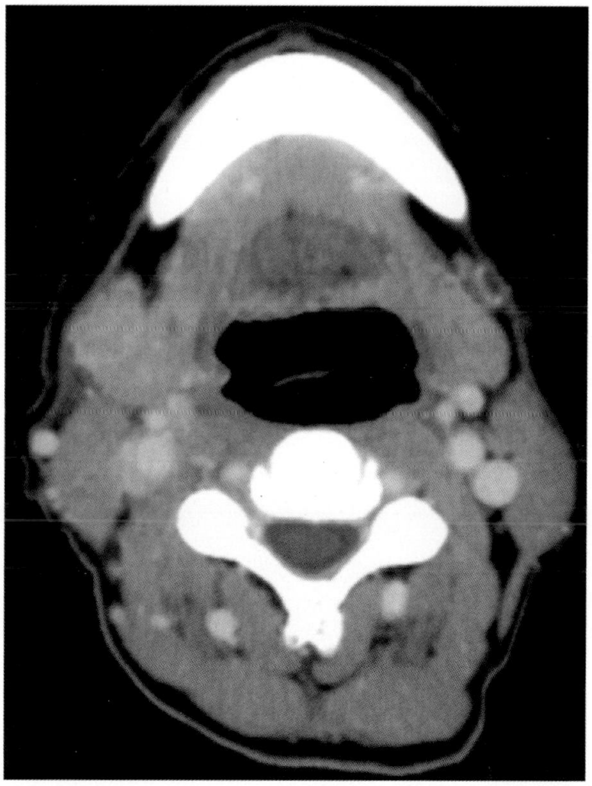

A. Ⅰ A 区　　B. Ⅰ B 区

C. Ⅱ A 区　　D. Ⅱ B 区

2　图中所示右侧颈部肿大伴坏死的淋巴结位于哪个区？

A. Ⅲ区　　B. Ⅳ区

C. Ⅴ A 区　　D. Ⅴ B 区

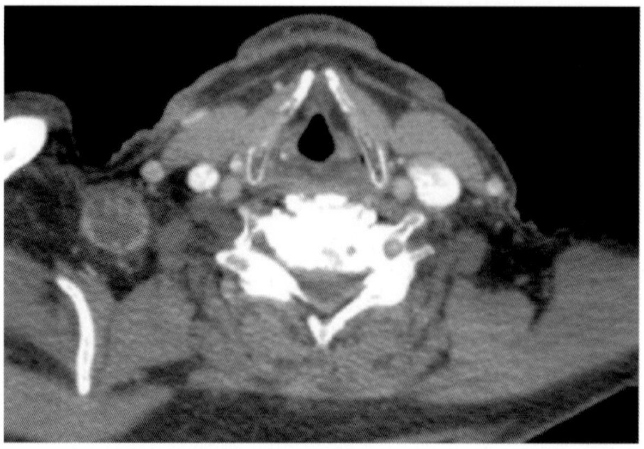

3 下图所示的异常影像学表现由哪对脑神经受损所致？

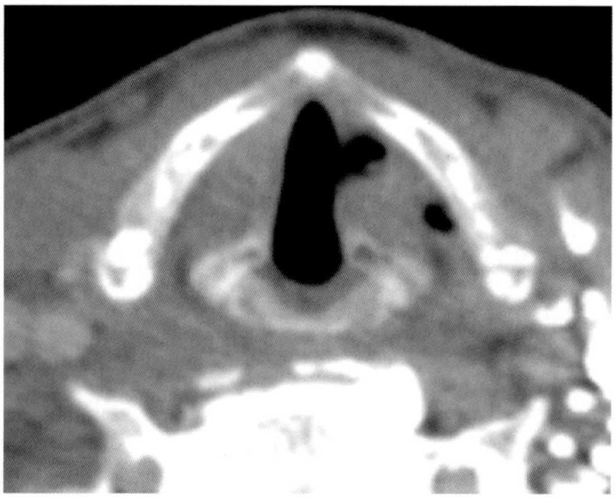

A.舌咽神经　　B.迷走神经
C.副脊神经　　D.舌下神经

4 图中所示病灶位于哪个间隙？

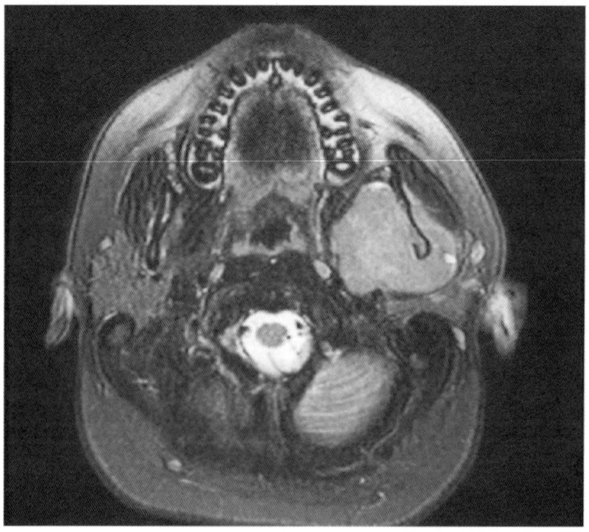

A.咀嚼肌间隙　　B.咽旁间隙
C.颈动脉间隙　　D.腮腺间隙

5　关于该图所示，下列哪项描述正确？

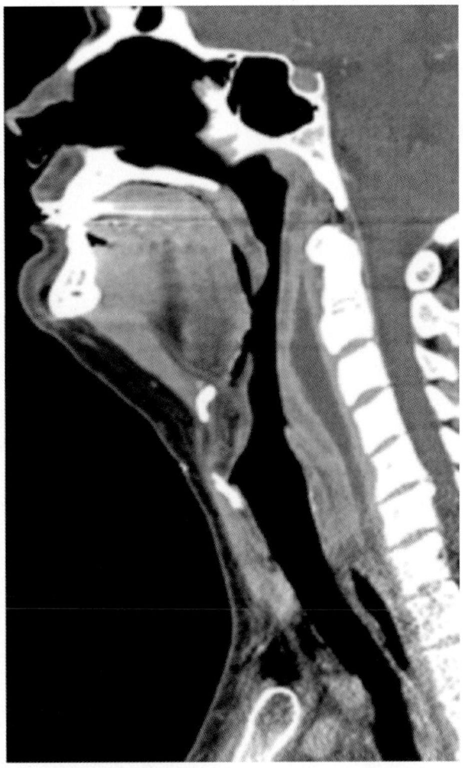

A.该病变可通过危险间隙蔓延至纵隔。　　B.该病变成人较儿童多见。

C.该病变多由穿透伤所致。　　D.壁强化不能鉴别该病与积液。

6　患者颈部疼痛数周，下图为颈部平扫 CT 图像，下一步最适合的处理措施是：

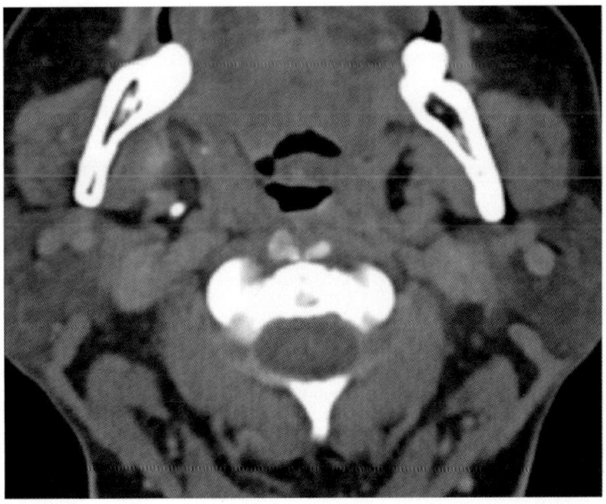

A.手术　　B.抗生素治疗

C.颈部 MRI　　D.非甾体抗炎药治疗

7　患者表现为持续数天的咽喉痛和新发胸痛，体格检查示扁桃体黏膜红肿，伴红斑及脓性渗出。颈部增强 CT 图像如下所示，下一步最适合的处理措施是：

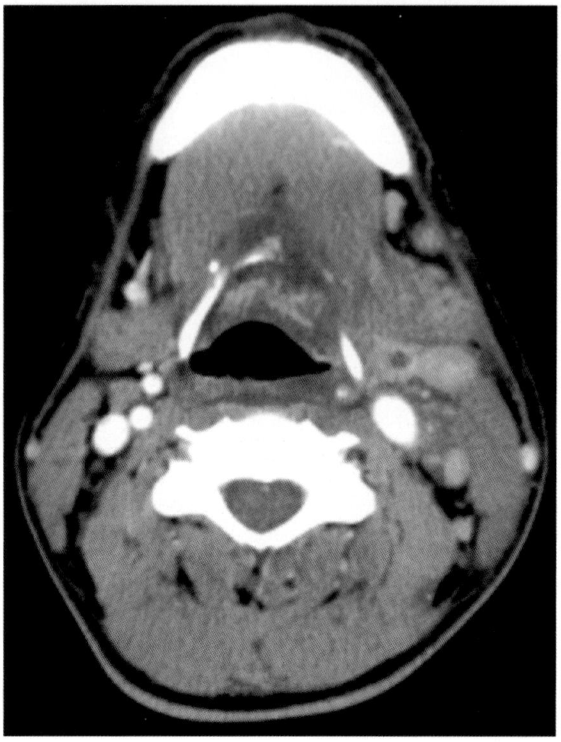

A.切开引流　　　　B.颈部 MRI 扫描

C.胸部 CT 扫描　　　　D.口服抗生素治疗

8　根据下图所示，最可能的诊断是：

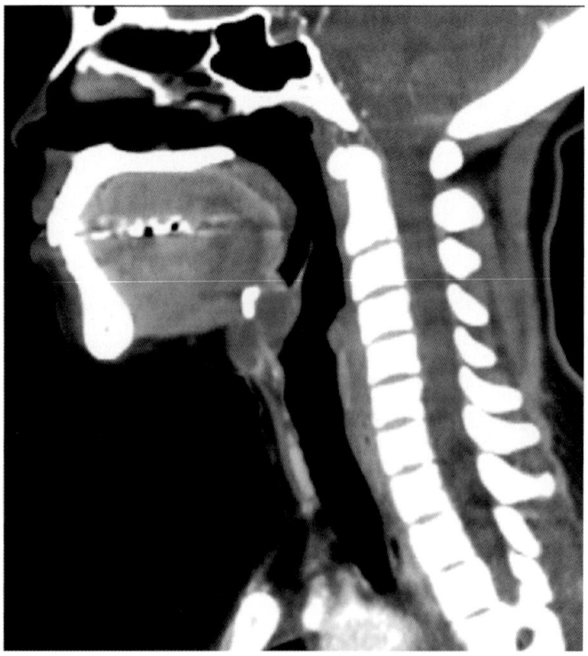

A.舌下囊肿　　　　B.鳃裂囊肿

C.甲状舌管囊肿　　　　D.喉囊肿

9 下图为颈部增强 CT 图像,最可能的诊断是:

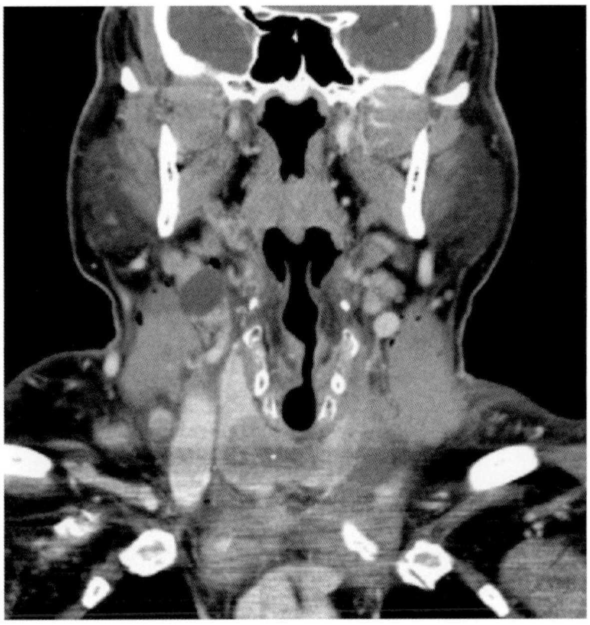

A.淋巴管畸形

B.分枝杆菌性淋巴结炎

C.甲状腺乳头状癌

D.淋巴瘤

10 根据下图的影像表现,最可能的诊断是:

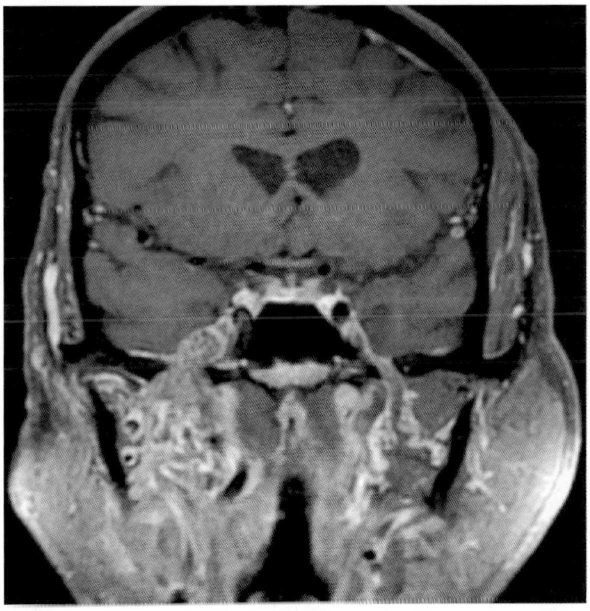

A.黏液表皮样癌

B.腺样囊性癌

C.Warthin 瘤

D.多形性腺瘤

11　患者主诉眼干和口干，行 MRI 检查，图像如下所示，下列哪项描述正确？

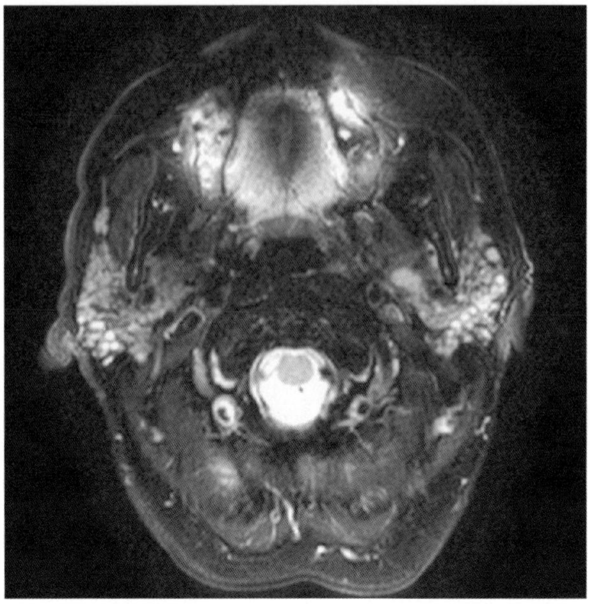

A.男性比女性多见。　　B.患淋巴瘤的风险增加。

C.受累腺体通常在疾病后期增大。　　D.与间质性肺病关系不大。

12　如下图所示，病灶位于哪个部位？

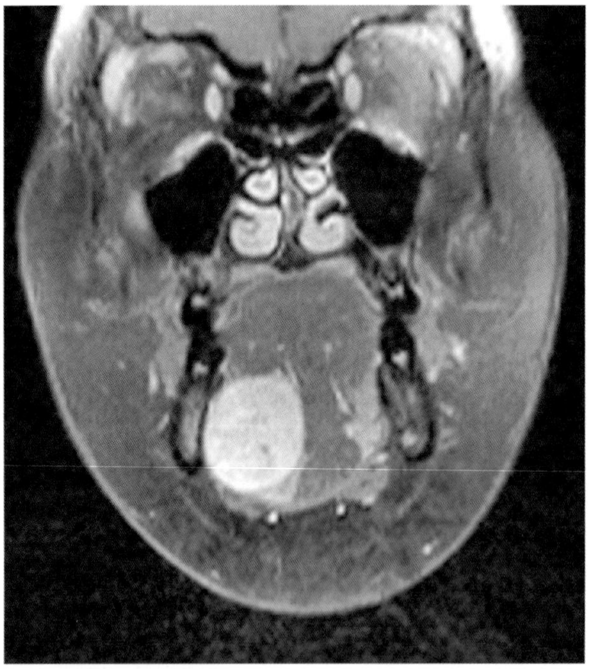

A.舌　　B.颊黏膜

C.口腔底部　　D.磨牙后三角

13　根据下图的影像表现,最可能的诊断是:

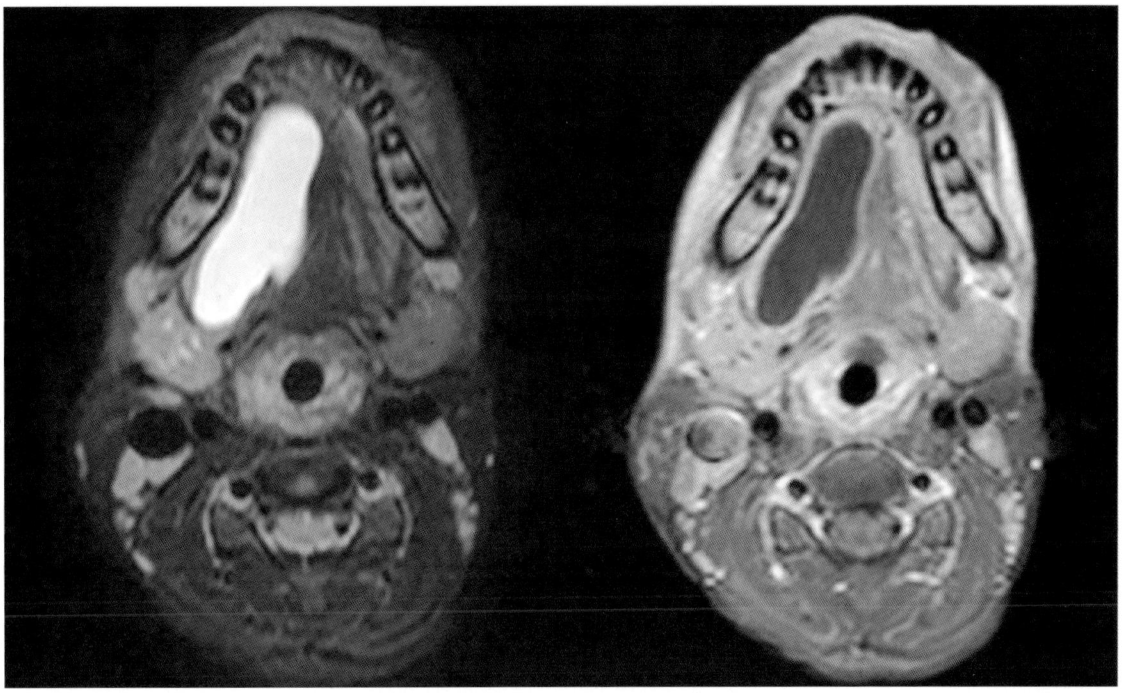

A.甲状舌管囊肿　　B.含牙囊肿

C.腺样囊性癌　　D.舌下囊肿

14　下图所示的囊性病变,最可能的诊断是:

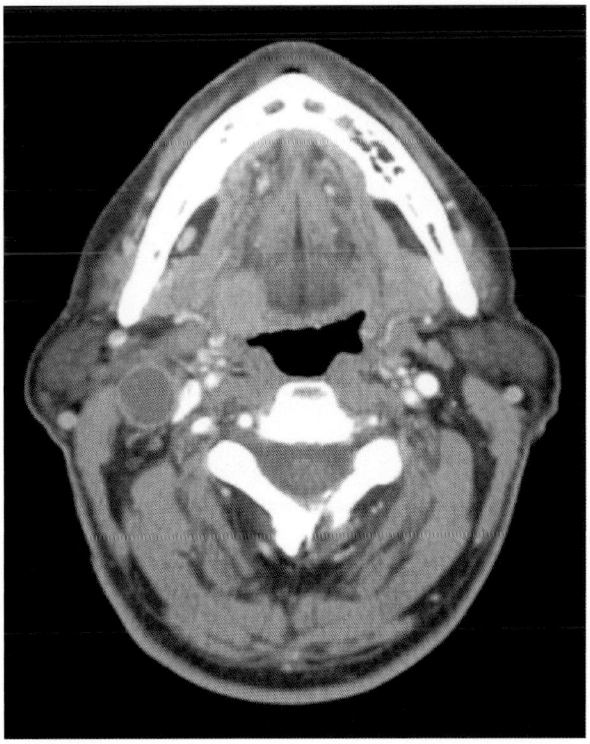

A.鳃裂囊肿　　B.甲状腺癌转移

C.口咽癌转移　　D.周围神经鞘瘤

15 图中所示病灶位于下列哪个间隙？

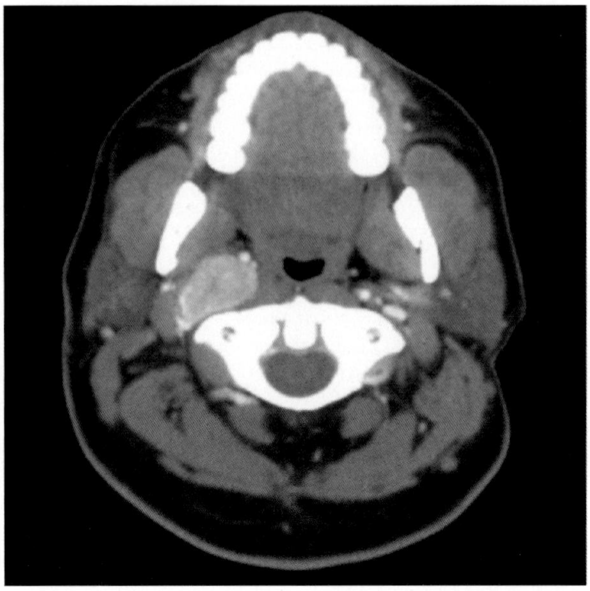

A.咽旁茎突前间隙　　B.咽旁茎突后间隙或颈动脉间隙

C.腮腺间隙　　D.咽黏膜间隙

16 图中所示病灶位于：

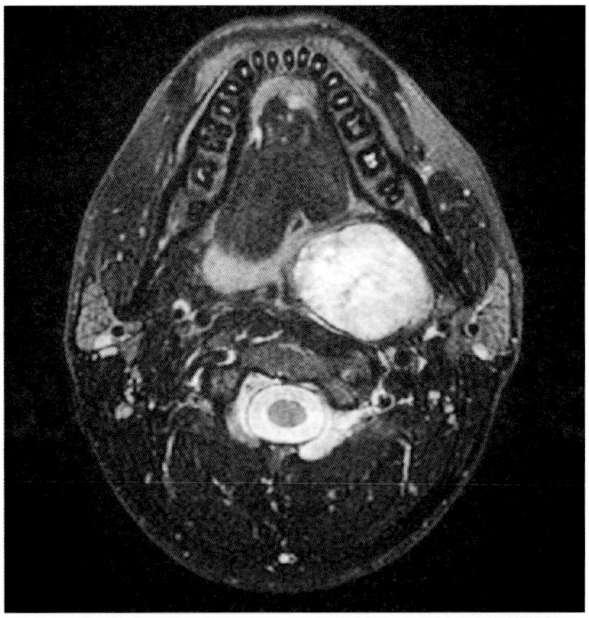

A.咽旁茎突前间隙　　B.咽旁茎突后间隙或颈动脉间隙

C.咀嚼肌间隙　　D.咽黏膜间隙

17 关于咽旁茎突前间隙，下列说法正确的是：

A.平扫 T1W 序列是评估病灶周围是否存在脂肪的最佳序列。

B.最常见肿瘤为神经鞘瘤。

C.通过翼状筋膜与茎突后间隙分隔。

D.内有迷走神经分支。

答案与解析

1 答案 B。ⅠB 区。

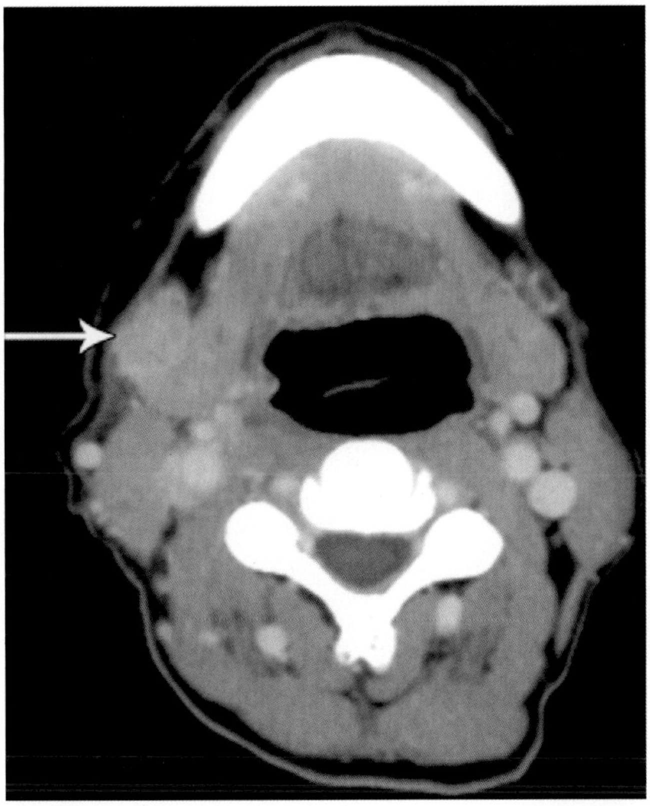

影像表现：轴位 CT 显示右侧颌下腺前外侧一枚异常肿大淋巴结(箭头)。

2 答案 C。ⅤA 区。

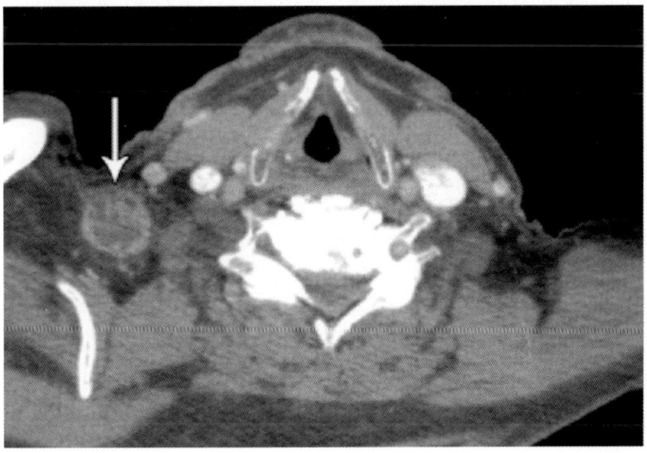

影像表现：轴位 CT 显示左侧胸锁乳突肌后缘后方异常肿大淋巴结(箭头)，提示该淋巴结位于Ⅴ区。该层面可见甲状软骨而未见环状软骨，提示该淋巴结位于环状软骨上方层面，因此属于ⅤA 区淋巴结。

讨论:Ⅰ区包括颏下区(ⅠA)和颌下区(ⅠB)淋巴结,二腹肌前腹之间为ⅠA区淋巴结,二腹肌前腹的后外侧为ⅠB区淋巴结。Ⅱ区淋巴结构成颈内静脉淋巴结链,下界至舌骨水平,ⅡA区位于颈静脉前方或紧邻颈静脉,ⅡB区位于胸锁乳突肌深面、颈静脉后方。Ⅲ区是自舌骨水平至环状软骨水平的颈内静脉淋巴结链,Ⅳ区为环状软骨水平之下的颈内静脉淋巴结链。Ⅴ区包括颈后三角的所有淋巴结(位于胸锁乳突肌后缘深面,锁骨水平之上),以环状软骨为界,上方为ⅤA区,下方为ⅤB区。Ⅵ区淋巴结位于舌骨与胸骨柄之间、Ⅲ区、Ⅳ区的前方。Ⅶ区为上纵隔淋巴结。

参考文献:Forghani R,Yu E,Levental M,et al. Imaging evaluation of lymphadenopathy and patterns of lymph node spread in head and neck cancer. *Expert Rev Anticancer Ther* 2015;15(2):207-224

3 答案B。迷走神经。

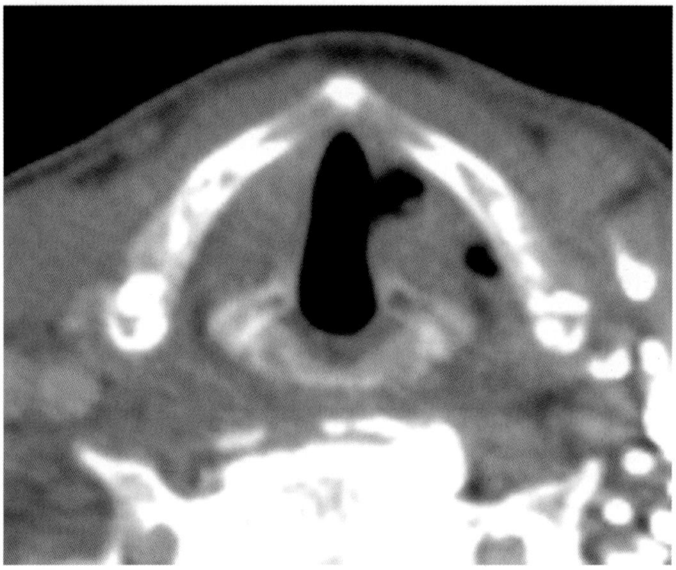

影像表现:轴位CT显示左侧声带后缘内移,同侧喉室扩张。

讨论:迷走神经喉返支损伤可引起声带麻痹,左侧喉返神经勾绕主动脉弓,右侧喉返神经勾绕锁骨下动脉,走行于双侧气管食管沟。虽然声带麻痹在影像上可表现为梨状窝和喉室扩大,杓状软骨、杓状会厌襞及声带后缘内旋等,但是影像检查的作用主要是明确引起声带麻痹的病因(如肿瘤),因此成像范围应从脑干至上纵隔。

舌咽神经支配茎突咽肌。

脊副神经支配胸锁乳突肌和斜方肌。

舌下神经支配舌肌。

参考文献:Kwong Y,Boddu S,Shah J. Radiology of vocal cord palsy. *Clin Radiol* 2012;67(11):1108-1114.

4 答案A。咀嚼肌间隙。

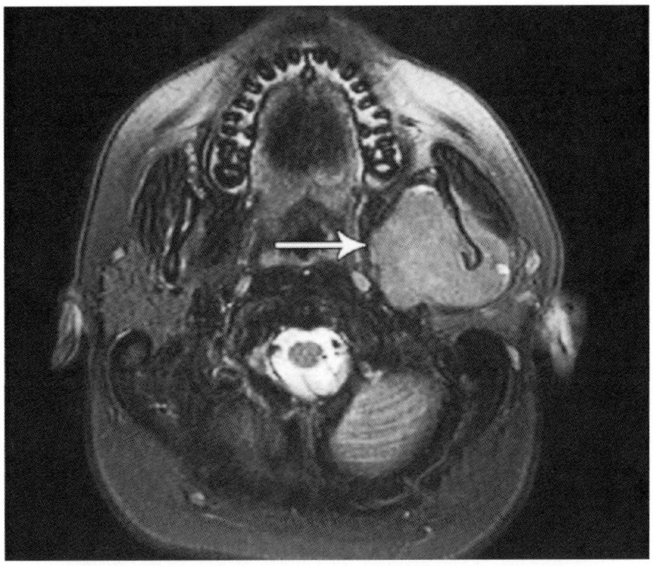

影像表现：轴位脂肪抑制 T2W 图像显示肿瘤源于左侧下颌骨(箭头)，病理证实为尤文肉瘤。

讨论：舌骨平面以上的头颈部间隙由颈深筋膜分为咽黏膜间隙、咽旁间隙、颈动脉间隙、腮腺间隙、咀嚼肌间隙、咽后间隙和椎前间隙。

咀嚼肌间隙内包含咬肌、翼外肌、翼内肌、颞肌、下颌骨后段、下牙槽神经和颌内动脉。来源于咀嚼肌间隙的肿瘤可导致咽旁间隙脂肪垫向内移位。

鉴别诊断：需与发生在该部位的其他病变鉴别，包括：牙源性炎性病变、血管瘤等血管源性病变以及起源于下颌骨、三叉神经分支或咀嚼肌的肿瘤。

参考文献：Gamss C，Gupta A，Chazen JL，et al. Imaging evaluation of the suprahyoid neck. *Radiol Clin North Am* 2015；53(1)：133-144.

Fernandes T，Lobo JC，Castro R，et al. Anatomy and pathology of the masticator space. *Insights Imaging* 2013；4(5)：605-616.

5　答案 A。病变可通过危险间隙蔓延至纵隔。

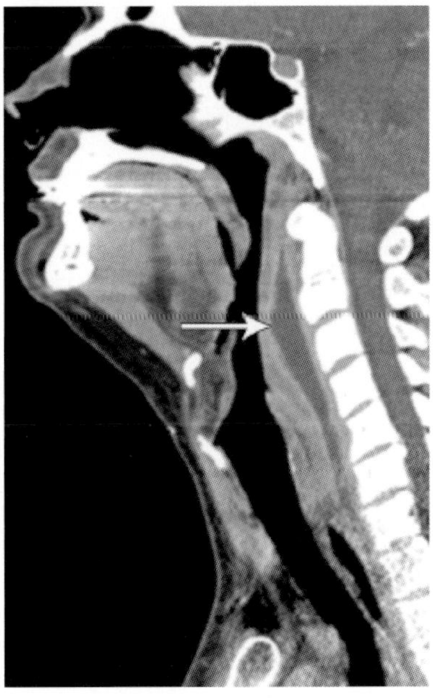

影像表现：颈部矢状位增强 CT 显示咽后区伴边缘强化的液体聚积（箭头），符合咽后脓肿的诊断。

讨论：咽后间隙位于咽部和食管后方，构成真正意义上的咽后间隙，向下延至 T1~T6 水平，而“危险间隙”延至纵隔内，向下至横膈水平，该间隙内的脓肿可向下蔓延。咽后脓肿的其他并发症包括气道和血管损害。咽后脓肿最常源于咽后淋巴结化脓破裂，其次源于相邻间隙的感染扩散或穿透性创伤。因为儿童的咽后淋巴结更为明显，所以与成人相比，咽后脓肿更多见于儿童。咽后脓肿的典型影像表现为凸起的边缘强化的液体聚集；而单纯的渗出积液在轴位上表现为蝴蝶结样外形，增强后无边缘强化。

参考文献：Hoang JK，Branstetter BF，Eastwood JD，et al. Multiplanar CT and MRI of collections in the retropharyngeal space：is it an abscess? *AJR Am J Roentgenol* 2011；196（4）：W426–W432.

6 答案 D。非甾体抗炎药治疗。

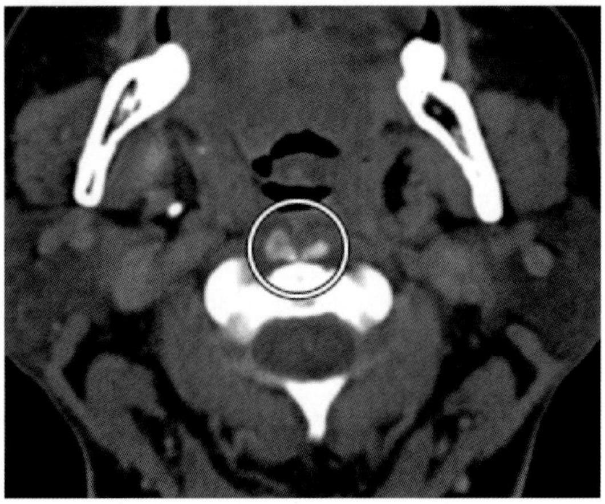

影像表现：轴位 CT 显示位于椎前间隙的钙化灶（圈），沿着双侧颈长肌腱分布，提示钙化性肌腱炎。

讨论：颈长肌钙化性肌腱炎是羟磷灰石钙沉积于颈长肌肌腱而引起的炎症反应。症状进展迅速，表现为颈部疼痛、发热、吞咽困难、吞咽痛以及颈部活动受限。炎症标志物如血沉可升高。CT 检出椎前间隙上部的钙化灶最有助于该病的诊断，但是症状的严重程度与钙化的多少不相关。MRI 可显示周围软组织水肿，表现为 T2W 高信号。不建议使用抗生素治疗颈长肌钙化性肌腱炎，而非甾体抗炎药治疗的效果良好，建议使用。

参考文献：Eastwood JD，Hudgins PA，Malone D. Retropharyngeal effusion in acute calcific prevertebral tendinitis：diagnosis with CT and MR imaging. *AJNR Am J Neuroradiol* 1999；19（9）：1789–1792.

7 答案 C。胸部 CT。

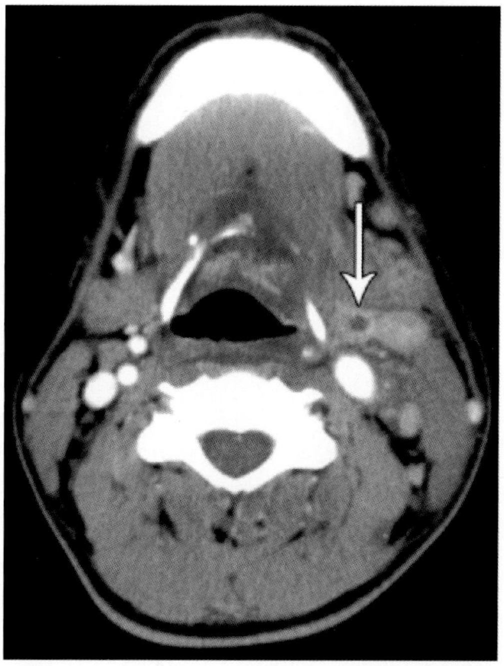

影像表现:颈部 CT 显示左侧颈内静脉血栓形成(箭头),左侧口咽黏膜间隙水肿;胸部 CT 显示多发性脓毒性栓子。

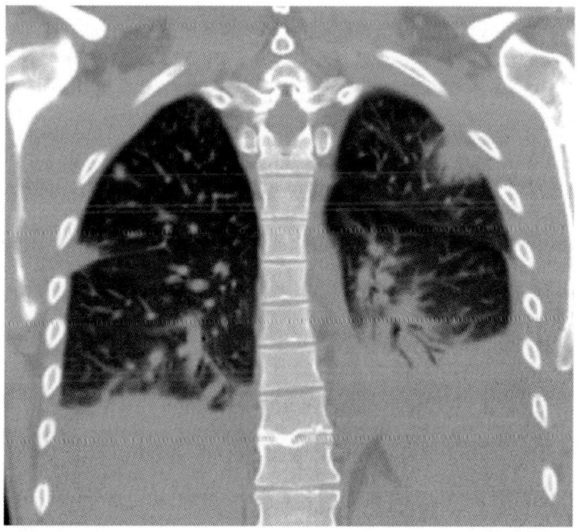

讨论:Lemierre 综合征是指口咽部感染伴有邻近颈内静脉血栓性静脉炎。菌血症和远端感染性血栓栓塞(最常累及肺)是该综合征的常见并发症,可伴或不伴口咽部脓肿。一般认为,坏死梭形杆菌是最常见的致病菌,但也可由其他病原微生物致病。本例患者出现胸痛症状,应怀疑肺栓塞,建议采用胸部 CT 检查以进一步评估。如果患者已行颈部和胸部 CT 检查,则无须再行颈部 MRI 检查,因为颈部 MRI 并不能为本病提供更多的影像信息。与 Lemierre 综合征相关的感染通常需要较长时间的肠外抗生素治疗,而非口服抗生素。若没有颈部脓肿,则不需要切开引流。

参考文献:Nguyen-Dinh KV,Marsot-Dupuch K,Portier F,et al. Lemierre syndrome:usefulness of CT in detection of extensive occult thrombophlebitis. *J Neuroradiol* 2002;29(2):132-135.

8 答案 C。甲状舌管囊肿。

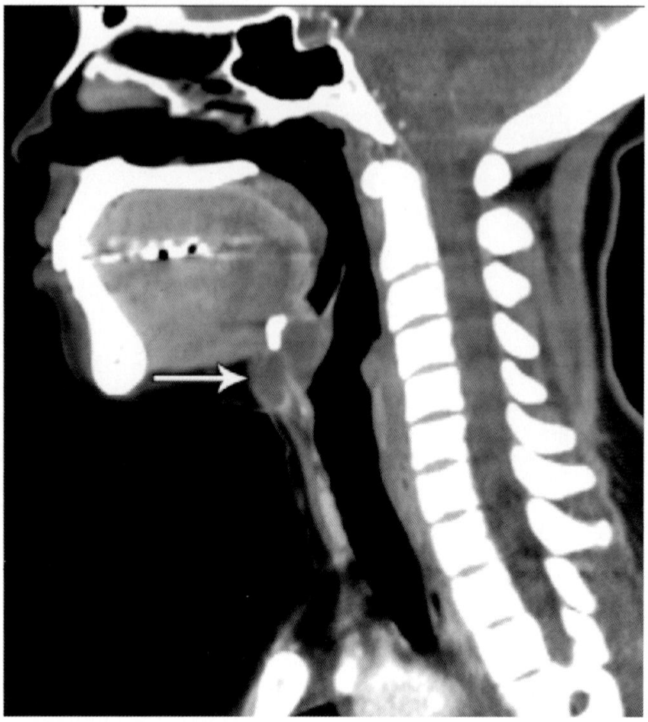

影像表现:矢状位 CT 显示中线处分叶状囊性病灶(箭头),病变从舌底延伸至舌骨下方的颈前软组织。

讨论:甲状舌管囊肿是由于甲状舌管退化不全而形成的先天性异常,是颈部最常见的先天性囊肿。病变可发生在从舌底至胸骨上区正中线或近正中线的部位,以舌骨下最为常见。大多数病变位于中线,而偏离中线的病灶位置往往较低。

参考文献:Miller MB,Rao VM,Tom BM. Cystic masses of the head and neck:pitfalls in CT and MR interpretation. *AJR Am J Roentgenol* 1992;159(3):601-607.

9 答案 C。甲状腺乳头状癌。

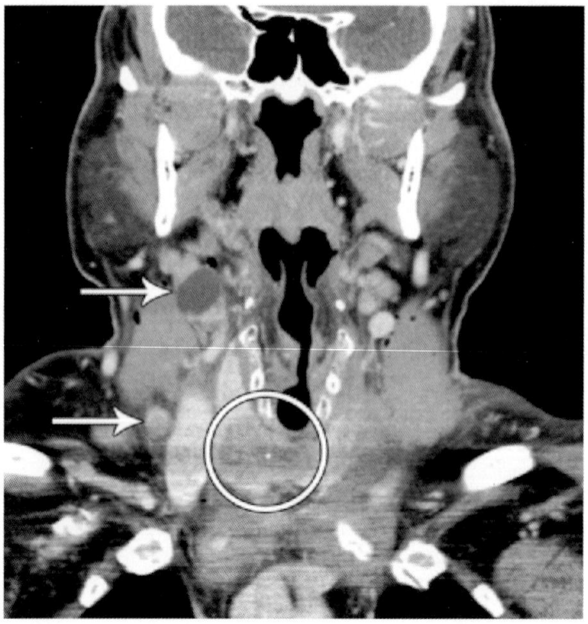

影像表现：冠状位 CT 显示右侧颈部囊性和实性淋巴结（箭头），甲状腺右叶可见肿块伴钙化（圆圈）。

讨论：甲状腺乳头状癌的淋巴结转移可能是癌症的最初表现，转移的淋巴结通常呈囊性，囊壁或菲薄不可见或为厚壁伴强化结节。病灶可为富血供，包含分隔和钙化。影像表现可类似于第二鳃裂囊肿。

参考文献：Wunderbaldinger P，Harisinghani MG，Hahn PF，et al. Cystic lymph node metastases in papillary thyroid carcinoma. *AJR Am J Roentgenol* 2002；178(3)：693-697.

10 答案 B。腺样囊腺癌。

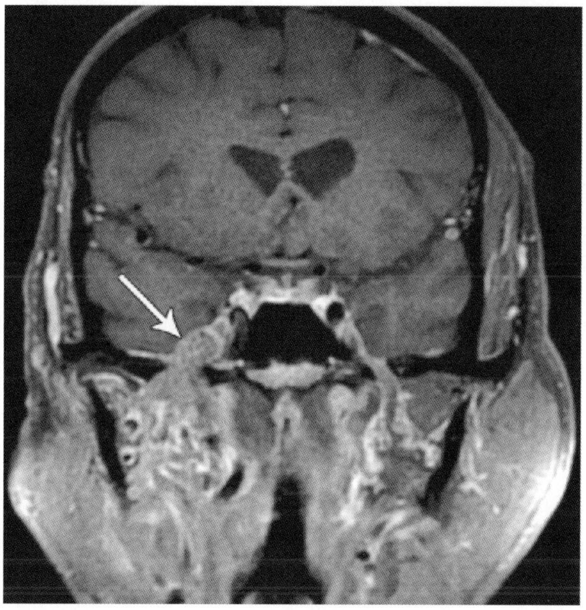

影像表现：MRI 脂肪抑制增强 T1W 图像显示沿三叉神经生长的明显强化的肿瘤（箭头），右侧卵圆孔扩大。

讨论：腺样囊性癌是第 2 常见的腮腺恶性肿瘤，也是其他涎腺最常见的恶性肿瘤。另外，腺样囊性癌具有沿神经周围浸润扩散的特性，表现为受累神经增粗和异常强化。

与腺样囊性癌相比，黏液表皮样癌较少沿神经周围扩散；低级别黏液表皮样癌的边界清晰，而高级别呈浸润性生长并侵袭骨质。

Warthin 瘤是良性涎腺肿瘤，最常发生于腮腺尾部，与吸烟相关，高达 20%的病例呈双侧性或多灶性，是腮腺多发实性肿块的最常见肿瘤性病因。在 FDG-PET 上表现为高代谢，由实性和（或）囊性成分组成。

多形性腺瘤又名良性混合瘤，是最常见的涎腺肿瘤，通常表现为边界清晰的浅分叶状肿块、以 T2W 高信号为主、可强化。

参考文献：Badger D，Aygun N. Imaging of perineural spread in head and neck cancer. *Radiol Clin North Am* 2017；55(1)：139-149.

11 答案 B。患淋巴瘤的风险增加。

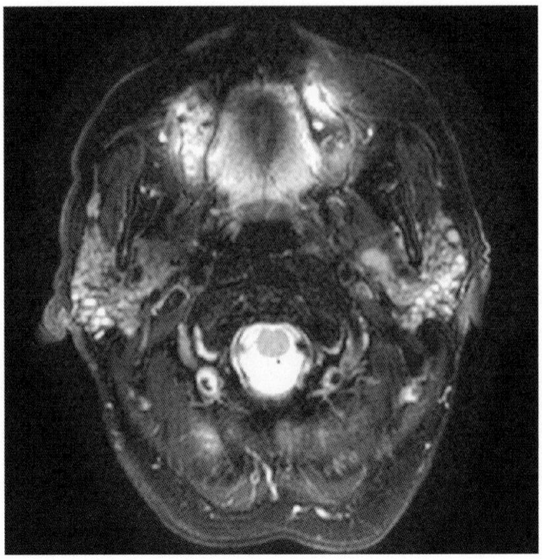

影像发现:轴位 MRI 显示双侧腮腺轻度肿大伴有多发大小不一的囊性病灶。

讨论:在眼干燥症和口干燥症的临床背景下发现腮腺囊性病灶,应怀疑干燥综合征。它是一种自身免疫性疾病,主要累及唾液腺和泪腺,与 B 淋巴细胞功能亢进和自身抗体产生有关。最常发生于女性,以 30~50 岁多见。干燥综合征患者存在明显的肺间质性疾病的风险,尽管报道的发病率范围较大,为 9%~75%。值得注意的是,虽然本例所示的干眼症和口干症更常见于干燥综合征,但是当 HIV 患者发生腮腺淋巴管上皮囊肿时,可具有与本病相似的影像表现。

参考文献:Yousem DM,Kraut MA,Chalian AA. Major salivary giand imaging. *Radiology* 2000;216(1):19-29.

12 答案 C。口腔底部。

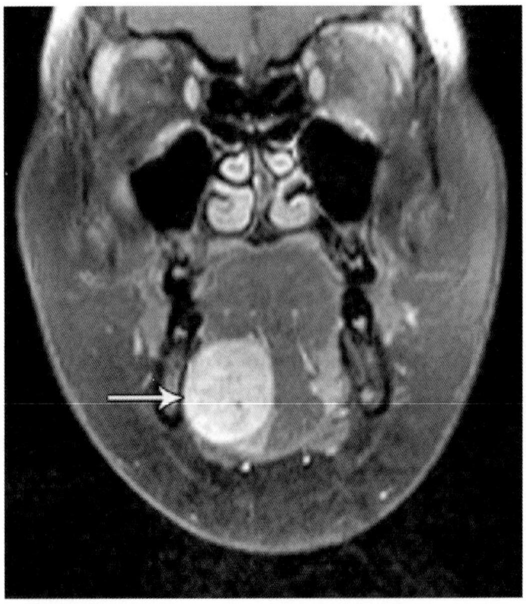

影像表现：冠状位脂肪抑制增强 T1W 图像显示右侧舌下间隙(口底的一部分)肿块(箭头),向下推移舌下腺,病理证实为神经鞘瘤。

讨论：口腔包括唇、口腔底部、舌、颊黏膜、牙龈、硬腭和磨牙后三角。口腔底部位于舌和下颌舌骨肌之间、舌根的外侧以及下颌骨的内侧。口腔底部的结构包含舌下腺、颌下腺深叶、颌下腺管、舌动脉、舌静脉、舌神经、舌下神经和舌咽神经。口腔底部的病变包括舌下囊肿、表皮样或皮样囊肿、淋巴管畸形、脂肪瘤、神经鞘瘤和恶性肿瘤(主要是鳞状细胞癌)。

参考文献：La'porte SJ,Juttla JK,Lingam RK. Imaging the floor of the mouth and the sublingual space. *Radiographics* 2011;31(5):1215-1230.

13 答案 D。舌下囊肿。

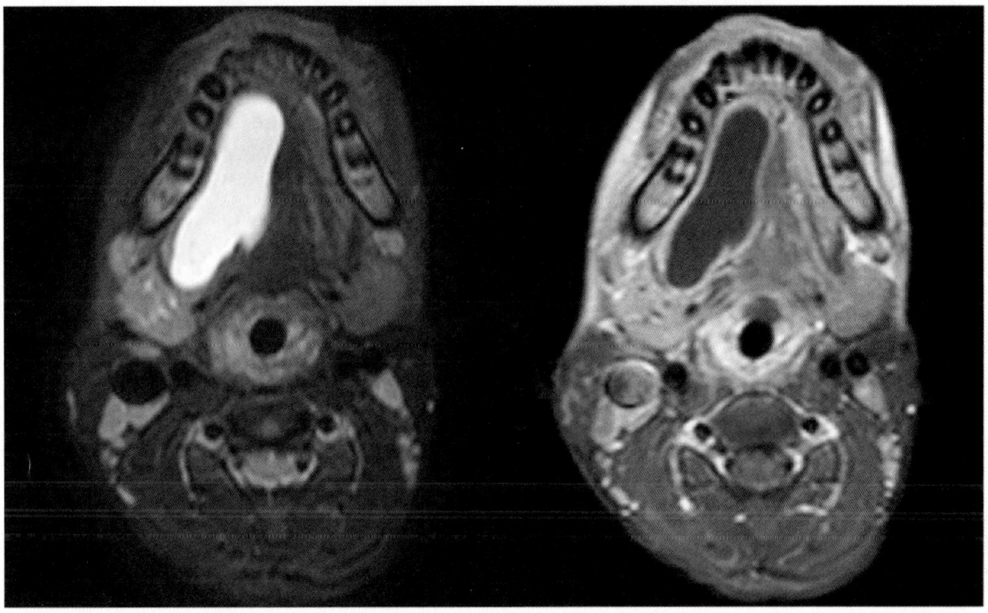

影像表现：MRI 轴位脂肪抑制 T2W(图 A)和脂肪抑制增强 T1W 图像(图 B)显示右侧舌下间隙较大的囊性肿块,伴病灶周边弥漫性强化,邻近的右侧颌下腺有涎腺炎的征象。

讨论：舌下囊肿是舌下腺的黏液囊肿,可局限于舌下间隙,也可延伸至下颌下间隙,如口外型舌下囊肿。在 MRI 上,由于蛋白质含量的不同,舌下囊肿呈 T1W 高或低信号,T2W 呈典型高信号。口外型舌下囊肿的特点是囊肿由大逐渐变小呈漏斗状并与舌下间隙相连,即"尾征"。当发生感染时,舌下囊肿常表现为囊壁强化和周围软组织炎症。舌下囊肿的鉴别诊断包括淋巴管畸形、包涵囊肿及脓肿。

参考文献：Kurabayashi T,Ida M,Yasumoto M,et al. MRI of ranulas. *Neuroradiology* 2000;42(12):917-922.

14 答案 C。口咽癌转移。

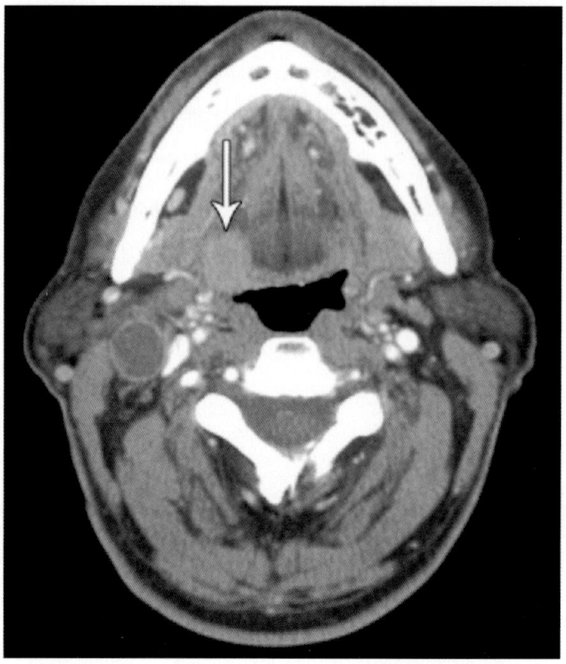

影像表现：轴位 CT 显示右侧颈部Ⅱ区囊性淋巴结肿大和舌底右侧肿瘤(箭头)，符合鳞状细胞癌。

讨论：吸烟、嗜酒和 HPV 感染是口咽鳞状细胞癌的危险因素。HPV 阳性与 HPV 阴性的口咽鳞状细胞癌的影像表现有所不同。

HPV 阳性的口咽鳞状细胞癌常表现为边界清晰的肿瘤和囊性淋巴结转移；而 HPV 阴性的鳞状细胞癌往往界限不清，淋巴结转移常呈实性或部分坏死。HPV 阳性鳞状细胞癌的囊性淋巴结与鳃裂囊肿相似。对于成人患者，应采用头颈部影像检查、内镜检查和(或)细针穿刺/活检来排除潜在的恶性肿瘤。

参考文献：Cantrell SC, Peck BW, Li G, et al. Differences in imaging characteristics of HPV-positive and HPV-Negative oropharyngeal cancers: a blinded matched-pair analysis. *AJNR Am J Neuroradiol* 2013; 34(10): 2005–2009.

15 答案 B。咽旁茎突后间隙或颈动脉间隙。

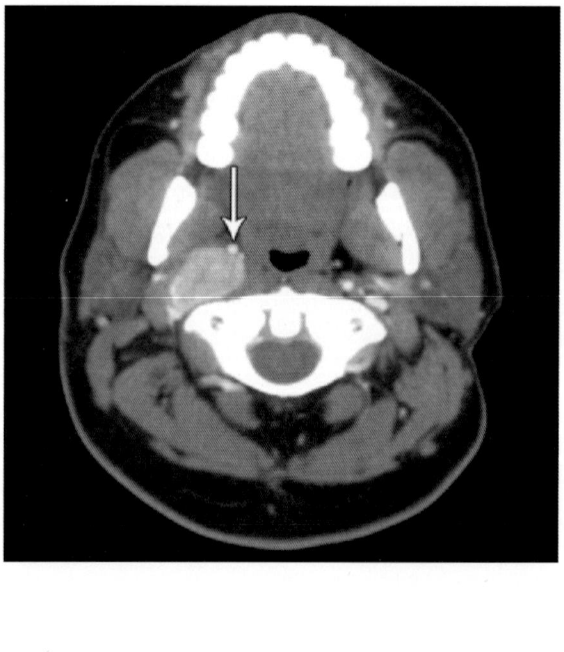

影像表现:轴位 CT 显示右侧舌骨上方明显强化的肿块,颈内动脉受压前移(箭头),病理证实为副神经节瘤。

讨论:咽旁茎突后间隙几乎等同于颈动脉间隙,内有颈动脉、颈内静脉、淋巴结、第Ⅸ~Ⅻ对脑神经、颈交感神经链和球体组织。咽旁茎突后间隙肿瘤的主要鉴别诊断包括神经鞘瘤、副神经节瘤、淋巴结和假性动脉瘤。该间隙的肿瘤常常向前推移咽旁间隙脂肪垫和颈动脉。

参考文献:Fruin ME,Smoker WR,Harnsberger HR. The carotid space in the suprahyoid neck. *Semin Ultrasound CT MR* 1990;11(6):504-519.

16　答案 A。咽旁茎突前间隙。

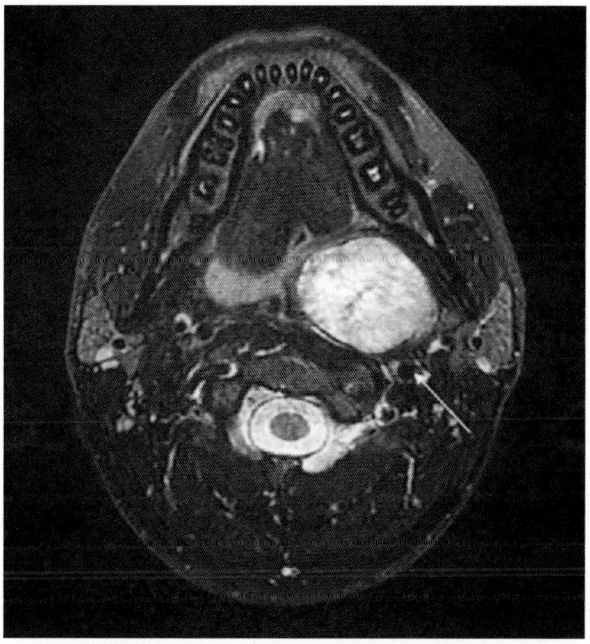

影像表现:轴位 STIR 图像显示左侧咽旁茎突前间隙边界清晰的浅分叶肿块,以 T2W 高信号为主,颈动脉受压后移(箭头)。

讨论:咽旁茎突前间隙包含少许或异位的涎腺组织、三叉神经下颌支、颌内动脉、咽升动脉及咽静脉丛。腭帆张肌-血管-茎突筋膜将咽旁间隙分隔为茎突前和茎突后间隙,该筋膜附着于腭帆张肌与茎突之间。多形性腺瘤是咽旁茎突前间隙最常见的肿瘤,通常表现为结节状强化、T2W 高信号伴周边 T2W 低信号环、呈分叶状、边界清晰。咽旁茎突前间隙的其他病变主要包括其他涎腺肿瘤、第二鳃裂囊肿的某些类型以及周围神经鞘瘤。另外,大多数咽旁茎突前间隙的病变起源于邻近间隙。咽旁间隙脂肪垫移位的方向有助于判断病变起源的间隙。

参考文献:Gupta A,Chazen JL,Phillips CD. Imaging evaluation of the parapharyngeal space. *Otolaryngol Clin North Am* 2012;45(6):1223-1232.

17　答案 A。平扫 T1W 序列是评估病灶周围是否存在脂肪的最佳序列。

讨论:请参考 16 题。

第 14 章 鼻与鼻窦

Daniel Thomas Ginat, Daniel Chow

问题

1 下图哪个标识对应的是钩突？

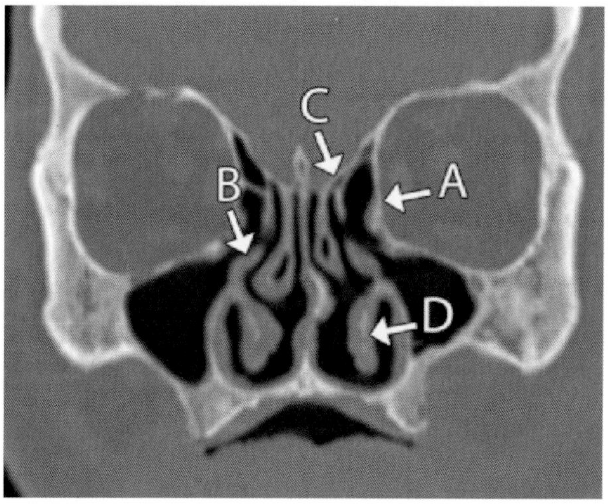

2 鼻泪管引流至：

A.额筛隐窝 B.蝶筛隐窝

C.中鼻道 D.下鼻道

3 下列哪项变异与鼻窦内镜手术的潜在并发症配对正确？

A.筛骨纸板开裂：嗅球损伤。 B.蝶窦开裂：颈动脉损伤。

C.筛板不对称：视神经损伤。 D.残存的哈勒气房：额窦引流通道持续堵塞。

4 根据下图所示，最可能的诊断是：

A.急性侵袭性真菌性鼻窦炎 B.变应性真菌性鼻窦炎

C.Pott 头皮肿块 D.足菌肿

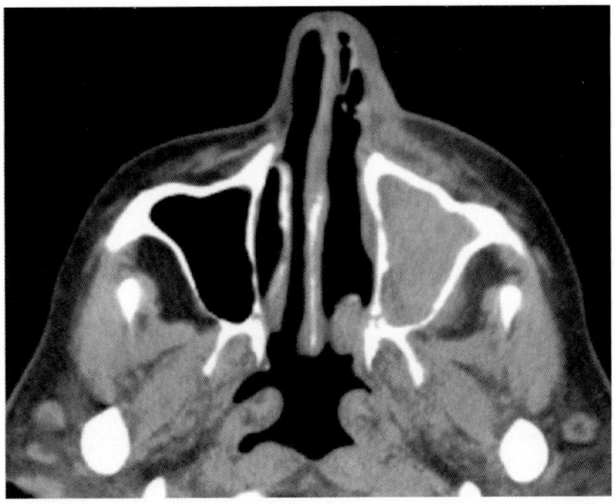

5　根据下图所示，最可能的诊断是：

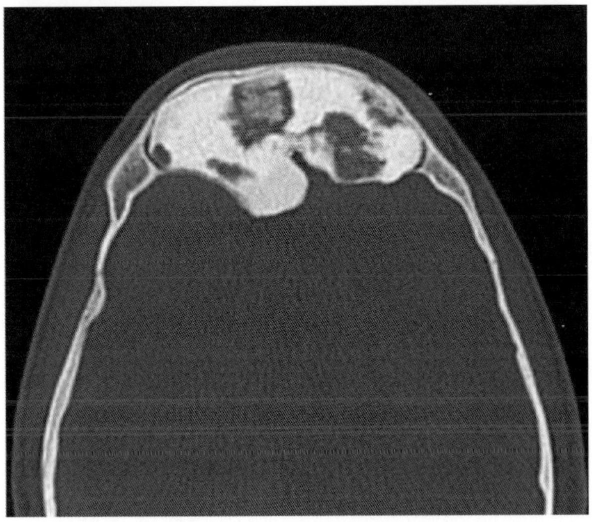

A.骨瘤　　　　B.黏液囊肿

C.Paget 病　　　　D.骨纤维异常增殖症

6　男性青少年发生鼻出血，下图所示最可能的诊断是：

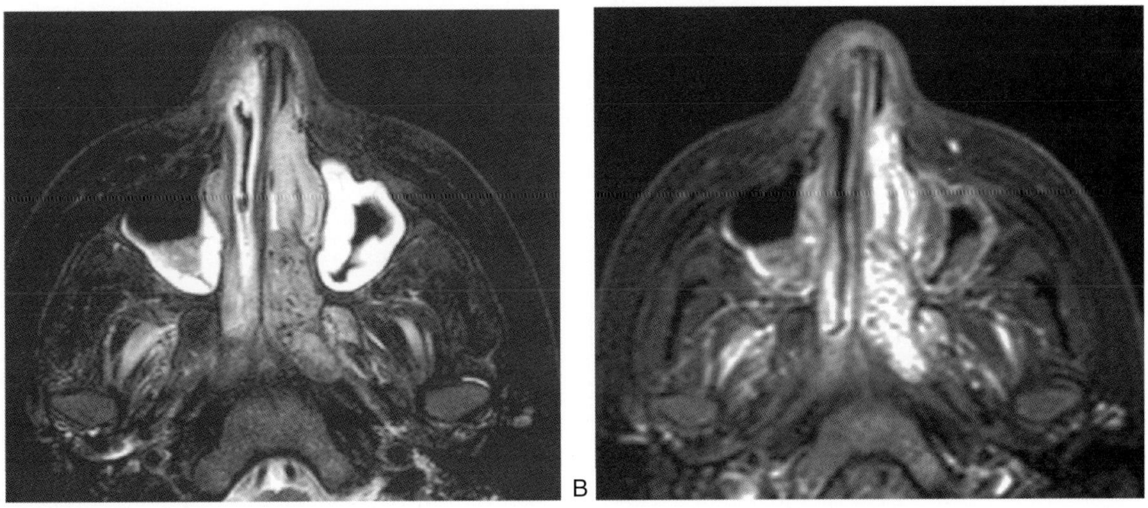

A　B

A.横纹肌肉瘤　　B.脑膨出
C.青少年鼻血管纤维瘤　　D.软骨肉瘤

7 关于青少年鼻血管纤维瘤,下列哪项描述正确?
A.是恶性肿瘤　　B.无血管成分
C.起源于圆孔　　D.可侵袭骨质

8 根据下图所示,最可能的诊断是:

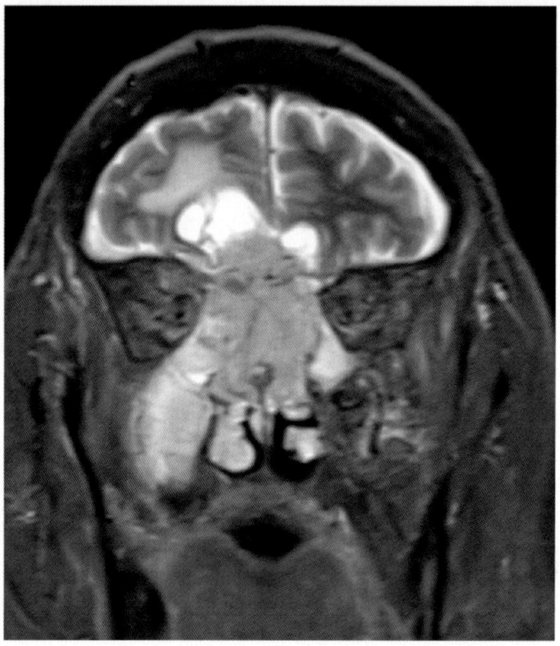

Image coutesy of Dr. Jason Johnson

A.鼻咽癌　　B.鼻息肉
C.嗅神经母细胞瘤　　D.内翻性乳头状瘤

9 关于鼻腔鼻窦肿物,下列哪项描述正确?
A.嗅神经母细胞瘤是最常见的鼻腔鼻窦恶性肿瘤。
B. MRI 显示鼻腔鼻窦肿块延伸至颅内的病灶边缘出现囊肿,高度提示嗅神经母细胞瘤。
C.在区别阻塞性分泌物与肿瘤方面,CT 比 MRI 更有优势。
D.嗅神经母细胞瘤起源于鼻腔鼻窦的呼吸道上皮。

10 关于鼻神经胶质异位(鼻神经胶质瘤),下列哪项描述正确?
A.大多数呈弥漫性强化　　B.属于肿瘤性病变
C.一般不与颅内结构相连　　D.通常表现为鼻出血

11 根据下图所示,最可能的诊断是:
A.后鼻孔闭锁　　B.皮样囊肿
C.梨状孔狭窄　　D.异物

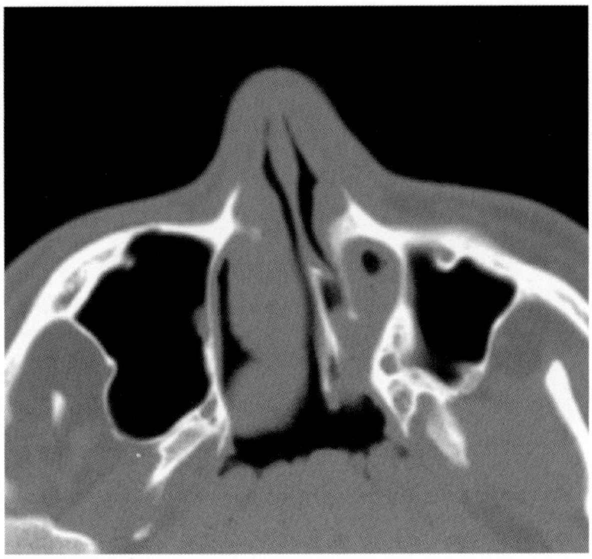

12 关于后鼻孔闭锁,下列哪项正确?

A.膜性闭锁最常见　　B.较梨状孔狭窄少见

C.出生即有症状　　D.与 CHARGE 综合征相关

13 患者男,45 岁,发现无痛性进行性生长的肿块,最可能的诊断是:

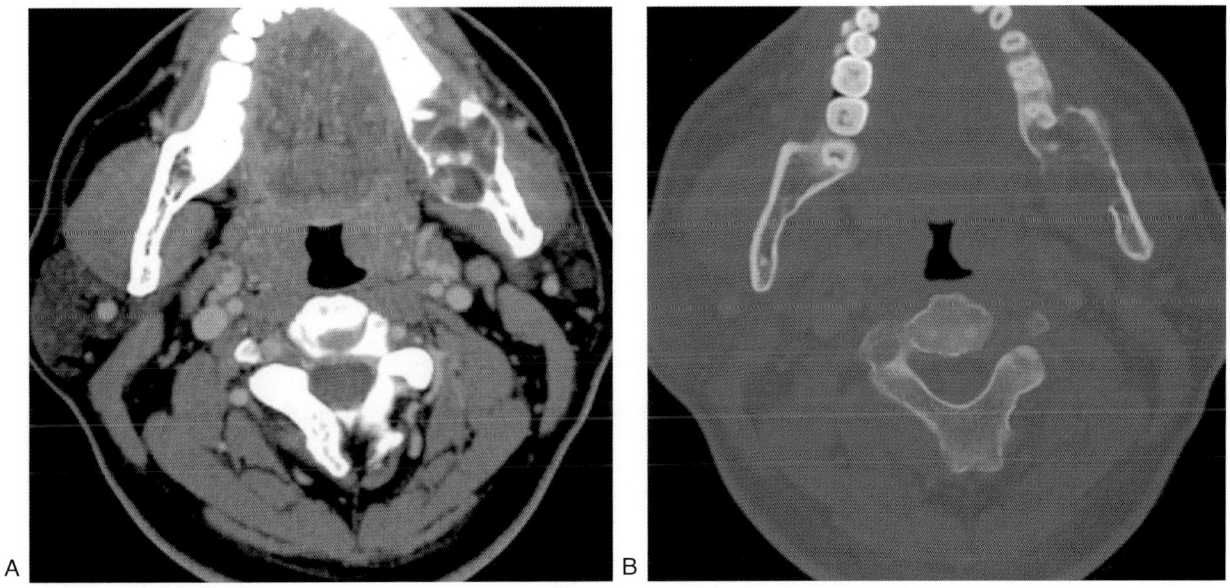

A.成釉细胞瘤　　B.动脉瘤样骨囊肿

C.含牙囊肿　　D.牙源性角化囊肿

14 关于成釉细胞瘤,下列描述哪项正确?

A.儿童更常见　　B.无痛性

C.常发生恶变　　D. >50%的病例起源于含牙囊肿

15 患者男,15 岁,发现颌骨肿块,诊断是:

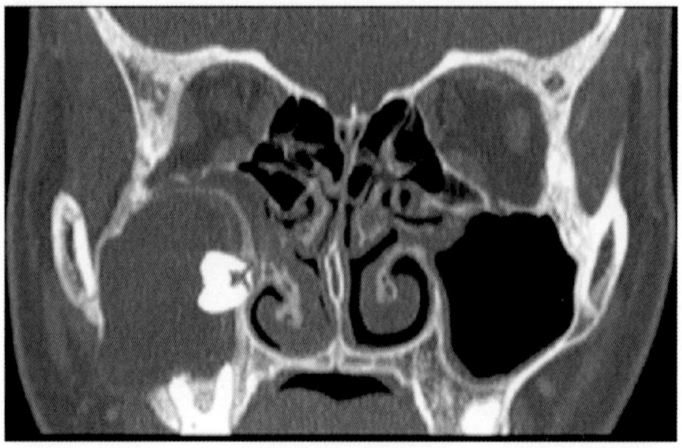

A.成釉细胞瘤

B.含牙囊肿

C.牙源性角化性肿瘤

D.根尖周囊肿

答案与解析

1 答案 B。

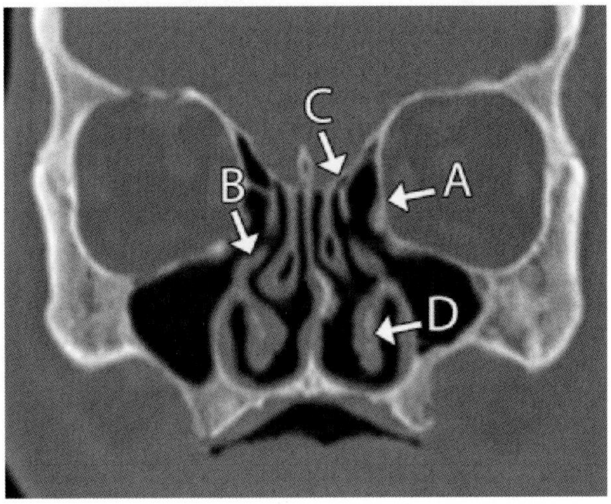

讨论：

A：筛骨纸板构成眼眶内侧壁。

B：钩突是沿筛漏斗的骨性突起。

C：筛板构成鼻腔顶部，嗅神经由此穿过，筛板由两侧的内、外侧板组成。

D：下鼻甲是最大的鼻甲，其上覆盖不同厚度的卷曲状黏膜。

参考文献：Vaid S, Vaid N. Normal anatomy and anatomic variants of the paranasal sinuses on computed tomography. *Neuroimaging Clin N Am* 2015;25(4):527–548.

2 答案 D。下鼻道。

讨论：鼻泪管从泪腺囊延伸至鼻腔下外侧，因此，眼泪可以通过位于下鼻甲外侧的下鼻道排出。

额窦、前组筛窦和上颌窦引流至中鼻道，额窦引流至额筛隐窝，蝶窦引流至蝶筛隐窝。蝶窦和后组筛窦引流至上鼻道。

3 答案 B。蝶窦裂开：颈内动脉损伤。

讨论：鼻窦某些重要的解剖变异和获得性病变可影响鼻窦内镜手术的成功与否。筛骨纸板开裂可以是先天性的，也可以由创伤引起。外科手术容易造成眶内损伤，尤其是损伤眼内直肌。根据蝶窦开裂的位置不同，在外科手术中可能有损伤颈内动脉、视神经和三叉神经的风险。不对称的筛板，尤其是低位的筛板，会增加嗅器或邻近脑实质或大脑前动脉分支损伤的风险。哈勒气房是沿着眼眶底部向外延伸的筛前气房，位于筛骨纸板矢状面外侧，可导致筛漏斗阻塞。

参考文献：Hoang JK, Eastwood JD, Tebbit CL, et al. Multiplanar sinus CT: a systematic approach to imaging before functional endoscopic sinus surgery. *AJR Am J Roentgenol* 2010;194(6):W527–W536.

4 答案 A。急性侵袭性真菌性鼻窦炎。

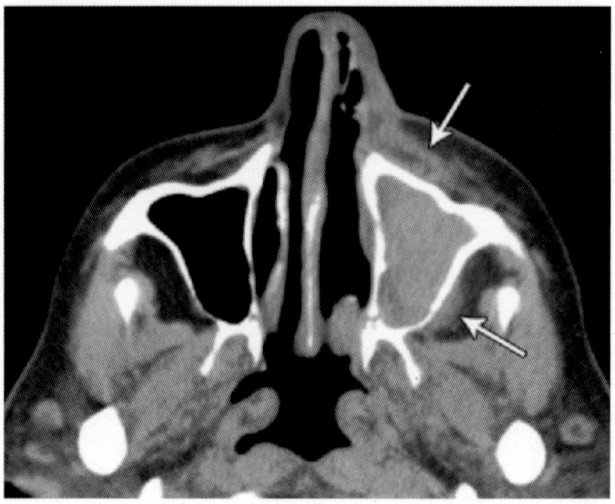

影像表现：轴位 CT 显示左侧上颌窦内高密度影，伴窦周脂肪浸润（箭头）。

讨论：急性侵袭性真菌性鼻窦炎是一种侵袭性感染，通常由曲霉菌或毛霉菌引起，常发生于糖尿病和（或）免疫功能低下的患者。鼻窦周围脂肪浸润、骨质破坏、眼眶受侵、鼻中隔溃疡、翼腭窝、鼻泪管及泪囊侵犯等均为该病的影像征象。而变应性真菌性鼻窦炎相对常见，是由于吸入真菌孢子而产生 IgE 介导的惰性 Ⅰ 型过敏反应所致，表现为鼻窦腔内过敏性黏蛋白所致的高密度影。

Pott 头皮肿块表现为骨膜下脓肿和（或）与额骨骨髓炎和鼻窦炎相关的硬膜外脓肿。

足菌肿即真菌球，CT 上可见病灶内的特征性钙化。

参考文献：Middlebrooks EH, Frost CJ, De Jesus RO, et al. Acute invasive fungal rhinosinusitis: a comprehensive update of CT findings and design of an effective diagnostic imaging model. *AJNR Am J Neuroradiol* 2015;36(8):1529–1535.

5 答案 A。骨瘤。

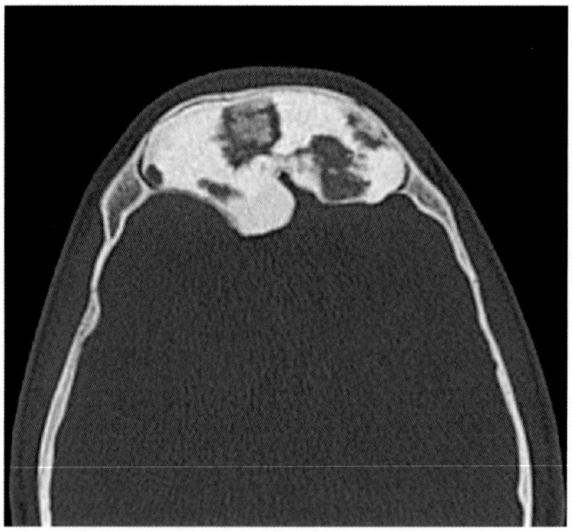

影像表现：轴位 CT 显示额窦内骨性高密度和低密度混杂的肿块伴窦腔扩大。

讨论：骨瘤是一种良性肿瘤，典型表现为致密骨形成，也可包含低密度的纤维组织。最常发生在额窦和筛窦。巨大骨瘤可使鼻窦膨大，也可并发颅内积气和脑膜炎。

鼻窦黏液囊肿也可使鼻窦扩大，但不表现为骨样低密度。

Paget 病可含有致密骨成分，呈“棉絮样”外观，它起源于颅骨本身而非鼻窦，病变更为弥漫。

骨纤维异常增殖症可呈膨胀性生长，含有毛玻璃样成分，但不含有类似骨瘤的致密骨成分。

参考文献：Earwaker J. Paranasal sinus osteomas：a review of 46 cases. *Skeletal Radi l* 1993；22(6)：417–423.

6 答案 C。青少年鼻血管纤维瘤。

7 答案 D。可侵袭骨质。

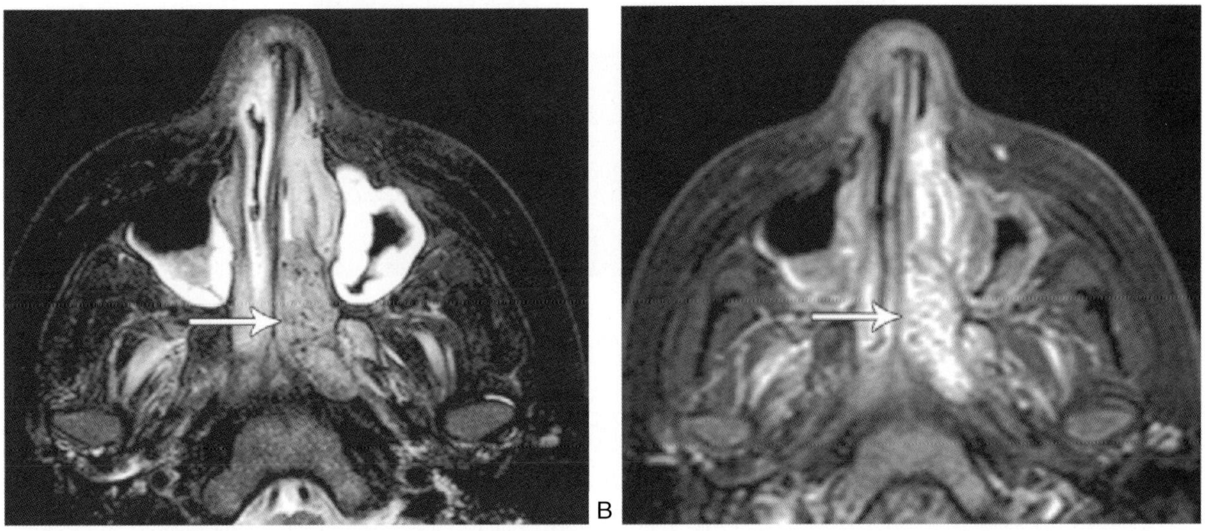

A B

影像表现：MRI 轴位脂肪抑制 T2W 和增强 T1W 图像显示左侧鼻腔和鼻咽显著强化的肿块伴明显的血管流空，病灶以蝶腭孔为中心（箭头）。

讨论：青少年鼻血管纤维瘤是富血管的良性肿瘤，通常发生于青年男性患者，表现为鼻出血。肿瘤起源于蝶腭孔并延伸至鼻腔后部和翼腭窝。此外，CT 常可显示青少年鼻血管纤维瘤侵犯翼内板骨质。MRI 的影像特征是血管流空信号和显著强化。应采用术前栓塞治疗。

横纹肌肉瘤是小儿头颈部最常见的恶性肿瘤之一，是具有侵袭性的软组织肿瘤。

脑膨出是指脑组织疝出并伴有不等量的脑脊液成分。MRI 有助于显示其与颅内的解剖关系。

软骨肉瘤在鼻窦区不常见，表现为伴有钙化基质的软组织肿瘤，可侵袭或重塑鼻窦壁。

参考文献：Lloyd G，Howard D，Lund VJ，et al. Imaging for juvenile angiofibroma. *J Laryngol Otol* 2000；114(9)：727–730.

8 答案 C。嗅神经母细胞瘤。

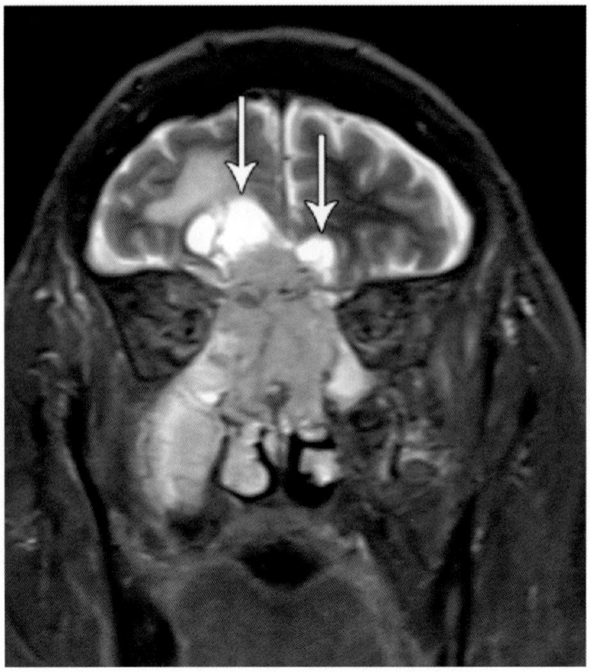

影像表现：MRI 冠状位 T2W 图像显示鼻窦鼻腔内巨大肿瘤，并向颅内延伸，沿颅内病灶边缘可见囊肿（箭头）。

讨论：嗅神经母细胞瘤（ENB）是神经脊起源的恶性肿瘤，起源于鼻腔上部的嗅上皮细胞。10~20 岁和 50~60 岁是两个发病高峰年龄。CT 表现为鼻穹隆处软组织肿块，常伴有骨质破坏。MRI 检查的优势在于能明确肿瘤向颅内延伸的范围，鉴别肿瘤与阻塞性分泌物。鼻窦鼻腔肿块延伸至颅内的病灶边缘出现囊肿，高度提示嗅神经母细胞瘤。

鼻息肉与变应性鼻炎有关，由于存在黏膜炎症，表现为多发性肿块伴周边强化。

鼻咽癌常与 EB 病毒感染相关，多发生于成人，通常起源于咽隐窝。

内翻性乳头状瘤大多数位于上颌窦或鼻腔，典型表现为“脑回样”强化。

参考文献：Som PM, Lidov M, Brandwein M, et al. Sinonasal esthesioneuroblastoma with intracranial extension: marginal tumor cysts as a diagnostic MR finding. *AJNR Am J Neuroradiol* 1994;15(7):1259-1262.

9　答案 B。MRI 显示鼻窦鼻腔肿块延伸至颅内的病灶边缘出现囊肿，高度提示嗅神经母细胞瘤。

讨论：请参考答案 8。

10　答案 C。一般不与颅内结构相连。

讨论：鼻部神经胶质异位是由异位脑脊液和（或）发育异常的脑组织构成的先天性畸形，因此，该病变并不与颅内结构相连。鼻部神经胶质瘤是以往的术语，由于该病不是肿瘤性病变，所以这一称谓是不恰当的。病灶可位于鼻腔外部、内部或内外部兼有，会引起鼻腔阻塞。

鼻部神经胶质异位的影像表现因内容物类型不同而变化，但内容物通常无明显强化。

参考文献：Ginat DT, Robson CD. Diagnostic imaging features of congenital nose and nasal cavity lesions. *Clin Neuroradiol* 2015;25:3-11.

11　答案 A。后鼻孔闭锁。

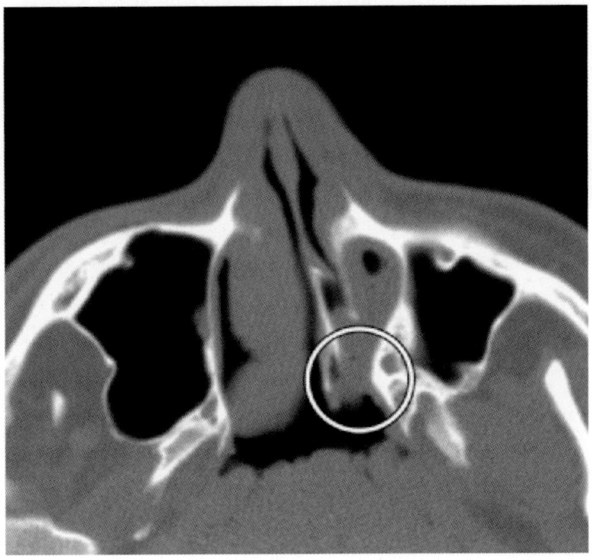

影像表现：轴位 CT 显示左侧后鼻孔混合性膜性和骨性闭锁（圆圈）。

讨论：后鼻孔闭锁是由于颊咽膜未吸收所致，早期表现为鼻腔堵塞，后期表现为鼻窦炎。

闭锁大多含有骨性成分，可为完全性骨性闭锁或伴有膜性结构的部分骨性闭锁。其特征为鼻中隔和鼻上颌窦骨壁偏移并弓向闭锁端。后鼻孔闭锁伴有其他先天性异常的发生率可高达 50%以上，最常见的是 CHARGE 综合征，这是一种由眼部缺损、先天性心脏病、后鼻孔闭锁、生长发育迟滞、生殖器发育不全和耳部异常等构成的遗传性疾病。

梨状孔狭窄也是一种先天性畸形，其诊断依据为新生儿的梨状孔宽度<4mm。该病变通常与其他中线结构异常有关，如单生大门牙和端脑融合畸形。低剂量 CT 有助于显示狭窄的气道。

参考文献：Ginat DT，Robson CD. Diagnostic imaging features of congenital nose and nasal cavity lesions. *Clin Neuroradiol* 2015；25：3–11.

12　答案 D。与 CHARGE 综合征相关。

讨论：请参考答案 11。

13　答案 A。成釉细胞瘤。

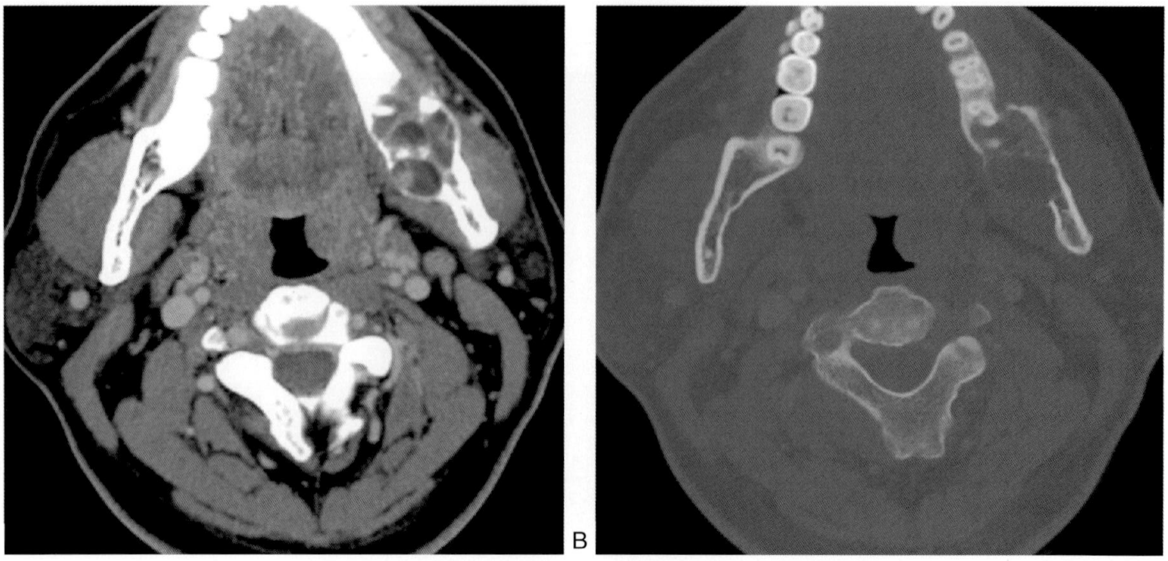

A B

影像表现:增强 CT 的骨窗和软组织窗显示左侧下颌骨内多房性囊性肿块,呈膨胀性生长。骨窗表现为骨皮质菲薄,内有多个粗大骨性分隔,呈皂泡样外观。软组织窗可见病灶中央高密度和轻度强化的壁结节。病灶本身位于左侧下齿槽神经走行路径。

讨论:成釉细胞瘤占所有上、下颌骨病变的 1%,但它是第 2 常见的牙源性肿瘤,占 35%。成釉细胞瘤是良性牙源性上皮性肿瘤,据报道,大约 20% 起源于含牙囊肿。临床通常表现为成人的无痛性肿块。<1%的病例可恶变为成釉细胞癌。影像表现为多房性、混合性囊实性肿块。下颌骨比上颌骨更常受累,最常见于下颌升支。鉴别诊断包括含牙囊肿、牙源性角化性囊肿、牙源性黏液瘤和动脉瘤样骨囊肿。含牙囊肿和牙源性角化囊肿无强化的壁结节,根据这一征象有助于与成釉细胞瘤相鉴别。

参考文献:Bharatha A,Pharoah MJ,Lee L,et al. Pictorial essay:cysts and cyst-like lesions of the jaws. *Can Assoc Radiol J* 2010;61(3):133–143.

Diagnostic imaging:head and neck. Elsevier. ISBN:9780323443012. https://www.elsevier.com/books/diagnostic-imaging-head-and-neck/koch/978-0-323-44301-2

Dunfee BL,Sakai O,Pistey R,et al. Radiologic and pathologic characteristics of benign and malignant lesions of the mandible. *Radiographics* 2006;26(6):1751–1768.

14 答案 B。无痛性。

讨论:请参考答案 13。

15 答案 B。含牙囊肿。

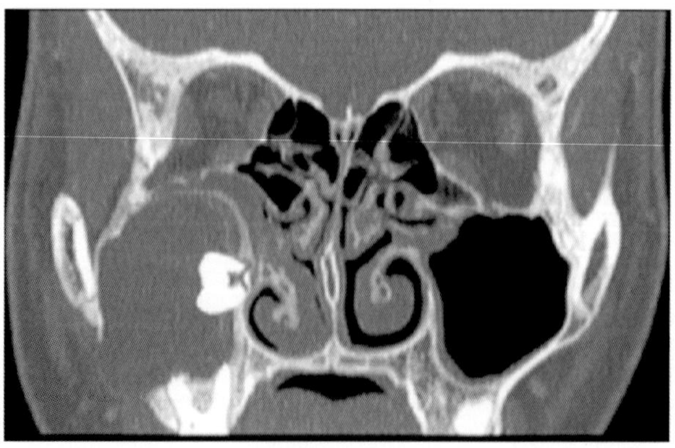

影像表现：颌面部平扫 CT 显示边界清晰的单房性囊肿，呈膨胀性生长，包绕一枚未萌出的牙齿的牙冠，以上影像表现符合含牙囊肿。

牙源性角化性囊肿可表现为类似的单房性囊性肿块，但通常包绕整个未萌出的牙齿。成釉细胞癌表现为多房性肿块，常伴有强化的软组织结节。根尖周囊肿与牙根有关，表现为相关的牙周疾病。

讨论：含牙囊肿是第 2 常见的牙源性囊肿，仅次于根尖周囊肿。该病为良性发育性囊肿，是由液体在釉质上皮和未萌出牙齿的牙冠表面之间积聚所产生的静水压力所导致。与成釉细胞瘤一样，含牙囊肿通常也表现为无痛性。下颌第三磨牙区是最常见的发病部位。CT 表现为壁薄、边界清楚的囊性病灶，且包绕着未萌出牙齿的牙冠。值得注意的是，含牙囊肿与单房性成釉细胞瘤鉴别困难，而这恰恰是该病的主要鉴别诊断。

参考文献：Bharatha A，Pharoah MJ，Lee L，et al. Pictorial essay：cysts and cyst-like lesions of the jaws. *Can Assoc Radiol J* 2010；61(3)：133–143.

Diagnostic imaging：*head and neck*. Elsevier. ISBN：9780323443012. https://www.elsevier.com/books/diagnostic-imaging-head-and-neck/koch/978-0-323-44301-2

Dunfee BL，Sakai O，Pistey R，et al. Radiologic and pathologic characteristics of benign and malignant lesions of the mandible. *Radiographics* 2006；26(6)：1751–1768.

第 15 章 眼眶

Daniel Thomas Ginat

问题

1 下图箭头所示的结构由哪条神经支配?

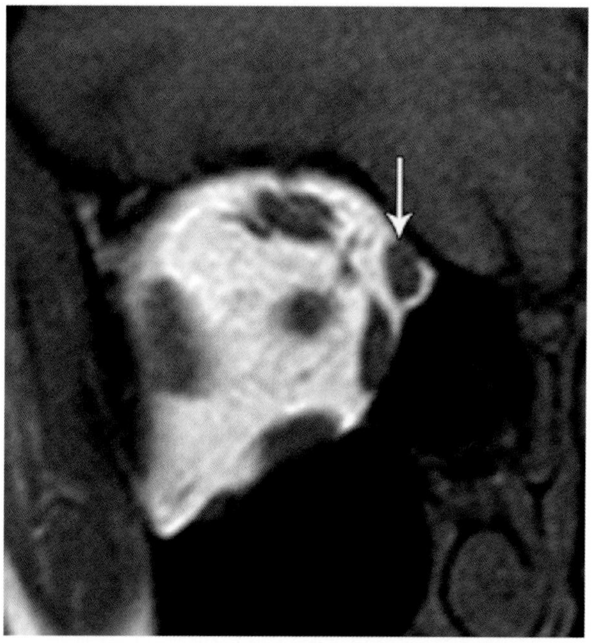

A.动眼神经　　B.滑车神经

C.展神经　　D.面神经

2 下图所示的异常与下列哪项综合征密切相关?

A.神经纤维瘤病Ⅰ型　　B.神经纤维瘤病Ⅱ型

C.结节性硬化症　　D.Von Hippel-Lindau 综合征

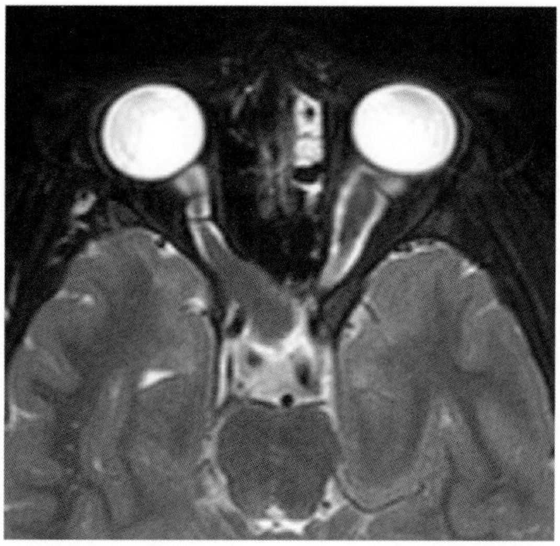

3 关于视神经胶质瘤，下列哪项正确？

A.与神经纤维瘤病Ⅰ型相关的视神经胶质瘤相比，散发性病例的囊性成分较少见。

B.与神经纤维瘤病Ⅰ型相关的视神经胶质瘤相比，散发性视神经胶质瘤进展恶化的可能性小。

C.神经纤维瘤病Ⅰ型相关的视神经胶质瘤较小且维持原有视神经通路的形态。

D.与散发性视神经胶质瘤相比，神经纤维瘤病相关的视神经胶质瘤较少延及视觉通路以外的区域。

4 根据下图所示，最可能的诊断是：

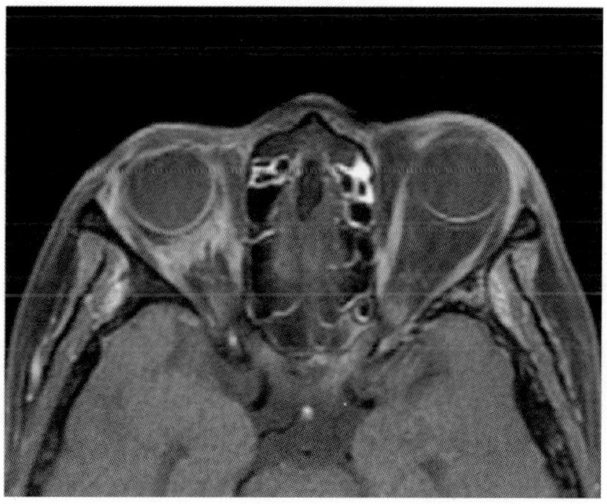

A.黑色素瘤转移　　B.神经母细胞瘤转移

C.肺癌转移　　D.乳腺癌转移

5 患儿主诉右侧眼眶肿物迅速生长。根据下图，最可能的诊断是：

A.横纹肌肉瘤　　B.视网膜母细胞瘤

C.脑膜瘤　　D.淋巴管瘤

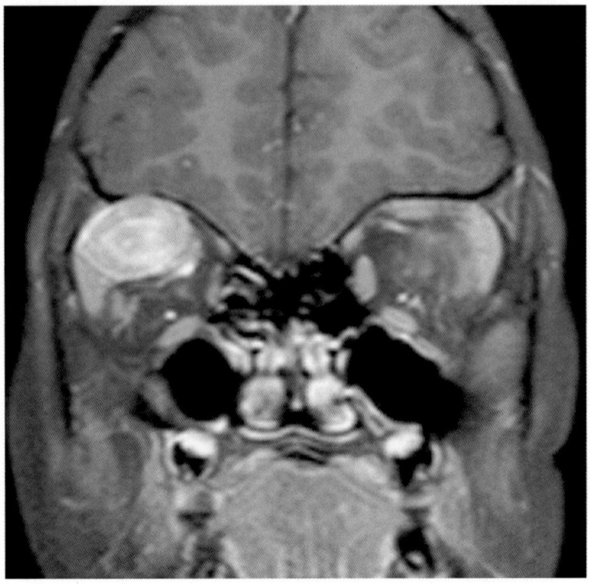

6 关于下图所示的异常表现,下列哪项正确?

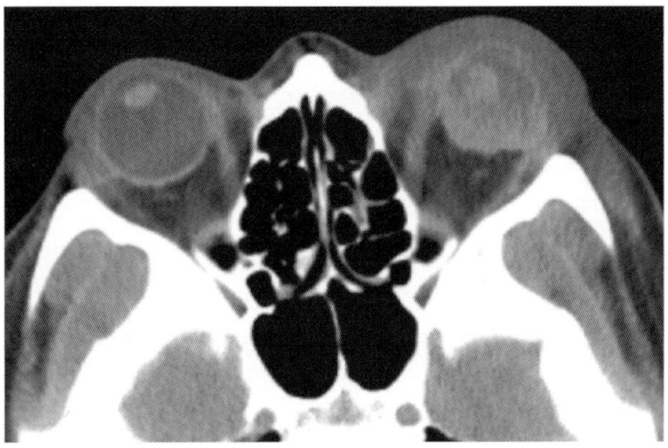

A.左眼球后出血导致眼球轮廓变形。 B.左侧眼内积气。
C.禁用超声评估左侧眼球的情况。 D.左侧晶状体完全脱位。

7 根据下图所示,最可能的诊断是:

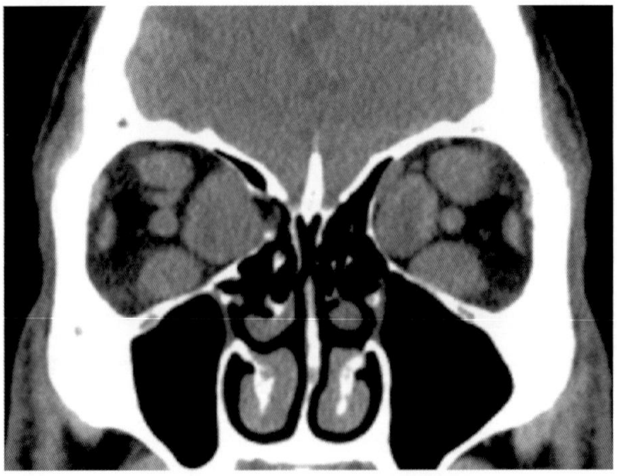

A.结节病 B.眼眶炎症综合征
C.甲状腺相关性眼病 D.淋巴瘤

8 下列哪项是甲状腺相关性眼病最常受累的肌肉？

A.内直肌　　B.下直肌

C.外直肌　　D.上直肌

9 患者主诉发热伴有眼球突出。根据下图所示，下列哪项正确？

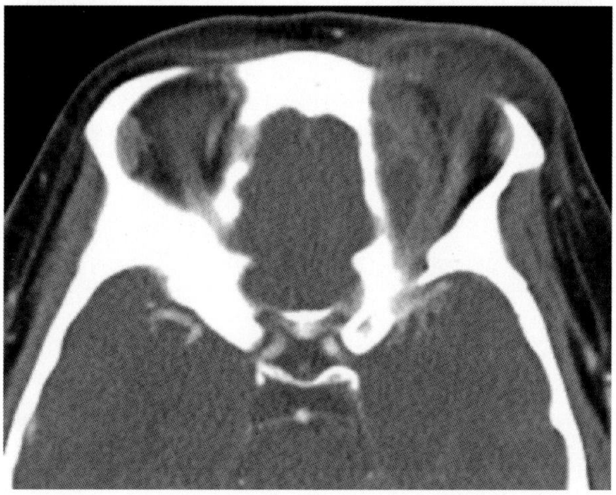

A.口服抗生素治疗即可。　　B.CT 比 MRI 更容易发现颅内并发症。

C.炎症播散常导致骨质侵袭。　　D.急性细菌性鼻窦炎是最常见的病因。

10 婴幼儿患者，根据下图所示，最可能的诊断是：

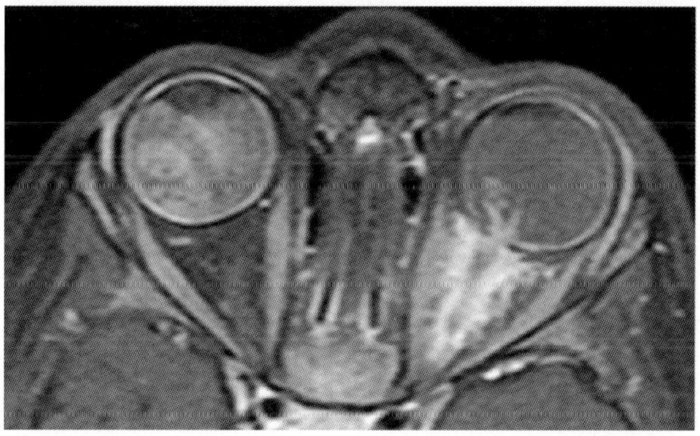

A.横纹肌肉瘤　　B.视网膜母细胞瘤

C.永存原始玻璃体增生症　　D.婴幼儿纤维瘤病

11 根据下图所示，关于视网膜母细胞瘤治疗相关的并发症，下列哪项正确？

A.软骨肉瘤是最常见的组织学类型。　　B.大多数病例在治疗后 2 年内发生。

C.CT 在显示钙化方面优于 MRI。　　D.这是三侧性视网膜母细胞瘤的一种表现。

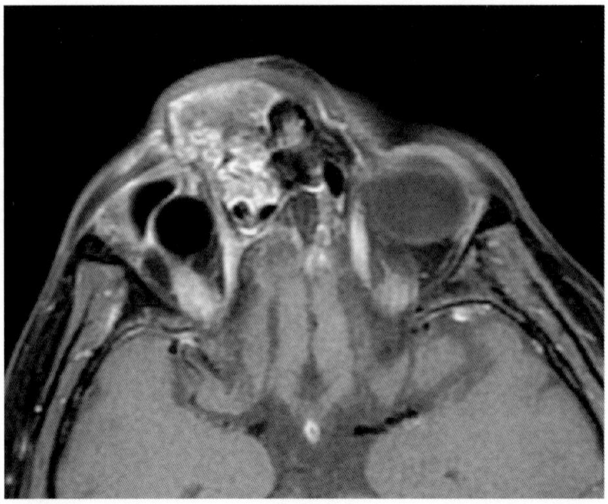

12 下列哪项诊断与下图所示的影像表现最相符？

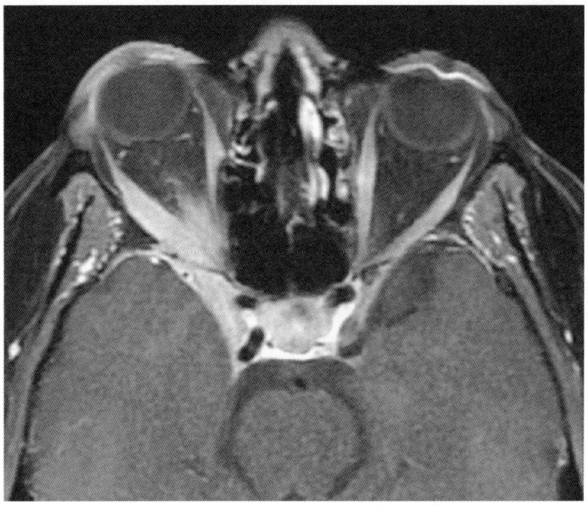

A.Tolosa-Hunt 综合征　　B.Duane 综合征

C.Brown 综合征　　D.一个半综合征

13 根据下图，最可能的诊断是：

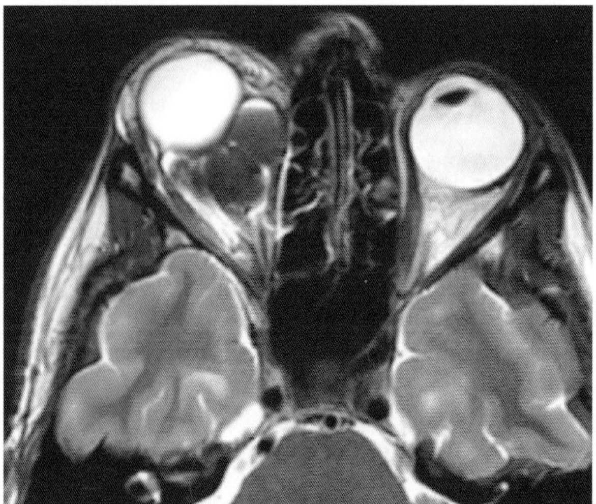

A.淋巴管畸形　　B.静脉畸形

C.动静脉畸形　　D.海绵状血管瘤

14 关于下图所示的异常,最可能的诊断是:

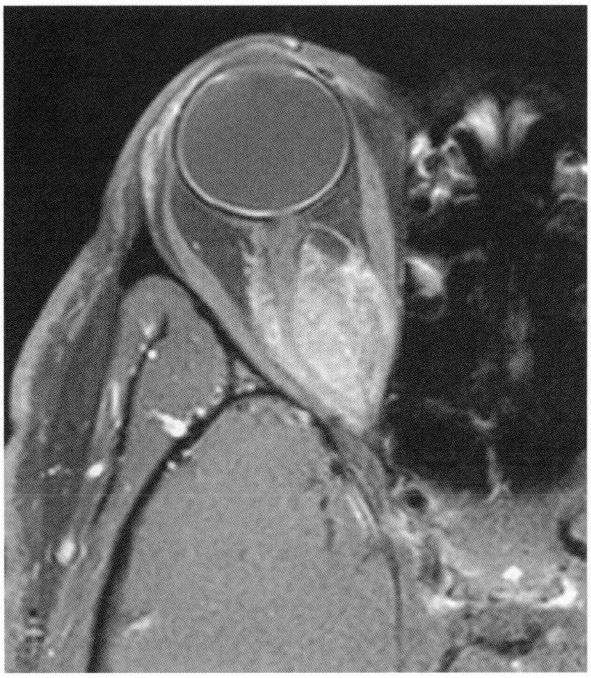

A.脉络膜黑色素瘤　　B.视神经胶质瘤

C.神经鞘瘤　　D.视神经鞘脑膜瘤

答案与解析

1 答案 B。滑车神经。

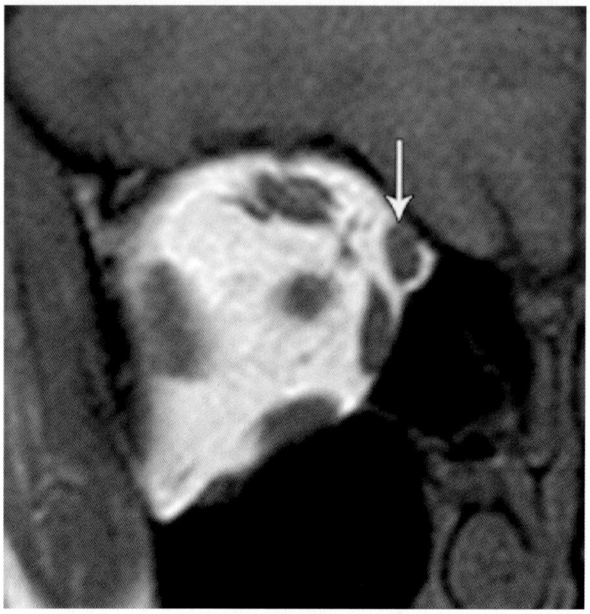

影像表现：MRI 冠状位 T1W 图像上的箭头指示的是眼上斜肌。

讨论：眼上斜肌使眼球内旋、外展。它是唯一由第Ⅳ对脑神经即滑车神经支配的眼肌。上直肌、内直肌、下直肌、上睑提肌和下斜肌由第Ⅲ对脑神经即动眼神经支配。外直肌由第Ⅵ对脑神经即展神经支配。眼轮匝肌由第Ⅷ对脑神经即面神经支配。

参考文献：Braffman BH, Naidich TP, Chaneles M. Imaging anatomy of the normal orbit. *Semin Ultrasound CT MR* 1997;18(6):403-412.

2 答案 A。神经纤维瘤病Ⅰ型。

3 答案 D。与散发性的视神经胶质瘤相比，神经纤维瘤病相关的视神经胶质瘤较少延及视觉通路以外的区域。

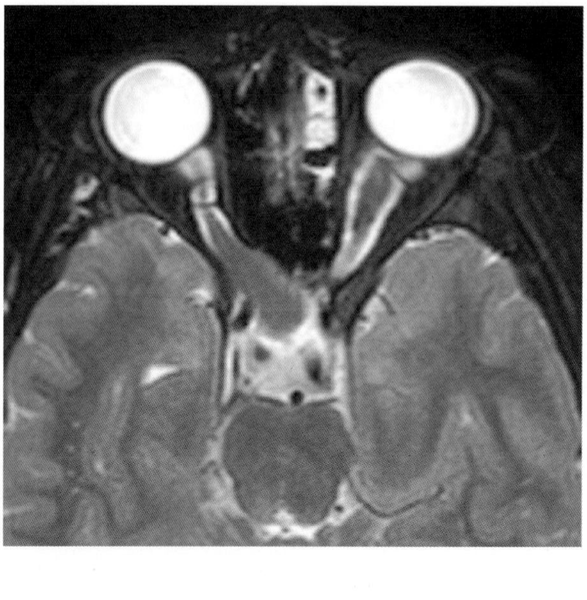

影像表现：神经纤维瘤病Ⅰ型患者，MRI 轴位 T2W 图像显示膨胀性生长的双侧视神经胶质瘤伴有视神经鞘扩张。

讨论：高达 70%的视神经胶质瘤病例为神经纤维瘤病Ⅰ型相关。神经纤维瘤病Ⅰ型相关的视神经胶质瘤最常累及视神经的眶部；而对于散发性病例说，视交叉是发生视神经胶质瘤最常见的部位。神经纤维瘤病Ⅰ型相关的视神经胶质瘤较小且保持原有视神经通路的形态，超出视神经通路的病变较散发性病例少。与神经纤维瘤病Ⅰ型相关的病例相比，散发性视神经胶质瘤更易出现囊变，肿瘤更容易进展。

参考文献：Kornreich L，Blaser S，Schwarz M，et al. Optic pathway glioma：correlation of imaging findings with the presence of neurofibromatosis. *AJNR Am J Neuroradiol* 2001；22(10)：1963–1969.

4 答案 D。乳腺癌转移。

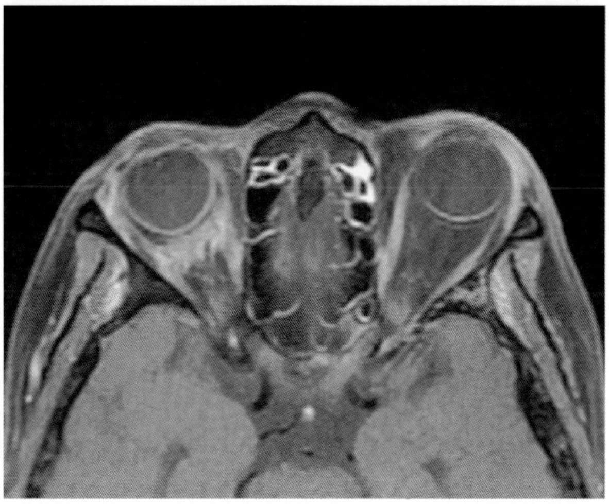

影像表现：MRI 轴位脂肪抑制增强 T1W 图像显示强化的浸润性眶后病变以及伴发的眼球内陷。

讨论：总的来说，转移瘤是最常见的眼眶恶性肿瘤。眼眶转移常见的原发性肿瘤包括成人的黑色素瘤、乳腺癌和肺癌以及儿童的神经母细胞瘤。虽然大多数眼眶转移以眼球突出为主，但是乳腺硬癌转移因软组织收缩而表现为眼球内陷。

参考文献：Purohit BS，Vargas MI，Ailianou A，et al. Orbital tumours and tumour-like lesions：exploring the armamentarium of multiparametric imaging. *Insights Imaging* 2016；7(1)：43–68.

5 答案 A。横纹肌肉瘤。

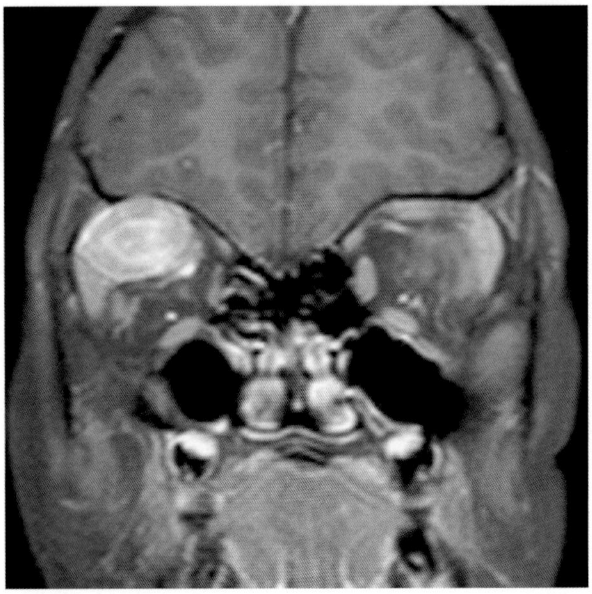

影像表现:MRI 冠状位脂肪抑制增强 T1W 图像显示右侧颞上眼眶强化的肌锥外肿块。

讨论:横纹肌肉瘤是儿童最常见的原发性眼眶恶性肿瘤。可表现为侵袭性、快速生长的肿块,或表现为类似良性肿瘤的惰性肿块。肿瘤通常位于肌锥外间隙,增强后可见强化。可伴有骨质侵袭以及颅内或鼻窦侵犯。

参考文献:Mafee MF,Pai E,Philip B. Rhabdomyosarcoma of the orbit. Evaluation with MR imaging and CT. *Radiol Clin North Am* 1998;36(6):1215-1227,xii.

6 答案 C。禁用超声评估左侧眼球的情况。

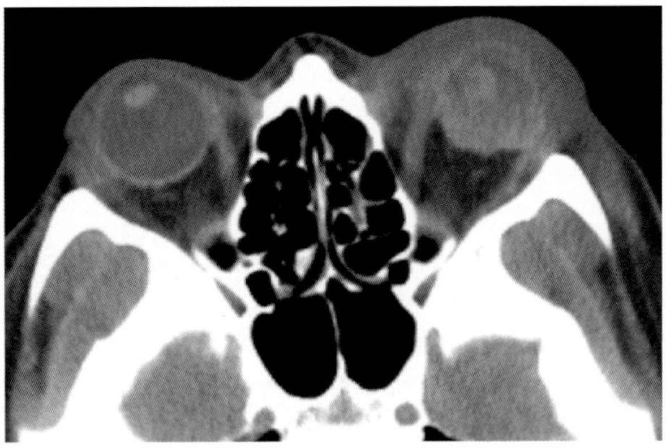

影像表现:轴位 CT 显示左侧眼球变形皱缩,伴有晶状体不全后脱位、眼内出血以及广泛的眶周水肿。

讨论:由于眼内压下降,开放性眼球损伤是超声检查的禁忌证,而 CT 适用于评估此类病变。与眼球破裂相关的特征性表现包括眼球大小和轮廓异常或"扁平轮胎"征,也可伴有眼内出血、视网膜脱离、晶状体脱位(这是由于悬韧带纤维断裂导致的)。当不全脱位时,晶状体保留在眼球的前部,而完全脱位时,晶状体可落至眼球后部。前脱位比较少见。

参考文献:Sung EK,Nadgir RN,Fujita A,et al. Injuries of the globe:what can the radiologist offer? *Radiographics* 2014;34(3):764-776.

7 答案 C。甲状腺相关性眼病。

8 答案 B。下直肌。

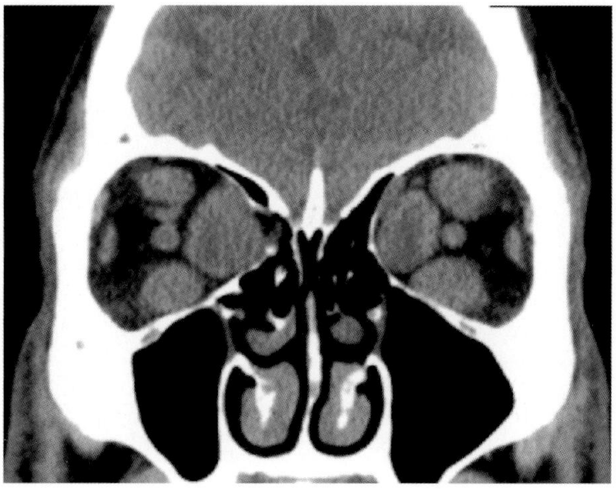

影像表现:冠状位 CT 显示双侧眼下、内、上直肌增粗,伴有内直肌低密度区。

讨论:甲状腺相关性眼病或称为甲状腺眼病或 Graves 病,是导致成人眼球突出最常见的原因。其是一种自身免疫性疾病,受累眼肌按发生概率从大至小排序为:下直肌(inferior)、内直肌(medial)、上直肌(superior)、外直肌(lateral)、斜肌(oblique),对应的字母“IMSLO”可以帮助记忆。其他影像特征包括:眼眶脂肪增多、泪腺增大、眼睑水肿、视神经拉伸、眼球后部隆起和肌内脂肪沉积。通常为双侧对称性累及,也可只累及单侧。

参考文献:LeBedis CA, Sakai O. Nontraumatic orbital conditions: diagnosis with CT and MR imaging in the emergent setting. *Radiographics* 2008;28(6):1741-1753.

9 答案 D。急性细菌性鼻窦炎是最常见的病因。

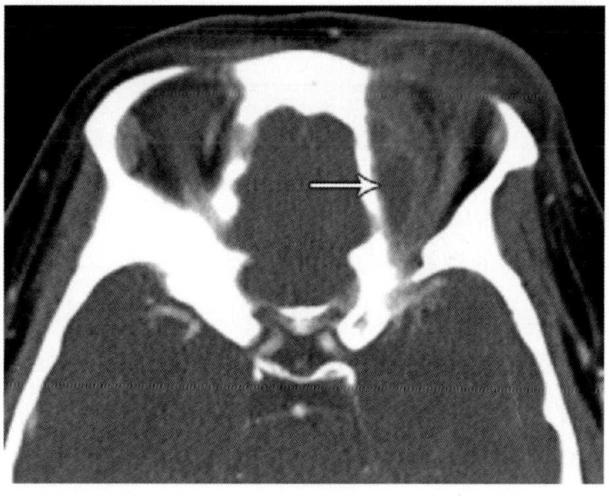

影像表现:轴位增强 CT 显示左侧眼眶内侧环形强化的骨膜下液体聚积(箭头)。

讨论:眼眶骨膜下脓肿表现为凸透镜状环形强化的液体聚积。该病最常是由于急性细菌性鼻窦炎经眼静脉系统蔓延入眼眶。因此,CT 上通常看不到骨质侵袭。眶下脓肿的治疗除了静脉注射抗生素外,还需要手术减压。与眼眶感染相关的颅内并发症包括海绵窦血栓形成、脓肿和脑膜炎。在检出颅内并发症方面,MRI 通常比 CT 更敏感。

参考文献:Dankbaar JW,van Bemmel AJ,Pameijer FA. Imaging findings of the orbital and intracranial complications of acute bacterial rhinosinusitis. *Insights Imaging* 2015;6(5):509–518.

10 答案 B。视网膜母细胞瘤。

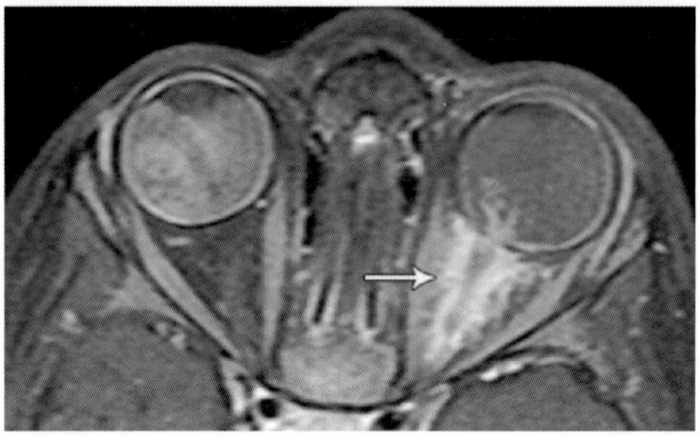

影像表现:MRI 轴位脂肪抑制增强 T1W 图像显示双侧眼内肿瘤并扩展至左侧肌锥内间隙(箭头)。

11 答案 C。CT 在显示钙化方面优于 MRI。

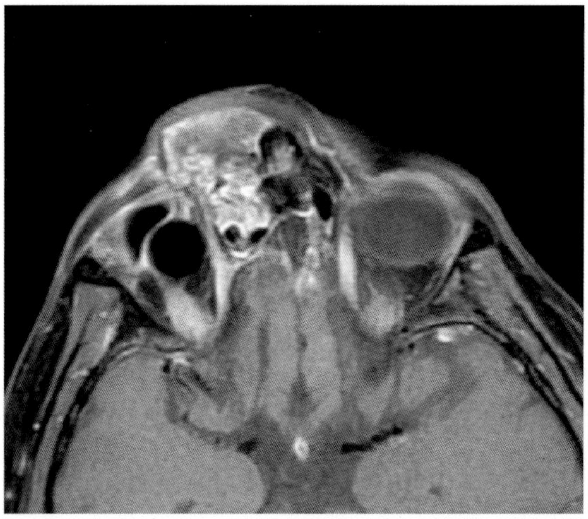

影像表现:MRI 轴位脂肪抑制增强 T1W 图像显示右侧眶周不均质肿块,邻近右侧眼眶植入物和假体,与先前的视神经母细胞瘤摘除术有关。

讨论:视网膜母细胞瘤是最常见的儿童眼内恶性肿瘤,可以是散发性或是遗传性,特别是与 P53 基因突变相关。高分辨 MRI 成像有助于评估肿瘤的眼外侵犯以及是否存在累及松果体的三侧性视网膜母细胞瘤。CT 常显示视网膜母细胞瘤内的钙化。以往,主要采用放射治疗的方法治疗视网膜母细胞瘤,但近来更注重于选择其他治疗方式。

对于放射治疗后的视网膜母细胞瘤病例来说,骨肉瘤是最常见的继发恶性肿瘤。放疗后骨肉瘤通常在 5~10 年潜伏期后发生。CT 在显示基质矿化、骨膜反应以及骨皮质破坏方面优于 MRI,而 MRI 在显示软组织、骨髓浸润以及区分肿瘤与鼻窦分泌物方面具有优势。钙化和骨膜新生骨形成有助于鉴别骨肉瘤与其他肿瘤。破坏性肿块通常与放射性骨炎无关。

参考文献:Rauschecker AM,Patel CV,Yeom KW,et al. High-resolution MR imaging of the orbit in patients with retinoblastoma. *RadioGraphics* 2012;32(5):1307–1326.

12 答案 A。Tolosa-Hunt 综合征。

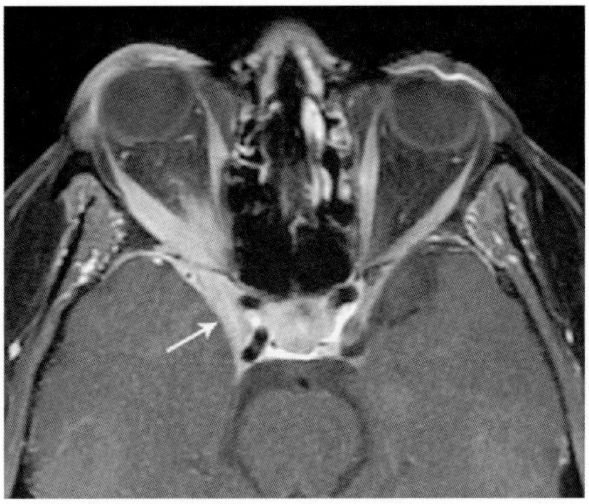

影像表现:MRI 轴位脂肪抑制增强 T1W 图像显示右眼外直肌肿胀、眶隔脂肪强化以及右侧海绵窦软组织强化(箭头)。

Tolosa-Hunt 综合征是一种临床疾病，通常是由于炎性假瘤或特发性眼眶炎症所致。Tolosa-Hunt 综合征的诊断标准包括如下:

- 未经治疗,单侧眼眶疼痛持续数周。
- 第Ⅲ、Ⅳ 和(或)Ⅵ对脑神经麻痹和(或)MRI 检查或活检发现的海绵窦异常。
- 神经麻痹和疼痛同步发生或在两周内发生。
- 糖皮质激素充分治疗后,72h 内疼痛和神经麻痹消退。

MRI 有助于评估 Tolosa-Hunt 综合征患者。MRI 可显示海绵窦的异常信号、强化和增大,也能够显示包括眶尖内容物和鞍下区域的邻近结构受累。基于影像学的鉴别诊断包括脑膜瘤、淋巴瘤和结节病。

参考文献:Yousem DM,Atlas SW,Grossman RI,et al. MR imaging of Tolosa-Hunt syndrome. *AJNR Am J Neuroradiol* 1989;10(6):1181–1184.

13 答案 A。淋巴管畸形。

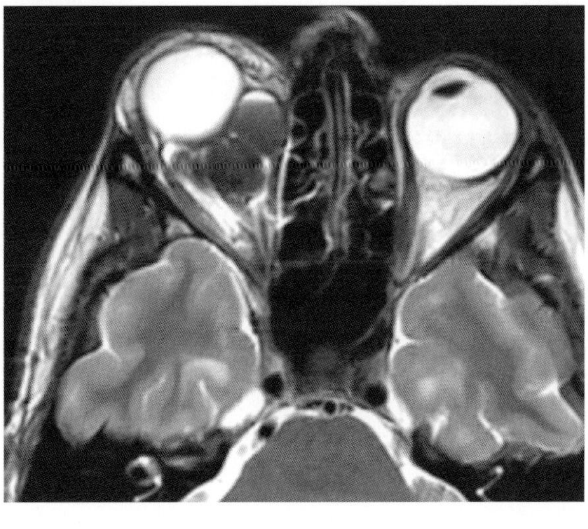

影像表现:MRI 轴位 T2W 图像显示右侧眼眶内多囊性肿块,伴有液-液平面、眼球突出和右侧眼睑浸润。

讨论:淋巴管畸形是低流速的脉管畸形,可表现为巨囊性和(或)微囊性。MRI 有助于显示淋巴管畸形,典型的表现为囊性病灶内的液-液平面和多组织层面浸润。患者多次复发。巨囊性淋巴管畸形可采用硬化剂治疗。然而,由于淋巴管畸形可浸润多组织层面,手术难以完全切除。

参考文献:Lally SE. Update on orbital lymphatic malformations. *Curr Opin Ophthalmol* 2016;27(5):413-415.

14 答案 D。视神经鞘脑膜瘤。

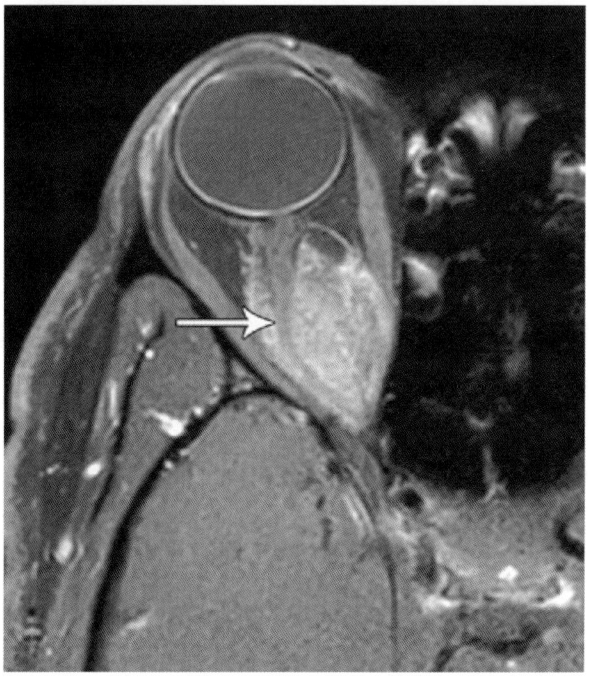

影像表现:MRI 轴位脂肪抑制增强 T1W 图像显示右侧视神经眶部周围的强化肿块(箭头),提示为视神经鞘脑膜瘤。

讨论:由于视神经萎缩,视神经鞘脑膜瘤通常表现为无痛性、视力缓慢下降。在轴位图像上,视神经周围的肿瘤典型表现为"轨道"征,但可以是偏心性的。

MRI 是显示视神经鞘脑膜瘤的首选检查方法,表现为弥漫性强化。然而,CT 对于瘤内钙化的显示最为敏感,多达 50%的病例可出现瘤内钙化。

参考文献:Tailor TD,Gupta D,Dalley RW,et al. Orbital neoplasms in adults:clinical,radiologic,and pathologic review. *RadioGraphics* 2013;33(6):1739-1758.

第 16 章 鞍区、鞍上与鞍旁病变

Ernst Garcon, Gul Moonis

问题

1 患者女,41 岁,溢乳。下图的第一行是初次 MRI 检查图像(图 A 和图 B),第二行是患者口服卡麦角林治疗 5 个月后复查 MRI 图像(图 C 和图 D)。

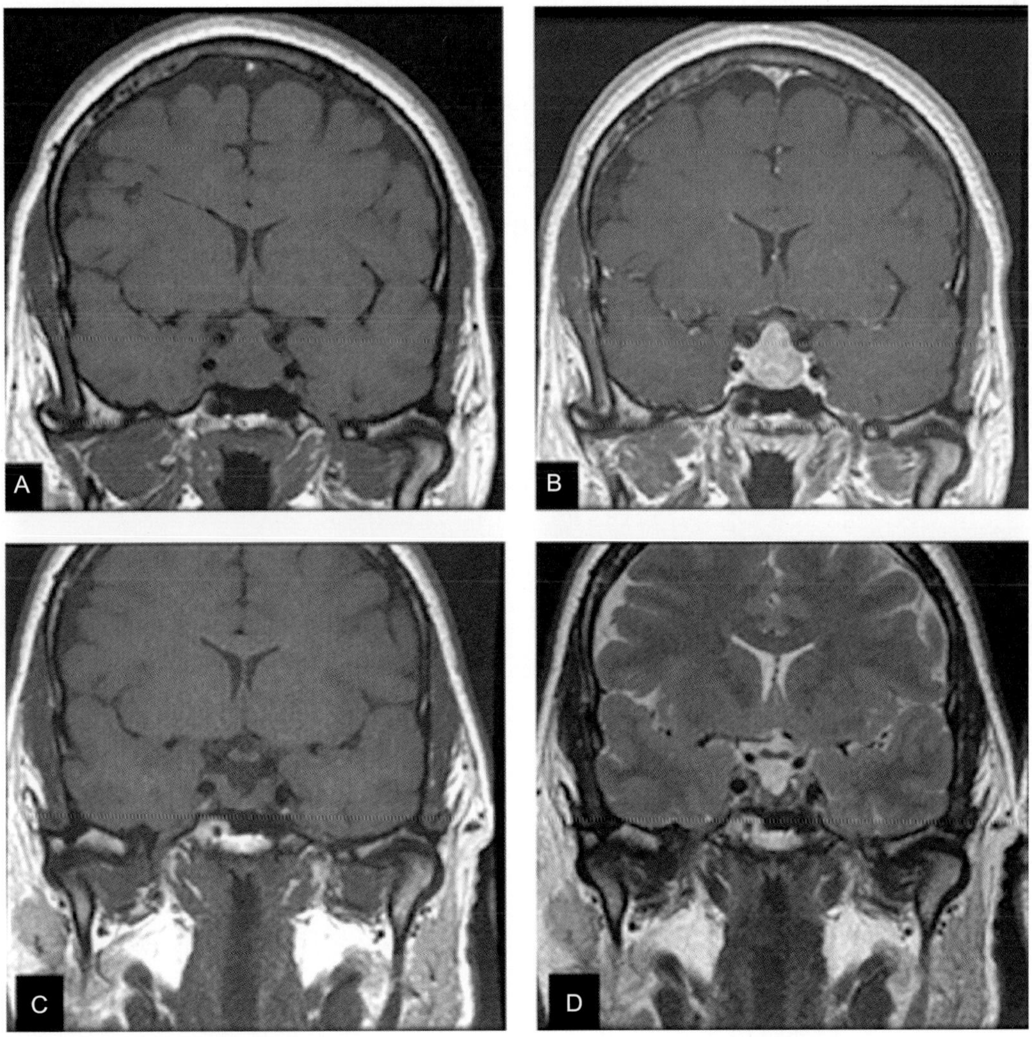

1a 根据影像表现和对药物治疗的反应,最可能的诊断是:

A.无功能性垂体大腺瘤 B.泌乳素瘤

C.Rathke 裂囊肿 D.淋巴细胞性垂体炎

1b 根据病变的大小和位置,本例患者还可能出现哪种症状?

A.面部麻木 B.右侧肢体无力

C.视觉异常 D.语言功能异常

2 患者女,45 岁,主诉头痛。MRI 检查发现异常。不伴有内分泌功能异常或视野缺损。

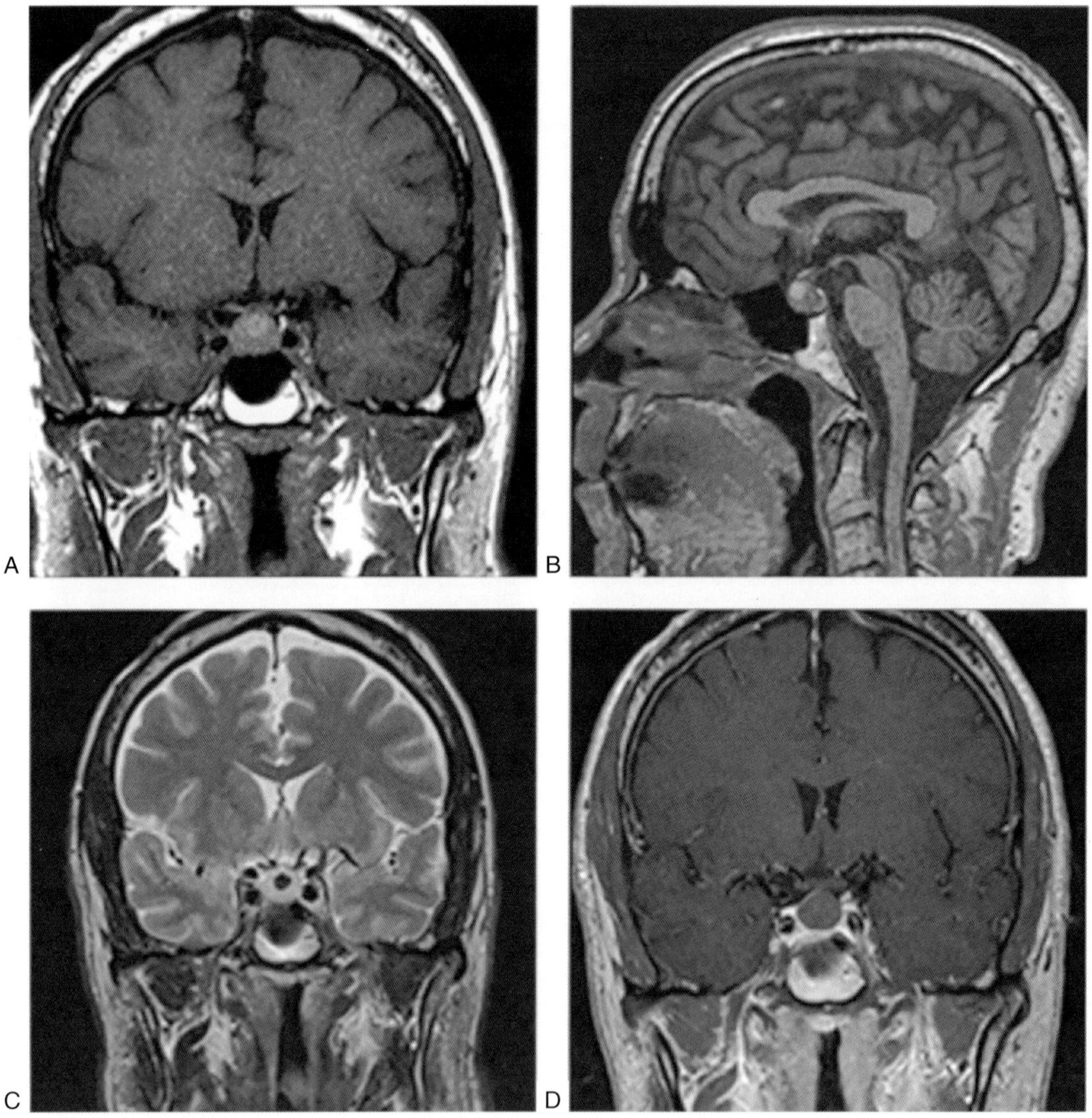

2a 最可能的诊断是:

A.囊性颅咽管瘤 B.囊性垂体腺瘤

C.Rathke 裂囊肿 D.蝶鞍内表皮样囊肿

E.蛛网膜囊肿

2b 患者拒绝手术,因此行保守治疗。6 个月后随访进行了眼科检查,提示双侧颞侧偏盲,视力无下降。无新发症状或相关的内分泌异常。

在上述临床情况下，随访 MRI 可能出现什么预期变化？

A.视神经（视交叉前）的外源性压迫。　　B.视交叉的外源性压迫。

C.海绵窦浸润伴脑神经受累。　　D.双侧颈内动脉海绵窦段的外源性压迫。

3　患儿女，5 岁，急性发作性凝视和短暂傻笑或大笑，而后出现向右上凝视。行 MRI 平扫及增强检查，选择部分图像供参考。

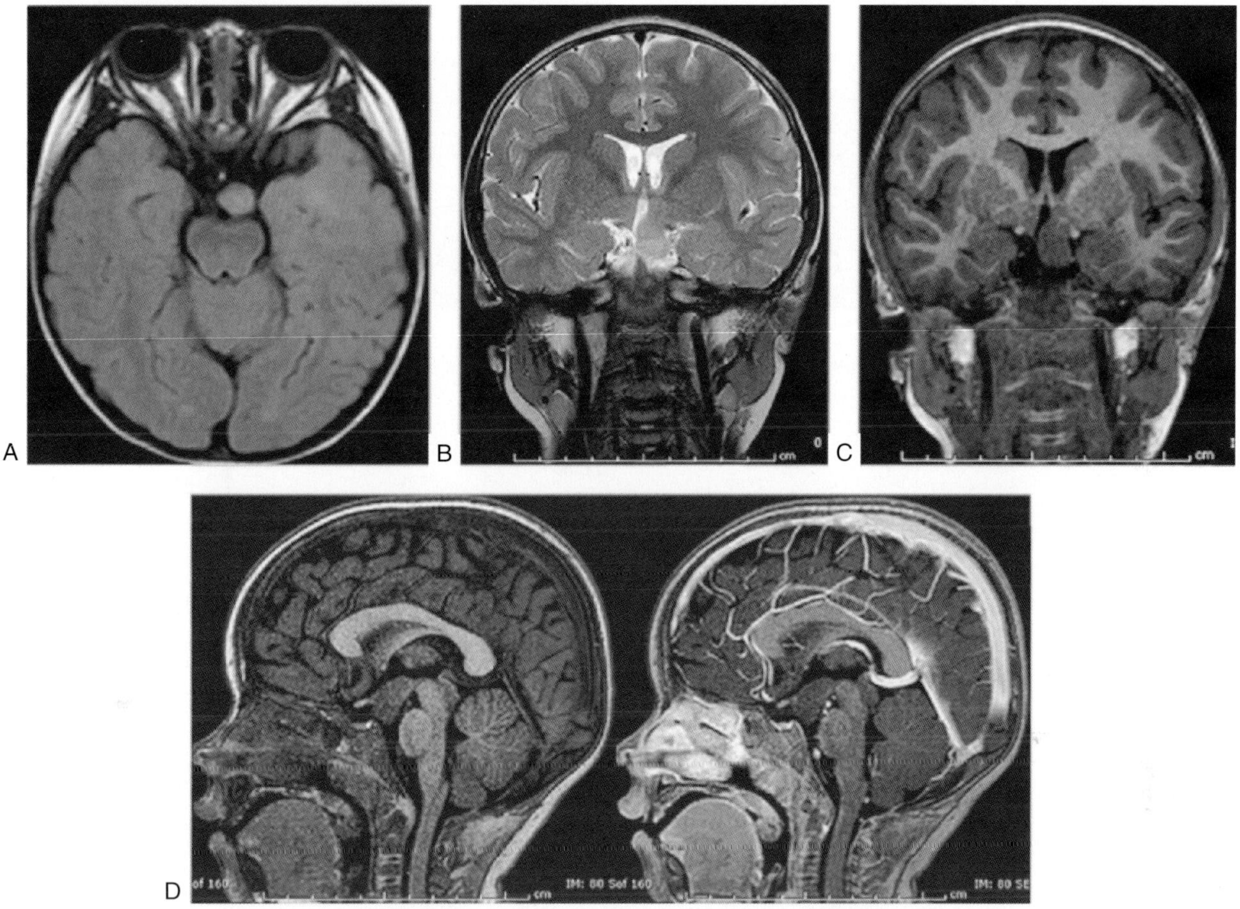

3a　最可能的诊断是：

A.视神经胶质瘤　　B.下丘脑错构瘤

C.垂体微腺瘤　　D.生殖细胞瘤

3b　关于本病，下列哪项正确？

A.药物治疗有效。

B.患者的皮质醇缺乏。

C.平扫时，病灶信号在所有序列上均与灰质信号相同。

D.病变位于下丘脑，可表现为性早熟。

4 患者女,45 岁,侧视时出现复视。

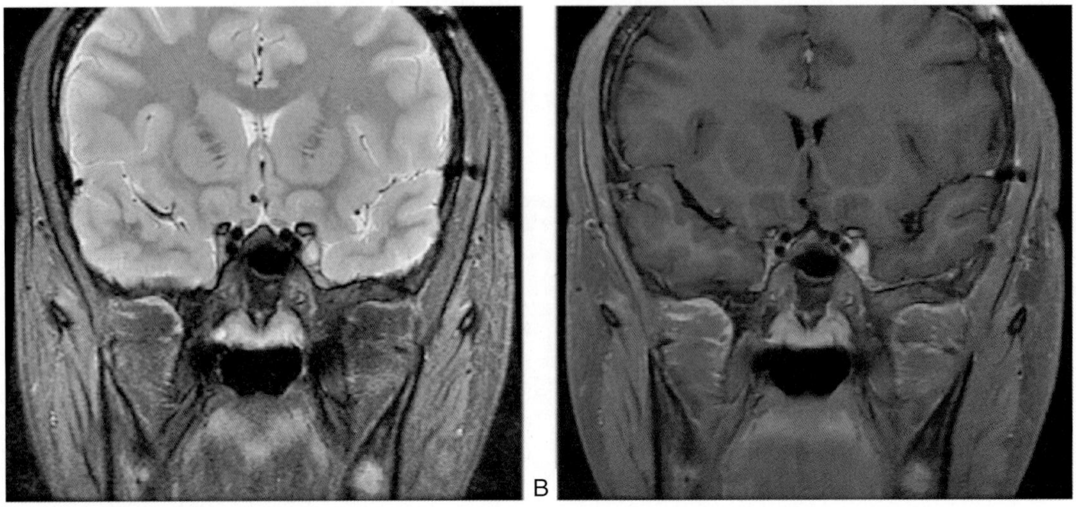

A B

4a 该病灶所在的解剖位置是:

A.蝶鞍 B.海绵窦

C.海马 D.额叶

下面是增强 MRI 图像:

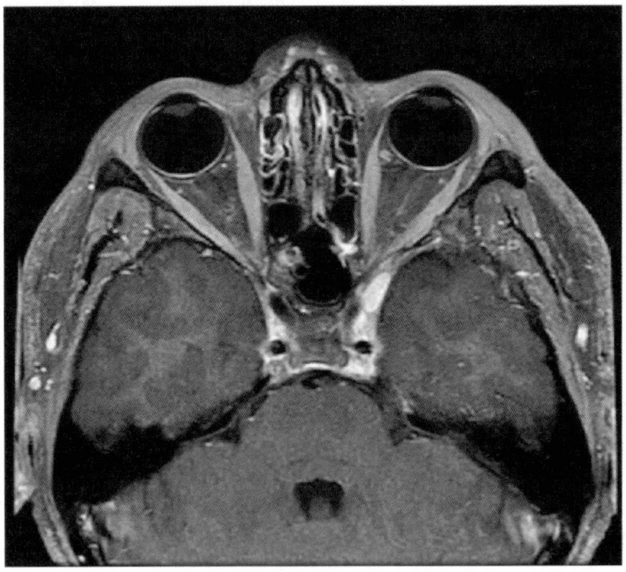

C

4b 最可能的诊断是:

A.脑膜瘤 B.动脉瘤

C.神经鞘瘤 D.垂体腺瘤

5　患者男，19 岁，患有多尿和嗜睡。行脑部 MRI 平扫及增强检查。

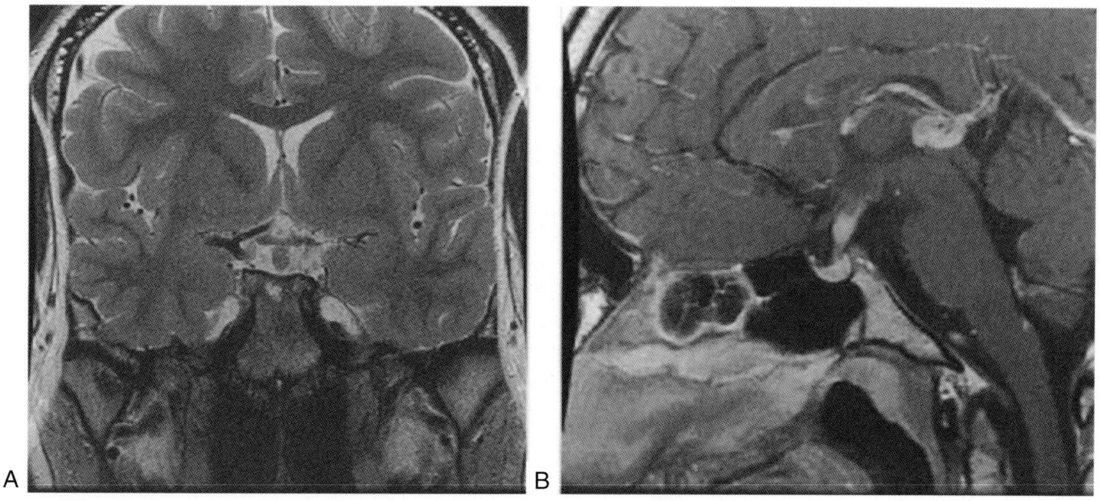

5a　病灶发生在下列哪一部位能够最好地解释患者的临床症状？

A.下丘脑　　B.丘脑

C.海马　　D.顶盖部

5b　最可能的诊断是：

A.松果体细胞瘤　　B.生殖细胞瘤

C.下丘脑错构瘤　　D.毛细胞型星形细胞瘤

6　患者女，35 岁，月经周期缩短。脑部 MRI 平扫及增强检查的部分图像如下所示。

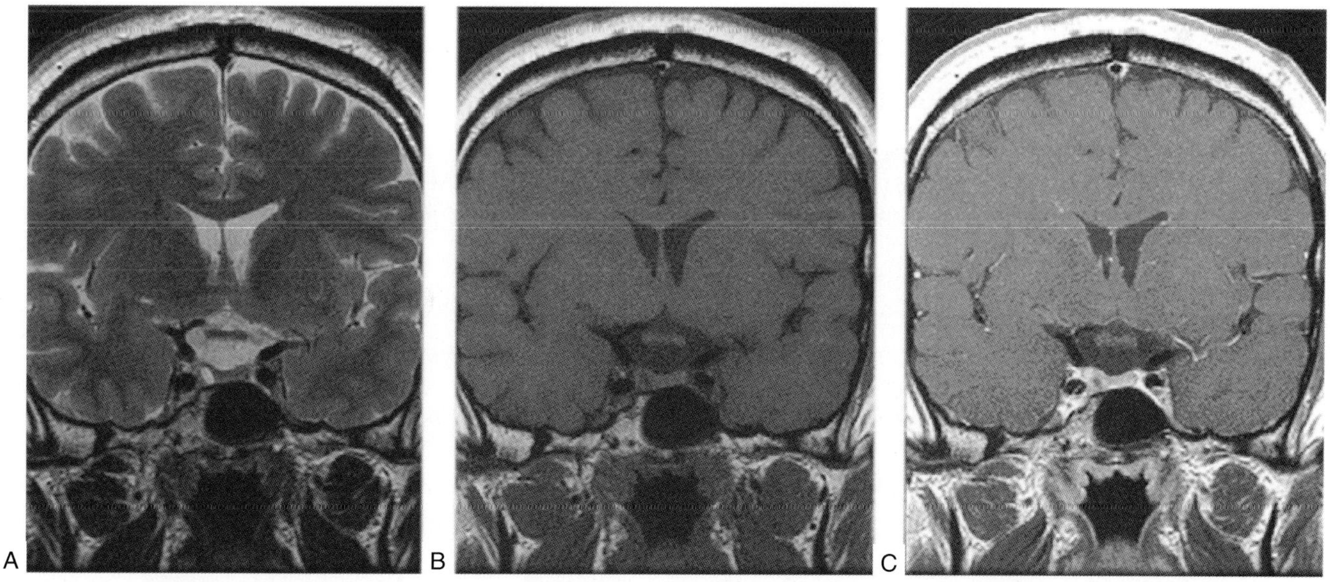

最可能的诊断是：

A.垂体微腺瘤　　B.下丘脑错构瘤

C.海绵窦血栓形成　　D.脑囊虫病

7　患者25岁，临床表现为向上凝视麻痹、瞳孔对光反射消失和眼球震颤。行脑部MRI增强检查，部分图像如下所示。

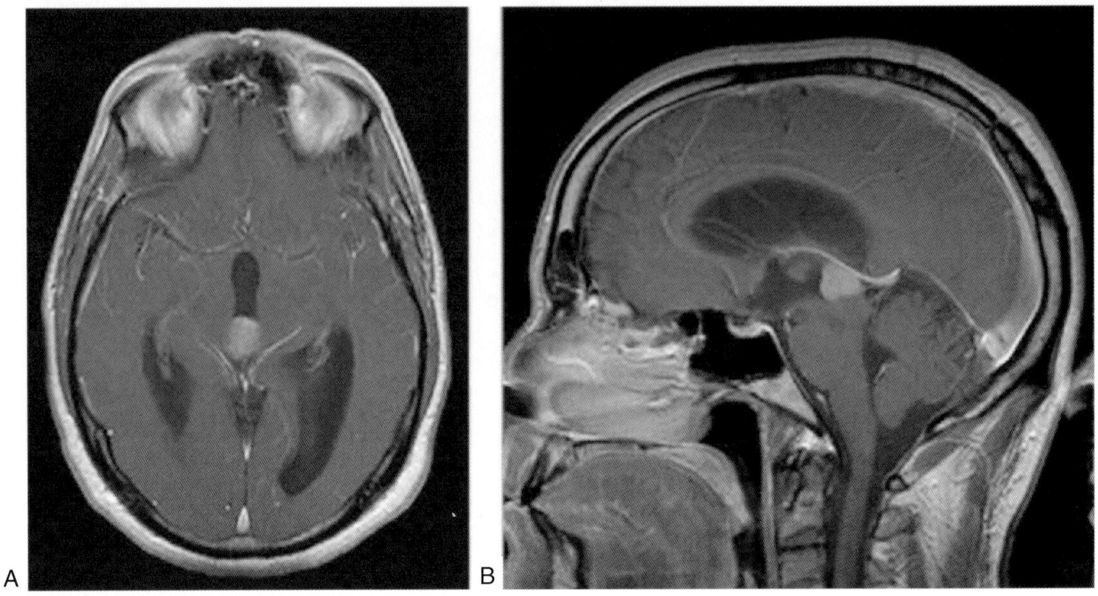

7a　对于患者的临床表现，最好的解释是：

A.上丘受压　　B.阻塞性脑积水

C.视神经受压　　D.肿瘤侵犯脑神经Ⅵ

7b　最可能的诊断是：

A.Galen静脉畸形　　B.表皮样肿瘤

C.松果体细胞瘤　　D.脑膜瘤

8　患者女，25岁，头痛伴发热。行脑部和鼻窦的增强CT扫描。

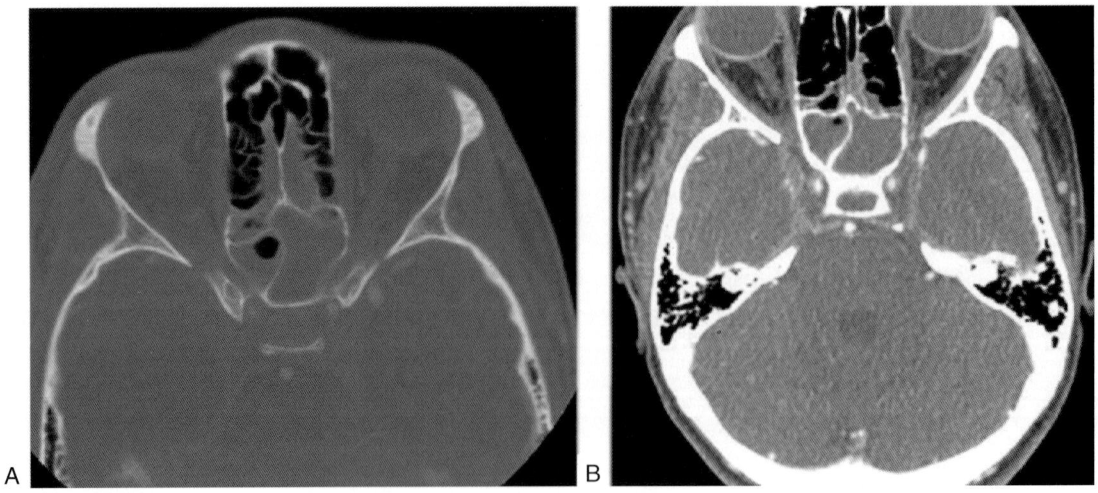

8a　最关键的异常表现位于下列哪个部位？

A.海绵窦　　B.小脑

C.眼眶　　D.脑桥

行脑部 MRI 平扫，部分图像如下所示。

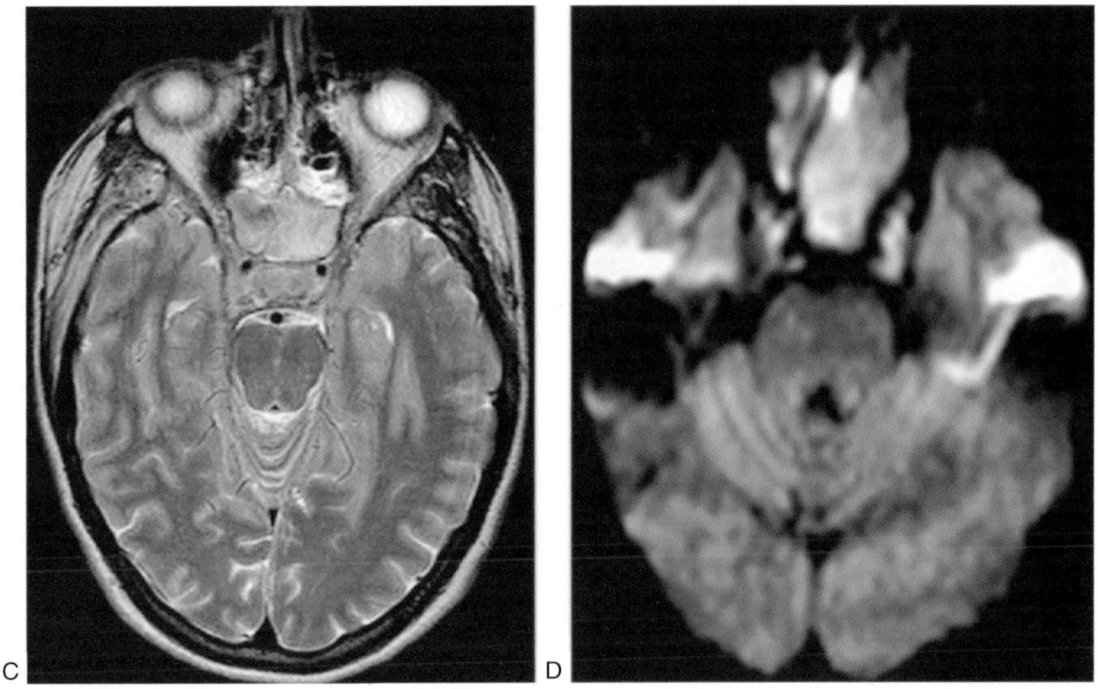

8b　下一步最佳的影像评估方法是：

A.Willis 环 MRA 成像(无须注射对比剂)。　B.颈部 MRA 成像(无须注射对比剂)。

C.脑部 MRI 增强 T1W 序列扫描。　D.参考溶栓时神经介入影像。

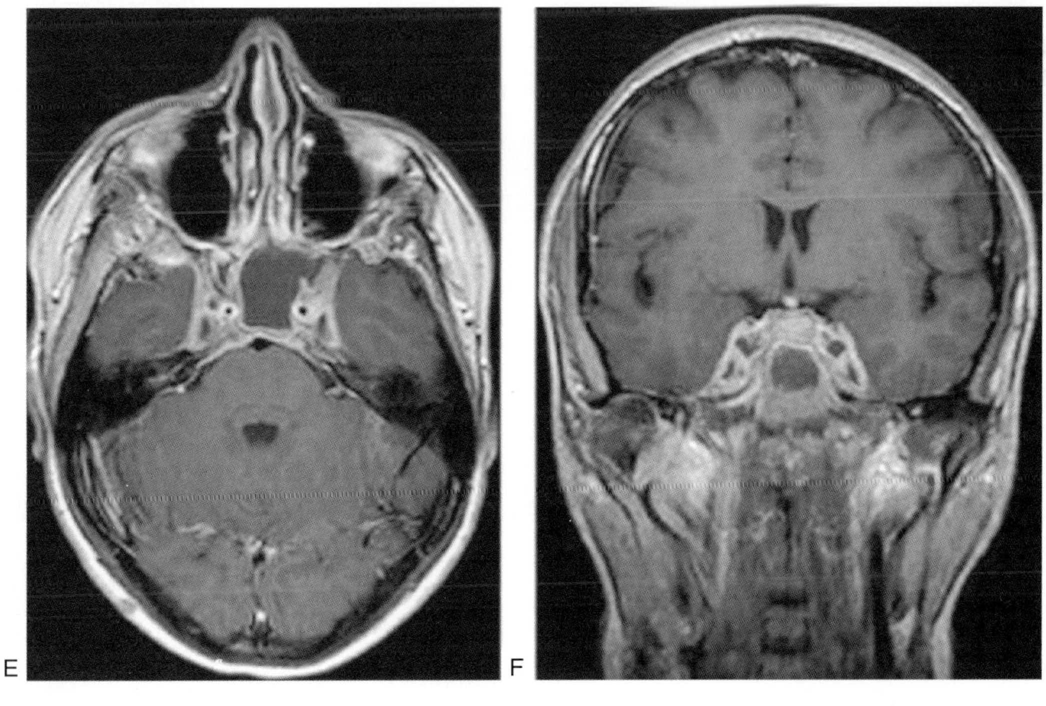

8c　根据上面的增强 MRI 图像，最可能的诊断是：

A.急性脑膜炎　B.慢性蝶窦炎

C.Tolosa-Hunt 综合征　D.海绵窦血栓形成

9 患者女,15岁,双颞侧偏盲,MRI检查图像如下所示。

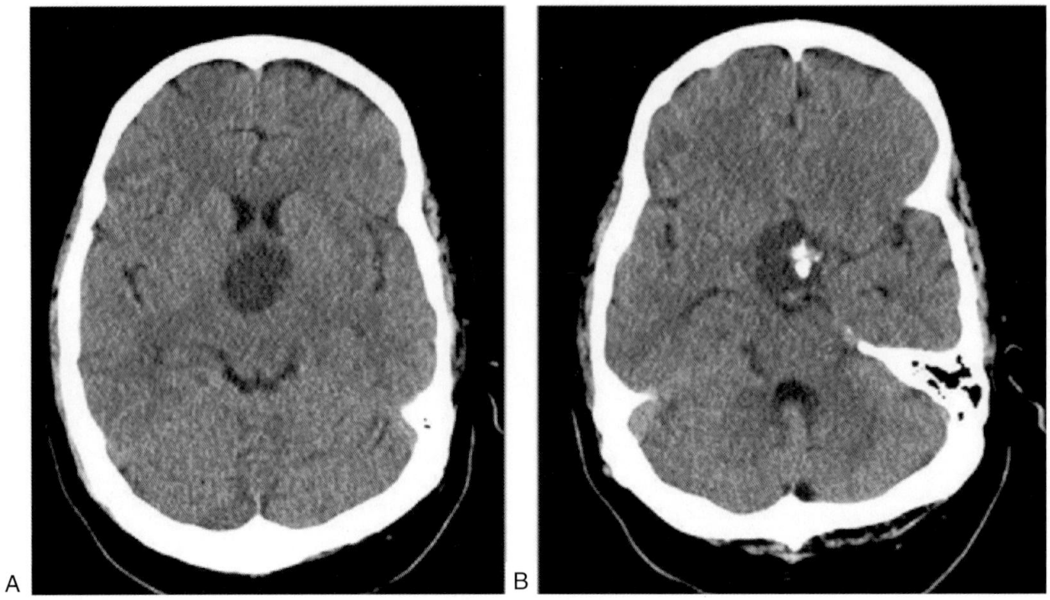

9a 下一步的最佳诊疗方案是:

A.脑部增强CT扫描　　B.MRA

C.推荐行经蝶窦手术　　D.垂体增强MRI扫描

另外2幅MRI图像如下所示。

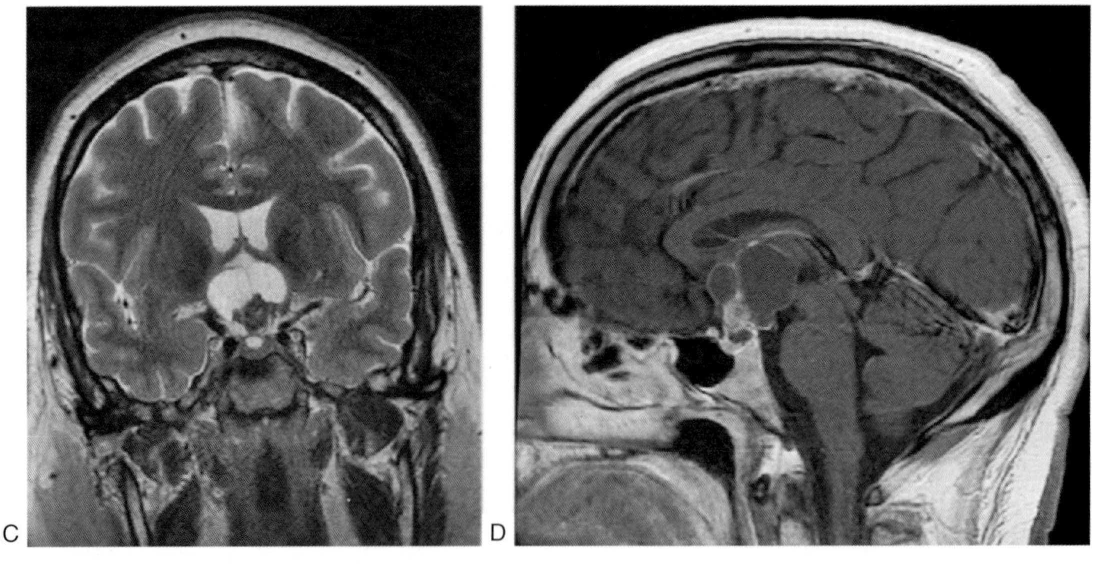

9b 最可能的诊断是:

A.颅咽管瘤　　B.垂体大腺瘤

C.蛛网膜囊肿　　D.Rathke裂囊肿

10　近期产后女性患者，出现头痛、恶心和呕吐，实验室检查示垂体功能减退。

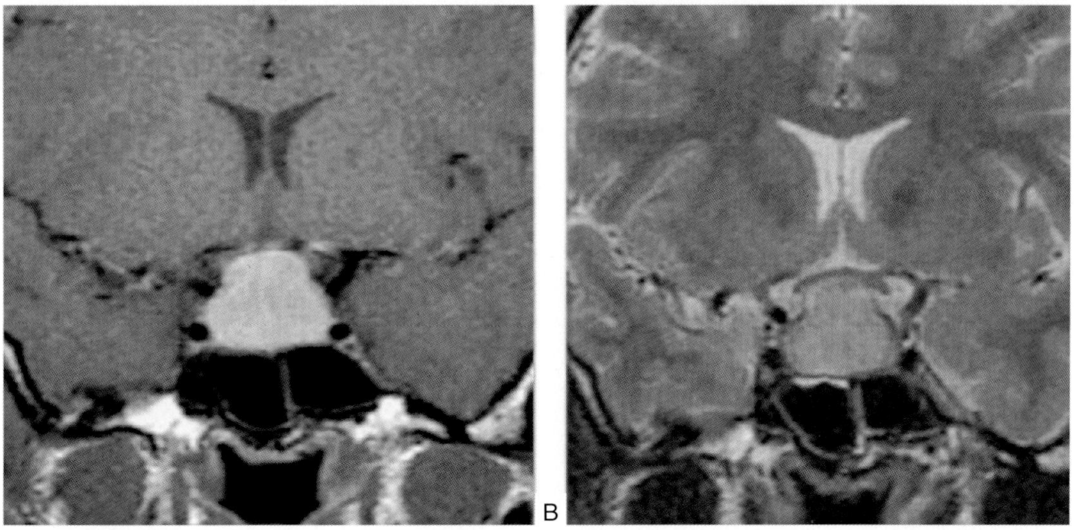

A　B

10a　最可能的诊断是：

A.垂体出血　　B.垂体腺瘤

C.淋巴细胞性垂体炎　　D.转移瘤

10b　关于淋巴细胞性垂体炎，下列哪项正确？

A.在影像上容易与垂体腺瘤区分。　　B.可能与药物有关。

C.常见钙化。　　D.大多数病例能够识别受压的正常脑垂体。

答案与解析

1a　答案 B。泌乳素瘤。结合本例的临床表现，鞍区/鞍上的强化肿块，对卡麦角林（多巴胺受体激动剂）治疗有效，符合泌乳素瘤的诊断。

1b　答案 C。视觉异常。鞍区/鞍上腺瘤可压迫视交叉而导致视觉障碍。本例中病灶的上缘与视交叉接壤，并向上推移视交叉（图 A 和图 B），因此患者有发生视觉异常的风险。

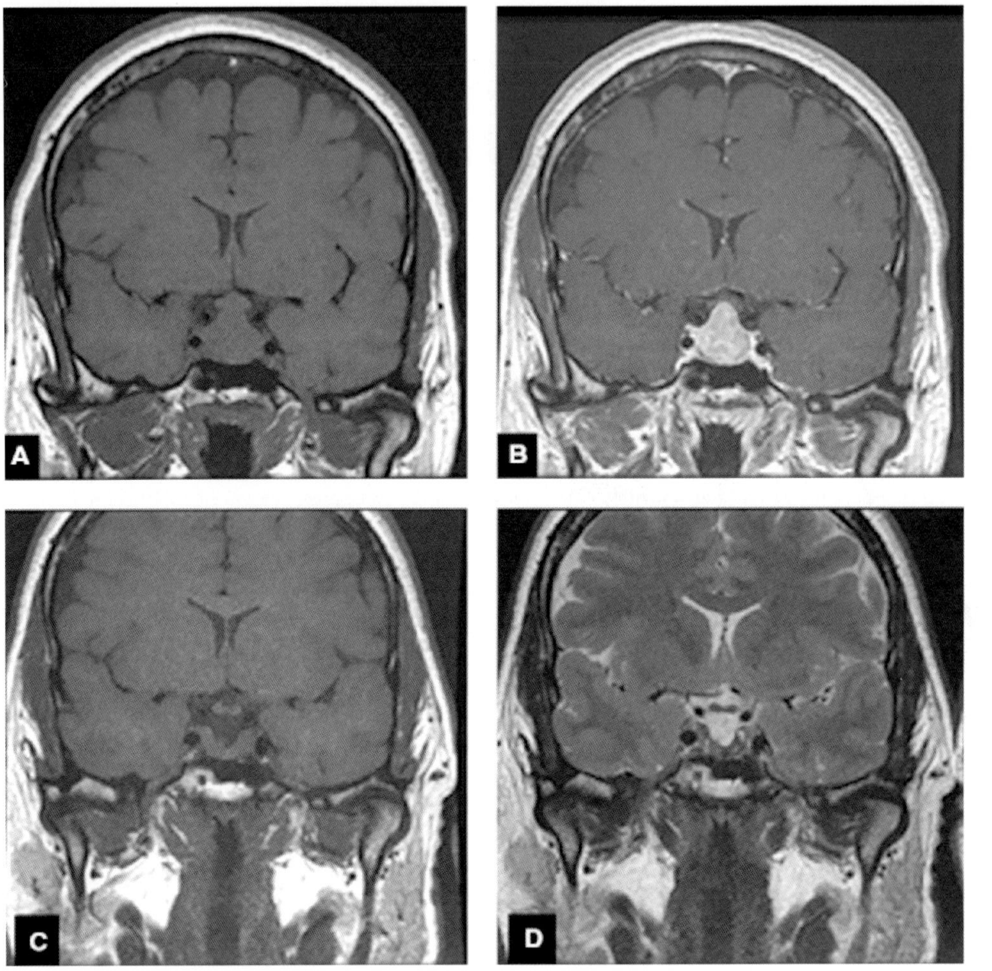

影像表现：鞍区/鞍上可见肿块，呈 T1W 低信号（图 A），增强后均匀强化（图 B），病变的上缘与视交叉接壤并推移视交叉。影像上未见海绵窦受累，未见颈内动脉闭塞。治疗后随访影像（图 C 和图 D）显示病灶完全消退。

讨论：垂体腺瘤（本例为泌乳素瘤）是颅内常见的良性肿瘤。泌乳素瘤占所有垂体腺瘤的 40%~60%，通常采用多巴胺受体激动剂作为一线治疗。对伴有神经眼科症状的难治性病例，则采用手术/放射治疗。这些病变大多数是良性非侵袭性的。通常在 MRI 检查或者尸检中偶然发现。偶尔也可见具有侵袭性的非典型变异型。

少见情况下，由于肿瘤内出血或局部缺血可导致垂体卒中，表现为视觉障碍、头痛和眼肌麻痹。通常对局限于垂体内且直径<10mm 的病灶，称为微腺瘤；而直径>10mm 的病灶称为大腺瘤。

在图像上，微腺瘤通常呈 T1W 等、低信号，增强后病灶强化速度较正常垂体慢。因此在增强早期图像上病灶显示最为明显，表现为轻度强化。由于微腺瘤体积小，这一影像征象尤为重要。随后在延迟期，病灶可表现为对比剂“流入”而正常垂体表现为对比剂“流出”，从而病灶与周围垂体组织呈现大致相当的强化程度。因此动态增强垂体 MRI 成像有助于识别微腺瘤。微腺瘤的次要征象表现为垂体柄移位和垂体上缘隆起。然而，这两种征象均为非特异性的，也可见于正常变异。大腺瘤可表现为局部侵袭性特征：鞍底骨质吸收、侵入海绵窦和包裹颈内动脉海绵窦段。较大的病灶也易于发生出血、缺血和坏死。

参考文献：Go JL, Rajamohan AG. Imaging of the sella and parasellar region. *Radiol Clin North Am* 2017; 55(1):83-101.

Johnsen DE, Woodruff WW, Allen IS, et al. MR imaging of the sellar and juxtasellar regions. *Radiographics* 1991;11(5):727-758.

2a 答案 C。Rathke 裂囊肿。

2b 答案 B。视交叉的外源性压迫。

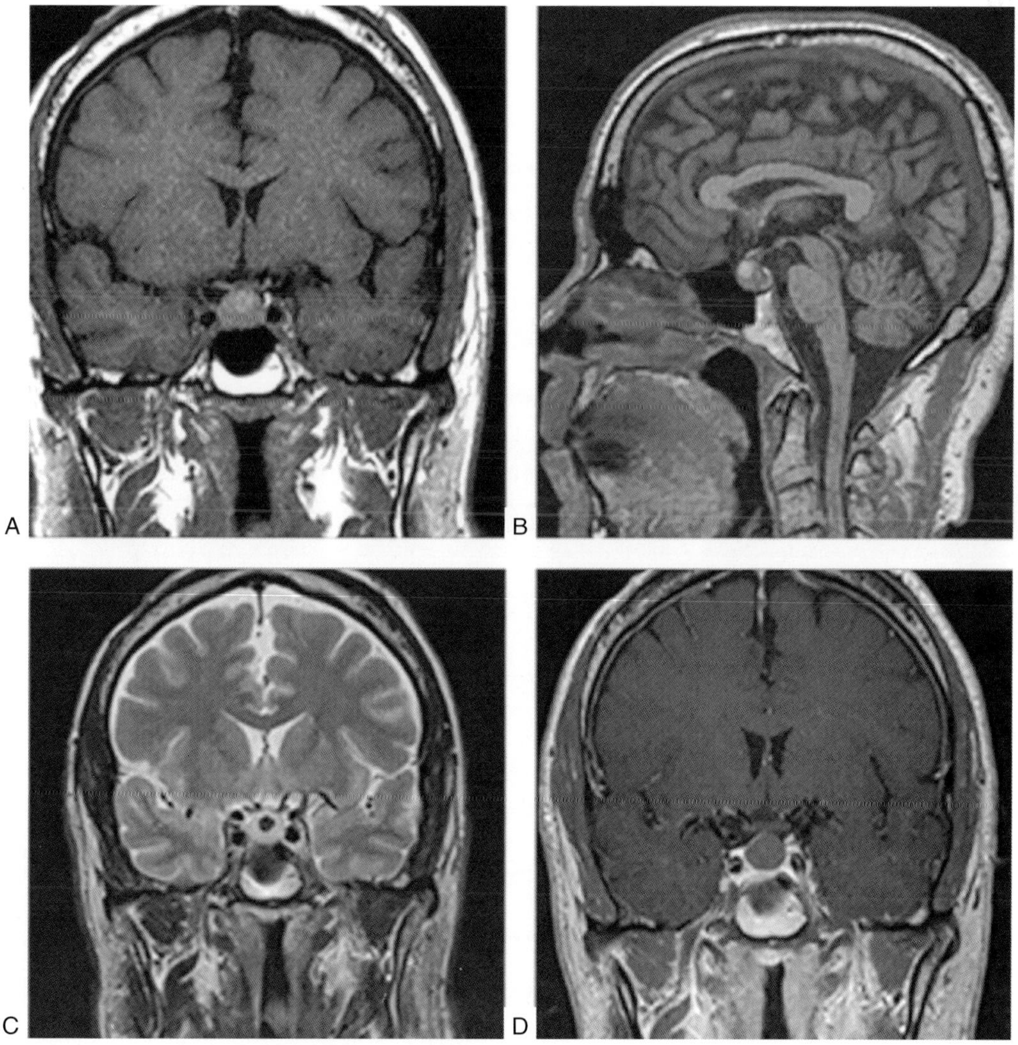

影像表现：平扫时，蝶鞍内囊性病灶呈 T1W 高信号(图 A)和 T2W 高信号(图 B)；增强后，病灶和强化垂体呈等信号，垂体柄未见移位(图 C)；上述影像特征最符合 Rathke 裂

囊肿。

讨论：Rathke 裂囊肿是一种先天性的非肿瘤性病变，起源于胚胎时期的 Rathke 囊。Rathke 囊位于垂体前叶与垂体后叶之间，前者源自原始口腔的腹侧迁移，后者源自原始间脑的向下迁移。Rathke 囊的前壁增生形成垂体前叶和结节部，后壁形成垂体后叶。介于两者之间的裂隙随后在妊娠早期逐渐消退。若裂隙未退化则可形成 Rathke 裂囊肿。

大部分的 Rathke 裂囊肿是偶然发现的，并无症状。

在 MRI 平扫图像上，Rathke 裂囊肿呈 T1W 高信号（由于含有蛋白内容物）或低信号，T2W 呈高信号（大多数）或等/低信号。

本例中，T2W 低信号的囊内结节具有特征性。病变可以单纯位于蝶鞍内或位于蝶鞍内及鞍上。

鉴别诊断：需与囊性颅咽管瘤或囊性垂体腺瘤进行鉴别，它们的影像表现往往难以区分。无钙化和分隔、囊壁强化以及 T2W 低信号的囊内结节均支持 Rathke 裂囊肿的诊断。

参考文献：Byun WM, Kim DL, Kim D. MR imaging findings of Rathke's cleft cysts: significance of intracystic nodules. *AJNR Am J Neuroradiol* 2000;21(3):485–488.

3a　答案 B。下丘脑错构瘤。临床与影像表现与下丘脑性错构瘤相符。

3b　答案 C。平扫时，病灶信号在所有序列上均与灰质信号相同。

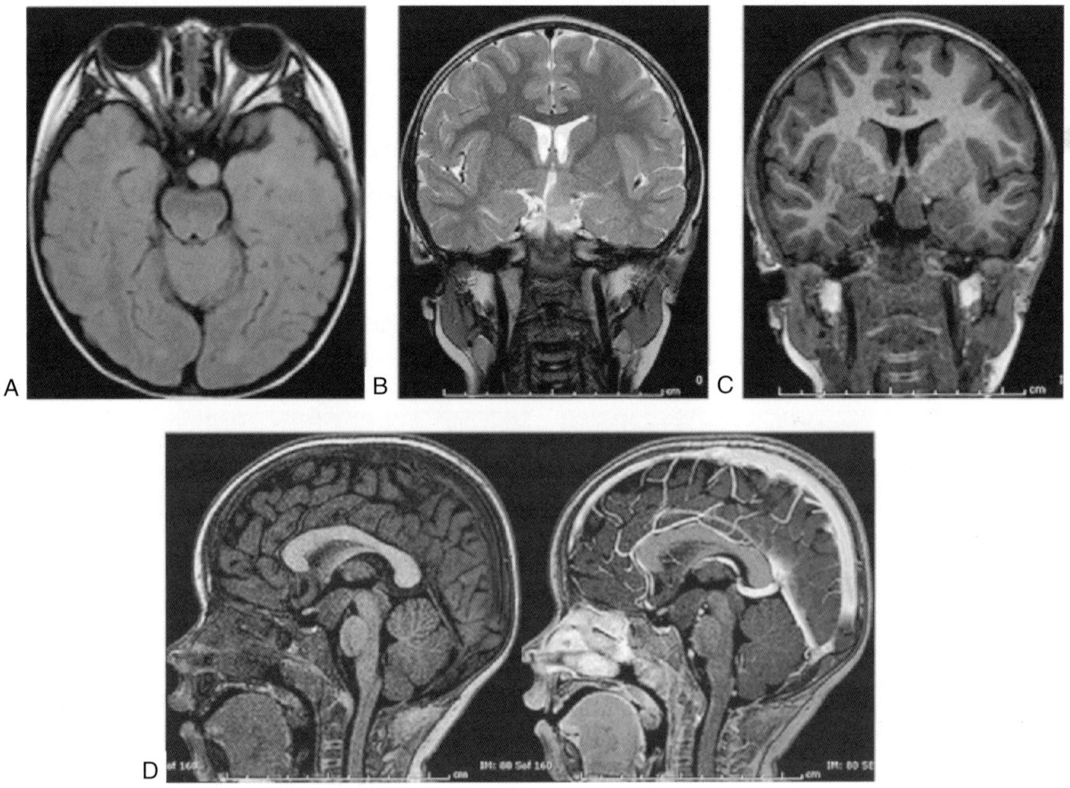

影像表现：轴位 FLAIR 和冠状位 T2W 和 T1W 显示下丘脑香肠样肿块，与左侧乳头体相邻。肿块在所有序列上均与灰质等信号，且无囊变。矢状位 T1W 平扫和增强图像显示病灶无强化。鞍区和视交叉未受累。

讨论：下丘脑错构瘤是良性畸形病变，主要发生在<20 岁的患者，男性好发。组织学表现

为混合的成熟神经元和神经胶质细胞，与正常下丘脑灰质大体相似。可将其分为下丘脑旁错构瘤或下丘脑内错构瘤。下丘脑旁错构瘤是带蒂肿块，通过狭窄的基底附着于下丘脑底部，更可能与性早熟相关而非与痴笑样癫痫相关。下丘脑内错构瘤则是无蒂肿块，以宽基底附着于下丘脑，它们似乎是存在于下丘脑内，更多见与痴笑样癫痫相关而非与性早熟相关。

MRI 是诊断本病的首选检查方法。病灶可为带蒂或无蒂，在所有序列上都与灰质呈等信号，增强后无强化。大多数病例难以用药物治愈，需要手术切除以控制临床症状。

鉴别诊断：主要与视神经胶质瘤和生殖细胞瘤进行鉴别。这两种肿瘤信号均与灰质信号不同，增强后明显强化。

参考文献：Freeman JL. The anatomy and embryology of the hypothalamus in relation to hypothalamic hamartomas. *Epileptic Disord* 2003;5(4):177–186.

Freeman JL, Coleman LT, Wellard RM, et al. MR imaging and spectroscopic study of epileptogenic hypothalamic hamartomas: analysis of 72 cases. *AJNR Am J Neuroradiol* 2004;25(3):450–462.

4a　答案 B。海绵窦。病变位于海绵窦内，在蝶鞍外侧（选项 A），颞叶和海马的内侧（选项 C）以及额叶的下方（选项 D）。

4b　答案 C。神经鞘瘤。最可能的诊断是海绵窦神经鞘瘤。

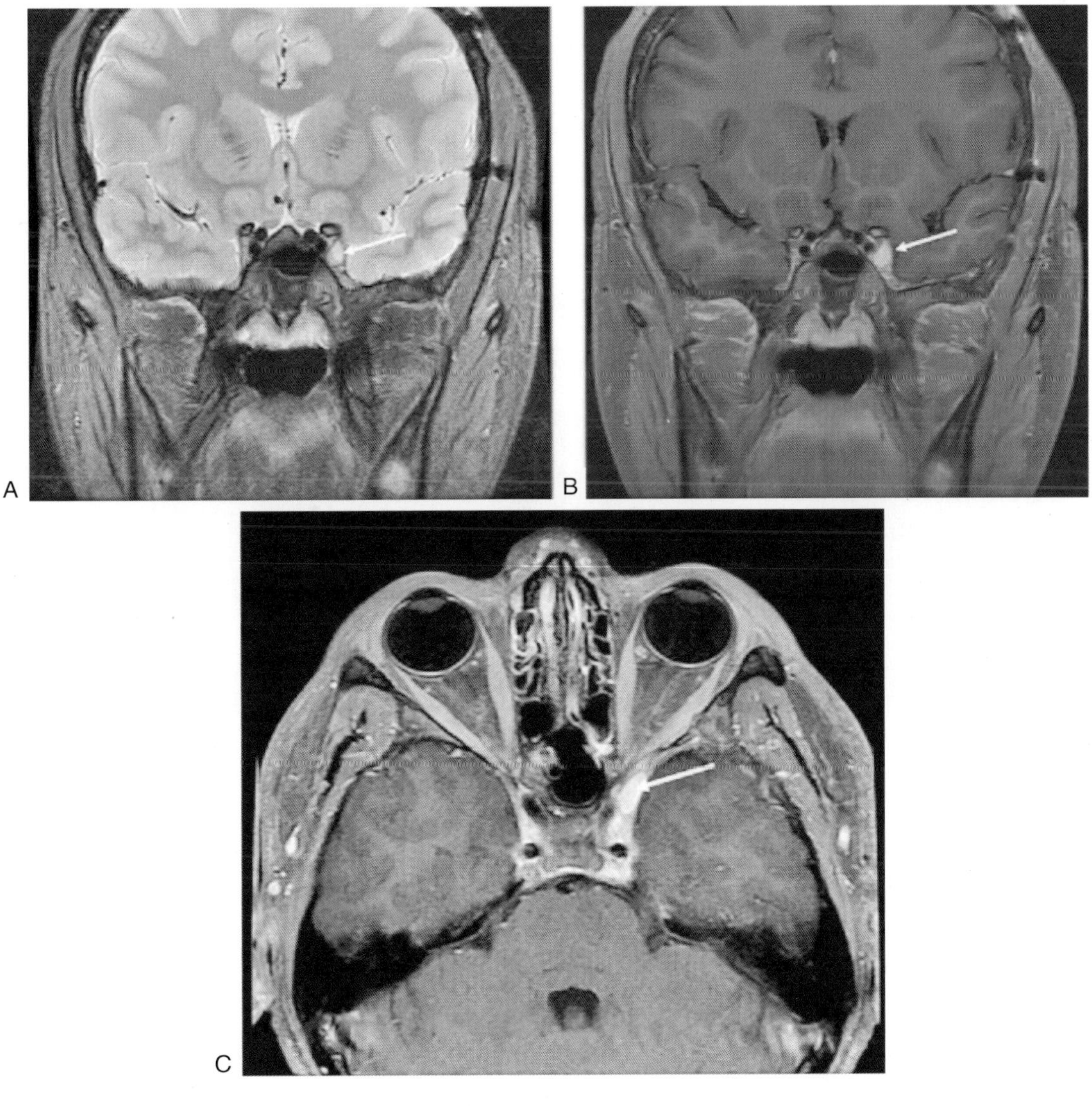

影像表现：冠状位脂肪抑制 T2W 图像显示：与对侧相比，左侧海绵窦内可见 T2W 明显高信号灶（箭头）。增强冠状位和轴位脂肪抑制 T1W 图像显示左侧海绵窦内均匀强化的结节，与 T2W 的异常信号相对应。

讨论：海绵窦神经鞘瘤是一种生长缓慢的良性肿瘤，起源于穿入海绵窦的脑神经。最常见于中老年女性。虽然临床表现可能因病变大小而不同，但是最初的症状通常表现为受累脑神经的功能缺损。

海绵窦是一对硬脑膜静脉窦，在颅底具有独特的解剖结构。脑神经Ⅲ、Ⅳ、Ⅴ1 和Ⅴ2 沿窦侧壁穿行。颈内动脉和脑神经Ⅵ在硬脑膜静脉窦内穿行。

MRI 是临床怀疑海绵窦神经鞘瘤的首选影像评估方法。神经鞘瘤典型表现为 T2W 高信号和增强后明显强化。T1W 图像通常呈等、低信号。大的病变可有囊变或出血（表现为 GRE 低信号）。由于起源于沿侧壁走行的脑神经，因此海绵窦神经鞘瘤往往发生于海绵窦的侧壁（如本例所示）。

鉴别诊断：主要需与脑膜瘤、颈动脉海绵窦段动脉瘤或垂体腺瘤鉴别。脑膜瘤表现为明显的强化，伴有颈内动脉海绵窦段狭窄和相关的脑膜"尾征"或脑膜增厚。颈内动脉海绵窦段动脉瘤在 T2W 图像上表现为血管流空效应。垂体腺瘤主要为鞍区肿块，伴有海绵窦侵犯和颈内动脉海绵窦段向外侧移位。

参考文献：Skolnik AD，Loevner LA，Sampathu DM，et al. Cranial nerve schwannomas：diagnostic imaging approach. *Radiographics* 2016；36(5)：1463-1477.

5a　答案 A。下丘脑。患者表现为中枢性尿崩症（CDI）的症状，见于下丘脑和漏斗部病变。

5b　答案 B。生殖细胞瘤。结合年轻患者患有 CDI 且在松果体与垂体柄存在强化病灶，生殖细胞瘤是最可能的诊断。

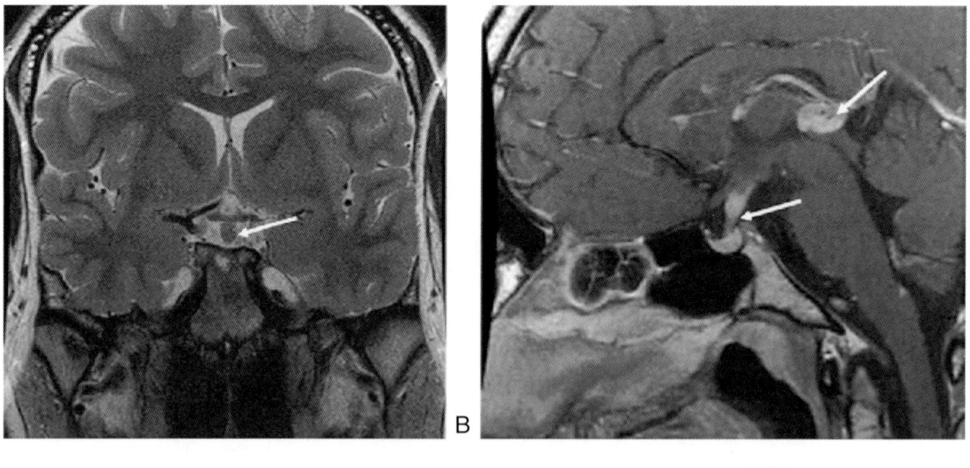

A　B

影像表现：脑部冠状位 T2W 图像显示位于中线的垂体柄增粗，与邻近的脑实质呈等信号。正中矢状位增强 T1W 图像显示位于松果体区和鞍上池（位于漏斗隐窝）的肿块强化。顶盖轻度受压而未完全阻塞导水管。

讨论：生殖细胞肿瘤是松果体区最常见的肿瘤，分为生殖细胞瘤性（生殖细胞瘤）和非生殖细胞瘤性（畸胎瘤、绒毛膜癌、卵黄囊瘤）。生殖细胞瘤是中枢神经系统的单纯生殖细胞肿瘤。几乎只发生于<20 岁的患者，以男性为主。它们起源于包埋的全能生殖细胞，通常位于中线。最常见的部位是松果体区或鞍上池。同时性的颅内生殖细胞瘤很少见，

仅占所有颅内生殖细胞瘤的 5%~10%。只有 5%~10%的生殖细胞瘤在松果体和鞍上同时发生。

临床表现取决于病变发生的解剖部位。患有松果体生殖细胞瘤的患者可出现颅内压增高、脑积水或 Parinuaud 综合征。位于视上隐窝的鞍上病变可压迫视交叉导致视野缺损或浸润漏斗隐窝导致中枢性尿崩症。术前应进行血清和脑脊液的相关癌基因蛋白水平(包括 βHCG 和 AFP)的实验室检测。

在 CT 图像上,松果体区的病灶致密,包绕了钙化的松果体腺体,呈均匀强化。在 MRI 上,与邻近脑组织相比,病灶在 T1W 和 T2W 图像上呈等信号或高信号,可有钙化、囊变或出血,增强后呈明显强化。

治疗方法取决于病变的特异性部位、大小和病变的范围。放疗是主要的治疗手段。在手术后,应对整个神经系统进行成像检查以排除软脑膜播散。放疗联合化疗预后良好,5 年生存率约为 90%。

鉴别诊断:发生于松果体区的生殖细胞瘤主要需与松果体母细胞瘤和松果体细胞瘤鉴别;儿童发生于鞍上池的生殖细胞瘤,主要需与毛细胞型星形细胞瘤鉴别。

参考文献:Liang L,Korogi Y,Sugahara T,et al. MRI of intracranial germ cell tumors. *Neuroradiology* 2002;44(5):382–388.

Parker JP,Waziri A. Preoperative evaluation of pineal tumors. *Neurosurg Clin N Am* 2011;22(3):353–358.

Wang L,Yamaguchi S,Burstein MD,et al. Novel somatic and germline mutations in intracranial germ cell tumours. *Nature* 2014;511(7508):241–245.

6　答案 A。垂体微腺瘤。

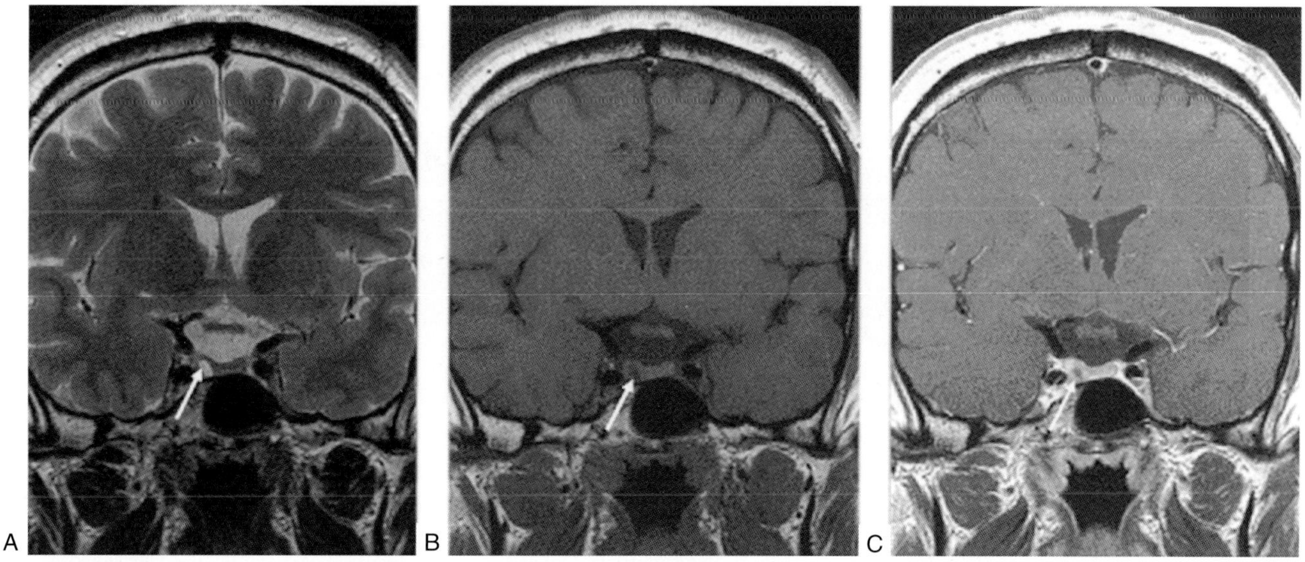

影像表现:鞍区层面的冠状位 T2W、平扫和增强 T1W 图像显示垂体内可见 T2W 高信号病灶,增强后轻度强化,提示垂体微腺瘤。

讨论:垂体微腺瘤是指直径<10mm 的垂体腺瘤。它们是良性的、生长缓慢的肿瘤,年轻的非裔美国女性发病率较高。

临床表现取决于其功能状态和释放激素的类型。分泌催乳素的腺瘤是最常见的，其次是分泌促性腺激素(FSH-LH)和促生长激素(GH)的腺瘤。过量的激素分泌可能导致溢乳、月经减少或闭经、肢端肥大症或巨人症。

脑垂体的 MRI 高分辨率成像(冠状位 T2W、矢状位和冠状位 T1W 和动态增强 T1W 图像)是首选检查方法。微腺瘤呈 T1W 等信号或低信号，T2W 等信号或高信号；与腺体的其他部分相比，在增强早期常表现为无强化。在动态增强序列中，表现为相对于腺体其他部分的圆形延迟强化灶。对于有临床症状但多次 MRI 检查正常的患者，可采用神经介入方法行岩下窦取样以确定是否存在隐匿性病变。

采用内科治疗控制分泌激素的症状比外科手术切除更可取。

鉴别诊断：鉴别诊断包括 Rathke 裂囊肿(MRI 表现为单纯的液体信号)和较大的伴有钙化和囊变的颅咽管瘤。

参考文献：Bartynski WS, Lin L. Dynamic and conventional spin-echo MR of pituitary microlesions. *AJNR Am J Neuroradiol* 1997；18(5)：965-972.

7a 答案 A。上丘受压。本例患者的临床表现与中脑顶盖综合征(Parinaud 综合征)相符，MRI 显示松果体区实性强化的肿块压迫上丘。

7b 答案 C。松果体细胞瘤。在所提供的选项中，年轻患者的松果体实性强化肿块最可能的诊断是松果体细胞瘤。

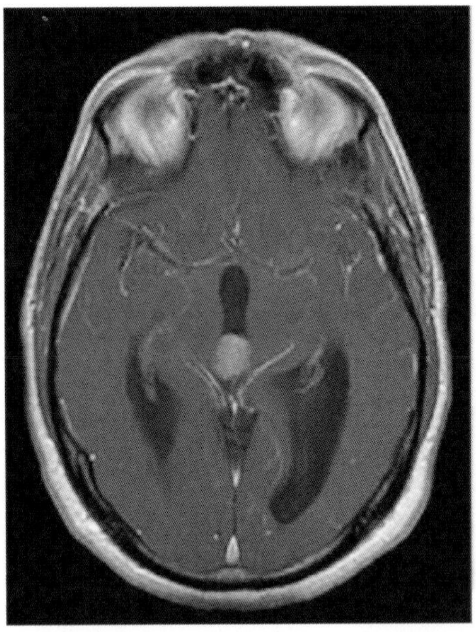
A

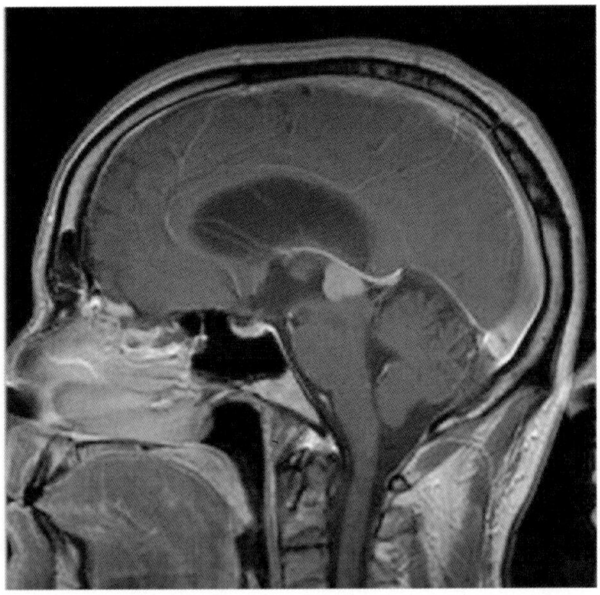
B

影像表现：轴位增强 T1W 图像显示轻度扩大的侧脑室和第三脑室，第三脑室后 1/3 可见均匀强化的肿块。矢状位增强 T1W 图像显示肿块位于松果体区伴占位效应，推移顶盖并阻塞中脑导水管，引起非交通性脑积水。

讨论：松果体细胞瘤是松果体的良性实质性肿瘤，可以发生于任何年龄，但好发年龄是 10~20 岁。肿瘤生长缓慢，可能在很长一段时间内无症状直到对顶盖产生占位效应而导致继发性导水管阻塞。

临床表现包括与上丘受压或梗阻性脑积水相关的症状和体征。上丘受压引起 Parinaud 综合征，其特征是典型的三联征：双眼向上凝视麻痹、瞳孔光-近反射分离以及会聚–回缩性眼球震颤。导水管阻塞引起颅内压增高，表现为头痛和视乳头水肿。

CT 表现为松果体区肿块，与脑组织呈等密度，常伴有周围钙化，这有助于将其与其他松果体区的肿块（如包绕钙化的生殖细胞瘤）区分开来。MRI 表现为实性病变（偶尔伴有囊变），呈 T1W 等信号/低信号，T2W 等信号/高信号，增强后呈渐进性强化。

治疗方法是手术切除，预后良好。

鉴别诊断：鉴别诊断包括与其他松果体实质病变鉴别，如：松果体母细胞瘤、生殖细胞瘤、星形细胞瘤或松果体转移瘤。

参考文献：Reis F, Faria AV, Zanardi VA, et al. Neuroimaging of pineal tumors. *J Neuroimaging* 2006;16(1):52–58.

8a　答案 A。海绵窦。注意在增强 CT 图像上：海绵窦内呈低密度。

8b　答案 C。脑部 MRI 增强 T1W 图像。

8c　答案 D。海绵窦血栓形成。

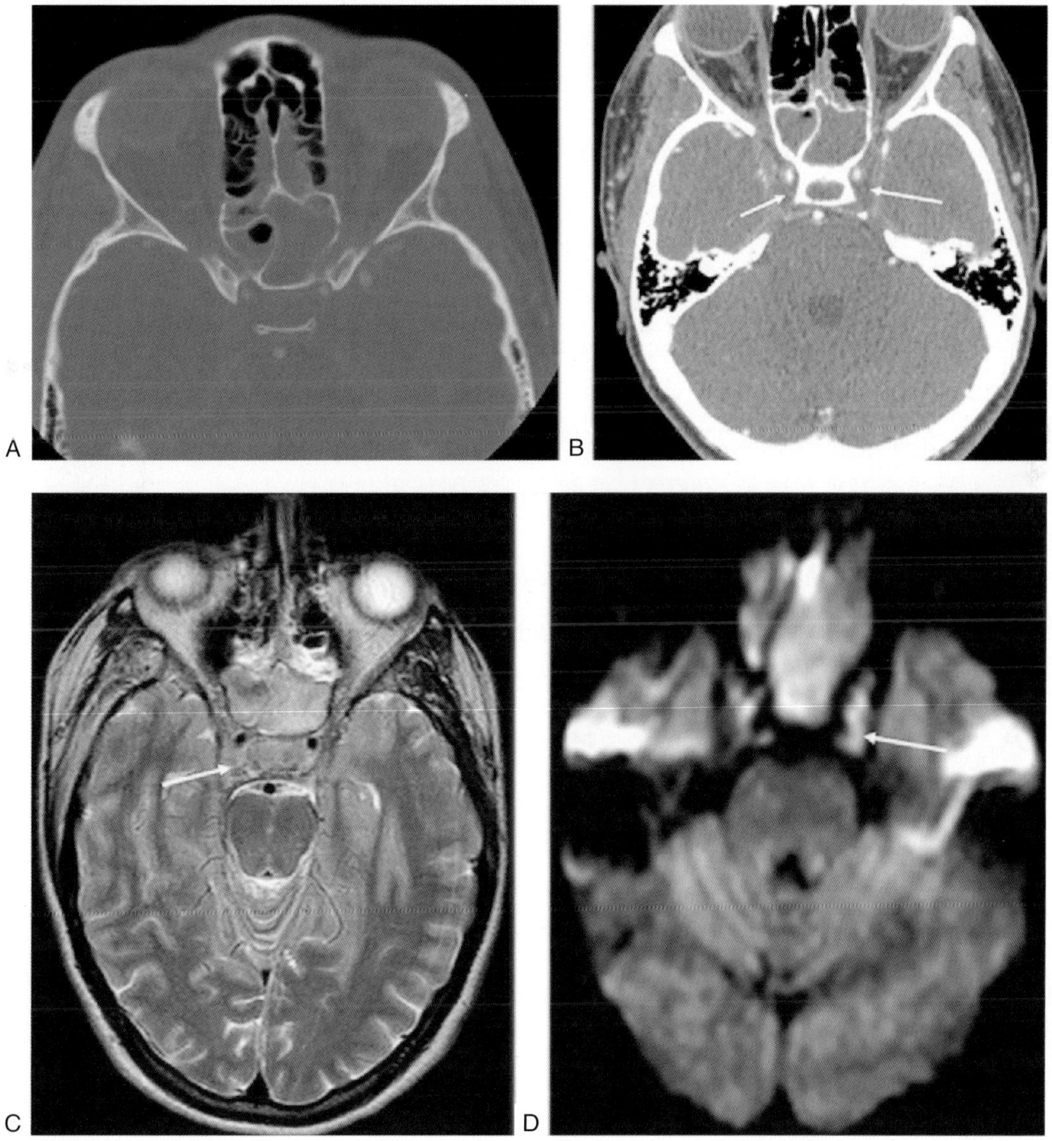

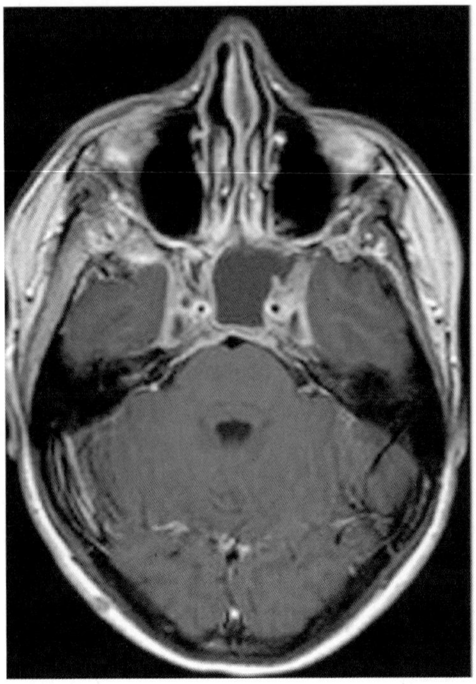
E

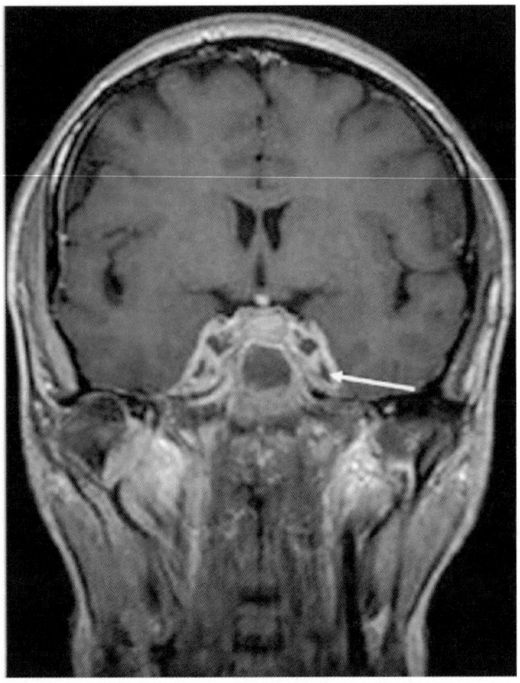
F

影像表现:轴位增强 CT 图像显示海绵窦炎性改变,表现为增强后海绵窦呈低密度。

可见与之相对应的 T2W 高信号、弥散受限和边缘强化的充盈缺损,符合海绵窦血栓形成(感染性血栓性静脉炎)的诊断。

讨论:海绵窦血栓形成或感染性血栓性静脉炎是一种罕见的疾病,大多数为感染性,死亡率和发病率均较高。如果有相关的鼻窦或牙源性感染,结合海绵窦异常,应高度提示海绵窦血栓形成。金黄色葡萄球菌是最常见的致病菌。

最常见的临床症状是头痛,也可发生局灶性神经症状和(或)癫痫发作。早期表现为孤立的第Ⅲ对脑神经麻痹。可能出现眼部征象包括球结膜水肿、眶周肿胀和眼球突出。

影像学诊断的主要根据是经海绵窦层面的薄层增强 CT 或 MRI 图像, 增强 CT 和 MRI 图像显示强化的海绵窦内可见充盈缺损。

鉴别诊断:双侧颈动脉海绵窦瘘可表现为双侧海绵窦增大,窦腔内可见流空效应而非血栓。眼上静脉通常明显增粗。

参考文献: Absoud M, Hikmet F, Dey P, et al. Bilateral cavernous sinus thrombosis complicating sinusitis. *J R Soc Med* 2006;99(9):474–476.

Razek AA, Castillo M. Imaging lesions of the cavernous sinus. *AJNR Am J Neuroradiol* 2009;30(3):444–452.

9a 答案 D。垂体增强 MRI 图像。

9b 答案 A。颅咽管瘤。

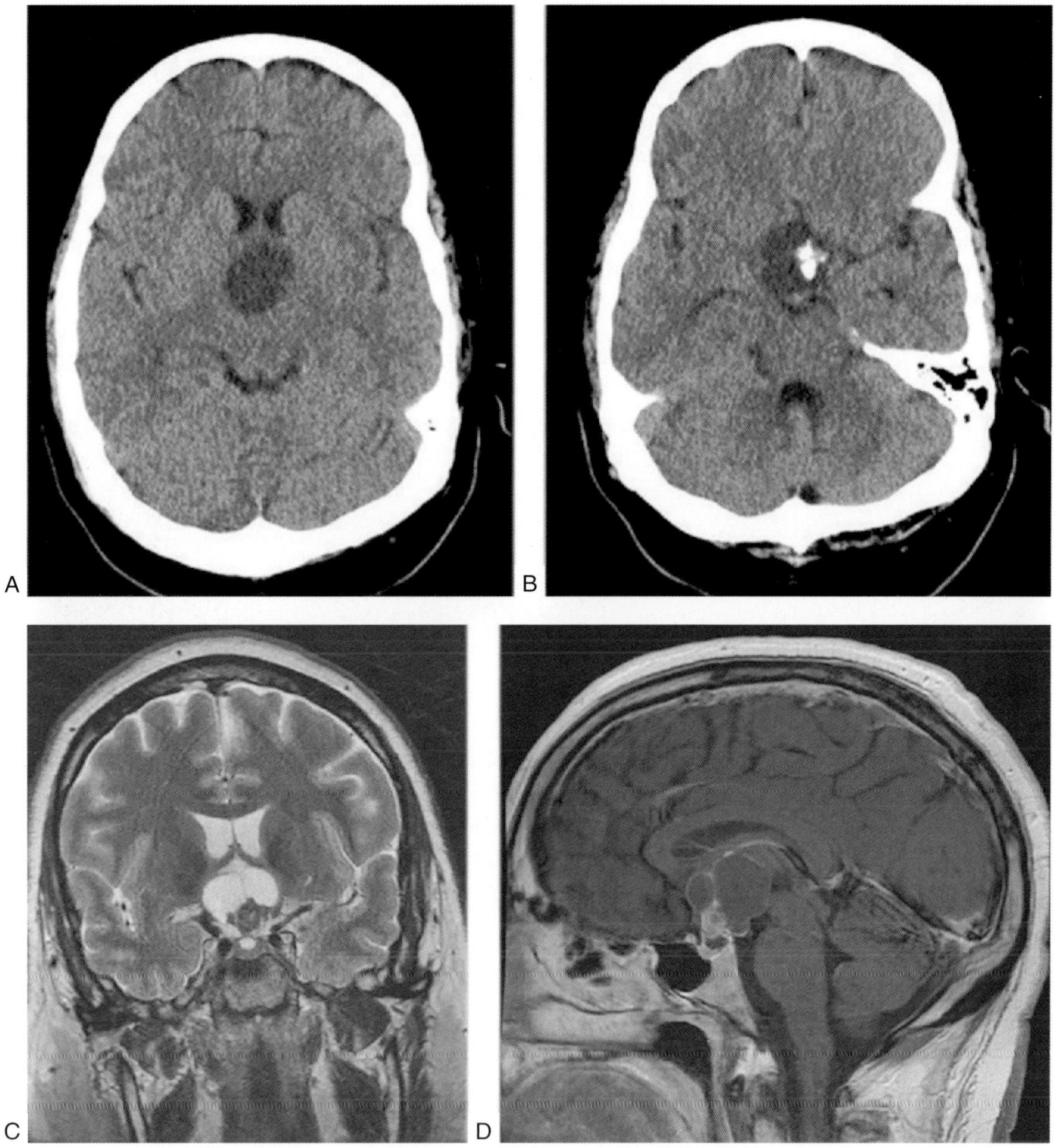

影像表现:脑部 CT 平扫图像显示部分钙化的囊性肿块。

冠状位 T2W 和矢状位增强 T1W 图像显示囊实性肿块伴有分隔，增强后实性部分强化,高度符合颅咽管瘤。

讨论：颅咽管瘤是一种良性肿瘤，由垂体管的异位胚胎残余物发生肿瘤性转化形成。Rathke 囊通过垂体管迁移形成垂体前叶。颅咽管瘤可发生于任何年龄和性别的患者,呈双峰分布,第一个发病高峰为 10~15 岁,第二个发病高峰约为 60 岁。虽然它们在组织学上为良性Ⅰ级病变,但由于颅咽管瘤靠近垂体柄、下丘脑、视觉器官和 Willis 环,并易于粘连附着在这些关键结构上,可导致相应的症状。颅咽管瘤的复发率也很高。

临床表现包括视觉改变、头痛和行为改变。据报道,由于激素失衡可导致身材矮小、性欲减退、闭经和尿崩症。CT 图像可显示囊肿、钙化和软组织成分。MRI 具有多平面成像功能,可轻松描绘颅咽管瘤的大小、范围和均质性(实性或囊性)。影像表现有助于区分成人乳头状型和儿童成釉质型,后者通常较大并且含有钙化。

采用经蝶窦或颅骨切开术切除治疗,对于手术不能完全切除的病灶,可用放疗辅助治疗。

鉴别诊断：鉴别诊断包括鞍区和鞍上的病变，如垂体腺瘤。还需与 Rathke 裂囊肿（通常无软组织成分）和含有脂肪的畸胎瘤鉴别。

参考文献：Cohen LE. Update on childhood craniopharyngimas. *Curr Opin Endocrinol Diabetes Obes* 2016; 23(4):339–344. doi:10.1097/MED.0000000000000264.

Lee IH, Zan E, Bell WR, et al. Craniopharyngiomas: adiological differentiation of two types. *J Korean Neurosurg Soc* 2016;59(5):466–470.

10a 答案 C。淋巴细胞性垂体炎。

10b 答案 B。可能与药物有关。

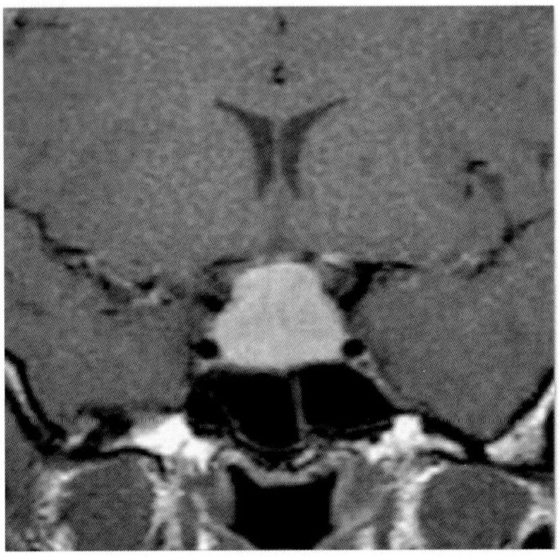
A

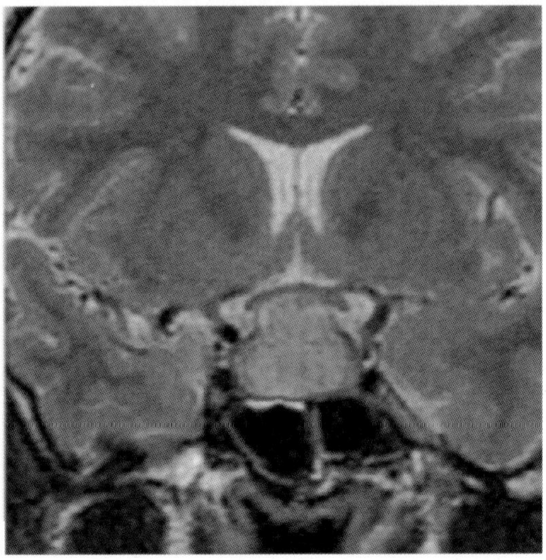
B

影像表现：脑垂体弥漫性增大，视交叉受压移位，未见正常脑垂体。

讨论：淋巴细胞性垂体炎是一种以脑垂体自身免疫性炎症为特征的疾病，导致垂体功能障碍。淋巴细胞性垂体炎最常见于妊娠期或产后女性，可与其他类型的自身免疫性疾病相关。近来，垂体炎也发生于服用伊匹单抗的患者。伊匹单抗是一种用于黑色素瘤和肾细胞癌的免疫治疗药物。临床表现因累及垂体的不同部位而异。淋巴细胞性腺垂体炎（LAH）更为常见，其特征是早期破坏产生促肾上腺皮质激素（ACTH）的细胞。淋巴细胞性漏斗神经垂体炎（LINH）累及垂体柄和后叶，典型表现为急性发作性尿崩症（DI）。淋巴细胞性全垂体炎（LIPH）具有垂体前叶和后叶受累的特征。许多病例的诊断具有挑战性，因为从临床和影像学上很难区分垂体腺瘤和其他鞍区肿块。组织病理学表现为单克隆性淋巴细胞浸润伴不同程度的纤维化。

通常，淋巴细胞性垂体炎的影像表现为弥漫性均质性垂体增大，伴或不伴垂体柄增大，呈典型的“梨形”外观。正常垂体显示不清有助于区别本病与垂体腺瘤。

参考文献：Hamnvik OP, Laury AR, Laws ER Jr, et al. Lymph cytic hypophysitis with diabetes insipidus in a young man. *Nat Rev Endocrinol* 2010;6(8):464–470. doi:10.1038/nrendo.2010.104.

Rivera JA. Lymphocytic hypophysitis: disease spectrum and approach to diagnosis and therapy [review]. *Pituitary* 2006;9(1):35–45.

第17章 颅底

Daniel Chow, Daniel Thomas Ginat, Gul Moonis

问题

1 根据下图,哪个字母指示的是棘孔?

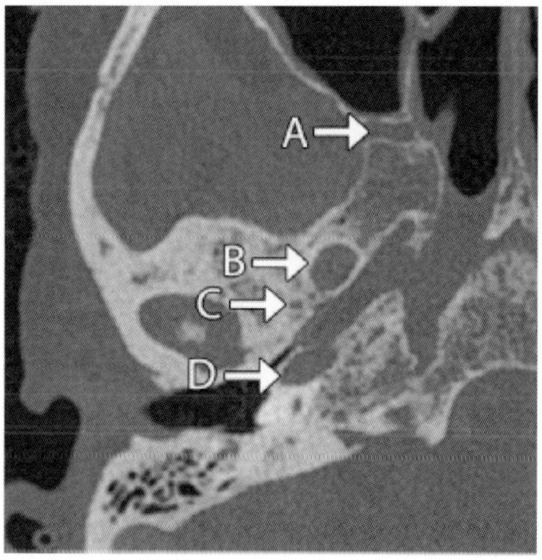

2 根据下图,哪个字母指示的是圆孔?

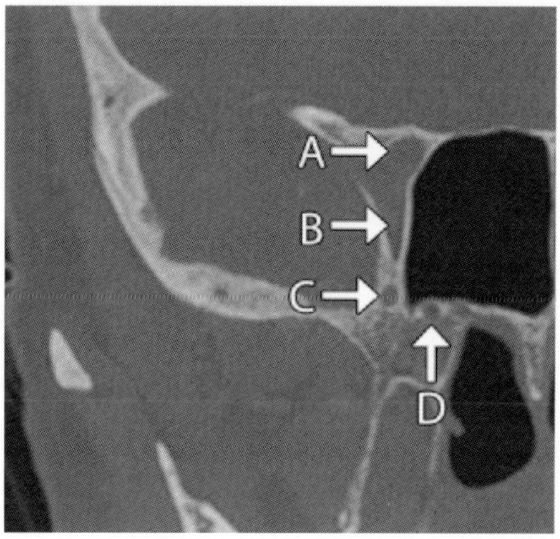

3 根据下图,眼上静脉穿过下列哪个结构?

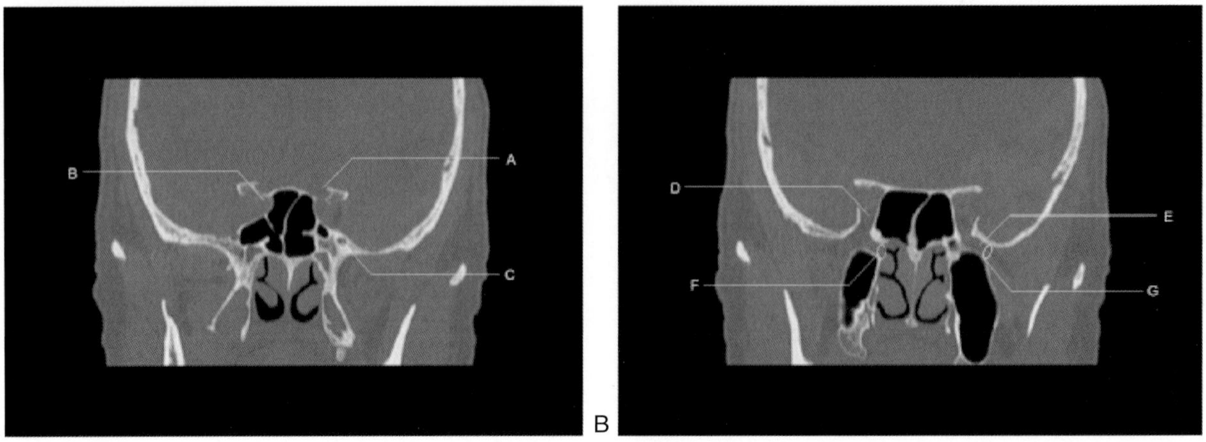

A B

A.A B.B

C.C D.D

E.E F.F

4 如上图所示,青少年鼻咽纤维血管瘤起源于哪个部位?

A.A B.B

C.C D.D

E.E F.F

G.G

5 最可能的诊断是:

A.转移瘤 B.骨髓炎

C.骨内脂肪瘤 D.骨纤维异常增殖症

6 根据下图,下列哪项与多骨性纤维异常增殖症相关?

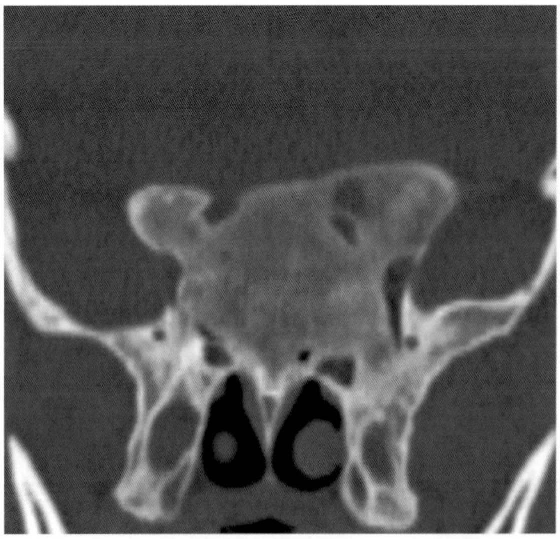

A.McCune-Albright 综合征　　B.Ollier 综合征

C.Gardner 综合征　　D.Cowden 综合征

7　根据下图所示，为进一步评估病变，最佳的检查是：

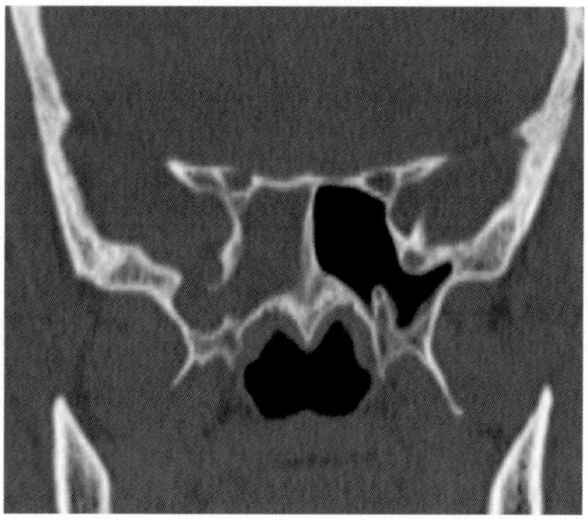

A.脑血管造影　　B.活组织检查

C.骨扫描　　D.MRI

8　根据下图所示，最可能的诊断是：

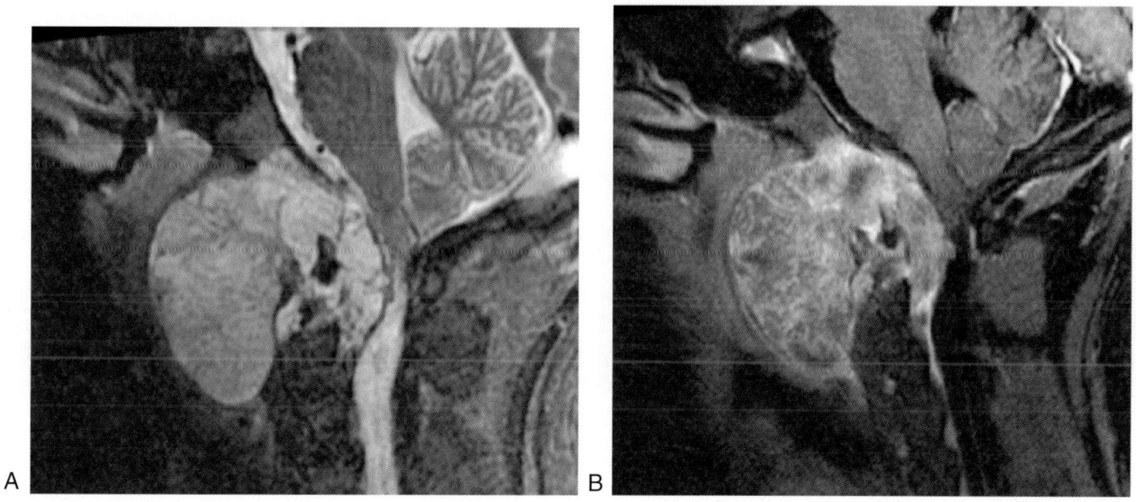

A.软骨肉瘤　　B.动脉瘤样骨囊肿

C.脊索瘤　　D.垂体腺瘤

9 患者男，74 岁，既往有糖尿病史，出现右耳流脓和新发的右侧面肌无力，最可能的诊断是：

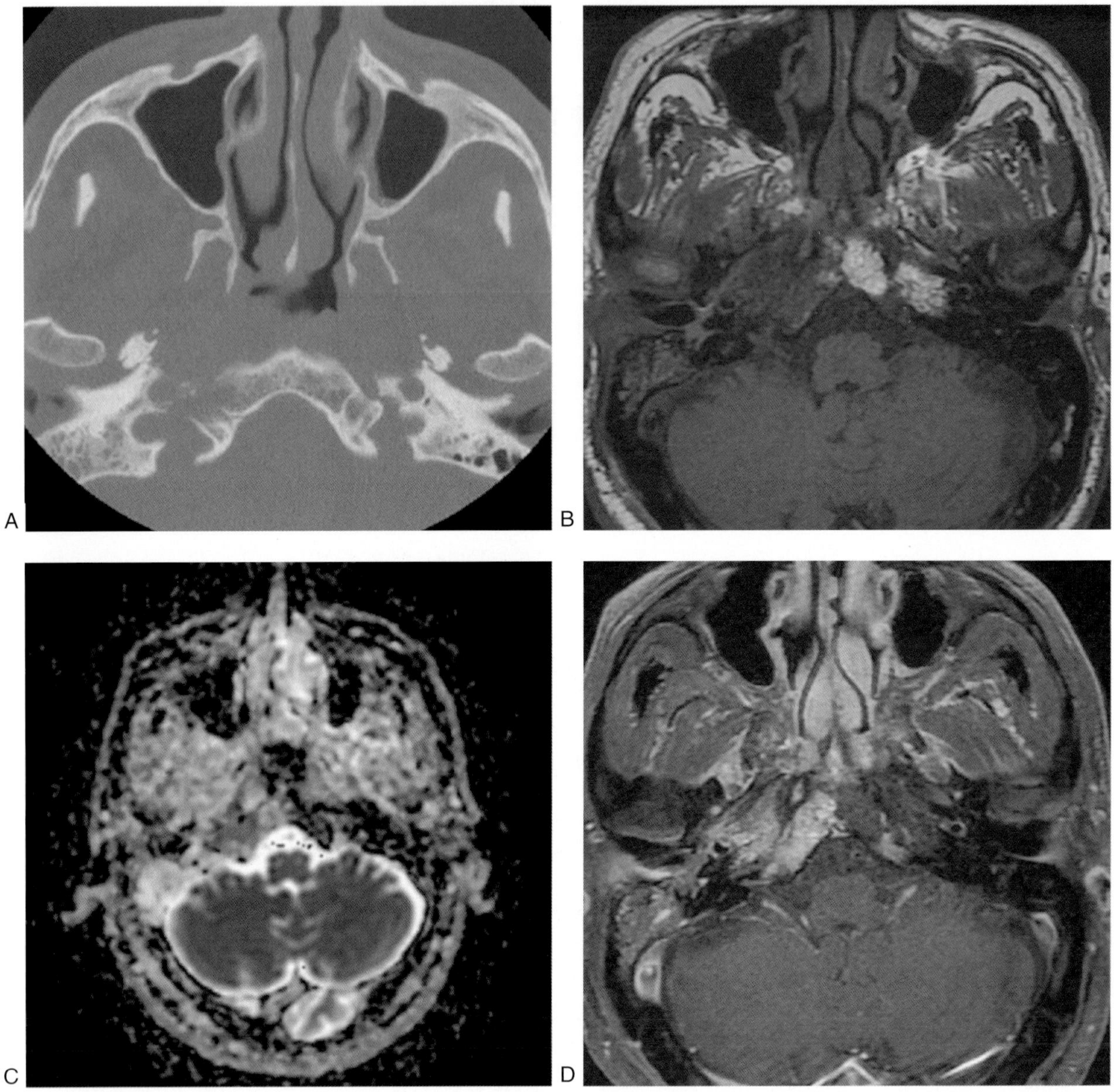

A.淋巴瘤　　B.鼻咽癌

C.转移瘤　　D.颅底骨髓炎

10 引起颅底骨髓炎的最常见病原体是：

A.曲霉菌　　B.毛霉菌

C.假单胞菌　　D.金黄色葡萄球菌

11　患者男,68 岁,耳聋 3 年余,偶有耳鸣。

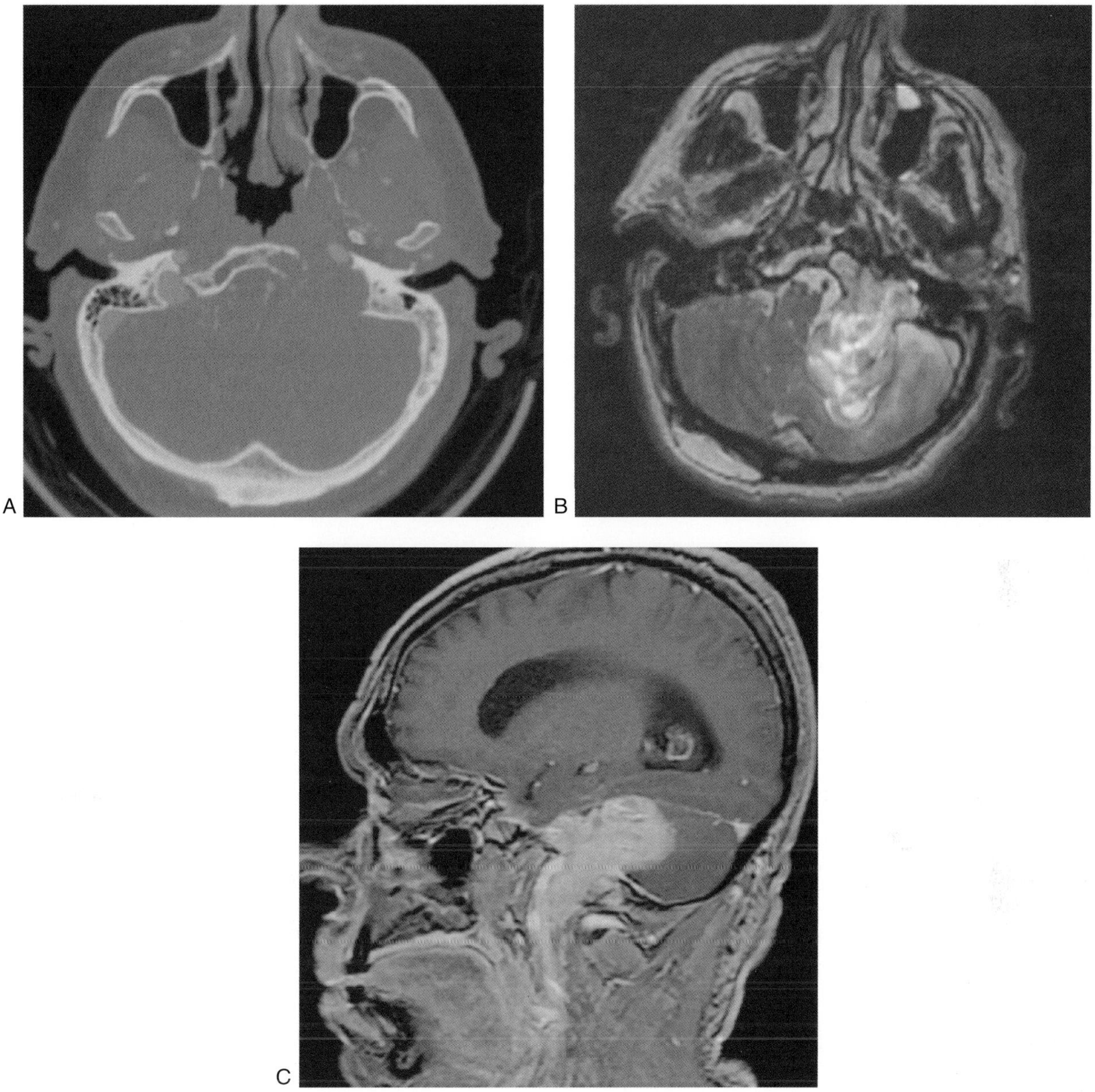

11a　病变的发生部位是:

A.岩尖　　B.内耳道

C.颈静脉孔　　D.中耳

11b　最可能的诊断是:

A.颈静脉球副神经节瘤　　B.脑膜瘤

C.转移瘤　　D.神经鞘瘤

12 患者女,34 岁,头痛。

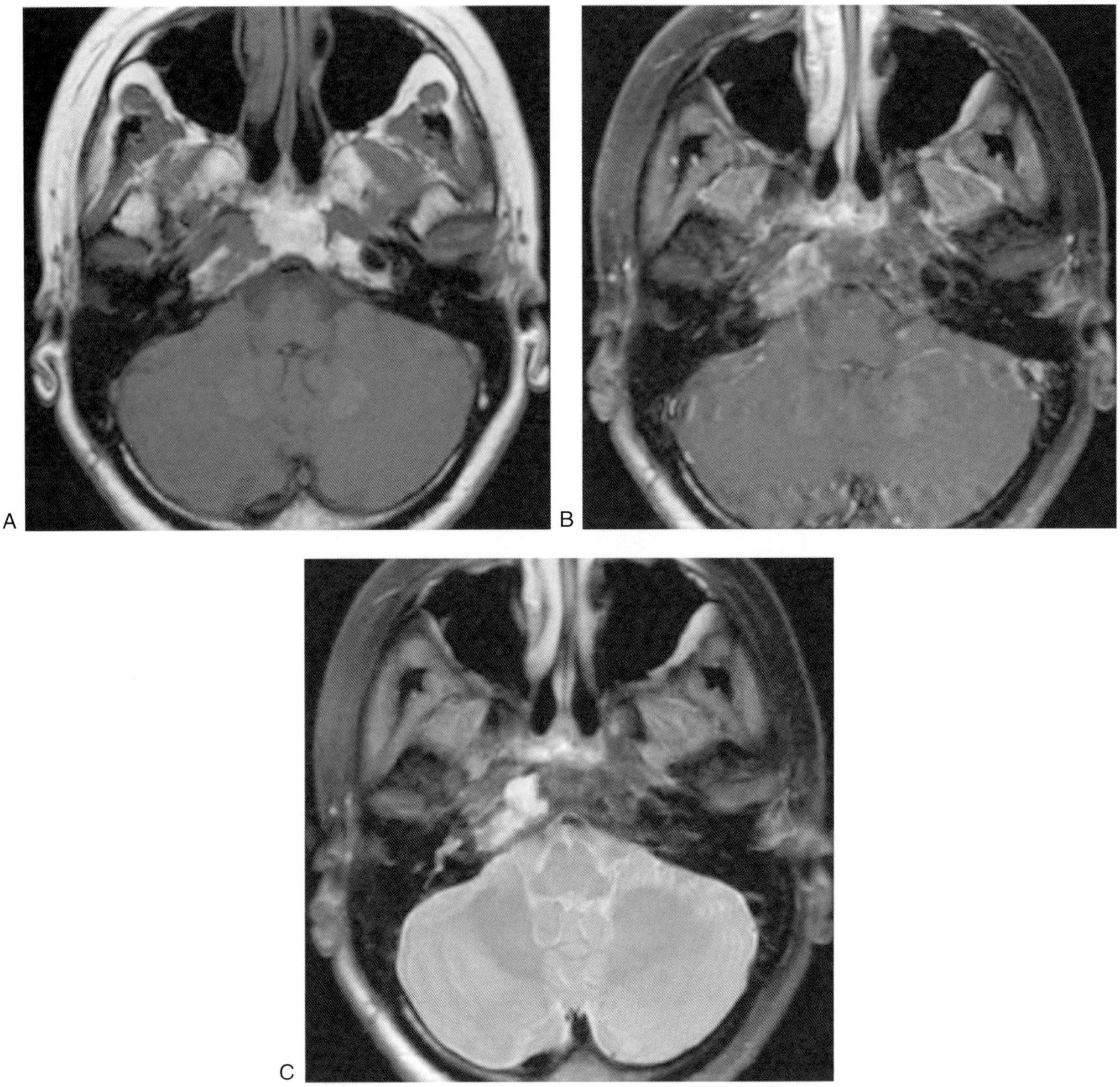

A B C

根据发病部位和影像特征,最可能的诊断是:

A.软骨肉瘤　　B.脊索瘤

C.颅内脊索残余　　D.浆细胞瘤

13　患者男，29 岁，头痛。

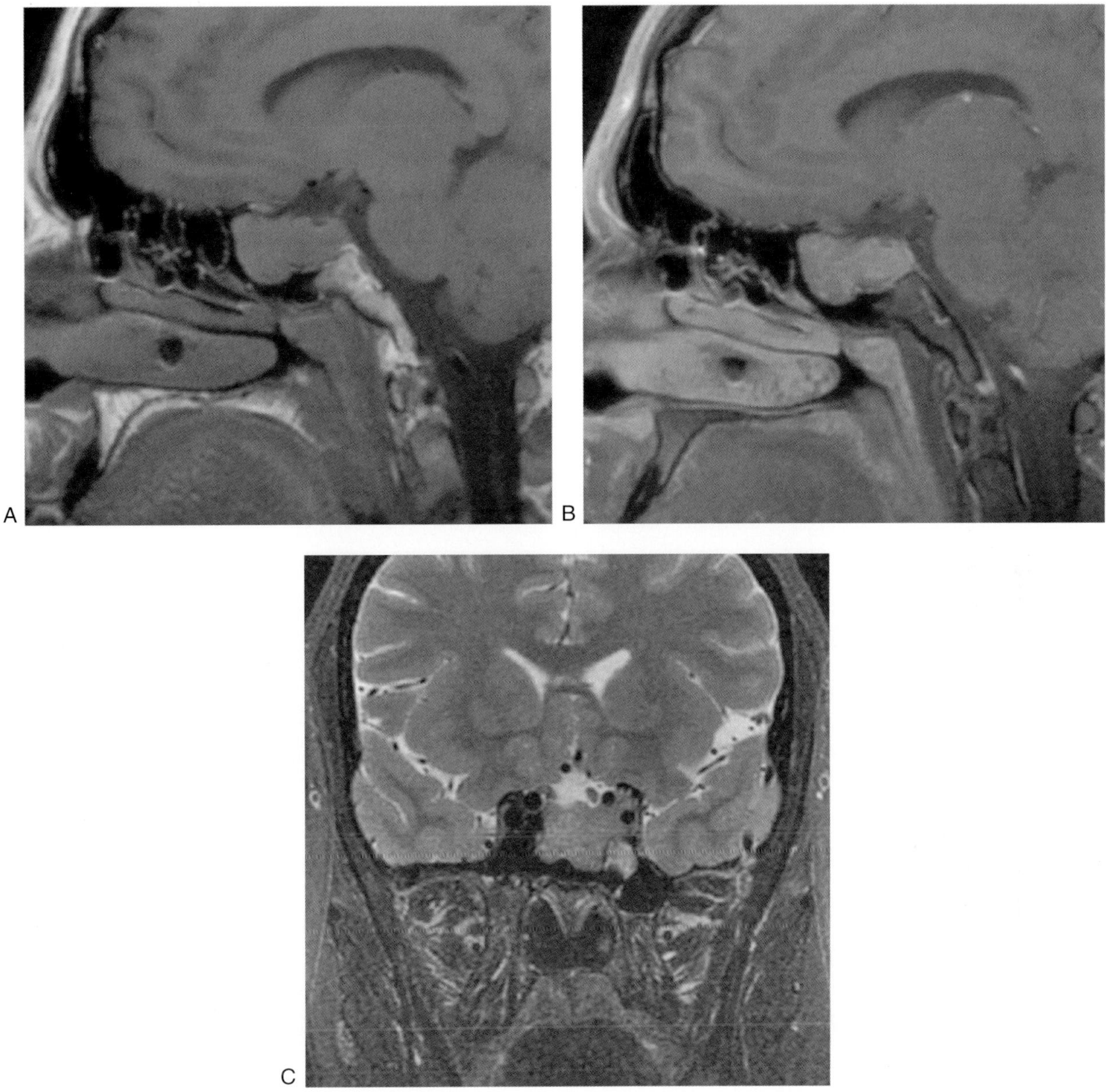

最可能的诊断是：

A.软骨肉瘤　　　　B.脊索瘤

C.侵袭性垂体大腺瘤　　　　D.浆细胞瘤

14 患者男,55 岁,左耳前肿胀。

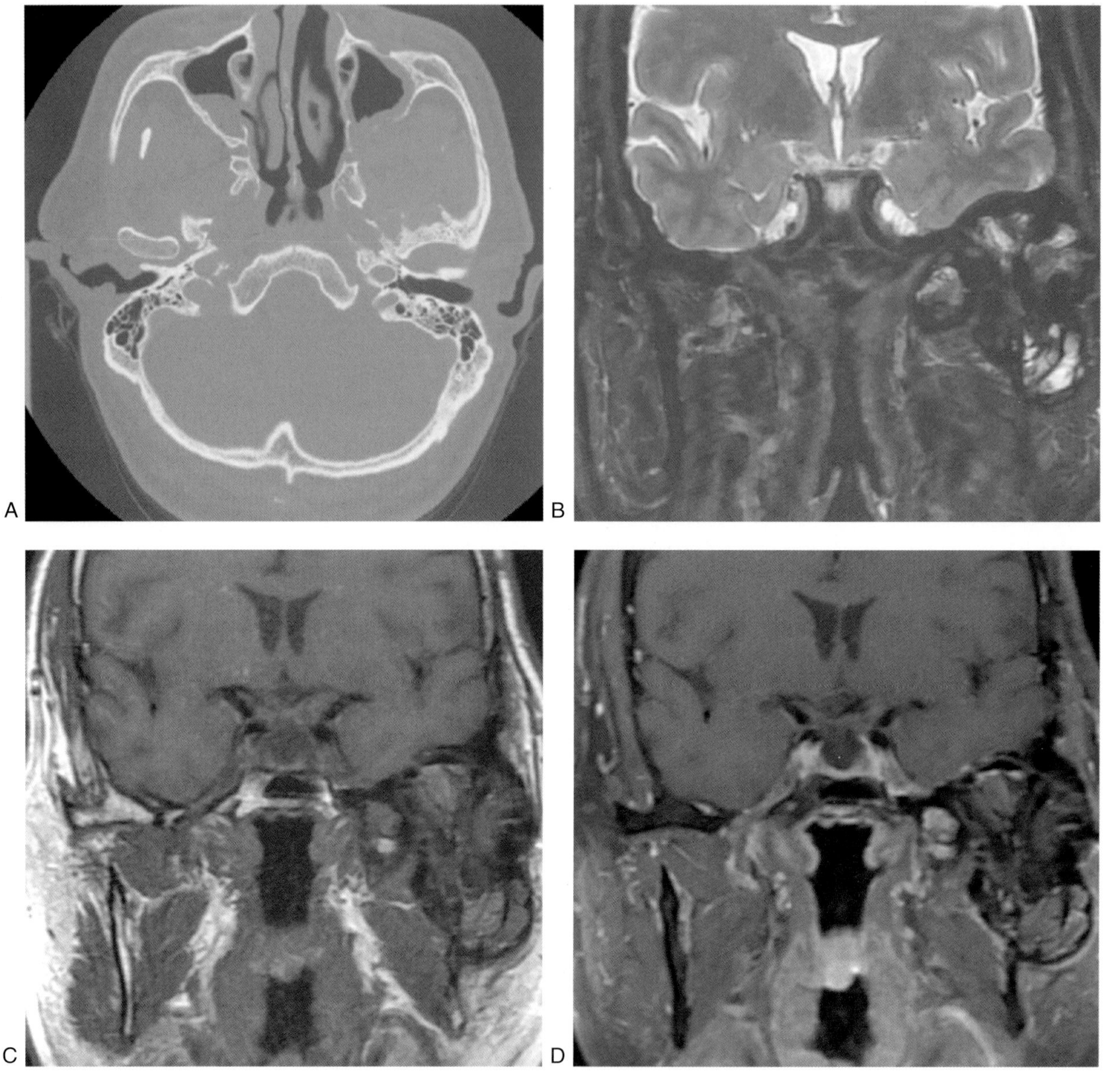

最可能的诊断是:

A.焦磷酸钙双水化合物沉积症　　B.软骨肉瘤

C.色素沉着绒毛结节性滑膜炎　　D.滑膜软骨瘤病

15 患者男,40 岁,难治性头痛且近期加重。行脑部 CT 平扫和 MRI 增强扫描,关键图像如下所示。根据这些图像,该病变的中心位于:

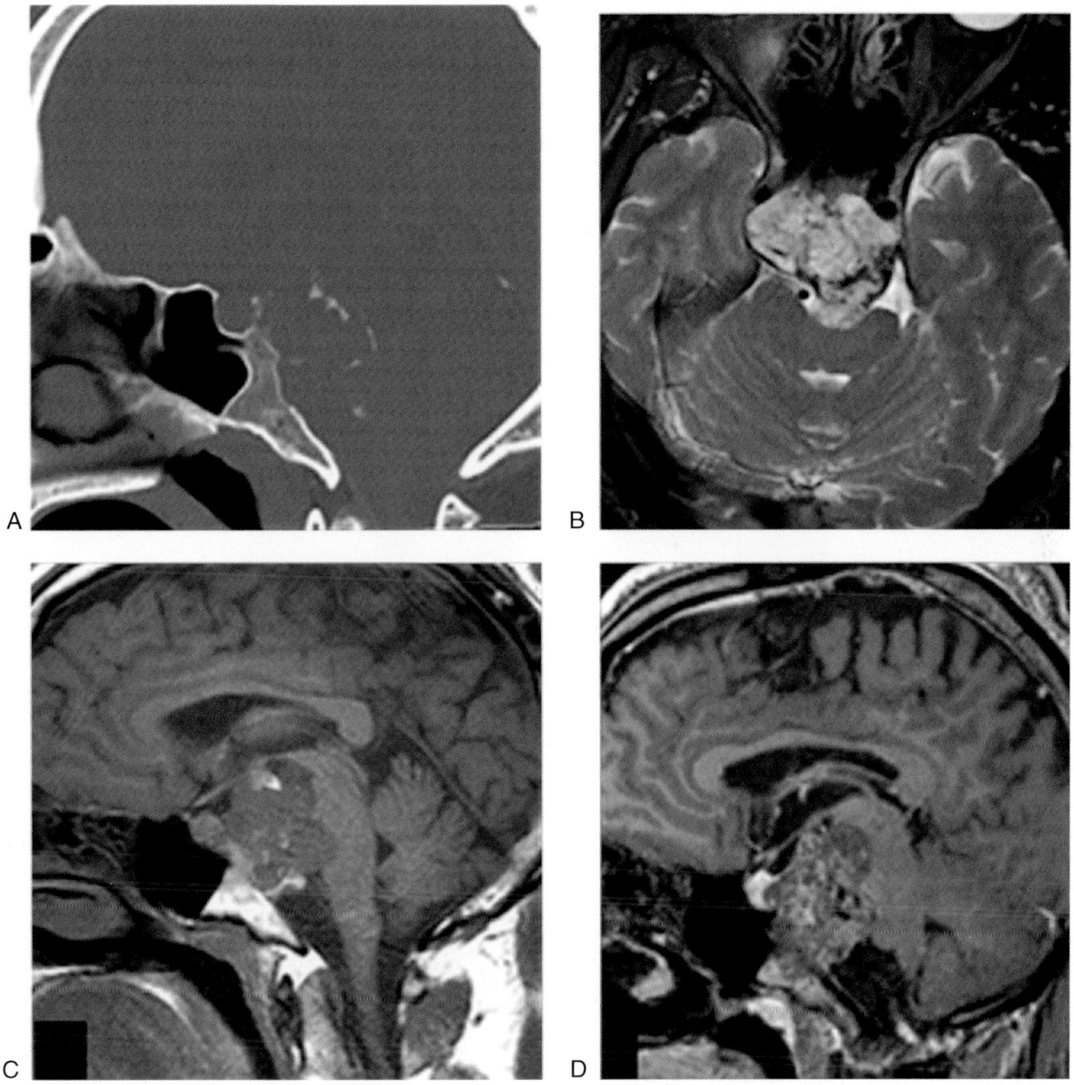

A.鞍区/鞍上　　B.脑桥前/斜坡后区

C.下丘脑　　D.第三脑室底部

16 关于脊索瘤,下列哪项描述最准确?

A.来源于脊索残余组织,具有局部侵袭性。

B.来源于脊索残余组织的良性惰性肿块。

C.不是起源于脊索残余组织,而主要是鞍区肿块。

D.不是起源于脊索残余组织,而主要是脑桥肿块。

17 相对于脊索瘤,下列哪种影像征象更倾向于软骨肉瘤的诊断?

A.偏心性病灶,ADC 值较高。　　B.病灶位于中线,ADC 值较低。

C. CT 图像上可见钙化或骨质破坏。　　D.病灶呈 T2W 高信号和分叶状外观。

答案与解析

1 答案C。

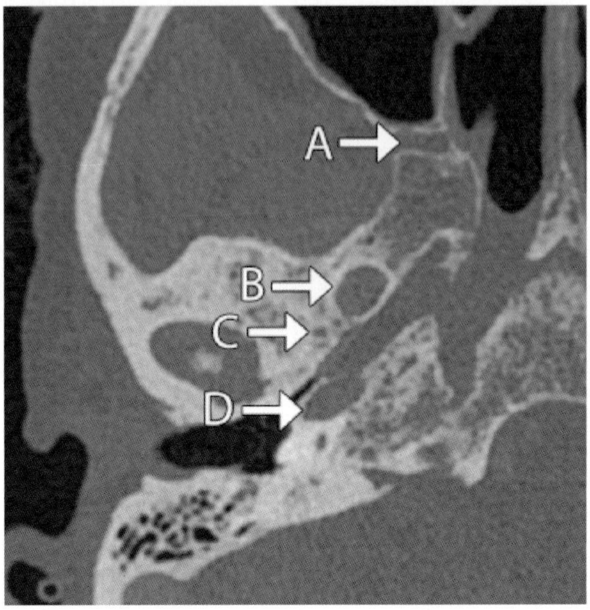

影像表现:A. 翼腭窝,B. 卵圆孔,C. 棘孔,D.颈动脉管。

2 答案C。

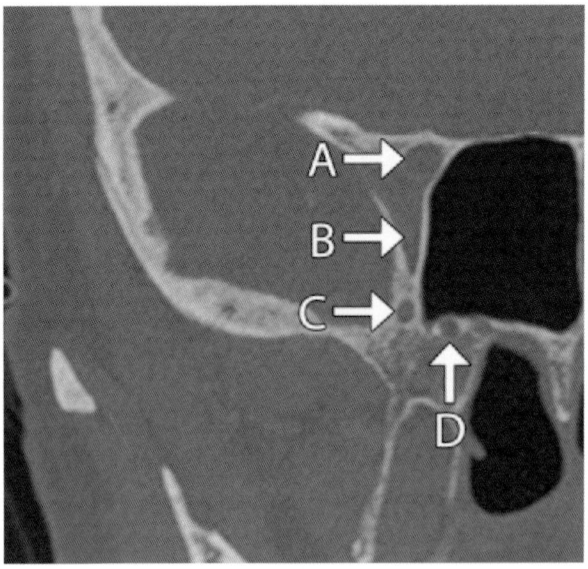

影像表现:A. 视神经管,B. 眶上裂,C. 圆孔,D. 翼管。

讨论:翼腭窝包含翼腭神经节、腭降动脉、三叉神经上颌支和翼管神经。卵圆孔开口于蝶骨大翼,卵圆孔内走行下颌神经、脑膜副动脉、岩小神经及导静脉。棘孔开口于蝶骨大翼,棘孔内走行脑膜中动脉。颈动脉管内走行颈内动脉和交感神经丛。视神经管内走行视神经。眶上裂内走行眼神经(Ⅴ1)、动眼神经(Ⅲ)、滑车神经(Ⅳ)、展神经(Ⅵ)、眼上静脉和眼下静脉。

三叉神经的上颌神经分支(Ⅴ2)经圆孔进入翼腭窝。翼管神经(由岩浅大神经和岩深神经组成)经翼管进入翼腭窝。

参考文献:Policeni BA,Smoker WR. Imaging of the skull base:anatomy and pathology. *Radiol Clin North Am* 2015;53(1):1–14.

3 答案 B。眶上裂位于前床突下方,眼上静脉穿过此裂。

4 答案 F。青少年鼻咽纤维血管瘤(JNA)起源于蝶腭孔。

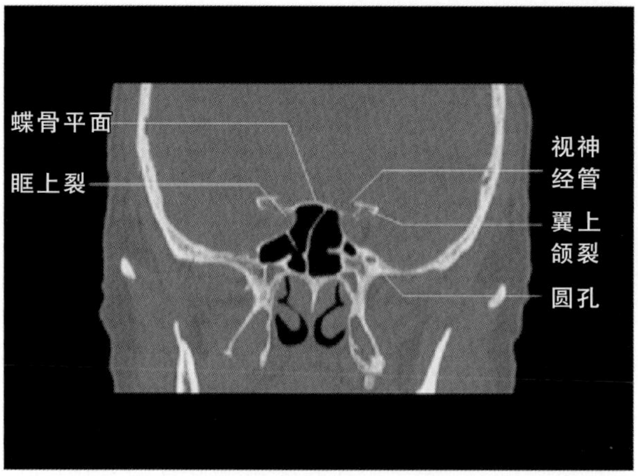

A

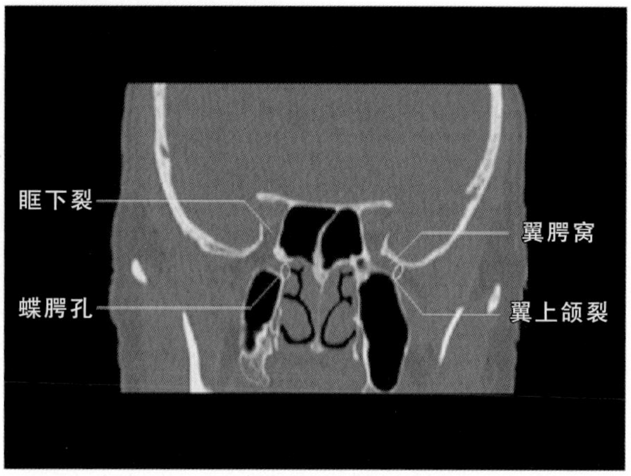

B

影像表现:图中已标识中颅窝和前颅窝各孔道及重要的骨性标志。

讨论:图中所示为前、中颅窝的颅底结构。前床突是蝶骨小翼内侧的骨性突起,为重要的解剖标志,视神经管(选项 A)位于前床突的内侧,眶上裂(SOF)(选项 B)紧贴前床突下方,再下方是眶下裂(IOF)(选项 D),眶下裂与翼腭窝(PPF)(选项 E)相通。翼腭窝向内经蝶腭孔(SPF)(选项 F)通鼻腔,向外经翼上颌裂(PMF)(选项 G)通颞下窝,向后通圆孔(选项 C)。鼻腔鼻窦区和面颊部的恶性肿瘤可经第Ⅱ对脑神经的走行路径向颅内侵犯。

重要解剖结构:

- 视神经管:CN Ⅱ、眼动脉。
- 眶上裂:CN Ⅲ、CN Ⅳ、CN Ⅴ1、CN Ⅵ和眼上静脉。
- 眶下裂:眶下动脉、眶下静脉和眶下神经。
- 圆孔:CN Ⅴ2 和导静脉。

参考文献:Policeni BA,Smoker WR. Imaging of the skull base:anatomy and pathology. *Radiol Clin North Am* 2015;53(1):1–14.

5 答案 D。骨纤维异常增殖症。

6 答案 A。McCune-Albright 综合征。

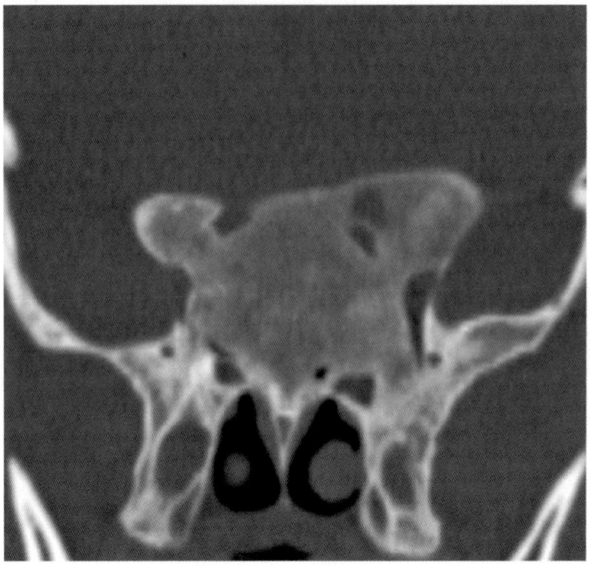

影像表现:冠状位 CT 显示累及蝶骨的膨胀性病变,呈磨玻璃样密度。

讨论:骨纤维异常增殖症是一种以骨内纤维组织异常增生为特点的良性疾病,颅底以筛骨和蝶骨最常受累。颅底骨纤维异常增殖症在 CT 图像上典型表现为膨胀性生长、磨玻璃样改变,但也可含有囊性成分。脑神经受压时,需做减瘤手术。多骨性骨纤维异常增殖症是 McCune-Albright 综合征的一种表现,伴有内分泌功能障碍、异常色素沉着和性早熟。Ollier 综合征是非遗传性多发内生性软骨瘤病。Gardner 综合征为一种常染色体显性遗传性疾病,主要由胃肠道息肉、多发性骨瘤和硬纤维瘤组成。

Cowden 综合征即多发性错构瘤综合征,是一种常染色体显性遗传性疾病。

参考文献:Lustig LR,Holliday MJ,McCarthy EF,et al. Fibrous dysplasia involving the skull base and temporal bone. *Arch Otolaryngol Head Neck Surg* 2001;127(10):1239-1247.

7 答案 D。MRI。

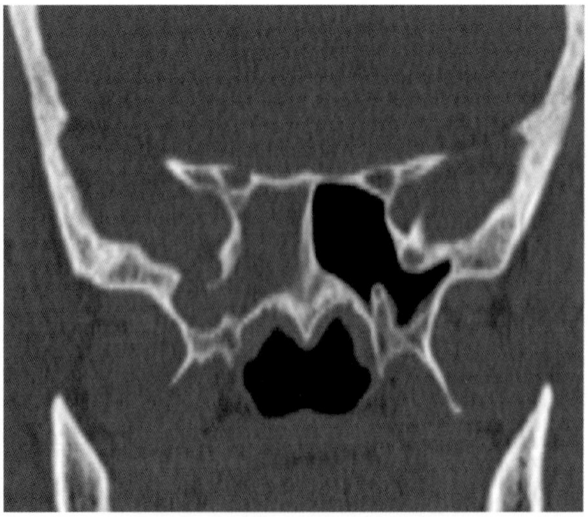

影像表现:冠状位 CT 图像显示蝶窦右侧壁缺损及右侧蝶窦内软组织密度影。

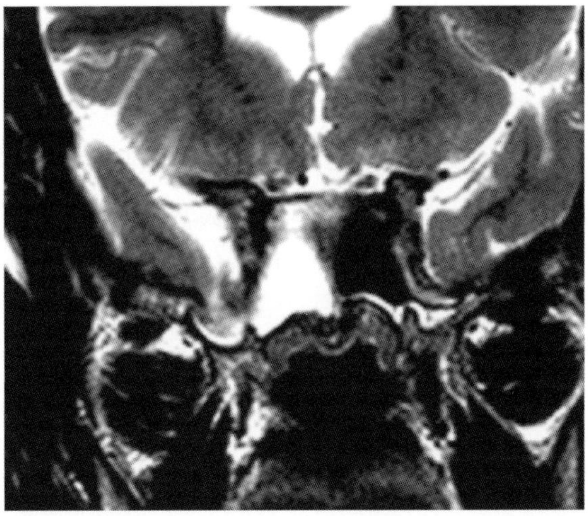

相应的 MRI 冠状位 T2W 图像显示右侧颞叶部分脑组织经蝶骨壁缺损处疝出。

讨论：自发性蝶骨侧壁脑膨出是在没有外伤、手术、肿瘤或先天性颅底畸形等诱发因素的情况下，由蝶骨侧壁的骨性结构缺损引起的。通常伴有蝶骨蛛网膜压迹和空蝶鞍或部分空蝶鞍，提示脑脊液动力学改变是其发生机制。CT 和 MRI 在诊断该病时具有互补作用，CT 可以很好地显示骨质缺损，而 MRI 能显示疝内容物。

参考文献：Settecase F, Harnsberger HR, Michel MA, et al. Spontaneous lateral sphenoid cephaloceles: anatomic factors contributing to pathogenesis and proposed classification. *AJNR Am J Neuroradiol* 2014;35(4):784–789.

8　答案 C。脊索瘤。

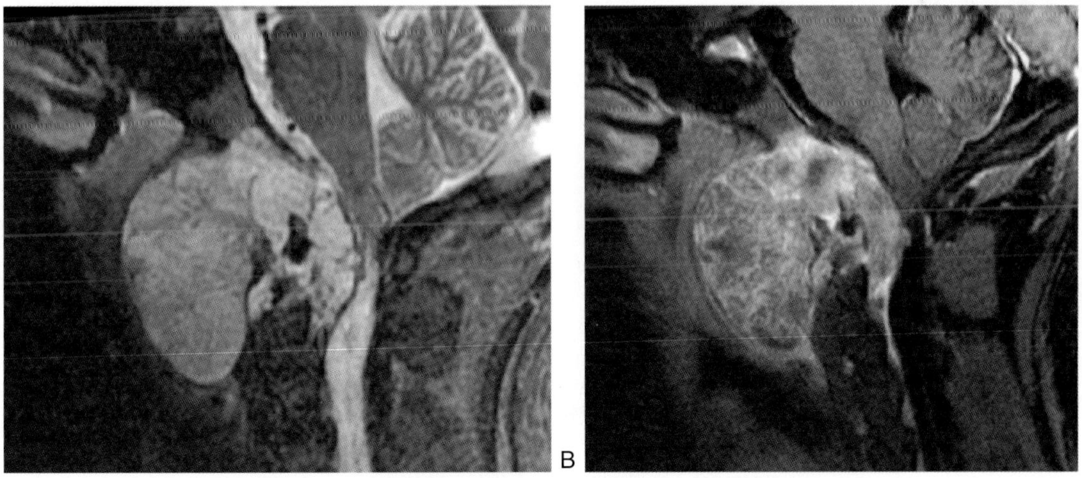
A　B

影像表现：矢状位 T2W 和脂肪抑制增强 T1W 显示起源于中线斜坡底的膨胀性肿块，侵犯上颈椎并推挤延髓–颈髓交界。

讨论：脊索瘤是起源于原始脊索胚胎残余的恶性肿瘤，通常位于中线。脊索瘤在 MRI 上表现为信号不均、呈不均匀强化，常毗邻颈动脉、基底动脉、脑干等重要的解剖结构，限制了外科手术和高剂量放射治疗的开展。软骨肉瘤也是恶性肿瘤，但是病灶以岩斜软骨结合为中心。动脉瘤样骨囊肿也呈膨胀性生长，但是通常可见液平面，可与其他肿瘤同时发生。本例所示的肿瘤不发生在蝶鞍附近，因此不是垂体腺瘤。

参考文献:Erdem E,Angtuaco EC,Van Hemert R,et al. Comprehensive review of intracranial chordoma. *Radiographics* 2003;23(4):995-1009.

9 答案 D。颅底骨髓炎。影像显示为右侧颅底广泛的感染性病变,符合骨髓炎(选项 D)。其他几个选项的病变虽然需要进行鉴别,但就本例而言,可能性小。非霍奇金淋巴瘤主要表现为软组织肿块局限性侵犯邻近骨质。虽然鼻咽癌需要鉴别,但是本例影像中在鼻咽黏膜间隙未见明显肿块。转移瘤通常有已知的原发肿瘤病史,更常表现为多发性病灶。

10 答案 C。假单胞菌。典型颅底骨髓炎(SBO)最常见的致病菌是假单胞菌(选项 C),见于约 98%的病例。革兰阳性菌、毛霉菌和曲霉菌见于不典型的病例中。

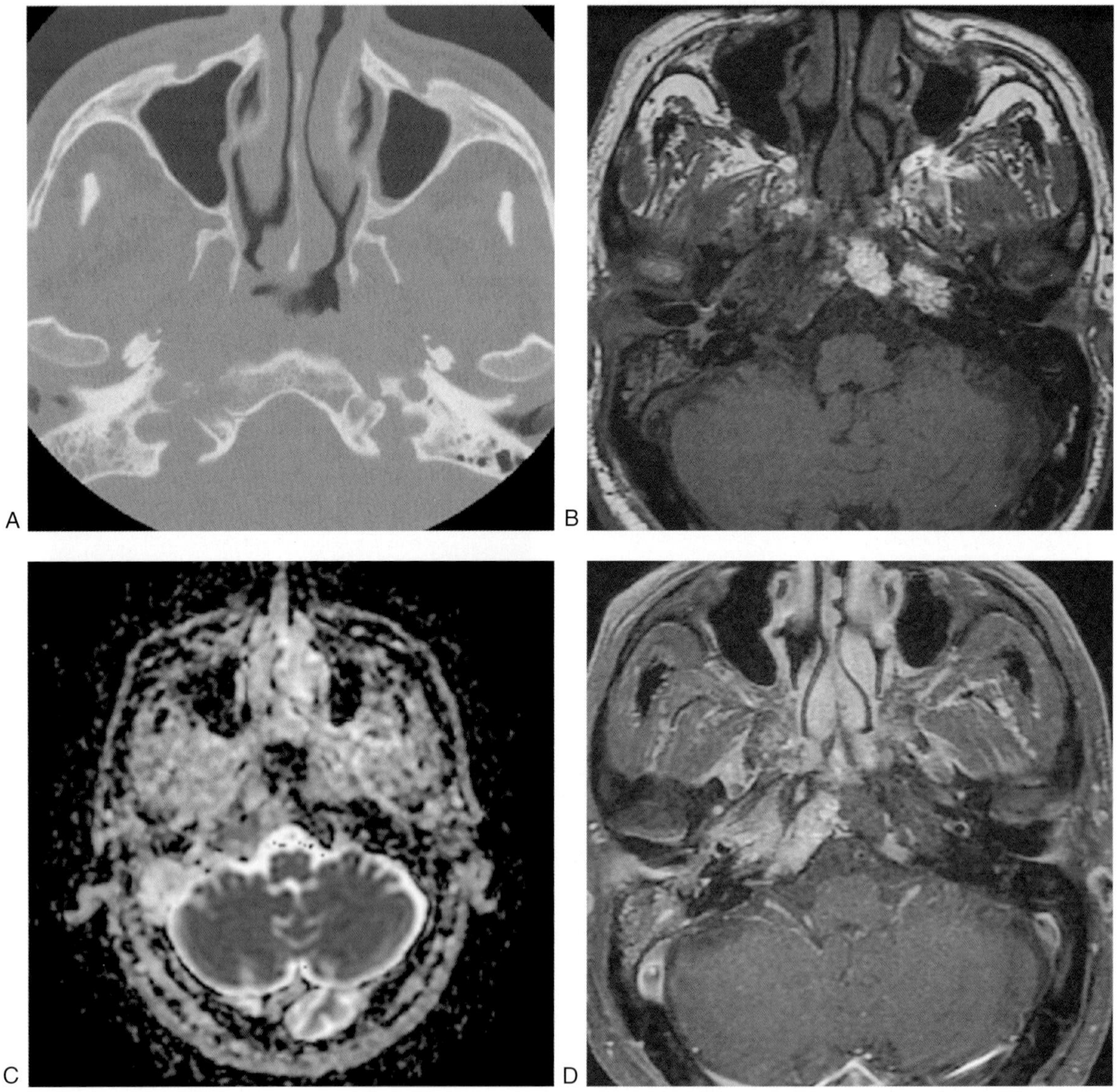

影像表现:颅底轴位 CT 骨窗显示斜坡右半侧骨皮质破坏和右侧乳突气房密度增高。轴位 T1W 显示斜坡右半侧的正常骨髓脂肪信号消失;脂肪饱和增强 T1W 显示骨髓异常强化及鼻咽下部软组织异常强化;ADC 图像显示信号异常区域弥散受限。

讨论：颅底骨髓炎(SBO)是一种相对少见但可能危及生命的疾病。最常见于老年糖尿病合并坏死性外耳道炎(也称为恶性外耳道炎)的患者。非典型颅底骨髓炎可发生于任何年龄，通常由侵袭性鼻窦炎引起，与坏死性外耳道炎关系不大。非典型颅底骨髓炎的危险因素包括免疫缺陷状态(HIV 感染或长期使用类固醇激素)或慢性蝶窦炎。

颅底骨髓炎的影像特征与骨骼系统其他部位的骨髓炎相似。CT 表现为颅中窝(包括斜坡和岩尖)受累的骨皮质破坏和侵袭性改变。T1W 图像显示病灶部位正常骨髓脂肪信号消失，增强后可见骨髓异常强化；脂肪饱和 T2W 图像通常可以显示由于炎症和水肿引起的信号增高；DWI 表现为弥散受限，但是骨髓炎的弥散受限程度不如淋巴瘤和鼻咽癌，可作为鉴别点之一。

参考文献：Chang PC, Fischbein NJ, Holliday RA. Central skull base osteomyelitis in patients without otitis externa: imaging findings. *AJNR Am J Neuroradiol* 2003;24(7):1310–1316.

Diagnostic imaging: head and neck. Elsevier. ISBN: 9780323443012. https://www.elsevier.com/books/diagnostic-imaging-head-and-neck/koch/978-0-323-44301-2

Ozgen B, Oguz K K, Cila A. Diffusion MR imaging features of skull base osteomyelitis compared with skull base malignancy. *AJNR Am J Neuroradiol* 2011;32(1):179–184.

11a　答案 C。颈静脉孔。影像显示边界清楚的管状肿块导致颈静脉孔扩大，伴有巨大软组织肿块侵犯小脑。对侧颈静脉孔的边界清楚。

11b　答案 D。神经鞘瘤。轴位 T2W 图像显示颈静脉孔区特征性梭形肿块伴“束腰”样外观，邻近骨边缘呈扇贝样改变；而副神经节瘤的骨破坏呈穿凿样。脑膜瘤可伴有邻近骨质增生和骨硬化性改变。另外，神经鞘瘤常见多发瘤内囊变，较有特征性，可与选项中的其他病变鉴别。神经鞘瘤需与颈静脉球副神经节瘤和脑膜瘤相鉴别，但是根据影像特征，后两种肿瘤的可能性小。具体来说，副神经节瘤由于大量低速和高速的血流存在，典型表现为“椒盐”征。本例影像上未见提示脑膜瘤的强化硬膜尾征。另外，脑膜瘤一般呈离心性生长。

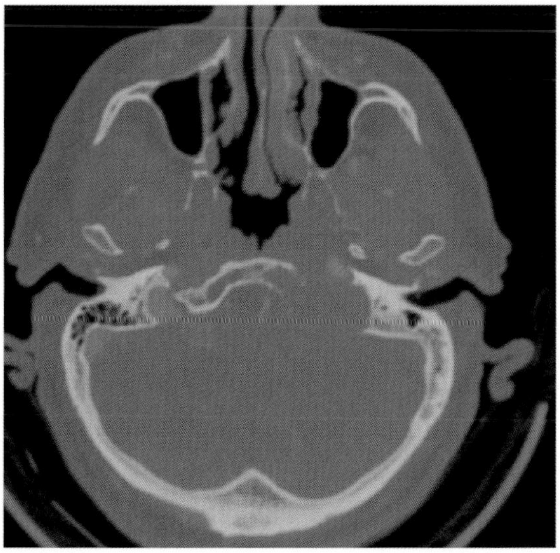
A

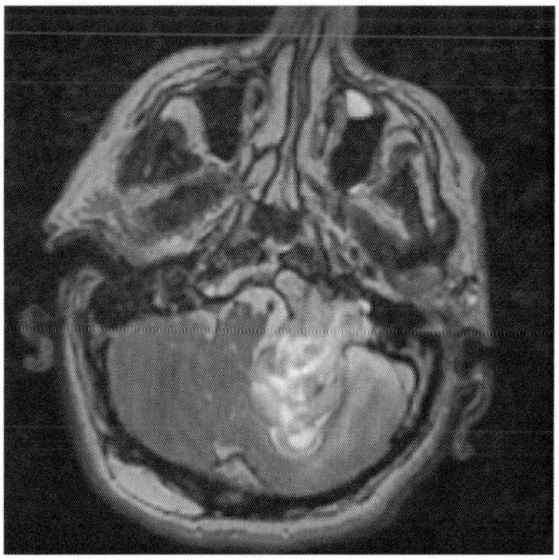
B

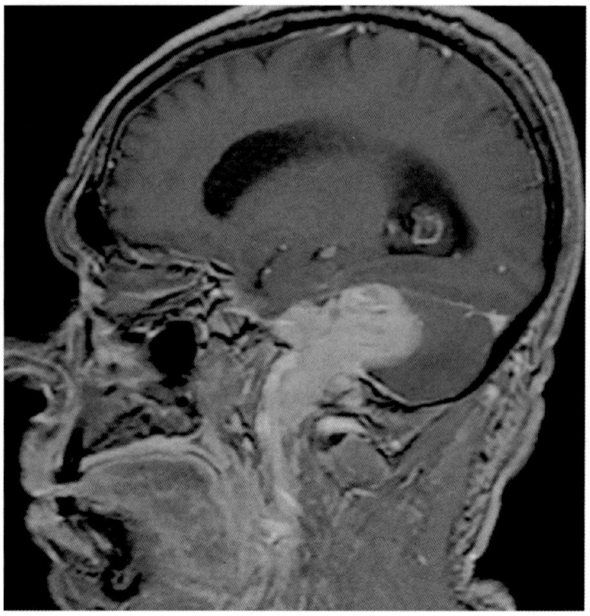
C

影像表现:颅底轴位增强 CT 骨窗显示颈静脉孔扩大。轴位 T2W 图像显示颈静脉孔梭形肿块伴束腰样改变,瘤内可见多发囊变;矢状位增强 T1W 图像显示肿块沿着舌咽神经(CN Ⅸ)向下延伸。

讨论:神经鞘瘤是颈静脉孔第二常见的肿瘤,而颈静脉球副神经节瘤是最常见的肿瘤,脑膜瘤居第三位。颈静脉孔的神经鞘瘤最常起源于舌咽神经。临床表现与前庭神经鞘瘤相似,包括感音神经性耳聋。患者也可表现为搏动性耳鸣,与静脉窦血栓形成或其他多支脑神经病有关。绝大多数病例为散发性,<10%的病例与神经纤维瘤病Ⅱ型相关。

颈静脉孔区神经鞘瘤的影像特征与其他部位的神经鞘瘤相似。具体地说,肿瘤呈管状或哑铃状外观,边界相对清晰。神经鞘瘤不伴有血管流空信号,凭此可与副神经节瘤相鉴别。较小的神经鞘瘤呈均匀强化,而较大病灶可出现无强化的瘤内囊变,如本例所示。

参考文献:Eldevik OP, Gabrielsen TO, Jacobsen EA. Imaging findings in schwannomas of the jugular foramen. *AJNR Am J Neuroradiol* 2000;21(6):1139-1144.

Diagnostic imaging:head and neck. Elsevier. ISBN:9780323443012. https://www.elsevier.com/books/diagnostic-imaging-head-and-neck/koch/978-0-323-44301-2

Wilson MA, Hillman TA, Wiggins RH, et al. Jugular foramen schwannomas:diagnosis, management, and outcomes. *Laryngoscope* 2005;115(8):1486-1492.

12 答案 A。软骨肉瘤。影像显示斜坡偏离中线的不均匀强化的孤立性软组织肿块,该影像特征符合软骨肉瘤。

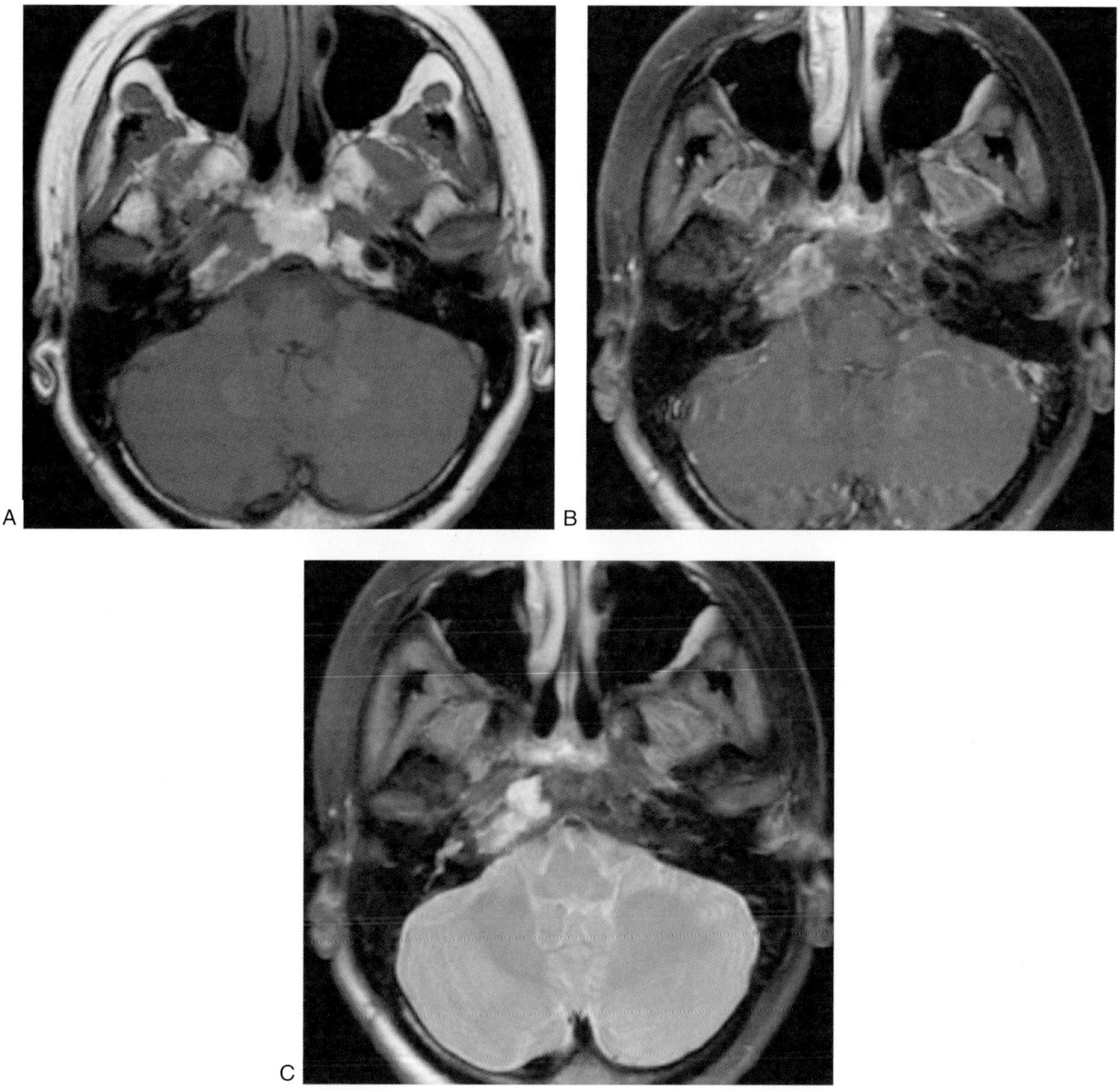

影像表现:右侧岩斜交界可见 T2W 高信号的肿块,该区域是软骨肉瘤的特征性发生部位。

讨论:软骨肉瘤是恶性软骨肿瘤,大多数病例好发于长骨和骨盆,仅约 2%发生于颅面区。发生在斜坡的软骨肉瘤,主要应与脊索瘤相鉴别;脊索瘤更常见于斜坡,与软骨肉瘤有许多相似的影像表现。对于本例来说,最有助于鉴别的影像特征为病变的发生部位,大多数软骨肉瘤偏离中线生长,而脊索瘤通常发牛干中线。弥散加权成像也有助于两者的鉴别,软骨肉瘤的 ADC 值明显高于脊索瘤。

临床上,软骨肉瘤可发生于任何年龄,但与脊索瘤相似,平均发病年龄多为 30~40 岁。患者常见头痛和(或)其他脑神经麻痹的症状。

颅底软骨肉瘤的影像表现与其他部位的软骨肉瘤相似。具体来说,CT 表现为具有软骨基质的膨胀性肿块。由于肿瘤含有纤维软骨成分,呈 T1W 低信号,T2W 高信号伴有低信号(钙化)。发生在颅底的软骨肉瘤,以岩枕裂为中心,典型表现为偏离中线生长。

鉴别诊断：如上所述，脊索瘤与软骨肉瘤有许多相似的影像表现，但是脊索瘤通常位于中线，而软骨肉瘤常偏离中线生长。颅内脊索残余是异位的脊索残余，表现为无强化的囊性肿块。颅底浆细胞瘤表现为均匀强化（而非不均匀性）和 T2W 等信号（而不是高信号），好发于老年患者。

参考文献：*Diagnostic imaging*：*head and neck*. Elsevier. ISBN：9780323443012. https：//www. elsevier.com/books/diagnostic-imaging-head-and-neck/koch/978-0-323-44301-2

Murphey MD, Walker EA, Wilson AJ et al. From the archives of the AFIP：imaging of primary chondrosarcoma：radiologic-pathologic correlation. *Radiographics* 2003；23（5）：1245-1278.

Yeom KW, Lober RM, Mobley BC, et al. Diffusion-weighted MRI：distinction of skull base chordoma from chondrosarcoma. *AJNR Am J Neuroradiol* 2013；34（5）：1056-1061.

13 答案 C。侵袭性垂体大腺瘤。影像显示侵犯中颅底的肿块，与蝶鞍内的软组织肿块密不可分，高度提示为侵袭性垂体大腺瘤。

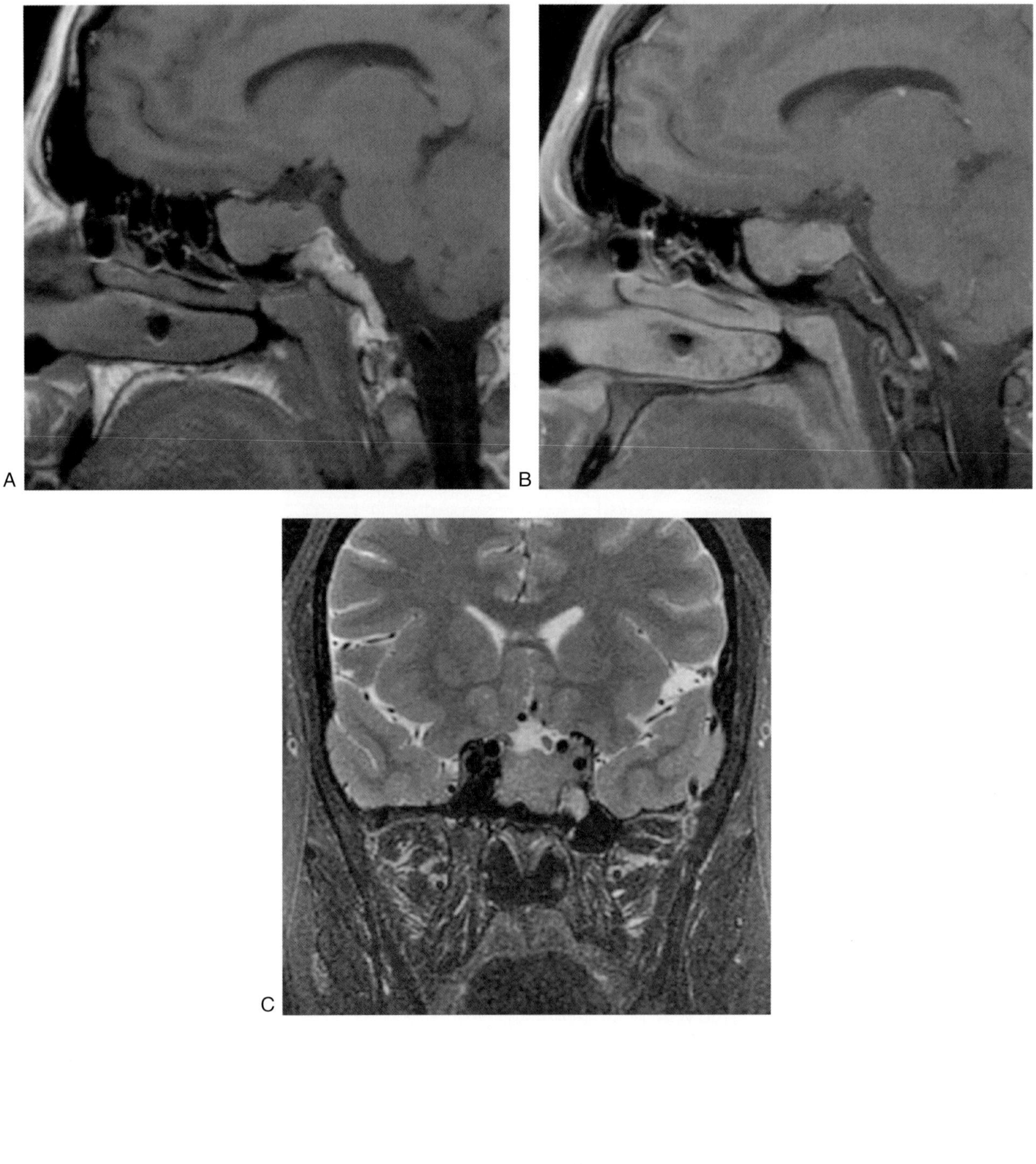

影像表现:扩大的蝶鞍内可见均匀强化的分叶状肿块。矢状位图像显示肿块向前侵犯蝶窦,向后累及斜坡边缘。冠状位图像显示肿块延至左侧海绵窦,包绕位于左侧海绵窦内的颈内动脉,但仍可见血管流空信号。

讨论:确认肿块与鞍区软组织肿块密不可分是诊断的关键。由于侵袭性垂体大腺瘤常侵及海绵窦,可导致手术难以完全切除,因此,评估海绵窦是否受侵尤为重要。由于海绵窦下方的脂肪及静脉丛的影响,评估海绵窦是否受侵可能有一定困难;然而,当垂体瘤包绕海绵窦>270°时,高度提示海绵窦受侵。临床表现主要为垂体内分泌功能障碍、因视交叉受压导致的视野缺损。

在 CT 图像上, 垂体大腺瘤表现为以蝶鞍为中心的软组织肿块, 出血及钙化较少见。在 MRI 上,肿瘤表现为 T1W 等信号及均匀性强化;值得注意的是,随着肿瘤的增大,可表现为不均匀强化。通常 T2W 图像呈等信号,较大的病灶可见肿瘤内部囊变。

参考文献:*Diagnostic imaging:head and neck*. Elsevier. ISBN:9780323443012. https://www. elsevier.com/books/diagnostic-imaging-head-and-neck/koch/978-0-323-44301-2

Knosp E, Steiner E, Kitz K, et al. Pituitary adenomas with invasion of the cave us sinus space:a magnetic resonance imaging classification compared with surgical findings. *Neurosurgery* 1993;33(4):610-617.

Pisaneschi M, Kapoor G. Imaging the sella and parasellar region. *Neuroimaging Clin N Am* 2005;15(1):203-219.

14 答案 C。色素沉着绒毛结节性滑膜炎。颞下颌关节色素沉着绒毛结节性滑膜炎(PVNS),需与其他三个选项相鉴别,但根据本例的影像表现,其他三项的可能性较小。

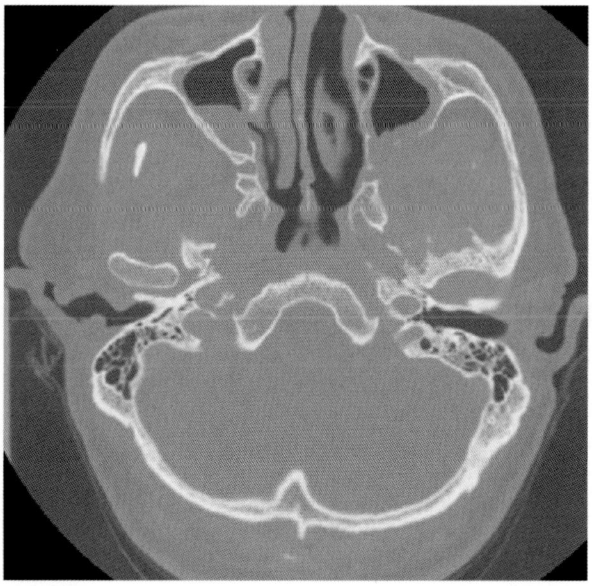
A

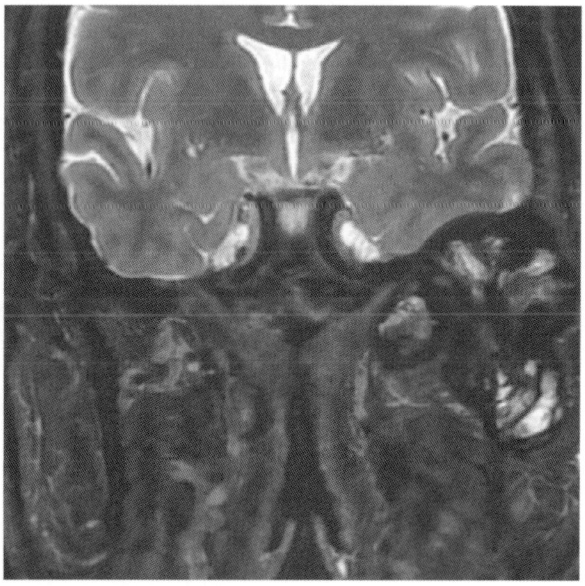
B

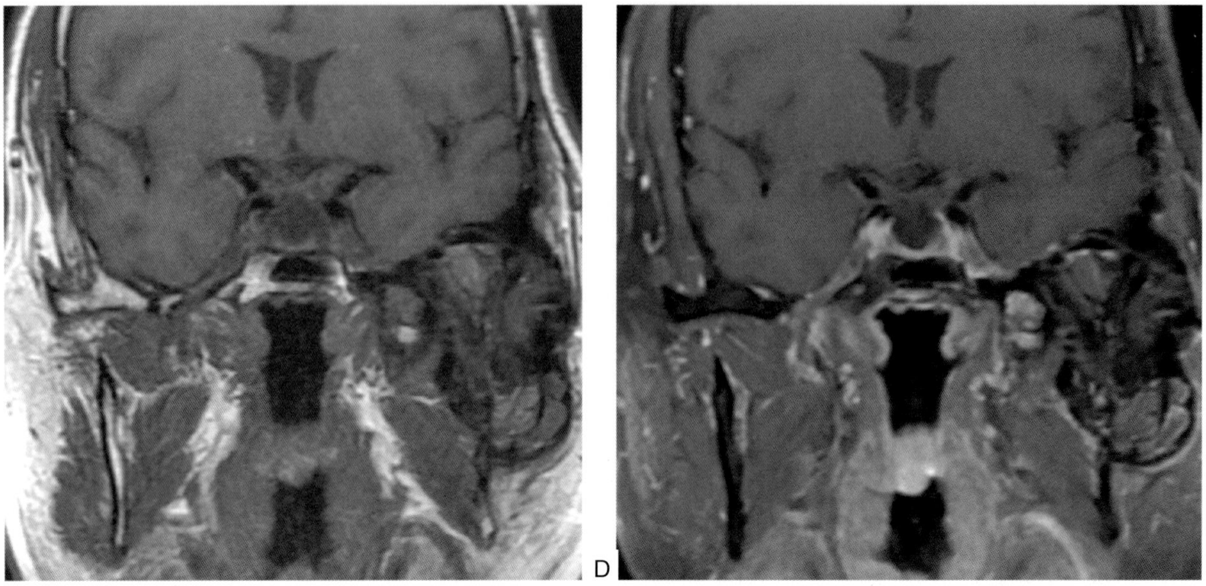
C　D

影像表现：颞下颌关节(TMJ)层面轴位 CT 骨窗显示左侧颞下颌关节颧弓部可见圆形侵袭性病灶。MRI 冠状位 T2W 图像显示肿块呈分叶状，由于含铁血黄素沉积而导致肿块周边的低信号；病灶内部的多发囊变呈 T2W 高信号。平扫 T1W 图像显示低信号肿块伴周边更低信号，增强 T1W 显示肿块中央部分呈轻度强化。

讨论：色素沉着绒毛结节性滑膜炎(PVNS)是一种良性但具有局部侵袭性的滑膜关节或肌腱病变。最常见于膝关节，但是可发生于包括颞下颌关节在内的任何滑膜关节。好发于青壮年(10~40 岁)，临床表现为牙关紧闭或耳前疼痛。采用手术切除治疗，术后复发率相对较低。

CT 图像可显示包含下颌髁突在内的颞下颌关节的侵袭性改变。一般既无钙化结节也无磨玻璃样钙化，这两个影像特征可以将 PVNS 分别与滑膜软骨瘤病、焦磷酸钙双水化合物沉积症(CPPD)相鉴别。MRI 表现为滑膜增生伴周围含铁血黄素沉积。含铁血黄素沉积可导致病灶周围特征性的磁敏感低信号环。该病变呈不同程度的强化，但是通常不及软骨肉瘤和巨细胞瘤的强化程度高。

鉴别诊断：CPPD 表现为 TMJ 内的弥漫性磨玻璃样钙化结节。与本例相比，软骨肉瘤的强化通常更不均匀。滑膜软骨瘤病可伴有钙化结节。

参考文献：Bemporad JA, Chaloupka JC, Putman CM, et al. Pigmented villonodular synovitis of the temporomandibular. joint：diagnostic imaging and endovascular therapeutic embolization of a rare head and neck tumor. *AJNR Am J Neuroradiol* 1999；20(1)：159–162.

Diagnostic imaging：head and neck. Elsevier. ISBN：9780323443012. https://www.elsevier.com/books/diagnostic-imaging-head-and-neck/koch/978-0-323-44301-2

Le WJ, Li MH, Yu Q, et al. Pigmented villonodular synovitis of the temporomandibular joint：CT imaging findings. *Clin Imaging* 2014；38(1)：6–10.

15　答案 B。桥前/斜坡后区。根据所示图像，可以确认肿块位于桥前池或斜坡后区。鞍区受压前移且大部分未受累。沿病灶上缘可见下丘脑区/灰结节和第三脑室底部。

16　答案 A。来源于脊索残余组织，具有局部侵袭性。该病最可能的诊断是脊索瘤。颅内脊索残余是来源于脊索残留物的良性病变，其发生部位与脊索瘤相同，但它不具有局部侵袭性或转移的可能。仅根据病灶的位置，即可诊断不是来源于鞍区或脑桥的病变。

17　**答案 A**。偏心性病灶，ADC 值较高。据报道，软骨肉瘤呈偏心性生长，ADC 值相对较高，可作为本病的鉴别点。

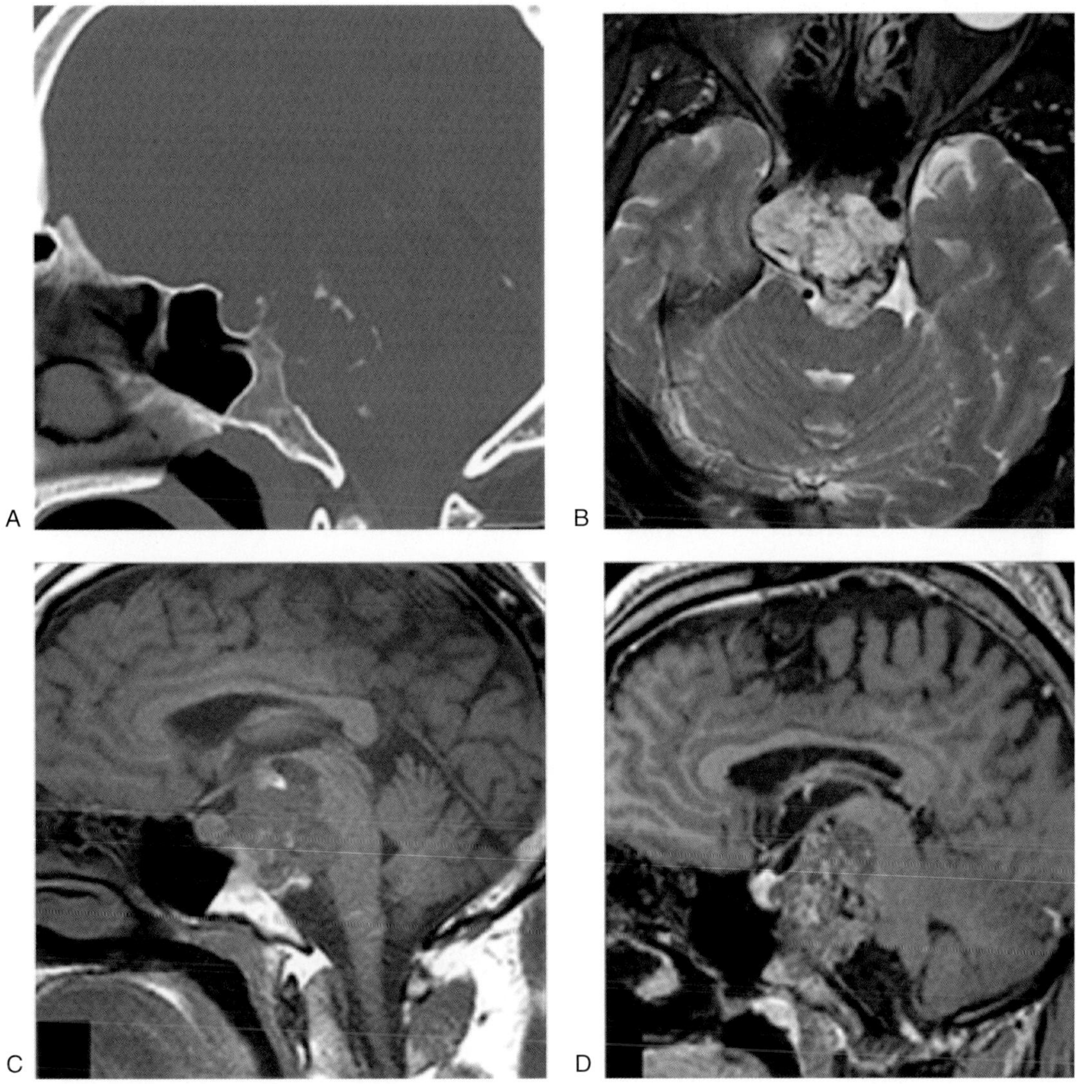

影像表现：CT 显示脑桥前池内肿块伴周边钙化，斜坡背侧上方骨质呈扇贝样改变。MRI 显示起源于斜坡背侧的肿块，在脑桥前方可见外生性生长的较大软组织肿块，增强后呈不均匀强化。

讨论：脊索瘤是起源于残余脊索组织的原发性骨肿瘤，生长缓慢，具有局部侵袭性，但很少发生转移。脊索瘤主要位于中线，在斜坡、骶骨和脊柱的其他部位的发生率大致相等。

组织学上，脊索瘤可分为经典型（最常见）、软骨样型和去分化型。经典型脊索瘤的肿瘤细胞分布在黏多糖基质中，软骨样型脊索瘤的基质类似于透明软骨。

脊索瘤可发生于任何年龄，以成人多见，30~40 岁为发病高峰年龄，男性多于女性，比例约为 2:1。由于发生于颅内的脊索瘤毗邻多个重要解剖结构，因此其临床表现取决于肿瘤的生长方向。头痛及第Ⅵ对脑神经麻痹是最常见的临床症状。

发生于颅内的脊索瘤通常起源于中线斜坡的蝶枕软骨联合处，约15%的病例发生于中线旁的岩尖部。罕见的发生部位包括鞍区、蝶窦、鼻咽、鼻窦和硬脑膜。

典型的影像表现是位于中线的侵袭性分叶状软组织肿块，以斜坡为中心。可向前蔓延至鞍区和蝶窦，向外侧累及岩骨和颅中窝，向后侵及脑桥前池，向前下方侵入鼻咽部，向后下方累及枕骨大孔，向上侵及第三脑室和视交叉。脊索瘤通常累及上述多个区域，但很少侵犯脑实质。

肿瘤内部的影像特征在一定程度上取决于其组织学亚型。通常呈异质性，由于出血、黏液和胶冻样物质、坏死以及钙化所致。CT表现为稍高密度；MRI图像通常表现为T1W低信号，经典型脊索瘤呈T2W极高信号。经典型脊索瘤内部的明显钙化是继发于骨质破坏的残余部分，而不是源于肿瘤的营养不良性钙化。通常表现为分叶状的高信号肿瘤伴有内部低信号分隔和钙化。软骨样型和去分化型脊索瘤呈T2W稍低信号。软骨样型可见真正的钙化。大多数肿瘤表现为中度至显著的不均匀强化。

CTA/MRA有助于评估血管包绕情况，由于肿瘤质地较软，因此虽然血管被包绕但是血管腔未见明显狭窄。

治疗方法包括手术切除和针对术后残余病灶的放射治疗。脊索瘤的复发率高，应及时随访复查。总体预后较软骨肉瘤差。T2W极高信号和强化有助于评估复发。

鉴别诊断：软骨肉瘤一般位于岩枕裂，偏侧性生长，肿瘤内部可见软骨样钙化，ADC值较脊索瘤高。

侵袭性垂体腺瘤：鞍区扩大，肿块与垂体密不可分，无法辨认正常垂体，这些特征有助于侵袭性垂体腺瘤的诊断。脊索瘤通常向前推移垂体。

颅内脊索残余：良性的脊索残余。通常病变较小，无强化，位于脑桥前方。病灶呈柄状延伸至斜坡。

参考文献：Erdem E, Angtuaco EC, Van Hemert R, et al. Comprehensive review of intracranial chordoma. *Radiographics* 2003;23(4):995–1009. doi:10.1148/rg.234025176.

Osborn AG. *Osborn's brain: Imaging, pathology, and anatomy*, 1st ed. Salt Lake City, UT: Amirsys Pub, 2013.

Yeom KW, Lober RM, Mobley BC, et al. Diffusion-weighted MRI: distinction of skull base chordoma from chondrosarcoma. *AJNR Am J Neuroradiol* 2013;34(5):1056–1061, S1. doi:10.3174/ajnr.A3333.

第 18 章　颞骨

Scott Sorenson, Daniel thomas Ginat

问题

1　下图中,哪个字母所示为外侧半规管?

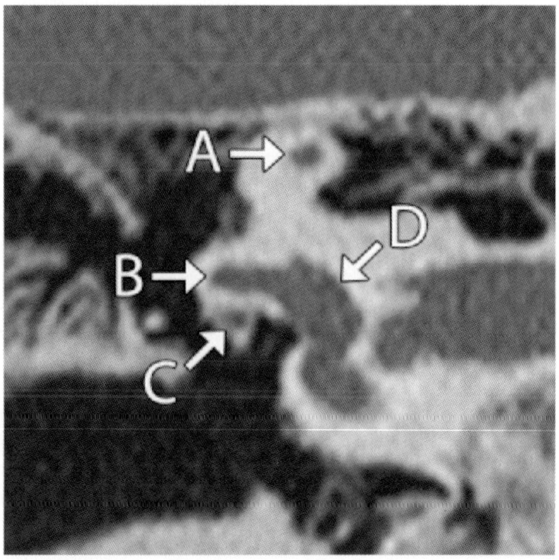

2　下图为 MRI 斜矢状位图像,哪个字母所示为面神经?

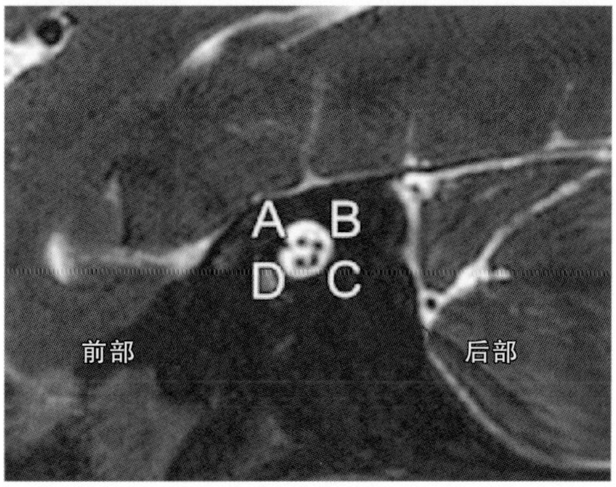

3　根据以下图像,最可能的诊断是:

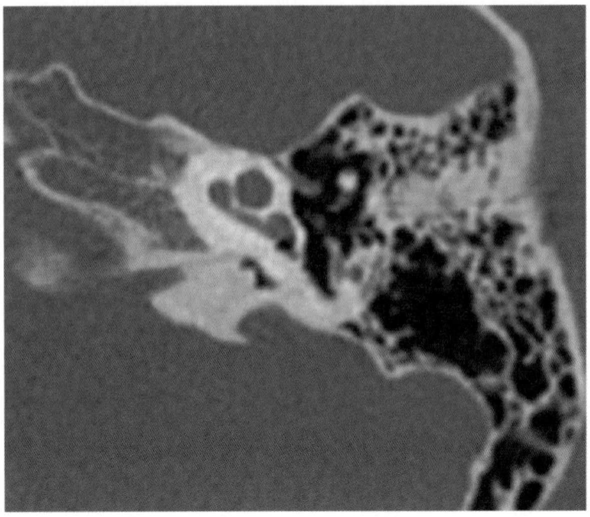

A.迷路发育不良　　B.共同腔畸形

C.不完全分隔Ⅱ型　　D.正常

4　根据以下图像,最可能的诊断是:

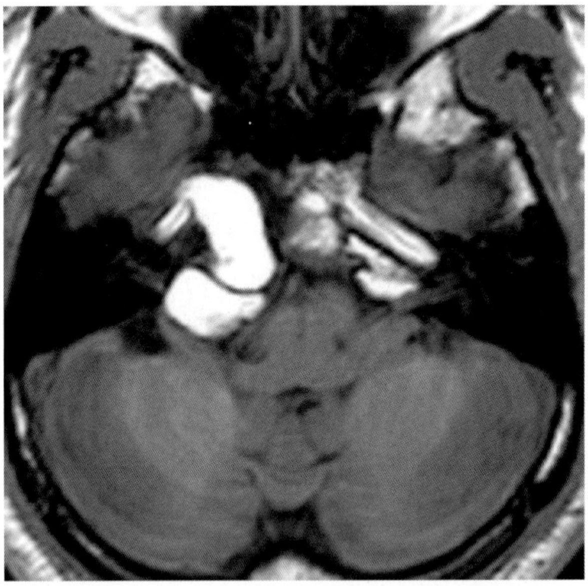

A.胆固醇肉芽肿　　B.岩尖脂肪不对称

C.前庭神经鞘瘤　　D.脑膜瘤

5 根据以下图像,最可能的诊断是:

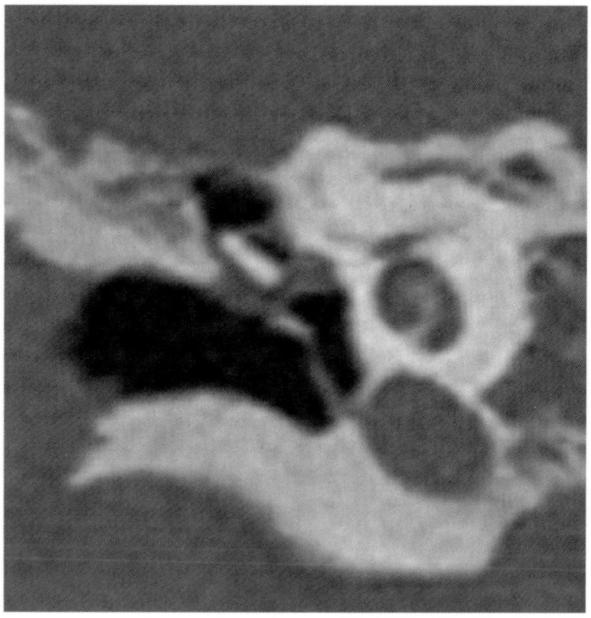

A.外耳道胆脂瘤　　B.鼓膜松弛部胆脂瘤

C.鼓膜紧张部胆脂瘤　　D.先天性胆脂瘤

6 下列哪项是胆脂瘤在 MRI 图像上的表现?

A.中心强化,弥散不受限。　　B.中心无强化,弥散不受限。

C.中心强化,弥散受限。　　D.中心无强化,弥散受限。

7 根据下图所示,患者最可能出现的临床症状是:

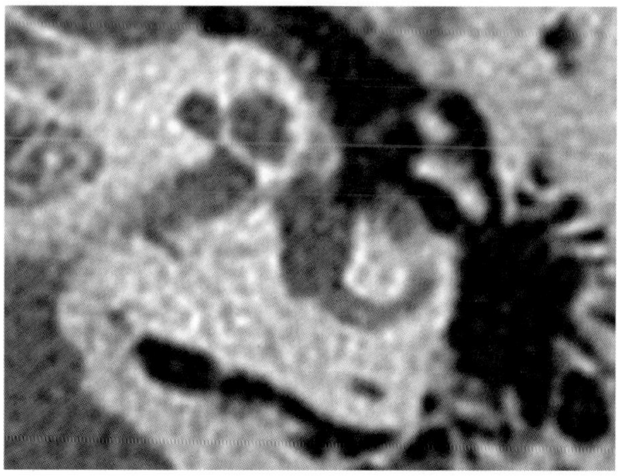

A.感音神经性耳聋　　B.传导性耳聋

C.搏动性耳鸣　　D.耳痛

8 根据下图所示,最可能的诊断是:

A.颈动脉体瘤　　B.迷走神经球瘤

C.颈静脉球瘤　　D.鼓室球瘤

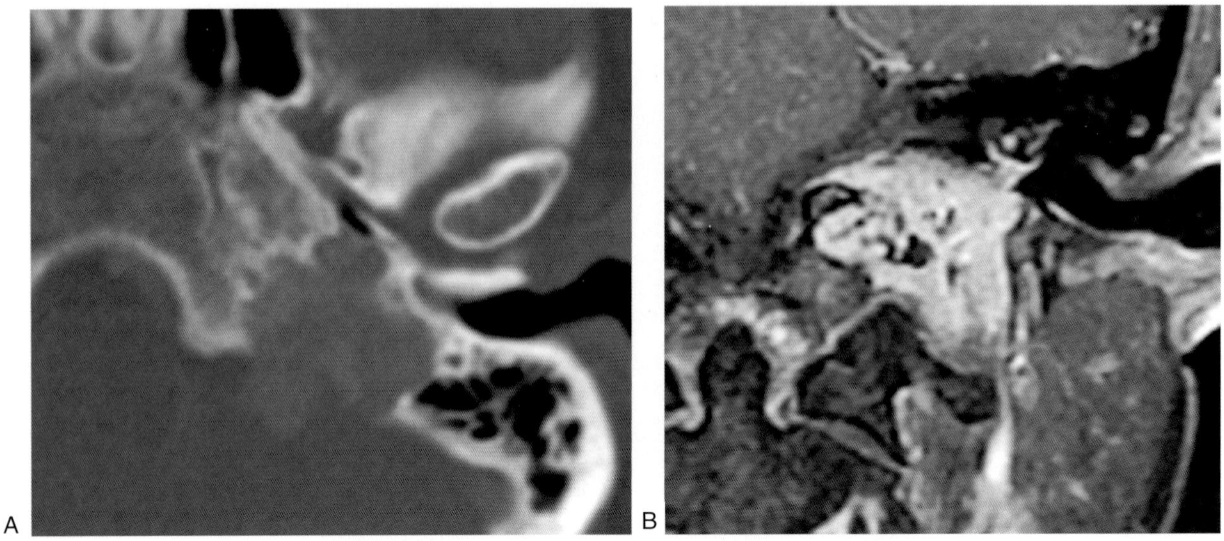

9　下列哪项是颈静脉球瘤的供血动脉？

A.脑膜垂体干　　B.舌动脉

C.面动脉　　D.咽升动脉

10　婴幼儿，发热。根据下图所示，最可能的诊断是：

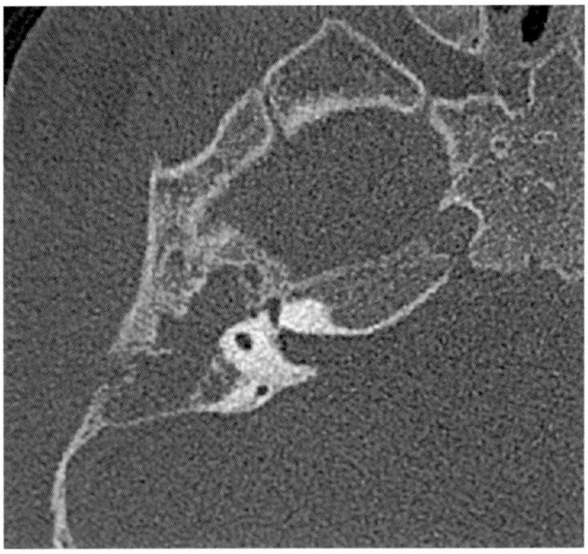

A.坏死性外耳道炎　　B.岩尖炎

C.融合性乳突炎　　D.内耳迷路炎

11　下列哪项是融合性乳突炎的潜在并发症？

A.Ramsay Hunt 综合征　　B.Bell 面瘫

C.Gradenigo 综合征　　D.Bezold 脓肿

12　患者男，39 岁，临床表现为耳鸣，耳镜检查发现右耳鼓膜后方红色搏动性肿块，最可能的诊断是：

A.胆固醇肉芽肿　　B.高位颈静脉球

C.血管球瘤　　D.异位颈内动脉

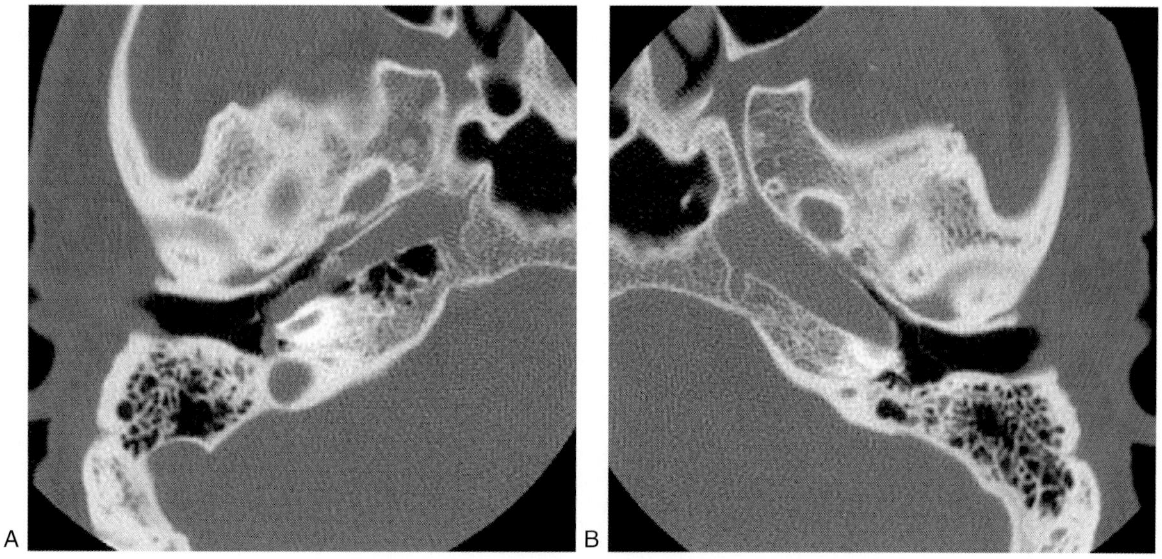

13 下列哪项病变在耳镜中表现为鼓膜后方红色搏动性肿块？

A.胆固醇肉芽肿　　B.先天性胆脂瘤

C.颈静脉球开裂　　D.鼓室副神经节瘤

14 下列哪项血管异常最常伴有异位颈内动脉？

A.永存舌下动脉　　B.永存耳动脉

C.永存镫骨动脉　　D.永存三叉动脉

15 永存镫骨动脉对应下列哪项骨性孔道的缺失？

A.破裂孔　　B.卵圆孔

C.圆孔　　D.棘孔

16 下图所示的颞骨骨折的并发症是：

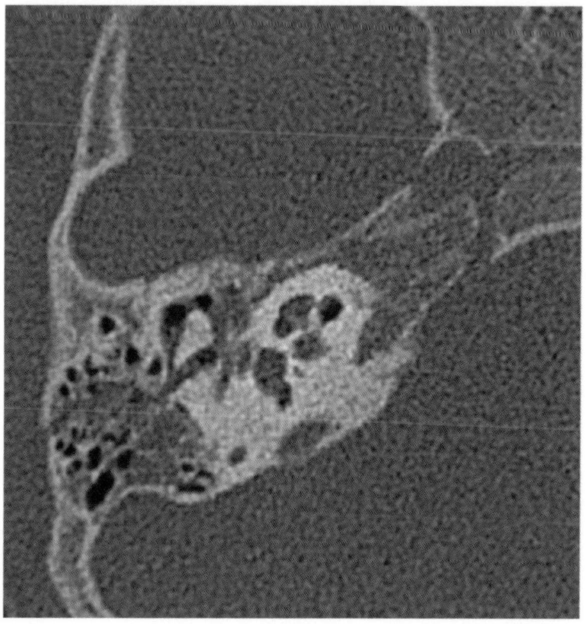

A.砧锤关节脱位　　B.乙状窦骨板破坏

C.颈动脉管破坏　　D.气迷路

答案与解析

1 答案 B。

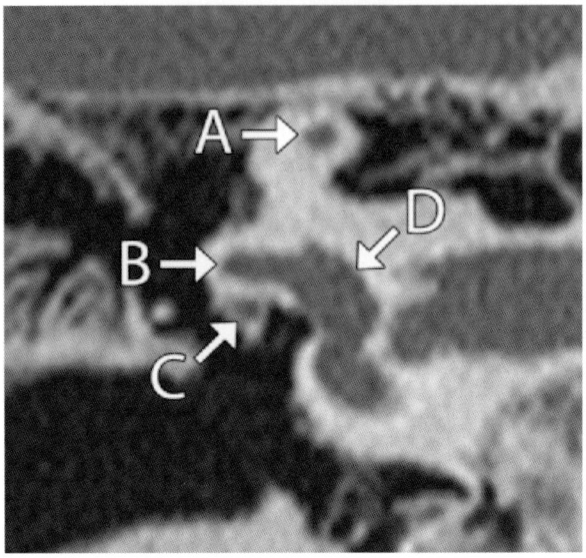

影像表现:冠状位 CT 图像显示前半规管(A)、外半规管(B)、面神经管鼓室段(C)和前庭(D)。

2 答案 A。

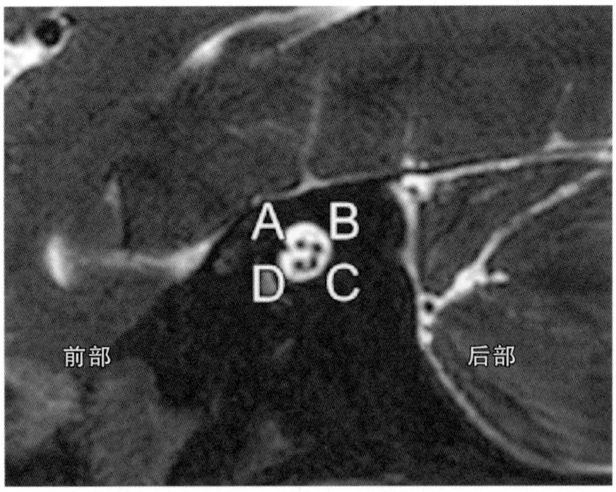

影像表现:MRI 内耳道斜矢状位 T2W 图像显示面神经(A)、前庭神经上支(B)、前庭神经下支(C)和蜗神经(D)的横断面。

讨论:CT 图像可显示颞骨的精细解剖。面神经从内耳道经岩骨迷路走行,即为迷路段,在膝状神经节转向后方穿行中耳,即为鼓室段,而后向下穿过乳突,即为乳突段。内耳结构包括耳蜗,约 2.5 圈;前庭,在前庭窗处与镫骨底板相连接;水平半规管、前半规管及后半规管,三者相互垂直排列;前庭导水管,沿着颞骨后侧面通向内淋巴囊。听骨链位于中耳,由锤骨、砧骨和镫骨组成。

MRI 高分辨 T2W 图像可以清晰显示内耳道内的 4 根主要的脑神经分支。前庭神经上、下支位于内耳道的后象限，面神经（第Ⅶ对脑神经，seventh cranial）位于前上象限，耳蜗神经（cochlear nerve）位于前下象限。“七喜上、可口下”（“seventh up, coke down”）的英文谐音有助于记忆。镰状嵴向外侧将内耳道分成上半部与下半部。

参考文献：Juliano AF，Ginat DT，Moonis G. Imaging review of the temporal bone：part Ⅰ. Anatomy and inflammatory and neoplastic processes. *Radiology* 2013；269（1）：17–33.

3　答案 C。不完全分隔Ⅱ型。

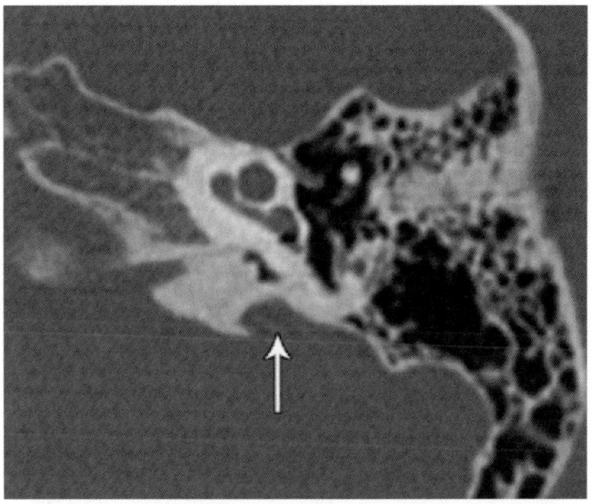

影像表现：轴位 CT 图像显示前庭导水管扩大（箭头），耳蜗顶部呈囊样改变。

讨论：不完全分隔Ⅱ型是最常见的先天性内耳畸形，是胚胎第 7 周发育停滞所致。其特征是耳蜗中间圈和顶圈之间的蜗轴和隔板消失，形成一个囊腔，通常也可见前庭导水管扩大。

迷路发育不良是胚胎第 3 周耳基板分化受阻所致，包括内耳完全未发育和内耳道闭锁。

共同腔畸形是胚胎第 4 周发育停止所致，表现为未分化的耳蜗与前庭合并成单一囊腔。

参考文献：Joshi VM，Navlekar SK，Kishore GR，et al. CT and MR imaging of the inner ear and brain in children with congenital sensorineural hearing loss. *Radiographics* 2012；32（3）：683–698.

4　答案 A。胆固醇肉芽肿。

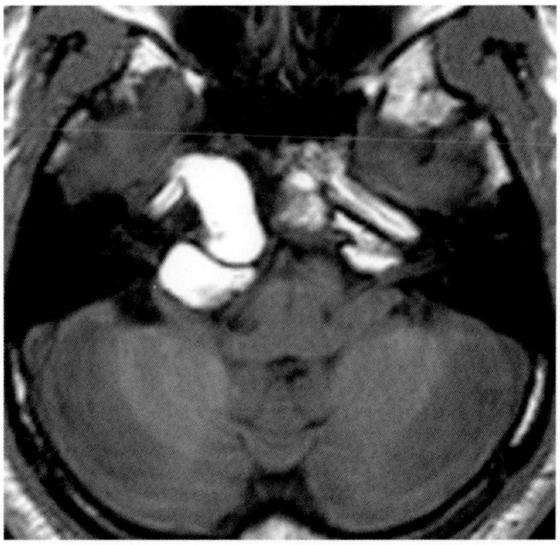

影像表现:MRI T1W 图像显示以右侧岩尖为中心的膨胀性病变, 内部成分呈 T1W 高信号。

讨论:胆固醇肉芽肿是一种膨胀性囊性病变,内含血液成分和慢性炎症物质,病灶在 MRI 上呈典型的 T1W 高信号。

不对称的岩尖脂肪也可表现为 T1W 高信号, 但是通过脂肪抑制技术以及无骨质膨胀性改变可以将之与胆固醇肉芽肿相鉴别。

前庭神经鞘瘤呈 T1W 低信号,增强后可强化,可导致内耳道扩大,但不累及岩骨。

脑膜瘤可引起骨质增生,一般不发生囊变,通常表现为肿瘤强化伴硬脑膜尾征。

参考文献:Chapman PR,Shah R,Curé JK,et al. Petrous apex lesions:pictorial review. *AJR Am J Roentgenol* 2011;196(3 Suppl):WS26-WS37;Quiz S40-S43.

5 答案 B。鼓膜松弛部胆脂瘤。

6 答案 D。中心无强化,弥散受限。

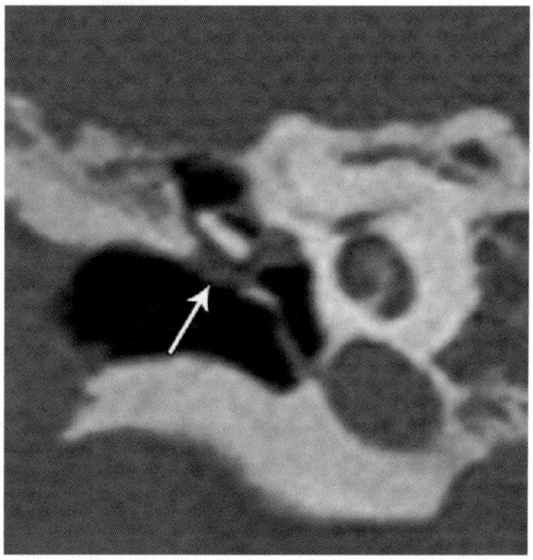

影像表现:冠状位 CT 图像显示 Prussak 间隙不透明影(箭头),鼓室盾板变钝。

讨论:胆脂瘤是一种表皮包涵体囊肿,常因中耳咽鼓管功能障碍而导致中耳负压增高,使鼓膜上部的松弛部局部逐渐形成内陷囊袋,内陷囊袋始于 Prussak 间隙,不断加深至鼓室上隐窝,最终形成胆脂瘤。鼓室盾板变钝和骨质侵袭是胆脂瘤的诊断依据之一。较大的胆脂瘤也可导致外侧半规管及鼓室盖的开裂。先天性胆脂瘤并不常见,通常位于鼓岬。

MRI 有助于鉴别胆脂瘤与其他占位性病变。胆脂瘤典型表现为弥散受限、T1W 低信号、增强后内部无强化。如下图病例所示,病灶表现为弥散受限和无强化的 T1W 低信号,符合胆脂瘤的诊断。

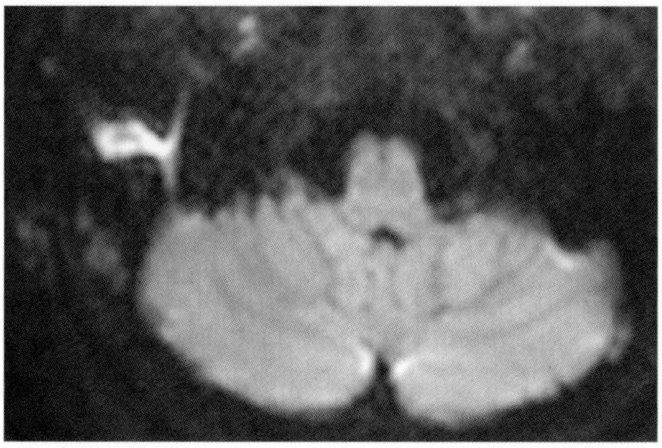

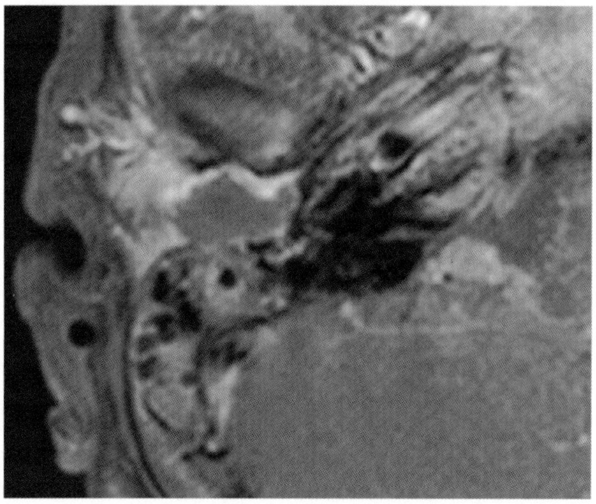

参考文献:Barúth K, Huber AM, Stämpfli P, et al. Neuroradiology of cholesteatomas. *AJNR Am J Neuroradiol* 2011;32(2):221–229.

7 答案 B。传导性耳聋。

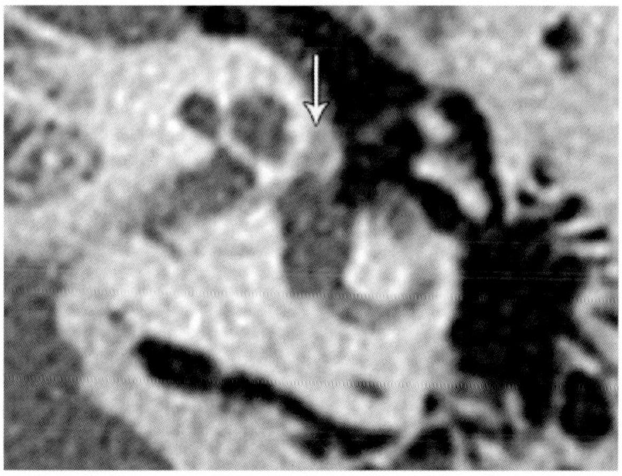

影像表现:听软骨囊可见透亮影(箭头),位于窗前裂区,略低于面神经迷路段。

讨论:耳硬化症是一种骨重塑的过程,通常始于卵圆窗前方的窗前裂。窗前裂是穿过内生软骨层的结缔组织折叠,位于前庭窗和匙突之间。耳硬化症侵犯镫骨底板时可导致传导性耳聋。在该病的大部分病程中,最主要的特征是骨质疏松而不是骨质硬化,因此该病又称为耳海绵症。当该病变包绕耳蜗时,称为耳蜗后耳硬化症,可表现为混合性或感音神经性耳聋。

参考文献:Juliano AF, Ginat DT, Moonis G. Imaging review of the temporal bone: part II. Traumatic, postoperative, and noninflammatory nonneoplastic conditions. *Radiology* 2015;276(3):655–672.

8 答案 C。颈静脉球瘤。

9 答案 D。咽升动脉。

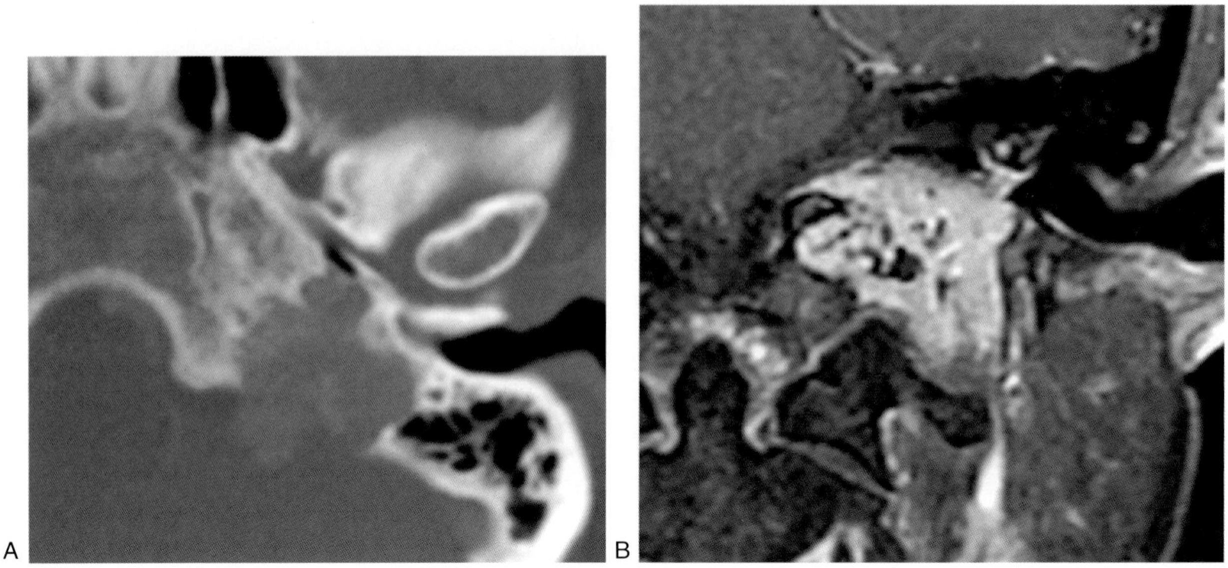

影像表现:轴位 CT 图像显示以左侧颈静脉孔为中心的溶骨性病灶,边缘不规则。冠状位脂肪抑制增强 MRI 显示以左侧颈静脉孔为中心的肿块显著强化,伴有明显的流空信号。

讨论:颈静脉球瘤是一种副神经节瘤,起源于颈静脉孔,可导致颈静脉孔扩张和侵袭,由咽升动脉供血。副神经节瘤为富血供肿瘤,MRI 典型表现为"椒盐"征,"盐"对应因慢血流或出血而形成的高信号背景,"胡椒"对应高信号背景下散布的多发流空信号。

颈动脉体瘤位于颈动脉分叉,致颈内动脉与颈外动脉夹角扩大。

迷走神经球瘤起源于颈静脉孔下方的结状神经节。肿瘤向前内侧推移颈动脉,向后外侧推移颈内静脉,但不会导致颈内、外动脉分开。

鼓室球瘤是沿鼓岬且局限于鼓室内的副神经节瘤。

参考文献:van den Berg R. Imaging and management of head and neck paragangliomas. *Eur Radiol* 2005;15(7):1310–1318.

10 答案 C。融合性乳突炎。

11 答案 D。Bezold 脓肿。

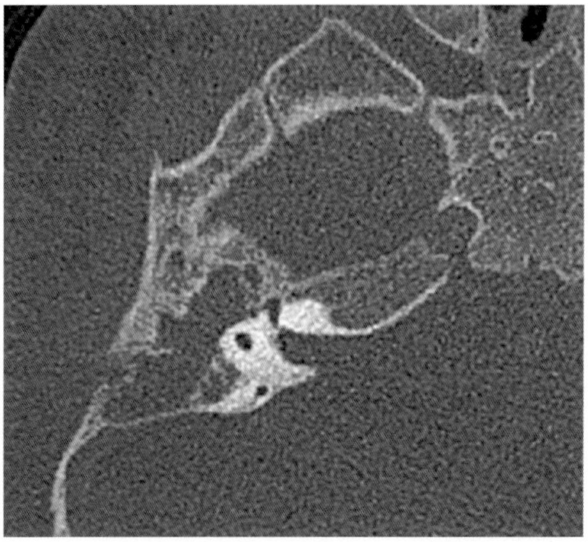

影像表现：轴位 CT 图像显示乳突小房内密度增高，乳突小房分隔消失，乳突外侧皮质开裂。

讨论：融合性乳突炎是中耳炎的并发症，可侵袭乳突分隔并潜在破坏乳突骨皮质。融合性乳突炎可并发颅内静脉窦血栓形成、骨膜下脓肿和硬膜外脓肿。特别是 Bezold 脓肿，指感染蔓延深达胸锁乳突肌，穿破颈部筋膜形成的脓肿。

参考文献：Vazquez E，Castellote A，Piqueras J，et al. Imaging of complications of acute mastoiditis in children. *Radiographics* 2003；23(2)：359–372.

12　答案 D。异位颈内动脉。

13　答案 D。鼓室副神经节瘤。鼓室副神经节瘤和异位颈内动脉均表现为鼓膜后方的红色肿块；胆固醇肉芽肿和颈静脉球开裂主要表现为鼓膜后方的蓝色肿块。胆脂瘤表现为鼓膜后方的白色肿块。

14　答案 C。永存镫骨动脉。高达 30%的异位颈内动脉可伴发永存镫骨动脉。

15　答案 D。棘孔。永存镫骨动脉伴同侧棘孔缺如。请问是否注意到第 1 幅图像中的病变？

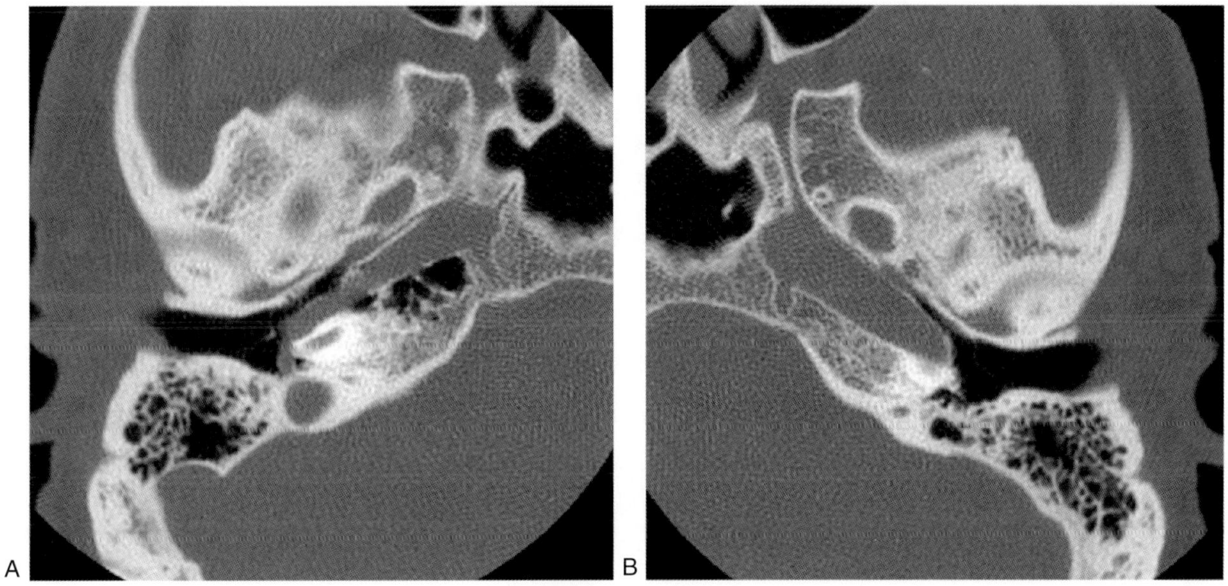

影像表现：颞骨层面骨窗 CT 图像显示管状结构穿过中耳。颈内动脉岩段水平可见局限性狭窄，同侧棘孔缺如。当患者存在异位颈内动脉并伴有棘孔缺如时，应仔细寻找永存镫骨动脉。

讨论：当临床提示鼓膜后方红色搏动性肿块时，应考虑异位颈内动脉和鼓室副神经节瘤这 2 个主要疾病。作为放射科医生，鉴别这 2 种病变很重要，因为误诊可引起不必要的活检，进而导致严重的出血甚至死亡。异位颈内动脉由鼓室下动脉（颈外动脉的分支）和颈鼓动脉形成。这 2 根血管扩大并与颈内动脉水平段再次相连，该连接处血管腔可能狭窄，从而导致耳鸣。高达 30%的异位颈内动脉患者可合并永存镫骨动脉。永存镫骨动脉的 CT 表现为同侧棘孔缺如及面神经管扩大。异位颈内动脉和永存镫骨动脉通常不需要治疗。

参考文献：Koch B，Hamilton BE，Hudgins P，et al. *Diagnostic imaging：head and neck*. Elsevier，2016. ISBN：9780323443012. https：//www.elsevier.com/books/diagnostic-imaging-head-and-neck/koch/978-0-

323-44301-2.

Roll JD,Urban MA,Larson TC,et al. Bilateral aberrant internal carotid arteries with bilateral persistent stapedial arteries and bilateral duplicated internal carotid arteries. *AJNR Am J Neuroradiol* 2003;24(4):762-765.

16 答案 D。气迷路。

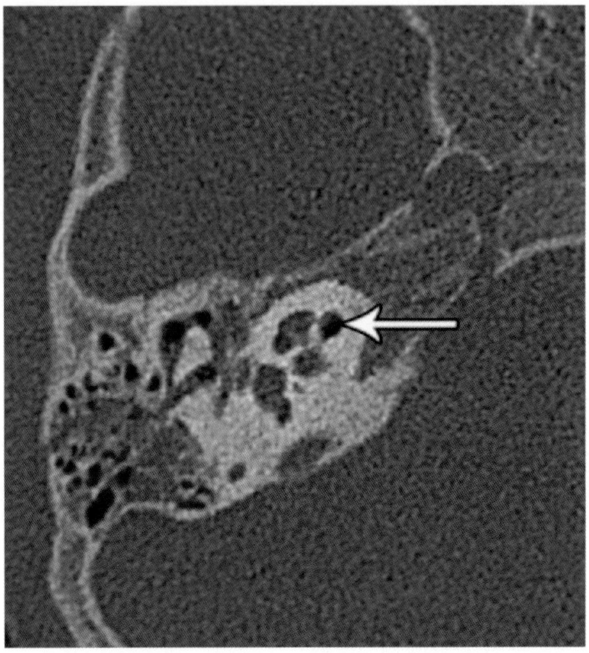

影像表现:轴位 CT 图像显示右侧颞骨骨折,耳蜗基底部(箭头)可见气体密度影;同时可见乳突气房和中耳呈不透光的浑浊密度。

讨论:颞骨骨折通常分为横向、纵向或斜行骨折,目前更常见的是根据骨折是否累及耳囊进行分类。不管采用何种分类,在影像学上识别某些并发症是很重要的,例如,气迷路、听骨链断裂、面神经管受累、颈动脉和颈静脉管破裂。特别是与耳囊保留的骨折相比,累及耳囊的骨折患者发生面瘫的可能性是前者的 2 倍,发生脑脊液漏的可能性是前者的 4 倍,发生严重听力损失的可能性是前者的 7 倍,而且更容易出现颅内并发症,例如,硬膜外血肿和蛛网膜下隙出血。

参考文献:Collins JM,Krishnamoorthy AK,Kubal WS,et al. Multidetector CT of temporal bone fractures. *Semin Ultrasound CT MR* 2012;33(5):418-431.

第 4 部分　其他

第 19 章　中枢神经系统血管造影：正常解剖和血管性病变

Daniel Chow, Robert Darflinger

问题

1　脊髓血管造影图像如下所示。

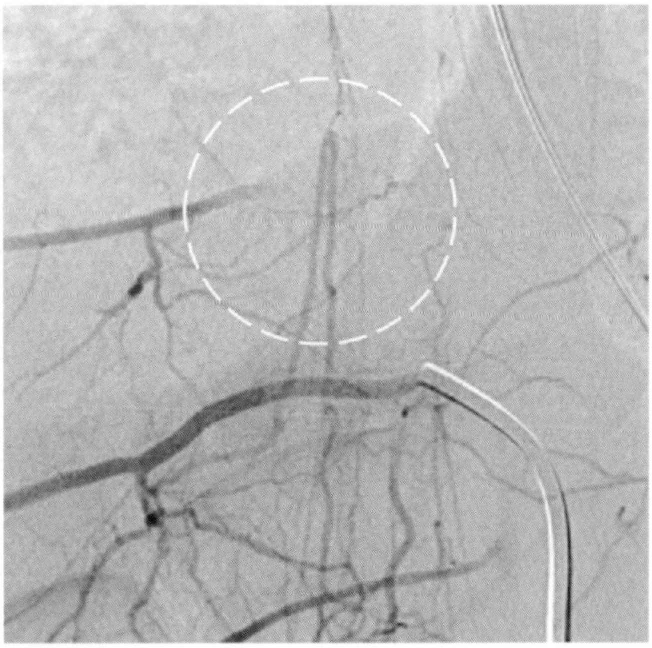

1a　图中圆圈所示的血管是：

A.Adamkiewicz 动脉　　B.Lazorthes 动脉

C.椎旁动脉　　D.节段动脉

1b　关于这条动脉，下列描述哪项正确？

A.最常起源于第 8 肋间动脉以上的血管。　　B.最常起源于左侧。

C.阻断该动脉，脊髓仍有血供。　　D.参与脊髓后部的供血。

2 血管造影图像如下所示。

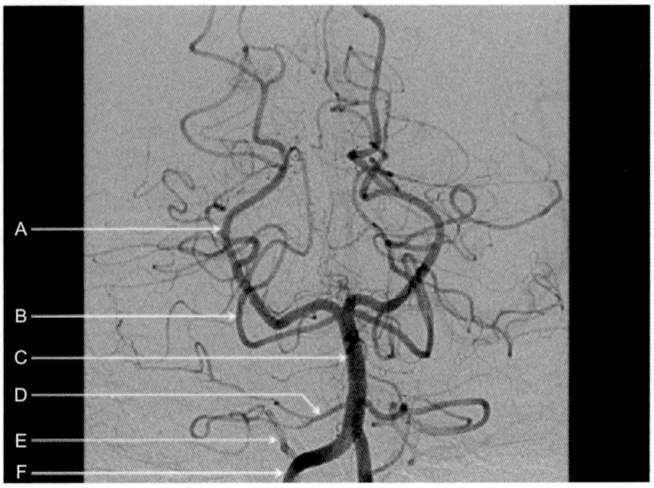

2a 图中哪个结构是小脑上动脉?

A.A　　B.B

C.C　　D.D

E.E　　F.F

2b 图中哪个结构是小脑前下动脉?

A.A　　B.B

C.C　　D.D

E.E　　F.F

3 血管造影图像如下图所示。

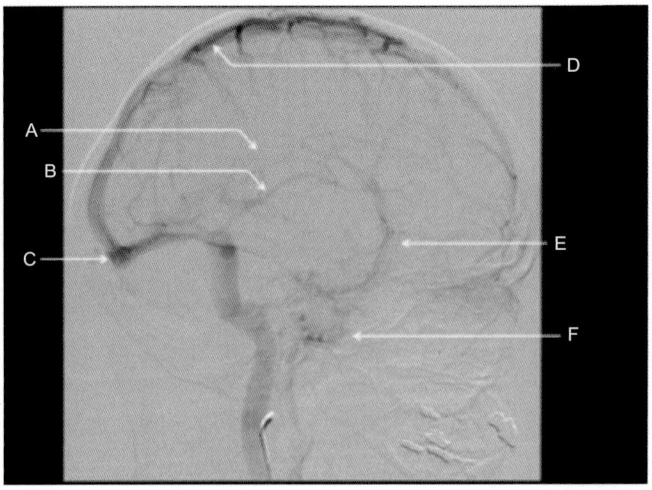

3a 图中哪个结构是海绵窦?

A.A　　B.B

C.C　　D.D

E.E　　F.F

3b 图中哪个结构是大脑内静脉？

A.A　　B.B

C.C　　D.D

E.E　　F.F

4 下列哪项属于浅静脉系统？

A.Rosenthal 基底静脉　　B.岩下窦

C.Galen 静脉　　D.Trolard 静脉

5 患者女，46 岁，4 天前蛛网膜下隙出血。

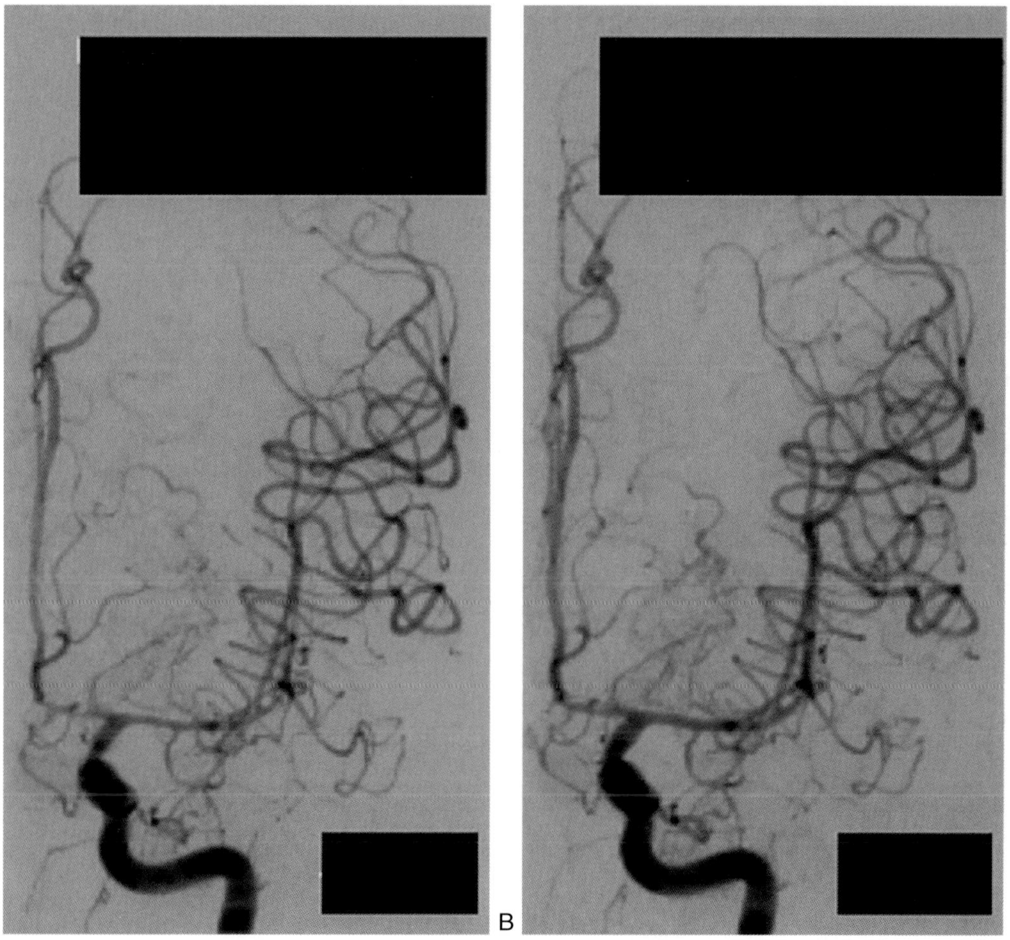

A 治疗前　　B 治疗后

5a 根据治疗前的图像判定引起该病变的原因，下列描述哪项正确？

A.Fisher 校正评分一般较低。　　B.高峰可出现在第一个 24h 内。

C.4 天后，风险逐渐降低。　　D.可能导致缺血。

5b 对于本例患者，动脉给予下列哪种药物最合适？

A.α 受体阻滞剂　　B.β 受体阻滞剂

C.钙通道阻滞剂　　D.组织纤溶酶原激活物(tPA)

6 患者 17 岁,反复鼻衄,有反复鼻衄的家族史,影像表现如下所示。

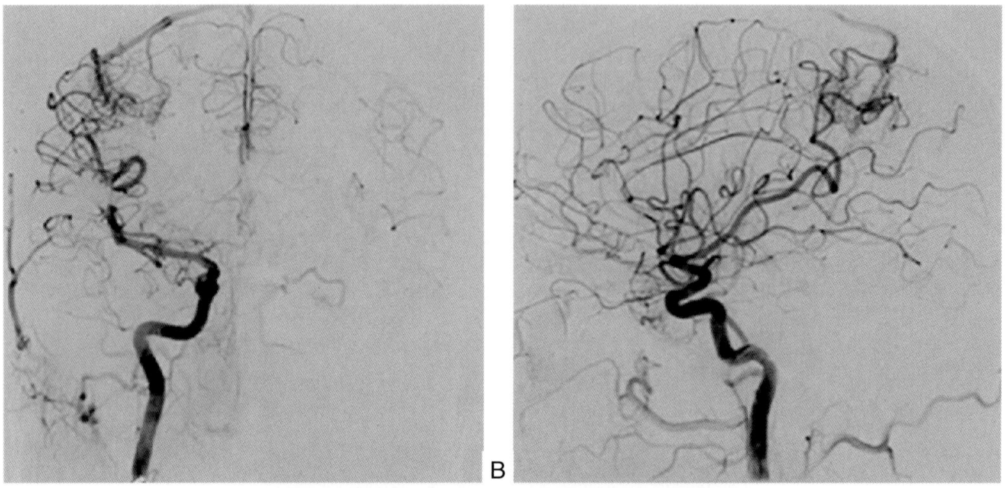

A B

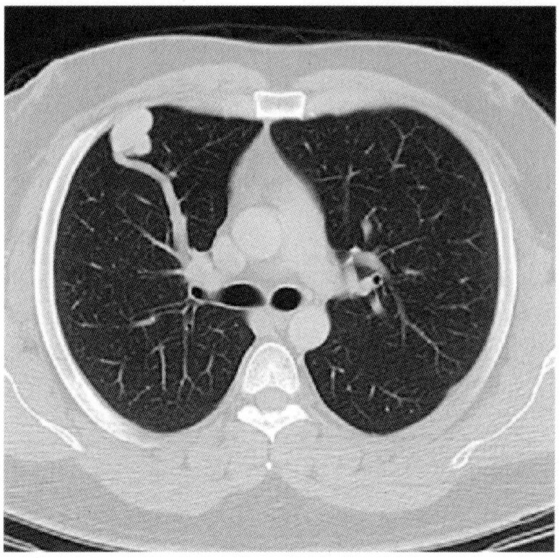

C

该患者的诊断是:

A.脑三叉神经血管瘤病　　B.CADASIL

C.遗传性出血性毛细血管扩张症　　D.皮质下动脉硬化性脑病

7 遗传性出血性毛细血管扩张症最常累及哪个组织器官?

A.脑实质　　B.胃肠道

C.鼻黏膜　　D.肺

8 患儿女,9 岁,反复出现短暂性脑缺血发作,其诊断是:

A.CADASIL　　B.肌纤维发育不良

C.烟雾病　　D.可逆性脑血管收缩综合征

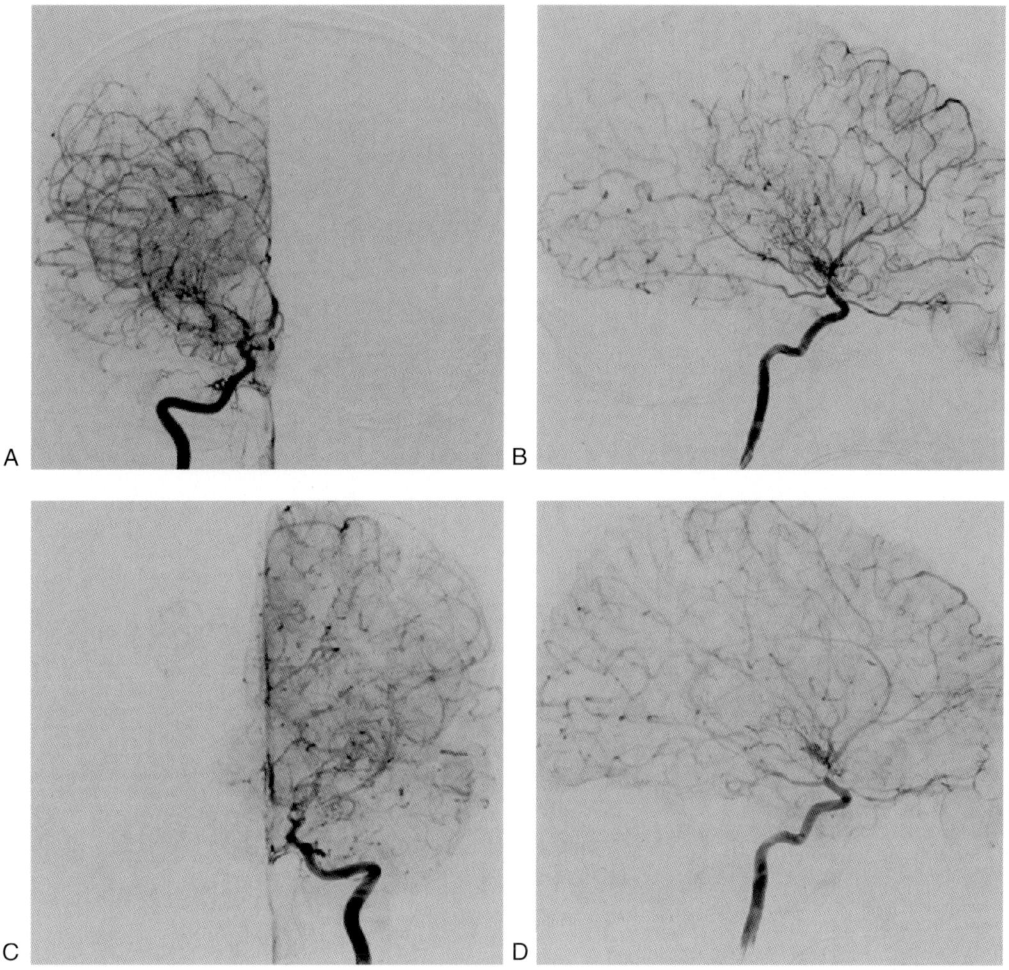

9　关于烟雾病，下列描述哪项正确？

A.年龄呈双峰分布　　B.儿童患者典型表现为出血

C.后循环较前循环更易受累　　D.成人患者出血少见

10　男性患儿，反复出现鼻衄，其诊断是：

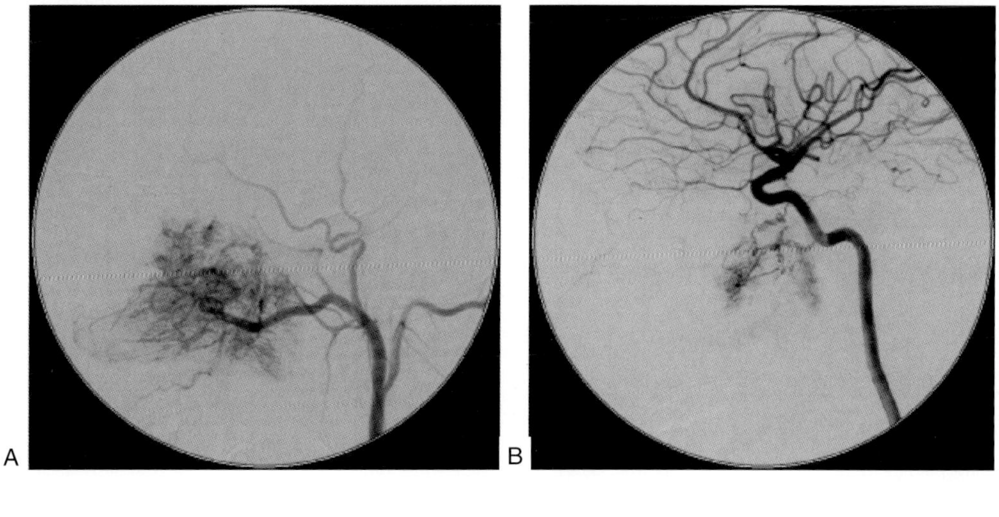

A.嗅神经母细胞瘤　　B.鼻咽癌

C.青少年鼻咽纤维血管瘤　　D.头颈部横纹肌肉瘤

11 青少年鼻咽纤维血管瘤起源于:

A.翼上颌裂　　B.翼腭窝

C.蝶腭孔　　D.翼管

12 患者男,58 岁,搏动性耳鸣,其诊断是:

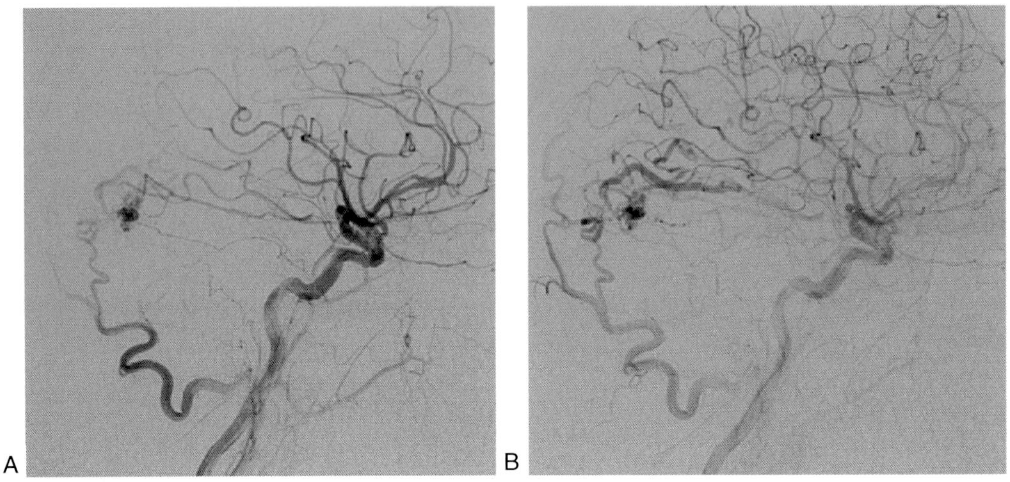

A.毛细血管扩张症　　B.脑动静脉畸形

C.发育性脑静脉血管畸形　　D.硬脑膜动静脉瘘

13 下列哪项是导致硬脑膜动静脉瘘破裂的最重要危险因素?

A.顺行性静脉引流　　B.皮质静脉回流

C.硬脑膜窦扩大　　D.位于幕下

14 患者女,40 岁,精神状态改变。

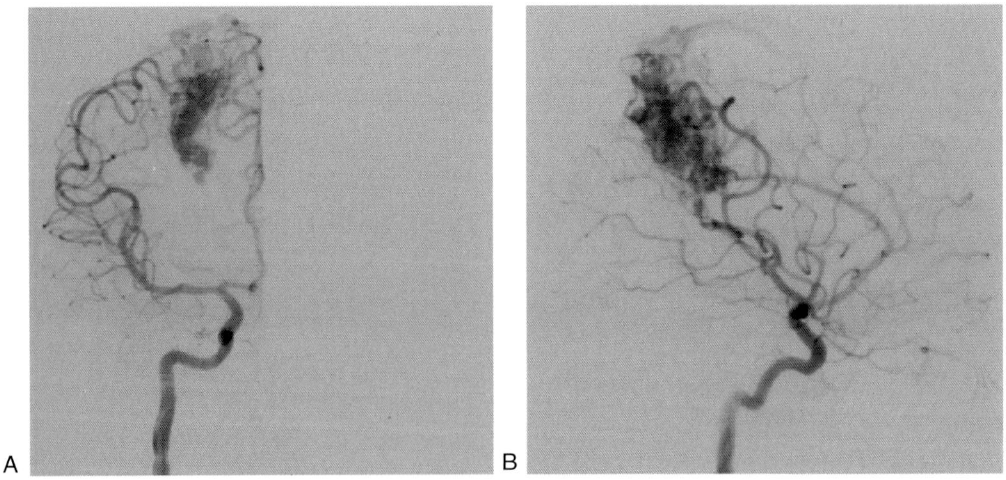

14a 其诊断是:

A.毛细血管扩张症　　B.脑动静脉畸形

C.发育性脑静脉血管畸形　　D.脑膜瘤

14b 下列哪项属于 Spetzler-Martin 分级的组成部分?

A.有无动脉瘤。　　B.病巢间是否存在正常脑组织。

C.引流静脉为浅静脉还是深静脉。　　D.位于幕上还是幕下。

答案与解析

1a　答案 A。Adamkiewicz 动脉。

1b　答案 B。最常起源于左侧。

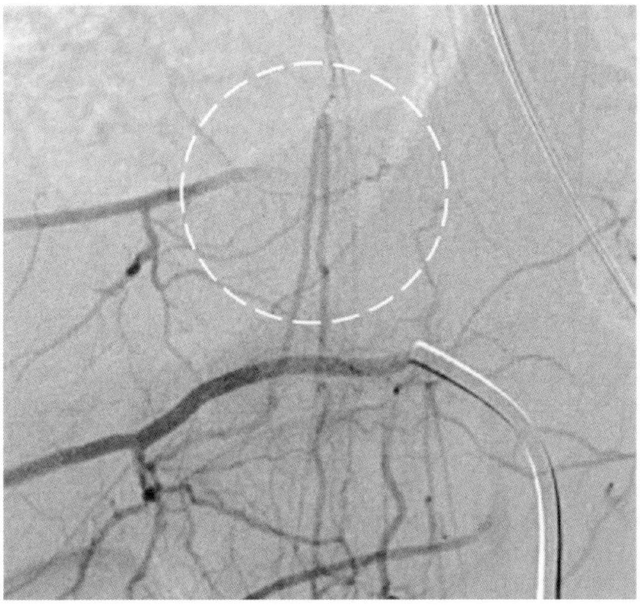

影像表现：3 岁患儿，诊断性脊髓血管造影。脊髓前动脉与右侧第 9 肋间动脉（发出 Adamkiewicz 动脉）呈“发卡”样弯曲连接。

讨论：Adamkiewicz 动脉，又称为“腰膨人动脉”或“根髓大动脉”，是前根髓动脉中最大的一支，经脊髓前动脉供应脊髓前 2/3 的血供。因此，如果该动脉损伤，远端脊髓有梗死的风险。Adamkiewicz 动脉最常起源于 T9~T12 水平的左侧肋间动脉。该血管是以波兰病理学家 Albert Adamkiewicz 的名字命名的。

参考文献：Osborn AG，Jacobs JM，Osborn AG. *Diagnostic cerebral angiography*，2nd ed. Philadelphia，PA：Lippincott-Raven，1999：ix.

2a　答案 B。

2b　答案 D。

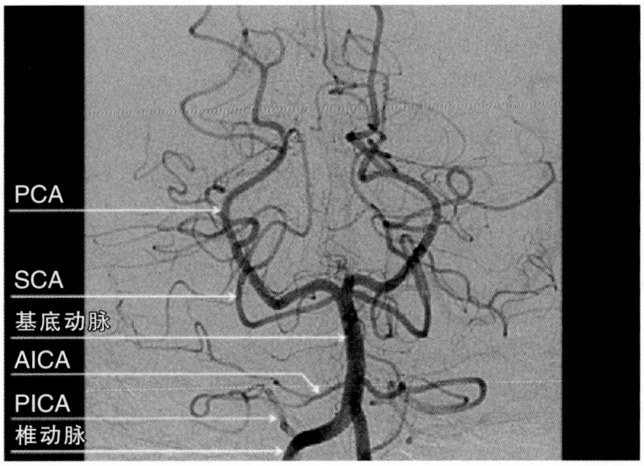

影像表现:椎动脉造影的 DSA 前后位图,详细注释如下。

讨论:基底动脉由双侧椎动脉汇合而成。椎动脉末端发出小脑后下动脉(PICA)。基底动脉发出小脑前下动脉(AICA)、小脑上动脉(SCA)和脑桥支。基底动脉分叉后延续为左、右大脑后动脉(PCA)。

参考文献:Osborn AG, Jacobs JM, Osborn AG. *Diagnostic cerebral angiography*, 2nd ed. Philadelphia, PA: Lippincott-Raven, 1999: ix

3a 答案 F。

3b 答案 B。

4 答案 D。Trolard 静脉。

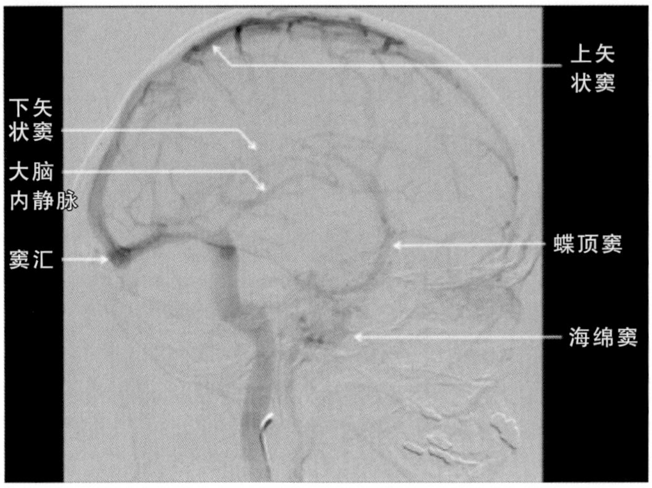

影像表现:侧位 DSA 静脉解剖图像,注释如下。

讨论:识别浅静脉与深静脉结构是十分重要的。简单来说,大脑浅(皮质)静脉引流皮质及皮质下脑白质的血液,浅静脉系统除了上矢状窦和皮质静脉外,还有多条以人名命名的静脉,包括 Trolard 静脉(上吻合静脉)、Labbe 静脉(下吻合静脉)和 Sylvian 静脉(大脑浅中静脉)。深静脉系统包括大脑内静脉、Rosenthal 基底静脉、Galen 静脉和丘纹静脉。

参考文献:Osborn AG, Jacobs JM, Osborn AG. *Diagnostic cerebral angiography*, 2nd ed. Philadelphia, PA: Lippincott-Raven, 1999: ix.

5a 答案 D。可能导致缺血。

5b 答案 C。钙通道阻滞剂(维拉帕米)。

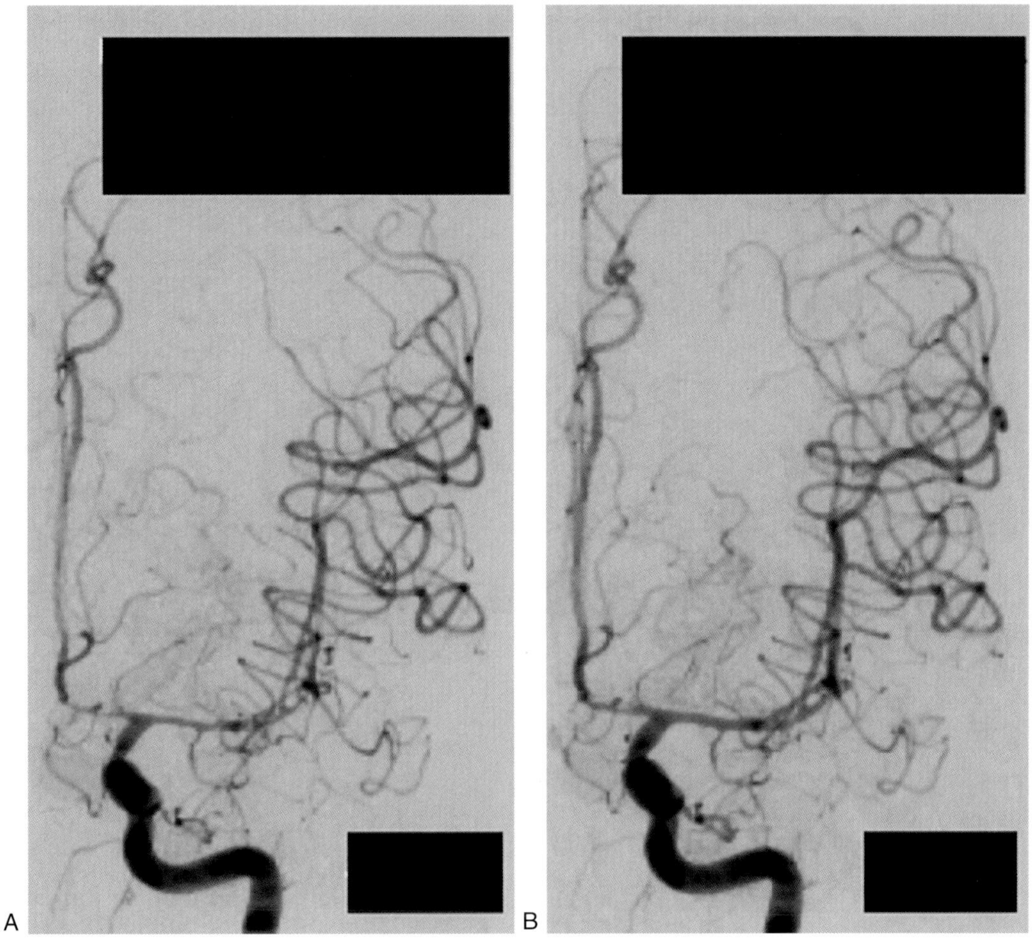

治疗前　　治疗后

影像表现:经左侧颈内动脉注射对比剂的前后位血管造影(放大的图像)显示:左侧颈内动脉岩突上段、A1 段及 M1 段狭窄。维拉帕米治疗后的影像显示狭窄段管径有所扩大。

讨论:蛛网膜下隙出血的并发症可危及生命。一般分为急性期(第 0~4 天)、亚急性期(第 4~30 天)和慢性期(>30 天)。关于脑血管痉挛的风险,4%~5%从出血后第 3 天开始,第 7 天达高峰,最常见于出血后第 4~10 天。治疗方法主要采用“3H”法[血液稀释(Hemodilution)、高血压(Hypertension)、高血容量(Hypervolemia)]以维持脑灌注压,也可以采用钙通道阻滞剂(例如,维拉帕米)血管内给药。

分期	并发症
急性期(0~4 天)	再出血、急性脑积水
亚急性期(4~30 天)	血管痉挛
慢性期(>30 天)	慢性脑积水

参考文献:Osborn AG, Jacobs JM, Osborn AG. *Diagnostic cerebral angiography*, 2nd ed. Philadelphia, PA: Lippincott-Raven, 1999: ix.

6　答案 C。遗传性出血性毛细血管扩张症(也称为 Osler-Weber-Rendu 综合征)。

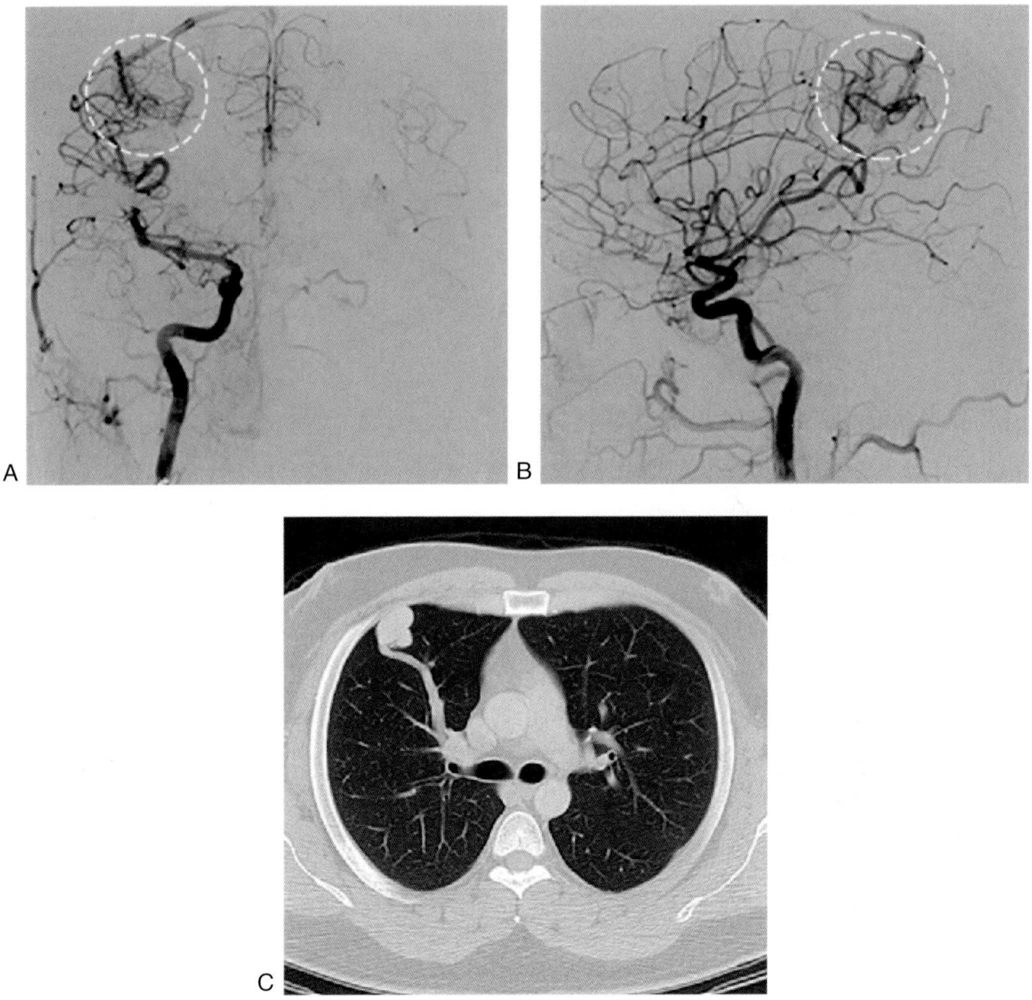

7　答案 C。鼻黏膜。

影像表现：DSA 前后位及侧位图像(经右侧颈内动脉注射对比剂)显示脑动静脉畸形。胸部 CT 显示肺动静脉畸形。

讨论：遗传性出血性毛细血管扩张症(也称为 Osler-Weber-Rendu 综合征)是一种常染色体显性遗传疾病,以全身性血管发育异常为特征。虽然本病可累及多个器官系统,但是最常累及鼻黏膜,导致反复的鼻衄。口腔及皮肤的毛细血管扩张也可导致反复出血。累及中枢神经系统通常表现为脑和脊髓的动静脉畸形。

历史上,1986 年法国医生 Henri Rendu 报道了一例遗传性出血性毛细血管扩张症。5 年后,William Osler 又报道了 5 例。不久之后,Frederick Weber 对该病开展了进一步的研究。

参考文献：Henri Rendu(1844–1902). Rendu-Osler-Weber disease. *JAMA* 1966;197(7):583.

8　答案 C。烟雾病。

9　答案 A。年龄呈双峰分布。

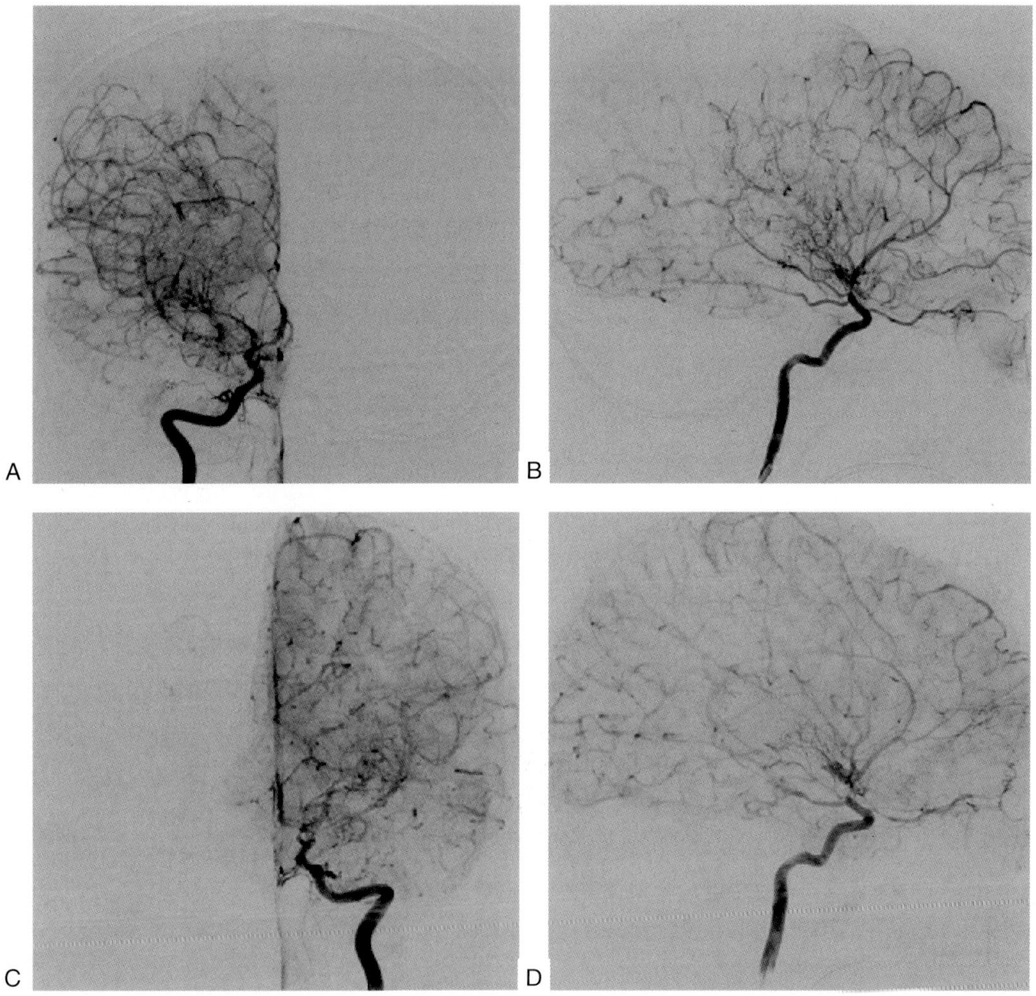

影像表现：DSA 前后位和侧位图像(经左、右颈内动脉注射对比剂)显示双侧大脑前、中动脉近段狭窄。可见大量蜿蜒扭曲的侧枝血管，呈典型的“烟雾样”外观。

讨论：在东南亚人群中，真性烟雾病表现为双侧对称性闭塞性动脉病变。该病的发病年龄呈双峰分布，即儿童早期和中年人多见。影像表现为蜿蜒扭曲的微小侧枝血管(豆纹动脉、丘脑穿通动脉、软脑膜和硬脑膜动脉)，形成典型的“烟雾样”外观。

由多种病因引起的类似烟雾病表现的病变称为烟雾综合征。这些病因包括瘢痣病(例如，神经纤维瘤病Ⅰ型)、结节性硬化症和许多其他疾病，例如，镰状细胞病、动脉粥样硬化、动脉夹层、自身免疫性疾病、唐氏综合征、放射性疾病、脑膜炎、蛋白 C/S 缺乏症和带状疱疹。

参考文献：Kuroda S, Houkin K. Moyamoya disease: current concepts and future perspe tives. *Lancet Neurol* 2008;7(11):1056–1066.

Osborn AG, Jacobs JM, Osborn AG. *Diagnostic cerebral angiography*, 2nd ed. Philadelphia, PA: Lippincott-Raven, 1999:ix.

10　答案 C。青少年鼻咽纤维血管瘤。

11 答案 C。蝶腭孔。

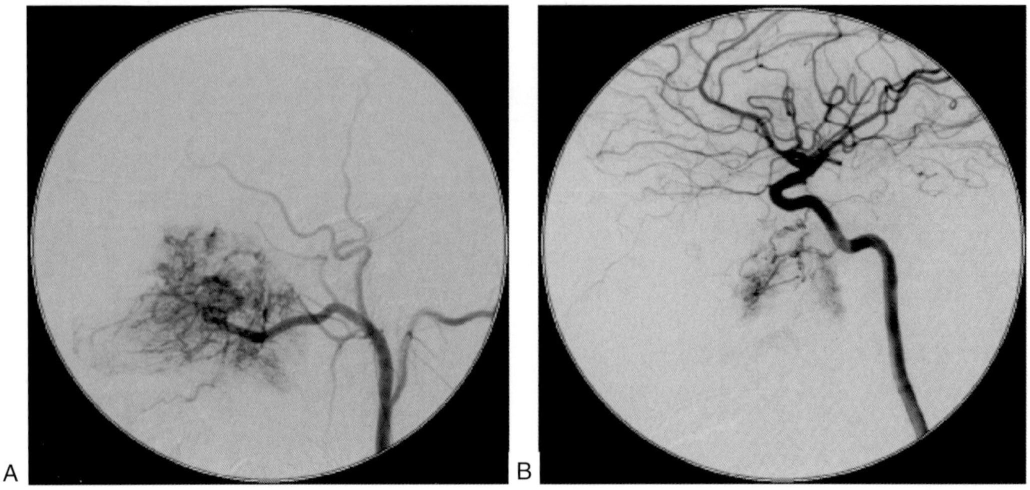

前后位　　　　侧位

影像表现:前后位血管造影(经左侧颈外动脉注射对比剂)显示青少年鼻咽纤维血管瘤(JNA)血供丰富,由蝶腭动脉(颌内动脉远段)供血。左侧颈内动脉侧位造影显示翼管动脉(起源于颈内动脉岩段)、卵圆孔动脉(起源于颌内动脉或脑膜中动脉)也参与供血。

讨论:青少年纤维血管瘤(JAF)是一种良性血管性、无包膜、局部侵袭性的鼻腔肿块。青少年纤维血管瘤起源于蝶腭孔,可延伸至鼻腔、鼻咽部和翼腭窝。该病几乎仅见于年轻男性患者,若发生于女性,应行基因检测以评估染色体嵌合现象。临床表现为鼻塞和反复鼻衄。

12 答案 D。硬脑膜动静脉瘘。

13 答案 B。皮质静脉回流。

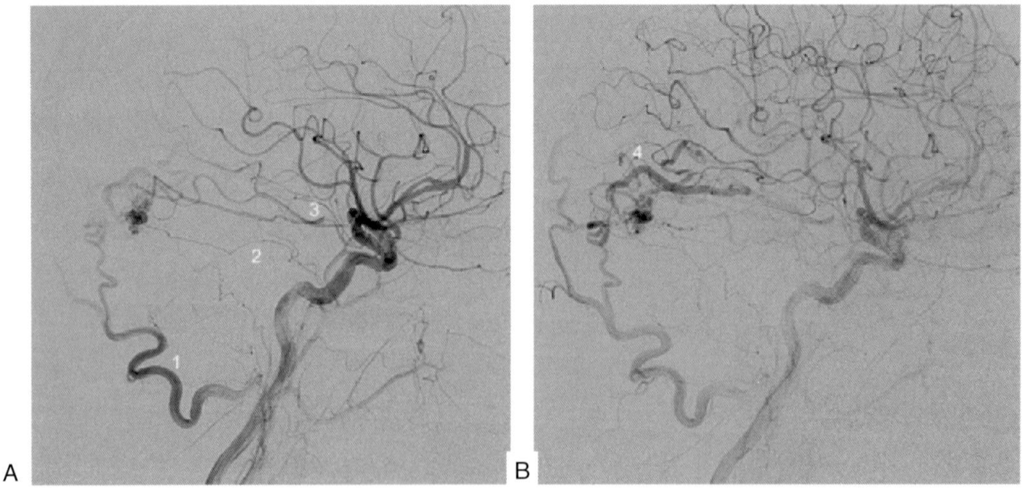

影像表现:DSA 动脉早期侧位图像(经左侧颈总动脉注射对比剂)显示左侧横窦硬脑膜动静脉瘘,由左侧枕动脉(1)、左侧脑膜中动脉(2)和左侧小脑幕动脉(3)供血。左侧颞叶表面之下存在皮质静脉回流,回流入左侧皮质静脉(4)。

讨论:硬脑膜动静脉瘘主要是获得性的异常动脉连接至硬脑膜静脉窦,最常见于横窦或乙状窦，较少见于其他静脉窦。最常见的是硬脑膜动脉或软脑膜动脉或动脉汇合部异常引流汇入位于硬脑膜窦壁的大量成簇血管；也可见直接引流至静脉窦和“并行管型”动静脉瘘。“皮质静脉回流”可增加出血的风险。

参考文献：Osborn AG，Jacobs JM，Osborn AG. *Diagnostic cerebral angiography*，2nd ed. Philadelphia，PA：Lippincott-Raven，1999：ix

14a　答案 B。脑动静脉畸形。

14b　答案 C。引流静脉为浅静脉还是深静脉。

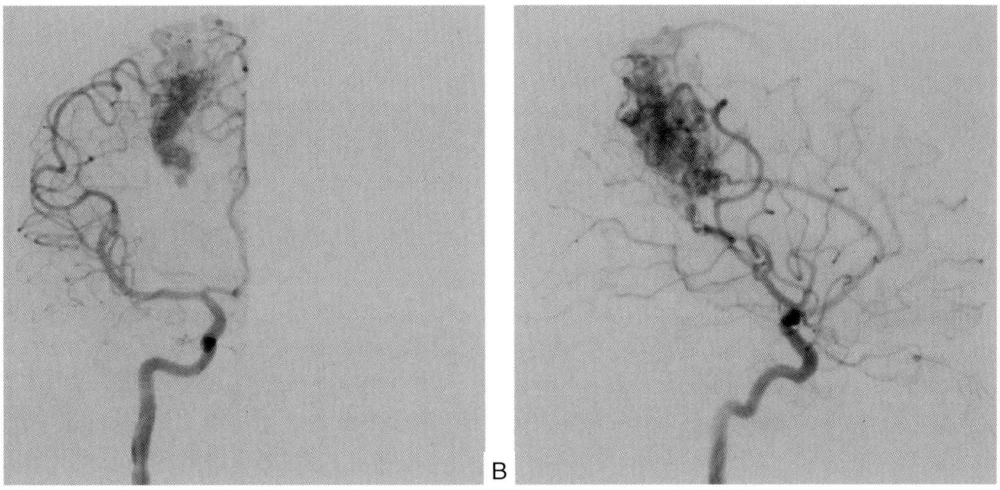

A　B

影像表现：经颈内动脉注射对比剂，DSA 前后位和侧位造影显示高流速的动静脉分流，顶叶可见较大的动静脉畸形血管巢伴多支浅静脉引流，大脑前动脉和大脑中动脉分支共同为其供血。

讨论：动静脉畸形（AVM）是异常的血管连接，供血动脉与引流静脉绕过毛细血管系统而直接由血管巢连接。血管巢内无正常脑组织是 AVM 与其他疾病的鉴别点。对于该病的分级评估，应用最广泛的方法是 Spetzler-Martin 评分（见下文）。高危特征包括与血流相关的动脉瘤或静脉流出狭窄/受限，可增加出血的风险，亟须关注。

Spetzler-Martin 评分

- 大小
  - 小（<3cm）：1 分
  - 中（>3cm）：2 分
  - 大（>6cm）：3 分
- 邻近脑语言区
  - 非语言区：0 分
  - 语言区：1 分
- 引流静脉
  - 浅静脉：0 分
  - 深静脉：1 分

参考文献：Osborn AG，Jacobs JM，Osborn AG. *Diagnostic cerebral angiography*，2nd ed. Philadelphia，PA：Lippincott-Raven，1999：ix.

第 20 章 非诊断技能

Daniel Chow, Prachi Dubey

问题

1 放射科医生在评价脑卒中患者的 CTA 资料时,漏诊了肺动脉栓塞,请问发生了哪种类型的差错?

A.认知差错　　B.感知差错

C.系统差错　　D.处置差错

2 放射科技师在检查中由于下拉菜单过于复杂而操作失误。根据“公正文化”的原则,下列哪项措施最为妥当?

A.安抚技师,并改进菜单界面。　　B.鼓励创新更好的操作协议。

C.针对操作技师进行补救方案的培训。　　D.加大惩罚力度。

3 为缩短扫描时间,MRI 技师在已知可导致图像质量下降的情况下,将轴位 DWI 序列参数修改如下:“层厚 2mm,层间隔 0mm”改成“层厚 5mm,层间隔 1.5mm”,最终图像质量能满足影像诊断的要求,此操作对患者也无伤害。本着“公正文化”的原则,下列哪项措施最为妥当?

A.因提高工作效率而奖励该技师。

B.重新修改并保存操作界面的序列参数以避免反复的参数修改。

C.使用工作计划表以分配更多的时间用于扫描成像。

D.以停职作为惩罚。

4 在行脊髓硬膜外注射时,操作者用不同的注射器分别抽取利多卡因和对比剂,但未做标记,他认为把它们放在手术托盘的不同区域即使不做标记风险也不大。在检查过程中未发生意外事件,但是护士在清洁时注意到注射器没有贴相应的标签。本着“公正文化”的原则,下列哪项措施最为妥当?

A.安慰操作者,因为未发生任何伤害。　　B.指导该操作者以后要给注射器贴标签。

C.补训未标记注射器的风险教育。　　D.以停职作为惩罚。

5 在行腰穿前,关于患者的身份识别,下列哪项正确?

A.需要核查 3 个 ID 号。　　B.可以使用患者的病房号作为 ID 号。

C.登记号可作为患者的 ID 号之一。　　D.之前确认过患者的护士可为患者身份做证明。

6 关于影像引导的治疗或操作所需的不同级别的镇静要求,下列哪项正确?

A.放射科医师或执业护士可对 ASA Ⅰ~Ⅳ级患者进行镇静,无须咨询麻醉医师。

B.ASA Ⅴ级患者的镇静需由麻醉医师完成。

C.中度镇静的患者可能有极轻微的认知功能障碍和协调能力受损，但不影响通气和心血管功能。

D.深度镇静的患者能持续自主地维持气管的保护性反射，并具有自主呼吸能力，易被物理或语言刺激唤醒。

7 关于 MRI 安全区域，下列哪项正确？

A.区域Ⅰ——MRI 扫描设备所在区域(高危险区)。

B.区域Ⅱ——患者检查区域。

C.区域Ⅲ——操作室区域。

D.区域Ⅳ——不受限制区。

8 患者在行脑部 MRI 检查时发生心脏骤停。下一步的最佳处理措施是：

A.使磁体失超，消除电磁场。

B.在扫描床上进行 ACLS。

C.仅在扫描床上进行 CPR，等患者病情稳定后移出扫描床并继续 ACLS。

D.将患者移出扫描床后再实施 CPR。

9 患者曾在门诊行对比剂增强扫描时发生过敏，针对这一情况，增强前首选的预处理方案是：

A.静脉注射生理盐水。

B.对比剂注射前 13h、7h 及 1h 分别口服 50mg 泼尼松，对比剂注射前 1h 再给予静脉注射/肌内注射/口服苯海拉明 50mg。

C.对比剂注射前 1h，静脉注射甲泼尼龙琥珀酸钠 40mg。

D.对比剂注射前 2h，静脉注射地塞米松磷酸钠 30mg。

10 患者在注射对比剂后出现轻度荨麻疹，推荐下列哪项处理方法？

A.大多数情况下不需要治疗。　　B.服泼尼松 25mg 或 50mg。

C.肌内注射肾上腺素。　　D.静脉注射肾上腺素。

11 患者在注射对比剂后出现喉头水肿，推荐下列哪种处理方案？

A.肌内注射肾上腺素(1:10 000)1~3mL。　　B.肌内注射肾上腺素(1:1000)0.3mL。

C.静脉注射肾上腺素(1:1000)1~3mL。　　D.静脉注射肾上腺素(1:10 000)0.3mL。

12 在脑部急诊 CT 阅片中，发现 1 例高血压患者出现急性脑出血的表现，关于该影像结果的危急值汇报，下列哪项正确？

A.必须在发现该病变的 30~60min 内进行危急值汇报。

B.可通过电子通信方式传达。

C.必须在成像后的 6~12h 内进行危急值汇报。

D.危急值汇报没有时间限定，但必须直接告知患者的主治医生。

13 关于在母乳喂养期间使用对比剂的叙述，下列哪项正确？

A.钆对比剂和碘对比剂都不安全。　　B.钆对比剂安全，碘对比剂不安全。

C.碘对比剂安全，钆对比剂不安全。　　D.钆对比剂和碘对比剂都安全。

14 下图中显示的是什么伪影？

A.钆对比剂导致的 T1 弛豫时间缩短　　B.TOF 技术所造成的流动相关伪影

C.流入增强现象　　D.流空现象

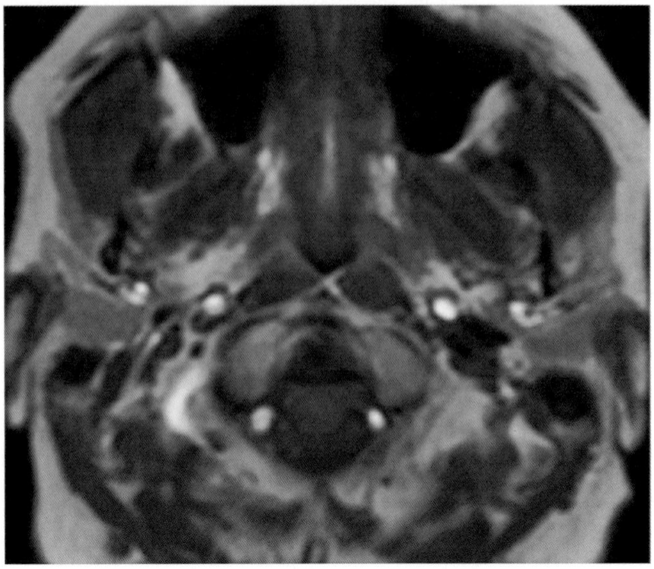

15　下图为脑部血管非对比增强 TOF MRA 图像，该图显示的伪影是：

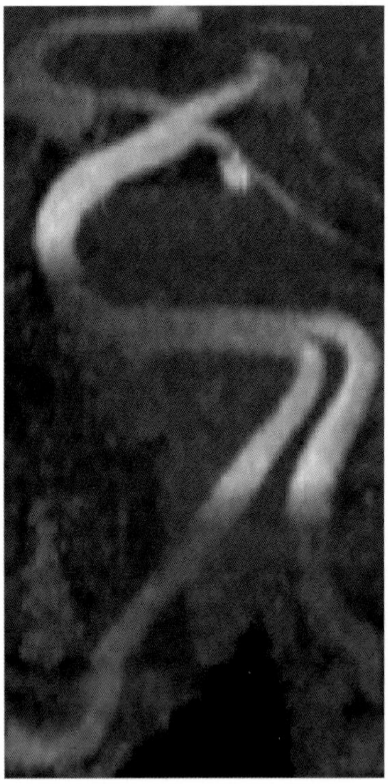

A.层面内饱和　　　　B.运动伪影

C.流动伪影　　　　D.流空现象

16　DWI 中的 b 值与下列哪项有关？

A.磁场强度　　　　B.梯度

C.回波时间　　　　D.重复时间

17　一个良好的筛检试验应具备下列哪项效能？

A.高敏感性　　　　B.高特异性

C.高准确度　　　　D.高阳性预测值

18 一项好的疾病验证性试验需要具备下列哪项效能?

A.高敏感性　　B.高特异性

C.高准确度　　D.高阳性预测值

19 下图中存在什么伪影?

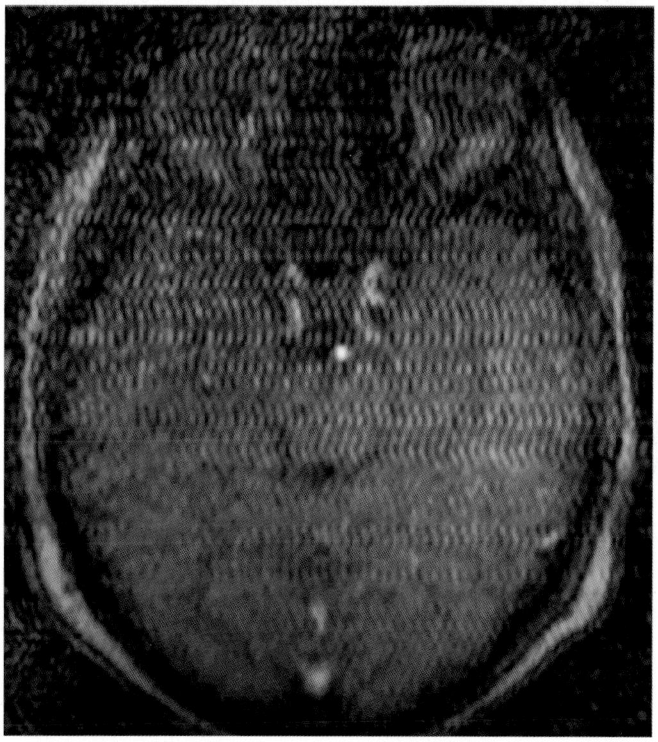

A.涡流伪影　　B.拉链伪影

C.Gibbs 伪影　　D.运动伪影

20 在下列情况下,哪项不适合行进一步的影像学评估?

A.突然发作的剧烈头痛,无前驱症状。　　B.慢性头痛,无新发症状或神经功能障碍。

C.慢性头痛伴新发的左手无力。　　D.妊娠女性出现新发的头痛。

答案与解析

1 答案 B。感知差错。感知差错是迄今为止放射科医师最常犯的错误，占错误总数的60%~80%。这些感知差错通常发生在影像初步诊断阶段。造成该差错的原因尚未完全明了，可能的危险因素包括阅片者疲劳、阅片时分心和“满足于已有发现”。认知差错（选项A）是对信息的错误解读。系统差错（选项C）是由于卫生系统问题或在护理服务过程中产生的问题（即未对患者的病情进行良好沟通）所引起的。最后，处置差错（选项D）是发生在手术操作或检测过程中的差错。

2~4 涉及“公正文化”的概念。“公正文化”是旨在通过识别导致个人做出不安全行为的系统问题、平衡个人责任但对鲁莽行为零容忍以提高患者安全。David Marx将不安全行为分为3类：人为错误、风险行为和鲁莽行为。

2 答案 A。安抚技师，并改进菜单界面。这种行为属于人为的错误——无意犯错或失误。

3 答案 D。以停职作为惩罚。该行为显然是不计后果的，有意地无视可能存在的风险，应当适当处罚。

4 答案 B。指导该操作者以后要给注射器贴标签。这属于风险行为，因为他/她认为这是无关紧要的或是合理的，故冒险为之。最好通过指导教育来约束这类行为，要么取消对不良行为的激励，要么激励更好的行为。

5 答案 D。之前确认过患者的护士可为患者身份做证明。在操作前，需核对患者的两个ID号。可接受的患者ID号包括患者的姓名、病历号或电话号码。患者的身份也可由之前确认过患者的医护人员提供。患者的床位号、病房号及登记号不能作为患者的ID号。

6 答案 B。ASA Ⅴ级患者的镇静需由麻醉医师完成。包括神经介入在内的诊断性成像，需要对患者进行不同程度的镇静。在考虑镇静时，应对患者的相关危险因素进行筛查。美国麻醉医师协会（ASA）在麻醉前根据患者的体质状况对患者进行分级如下：

Ⅰ级	体格健康者
Ⅱ级	轻度系统性疾病
Ⅲ级	严重系统性疾病
Ⅳ级	严重系统性疾病，面临生命威胁
Ⅴ级	濒死患者，不进行手术就无法维持生命
Ⅵ级	脑死亡患者，其器官拟用于捐献移植
Ⅰ、Ⅱ级患者通常采用中度镇静	
Ⅲ、Ⅳ级患者需要进一步行麻醉咨询/会诊	
Ⅴ级患者的麻醉需由麻醉医师执行	

7 答案 C。区域Ⅲ——操作室区域。MRI机房分为4个区域。

区域Ⅰ：不受限制的开放性区域，公众可自由出入，包括检查入口区。

区域Ⅱ：介于区域Ⅰ和严格控制区域Ⅲ、Ⅳ之间的交界区，包括接待区和休息室。这个区域的患者须接受MRI工作人员的监督管理。

区域Ⅲ：尚未检查的患者与磁场之间存在潜在危险的第一个控制区域。技术员操作室和设备室通常在这个区域。

区域Ⅳ：该区域由扫描仪本身占据，是风险最高的区域。

8 **答案 D**。将患者移出扫描床后再实施 CPR。如果发生医疗紧急情况，应首先将患者转移到磁场的安全范围内，再开始进行复苏或稳定治疗（选项 D）。一般不建议在靠近磁体的地方进行 CPR（选项 B 和选项 C）。失超的磁体会使线圈发热，导致液态氦快速蒸发。这个过程中，房间充满氦气而无氧气，可能导致扫描设备内的患者窒息。

9 **答案 B**。对比剂注射前 13h、7h 及 1h 分别口服 50mg 泼尼松，对比剂注射前 1h 再给予静脉注射/肌内注射/口服苯海拉明 50mg。对于对比剂过敏的高危患者可给予预防性用药。根据美国放射学分会关于对比剂的手册，有 2 种最常使用的预防性用药方案，如下所述：

- 对比剂注射前 13h、7h 及 1h 分别口服 50mg 泼尼松，对比剂注射前 1h 再给予静脉注射/肌内注射/口服苯海拉明 50mg。
- 对比剂注射前 12h、2h 分别口服甲基泼尼松龙（甲泼尼龙）32mg。

如果在较短时间内需要使用对比剂，可以选择以下方案（按推荐度依次递减）：

- 对比剂注射前每隔 4h 静脉注射甲基泼尼松龙（甲泼尼龙）40mg 或氢化可的松钠琥珀酸钠 200mg；对比剂注射前 1h 静脉注射苯海拉明 50mg。
- 对比剂注射前，每隔 4h 静脉注射地塞米松硫酸钠（地塞米松）7.5mg 或倍他米松 6.0mg。
- 仅使用苯海拉明 50mg 静脉注射。

10 和 11 与对比剂过敏反应的处理有关。必须知道如何处理对比剂过敏反应。这种反应可能是一过性的，如荨麻疹，通常不需要治疗即可消退。如果需要治疗，可以考虑口服苯海拉明 25mg 或 50mg；要确保服药后的患者不独自驾驶。

对于严重的喉头水肿，需保持静脉输液通道开放、给予面罩供氧，而后采取下列治疗方案：

- 肌内注射肾上腺素（1:1000）0.3mL（0.3mg）。
- 静脉注射肾上腺素（1:10 000）3.0mL（0.3mg）。

10 **答案 A**。大多数情况下不需要治疗。

11 **答案 B**。肌内注射肾上腺素（1:1000）0.3mL（=0.3mg）。

12 **答案 A**。必须在发现该病变的 30~60min 内进行危急值汇报。

关于急诊病例，根据影像结果的紧急性，将危急值汇报分为 3 个级别。

第一级（30~60min）：发现有生命危险或需要立即改变患者治疗方案的病变。神经影像相关的病例包括脑疝或急性蛛网膜下隙出血。

第二级（6~12h）：如果在 2~3 天内没有得到及时治疗，新发的病变可能导致死亡率或致残率增高。神经影像相关的病例包括即将发生的病理性椎体骨折。

第三级（无时间限制）：如果没有对这些病变进行治疗，可导致发病率增高，但不会立即危及生命。这一级别包括新发的颅内强化病灶。

13 **答案 D**。钆对比剂和碘对比剂都安全。在哺乳期间使用钆对比剂和碘对比剂都是安全的。经产妇所接受的钆对比剂剂量,仅<0.05%进入母乳。关于碘对比剂,只有 1%~2%的口服碘造影剂被吸收入血。鉴于此,没有足够的证据表明接受任何一种对比剂的经产妇需停止哺乳。

14~16 这些问题与常见 MRI 伪影的鉴别相关。

14 答案 C。流入增强现象。

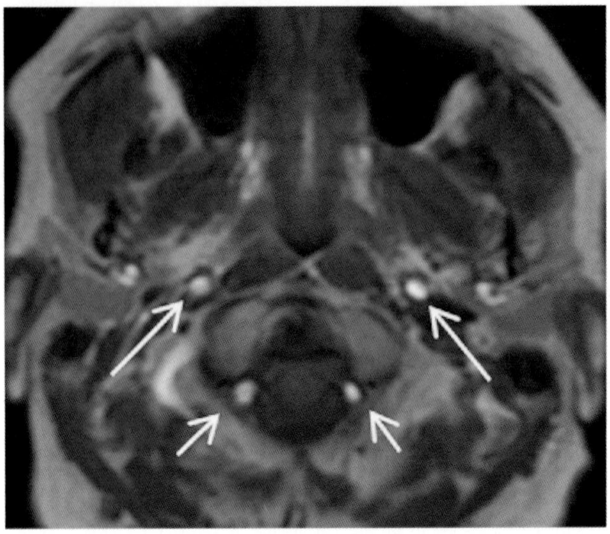

影像表现:轴位平扫 T1W 图像(注意:鼻黏膜表面无强化)显示血管内高信号。这是由于不饱和自旋的血流进入成像层面而产生,也称为流入增强现象。它与流空信号不同,后者是由于血液流动而导致 T2W 信号缺失。TOF-MRA 就是利用血管流空现象进行成像的。但是,本图所示为常规自旋回波轴位 T1W 图像。

15 答案 A。层面内饱和。

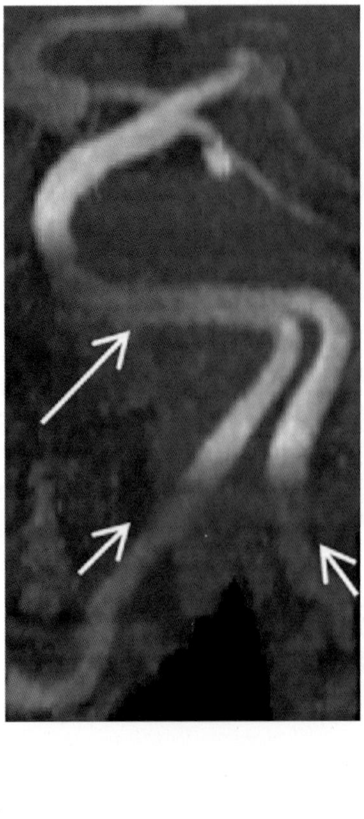

影像表现：上图为采用 TOF 技术获得的非对比增强磁共振血管成像，可见椎动脉 V3~V4 交界处和基底动脉的信号缺失。这是由于这些节段血管内的血流方向平行于成像平面，血液易于饱和而与静止的自旋相似，导致信号衰减。

16 **答案 B**。梯度。b 值概括了梯度（振幅、梯度持续时间、脉冲梯度的间距）对弥散加权图像的影响作用。

17 和 18 这两道问题涉及正确理解诊断工具的敏感性和特异性。

	确诊阳性	确诊阴性	
试验阳性	真阳性（TP）	假阳性（FP）	阳性预测值：TP/（TP+FP）
试验阴性	假阴性（FN）	真阴性（TN）	阴性预测值：TN/（TN+FN）
	敏感性：TP/（TP+FN）	特异性：TN/（FP+TN）	准确度：（TP+TN）/（TP+FP+FN+TN）

17 **答案 A**。高敏感性。一个良好的筛检试验必须具有高敏感性，或具有排除疾病的能力。敏感性定义为阳性确诊者在试验中所有呈阳性结果的患者中所占的比例：真阳性/（真阳性+假阴性）。

18 **答案 B**。高特异性。一项好的验证性试验必须具有高特异性，或者当试验结果呈阳性时，患有该疾病的可能性大。特异性定义为阴性确诊者在试验中所有呈阴性结果的患者中所占的比例：真阴性/（假阳性+真阴性）。

19 **答案 B**。拉链伪影。

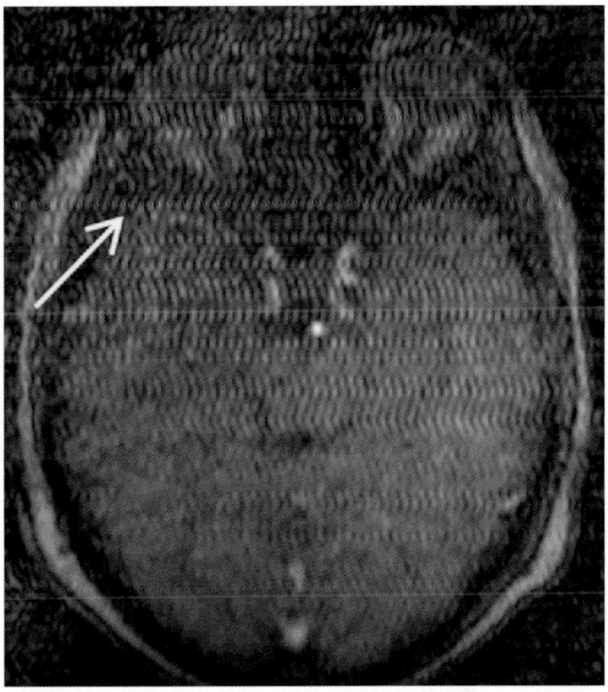

影像表现：该图像的前部可见拉链伪影，这是由于扫描间密封不良、电子设备屏蔽不佳引起射频干扰所导致的伪影。另外，拉链伪影也可见于其他硬件或软件故障，表现为整个采集序列的所有图像中均出现该伪影。

20 **答案 B**。慢性头痛,无新发症状或神经功能障碍。根据美国放射学会的适宜性标准,对于没有潜在器质性病变危险因素的头痛患者,不需要进一步行影像检查。本题中的其他几个选项,包括:突然发作的剧烈头痛("霹雳"样)、慢性头痛伴有新发的神经功能障碍以及妊娠女性出现新发的头痛,都需要进一步行影像检查以评估特定的危险因素。

索　引